U0312011

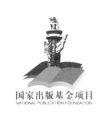

国家出版基金项目
NATIONAL PUBLICATION FOUNDATION

中医良方大典

总 主 编 严世芸

副总主编 王庆其

胡鸿毅

【内科二卷】

本卷主编 张 玮

ZHONGYI
LIANGFANG DADIAN

上海科学普及出版社

中医良方大典编辑委员会

中医良方大典·内科二卷
编辑委员会

序言 | Preface

　　习近平总书记指出,中医药学是中国古代科学的瑰宝,也是打开中华文明宝库的钥匙,凝聚着深邃的哲学智慧和中华民族几千年的健康养生理念及其实践经验。中医药学是中华优秀文化的学术结晶和杰出代表,传承和发扬中医药学的丰富遗产,守正创新,是建设健康中国,维护人民健康的重要内容。

　　方剂是中药临床应用的最基本方式,是中医基础与临床的桥梁课程。作为一门讲求经验性、感悟性的学科,方剂是集历代医家临床经验之大成者,是中医研究成果最为直观的表现。古今就方剂药物的籍著不下数千种,方剂数以万计。随着现代科学技术的迅猛发展,中医药研究方法和研究手段推陈出新,方剂学从基础到临床也有了长足的进步和提高。

　　遣方用药是中医取效的关键之一。丰富的临床实践,总结出了众多的有效方剂和用药经验。为了记录中医方药研究新成果,推广、应用和研究经验良方,上海科学普及出版社集聚上海中医界大师、领军人才、教授和博导,组成了一支实力雄厚的编写队伍。这些专家学者在各自的研究领域均为学科带头人,教学、临床科研双肩挑,术有专攻,成果丰硕,有口皆碑。由总主编严世芸领军,副总主编王庆其、胡鸿毅统稿,隆重推出《中医良方大典》(全六卷)。分设肿瘤卷、内科一卷、内科二卷、外科卷、妇科卷和儿科卷,总字数600余万字,涵盖900余个病种,收入方剂2万余则。

　　《中医良方大典》(全六卷)对1949—2018年间我国中医类、中西医结合类杂志以及医学论文专刊等资料中的临床治疗经验和所刊方药进行系统梳理,通过归类比较,去粗存精,选出良方,编纂成书。以改革开放后的中医研究成果为重点,彰显现代;从文献学角度、中西医结合角度等多方面展开论述;其书资料翔实、内容宏富、脉络清晰、重点突出;综概之其科学性、系统性、权威性和实用性汇聚一身,尤为可贵。编著以临床现代医学病名设置体例,以中医期刊、中医专著、中医年鉴为参阅,词条以现代西医病名体现。每一病症原则上分为概述、辨证施治、单方、经验方、中成药、预防用药等六部分。深入阐述,追根溯源;一病多方,选择性强;理法方药,逻辑性强;重点突出,实用性强;集治法大成,可读性强。以方引方,以方出药,以方带法,以方讲病,以方述理,引领读者传承中医良方,弘扬中医药精髓,领略中医药的博大神奇。

中医药是一门虽然古老却历久弥新、学术长青的学科,至今仍发挥着重要防病治病,养生保健的作用。2020年在抗击新冠肺炎疫情中又发挥了重要作用,成为中国方案的亮点,产生了重大海内外学术影响。作为一部综合性的大型方剂参考丛书,囊括内科、外科、妇科、儿科、伤科等中医学各学科,可谓学术百花齐放,文采多姿多彩。其内容丰富,融辨证施治、单方、经验方、中成药、预防用药,分类清晰,操作性强。该宏著不仅是广大中医药工作者和普通读者查阅参考的现代工具书,为临床医疗、教学、科研和养生保健提供了便利,也是全国各大图书馆的必备馆藏。"良方"在手,释难解惑,启迪后学;"大典"在案,用之于民,惠之于民。希望丛书的问世,能成为广大读者朋友的良师益友,以推动我国中医药文化事业健康科学地发展。

中 国 工 程 院　院　　士
天津中医药大学　校　　长　　张伯礼
中国中医科学院　名誉院长

庚子年暑月于天津团泊湖畔

前言 | Foreword

　　中医内科学作为中医学的一门主干学科,既是一门临床学科,又是学习和研究中医其他临床学科的基础,在中医学中具有非常重要的地位。它以中医理论系统阐述内科疾病的方方面面,理法方药皆在其中,文化血脉清晰可见。党的十八大以来,习近平总书记对于中医药工作作出了一系列重要论述,对于中医药的继承与发展给予了支持与鼓励。因此,我们更应积极地在中医药宝库中探寻宝藏,守正创新。

　　在中医内科学中,传染病属于中医"瘟疫"范畴,长久以来,中医药在防治"瘟疫"方面积累了丰富的经验。回顾历史,中医药在对抗传染病的战斗中发挥着重要作用,积累了丰厚的知识,有效宝贵的防治经验和方法,形成了独特的理论临床综合体系,取得了较好的效果。而消化系统疾病、内分泌系统疾病和代谢系统疾病更是临床的常见病和多发病。诸如"胃痞"(胃炎、消化不良)、"胁痛"(肝硬化、肝炎)、"消渴"(糖尿病)、"瘿病"(甲状腺疾病)等病证,随着生活水平的日益提高、检验手段的规范化、体检的常态化,这些疾病的发现与治疗越发便捷。与此同时,中医医师们也不曾让同行专美于前,他们数十年如一日地在临床实践中为患者排忧解难,用孜孜不倦的专注研究为传承悠久的经方与当下时情架起桥梁,追上时代的步伐,凭借中医药独特的优势和特色,从指导理论、治疗方案、治疗手段、预防保健等方面给患者带来更好的疗效与更高的生活质量。

　　中医药学是中华文明的瑰宝,在几千年的发展中形成了宝贵的中医理论体系,并留下了众多中医医师们的临床经验。随着时代的进步,医师们应用现代科学技术与方法,开展与中医病机、证候、治法、方剂相关的机制研究,探索病证发生、发展、转化的规律,探索中医药在多环节治疗过程中的机制,丰富和完善病机与治法、方剂配伍理论。在传承经典的同时,结合临床经验,与时俱进,因时制宜、因地制宜地化裁经典方剂,形成诸多临床良方验药,其经验、成果散诸众多文刊、杂志之中。感其资料零碎,缺少系统性的归纳整理与更新,总主编严世芸教授决定在《中医良方大典》的编著中分设内科二卷,并委托对 1949 年以来我国中医类、中西医结合类杂志以及医学论文专刊等资料中的临床治疗经验和所刊方药通过归类比较,去粗存精,收录其中。编写体例与丛书其他各卷保持一致,各词条后依次分为概述、辨证施治、经验方、单方、中成药、预防用药等部分,设传染病、消化系统疾病、内分泌系统疾病和代谢性疾病四大篇章,其中包含百余种相关系统病种,共收集3 000余则方剂,涉及穴位注射、中药足浴、艾灸、中药灌肠、针灸、敷贴等多种治疗手段。对近几十年来相关系统所涉病种以及医师使用的临床验方、经验成果进行仔细甄别,择优而取,但凡无临床验证、缺少理论依据或者来源出处不明的方剂,概不予收录,以确保本卷内容皆有据可循,真实可信。中医药遵循辨证论治、对症下药的原则,因此临床借鉴拟方,一定要在专科医生指导下辨证使用。

中华民族能在历史长河中生生不息繁衍至今,与中医药的贡献密不可分。而今,中医医师们切实践行习近平总书记新时代中国特色社会主义思想对健康中国、中医药的重要指示,坚定文化自信,传承精华、守正创新,发挥中医药特色,为守护国民健康添砖加瓦。希望本卷的出版能够使相关中医医师在医疗、科研、教学寻找资料时更便捷有效,使传染、消化、内分泌和代谢等相关疾病的中医药成果更为普及,为中医药的承前启后略作贡献。在本卷修订编撰过程中,不仅得到众多中西医传染、消化、内分泌、代谢疾病专家和相关人员的帮助与指导,还有诸多临床一线的中医内科医师受邀执笔,另有中国中医药年鉴编辑部、上海科学普及出版社的编辑团队对本书资料整合提供大力支持,特于此向上述诸位致以由衷的感谢。编著过程中若有不足、欠妥之处,还望读者多加海涵并不吝指正,以兹再版时精益求精。

张 玮

2022 年 8 月

凡例｜General Statements

一、《中医良方大典》分为《中医良方大典·肿瘤卷》《中医良方大典·内科一卷》《中医良方大典·内科二卷》《中医良方大典·外科卷》《中医良方大典·妇科卷》和《中医良方大典·儿科卷》六卷，系统梳理了1949—2018年间的中医药临床成果。各卷均以现代医学病症为条目，从中医期刊、中医专著中收集良方。每一条目内容分为概述、辨证施治、经验方、单方、中成药、预防用药等六方面。

二、《中医良方大典》遵循去粗存精之原则，收录病症900余种，方剂2万余则。方剂从组成、治疗方法、临床观察等方面进行详细阐述，均有文献可依。

三、《中医良方大典》中，"单方""经验方"按药味数量区分："单方"指包含3味药及以下的方剂，"经验方"指包含3味药以上的方剂。

四、《中医良方大典》收录的临床病例一般以常见而资料又较全者为主，某些少见而确有参考价值的特殊病例亦予以收录。

五、《中医良方大典》收录的无方名方剂，采用"某某经验方"或"某某病方"命名的原则。如果此类方剂有多则，在"某某经验方""某某病方"后加上"1""2""3"等序号，依次排列。

六、《中医良方大典》引用的文献中，凡未说明方剂的煎服法，均为常规煎服法，即每日1剂，水煎服，分2次服用。书中未说明煎服法的方剂，不再一一说明。

七、《中医良方大典》收录的中药材，一般根据《中国药典》的命名；为体现道地药材，则保留原文献的写法，如广木香、云茯苓、川黄连等。凡列入国家保护动物名录的动物药材，均改用药效相似的其他药材替代，或说明"现禁用"。

八、《中医良方大典》中的剂量均使用现行的法定计量单位，原文献中的"钱""两"已换算成"克"（1钱＝3克，1两＝30克）。剂量单位均使用汉字表述，如"mmHg"为"毫米汞柱"、"ml"为"毫升"、"cm"为"厘米"等。

九、《中医良方大典》参考文献的著录格式如下：

（一）期刊类

1. 作者一名,著录格式为:

第一作者.文献题名[J].期刊名,年,卷(期):起止页码.

2. 作者多名,且同时注明通讯作者的文献,著录格式为:

第一作者,通讯作者,等.文献题名[J].期刊名,年,卷(期):起止页码.

3. 作者多名,但未注明通讯作者的文献,著录格式为:

第一作者,等.文献题名[J].期刊名,年,卷(期):起止页码.

文献的作者包括单位名或组织名。

(二)专著类

1. 主编一名,著录格式为:

主编.书名[M].出版地:出版单位,出版年:起止页码.

2. 主编多名,著录格式为:

主编,等.书名[M].出版地:出版单位,出版年:起止页码.

(三)论文集

著录格式为:第一作者,等.文献题名[C].出版地:出版单位,出版年:起止页码.

(四)学位论文

著录格式为:第一作者,等.文献题名[D].出版地:出版单位,出版年:起止页码.

(五)专利文献

1. 专利申请者或所有者一名,著录格式为:

专利申请者或所有者.专利题名:专利国别,专利号[P].公告日期或公开日期.

2. 专利申请者或所有者多名,著录格式为:

专利申请者或所有者,等.专利题名:专利国别,专利号[P].公告日期或公开日期.

目录 | Contents

传染病

病毒性疾病

流行性感冒

概　述

流行性感冒（简称流感）的临床表现主要以头痛、鼻塞、流涕、喷嚏、怕风等为特征，重者可见恶寒发热、咽疼咳嗽、肢体痛楚等全身症状。全年均可发病，但以冬春两季为多见。

本病属中医"时行感冒"，是风邪病毒侵袭机体所致的一种常见外感疾病，有广泛的流行性和较强的传染性。临床辨证分为六型。（1）单纯型：突然发病，恶寒发热，头昏而痛，鼻塞流涕，食纳不香，身肢痛楚无力。治宜轻宣解表。（2）呼吸型：发热，头昏或痛，鼻塞声重，咽干喉痛，胸闷作痛，咳嗽有痰，呼吸不畅。治宜清解宣肺。（3）消化型：恶寒发热，恶心呕吐，胃脘不适，腹胀或痛，便秘或下利，食纳不香，身肢乏力。治宜宣化和中。（4）风湿型：多为恶寒发热，无汗，头痛，肢节酸楚作痛。治宜祛风利湿。（5）风寒型：恶寒，发热无汗，头痛，肢体酸痛，鼻塞，涕多清稀，咳嗽痰清稀。治宜辛温解表。（6）风热型：发热头胀痛，肢体酸痛较轻，鼻塞，涕少较稠，痰稠量多，咽喉红肿疼痛。治宜辛凉清解。

辨　证　施　治

1. 陈丽秋等分 3 型

（1）轻症　风温犯卫型，症见发病初期，发热或未发热，咽红不适，轻咳少痰，无汗，舌质红、苔薄或薄腻，脉浮数。治宜疏风解表、清热解毒。方用银翘散合桑菊饮加减：连翘 10 克、桑叶 10 克、金银花 15 克、菊花 10 克、桔梗 10 克、牛蒡子 15 克、竹叶 6 克、芦根 30 克、薄荷（后下）3 克、生甘草 3 克；风热犯肺型，症见高热，咳嗽，痰黏咯痰不爽，口渴喜饮，咽痛，目赤，舌质红、苔黄或腻，脉滑数。治宜清热解毒、宣肺止咳。方用麻杏石甘汤加减：炙麻黄 5 克、杏仁 10 克、生石膏（打碎先煎）35 克、黄芩 15 克、柴胡 15 克、知母 10 克、浙贝母 10 克、桔梗 10 克、生甘草 10 克。

（2）重症　毒热壅肺型，表现为高热不退，咳嗽重，少痰或无痰，喘促短气，头身痛，或伴心悸，躁扰不安，舌质红，苔薄黄或腻，脉弦数。治宜解毒清热、泻肺活络。方用宣白承气汤加减：炙麻黄 6 克、生石膏（先煎）45 克、杏仁 9 克、知母 10 克、鱼腥草 30 克、葶苈子 10 克、黄芩 10 克、浙贝母 12 克、生大黄（后下）6 克、青蒿 15 克、赤芍 10 克、生甘草 3 克。

（3）恢复期　症见气阴两虚型，表现为神倦，气短，咳嗽，痰少，纳差，舌暗或淡红，苔薄腻，脉弦细。治宜益气养阴。方用沙参麦冬汤加减：沙参 15 克、麦冬 15 克、五味子 10 克、浙贝母 10 克、杏仁 10 克、炙枇杷叶 10 克、青蒿 10 克、焦神曲 10 克、焦山楂 10 克、焦麦芽 10 克。

上方均每日 1 剂，每剂水煎 400 毫升，每次服 200 毫升，每日 2 次。临床观察：陈丽秋等将 120 例流行性感冒患者分为对照组和观察组各 60 例。观察组予上方；对照组予连花清瘟胶囊，每次 4 粒，每日 3 次。用药期间两组患者禁用烟酒及辛辣食物，疗程为 5 天。结果：观察组的总有效率为 90%，明显高于对照组的 71.67%，差异有统计学意义（$P<0.05$）。①

2. 江柏华分 2 型

（1）风热犯肺卫型　症见发热或不发热，干咳少痰，口微渴，咽痛（或）伴咽痒，舌边尖红，苔薄微黄，脉浮数。治宜辛凉解表、清热解毒、止咳利咽。方用清瘟解毒Ⅱ号：金银花 20 克、连翘 20 克、黄芩 15 克、荆芥 15 克、大力子 15 克、薄荷 15 克、桔梗 20 克、枳壳 20 克、大贝母 15 克、枇杷叶 15 克、天花粉 25 克、玄参 20 克、薏苡仁 20 克、赤芍 20 克、甘草 10 克。

（2）热毒侵肺型　症见发热或高热，咳嗽，黄黏痰或咯痰不爽，口渴喜饮，咽痛，舌质红苔黄或黄腻，脉滑数。治宜清瘟解毒、润肺化痰止咳。方用清瘟解毒Ⅰ号：生石膏 30 克、知母 20 克、金银花 30 克、连翘 20 克、柴胡 10 克、黄芩 10 克、荆芥 15 克、大力子 15 克、七叶一枝花 20 克、桔梗 20 克、枳壳 20 克、大贝母 15 克、薏苡仁 20 克、天花粉 25 克、麦冬 25 克、赤芍 20 克、甘草 10 克。

上方由黑龙江省中医研究院制剂室煎制，每瓶 150 毫升，每日 3 次，每次 50 毫升，饭后温服（初次给药每日 2 次，每次 75 毫升）。临床观察：江柏华用上方辨证治疗 155 例甲型 H1N1 流感患者，疗程 3～10 天。结果：治愈率 100%，核酸检测转阴最快 3 天，最慢 10 天，平均 6.55 天；退热时间最短 1 天，最慢 4 天，平均 1.79 天；咳嗽、咽痛症状消失平均时间为 3.17 天、2.87 天。②

3. 区翠萍等分 3 型

蓝银汤基本方：板蓝根 30 克、金银花 15 克、连翘 15 克、野菊花 15 克、火炭母 15 克、葛根 15 克、牛蒡子 12 克、桔梗 12 克、薄荷 9 克、防风 9 克、甘草 9 克。

（1）风热犯表型　高热者，上方加石膏 50 克；咳嗽甚者，上方加杏仁 12 克、前胡 12 克；咽喉肿痛者，上方加玄参 15 克、夏枯草 15 克、玉蝴蝶 10 克。

（2）风寒束表型　外寒里热者，上方加荆芥

10 克；鼻塞流涕者，上方加苍耳子 10 克、辛夷花 10 克。

（3）暑湿稽留型　上方加滑石 30 克；纳差者，上方加白蔻仁 10 克、厚朴 10 克、薏苡仁 30 克。

每日 1 剂，水煎服。2 日为 1 个疗程，一般服 2 个疗程，儿童用量酌减。临床观察：区翠萍等以上方辨证治疗 162 例流行性感冒患者。结果：治愈（症状消失，无发热及反复）104 例，有效（症状减轻，无发热）54 例，无效（症状不减，体温不降）4 例。风热犯表型 85 例中治愈 64 例，有效 21 例；风寒束表型 56 例中治愈 30 例，有效 26 例；暑热稽留型 21 例中治愈 10 例，有效 7 例，无效 4 例。③

4. 张执中等分 4 型

（1）单纯型　症见突然发病，恶寒发热，头昏而痛，有汗或无汗，鼻塞流涕，食纳不香，身肢疼楚无力，苔薄白，脉浮数。治宜轻宣解表。方用桑杏汤、甘桔汤加减：豆卷 9 克、桑叶 9 克、杏仁 9 克、薄荷 5 克、紫苏梗 6 克、桔梗 3 克、甘草 3 克、浙贝母 9 克。

（2）呼吸型　症见微寒或无寒，头昏或痛，鼻塞声重，咽干咽痛，胸闷作痛，咳嗽有痰，呼吸不畅，体乏无力，苔薄白、薄黄或白滑，脉浮数、濡数或滑数。治宜清解宣肺。方用桑菊饮合银翘散合杏苏二陈加减：薄荷 6 克、桑叶 9 克、菊花 9 克、连翘 9 克、金银花 9 克、杏仁 9 克、牛蒡子 9 克、浙贝母 9 克。

（3）消化型　症见恶寒发热，恶心呕吐，胃脘不适，腹胀或痛，便秘或下利，食纳不香，全身乏力，苔黄腻或黄厚，脉濡数。治宜宣化和中。方用藿香正气散加减：藿香 9 克、豆卷 9 克、紫苏梗 9 克、杏仁 9 克、陈皮 9 克、半夏 9 克、枳壳 9 克、大腹皮 9 克、神曲 6 克、山楂 6 克。

（4）风湿型　症见恶寒发热，无汗，头痛，肢节疼楚作痛，苔薄白、白腻或白滑，脉濡数或濡弦。治宜祛风利湿。方用大羌活汤合荆防败毒散加减：羌活 6 克、防风 9 克、桑枝 6 克、秦艽 9 克、蔓

①　陈丽秋，蔡婷英.辨证论治流行性感冒 60 例［J］.江西中医药大学学报，2019，31（1）：43-45.
②　江柏华.清瘟解毒Ⅰ号、Ⅱ号煎剂治疗甲型 H1N1 流感 155 例［J］.中国中医药现代远程教育，2010，8（1）：20-21.
③　区翠萍，等.蓝银汤治疗流行性感冒 162 例［J］.湖北中医杂志，2000（7）：29.

荆子 9 克、杏仁 9 克、薏苡仁 9 克、赤茯苓 9 克、桔梗 6 克、枳壳 6 克、羌活 6 克、桑枝 6 克。

随症加减：恶寒发热，加桑叶、薄荷、豆卷、香豉、紫苏叶、防风、荆芥、桔梗、金银花、连翘、黄芩、栀子、川黄连；咽关红肿而痛者，加桔梗、甘草、牛蒡子、射干、莱卜英、赤芍；破溃者，加马勃；音哑者，加木蝴蝶、蝉蜕、胖大海；咳嗽有痰，加茯苓、半夏、陈皮、甘草、杏仁、薏苡仁、枇杷叶、前胡、贝母、紫苏子、紫苏梗；胸闷或痛者，加佩兰、枳壳、郁金、桔梗、丝瓜络、全瓜蒌；恶心呕吐者，加姜夏、藿香、炒竹茹、左金丸；腹胀痛者，加茯苓、陈皮、莱菔子、白芍、紫苏梗、藿香梗、佩兰梗、扁豆衣、砂仁、炙香附、大腹皮；便秘，加瓜蒌皮仁、杏仁、浙贝母、枳壳；下利尿少而黄者，加薏苡仁、赤豆衣、白术、赤茯苓、泽泻、车前子、六一散；食纳不香，脘闷不适者，加六曲、山楂、建曲、谷麦芽；头痛，加蔓荆子、白芷、甘菊、桑叶、白蒺藜；腹痛，加杜仲、续断、桑寄生；全身疼楚或重者，加防风、秦艽、桑枝、丝瓜络、羌活、独活、苍术、薏苡仁、赤茯苓、牛膝。临床观察：张执中等用上法辨证治疗 200 例流行性感冒患者。结果：2 天退热者 70 例，1 天退热者 59 例，3 天退热者 40 例，4 天退热者 14 例，5 天退热者 7 例，6 天退热者 5 例，7 天退热者 3 例。平均退热时间 2.38 天。其中在 3 天退热者 169 例，占 84.5%。[①]

5. 福建省人民医院分 3 型

（1）伤风型　症见恶寒发热，头痛身痛，鼻塞流涕，舌白，不渴，咳嗽无汗。轻证，方用杏苏饮：紫苏叶、半夏、茯苓、前胡、桔梗、枳壳、甘草、生姜、大枣、橘皮、杏仁。重证，方用荆防败毒散：荆芥、防风、独活、羌活、人参、前胡、柴胡、桔梗、枳壳、茯苓、川芎、甘草。

（2）湿热型　症见发热不恶寒，鼻塞、咳嗽，头痛，口渴，舌黄，溺赤。轻证，方用银翘散或桑菊饮：杏仁、连翘、薄荷、桑叶、菊花、桔梗、甘草、芦根。重证，方用加减凉膈散（竹茹、连翘、黄芩、薄荷、青蒿、牡丹皮、苍术、甘草）或甘露消毒丹（滑石、茵陈、黄芩、石菖蒲、木通、川贝母、射干、连翘、薄荷、白豆蔻、藿香）。

（3）胃肠型　症见发热，恶寒，胸闷，呕吐，腹痛，泄泻，舌白淡或口渴舌苔黄燥。寒证，方用藿香正气散（大腹皮、紫苏、白芷、茯苓、半夏、白术、陈皮、厚朴、桔梗、藿香、炙甘草、生姜、大枣）或藿砂合剂（藿香、苍术、春砂仁、陈皮、茯苓）。热证，方用四逆散：炙甘草、炒枳实、柴胡、白芍。

临床观察：福建省人民医院以上方辨证治疗 51 例流感患者。结果：均愈，用药 1 天退热者 19 例，2 天 11 例，3 天 11 例，4 天 3 例，5 天 4 例，6 天 2 例。症状一般在 6 天内消失。[②]

经 验 方

1. 翘芪颗粒　金银花 10 克、连翘 10 克、黄芩 10 克、青蒿 10 克、生黄芪 10 克、炒白术 10 克、藿香 10 克、防风 6 克、麦冬 10 克、甘草 6 克。每日 1 剂，水煎服，分早晚 2 次温服，连服 3 天。杨晓明等用上方治疗 30 例流行性感冒患者。结果：患者症状缓解，主症积分、次症积分及证候总积分均较治疗前降低，差异均有统计学意义（均 $P<0.05$）。说明该药治疗流感效果良好。[③]

2. 中药方剂　冬虫夏草 5 克、青黛 2～10 克、青果 9 克、大青叶 10～20 克、蒲公英 10～50 克、忍冬藤 30 克、知母 5～30 克、射干 5～10 克、山豆根 10～15 克、蔓荆子 5～10 克、柴胡 5～10 克、浮萍 5～10 克、紫苏子 5～10 克、华山参 0.1 克、钟乳石 3 克、郁李仁 10～15 克、厚朴 5～10 克、辛夷 5～10 克等。每日 1 剂，水煎服，分 2 次口服，饭后 30 分钟服用，3 天为 1 个疗程。清热解毒，疏风解表，宣肺泄热。李谊以上方治疗 50 例流行性感冒患者（观察组）；另设 50 例对照组患者，用磷酸奥司他韦口服治疗，每次 75 毫克，每日 2 次，共 5 天。结果：治疗 3 天后观察组的总有效率为

①　张执中，等.治疗流行性感冒 200 例临床观察报告[J].中医杂志，1959(2)：5-7.
②　福建省人民医院.治疗流行性感冒 51 例[J].福建中医药，1959(1)：5-6.
③　杨晓明，等.翘芪颗粒治疗流行性感冒临床效果分析[J].交通医学，2021，35(1)：51-53.

92％,对照组的总有效率为76％。[1]

3. **蒿芩清胆汤** 黄芩15克、陈皮5克、法半夏10克、竹茹10克、茯苓15克、滑石30克、板蓝根30克、枳壳10克、大青叶10克、甘草6克、北杏仁10克、青蒿(后下)10克。每日1剂,水煎服2次,早晚餐后服。扶正祛邪。冯华越等将98例病毒性流行性感冒患者随机分成治疗组和对照组各49例。对照组予利巴韦林颗粒,每次0.3克,每日3次,口服。治疗组口服蒿芩清胆汤。两组均连续治疗3天。结果:治疗组、对照组的总有效率分别为93.88％、79.59％,两组临床疗效的差异有统计学意义。[2]

4. **流感1号** 金银花30克、连翘30克、生石膏30克、板蓝根30克、大青叶20克、柴胡15克、贯众15克、黄芩15克。中药制剂室采用煎煮机制成药液,每日3次,每次180毫升口服。解毒退热。张大宁等将1560例流行性感冒患者随机分为治疗组960例和对照组600例。对照组口服病毒灵0.2～0.4克,每日3次;板蓝根冲剂5克,每日3次。治疗组服用流感1号。两组均以3天为1个疗程,观察1～2个疗程。结果:治疗组痊愈404例,显效268例,有效211例,无效77例,总有效率91.98％;对照组总有效率60.68％。治疗组疗效明显优于对照组。[3]

5. **升降散加减** 僵蚕10克、蝉蜕6克、川大黄10克、姜黄10克、板蓝根12克、贯众10克。随症加减:高热不退、烦渴引饮,加生石膏30克、知母10克、芦根15克;身有低热、肢节酸楚,加青蒿12克、薄荷6克、丝瓜络10克;咽喉肿痛明显,加桔梗10克、甘草6克、锦灯笼6克;咳吐白黏痰,加杏仁10克、半夏10克;咳吐黄黏痰,加桑皮12克、地骨皮12克、瓜蒌15克;头痛明显,加桑叶10克、菊花10克。上药水煎服,每隔4小时服1次。根据临床病情变化随症加减,儿童用量酌

减。杜淑云等用上方加减治疗56例感冒患者。结果:经治疗后治愈49例(87.5％),好转6例(10.71％),未愈1例(1.79％)。总有效率98.21％。平均治愈天数3.2天,发热患者平均退热天数2.3天。[4]

6. **消毒凉膈散加减** 荆芥10克、防风10克、牛蒡子10克、栀子10克、薄荷10克、柴胡10克、石膏10克、半夏10克、党参10克、杏仁10克、连翘15克、生甘草3克、桔梗6克。随症加减:咳嗽较重者,加紫菀、炙枇杷叶、款冬花等;午后身热较重者,加青蒿、茵陈;苔黄腻重者,加竹茹;头痛重者,加菊花;口渴者,加天花粉;大便干者,加大黄。先将中药浸泡30分钟,武火煎开7～8分钟。每剂药煎2次。混合煎液早晚分服。小儿宜少量频服。清上泻下。邓淑莉用上方加减治疗157例流感患者。结果:服药1～3剂痊愈者131例,占83.4％;服药4～6天痊愈者26例。[5]

7. **中药方** 荆芥12克、射干12克、防风10克、柴胡10克、葛根10克、杏仁10克、茵陈10克、金银花20克、连翘15克、大青叶15克、生石膏(先煎)40克。水煎服,服药前食一小碗热稀粥,药后覆被取汗。热未退前每日服药2剂,每小时服药1次,热退后改为每日服药1剂,分3次服下。促发汗,预防恶心呕吐。刘征利等用上方治疗201例流行性感冒患者。结果:退热时间,6小时以内者9例,6～12小时79例,12～24小时90例,24～48小时20例,48～72小时3例。其中服药1～2剂在1天内退热者178例,占88.6％。[6]

8. **加减柴胡桂枝汤** 柴胡6克、桂枝6克、黄芩9克、白芍8克、党参10克、半夏3克、生姜2片、甘草2克。随症加减:肢节疼痛偏重者,去党参,加生黄芪12克、防风6克;口干者,去半夏,加麦冬10克;咳痰黄黏,去生姜、半夏,加竹茹8克、枳实8克;体质较实者,不用党参;体质弱者,加当

① 李谊,等.中药方剂治疗流行性感冒疗效分析[J].中国医学文摘(耳鼻咽喉科学),2019,34(2):91-93,106.
② 冯华越,等.蒿芩清胆汤治疗病毒性流行性感冒疗效观察[J].中国当代医药,2011,18(22):86,89.
③ 张大宁,等.流感1号治疗流行性感冒960例[J].陕西中医,2004(8):722-756.
④ 杜淑云,等.升降散加减治疗时行感冒56例[J].北京中医,1999(3):33.
⑤ 邓淑莉.消毒凉膈散加减治疗流感157例[J].山东中医杂志,1991,10(2):37.
⑥ 刘征利,等.中医药治疗流行性感冒201例分析[J].中医杂志,1991(1):25-26.

归 8 克。散邪和中。适用于流感证属太阳少阳并病。刘熙和用上方加减治疗 8 例流感患者,效果满意。①

9. 竹茹温胆汤　柴胡 6 克、竹茹 9 克、桔梗 9 克、枳实(麸炒)9 克、黄连 1.5 克、陈皮 2.4 克、半夏 2.4 克、茯苓 2.4 克、香附 2.4 克、甘草 2.1 克、人参 1.5 克、生姜 3 片、大枣 1 枚。水煎服。适用于发热,胸胁苦满,烦躁惊惕,梦寐不宁,咳嗽多痰,呕恶纳差,舌苔白腻或黄腻,脉象濡数或弦滑。潘澄濂等以上方治疗多例流感患者,每获良效。②

10. 感冒合剂　板蓝根 20～30 克、金银花 10 克、黄芪 10 克、连翘 12 克、桔梗 12 克、黄芩 12 克、玄参 15 克、虎杖 15 克、甘草 6 克、蒲公英 30 克、芦根 40 克。用温水浸泡 20 分钟,煎 2 次共约 40 分钟,滤得药液 200 毫升,每日分 3 次服完。抗御病邪,扶助正气。贾桂凤用上方治疗 324 例流感患者,服药 1 剂体温降至正常者 45 例,服药 2 剂正常者 105 例,服药 3 剂正常者 174 例。③

11. 柴葛解肌汤加减　防风 1 500 克、柴胡 1 200 克、羌活 1 200 克、菊花 3 000 克、生石膏 3 000 克、甘草 1 000 克。上药加水 75 000 毫升,浸泡 8 小时,浓煎至 25 000 毫升,分装成 50 瓶,每瓶 500 毫升,密封,高压消毒,备用。成人每日 2 次。每次 125 毫升。体温 39℃ 以上,临床症状较重者,可加倍给药,小儿酌减,体温较高的个别患者加服消炎痛 25 毫克;脱水严重者可给予输液。解肌清热。适用于身热感冒。王钦山等用上方治疗 393 例流感患者,服药 48 小时内退热,其他症状消失或基本消失者 378 例,有效率 96%。④

12. 银翘散加减　板蓝根 30 克、金银花 20 克、连翘 20 克、黄芩 10 克、桑叶 10 克、菊花 10 克、荆芥 10 克、牛蒡子 10 克、薄荷(后入)6 克、桔梗 12 克、芦根 15 克、生甘草 6 克。随症加减:高热不退者,去薄荷,加石膏 20 克、知母 20 克;咳嗽较多者,加杏仁 10 克、前胡 10 克。朱巧霞用上方加减治疗风热感冒患者,有一定疗效。⑤

13. 升麻四顺加味汤　升麻 3 克、葛根 3 克、赤芍 3 克、甘草 3 克、防风 6 克、栀子仁 6 克、地骨皮 6 克、黄芩 6 克、瓜蒌仁 6 克、牡丹皮 6 克、连翘 3 克、玄参 3 克。水煎服。艾维天用上方治疗 40 例病毒性感冒患者,效果显著。⑥

14. 荆防合剂加减　荆芥穗 15 克、牛蒡子 15 克、川羌活 15 克、浙贝母 15 克、金银花 15 克、青防风 10 克、薄荷叶(后入)4 克、嫩前胡 7.5 克、苦桔梗 7.5 克、生姜 3 片。随症加减:热甚,加黄芩、柴胡、栀子、竹叶、石膏、连翘;呕吐,加姜半夏、黄连;咳嗽头痛,加杏仁、郁金、橘络、百部;肺热痰中有血,加白茅根、竹茹、茜草根;失眠,加茯神;咽痛,加射干或山豆根;骨酸楚,加桑枝、秦艽。水煎,每日 2 次,温服。汪慎之用上方加减治疗 128 例流感患者,轻者 69 例 1～2 天热退,症状消失;中度者 26 例 3～4 天痊愈;重者 19 例 5～6 天痊愈。⑦

15. 小青龙汤合华盖散　小青龙汤:麻黄、桂枝、芍药、炙甘草、半夏、干姜、细辛、五味子。华盖散:麻黄、桑白皮、紫苏子、杏仁、炙甘草、赤茯苓、橘皮、生姜、红枣。先服小青龙汤,再予以华盖散。适用于流感。沙明用上方治疗多例流感患者,轻者 3～5 天,重者 7 天痊愈。⑧

单　方

1. 一马煎　组成:一枝黄花 50 克、马鞭草 50 克。适用于流感,上呼吸道感染,发热,咽喉肿痛。用法用量:上药切碎,每日 1 剂,水煎服。儿童酌

① 刘熙和.加减柴胡桂枝汤治疗流感的临证体会[J].福建中医药,1989,20(3):50.
② 潘澄濂,等.竹茹温胆汤对流行性感冒的临床应用[J].福建中医药,1988,19(4):19.
③ 贾桂凤.感冒合剂治疗流行性感冒 324 例疗效观察[J].河北中医,1988(5):10.
④ 王钦山,等.柴葛解肌汤加减治疗流行性感冒 393 例[J].湖北中医杂志,1984(3):34.
⑤ 朱巧霞.感冒方治疗流感[J].云南中医杂志,1983(5):41.
⑥ 艾维天.中药治疗病毒性感冒(非流感性)的疗效观察[J].黑龙江中医,1966(5):38.
⑦ 汪慎之.哈尔滨中医,1959(11):17-20.
⑧ 沙明.小青龙汤-华盖散治疗流感[J].福建中医药,1959(12):54.

减。临床应用：汪济美用上方治疗 50 例流感患者，均获痊愈。①

2. 草珊瑚浸膏液　组成：草珊瑚、浸膏等。制备方法：称取比重 0.87 浸膏 10 毫升加蒸馏水配成 10％溶液，用聚酰胺过柱(去除鞣质)，10 磅高压灭菌 20 分钟，置 4℃冰箱保存。功效主治：抑制病毒；适用于流感。②

3. 复方红芋糖浆　组成：海芋(痕芋头)4 000克、羊蹄草(一点红)4 000 克。功效：退热止咳。制备方法：上药加水过药面煮沸后，继续煮 6 小时，浓缩成 1 500 毫升，过滤后加橙皮糖 250 毫升、姜糖 250 毫升、杏仁水 50 毫升。用法用量：成人每日 90 毫升，分 3 次服；1～5 岁儿童每日 30 毫升，分 3 次服；5～10 岁儿童每日 45 毫升，分 3 次服；10～15 岁儿童每日 60 毫升，分 3 次服。临床应用：任文滔用上方治疗 81 例流感患者。结果：痊愈 75 例。1～2 天退热者 19 例，3～4 天 45 例，5 天以上 11 例。有效率 92％。注意事项：本复方对体质虚弱者应慎用。③

预 防 用 药

1. 中药防疫香囊　组成：制苍术 20 克、川芎15 克、白芷 15 克、艾叶 20 克、广藿香 15 克、佩兰15 克、薄荷 5 克。制备方法：将上述中药打磨成粉，装入棉质布袋内。用法用量：将防疫香囊放置在经常活动的范围 1 米以内，如办公室、床头、枕边等，不定时嗅吸，每天至少 3 次，每次超过 1分钟。2 周之后或感觉防疫香囊内气味消失后更换中药内容物，连续使用 1 个月。临床应用：陈智文将 200 例普通受试者随机分为对照组和观察组各 100 例。对照组不采取任何预防措施。观察组使用中药防疫香囊不定时嗅吸。结果：观察组预防感冒总有效率(92.00％)高于对照组(82.00％)，

差异有统计学意义($P < 0.05$)；观察组匹兹堡睡眠质量指数(PSQI)评分低于对照组，差异有统计学意义($P < 0.05$)；观察组流感症状发生率低于对照组，差异无统计学意义($P > 0.05$)；观察组使用中药防疫香囊期间未发生严重不良反应。④

2. 中药自制剂　组成：贯众 10 克、板蓝根 10克、金银花 10 克、甘草 2 克。用法用量：上药加水煎熬成汤。每日服用 2 次，每次口服 150 毫升，连服 4 天后，隔 2 天再服 4 天。临床应用：刘华明等将 2 240 例学生分为试验组和对照组各 1 120 例。试验组使用中药自制剂；对照组仅服板蓝根冲剂，每日 3 次，每次 10 克，连服 4 天，隔 2 天再服 4天。在出现有流感病例时开始服药，服药 4 天后开始统计两组学生患病例数，凡出现有感冒症状者即计为患病例数，观察 30 天。结果：试验组发病153 例，发病率 13.7％；对照组发病 327 例，发病率29.2％。⑤

3. 复方紫珠汤　组成：生鲜裸叶紫珠叶 90克、地胆头 30 克、芒果叶 30 克、大枫艾叶 15 克。制备方法：每剂加水 400 毫升，煮至 200 毫升。用法用量：上为成人 1 次预防量。每晚 1 次，连服 3 晚，小孩按年龄大小口服成人量的 1/4～1/2。⑥

4. 贯众合剂片　组成：贯众、金银花藤、路边菊、山芝麻(均为全草)等量。制备方法：取上述生药各 25 000 克放入锅内，加水约 480 000 毫升煮 2～3 小时，为头剂，加水再煮 2 小时为二剂。两次药剂合并以后用纱布过滤，加热深缩成膏，加4％滑石粉或 0.3％硬脂酸镁，用炭火烘干后打粉，过 20 目筛后压片，每片重 0.35 克，相当上述四种生药新鲜湿重各 2.32 克。用法用量：服药 3 天，停药 3 天，为 1 个预防程，连服 4 个预防程。第 1个预防程每日口服剂量：3～10 岁 2 片，11～15 岁4 片，16 岁以上 6 片，分 2 次服；第 2～4 个预防程

① 汪济美."一马煎"治疗流感、上感[J].福建中医药,1989,20(4)：26.
② 龙维英,等.草珊瑚浸膏液对流行性感冒病毒的抑制效果观察[J].江西中医药,1989(3)：41.
③ 任文滔.复方红芋糖浆防治流感[J].新中医,1976(4)：37.
④ 陈智文.探讨中药防疫香囊对成人流行性感冒的临床预防效果[J].中国社区医师,2021,37(21)：187-188.
⑤ 刘华明,等.中药预防流感效果分析[J].中国学校卫生,2003(5)：541.
⑥ 广东省琼中县人民医院.复方紫珠汤预防流感效果报告[J].中草药通讯,1977(2)：42,49.

每日口服剂量：3～5 岁 1 片，6～10 岁 2 片，11～15 岁 3 片，16 岁以上 4 片，均 1 次服。[1]

5. 复方桂枝气雾剂　组成：桂枝、华荠苎。功效：预防流感和感冒。用法用量：喉头喷雾，每日 2 次。临床应用：游一中以上方治疗观察 215 例流感和感冒患者，疗效满意。[2]

6. 中药自拟方　组成：干藿香 6 克、干佩兰 9 克、干薄荷 1.5 克。用法用量：水煎 30 分钟，1 次顿服，剩渣再煎 1 次，每日 2 次。[3]

7. 中药方 1　组成：川芎 9 克、荆芥 9 克、白芷 9 克、薄荷 9 克、羌活 9 克、防风 9 克、藿香 9 克、细辛 3 克、辛夷 3 克、冰片 3 克、雄黄 1.5 克。用法用量：上药共为极细末，由早晨开始，每隔 3 小时闻 1 次，至睡前止，用 1～2 日即可生效。[4]

8. 中药方 2　组成：藿香 6 克、桔梗 6 克、黄芩 6 克、前胡 6 克、芦根 9 克、生地黄 9 克、连翘 9 克、天花粉 9 克、金银花 12 克、薄荷 3 克、川羌活 4.5 克、甘草 4.5 克、葛根 4.5 克。用法用量：每日 1 剂，水煎服，剩渣再煎 1 次，每日 2 次。1 剂即可生效。[5]

9. 银翘解毒丸　组成：金银花 180 克、连翘 180 克、天花粉 120 克、黄芩 120 克、桔梗 120 克、葛根 90 克、前胡 90 克、栀子 90 克、赤芍 90 克、川黄连 90 克、甘草 90 克、牛蒡子 90 克、大青叶 90 克、薄荷 60 克、紫苏叶 60 克、荆芥穗 60 克、生地黄 150 克、玄参 150 克、生石膏 500 克。用法用量：上药轧为细面蜜丸 9 克重，每次 1～2 丸。[6]

病毒感染性发热

概　述

病毒感染性发热在临床上最为常见，尤其是上呼吸道感染，大多数为病毒感染所致。本节内容包括病毒性感冒与病毒性肺炎的辨证及选方，其他因病毒感染所致的发热详见各自章节。病毒感染性发热的临床表现主要以发热、恶寒、头痛、身痛为特征。临床上分型主要有五型：（1）风寒束表型，症见恶寒发热，头痛，无汗，项背强痛，肢节酸痛，鼻塞流涕，咽痒咳嗽，舌苔薄白，脉浮；（2）风热犯表型，症见发热较高，轻微恶风，头胀痛，咽痛咽红，舌苔白或薄黄，脉浮数；（3）暑湿袭表型，症见夏日发热，头晕胀痛，鼻塞流涕，面赤无汗，心烦口渴，胸闷欲呕，身困重，小便短黄，舌红苔白腻，脉浮或濡数；（4）风热闭肺型，发热轻（39℃以下）咳嗽，喘促，不恶寒或微恶寒（小儿表现为肢冷或寒战），无汗或少汗，口微渴，面赤，舌质红，脉浮数；（5）气血两燔型，邪在气分又入营血分，属危重症。高热（39℃以上）不退，手足凉，咳嗽痰黏稠，喘重，口干，渴或不渴，睡眠差，尿赤，便干或黏臭，纳呆，恶心呕吐，精神萎靡，面色灰绀，舌苔薄黄燥，舌质红绛，干或见芒刺，脉数。

辨　证　施　治

1. 陆建林分 3 型

（1）风热型　方用银翘散（贵阳德昌祥药业有限公司生产，国药准字 Z52020075，每袋 6 克），每次 6 克，每日 3 次。

（2）风寒化热型　方用麻杏石甘汤：麻黄 6 克、杏仁 9 克、生石膏 24 克、甘草 6 克。每日 1 剂，水煎 200 毫升，每日 1 次。

（3）痰热阻肺型　方用杏苏散：紫苏叶 6 克、橘皮 6 克、苦桔梗 6 克、杏仁 9 克、半夏 9 克、茯苓 9 克、前胡 9 克、甘草 3 克、生姜 3 片、大枣 3 枚。每日 1 剂，水煎 200 毫升，每日 1 次。

临床观察：陆建林以上方联合痰热清（每日 20 毫升）治疗 38 例成人病毒性肺炎患者。结果：显效（症状减少＞90%）28 例，有效（症状减少＞

① 广西壮族自治区卫生防疫站，等.贯众合剂片预防流行性感冒效果观察［J］.中草药通讯，1977（12）：32 - 33，49.
② 游一中.复方桂枝气雾剂预防流感和感冒效果初步观察［J］.江苏医药，1976（1）：47 - 49.
③～⑥ 韩大卫.试用中药预防流行性感冒的观察报告［J］.中医杂志，1957（12）：653 - 654.

70%）9 例,无效 1 例,总有效率 97.34%。①

2. 叶庆等分 4 型

（1）风温袭表型　治宜疏风清热、利咽止咳。方用银翘散：金银花 30 克、连翘 30 克、桔梗 15 克、牛蒡子 15 克、薄荷 15 克、荆芥 15 克、芦根 30 克、枇杷叶 15 克、马勃 15 克、玄参 30 克、生甘草 10 克。

（2）湿温型　治宜化湿清热。方用藿朴夏苓汤：藿香 15 克、厚朴 15 克、法半夏 15 克、茯苓 15 克、薏苡仁 30 克、扁豆 30 克、豆蔻仁 15 克、苍术 30 克、陈皮 15 克、黄连 15 克、焦山楂 30 克、甘草 10 克。

（3）邪入气分、热毒壅盛型　治宜清热解毒、消肿利咽。方用普济消毒饮：金银花 30 克、连翘 30 克、桔梗 15 克、板蓝根 30 克、玄参 30 克、柴胡 15 克、薄荷 15 克、牛蒡子 15 克、马勃 15 克、黄芩 15 克、甘草 10 克、生升麻 12 克。

（4）气阴两伤、余热未清型（恢复期）　治宜养阴益气、清余热。方用桑菊饮：桑叶 15 克、杭菊花 15 克、桔梗 15 克、连翘 15 克、芦根 30 克、北沙参 30 克、薄荷 15 克、麦冬 15 克、甘草 12 克、苦杏仁 12 克。

以上各方均每日 1 剂,水煎温服。每次 150 毫升,每日 3 次（2 岁患儿每次服用 50 毫升,每日 3 次）。临床观察：叶庆等以上方治疗 47 例甲型 H1N1 流行性感冒患者。结果：经纯中药治疗有 13 例在 0.8～1.2 天内体温恢复正常,在 1.6～6.2 天内症状消失,未出现严重并发症。②

3. 姜援朝等分 4 型

（1）邪在卫分型　症见发热,微恶寒,头痛,周身酸痛,无汗或少汗,口干,苔薄白,舌尖边红,脉浮数。治宜辛凉解表、宣肺透热。方用基本方：金银花、连翘、荆芥、牛蒡子、薄荷、桔梗、芦根、甘草。随症加减：身重痛、恶寒甚者,加羌活、防风；咽痛甚者,加马勃、山豆根；咳嗽者,加杏仁；苔腻者,加藿香、滑石。

（2）卫气同病型　症见身热甚,微恶寒,心烦口渴,头痛,小便短赤,苔薄黄或黄腻,舌红,脉数。治宜解表清气。方用基本方：金银花、连翘、生石膏、黄芩、薄荷、荆芥、甘草。随症加减：胸腹痞满、苔腻甚者,加藿香、薏苡仁、滑石；咳喘痰多者,加麻黄、杏仁；咽痛甚者,加射干、山豆根。

（3）邪在气分型　症见身壮热,不恶寒,但恶热,汗多,口渴喜饮,苔黄燥,脉滑数。治宜辛寒清气、清热解毒。方用基本方：生石膏、黄芩、知母、连翘、芦根、大青叶、甘草。随症加减：便秘,加生大黄。

（4）邪入营血型　症见身热,口干,烦躁不寐,时有谵语,咳嗽痰中带血,舌红绛,脉细数。治宜清营泄热、凉血止血。方用基本方：生地黄、丹参、麦冬、金银花、连翘、赤芍、牡丹皮、黄连、水牛角。随症加减：神昏、狂躁者,加安宫牛黄丸或紫雪丹。

以上各方均每日 1 剂,重者 2 剂,分 4 次服。临床观察：姜援朝等以上方辨证治疗 190 例感染性发热患者。结果：痊愈 169 例,占 55.3%；无效 22 例,占 11.7%。服药后有 62 例在 24 小时内退热,75 例在 48 小时内退热,20 例在 72 小时内退热。③

经 验 方

1. 麻杏石甘汤合银翘散　麻黄 10 克、苦杏仁 15 克、石膏 40 克、金银花 10 克、甘草 10 克、地骨皮 15 克、连翘 10 克、大青叶 10 克。水煎取汁 400 毫升,分早晚 2 次温服。李勇等将 88 例外感发热（风热犯表证）患者随机分为治疗组 45 例和对照组 43 例。对照组口服奥司他韦胶囊,每次 75 毫克,每日 2 次,及对症退热处理。治疗组在对照组的基础上加用上述中药。治疗 3 天后观察临床疗效。结果：治疗组在痊愈率（71.11%）和显效率（88.89%）方面明显优于对照组（46.51%、67.44%）,

① 陆建林.痰热清联合辨证分型治疗成人病毒性肺炎随机平行对照研究[J].实用中医内科杂志,2014,28(10)：55-57.
② 叶庆,等.甲型 H1N1 流行性感冒 47 例的中医诊疗与临床证候分析[J].环球中医药,2012,5(4)：250-252.
③ 姜援朝,等.辨证分型治疗感染性发热 190 例[J].湖北中医杂志,1989(5)：9-10.

对比有统计学意义(均 $P<0.05$)。麻杏石甘汤合银翘散治疗外感发热有良好的临床疗效。①

2.柴葛解肌汤加减 柴胡 10 克、葛根 10 克、甘草 6 克、黄芩 6 克、白芍 10 克、羌活 8 克、白芷 8 克、桔梗 10 克、生石膏 12 克。随症加减:恶寒明显,加防风、荆芥;鼻塞流涕明显,加辛夷、薄荷;咳嗽明显,加前胡、桔梗、百部。每日 1 剂,每剂煎至 200～250 毫升,分 3～4 次服用。解表清热。适用于外感风寒郁而化热证。张银娇等将 98 例病毒感染性外感发热患儿随机分为治疗组和对照组各 49 例。对照组给予利巴韦林颗粒及对症治疗,治疗组以柴葛解肌汤加减治疗。结果:总有效率治疗组为 95.9%,对照组为 83.7%,差异有统计学意义($P<0.05$)。②

3.柴胡升降饮 柴胡 15 克、黄芩 15 克、半夏 12 克、党参 12 克、蝉蜕 12 克、僵蚕 10 克、姜黄 10 克、大黄 12 克、牛蒡子 12 克、羌活 9 克、荆芥 10 克、甘草 12 克、蒲公英 30 克、紫花地丁 30 克。每日 1 剂,水煎分 3 次服,儿童酌减。抗毒退热,扶助正气。齐群长用自拟方柴胡升降饮治疗 80 例病毒感染性发热患者,其中 75 例(93.8%)均在用此方前使用过解热药和(或)中药解表剂,70 例(87.5%)用过抗生素和激素,其中静脉滴注抗生素 1 周以上者 10 例(14.3%),最长 1 例达 2 周多。结果:治愈(服药后 2 天内体温降至正常无反复,症状体征基本消失或明显减轻)49 例(61.3%),显效(服药后体温降至 38.0℃ 以下,3～4 天降至正常,症状体征明显减轻)26 例(32.5%),无效(4 天以上体温未降正常,症状体征未减轻)5 例(6.3%)。总有效率 93.8%。③

4.达原饮加减 槟榔 20 克、厚朴 10 克、草果 9 克、知母 15 克、白芍 20 克、黄芩 15 克、甘草 3 克。随症加减:邪传少阳,恶寒发热明显者,加柴胡;邪传太阳,表证明显者,加羌活;邪传阳明,发热重恶寒轻者,加葛根;邪传入里,出现腹泻、便秘,苔黄者,加大黄。舌无苔者或舌苔出现白燥或黄燥者禁用。每日 1～2 剂,水煎取汁 500 毫升分服。解表清里,和解三焦。高蓉等以上方加减治疗 42 例病毒感染性发热患者,以恶寒发热,头晕口苦,身重倦怠,胸闷纳呆,恶心欲吐,便秘,舌质红苔厚腻,脉弦滑等为特征。查体可见咽部充血,扁桃体肿大,淋巴结肿大等。患者均做常规血、尿、大便等检查,排除细菌感染、免疫系统疾病与变态反应、肿瘤、血液系统疾病和药物反应等引起的发热。结果:显效(体温正常,诸症消失)14 例,有效(体温正常,阳性体征消失,自觉倦怠乏力,潮热)14 例,总有效率 100%。服药最少者 3 剂,最多者 12 剂。④

5.荆防银翘汤 荆芥 10 克、防风 10 克、金银花 15 克、连翘 15 克、羌活 10 克、柴胡 15 克、桔梗 10 克、前胡 10 克、薄荷 5 克、葛根 10 克、大青叶 15 克、生甘草 5 克。每日 2 剂,6 小时服 1 次。热退、症状消失或明显缓解可止服。苑秀华等将 180 例冬季流感患者随机分为治疗组 120 例与对照组 60 例。对照组给予退热、解痛、抗病毒等西医对症治疗,治疗组服用自拟荆防银翘汤。结果:治疗组服药后 24 小时体温恢复正常,3 天内症状消失 20 例;2 天内体温降为正常,症状基本消失 61 例;服药后 3 天内体温降为正常,症状部分消失 27 例,总有效率 90.0%。对照组总有效率 71.7%。⑤

6.荆防散加味 荆芥 10 克、防风 10 克、板蓝根 20 克、贯众 15 克、生石膏 30～60 克、知母 10～15 克、连翘 10～15 克、蝉蜕 6～10 克、藿香 6～10 克、薄荷 10 克、薏苡仁 30 克。随症加减:皮肤有出血点,去连翘、薄荷,加牡丹皮 15 克、紫草 30 克、水牛角 15 克;咳嗽,加杏仁 10 克、贝母 10 克;咽痛,加桔梗 10 克、牛蒡子 15 克;腮痛、肿,加柴胡 9 克、龙胆草 6 克、玄参 15 克、马勃 9 克;湿重,加茵陈 30 克、猪苓 30 克、川厚朴 15 克;全身酸

① 李勇,等.麻杏石甘汤合银翘散治疗外感发热的临床观察[J].中医临床研究,2020,12(24):8-9.
② 张银娇,等.柴葛解肌汤加减治疗小儿病毒感染性外感发热 49 例[J].光明中医,2018,33(1):77-78.
③ 齐群长.柴胡升降饮治疗病毒感染性发热 80 例临床分析[J].医学信息,2007(6):1074-1075.
④ 高蓉,等.达原饮治疗病毒感染性发热 42 例[J].中国中医急症,2007(11):1357.
⑤ 苑秀华,等.荆防银翘汤治疗冬季流感 120 例[J].实用中医内科杂志,2003(3):191.

楚,加羌活9克。胡康兴以上方加减治疗50例病毒性感染患者。全部病例给予穿琥宁针240毫克加250毫升葡萄糖注射液静滴,每日1次;病毒唑针加250毫升葡萄糖注射液静滴,每日1次;青霉素、鱼腥草注射液及能量合剂静滴,过敏者选红霉素或克林霉素,肝功能异常者予甘利欣静滴降酶护肝。对体温超过39℃者酌情物理降温或口服退热药。退热后予竹叶石膏汤加减调理。结果:服药5天后体温降至正常48例,并不再回升,诸症获不同程度缓解,临床症状消失。①

7. 寒解汤加味 生石膏30~60克、知母10~15克、连翘10~15克、蝉蜕6~10克、藿香6~20克、薄荷10克、薏苡仁30克。随症加减:皮肤有出血点,去连翘、薄荷,加牡丹皮15克、紫草30克、水牛角15克;咳嗽,加杏仁10克、贝母10克;咽痛,加桔梗10克、牛蒡子15克;腮痛、肿,加柴胡9克、龙胆草6克、玄参15克、马勃9克;湿重,加茵陈30克、猪苓30克、川厚朴15克;全身酸楚,加羌活9克。余锟以上方加减治疗20例病毒感染性发热患者,并对患者予青霉素、鱼腥草注射液及能量合剂静滴,过敏者选红霉素或克林霉素,肝功能异常者予甘利欣静滴降酶护肝。对体温超过39℃者酌情物理降温或口服退热药。热退后予竹叶石膏汤加减调理。结果:20例平均服药4.5天后体温降至正常并不再回升,诸症获不同程度缓解。②

8. 柴葛解肌汤 柴胡6~15克、葛根10~30克、生石膏15~60克、板蓝根5~15克、七叶一枝花5~15克、黄芩3~12克、羌活6~12克、白芷3~10克、甘草2~6克。随症加减:口干咳嗽,加玄参、知母、桔梗、杏仁;胸部满闷、呕恶、舌苔白腻,加苍术、法半夏、厚朴。每日1剂,每日3次。吴少英将84例病毒感染性发热患者随机分为治疗组与对照组各42例。对照组用病毒唑每日每千克体重15毫克,分2次肌注;抗病毒口服液16岁以

上口服20毫升,10~15岁口服10毫升,3~9岁酌情减量,每日3次。治疗组以柴葛解肌汤加减治疗。结果:治疗组2天内退热至正常者22例(52.4%),5天内退热至正常者19例(45.2%),8天内体温未降至正常1例(2.4%),治愈率97.6%;对照组治愈率76.2%。③

9. 消毒灵合剂 大青叶40克、金银花20克、羌活10克、山药10克、牛蒡子10克、射干10克、拳参15克、葛根15克、云茯苓15克、大黄8克、炒栀子8克、蝉蜕6克、甘草6克、石膏30克、大枣5枚、生姜3片。上药放入夹层锅浸泡2小时,煮沸30分钟,滤出药液,共煎3次,药液混合过滤,沉淀,浓缩至需要量,分装后流通蒸气(100℃)30分钟。每瓶250毫升,每日分2次口服,小儿用量酌减。调节免疫功能,解除瘀毒,恢复正气。李家明等以上方治疗106例上呼吸道感染患者。结果:痊愈82例,显效14例,有效8例,无效2例。总有效率98.1%。④

10. 秦艽鳖甲饮 柴胡15克、制鳖甲25克、生石膏30克、秦艽10克、青蒿10克、当归10克、知母10克、升麻10克、防风10克、薄荷(后下)6克、甘草6克。随症加减:汗出恶风,加黄芪25克、白术10克;颈项强直,加葛根10克;高热抽搐,加天麻10克、钩藤10克、全蝎3克;热盛无汗兼咳喘,加麻黄6克、杏仁10克。每日1剂,水煎服。健脾除湿,涩肠止泻。适用于小儿脾虚泻。朱守庆以上方加减治疗36例病毒性感冒患者。结果:显效(服1剂痊愈)9例,有效24例,好转3例。⑤

11. 香石清解袋泡剂 香薷、金银花、连翘、薄荷、荆芥、生石膏、知母、射干、板蓝根、藿香、滑石、熟大黄、甘草。10岁以下每次1袋,10~15岁每次2袋,15岁以上每次2~3袋,均2小时1次开水浸泡15~20分钟饭后服。热退后再服1日,量减半,每日3次。发汗解表,清热解毒,化湿利咽。

① 胡康兴.荆防散加减治疗病毒感染性发热50例观察[J].浙江中西医结合杂志,2003,13(4):49.
② 余锟.寒解汤加味治疗病毒感染性发热20例观察[J].中国乡村医药,2002(8):11.
③ 吴少英.柴葛解肌汤治疗病毒感染性发热42例[J].实用中医药杂志,2001,17(5):21.
④ 李家明,等.清毒灵合剂治疗上呼吸道感染106例[J].北京中医,1994(5):31.
⑤ 朱守庆.秦艽鳖甲饮治疗病毒性感冒36例[J].江苏中医,1992,13(7):4.

适用于暑令病毒性上呼吸道感染高热。刘征利等将 319 例病毒性上呼吸道感染高热患者随机分为治疗组 239 例与对照组 80 例。对照组肌注青霉素每日 2 次,每次 40～80 万单位,口服感冒清热冲剂或板蓝根冲剂每日 3 次,每次 1～2 袋;治疗组口服香石清解袋泡剂。结果:治疗组显效 179 例,有效 60 例,无效 0 例。平均退热时间(18.68±9.64)小时,症状消失时间(24.00±10.70)小时;对照组无显效者,有效 6 例,无效 74 例,有效率 7.5%。[1]

12. 加味柴胡桂枝汤　柴胡 24 克、黄芩 10 克、党参 10 克、半夏 12 克、桂枝 12 克、白芍 10 克、生石膏 30 克、川芎 10 克、苍术 10 克、甘草 10 克、大枣 4 枚、生姜 3 片。每日 1 剂,水煎 300 毫升。12 岁以下分 2 次服,13 岁以上 1 次服完,重症 1 日 2 剂。解热止痛,抗菌,抗病毒。傅永魁以上方治疗 112 例病毒感染性发热患者。结果:痊愈 85 例,用药最少 5 剂,最多 8 剂;有效 13 例,服药 5 剂;无效 14 例。总有效率 87.5%。[2]

13. 白虎三仁汤　淡竹叶 10 克、苦杏仁 10 克、木通 10 克、砂仁壳 10 克、半夏 10 克、薏苡仁 10 克、知母 10 克、生甘草 10 克、厚朴 18 克、飞滑石 18 克、生石膏 18 克、生谷芽 15 克。唐化熹以上方治疗 23 例病毒感染性发热患者,全部痊愈。[3]

14. 复方退热清暑饮　藿香 10 克、滑石 10 克、生石膏 25 克、金银花 15 克、连翘 12 克、板蓝根 12 克、薄荷 6 克、甘草 3 克。诸药共为粗末,装入透析纸袋,每袋 8 克。用开水浸泡药袋 15～20 分钟,可搅拌 2～3 次。每隔 2～3 小时服 1 次,昼夜频服,每日平均服药 6～8 次。3 岁以上每次 1 袋,4～7 岁每次 2 袋,8～13 岁每次 3 袋,14 岁以上每次 4 袋。药前服下少许热稀粥,以助发汗,且可防止恶心、呕吐。刘征利以上方治疗 61 例上呼吸道感染高热患者。结果:全部有效。24 小时内热退者 53 例,48 小时内症状缓解者 8 例,总有效率 100%。[4]

15. 石知柴葛汤　石膏 100 克、知母 25 克、葛根 15 克、柴胡 15 克。每日 2 剂,每剂煎 2 次,每次煎 100 毫升,共混合为 400 毫升,每 6 小时服 80～100 毫升,儿童酌减。初航以上方治疗 69 例病毒感染性发热患者。结果:痊愈 52 例,显效 8 例,无效 9 例。有效率 87.0%,痊愈率 75.4%。[5]

中 成 药

银马解毒颗粒　组成:甘草、金银花、马齿苋、车前草、大黄(扬子江药业集团四川海蓉药业有限公司生产,国药准字 Z20133048,10 克/袋)。用法用量:每日开水冲服 3 次,每次 10 克。临床应用:张晓青等以上方治疗 100 例病毒感染性发热患者,效果确切,能够有效缩短患者的发热时间,并降低其生化指标水平。[6]

带 状 疱 疹

概　述

带状疱疹是由带状疱疹病毒感染神经节及神经根而引起的一种急性炎症性皮肤病。系皮肤出现集簇疱疹,沿一侧周围神经呈带状分布,伴有剧烈疼痛,全身不适,及局部淋巴结肿大。常累及肋间神经分布区及腰部,愈后极少复发。

本病属中医"火丹"范畴。生于面部称蛇丹,生于肩背部称伴肩龙,生于胸胁部称缠腰火丹、串腰龙,生于其他部位称蜘蛛丹、蛇串疮等。其病理特点是情志内伤,肝胆火盛,气滞湿阻,兼感毒邪等。临床辨证分型有三型:(1)肝胆火盛型,多见胸腰侧位,皮肤起红斑成簇,痛如针刺,水泡明显,

① 刘征利,等.香石清解袋泡剂治疗病毒性上感高热 239 例[J].中医杂志,1992,33(8):29-30.
② 傅永魁.加味柴胡桂枝汤治疗病毒感染发热 112 例[J].山东中医杂志,1990,9(6):17.
③ 唐化熹.白虎三仁汤治疗病毒感染发烧[J].四川中医,1989(4):16.
④ 刘征利,等.退热清暑饮治疗病毒性上呼吸道感染高热 61 例临床观察[J].中西结合杂志,1988,8(12):738.
⑤ 初航.石知柴葛汤治疗病毒感染性发热 69 例临床观察[J].辽宁中医杂志,1984(3):27.
⑥ 张晓青,等.中药银马解毒颗粒对感染性发热患者的疗效观察[J].中医临床研究,2021,13(9):135-136.

按之灼热,其皮疹多发生在腰胁,口苦咽干,烦躁纳减,小溲红赤,大便干或不爽,舌质红,苔黄或腻,脉弦数。治宜清泻肝火、解毒止痒;(2)脾胃湿热型,多见胃肠症状或并发感染,患部有明显苍白水泡,数量多或有大泡,血泡,糜烂,流脂水,其痛尤著,夜难成寐,损害多分布于腰以下,胃脘胀闷,不思饮食,小溲混浊,舌淡黄或黄腻,脉濡数。治宜清热利湿、理气和中,佐以解毒;(3)气滞血瘀型,红斑与水泡大多消退或干固结痂而脱落,但疼痛不止,夜寐欠宁,精神萎靡不振,舌质暗紫,苔薄白,脉细或略弦,多见本症初起或后期,尤其是老年后期。治宜行气化瘀、活血止痛、清解余毒。

辨 证 施 治

1. 辛宗杰分2证

(1)肝经郁热证 症见皮损鲜红,患处灼热疼痛,口苦咽干,舌红苔黄,脉弦滑,水疱、红斑位于腰腹部及以上位置。药用全瓜蒌20克、泽泻15克、大青叶15克、板蓝根15克、生地黄12克、黄芩10克、当归10克、车前子10克、紫草10克、栀子10克、龙胆草9克、柴胡9克、红花3克、甘草6克。

(2)脾虚湿蕴证 症见皮损色淡,疼痛轻微,食少便溏,舌淡苔白腻,脉沉滑,水疱多位于腰部以下位置。药用薏苡仁30克、全瓜蒌20克、泽泻15克、茯苓15克、大青叶15克、板蓝根15克、黄芩10克、猪苓10克、白术10克、紫草10克、苍术8克、厚朴8克、红花3克、甘草6克、陈皮6克。

随症加减:恶寒发热、肢体酸痛者,加荆芥、羌活、黄柏;热盛者,加石膏;伴血疱者,加牡丹皮;气滞血瘀者,加桃仁、延胡索;水疱大而多者,加萆薢、土茯苓;便秘者,加大黄;脘腹胀满者,加砂仁、木香。将诸药用水煎后取药液300毫升左右,分早晚2次服用,每日1剂,连续治疗10天。临床观察:辛宗杰以上方辨证治疗30例带状疱

疹患者。结果:痊愈16例,有效12例。总有效率93.3%。[1]

2. 张睿分3型

(1)肝经郁热型 治宜清热解毒、泻肝除湿。方用龙胆泻肝汤:龙胆草10克、柴胡10克、泽泻12克、车前子9克、生地黄9克、当归尾10克、栀子9克、黄芩9克、甘草6克。

(2)脾虚蕴湿型 治宜清热健脾、利湿解毒。方用除湿胃苓汤:陈皮15克、苍术8克、厚朴8克、茯苓10克、桂枝3克、泽泻5克、猪苓5克、白术10克、甘草6克。

(3)气滞血瘀型 治宜活血化瘀、理气止痛。方用逍遥散合金铃子散:柴胡15克、当归10克、白芍8克、白术8克、茯苓10克、川楝子6克、延胡索6克、甘草5克。

随症加减:心火亢盛,舌尖红赤,大便数日不行者,加黄连;发病初期,高热,伴面赤,烦渴引饮,汗出恶热,脉洪大有力者,配用白虎汤;火毒较重发于头面耳目,加金银花、野菊花、薄荷;肿胀明显者,配伍普济消毒饮;疱疹起于胁肋部,疼痛明显者,加郁金、延胡索、佛手、乳香、没药、五灵脂、川楝子;气血运行不畅,瘀阻不通而痛者,配血府逐瘀汤;体质较弱,气血不荣者,配四物汤加减;疱疹初发于腰部,病程日久,疹退而见腰部酸软无力,喜揉按者,加桑寄生、杜仲;下肢发病者,加牛膝;湿邪偏重者,配三妙散;迁延日久,耗气伤津,气血亏虚者,后期配黄芪、白术、熟地黄、白芍。临床观察:张睿以上方根据症状加减用药,并配合外治法治疗40例带状疱疹患者,14天后判定疗效。结果:疼痛消失,皮损干涸结痂34例;疼痛减轻,皮损大部分干涸结痂5例;无效1例。总有效率97.5%。[2]

3. 贺玉英分3型

(1)肝胆湿热型 症见皮损鲜红,灼热刺痛,口苦咽干易怒,小便短赤,大便干结,舌红苔薄黄或黄腻。方用龙胆泻肝汤加减。

① 辛宗杰.中医辨证论治联合综合疗法治疗带状疱疹的临床疗效分析[J].中医中药,2017(7);117.
② 张睿.辨证分型分期内外联合治疗带状疱疹40例临床观察[J].实用中医内科杂志,2017,31(3);36-39.

（2）脾虚湿蕴型　症见皮损色淡，水疱较大，食少腹胀，大便时溏，舌淡苔白或腻。方用除湿胃苓汤加减。

（3）气虚血瘀型　症见皮疹减轻或消退后局部疼痛不止，可有放射痛，舌暗苔白脉弦细。方用柴胡疏肝散合桃红四物汤加减。

临床观察：贺玉英以上方辨证治疗30例带状疱疹患者。结果：痊愈29例，好转1例（10天后因工作忙自动放弃治疗），治愈率96.7%，总有效率100.0%。[①]

4. 叶志强分2证

（1）肝经郁热证　症见皮损鲜红，灼热疼痛，疱壁紧张，口苦咽干，心烦易怒，舌质红，苔薄黄或黄厚，脉弦滑数。方用龙胆泻肝汤合瓜蒌红花青紫汤化裁：龙胆草9克、生地黄12克、黄芩10克、当归10克、栀子10克、泽泻15克、车前子10克、柴胡9克、全瓜蒌20克、红花3克、板蓝根15克、大青叶15克、紫草10克、甘草6克。

（2）脾虚湿蕴证　症见皮损色淡，疱壁松弛，疼痛不显，食少腹胀，大便时溏，舌淡苔白或白腻，脉沉缓或滑。方用除湿胃苓汤合瓜蒌红花青紫汤化裁：苍术8克、陈皮6克、厚朴8克、茯苓15克、猪苓10克、泽泻15克、黄芩10克、薏苡仁30克、白术10克、全瓜蒌20克、红花3克、板蓝根15克、大青叶15克、紫草10克、甘草6克。

以上各方均每日1剂，水煎服，早晚分服，10日为1个疗程。随症加减：发于头面者，加牛蒡子、野菊花；发于下肢者，加牛膝、黄柏；有恶寒、发热、一身酸痛不舒等表证者，加荆芥、防风、羌活；有血疱者，加牡丹皮；热盛者，加石膏；便秘者，加大黄；疼痛明显者，加延胡索、制乳香、制没药；脘腹胀满者，加木香、砂仁；瘙痒明显者，加白鲜皮、地肤子；水疱大而多者，加土茯苓、萆薢；气滞血瘀明显者，加桃仁、延胡索，红花加倍使用。

临床观察：叶志强以上方加减辨证治疗78例带状疱疹患者，总有效率94.87%。[②]

5. 李慧霞等分3型

（1）肝胆湿热型　症见胸胁一侧皮肤局部鲜红、灼热、刺痛，水疱簇成群状，烦躁易怒，口苦咽干，大便便秘，小便赤，舌质红，苔薄黄，脉弦滑。

（2）脾胃湿热型　症见皮疹红，水疱集簇成群，疱液清，壁松弛，常有渗液糜烂，疼痛较重，伴纳呆腹胀，便溏，舌质红，苔白腻或黄腻，脉濡数或滑数。

（3）气滞血瘀型　症见皮疹消退留有局部疼痛，情感抑郁，夜不安寐，两胁窜痛，舌质紫暗，苔白，脉弦涩。

刺血：根据疱疹部位先用三棱针或梅花针在疱疹周围从外向内轻轻叩刺至微微渗血（范围稍超过疱疹），再用火罐拔出血，留罐时间10～15分钟。每日1次。

蒙药：取蒙药伊乐得5味（雄黄20克、黄柏10克、冰片10克、乌梢蛇2条、水银15克）加减适量，泡入适量酒中存放2周后即可使用。用医用棉签或棉球蘸取浸泡药液均匀涂擦于疼痛部位，每日3～5次。

临床观察：李慧霞等以刺血结合蒙药并配合辨证分型刮痧、针灸治疗86例带状疱疹患者，总有效率100%。[③]

6. 朱卉雯分3证

（1）脾虚湿蕴证　症见水疱颜色较淡，疱壁松弛，易于破溃，渗水糜烂，或起脓疱，疼痛或轻或重，伴口不渴，食少腹胀，大便时溏，舌质淡胖，舌苔白或腻，脉沉缓或滑或濡。治宜健脾除湿、理气止痛。方用除湿胃苓汤加减：苍术10克、陈皮15克、厚朴15克、白术20克、茯苓20克、泽泻15克、栀子20克、薏苡仁30克、炙甘草15克、延胡索15克、川楝子15克。

（2）肝经郁热证　症见水疱簇集成群，色鲜红，疱壁紧张，甚者有出血性或坏疽性损害，自觉皮损处灼热刺痛，伴口苦咽干，烦躁易怒，溲黄便干，舌质红，苔黄，脉弦滑数。治宜清肝泻火、凉血

① 贺玉英.中医特色方法综合治疗带状疱疹30例临床疗效观察[J].医学理论与实践,2017,30(14)：2113－2114.
② 叶志强.中医辨证论治联合综合疗法治疗带状疱疹的效果观察[J].中西医结合研究,2016,23(17)：142－143.
③ 李慧霞,等.中蒙医结合治疗带状疱疹86例疗效观察[J].中国民族医药杂志,2015(6)：25.

解毒。方用龙胆泻肝汤加减：龙胆草 20 克、黄芩 15 克、柴胡 15 克、地黄 20 克、当归 20 克、栀子 20 克、板蓝根 30 克、大青叶 30 克、牡丹皮 20 克、川芎 15 克、炙甘草 15 克。

（3）气滞血瘀证　症见皮疹消退后见紫色斑疹及色素沉着，仍疼痛不已，难以忍受，并放射至附近部位，重者可持续数月，多见于年老体弱者，伴头晕、乏力、便秘，舌质紫暗或有瘀斑，苔黄，脉弦涩或弦细。治宜活血化瘀、行气止痛。方用血府逐瘀汤加减：桃仁 15 克、红花 10 克、当归 20 克、川芎 15 克、白芍 20 克、丹参 20 克、郁金 10 克、延胡索 15 克、川楝子 15 克、陈皮 20 克、枳壳 15 克、炙甘草 15 克。

随症加减：发于颜面者，加菊花、金银花、牛蒡子、赤芍；发于躯干者，加柴胡、夏枯草；发于上肢者，加桑枝；发于下肢者，加苍术、黄柏、草薢、薏苡仁、车前子、牛膝；火毒重者，加金银花、连翘、马齿苋、黄连；疼痛剧烈者，加乳香、没药、羌活、独活；睡眠欠佳者，加酸枣仁、磁石、珍珠母；气虚体弱者，加黄芪、党参、鸡血藤。上方均每日 1 剂，水煎 300 毫升，分三餐后温服。外治法：（1）无渗出或渗出较少者，可用三黄洗剂外搽，或用紫草油膏外涂；（2）疱破渗出较多者，以三黄洗剂局部湿敷，以 5～6 层纱布浸透药液，轻拧至不滴水，湿敷患处。临床观察：朱卉雯以上法治疗 122 例带状疱疹患者。结果：痊愈 93 例，显效 18 例，好转 11 例。痊愈率 76.22%，总有效率 90.98%。[1]

7. 曾奇生分 5 型

（1）肝经郁热型　症见皮损鲜红，灼热刺痛，疱壁紧张，口苦咽干，心烦易怒，大便干燥或小便黄，舌质红，苔薄黄或黄厚，脉弦滑数。治宜清泄肝火、解毒止痛。方用龙胆泻肝汤加减。随症加减：发头面，加牛蒡子、野菊花；有血疱，加水牛角、牡丹皮；疼痛明显，加乳香、没药、延胡索、全蝎、蜈蚣；纳食不香，加鸡内金、枳实。

（2）脾虚湿蕴型　症见皮损淡红，疼痛不显，

疱壁松弛，口不渴，食少腹胀，大便时溏，舌淡或正常，苔白或白腻，脉沉缓或滑。治宜健脾利湿、解毒止痛。方用除湿胃苓汤加减。随症加减：发于下肢者，加牛膝、黄柏；水疱大而多者，加土茯苓、草薢、车前草。

（3）气滞血瘀型　症见皮疹减轻或消退后局部疼痛不止，放射到附近部位，痛不可忍，坐卧不安，重者可持续数月或更长时间，舌暗，苔白，脉弦细。治宜理气活血、通络止痛。方用柴胡疏肝散合桃红四物汤加减。随症加减：心烦寐差者，加珍珠母、牡蛎、栀子、酸枣仁；疼痛剧烈者，加延胡索、乳香、没药、蜈蚣。

（4）肝肾阴虚型　症见病变部位皮肤呈暗褐色，疼痛日轻夜重，伴头晕耳鸣，口干咽燥或心烦失眠，大便干燥，视物不清，舌红少苔，脉细或细数。治宜滋肾养阴、活血通络。方用一贯煎合桃红四物汤加减。随症加减：失眠者，加夏枯草；皮肤发痒者，加蒺藜、钩藤、牡丹皮；便干者，加决明子、大黄、火麻仁。

（5）阳虚瘀阻型　症见疱疹消退后，患处皮肤仍有胀痛窜痛感，得热痛减，或麻木疼痛，痛处喜温喜按，神疲乏力，气短懒言，畏寒喜暖，纳谷不香，口唇色暗，夜尿频，舌质暗淡，苔薄白，脉沉细。治宜温补阳气、活血通络。方用补阳还五汤合桃红四物汤加减。随症加减：阳虚明显者，加黑附片、肉桂；失眠者，加珍珠母、牡蛎；脾虚者，加陈皮、白术、茯苓。

临床观察：曾奇生以上方辨证治疗 60 例带状疱疹患者，用药 7 天后皮疹消退并无后遗症 42 例；皮疹消退 30% 以上，疼痛减轻 12 例。总有效率 90%。[2]

8. 王军分 3 型

（1）火毒型　症见焮红皮损上可见丘疹、丘疱疹及疱壁紧张的小水疱，自觉灼热刺痛，夜难成寐，伴有口干口苦，溲赤便秘，舌红，苔薄黄或干黄，脉象弦数。治宜凉血泻火。方用银翘散加减：

① 朱卉雯.辨证分型治疗蛇串疮 122 例临证体会[J].辽宁中医药大学学报,2014,16(6)：195.
② 曾奇生.中药治疗带状疱疹 60 例[J].光明中医,2013,28(12)：2547－2548.

大青叶 10 克、玄参 10 克、贯众 10 克、黄芩 10 克、连翘 15 克、金银花 15 克、生地黄 15 克、马齿苋 15 克、炒牡丹皮 10 克、赤芍 10 克。随症加减：壮热不退，加水牛角 3 克、绿豆衣 15 克、金银花炭 15 克、生地黄炭 15 克；口苦，溲赤，加焦栀子 6 克、炒龙胆草 6 克；大便秘结，加炒枳壳 6 克、酒大黄(后下)6 克、桔梗 10 克；皮损部位在颜面区，加杭菊花 10 克、桑叶 10 克；接近眼角区，加谷精草 10 克、炒黄连 3 克；如疱壁紧张欲破，疼痛颇重，外用苦参疱疹酊(中成药)敷贴，每日换药 1 次。

(2)湿毒型 症见红晕的皮损上出现数群簇集成窜的水疱，状如绿豆大小，排列成带状，各群疱疹之间夹有正常皮肤，3～5 天后，疱液浑浊溃破，进而出现糜烂浸淫现象，甚至形成坏疽性溃烂，自觉痛痒交作，口不渴或渴不欲饮，纳呆腹胀，大便时溏，舌质淡红，苔薄白或白腻，脉濡数或滑数。治宜清化湿热，佐以凉血解毒。方用薏米赤豆汤：薏苡仁 15 克、赤小豆 15 克、茯苓皮 15 克、金银花 15 克、地肤子 15 克、生地黄 15 克、车前子 10 克、车前草 10 克、赤芍 10 克、马齿苋 10 克、甘草 6 克。随症加减：皮损渗出糜烂重者，加六一散(包煎)15 克、藿香 10 克、佩兰 10 克；皮损溃烂，坏死，久不收敛者，加黄芪 15 克、党参 10 克、白薇 10 克、山药 30 克；皮损溃烂或渗出多者，外用盐酸黄连素油剂(医院制剂)，外涂患处，每日换药 1 次。

(3)气滞型 症见患处皮损透发不明显，痛如针刺，或隐痛绵绵，动则加重，常伴心烦、夜寐不安，纳差，脉细涩，舌红，苔薄黄。治宜疏肝理气、通络止痛。方用金铃子散加味：川楝子 10 克、郁金 10 克、紫草 10 克、延胡索 10 克、醋柴胡 6 克、青皮 6 克、炒白芍 10 克、当归 10 克、丝瓜络 10 克、炙乳没各 10 克。随症加减：头昏目眩，加茺蔚子 10 克、川芎 6 克、蔓荆子 6 克；视物不清，加杭菊 12 克、枸杞子 12 克、桑叶 10 克；疼痛日久不愈，酌加蜈蚣 2 条、全蝎 3 克。

凡属火毒型和部分气滞型患者，均采用毫针围刺疗法，即取 30～32 号毫针，在皮肤四周呈 30°斜刺入皮下，施泻法，留针 15～30 分钟，其间捻转 3～5 次。每日针刺 1 次。一般针刺 1～2 次，疼痛即可明显减轻。以上各型每日 1 剂，每日服 3 次，治疗 10 天为 1 个疗程。临床观察：王军以上方辨证治疗 46 例带状疱疹患者，其中火毒型 25 例，湿毒型 15 例，气滞型 6 例。结果：痊愈 37 例，显效 6 例，有效 2 例，无效 1 例。[①]

9.唐艺洪分 3 期

(1)早期 症见突起红斑水疱，灼热刺痛，常带状排列，水疱小而清亮。治宜疏风清火、除湿止痛。方用柴胡疏肝散加板蓝根、泽泻、车前草。

(2)中期 症见水疱成簇，痛如火燎，疱疹大小不一，色暗紫红混浊，分布成带状，有如蛇形缠绕。治宜清肝利湿、解毒通络。方用柴胡疏肝散加大青叶、木通。

(3)后期 症见疱疹结痂脱落，肤色正常，沿神经支配的皮肤神经分布有持续性疼痛，如针刺、虫咬或刀割状。治宜柔肝养血、活血行滞。方用柴胡疏肝散加当归、熟地黄、西洋参。

以上各方均每日 1 剂，水煎分早、晚 2 次服用，7 天为 1 个疗程。临床观察：唐艺洪以上方辨证治疗 60 例带状疱疹患者。结果：痊愈 43 例，好转 13 例，皮疹消退不足 30%，仍有疼痛 4 例。总有效率 93.3%。[②]

10.郑志广分 3 证

(1)肝经湿热证 症见疱疹焮红、灼热刺痛(多见于头面、耳部、胸胁部)，并伴有口苦咽干，饮食纳呆，大便干结，小便溲赤，舌苔略黄腻，舌质红，脉滑数。治宜清肝火、清热利湿。方用龙胆泻肝汤加减：龙胆草 20 克、板蓝根 20 克、柴胡 110 克、生地黄 20 克、生栀子 20 克、泽泻 15 克、黄芩 20 克、车前子(包煎)12 克、当归 9 克、延胡索 12 克、枳实 12 克、甘草 6 克。随症加减：发于颜面者，加金银花 15 克、白芷 9 克、牛蒡子 9 克；发于

① 王军.辨证分型治疗带状疱疹 46 例临床观察[J].云南中医中药杂志,2012,33(2):25.
② 唐艺洪.柴胡疏肝散治疗带状疱疹 60 例[J].中国中医药现代远程教育,2010,8(9):47-48.

眼部者,加草决明 12 克;发于上肢者,加姜黄 15 克;发于腰以下者,加川牛膝 9 克;有血疱者,加生侧柏叶 20 克、紫草 15 克;疼痛甚者,加制乳香 9 克、制没药 9 克。外用雄黄酊(雄黄粉 50 克,加 75％酒精 100 毫升)摇匀搽患处,每日 3～6 次。

(2)气滞血瘀证 症见疼痛剧烈、皮疹消退后仍疼痛不已(以老年肿瘤患者多见),伴头晕、乏力,舌紫,苔薄,脉弦。治宜理气活血止痛。方用逍遥散加减:生地黄 30 克、当归 20 克、紫丹参 30 克、延胡索 12 克、川楝子 9 克、枳实 9 克、稀莶草 9 克、柴胡 15 克、郁金 12 克、生甘草 3 克。随症加减:年老体弱气虚者,加生黄芩 30 克、党参 15 克、白术 9 克;血虚者,加红藤 30 克、鸡血藤 30 克;气阴两虚者,加生黄芪 30 克、党参 20 克、白术 20 克、玄参 15 克、麦冬 15 克、炙黄精 30 克;气滞血瘀作痛属寒者,加肉桂 12 克、淫羊藿 12 克、干姜 6 克。

(3)脾胃湿热证 症见水疱易破裂、糜烂、流滋多(多见于腹部、臀部、下肢),伴有食欲不振,苔黄腻,脉滑数。治宜清热健脾利湿。方用除湿胃苓汤加减:苍术 9 克、川黄柏 9 克、蒲公英 15 克、土茯苓 30 克、金银花 12 克、败酱草 12 克、半枝莲 12 克、薏苡仁 30 克、延胡索 12 克、川楝子 9 克、枳实 9 克、生甘草 3 克。随症加减:腹满胀重者,加木香 9 克、枳实 9 克。外用三黄洗剂(大黄、黄柏、黄芩、苦参各等份,共研细末,取 10～15 克,加入蒸馏水 100 毫升,临用时摇匀)外搽患处,每日 3～6 次。

临床观察:郑志广以上方辨证治疗 90 例带状疱疹患者。结果:经治疗后,肝经湿热证痊愈 45 例,有效 4 例,疼痛消失时间为 2～5 天,皮损干涸结痂时间为 4～7 天,痊愈时间平均为 4.2 天;气滞血瘀证痊愈 28 例,有效 5 例,无效 1 例,痊愈时间平均为 7.8 天;脾胃湿热证痊愈 4 例,有效 3 例,疼痛消失时间为 5～10 天,皮损干涸结痂时间为 7～12 天,痊愈时间平均为 7.8 天。[1]

11. 颜国富分 2 型

(1)肝火型 症见皮肤红赤,疱疹如粟,密集成片,灼热疼痛,一般不易糜烂,舌红,苔黄或黄腻,脉弦滑数。治宜清泄肝火。方用龙胆泻肝汤加减内服:龙胆草 8 克、柴胡 10 克、木通 6 克、生栀子 10 克、黄芩 10 克、生地黄 15 克、板蓝根 30 克、大青叶 20 克、牡丹皮 12 克、赤芍 10 克、生甘草 6 克。

(2)脾湿型 症见水疱大如黄豆,或黄或白,容易糜烂,疼痛较重,舌淡红,苔黄腻或白腻,脉濡或滑数。治宜清脾除湿。方用除湿胃苓汤加减:苍术 10 克、厚朴 10 克、木通 10 克、茯苓 15 克、泽泻 15 克、生栀子 15 克、滑石 20 克、薏苡仁 30 克。

随症加减:以上各型均可加僵蚕 12 克、地龙 15 克、全蝎 5 克以通络止痛;可用板蓝根 30 克、大青叶 30 克、生地黄 20 克、生栀子 20 克煎水外洗患部。临床观察:颜国富以上方辨证治疗 36 例带状疱疹患者。结果:治愈 32 例,占 88.9％;显效 4 例,占 11.1％。全部有效。一般患者 3～9 天内皮损大部分结痂或结痂脱落,3～5 天内疼痛消失,平均治愈天数 8 天。[2]

12. 谢义达等分 3 型

抗病毒汤(基本方):柴胡 8 克、茵陈 30 克、黄芩 12 克、生地黄 15 克、金银花 15 克、大青叶 15 克、连翘 10 克、板蓝根 30 克、虎杖 9 克、贯众 9 克、人参叶 9 克、黄芪 9 克、徐长卿 9 克、龙胆草 9 克。

(1)肝经火毒型 多见秋末冬初,症见发病急骤,体温升高,全身症状明显,口苦咽干,渴喜冷饮,烦躁易怒,便秘溲赤,夜难成寐,面色红赤,舌尖鲜红,苔黄或燥,脉弦数,疱疹红赤,疱壁紧张,焮红灼热,分布广泛,常以水疱、丘疱疹和血疱为主,疱疹周围潮红,疱面发亮,多发于头面躯干口腔黏膜等处。治宜泻火解毒、清热凉血、利湿止痛。方用抗病毒汤去黄芪,加黄连。每日 1 剂,煎汤早晚各服 1 次。

① 郑志广.中医药治疗带状疱疹的临床观察与分析[J].中国现代医生,2008,46(29):80.
② 颜国富.辨证分型治疗带状疱疹 36 例[J].湖南中医杂志,1997(3):51.

（2）脾经湿毒型　多见于冬末春初或夏季，症见发病较慢，体温较高，全身症状较明显，口不渴或渴不思饮，纳呆腹胀，便溏溲赤，面色无华，舌胖质淡红，苔黄白腻，脉濡数或滑数，疱疹炎症较轻，数群簇集成串水疱，呈带状分布。疱壁较松弛，疱内有混浊性液体，易于溃破，糜烂浸淫或化脓，重则坏死结黑痂。治宜清热解毒、健脾祛湿、通络止痛。方用抗病毒汤去柴胡、龙胆草、连翘、生地黄、黄芪、虎杖、贯众，加苍白术、薏苡仁、赤茯苓、赤小豆、炒莱菔子、川萆薢。

（3）肝郁气滞型　多见于老年人，症见体质虚弱，面色暗晦，情绪抑郁，常伴心烦，夜寐不安，纳少便溏，舌质紫绛（或淤斑），苔薄白带黄，脉弦带数或弦细，疱疹消退后仅留下疤痕，但局部刺痛或隐痛，缠绵不止，动则加剧。治宜疏肝理气、活血化瘀、通络镇痛。方用抗病毒汤去龙胆草、茵陈、黄芩、金银花、连翘、生地黄、虎杖、贯众，加丹参、鸡血藤、当归、王不留行、郁金、延胡索、磁石、紫石英。

随症加减：高热和头痛者，加石膏、知母、水牛角、羚羊角、蝉蜕、绿豆衣；心烦者，加竹叶；夜寐不安者，加酸枣仁、夜交藤、合欢皮、茯神、龙齿；神经疼痛甚者，加乳香、没药、刺刀根、罂粟壳、刘寄奴、细辛、蜈蚣、全蝎、珍珠母、代赭石；湿热盛者，加苦参、黄柏、青蒿、桑白皮、地骨皮；合并感染者，加蒲公英、紫花地丁、穿心莲、败酱草、野菊茶、马齿苋；纳呆者，加枳壳、神曲、麦芽、山楂、佛手、炒莱菔子；体质虚弱及年老患者，加党参、白术、灵芝、何首乌、黄精、枸杞子；阴虚阳亢者，加龟甲、鳖甲、石决明。

外敷中药自拟拔毒止痛散：新鲜真珠花菜200克、白花蛇舌草200克、马齿苋200克、雄黄粉60克、青黛粉100克、穿心莲粉100克、白芷50克、徐长卿50克。将新鲜真珠花菜、马齿苋、白花蛇舌草3味捣烂挤汁，与上述5种药粉和适量醋共调匀成糊剂，涂于患处。

临床观察：谢义达以上法配合耳针、激光与西药（维生素 B₁、B₆、B₁₂，部分患者应用盐酸吗啉胍片，个别患者应用倍他米松）治疗33例重症带状疱疹患者。耳针穴位：两耳之肝、胆、神门，埋针5～10天。激光穴位照射：用氦氖激光照射内关、阳陵泉、足三里及局部糜烂坏死处，若神经持续疼痛不止者，可加照射支沟。其中肝经火毒型10例，脾经湿毒型18例，肝郁气滞型5例。结果：全部痊愈，见效天数最短3天，最长5天，平均住院治疗21天。[①]

13. 胡建华分3型

（1）热盛型　症见水疱壁紧张，周围皮肤潮红，自觉剧痛或伴瘙痒，常有轻重不等的全身症状，舌质红，苔黄，脉弦滑或数。治宜清热利湿、解毒止痛。药用龙胆草9克、生栀子6克、甘草6克、黄芩10克、连翘10克、泽泻10克、延胡索10克、车前子10克、川楝子10克、大青叶30克、白花蛇舌草30克、板蓝根30克、生地黄15克。

（2）湿盛型　症见炎症较轻，水疱壁松弛，疼痛较轻多伴痒，舌淡体胖，苔白腻，脉沉缓或沉滑。治宜健脾利湿、解毒止痛。药用白术10克、厚朴10克、车前子10克、泽泻10克、延胡索10克、川楝子10克、陈皮6克、甘草6克、板蓝根30克、大青叶30克、白花蛇舌草30克、薏苡仁30克、茯苓15克。

（3）气滞血瘀型　症见皮疹消退，但仍自觉疼痛，舌质暗，苔白，脉弦细。治宜活血化瘀、行气止痛、清热解毒。药用当归10克、桃仁10克、红花10克、延胡索10克、全丝瓜10克、木香10克、白芍10克、陈皮6克、鸡血藤15克、大青叶30克、薏苡仁30克、板蓝根30克、白花蛇舌草30克、川芎9克。

临床观察：胡建华以上方辨证治疗132例带状疱疹患者。结果：皮损消退最快者2天，最慢者17天，平均7.5天；疼痛消失最快者3天，最慢者30天，平均10.6天。[②]

---

① 谢义达,等.辨证分型治疗重症带状疱疹33例临床观察[J].上海中医药杂志,1990(1)：22.
② 胡建华.辨证治疗带状疱疹132例临床观察[J].中医杂志,1984(7)：49.

14. 徐宜厚等分 3 型

（1）火毒型　症见焮红皮损上可见丘疹、丘瘤疹和疱壁紧张的小水泡。自觉灼热刺痛，夜难成寐，伴有口干口苦，溲赤便秘结，舌红，苔薄黄或干黄，脉象弦数。治宜凉血泻火。方用大青连翘汤：大青叶 9 克、玄参 9 克、贯众 9 克、黄芩 9 克、连翘 12 克、金银花 12 克、生地黄 12 克、马齿苋 12～15 克、炒牡丹皮 6 克、赤芍 6 克。随症加减：壮热不退，加羚羊角 3 克、绿豆衣 12～15 克、金银花炭 12～15 克、生地黄炭 12～15 克；口苦、溲黄，加焦栀子 6 克、炒龙胆草 3～6 克；大便燥结，加炒枳壳 6 克、酒大黄（后下）6 克、桔梗 10 克；皮损部位在颜面区，加杭菊花 10 克、霜桑叶 10 克；接近眼角区，加谷精草 10 克、炒黄连 1.5 克；如疱壁紧张欲破，疼痛颇重，外用芙蓉膏敷贴。芙蓉膏：鲜芙蓉叶（阴干）置麻油内（按 15 斤芙蓉叶 100 斤麻油比例配成）。煎熬至芙蓉叶焦枯，去渣留油，然后兑入适量黄蜡收膏。每日换药 1～2 次。

（2）湿毒型　症见红晕的皮损上出现数群簇集成串的水泡，状如绿豆大小，排列成带状，各群疱疹之间夹有正常皮肤，3～5 天后疱液浑浊溃破，进而出现糜烂浸淫现象，甚至形成坏疽性溃疡。自觉痛痒交作，口不渴或渴不多饮，纳呆腹胀，大便时溏，舌质淡红，苔薄白或白腻，脉濡数或滑数。治宜清化湿热，佐以凉血解毒。方用薏米赤豆汤：薏苡仁 15 克、赤小豆 15 克、茯苓皮 12 克、金银花 12 克、地肤子 12 克、生地黄 12 克、车前子 9 克、车前草 9 克、赤芍 9 克、马齿苋 9 克、甘草 6 克。随症加减：皮损渗出，糜烂重者，加六一散（荷叶包煎）15 克、藿香 10 克、佩兰 10 克；皮损溃烂坏死久不收敛者，加黄芪 12～15 克、党参 10 克、白蔹 10 克、山药 30 克；皮损溃破或渗出多者，外用冰石散，掺在黄连膏（薄薄涂在纱布上）分块贴敷，每日换药 1 次；脓腐未脱时，酌用九一丹掺在黄连膏内（稍厚涂在纱布上）分块贴敷，每日换药 1 次；待脓腐脱净，酌用收敛生肌药，直至结痂为止。冰石散：煅石膏 30 克、冰片 0.6 克，研极细末。黄连膏：黄连 15 克、黄柏 10 克、姜黄 10 克、

当归尾 15 克、生地黄 30 克、麻油 360 克、黄蜡 120 克，依法熬为软膏。九一丹：煅石膏 27 克、红升丹 3 克，研极细末。

（3）气滞型　症见患处皮损透发不明显，痛如针刺，或隐痛绵绵，动则加重，常伴心烦，夜寐不安，纳差，脉细涩，舌红，苔薄黄。治宜疏肝理气、通络止痛。方用金铃子散加味：川楝子 9 克、郁金 9 克、紫草 9 克、延胡索 6～9 克、醋柴胡 6 克、青皮 6 克、炒白芍 12 克、当归 12 克、丝瓜络 10 克。随症加减：头昏目眩，加茺蔚子 10 克、川芎 6 克、蔓荆子 6 克；视物不清，加杭菊花 12 克、枸杞子 12 克、桑叶 10 克；疼痛日久不除，酌加金头蜈蚣 1～2 条、全蝎 0.9～1.8 克；痛处可用樟脑少许，掺于平安膏中外贴，2～3 日换药 1 次；若疼痛日久不瘥，可用丁桂散掺在阳和解凝膏中外贴，2～3 日换药 1 次，若在丁桂散中加入少许麝香通络止痛效果更佳。平安膏：川乌 30 克、草乌 30 克、白蔹 30 克、橡皮 30 克、肉桂 30 克、白芷 30 克、羌活 30 克、苦参 30 克、木鳖肉 30 克、甲片 30 克、白及 30 克、赤芍 30 克、乌药 30 克、玄参 30 克、独活 30 克、生地黄 30 克、大黄 30 克、甘草 30 克、当归 30 克、麻油 5 000 克，依法熬膏，每 500 克药油兑入铅粉 240 克。丁桂散：丁香、肉桂等份，山柰少许，研细末。阳和解凝膏：干牛蒡子草 750 克、千白凤仙梗 60 克、川芎 120 克、桂枝 60 克、川附子 60 克、大黄 60 克、当归 60 克、肉桂 60 克、草乌 60 克、川乌 60 克、地龙 60 克、僵蚕 60 克、赤芍 60 克、白芷 60 克、白及 60 克、乳香 60 克、没药 60 克、川续断 30 克、防风 30 克、荆芥 30 克、木香 30 克、五灵脂 30 克、香橼皮 30 克、陈皮 30 克、麝香 30 克、苏合香油 120 克，依法熬膏。

属火毒型和部分气滞型患者均采用围刺疗法，即取 30～32 号毫针，在皮肤四周呈 30°斜刺入皮下，施泻法，留针 15～30 分钟，其间捻转 3～5 次。每日针 1 次。一般针刺 1～2 次疼痛即可明显减轻。

临床观察：徐宜厚以上法治疗 44 例带状疱疹患者，其中火毒型 24 例，湿毒型 16 例，气滞型 4 例。结果：痊愈 36 例。治疗时间最短 5 天，最长

19 天。显效 6 例,有效 2 例。[①]

经 验 方

1. 清肝泻火除湿方　龙胆草、板蓝根、大青叶、车前子、泽泻、甘草。每日 1 剂,水煎服,分早晚 2 次服用。罗秀萍以上方联合刺络拔罐放血疗法治疗 20 例带状疱疹患者,总有效率为 95.0%。清肝泻火除湿方联合刺络拔罐放血能够有效缓解带状疱疹患者的疼痛,改善患者 T 淋巴细胞亚群、细胞因子水平。[②]

2. 疱疹 1 号方　紫苏叶 6～10 克、荆芥 6 克、桑叶 15 克、葛根 15 克、板蓝根 15～30 克、蒲公英 15～30 克、忍冬藤 15～30 克、当归 9 克、赤芍 10 克、川芎 5 克。随症加减:患者皮肤疼痛剧烈,无法触碰,但疱疹量少,伴发热者,为风毒难以从体表透发,加蝉蜕 6 克、羌活 6 克协助透疹,使毒邪外出;疱疹量多,皮肤红肿显著者,加白花蛇舌草 15 克、半枝莲 15 克、大青叶 15 克以清热解毒;疱疹已透发,但患者皮肤刺痛明显,呈阵发性抽痛者,加金铃子散(延胡索 9 克、川楝子 9 克)以行气止痛,也可加僵蚕、路路通、丝瓜络等通络止痛。每日 1 剂。解郁结于体表之风热毒邪,清体内湿热之气。适用于带状疱疹早期,病程≤1 周,皮损鲜红,局部肿胀,自觉皮肤发热,水疱充盈,疼痛明显,皮肤难以触碰,伴有畏寒或畏风,大便较前干,一般无便秘,舌红,苔薄白,脉浮数。盛平卫以上方加减配合外治复方炉甘石洗剂治疗 100 例带状疱疹患者,复方炉甘石洗剂加入牛黄散 10 克(人工牛黄粉和生大黄粉按 1∶9 的比例预先调配好,放于密封罐中),摇匀备用。调配好的复方炉甘石洗剂,在每次使用前将其内的水与药粉摇匀,涂于皮肤红肿及有丘疱疹处,每日 3～4 次;配制好的洗剂应放于背光阴凉通风处。若患者对炉甘石洗剂过敏,可用 10～20 克牛黄散用适量的绿茶水调

成薄薄的糊状涂于患处,每日 2 次。结果:治疗 1 周后,所有患者皮肤疼痛明显好转,红斑、水肿的症状明显减轻,疗效显著。在治疗结束后 3 个月回访,留有后遗神经痛 12 例(12%),发生率明显低于平均水平,经回访未见不良反应。[③]

3. 柏叶散　炒侧柏叶、黄柏、大黄、雄黄、赤小豆按 5∶5∶5∶3∶3 比例研细粉,过 120 目筛,密封备用;活蚯蚓用生理盐水洗净,用纱布擦干,称重后装入玻璃瓶中,取等量白糖撒入玻璃瓶中,两小时后将渗出液放 4℃ 密封保存。使用时用蚯蚓渗出液调涂药粉。局部以柏叶散调成糊状外敷,根据创面大小,均匀涂抹 0.2～0.3 厘米厚度,敷料覆盖,纱布绷带适度固定,每日 1 次。清热燥湿,凉血解毒,收湿敛疮,通络止痛。牛丹青等将 42 例带状疱疹随机分为治疗组与对照组各 21 例。对照组服用盐酸伐昔洛韦分散片,每次 0.3 克,每日 2 次,局部以 3% 硼酸溶液湿敷,外涂阿昔洛韦乳膏;治疗组内服药物同对照组,局部以柏叶散外敷。结果:治疗组仅 1 例无效,其余均取得良好疗效,有效率为 95.24%;对照组 4 例无效,有效率为 80.95%。[④]

4. 中医药疗法　(1)内服方:龙胆草 10 克、牡丹皮 10 克、赤茯苓 10 克、泽泻 10 克、柴胡 10 克、苍术 10 克、知母 10 克、车前子 15 克、板蓝根 15 克、大青叶 15 克、栀子 10 克、黄柏 10 克。随症加减:热甚者,加金银花、连翘;湿甚者,加薏苡仁、土茯苓;痛甚者,加威灵仙、延胡索、御米壳。剂量可临症自定,随症加减。金马合剂:金银花 30 克、马齿苋 60 克、大青叶 15 克、蒲公英 15 克、黄连 9 克、黄芩 9 克、赤芍 9 克、牡丹皮 9 克、延胡索 15 克、甘草 10 克。清热凉血,解毒利湿,祛瘀止痛。每日 1 剂,水煎分 3 次服。5 天为 1 个疗程。(2)针灸治疗穴位:曲池、合谷、支沟、血海、三阴交、太冲、龙眼(经外奇穴,属小肠经脉,穴位在小指尺侧第 2、3 骨节之间,握拳于横纹尽处取

① 徐宜厚,等.辨证治疗带状疱疹 44 例临床观察[J].中医杂志,1984(4):48.
② 罗秀萍.清肝泻火除湿方联合刺络拔罐放血疗法治疗带状疱疹效果观察[J].中国农村卫生,2021,13(24):69-70.
③ 盛平卫,等.疱疹 1 号方合复方炉甘石洗剂治疗早期带状疱疹临床观察[J].中国社区医师,2018,34(34):97-99,101.
④ 牛丹青,等.柏叶散联合伐昔洛韦治疗带状疱疹的临床观察[J].现代中医药,2018,38(2):60.

之),放血、丘墟透照海。每日 1 次。如溃烂明显,则在病灶及周围点刺放血。乔锦秀以上法共治疗 63 例带状疱疹患者,总治愈率 100％。[1]

5. 中医药综合疗法 (1)电围针:局部选穴阿是穴、相应夹脊穴、期门、曲泉、足窍阴、中渚、支沟、行间、阴陵泉。随症加减:心烦,可加刺郄门穴、神门穴;后遗症疼痛,可加刺内关穴、合谷穴;口苦,可加刺阳陵泉,均用泻法。根据疱疹部位,选用 1.5 寸毫针,用碘伏棉球常规皮肤消毒后,将毫针于疱疹区边缘正常皮肤处平刺进针。针尖刺疱疹带中心部位,每隔半径 2～3 厘米刺入 1 针(针数多少根据疱疹面积大小而定),捻转使之得气。然后接 G6805－2 型针灸治疗仪,每隔 1～2针接一电极,同一输出电极的正负极要处于相对部位的毫针上,一般每一患处可通电 4～8 针,即需 2～4 对输出电极,通电后选用疏密波,强度以肌肉轻微跳动、患者感觉舒适为度,并留针 25 分钟。每日针刺 1 次,每 5 次为 1 个疗程。(2)内服中药:龙胆草 15 克、黄芩 12 克、栀子 12 克、泽泻 12 克、木通 12 克、当归 15 克、生地黄 12 克、柴胡 12 克、甘草 6 克、车前子 12 克。每日 1 剂,每日 3 次,每 5 日为 1 个疗程。孔祥丽以上法治疗 40 例带状疱疹患者。结果:痊愈 36 例,好转 4 例。总有效率 100％。[2]

6. 中医治疗 (1)艾灸:在留针期间选取疱疹多发部位及蛇头穴,点燃艾炷在该部位行悬灸,以温热为度。根据疱疹区域的大小确定灸量,每部位 1 壮,严重的部位可连续灸 2 壮。(2)刺络拔罐:针刺与艾灸结束后,选取大椎、肺俞、蛇头、龙眼、局部阿是穴。所选部位常规消毒,无菌操作,用一次性采血针进行刺络,并拔火罐于刺络部位,留罐 10 分钟,起罐,消毒;不能拔罐的穴位,如龙眼穴,刺络后佩戴一次性无菌手套,将血液用力挤出,血变则止。结束时用碘伏消毒刺络部位,并嘱患者创部不宜沾水或污物,以防感染。(3)超激光照射:选取疱疹损害相关的神经根、神经支配区、疱疹或疼痛严重部位,用超激光进行照射 30 分钟。(4)针刺:取穴大椎、风门、肺俞、合谷、蛇头、龙眼,行泻法。随症加减:肝胆湿热,加太冲、行间;脾虚湿蕴,加脾俞、三阴交、阴陵泉;气虚血瘀,加膈俞、胆俞、血海、足三里。局部取穴,根据疱疹部位与大小,在其周围每隔 1 寸进行扬刺。局部常规消毒,医者手指消毒,用毫针针刺。针刺完毕,于疱疹局部接通电针仪 2～3 组,选用连续波,电流量以患者耐受为度,留针 30 分钟,每日 1 次。(5)中药内服:辨证分型给予龙胆泻肝汤、除湿胃苓汤、柴胡疏肝散和桃红四物汤。贺玉英将 60 例带状疱疹患者随机分为观察组与对照组各 30 例。对照组给予常规治疗;观察组在常规治疗基础上又给予针刺、艾灸、刺络、超激光、中药内服,2 个疗程后对比两组疗效。结果:观察组总有效率明显高于对照组,临床症状改善更为明显;观察组不良反应发生率为 3.3％,低于对照组的 10.0％,差异均有统计学意义(均 $P < 0.05$)。[3]

7. 中医综合治疗 (1)口服剂:黄连 10 克、黄芩 10 克、人中黄 10 克、牡丹皮 10 克、金银花 15 克、连翘 15 克、紫草 30 克、大青叶 20 克、野菊花 15 克、板蓝根 15 克、红花 10 克、全蝎 3 克、甘草 3 克。清热解毒,疏肝通络,活血止痛。每日 1 剂,煎汤口服,早晚各 1 次。(2)中药外用:生大黄 30 克、川黄柏 30 克、川黄连 30 克、制乳香 5 克、制没药 5 克。上药共研为细末,依据病灶大小,取适量药粉以凉茶开水调涂病灶,每日数次。(3)针灸浮针治疗:患者取舒适体位,取病灶周围 2～3 寸的四边形交界点及各边中点、两对角线相交点为进针点,常规消毒,以 2～2.5 寸毫针沿皮纵行或横行将毫针平贴于皮下进针 1～3 厘米(皮下 5 毫米),快速捻针至得气,之后做多次弧形扫扇运动,间隔 10 分钟左右捻针 1 次,重复做弧形扫扇运动,其后用胶布固定浮针,留针 3 小时。2 日 1 次,7 次为 1 个疗程。开门祛邪,通经活络,祛瘀止痛。李锋斌等将 72 例带状疱疹患者随机分为治疗组

① 乔锦秀,等.63 例带状疱疹患者的中医药治疗体会[J].中国农村卫生,2017,2(4):44.
② 孔祥丽.电围针配合内服中药治疗带状疱疹 40 例[J].健康之路,2017,16(2):227.
③ 贺玉英.中医特色方法综合治疗带状疱疹 30 例临床疗效观察[J].医学理论与实践,2017,30(14):2113－2114.

与对照组各 36 例。治疗组采用中药口服、外敷结合浮针综合治疗;对照组予以西药常规治疗。结果:治疗组有效率为 97.2%,对照组有效率为 83.3%,两组相比治疗组疗效明显优于对照组($P<0.05$)。[1]

8. 火针加拔罐法 选穴为患处四周、耳部风溪穴(于耳轮结节前方指区和腕区之间)和相应部位敏感点。选用七星针 1 枚、三棱针 1 枚、玻璃火罐 4～6 个、消毒纱布若干。先针患处四周,后针耳穴。患处皮肤充分暴露,安尔碘消毒后,术者左手拇食指绷紧患处四周皮肤,若局部小水疱散在且少,可提捏局部皮肤,右手握七星针后端,食指压在针柄上,使用手腕之力,快速叩刺患部四周皮肤,使皮肤隐隐出血。术后视叩刺面积大小选适当型号玻璃火罐,用闪火法以患处为中心吸附于叩刺部位,使罐内出血数毫升至十几毫升不等,起罐后用纱布将污血擦净;再用按压法找出耳部相应部位敏感点和风溪穴,消毒后左手固定耳部穴位,右手持三棱针点刺,挤出少许血液用干棉球拭去。每日 1 次,耳部穴位左右轮换。7 天为 1 个疗程。张海存以上方治疗 70 例带状疱疹患者。结果:临床痊愈 38 例,显效 25 例,有效 5 例,无效 2 例。总有效率 97%。[2]

9. 自制外用制剂 天花粉、商陆根、当归、医用松节油。将天花粉、商陆根、当归按重量比 1∶1∶1 混合,加工碎成颗粒(粉碎机加工),过 20 目筛,把 25 千克颗粒放入中药多功能提取设备的提取釜中进行萃取;加入 75% 医用乙醇 75 毫升,82℃～85℃蒸煮 2 小时后,再浓缩 1 小时,浓缩成浓缩膏及结晶体,即天花粉、商陆根、当归复合提取物;取提取物再加入医用松节油,混合均匀,即成为治疗带状疱疹的中药制剂,分别将治疗带状疱疹制剂 100 毫升装入塑料瓶中密封备用。将上述自制中药混合液摇匀,然后均匀地涂抹在带状疱疹的皮肤上,晾 3 分钟即可,每日 3 次,连续

使用 10 天。庞金萍将 126 例带状疱疹患者随机分为治疗组 66 例与对照组 60 例。对照组应用阿昔洛韦软膏,在带状疱疹病变局部涂擦,每 2 小时 1 次,每日 6 次;联合口服泼尼松每日 30 毫克,疗程 10 天。治疗组给予自制外用制剂。结果:治疗组愈显率为 92.42%,对照组愈显率为 66.67%。[3]

10. 内服药和外用疱疹膏 (1)内服血府逐瘀汤加金铃子散、大青叶、板蓝根。每日 1 剂,水煎分 2 次服。(2)外用疱疹膏:金银花 60 克、白芷 60 克、紫草 60 克、黄连 60 克、黄柏 60 克、大黄 60 克、冰片 6 克、雄黄 4 克、麻油适量。以传统的方法制膏备用。用时将疱疹患处用 75% 酒精消毒。有水疱者用无菌针头将水疱刺破,用棉签拭干,将疱疹膏均匀涂抹于无菌纱布上,敷于患处,每日 2 次。清肝火,解热毒,活血止痛。宋明丽将 120 例带状疱疹患者随机分为治疗组与对照组各 60 例。对照组使用阿昔洛韦软膏外涂患处,每日 2 次;治疗组内服血府逐瘀汤加金铃子散、大青叶、板蓝根,外用疱疹膏。两组病例均以 10 天为 1 个疗程。结果:治疗组治愈 33 例,好转 22 例,未愈 5 例,总有效率 91.6%;对照组治愈 25 例,好转 24 例,未愈 11 例,总有效率 81.67%。[4]

11. 中药汤剂联合湿润烧伤膏 (1)自拟中药汤剂:生地黄 20 克、牡丹皮 10 克、苦参 20 克、延胡索 10 克、金银花 20 克、连翘 20 克、蒲公英 20 克、丹参 20 克、甘草 10 克、茵陈 15 克、车前子 10 克、泽泻 10 克、龙胆草 20 克。每日 1 剂,水煎,早晚饭后半小时口服。清热祛湿,解毒止痛。(2)湿润烧伤膏:黄连、黄芩、黄柏、地龙等(汕头市美宝制药有限公司生产)。局部涂抹,每日早中晚各换药 1 次。促进创面再生,抗感染,止痛。刘拥军等将 60 例带状疱疹患者随机分为治疗组与对照组各 30 例。对照组口服自拟中药汤剂,局部涂抹阿昔洛韦乳膏,每日早中晚各换药 1 次。治疗组口服

① 李锋斌,等.中医综合治疗带状疱 72 例临床观察[J].内蒙古中医药,2016(1):24.
② 张海存.火针加拔罐治疗急性带状疱疹 70 例疗效观察[J].云南中医中药杂志,2015,36(2):97.
③ 庞金萍.自制外用中药治疗带状疱疹 66 例[J].中国中医药科技,2015,22(4):461-462.
④ 宋明丽.疱疹膏外用治疗带状疱疹 60 例临床观察[J].中国民间疗法,2014,22(5):23.

自拟中药汤剂,外用湿润烧伤膏。结果:治疗组总有效率为93.33%,对照组总有效率为53.34%,两组比较有统计学差异($P<0.05$)。①

12. 丁香膏 丁香80克、黄芩100克、黄柏100克、青黛100克。将上药打成极细粉末(过150目筛),装入玻璃瓶备用。根据皮损面积用碘伏消毒后,取适量药粉以金银花水调成糊状,制成丁香膏外敷患处,每日2~3次。如果皮肤出现水疱且疱壁破溃或坏死的创面,则先取少许药粉撒在创面上,稍停片刻,再敷上丁香膏。7天为1个疗程。清热解毒。杜志超以上方治疗92例带状疱疹患者。结果:治愈36例,显效50例,未愈6例。总有效率93.5%。②

13. 芍药地黄汤加味 水牛角15克、生地黄15克、赤芍12克、牡丹皮9克、枳实9克、栀子12克、酒大黄3克。随症加减:肝经湿热重者,加龙胆草10克、黄芩12克;心火亢盛者,加黄连10克;偏于肝经郁火,酌加柴胡、郁金;偏于气滞血瘀,酌加川芎。每日1剂,水煎服,早中晚饭后服用,每次100毫升。清热解毒凉血,行气活血。适用于带状疱疹。唐燕以上方加减治疗55例带状疱疹患者。结果:均治愈,疗程最短3天,最长10天,平均6天。均无后遗神经痛。③

14. 利湿清热解毒方配合蜘蛛穴艾灸法
(1)口服处方:生地黄20克、黄芩12克、赤茯苓12克、泽泻12克、滑石30克、车前子12克、大青叶12克、蒲公英15克、金银花藤20克。随症加减:发于头面颈部者,加菊花、钩藤、石决明;发于胸腹、腰背部者,加柴胡、香附、赤芍;发于上肢部位者,加羌活;下肢,加薏苡仁、牛膝;疼痛较剧烈者,加全蝎、延胡索;肝热甚者,加龙胆草、夏枯草;便秘者,加生大黄、瓜蒌仁。每日1剂,水煎服。清热解毒。(2)用艾条灸蜘蛛穴,每日1次,每次灸15~20分钟。可以减轻疼痛,消除红肿、结痂。

陈勇将58例带状疱疹患者随机分为治疗组38例与对照组20例。对照组用病毒唑注射液,每次0.2克,肌内注射每日2次,外用阿昔洛韦软膏外擦患处,每日3~4次。治疗组以利湿清热解毒方配合蜘蛛穴艾灸法。两组均以7天为1个疗程,未愈则继续下一个疗程。结果:治疗组1个疗程痊愈21例,2个疗程痊愈17例,未出现皮肤感染。总有效率100%;对照组1个疗程痊愈0例,2个疗程痊愈12例,3个疗程痊愈8例。总有效率100%。④

15. 麻黄附子细辛汤加味 麻黄10~15克、制附片30~60克(久煎1.5小时以上无麻味)、北细辛6~10克、乳香10~15克、延胡索15~30克、甘草10克。随症加减:倦怠乏力、心空气短、面黄无泽,合补中益气汤化裁;畏寒肢冷、腹痛便溏者,合附子理中汤化裁;口淡,苔厚,脘痞纳呆,尿短少者,合三仁汤化裁。助阳解表,温化寒湿。曹清文选取18例带状疱疹患者,根据症状、舌脉等情况,辨证为阳气不足,寒湿阻滞,以麻黄附子细辛汤为基础方治疗。结果:经治疗后全部治愈。治疗时间最长为1个月,最短1周。⑤

16. 傅青主火丹神方 丝瓜子30克、玄参30克、当归15克、升麻3克、柴胡3克。每日1剂,水煎服,每次300毫升,每日3次,7天为1个疗程。韩晓东将80例带状疱疹患者随机分为治疗组与对照组各40例。对照组给予龙胆泻肝汤加减:龙胆草15克、栀子10克、黄芩10克、生地黄10克、当归10克、柴胡10克、车前子(包煎)10克、泽泻10克、延胡索10克、生甘草6克。7天为1个疗程。治疗组口服傅青主火丹神方。结果:治疗组痊愈33例,显效5例,有效2例,无效0例,总有效率100%;对照组痊愈31例,显效4例,有效3例,无效2例,总有效率95%。⑥

① 刘拥军,等.自拟中药汤剂联合湿润烧伤膏治疗湿热型带状疱疹的疗效观察[J].中国烧伤创疡杂志,2014,26(1):60.
② 杜志超.丁香膏治疗带状疱疹92例临床观察[J].承德医学院学报,2014,31(5):408.
③ 唐燕.芍药地黄汤加味治疗带状疱疹55例[J].实用中医药杂志,2014,30(3):198.
④ 陈勇.利湿清热解毒方配合蜘蛛穴艾灸治疗带状疱疹38例分析[J].内蒙古中医药,2013,32(16):40.
⑤ 曹清文.麻黄附子细辛汤加味治疗带状疱疹18例的临床体会[J].内蒙古中医药,2012(23):47.
⑥ 韩晓东.傅青主火丹神方治疗带状疱疹40例[J].中医杂志,2008,45(9):438.

17. 复方解毒汤 马齿苋30克、大青叶30克、紫草15克、败酱草30克、龙胆草15克、柴胡15克、川楝子15克、车前子15克、茯苓皮15克、蝉蜕12克、甘草6克。随症加减：若皮损鲜红，有数片红丘疹，丘疹集簇者，加牡丹皮15克、生地黄15克；若皮损深红，有大量血疱疹成数群成串小疱堆集者，加延胡索10克；若后遗疼痛者，加全蝎粉，每次3克，每日2次；若患处色素沉着而痛者，加桃仁15克、红花12克、赤芍12克。煎250毫升，早晚温服。凉血清热，解毒利湿，行气止痛。薛月梅以上方配合中药泥膏外敷治疗58例带状疱疹患者。结果：治愈42例，显效10例，好转4例，无效2例。[1]

18. 龙胆泻肝汤加味 龙胆草10克、栀子10克、黄芩10克、柴胡10克、板蓝根10克、生地黄10克、牡丹皮10克、野菊花10克、紫花地丁10克、赤芍10克、生甘草10克、蒲公英15克、延胡索面2包。随症加减：眼部出现疱疹者，加青葙子10克、谷精草10克；大便秘结者，加大黄6克。每日1剂，水煎2次，早晚各服1次（每次100毫升）。李健贤以上方加减治疗11例带状疱疹患者。结果：痊愈10例。因累及角膜病情严重入院1例。痊愈时间3天6例，6天3例，12天1例。[2]

19. 龙胆泻肝汤合导赤散化裁方 柴胡10克、车前子10克、木通10克、栀子10克、金银花10克、黄芩10克、赤芍12克、白芍12克、延胡索30克、紫花地丁30克、板蓝根30克、甘草6克。随症加减：烧灼刺痛剧烈者，加川楝子15克、郁金12克；皮疹流水渗出多者，重用木通30克，加滑石20克；高热者，重用柴胡30克，加连翘20克；口苦、大便干结者，加龙胆草10克；心烦甚者，加竹叶20克。每日1剂，水煎分3次服。泻肝利胆，清热利湿，消风止痛。配合外敷四黄五香治疱散：生大黄2份、生黄柏2份、黄芩2份、川黄连2份、生乳香1份、生没药1份、五倍子1份。研细末备用。用细茶汁调成糊状敷患处，干则易之，4～5次后，继则用芝麻油调敷。收湿敛疮，活血止痛。杨普选以上方治疗76例带状疱疹患者。结果：全部痊愈，其中68例内服龙胆泻肝汤合导赤散化裁方3剂，外用四黄五香治疱散3天而获痊愈；8例内服6剂，外用6天获痊愈。[3]

20. 自拟方 （1）内服中药方：生栀子12克、龙胆草12克、生地黄15克、黄芩10克、泽泻10克、车前子10克、甘草10克、薏苡仁20克、板蓝根30克、金银花30克。每日1剂，水煎分2次服。（2）外搽方：蜈蚣10条，研碎，用香油50克文火炸10分钟，每日用蜈蚣油搽患处3～5次。张振东将45例带状疱疹患者随机分为治疗组30例与对照组15例。对照组口服病毒灵0.2克，每日3次；肌注维生素B₁100毫克，维生素B₁₂0.25毫克，每日1次。治疗组以上法治疗。结果：治疗组痊愈28例，发生后遗神经痛2例；对照组痊愈13例，发生后遗神经痛2例。[4]

21. 毫针刺法 （1）主穴取夹脊，局部围刺；配穴取阳陵泉、血海、三阴交、侠溪、太冲、公孙。背部病变部位向上两椎旁开5分，针与椎体呈75°刺入1寸左右；局部围刺即在疱疹连结成片的周围约离疱疹0.5寸处呈15°角刺入。余传贤采用针刺治疗69例带状疱疹患者，均获痊愈。（2）吴瑞渊采用针刺拔罐的方法治疗100例带状疱疹患者，选用与病变部位相应的夹脊穴，用泻法刺之，加盖火罐10分钟，每日1次，平均痊愈天数为4.7天。（3）阎莉等采用刺络拔罐治疗18例带状疱疹患者，方法是取患侧的华佗夹脊穴刺5～8分，捻转泻法，针感放射至同侧胁肋为度，施手法1分钟，留针15～20分钟，再用三棱针在疱疹周围刺络出血，速将罐按在刺络部位，留罐10分钟，每日1次。结果：痊愈17例，其中14例治疗4次痊愈，好转1例。（4）王木琴等采用针刺治疗50例带状

① 薛月梅.内外合治带状疱疹58例[J].陕西中医函授，2002(2)：23.
② 李健贤.应用加味龙胆泻肝汤治疗带状疱疹11例[J].中西医结合杂志，1991(11)：670.
③ 杨普选.中药内服外敷治疗带状疱疹76例[J].陕西中医，1991，12(11)：497.
④ 张振东.中药治疗带状疱疹30例[J].辽宁中医，1991(7)：35.

疱疹患者,其中外感风热者 9 例,取穴风池、合谷、外关、阳陵泉、血海,用泻法;热毒内蕴 34 例,取阿是穴、华佗夹脊为主,辅以曲池、外关、阳陵泉,用泻法;脾虚湿盛 3 例,取足三里、期门、渊腑、丰隆、支沟、阿是穴,用平补平泻法;气滞血瘀 4 例,取章门、翳风、支沟、阳陵泉,用平补平泻法。结果:痊愈 38 例,有效 12 例。(5)任仕蓉取双侧合谷、曲池、患侧内关,另在皮损起始处各选一阿是穴,皮损周围选 3～6 个阿是穴,用泻法刺之(即截断头尾法),留针 10～20 分钟,每日 1 次,共治 3 次告愈。①

22. 梅花针法　将皮损处常规消毒后,用梅花针均匀叩刺疱疹及周边皮肤,力量要匀,然后在皮损处拔上火罐,使疱疹内液体全部吸出,再涂上龙胆紫,保持清洁干燥,每日 1 次,3 次为 1 个疗程。(1)孙桂霞采用梅花针加拔罐治疗 53 例带状疱疹患者,一般 1 周左右脱痂而愈。(2)李淑芹等用梅花针治疗 60 例带状疱疹患者。结果:痊愈 30 例,显效 24 例,有效 4 例,无效 2 例。(3)陈凤兰等采用梅花针加拔罐的方法治疗 39 例带状疱疹患者。结果:显效 10 例,有效 29 例。(4)王善生采用梅花针治疗 192 例带状疱疹患者,全部痊愈。②

23. 火针疗法　循经取穴,以足太阳膀胱经为主,常用肺俞、肝俞、胆俞、脾俞等穴,病变在腰以上者配支沟,腰以下者配阳陵泉;另在皮损周围点刺,深度为 1～3 毫米。针时将针尖烧灼至红而发亮,速刺疾出。3 日针 1 次。(1)郑学良等采用自控弹簧火针治疗 105 例带状疱疹患者,经 1～3 次均获痊愈。(2)许昌楼采用火针治疗 30 例带状疱疹患者,亦均获痊愈。③

24. 电针疗法　根据病位局部取穴再加华佗夹脊,用泻法。每日 1 次,留针 20 分钟。(1)王咸华等采用电针治疗 37 例带状疱疹患者,治疗第 1 天见效者 25 例,平均痊愈时间 9.64 天。(2)李爱生等采用低压静电治疗机治疗 21 例带状疱疹患者,全部痊愈。④

25. 灸法　施灸时在病变部位均匀缓慢地向左右上下回旋移动。(1)梁波采用回旋灸法治疗 120 例带状疱疹患者。结果:全部痊愈,平均治疗 2.21 天。止痛效果在 5 分钟～24 小时出现的有 112 例,余 8 例在 24～72 小时灼痛消失。(2)李慎秋等用艾条围灸的方法治疗 23 例带状疱疹患者,疗效卓著,认为艾灸可以提高机体细胞免疫及体液免疫功能,加快血液循环,从而加速疗效。(3)金红用围灸法治疗 16 例带状疱疹患者,其方法是用艾条在病灶处由中心向周围围刺,灸至局部皮肤潮红,患者自觉舒服不痛为度。每日 1 次,重者可每日 2～3 次。结果:痊愈 15 例。(4)刘远坝采用灯火灸八穴治疗 52 例带状疱疹患者。结果:全部获愈,平均 4.8 天。一般治疗 1～4 天疼痛及炎症基本消失,2～5 天水疱干涸结痂。⑤

26. 激光疗法　采用上海医用激光治疗仪,输出功率 20～25 兆瓦,光斑直径 30 毫米,功率密度 0.028～0.035 兆瓦/平方厘米。照射部位:三叉神经带状疱疹照射三叉半月神经节,体表投影区在眉梢至外耳道口连线的后 1/3 处;面神经带状疱疹照射面神经膝状神经节,体表投影区在外耳道孔处。加照颈椎 2～3 棘突间旁开 2 厘米(患侧)。照射时间投影区 10 分钟,颈椎棘突旁 5 分钟,每日 1 次,5～7 次为 1 个疗程。叶春山以上法治疗 27 例带状疱疹患者,均获痊愈,皮损痊愈时间(4.4±0.25)天,疼痛消失时间(5.29±0.34)天。⑥

27. 电磁疗法　经络仪头接触穴位,直立与倾斜均可。每次选特定穴(或阿是穴)与配穴 2～3 组即可,每日 1～2 次,每次每穴 5～15 分钟,6 次为 1 个疗程。于正方采用电磁经络仪治疗 38 例带状疱疹患者。结果:痊愈 25 例,显效 7 例,好转 5 例,无效 1 例。⑦

28. 液氮冻冷　棉签浸渍液氮涂患处。王宝章采用液氮冷冻治疗 20 例带状疱疹患者,16 例痊愈。⑧

①～⑧　兰茂璞,等.带状疱疹的非药物疗法近况[J].山东中医杂志,1991,10(4):59-60.

29. **黄柏青黛散** 黄柏 15 克、青黛 10 克、五倍子 10 克、冰片 1 克。上药共研极细末,加香油或葵花油适量调成糊状,外敷患处,每日换药 2 次。收湿敛疮,泻火止痛。冷长春以上法治疗 34 例带状疱疹患者,同时口服甲氰咪呱每次 200 毫克,每日 3 次,饭后服,睡前再服 200 毫克,以维持药效至次日。结果:全部痊愈。1～3 天痊愈 11 例,4～6 天痊愈 18 例,7～11 天痊愈 5 例。①

30. **中药外敷和内服** 疱疹散:菊花 30 克、苦参 30 克、煅石膏 30 克、蛇蜕粉 15 克、青黛 15 克、大黄 15 克、生栀子 15 克、白芷 15 克、冰片 15 克、桑螵蛸 25 克、龙胆草 12 克。上药共研成细末,香油调成糊状,外敷患处,每日 1～2 次。龙胆泻肝汤加味:龙胆草 12 克、木通 12 克、炒栀子 12 克、柴胡 10 克、黄芩 10 克、生甘草 10 克、泽泻 15 克、车前子 15 克、生地黄 15 克、当归 6 克。随症加减:发热者,加金银花 30 克、七叶一枝花 15 克、板蓝根 20 克;年老体弱者,加党参 15 克、焦白术 10 克,或加西洋参(另炖服)10 克,并可选加珍珠母 20 克、生牡蛎 20 克、制乳香 15 克、制没药 15 克。每日 1 剂,水煎服。高良以上法治疗 23 例带状疱疹患者。结果:全部痊愈。治疗 5 天痊愈者 8 例,6～10 天 14 例,10 天以上 1 例。②

31. **复方冰乌油** 冰片 5 克、雄黄 8 克、朱砂 8 克、白矾 8 克、川乌 7 克、草乌 7 克、细辛 7 克、白芷 7 克。上药分别研成极细粉末(后 4 味药需焙干再研末),混匀后加麻油适量和二甲基亚砜 3 毫升调呈稀糊状,涂于皮损及疼痛区,涂后用薄层纱布覆盖,严禁入口。每日涂搽 2～3 次,直至痊愈。魏玲等将 60 例带状疱疹患者随机分为治疗组 40 例与对照组 20 例。治疗组全身治疗采用维生素 B$_{12}$ 肌内注射及口服病毒灵,局部采用复方冰乌油外搽患处;对照组全身治疗与治疗组相同,局部处

理用炉甘石洗剂外搽,每日 3～4 次。结果:全部痊愈。治疗组痊愈时间平均 7 天,最短 2 天,最长 14 天;对照组痊愈时间平均 13 天,最短 8 天,最长 46 天。③

32. **解毒消丹汤** 菊花 30 克、大青叶 30 克、马齿苋 30 克、金银花 15 克、紫草 15 克、玄参 10 克、赤芍 10 克、川楝子 10 克、番泻叶 3 克、生甘草 3 克。每剂 2 煎,头煎内服每日 2 次。二煎以毛笔蘸涂患处,不计次数。贾美华以上方治疗 40 例带状疱疹患者。结果:全部痊愈。治疗 2～3 天痊愈者 6 例,4～5 天痊愈者 22 例,6～7 天痊愈者 8 例,8 天痊愈者 3 例,1 例 23 天疼痛消失。④

33. **黛蝎消疹汤** 青黛粉(包煎)10 克、生蒲黄 10 克、牡丹皮 10 克、赤芍 10 克、全蝎(研粉吞服)5～10 克、板蓝根 30 克、薏苡仁 30 克、蚕沙(包煎)20 克、草薢 20 克、土茯苓 20 克。随症加减:纳呆者,加木香 10 克;疼痛甚者,加五灵脂 10 克;皮损完全消退后,仍遗留有神经痛者,去板蓝根,加丹参 20 克、红花 10 克、鸡血藤 30 克。每日 1 剂,水煎服。解毒除湿,化瘀止痛。张勇以上方治疗 30 例带状疱疹患者。结果:全部痊愈,其中 10 天内痊愈者 16 例,15 天内痊愈者 13 例,20 天内痊愈者 1 例。⑤

34. **解毒行气汤** 大青叶 30 克、板蓝根 30 克、金银花 30 克、车前子 20 克、猪苓 15 克、延胡索 15 克、木防己 15 克、龙胆草 12 克、赤芍 12 克、乳香 10 克、栀子 10 克。随症加减:舌苔黄,大便干者,加大黄;热盛者,加牡丹皮;湿盛者,加薏苡仁;瘙痒者,加苦参;痛甚者,加罂粟壳;老年体弱者,加黄芪。少儿、老年者剂量酌减。每日 1 剂,水煎分 2 次服。江延东以上方加减治疗 40 例带状疱疹患者。结果:全部痊愈。服药最少者 3 剂,最多者 6 剂。⑥

① 冷长春,等.中西医结合治疗带状疱疹 34 例[J].广西中医药,1990,13(3):13.
② 高良.中药外敷内服治疗带状疱疹 23 例[J].河北中医,1990,12(1):31.
③ 魏玲,等.复方冰乌油治疗带状疱疹 40 例[J].中西医结合杂志,1990(8):506.
④ 贾美华.自拟解毒消丹汤治疗带状疱疹 40 例[J].新疆中医药,1990(3):37.
⑤ 张勇."黛蝎消疹汤"治疗带状疱疹[J].四川中医,1990(12):42.
⑥ 江延东.自拟解毒行气汤治疗带状疱疹 40 例[J].广西中医药,1990,13(6):3.

35. **雄黄洗剂** 雄黄 20 克、明矾 20 克、侧柏叶 30 克、大黄 30 克、黄柏 30 克、冰片 5 克。除雄黄、冰片外,将其余药物加温水浸泡 20 分钟,然后文火煎 30 分钟,煎至 300 毫升左右滤出,加入雄黄、冰片粉末,充分混匀后,以不烫手为度。用纱布或脱脂棉沾药液洗患处,每日 2～3 次,每次 30 分钟,药液洗后保留,下次加温再用,5 天为 1 个疗程。解毒止痛。适用于带状疱疹。马林以上方治疗 30 例带状疱疹患者。结果:1～2 个疗程痊愈者 23 例,3 个疗程痊愈者 6 例,外院治疗眼带状疱疹 1 例。[1]

36. **特效蛇丹膏** 黄连 30 克、七叶一枝花 50 克、明雄黄 60 克、琥珀 90 克、明矾 90 克、蜈蚣 20 克。先将蜈蚣放入烘箱内烤黄,然后分别取上药研为细粉,经 100 目筛选过,混匀装瓶备用。取药粉适量,用麻油调成糊状,即成本膏。使用时先在皮损处以生理盐水清洗局部,并用灭菌棉球揩干,然后将本膏涂布在灭菌纱布上敷贴患处,胶布固定。每日换药 1 次。赵金虎以上方治疗 560 例带状疱疹患者。结果:均在 5 天内痊愈,其中 1 天痊愈 70 例,2 天痊愈 315 例,3 天痊愈 140 例,4 天痊愈 28 例,5 天痊愈 7 例。[2]

37. **自拟方 1** (1)清热解毒汤:当归 15 克、赤芍 15 克、紫花地丁 15 克、连翘 15 克、龙胆草 15 克、乳香 10 克、没药 10 克、甘草 10 克。每日 1 剂,分早、晚 2 次服。(2)血风散:生石膏 25 克、龙骨 25 克、轻粉 5 克、冰片 5 克。上药共研细末,香油调成稀糊状,每日外搽患处 1 次。刘瑞起以上法治疗 50 例带状疱疹患者。结果:全部痊愈。5 天痊愈 31 例,7 天痊愈 14 例,10 天痊愈 5 例。[3]

38. **自拟方 2** 生南星 10 克、七叶一枝花 10 克、山慈菇 12 克、白酒 200 毫升。将白酒倒入粗糙的瓷碗内,分别将上药入粗碗中,轻轻地在碗中来回摩擦后,搅拌药汁与酒,外搽患处,每日 3 次,一般用药 5 天左右痊愈。易献春等以上方治疗 1 例带状疱疹患者,疗效满意。[4]

39. **大黄五倍子膏** 生大黄 2 份、黄柏 2 份、五倍子 1 份、芒硝 1 份。上药共为细末,过 120 目筛,加凡士林配成 3% 的软膏备用。常规消毒皮损部位,按皮损面积大小将药膏平摊于纱布或麻纸上约 0.2 厘米厚,贴敷患处,用胶布或绷带固定,隔日换药 1 次。苦寒清热。适用于湿毒水疱。乔成林以上法治疗 150 例带状疱疹患者。结果:全部痊愈,最多敷药 4 次,最少敷药 2 次。[5]

40. **疱疹净搽剂** 板蓝根 30 克、土贝母 30 克、贯众 30 克、甘油 100 毫升、95% 乙醇 1 300 毫升、水杨酸粉 15 克、香精适量。将板蓝根、土贝母、贯众三药加水 2 000 毫升,先武火煎煮至沸 10 分钟,至文火煎煮 800 毫升,过滤去渣,再以水 1 000 毫升文火煎煮至 700 毫升,去渣,将两次药液混合煎煮至沸,移火待冷至约 50℃,兑入 95% 乙醇 1 300 毫升的水杨酸溶液和甘油快速搅拌(每分钟 1 000 转)至淡黄水透明液体,瓶装备用。用消毒棉蘸药搽皮损区,每日 3～4 次,直至疱疹脱落。若疱溃有糜烂渗出者,则以搽剂 50 毫升兑温开水 300 毫升,湿敷患处,每次 10～20 分钟,每日 2～3 次,直至干燥结痂,待冷至约 50℃,则改疱疹净搽剂至痊愈。谢新剑以上法治疗 119 例带状疱疹患者。结果:痊愈 103 例,显效 15 例,无效 1 例。[6]

41. **自拟方 3** 红藤 18 克、忍冬藤 30 克、紫花地丁 30 克、白花蛇舌草 30 克、络石藤 15 克、生地黄 15 克、虎杖 20 克、连翘 20 克、牡丹皮 10 克、贯众 10 克。随症加减:发热者,加知母 10 克、地骨皮 30 克;湿热者,加青蒿 20 克、黄芩 10 克;发于上部者,加牛蒡子 10 克、野菊花 20 克;发于腰部及胸胁部者,加郁金 15 克、绿梅花 10 克;发于下

① 马林,等."雄黄洗剂"治疗带状疱疹 30 例临床观察[J].黑龙江中医药,1990(5):21.
② 赵金虎.特效蛇丹膏治带状疱疹[J].江苏中医,1989(8):33.
③ 刘瑞起.中药治愈带状疱疹 50 例[J].广西中医药,1989,12(1):28.
④ 易献春,等.中药外涂治疗带状疱疹[J].新疆中医药,1989(2):30.
⑤ 乔成林.大黄五倍子膏治带状疱疹 150 例[J].中医杂志,1988(8):15.
⑥ 谢新剑.中药泡疹净治疗带状疱疹 119 例[J].陕西中医,1988(12):546.

部者,加川牛膝 15 克、车前子(包)30 克;疼痛甚者,加用消炎止痛酊(千里光 30 克、白芷 30 克、薄荷 15 克、冰片 5 克,泡入 75%酒精 500 毫升中,半月后即可外搽)外搽。每日 1 剂,水煎服,早、晚各服 1 次。凉血解毒,通络止痛。朱波刚以上法治疗 50 例带状疱疹患者。结果:全部痊愈。其中服药最少者 3 剂,最多者 9 剂,痊愈后很少有遗留神经痛者。注意事项:服药期间禁食辛辣荤腥之物,忌烟酒。①

42. 矾冰膏外搽 雄黄 30 克、五倍子 30 克、枯矾 20 克、冰片 3 克、75%酒精 100 毫升。将前 4 味药研末,再用酒精调至成膏,瓶装备用。用时将膏药涂在皮损部位,每日 1 次。颜华贤以上法治疗 21 例带状疱疹患者,全部痊愈。治疗时间最长 10 天,最短 4 天。②

43. 龙胆泻肝汤 龙胆草 10 克、连翘 10 克、黄芩 10 克、柴胡 10 克、当归 10 克、生地黄 15 克、车前草 15 克、泽泻 6 克、甘草 6 克、木通 3 克。随症加减:若并发热者,先以生石膏 30～60 克煎水煮群药;疼痛甚者,加大黄;后期痒感明显者,加白鲜皮;发于颜面,加菊花;侵及肩部者,加谷精草;发于下肢,加牛膝;发于肺部,加桑寄生、杜仲;发于上肢,加姜黄。每日 1 剂,水煎服,早晚分服。幼童酌减,孕妇禁忌。外用雄黄解毒散(雄黄 30 克、寒水石 30 克、生白矾 120 克,共研细末,凉开水调成糊状,敷患处,每日 3～4 次)。严幼芝等以上法治疗 100 例带状疱疹患者。结果:痊愈 82 例,其中 59 例服药 3～5 天告愈,好转18 例。③

44. 龙胆泻肝汤加减和疏肝活血汤加减 龙胆泻肝汤加减:龙胆草、生地黄、柴胡、黄芩、栀子、板蓝根、大青叶、车前子、泽泻、木通、羚羊粉等。疏肝活血汤加减:柴胡、黄芩、栀子、当归、赤芍、红花等。每日 1 剂。毛舒和等以上方配合西

药(维生素 B₁、B₁₂,部分患者应用强的松)治疗 14 例重症带状疱疹患者,平均住院 22 天,发病时间平均 8 天,疗程 4 周左右。结果:发热均在 2～3 天内消退,疼痛明显减轻,皮疹红肿在 1 周内显著减轻,1～2 周皮疹结痂脱落。仅 1 例留有轻度疼痛。④

45. 龙胆泻肝汤加味 龙胆草 10 克、黄芩 10 克、栀子 10 克、当归 10 克、柴胡 6 克、甘草 6 克、白芍 30 克、延胡索 30 克、川楝子 30 克。随症加减:皮损在上部,加葛根 30 克;在下部,加牛膝 10 克。每日 1 剂,每剂一半内服,一半外洗患处,6 次为 1 个疗程。陈向东以上方加减治疗 11 例带状疱疹患者。结果:全部痊愈。痊愈时间最短 4 天,最长 10 天,平均 6 天。⑤

46. 自拟方 4 滑石 100 克、甘草 15 克、黄柏 30 克、地榆 30 克。上药共为细面,香油调涂患处,每日换药 1 次。随症加减:若疼痛较甚或皮损面大者,可配服龙胆泻肝汤。刘天骥以上方加减治疗 129 例带状疱疹患者。结果:痊愈 96 例,好转 21 例,无效 12 例。⑥

47. 金芍一贯煎 白芍 10～50 克、生地黄 10～50 克、郁金 10～30 克、北沙参 10～30 克、麦冬 10～30 克、枸杞子 10～30 克、当归 6～15 克、川楝子 6～15 克。每日 1 剂,水煎分 2 次服。以上药量需根据患者年龄、体质、病情及病程灵活掌握。刘远坝将 40 例带状疱疹患者随机分为治疗组 26 例与对照组 14 例。对照组口服病毒炎 0.2 克,每日 3 次;维生素 B₁ 20 毫克,每日 3 次;肌内注射板蓝根 4 毫升,每日 1 次;去痛片(痛时服)0.5 克,每日 3 次。治疗组服金芍一贯煎。两组在治疗期间除局部有糜烂面者涂 2%龙胆紫外,均不用其他治法。结果:治疗组均全部痊愈,其中服药 2 剂痊愈 4 例,服 3 剂痊愈 6 例,服药 4 剂痊愈 10 例,服药 6 剂痊愈 4 例,服药 10 剂痊愈 1 例,服药

① 朱波刚.凉血解毒通络法治疗带状疱疹 50 例[J].四川中医,1988(3):45.
② 颜华贤.矾冰膏为主治疗带状疱疹 21 例[J].四川中医,1988(1):41.
③ 严幼芝.龙胆泻肝汤治疗带状疱疹 100 例临床观察[J].天津中医,1988(1):19.
④ 毛舒和,等.中西医结合治疗重症带状疱疹 14 例报告[J].天津中医,1987(4):9.
⑤ 陈向东.加味龙胆泻肝汤治疗带状疱疹 11 例[J].陕西中医,1987(6):267.
⑥ 刘天骥.带状疱疹[J].广西中医药,1987,10(4):36.

12 剂痊愈 1 例;对照组痊愈时间为 6～ 21 天,平均 11 天。全病程 8～42 天,平均 14 天。①

48. 清肝汤加味　牡丹皮 10 克、栀子 10 克、柴胡 10 克、当归 10 克、赤芍 10 克、川芎 10 克。随症加减:高热者,加生石膏 30 克;剧痛者,加郁金 10 克、延胡索 15 克;肝火盛,湿热内蕴者,加黄柏 10 克、龙胆草 10 克、马齿苋 20 克;感染坏死,热毒较重者,加黄连 6 克、大青叶 15 克、金银花 15 克;气滞血瘀者,加王不留行 10 克、桃仁 10 克、丹参 15 克;大便秘结者,加大黄 10 克;皮损发于颜面、头部者,加荆芥 10 克、杭菊花 10 克、草决明 15 克;发于上肢者,加桑枝 10 克;发于下肢者,加牛膝 12 克。外用药:雄黄 30 克、青黛 30 克、枯矾 15 克、天仙子 20 克、冰片 3 克。上药共研极细末,香油适量,调成糊状,瓶装备用。涂患处,每日 3 次。龚景林以上法治疗 57 例带状疱疹患者。结果:经内服、局部用药后全部痊愈。痊愈最短时间 2 天,最长者 6 天。②

49. Ⅰ号膏　生半夏、五倍子、生黄柏、伸筋草、麦粉各等份。以麦粉炒五倍子至熟,与黄柏、半夏、伸筋草碾为细末过筛成粉备用。用时加入陈醋搅拌为糊状,文火煎至外观呈棕黑色,七八成熟即可装瓶备用,宜当日配制为佳。纱布放入 1% 的腐植酸水溶液中浸湿,做成腐植酸敷料备用。视皮损情况不同确定,不全性带状疱疹一般只需在局部常规消毒后单纯涂敷Ⅰ号膏。其他型尚需先清除脓液痂皮,再依序敷用腐植酸敷料和外敷Ⅰ号膏,忌与其他药膏同时涂敷。因药膏内水分易于蒸发,一般需每日换药 1 次。敷贴时,按皮损面积大小,将外敷Ⅰ号膏涂于经消毒过的白麻纸上,一般厚 0.5～1 厘米,然后贴于患处,固定即可。使疱疹迅速吸收干燥,清疮杀菌,去腐生新。段荣亮等以上法治疗 100 例带状疱疹患者。结果:均在短期内获愈。治疗换药 7 天内痊愈 69 例,14 天痊愈 24 例,14 天以上痊愈 7 例。③

50. 黄连草术汤　芡实 15 克、白术 15 克、猪苓 15 克、怀山药 15 克、连翘 10 克、防风 10 克、吴白芷 10 克、白蒺藜 10 克、桔梗 10 克、赤小豆 10 克、草薢 25 克、茯苓 30 克、苍术 12 克。随症加减:偏热者,加桑白皮 10 克、金银花 15 克;偏寒者,加荆芥穗 10 克;寒重者,可加桂枝 10 克、附子 30 克;气虚者,加黄芪 15 克、防己 10 克;本病系病毒感染,一般都可加槟榔 10～20 克、板蓝根 15 克,还可加白鲜皮引药入皮毛,兼散风毒。2 日 1 剂,重者可每日 1 剂。水煎 20 分钟,每日 2 次。健脾益肺,利水除湿,清热解毒,疏风宣肺。舒尚义等以上方加减治疗 16 例带状疱疹患者。结果:全部痊愈,治疗时间最短者 6 日,最长者 15 日。注意事项:禁忌鱼腥及牛羊肉。④

51. 马齿苋解毒汤　马齿苋 15 克、大青叶 15 克、紫草 15 克、败酱草 15 克、黄连 10 克、酸枣仁 10 克、煅龙骨 30 克、煅牡蛎或磁石(先煎)30 克。随症加减:皮损焮红,有数片红丘疹、丘疱疹集簇者,加牡丹皮 10 克、生地黄 15 克;皮损深红,有大量血疱疹或数群成串小疱堆罩者,马齿苋加至 20 克,酌加金银花 10 克、连翘 10 克、泽泻 10 克;疱溃破且糜烂者,马齿苋加至 25 克,酌加龙胆草 10 克、木通 10 克、蒲公英 15 克、紫花地丁 15 克;剧痛者,去酸枣仁,加延胡索 10 克;无效,加罂粟壳 10 克;后遗疼痛者,单服全蝎粉,每次 2～3 克,每日 1～2 次;年老、年幼用量酌减,年老,可加白术、党参、黄芪等药。每日 1 剂,早晚各服 1 次。外治法:(1)皮疹群集,疱壁未破者,外涂四黄膏(黄连 30 克、黄芩 30 克、土大黄 30 克、黄柏 30 克、芙蓉叶 30 克、泽兰叶 30 克,共研细末,另用麻油 500 毫升入锅加温,加入黄蜡 125 克溶化,离火再加入上述药末,调和成膏),每日换药 1～2 次。(2)疱破溃渗出或糜烂者,用湿敷方(生地黄榆 30 克、马齿苋 30 克,水煎,去渣取汁 500 毫升,置凉待用),湿敷患处,每次 15 分钟,每日 2～4

①　刘远坝.金芍一贯煎治疗带状疱疹疗效观察[J].中医杂志,1987(5):46.
②　龚景林.清肝汤加味治疗带状疱疹 57 例[J].新疆中医药,1986(2):28.
③　段荣亮,等.外敷Ⅰ号膏为主治疗带状疱疹 100 例[J].陕西中医,1986,7(4):153.
④　舒尚义,等.自拟黄连草术汤治疗带状疱疹 16 例疗效观察[J].云南中医杂志,1985(6):36.

次。李林以上法治疗 100 例带状疱疹患者。结果：4～7 天痊愈 53 例，8～14 天痊愈 33 例，显效 10 例，有效 4 例。①

52. **三紫汤** 紫草 10 克、车前子 10 克、甘草 10 克、紫花地丁 30 克、紫参 15 克、茯苓皮 15 克、细木通 6 克、延胡索 9 克、大青叶 15 克(或板蓝根 30 克)。随症加减：食不知味，胃脘胀饱者，加鸡内金、炒白术、厚朴；皮疹发生在胸胁腰部者，加川楝子、柴胡、龙胆草；遗留神经痛，本方合归脾汤加减服之；病情重者，同时外涂冰黄酒(冰片 10 克、雄黄 10 克，加入 70%酒精 100 毫升，用棉花棍蘸涂患部，1 日数次)，可缩短病程，增加疗效。此为成人用量，小儿用量酌减。每日 1 剂，水煎服，分早、中、晚服。秦发中以上方加减治疗 84 例带状疱疹患者。结果：服药 6～8 天治愈 10 例，10～12 天治愈 70 例，20～25 天治愈 3 例，30 天治愈 1 例。②

53. **疱疹散** 山豆根 50 克、黄连(焙黄研为粉)30 克、青黛 30 克、雄黄 20 克、密陀僧 20 克、朱砂 10 克、轻粉 10 克、蟾酥 10 克、冰片 10 克、炉甘石(火煅,研成极细末)30 克。将各药混合和匀后过 100 目筛，经高压消毒后储瓶备用。局部先用 3%碘酊消毒，以三棱针刺破水泡后，取蓖麻油调散呈糊状，涂搽患处每日 3～5 次，7 天为 1 个疗程，必要时包扎，痊愈为止。消炎、杀菌、生肌、止痛。曾冲以上法治疗 24 例带状疱疹患者。结果：痊愈 18 例，有效 4 例，无效 2 例。痊愈时间最多 8 天，最少 3 天。③

54. **七厘散** 血竭、麝香、冰片、乳香、没药、红花、朱砂等。每支 1.2 克，每日 1 次，温开水送服。如用蜂蜜冲服更好。活血祛瘀，止痛收敛。适用于带状疱疹。沈鹏翔以上方治疗 20 多例带状疱疹患者。结果：疗效显著。患者均于服药第 2～3 天疼痛减轻，水泡不再增加，第 4 天水泡干瘪，第 5～6 天而愈。④

55. **刘华经验方** 当归 20 克、香附 20 克、延胡索 20 克、灵仙根 20 克、防己 20 克、陈皮 20 克、乳香 20 克、没药 20 克、甲片 20 克、柴胡 20 克、冰片 20 克、薄荷 15 克。研细末备用。用苎麻搓成麻线，250 克麻线加水 2 000 克用上药共煮，待水煮干后加冰片磨浆搓晾干即成药线，用时取药线一段，用火点燃沿皮损周围由边沿至中心快速点状灸 3 次。刘华以上方治疗 17 例带状疱疹患者。结果：全部痊愈。一般经灸 1～4 次而愈。⑤

56. **龙胆泻肝汤加减** 车前子 10 克、柴胡 10 克、黄芩 10 克、茯苓 10 克、牡丹皮 10 克、泽泻 10 克、龙胆草 6～10 克、木通 6～10 克、生地黄 15～30 克、金银花 24～30 克、板蓝根 24～30 克、薏苡仁 24～30 克、生甘草 3 克。每日 1 剂，水煎服。泻肝胆实火，清热利湿。配合外治法：荆芥 10 克、防风 10 克、川椒 10 克、艾叶 10 克、威灵仙 12 克、黄柏 15 克、蛇床子 20 克、苦参 20 克、马齿苋 20 克、透骨草 20 克。煎汤用过滤液湿敷患处，每日 2～3 次，每次 30 分钟。每剂可用 3 次。消炎、止痛。许敏修以上法治疗 21 例带状疱疹患者，3 例肌注维生素 B_{12}、B_1 和内服镇痛剂。结果：全部痊愈。痊愈最短时间 3 天，最长 10 天。1 例有神经痛后遗症，于疱疹消失后 50 天神经痛消失。⑥

57. **雄黄雪花膏外用** 雄黄 1 克、儿茶 1 克、白矾 1 克、冰片 0.5 克。上药共研极细末，加市售雪花膏 5 克调匀外涂患处，每日 2～3 次。随症加减：若发热，可加服牛黄解毒片，每次 2 片，每日 2 次。张允桐以上方加减治疗 24 例病毒性皮肤感染患者，均在 3～4 天痊愈。⑦

58. **虎杖解毒汤** 虎杖 15 克、板蓝根 20 克、牡丹皮 13 克、赤芍 13 克、蝉蜕 10 克、甘草 5 克。

① 李林,等.北京中医学院学报,1985,8(4)：15.
② 秦发中.三紫汤治缠腰火丹 84 例[J].河北中医,1984(4)：24.
③ 曾冲.疱疹散外涂治疗带状疱疹 24 例[J].黑龙江中医药,1984(4)：45.
④ 沈鹏翔.七厘散治疗带状疱疹[J].新医学,1984,15(5)：239.
⑤ 刘华.带状疱疹[J].广西中医药,1983(6)：31.
⑥ 许敏修.中药治疗带状疱疹 21 例初步观察[J].山东中医杂志,1983(1)：22.
⑦ 张允桐.雄黄雪花膏外用治疗病毒性皮肤感染[J].辽宁中医杂志,1982(11)：48.

随症加减：发热者，加葛根、黄芩；继发细菌感染者，加金银花、连翘。每日1剂，水煎服，分2次服。蒋森以上方加减治疗13例带状疱疹患者。结果：全部痊愈，其中疗程3天者8例，5天者4例，因继发细菌感染疗程9天者1例。①

59. 芍药蒺藜煎 白蒺藜50克、土茯苓50克、赤芍15克、白芍15克、龙胆草15克、栀子15克、黄芩15克、泽泻15克、牡丹皮15克、木通10克、甘草10克、生地黄40克、防风25克、石见穿25克、槐花30克、马齿苋20克、菊花20克。随症加减：刺痛消失，疱疹干燥，局部结痂脱屑，但食纳欠佳者，去生地黄、龙胆草、菊花，加砂仁10克、扁豆花20克、焦麦芽60克、焦山楂60克、焦神曲60克。每日1剂，水煎服，每日2次。泻心肝之火，清肺脾之湿热。李浩川等以上方加减治疗30例带状疱疹患者，疗效甚著。②

60. Ⅰ号泥膏 五倍子、生黄柏、伸筋草、生半夏、面粉等量，食用醋适量。将面粉与五倍子炒至熟放冷，然后与黄柏、半夏、伸筋草共为细末，过箩成粉为外敷Ⅰ号粉，待用。使用时将粉用醋调成糊，大火煮熟，将本泥膏敷于病变部位皮面，用白麻纸贴其上，再以胶布或布带固定之。为便于观察疗效，每日或隔日换药1次。采用本膏治疗期间，禁用其他药物（特别是止痛剂）及方法治疗。张彩霞以上方治疗22例带状疱疹患者，全部痊愈。③

61. 自拟方5 野菊花30克、苦参30克、煅石膏30克、桑螵蛸24克、龙胆草12克、蛇蜕15克、大黄15克、栀子15克、没药15克、青黛15克、白芷15克、冰片15克。先将8味植物药烘干研末过筛，再把石膏、没药、冰片研末过筛，最后把青黛与全部药粉和匀装瓶，密封。用时将药末调麻油或菜油涂于患处。若有黄水溢出，用药末直接撒布于患处。每次上药时，须用生理盐水或用桉叶

煎汤洗涤患处。周康杰以上方治疗65例带状疱疹患者。结果：全部痊愈。一般在用药2～5天痊愈，也有7～9天痊愈者（重者可加服本方药末每次9克，每日2次，开水送服）。④

62. 七厘散 朱砂45克、炒乳香45克、炒没药45克、红花45克、麝香3.6克、冰片3.6克、血竭300克、儿茶60克。上药共研极细末，密封收贮。每包装有2.1克。成人每日3次，每次1包，用温开水或黄酒送下。儿童减至半包，每日2～3次用温开水送下。疏筋，活血，止痛。适用于带状疱疹。张民夫以上方治疗11例带状疱疹患者，全部痊愈。治疗日期3～6天。⑤

单　方

1. 黄连膏 组成：黄连、黄柏、当归。功效主治：清中寓疏，降中寓升，泻中寓补；适用于带状疱疹。制备方法：取黄连、黄柏、当归适量，将黄连干燥后碾为细末，黄柏、当归投入麻油中浸泡数小时后置锅内煎炸，至药材色焦褐为度，滤渣，待冷却后加入黄蜡搅拌成流质状，再加入黄连粉，搅拌后做无菌处理，冷却后即制成黄连膏。用法用量：每日3次涂擦，10天为1个疗程。临床应用：李琳将60例带状疱疹患者随机分为治疗组与对照组各30例。对照组以棉签蘸病毒唑软膏均匀涂抹；治疗组采用黄连膏涂抹。结果：治疗组显效22例，有效8例，总有效率100%；对照组显效18例，有效6例，无效6例，总有效率80%。⑥

2. 瓜蒌散配合刺络拔罐法 瓜蒌散组成：瓜蒌（捣烂）30克、红花10克、甘草20克。用法用量：每日1剂，浓煎200毫升，分2次服，服用7天。刺络拔罐：2%碘酊消毒皮损区皮肤，75%乙醇脱碘。用消毒梅花针沿受损神经区域皮损区叩刺，刺破疱疹、丘疹，随即用消毒中号或小号火罐

① 蒋森.虎杖解毒汤治疗带状疱疹[J].新中医,1982(1)：14.
② 李浩川,等.芍药蒺藜煎治疗带状疱疹[J].吉林中医药,1982(3)：33.
③ 张彩霞,等.中药Ⅰ号泥膏外敷治疗带状疱疹等[J].陕西中医,1981,2(1)：21.
④ 周康杰.带状疱疹验方介绍[J].新医药学杂志,1978(3)：51.
⑤ 张民夫.试用七厘散治疗带状疱疹11例介绍[J].中医杂志,1965(12)：18.
⑥ 李琳.黄连膏治疗带状疱疹疗效观察[J].湖北中医杂志,2014,36(7)：40.

在叩刺部位拔罐3～5分钟,消毒干棉球擦干疱液及血迹。每日1次,共3次。梅花针及火罐用2%戊二醛浸泡消毒。破溃糜烂的皮损区不做刺络拔罐,只用2%碘酊消毒。疱疹融合及大疱型疱疹,直径大于0.5厘米者,头面部皮疹,用毫针刺破疱疹、丘疹,放出疱液即可,不予拔罐。刺络拔罐后3天内不能洗澡。临床应用:江顺奎以上法治疗30例带状疱疹患者。结果:痊愈27例,显效3例。总有效率100%。①

3. 扛板归 组成:扛板归新鲜全草(无鲜品时干品亦可)50～100克。功效主治:活血解毒,利水消肿;适用于带状疱疹。制备方法:上药捣烂加醋调和成泥状。用法用量:敷于患部,然后在其上用干净塑料膜剪成带环状覆盖药面,用胶布固定。每日换药2次。临床应用:张毓华以上方治疗38例带状疱疹患者。结果:4～5天全部痊愈。无神经痛后遗症。②

4. 妙贴散 组成:荞麦面、小麦面、硫黄。功效:祛湿,清热,降火,解毒,止痛。制备方法:荞麦面、小麦面、硫黄等份,共为细面。用法用量:浓茶叶水调和抹患处,每日6次。临床应用:宋纲领以上方治疗30例带状疱疹患者。结果:痊愈29例,好转1例,一般4日痊愈。③

5. 外用膏 二味拔毒膏组成:雄黄、白矾各等份,以3:7加凡士林调糊状,瓶装备用。湿疹膏组成:硫黄30克、煅石膏30克、枯矾45克、青黛15克、冰片0.5克。制备方法:香油或菜油调成膏,装瓶备用。用法用量:局部先用75%酒精消毒,后用湿疹膏涂布患部,外再覆盖二味拔毒膏。隔日换药1次。临床应用:戴惠玲以上法治疗108例带状疱疹患者。结果:全部痊愈。90%患者3～5次痊愈,10%患者8～10次痊愈。④

6. 鱼二黄软膏 组成:鱼石脂软膏200克、大黄20克、黄柏15克。制备方法:将大黄、黄柏研成细末用蒸馏水调成糊状,再将鱼石脂软膏与二黄搅拌均匀,制成鱼二黄软膏。用法用量:常规消毒皮损部位,按皮损面积大小将药膏平摊于纱布上约0.3厘米厚,贴敷患处,用胶布或绷带固定,隔日换药1次。临床应用:陈作友以上方治疗100例带状疱疹患者。结果:全部痊愈。最多敷药5次,最少敷药2次,平均4次。⑤

7. 王不留行粉 组成:王不留行。制备方法:王不留行焙黄研碎粉,用温开水调成糊状。用法用量:外敷病变部位,每日2次。临床应用:高瑞英以上方治疗50例带状疱疹患者。结果:全部痊愈。重症病例外敷王不留行粉3～4次,治疗10天疼痛消失,皮疹结痂痊愈;中、轻度患者1周痊愈。⑥

8. 雄黄散 组成:雄黄8克、明矾8克、蜈蚣2克。功效:清热解毒,消肿止痛。用法用量:上药共研细末,用香油或冷开水调成糊状搽敷患处,每日3～4次,3天为1个疗程。临床应用:王发书以上法治疗39例带状疱疹患者。结果:全部痊愈。3天痊愈34例,6天痊愈5例。⑦

9. 光明草油膏 组成:光明草、香油。功效:清热解毒,通经活络,祛湿消肿。制备方法:将光明草的果实部分洗净晒干,炒焦碾细,用香油调成糊状装瓶备用。用法用量:用经消毒的针头将疱疹刺破,然后将光明草油膏直接搽于患处,其厚度以能遮盖疱疹即可。每日搽药2～3次,直至痊愈。临床应用:孟宪德以上法治疗100例缠腰火丹患者。结果:痊愈86例,好转13例,无效1例。平均治疗时间5.1天。未发现有后遗神经痛者。⑧

10. 军虎搽剂 组成:大黄(或虎杖)30克、煅石膏粉30克。制备方法:大黄(或虎杖)30克放入300～500毫升水中加温至80℃,滤出溶液,待凉后再入煅石膏粉30克,搅拌呈乳白色混悬剂。

① 江顺奎.瓜蒌散配合刺络拔罐治疗带状疱疹30例[J].现代中西医结合杂志,2005,14(21):2817.
② 张毓华.扛板归外敷治疗带状疱疹[J].湖北中医杂志,1991(1):44.
③ 宋纲领.妙贴散治疗缠腰火丹[J].河南中医,1991(4):16.
④ 戴惠玲.外治带状疱疹108例[J].陕西中医,1989,10(8):351.
⑤ 陈作友.鱼二黄软膏治疗带状疱疹100例[J].陕西中医,1989(10):450.
⑥ 高瑞英.王不留治疗带状疱疹50例疗效观察[J].河北中医,1989(3):6,18.
⑦ 王发书,等.雄黄散治疗带状疱疹39例[J].湖南中医杂志,1989(4):27.
⑧ 孟宪德,等.外用光明草油膏治疗缠腰火丹100例[J].湖北中医杂志,1989(5):47.

用法用量:涂搽患处(超过病灶范围),每日4～6次,重者可采取湿敷或喷雾。临床应用:刘光达以上法治疗45例带状疱疹患者。结果:痊愈36例,好转9例。痊愈时间最短4天,最长7天。①

11. 半天青方 组成:半边莲50克、天胡荽50克、青黛(冲服)3克。随症加减:若皮损焮红,口苦溲赤者,加七叶一枝花10克;刺痛舌暗者,加刘寄奴10克。用法用量:每日1剂,水煎服。小儿用量酌减。配合外用方:鲜半边莲4份、鲜天胡荽4份、青黛1份。先将前2味洗净,入石臼中捣成糊状后加入青黛拌匀,外敷患处,厚约0.8厘米,盖上纱布,固定。若药干时用米酒湿润之。每日换药1～2次。亦可将2味鲜品捣烂绞汁,调青黛不时外搽患处。临床应用:刘日以上方治疗32例带状疱疹患者。结果:全部痊愈。平均痊愈时间5天。②

12. 自拟方 组成:龙胆草30克、丹参15克、川芎10克。随症加减:大便秘结者,加大黄12克。用法用量:每日1剂,水煎早晚分2次服。15岁以下儿童酌情减量。临床应用:赵保艾等以上方加减治疗42例带状疱疹患者。结果:平均服药12剂痊愈。有极少数出现轻度恶心,其余均无不良反应。③

13. 韭菜根、鲜地龙 组成:鲜韭菜根30克、全鲜地龙20克。制备方法:将2味药捣烂,加少量香油和匀,置瓶内放阴凉处备用。用法用量:上法制成的药液每日2次外涂,然后用消毒敷料包扎,以防药液外溢。临床应用:刘新府以上方治疗26例带状疱疹患者,均在发病2～3天用药,2～5天内痊愈。④

14. 乌蔹莓冰片 组成:鲜乌梅、冰片。制备方法:鲜乌蔹莓适量洗净晾干,捣汁加冰片1克溶化。用法用量:局部用茶水清洗,然后搽药,每日4次。临床应用:胡发钰以上方治疗80例带状疱疹患者,全部痊愈。⑤

中 成 药

1. 元胡止痛片 组成:延胡索、白芷(北京东升制药有限公司生产,0.3克/片)。功效:行气通络,活血止痛。用法用量:每次1.5克,每天3次。临床应用:张沛等将100例带状疱疹后遗神经痛患者随机分成对照组和治疗组各50例。所有患者均采取相同的行为调节、心理治疗、健康宣教等非药物治疗。对照组患者口服普瑞巴林胶囊,起始剂量为每次75毫克,每天1次,1周内根据疗效和耐受性将用药剂量增至每次150毫克,每天2次。治疗组在对照组基础上口服元胡止痛片。两组均连续治疗4周。结果:治疗组总有效率为96.0%,显著高于对照组的84.0%($P<0.05$)。治疗组止痛起效时间和疼痛缓解时间均显著短于对照组(均$P<0.05$)。两组血清降钙素基因相关肽(CGRP)、P物质(SP)、TNF-α、IL-1β及IL-6水平均显著下降;且治疗后,治疗组血清学指标的降低作用均较对照组更显著(均$P<0.05$)。元胡止痛片联合普瑞巴林治疗带状疱疹后遗神经痛的整体疗效满意,能快速且安全有效地减轻患者疼痛,改善其睡眠质量,并可显著下调血中相关疼痛介质的表达水平、抑制体内炎症反应。⑥

2. 季德胜蛇药片 组成:七叶一枝花、蟾蜍皮、蜈蚣、地锦草等。功效主治:解毒,消肿,止痛,生肌,抗炎,抗病毒;适用于带状疱疹。用法用量:每次口服5～10片,首量加倍,每日3次。另将适量蛇药片碾成粉末,外敷时未破溃处加50%～60%酒精调成的糊状物涂抹患处,已破溃处用食用白醋调成糊状涂抹,待其干燥后用清水洗净,然后再涂抹,每日3次。临床应用:熊元运以上方治疗28例带状疱疹患者。结果:治愈18例,显效5

疹患者,全部痊愈。⑤

① 刘光达.军虎搽剂治疗带状疱疹45例[J].安徽中医学院学报,1988(4):22.
② 刘日."半天青方"治疗带状疱疹32例[J].广西中医药,1986,9(5):13.
③ 赵保艾,等.治疗带状疱疹42例报告[J].河北中医,1984(2):27.
④ 刘新府.韭菜根鲜地龙治愈带状疱疹26例[J].河南中医,1983(6):14.
⑤ 胡发钰.乌蔹莓冰片治愈带状疱疹80例[J].湖北中医,1981(3):39.
⑥ 张沛,等.元胡止痛片联合普瑞巴林治疗带状疱疹后遗神经痛的临床研究[J].现代药物与临床,2021,36(12):2516-2521.

例,有效 5 例,无效 0 例。总有效率 100％。[1]

3. 蛇伤解毒片　组成:光慈菇、山豆根、拳参、黄连、白芷、红大戟、冰片、雄黄、朱砂、大黄、硫酸镁(南京军区福州总医院制药厂生产)。制备方法:(1)20％蛇伤搽剂,蛇伤解毒片 40 片,磨粉后加入 50％～70％酒精 100 毫升,充分摇匀即可使用;(2)15％蛇伤霜,蛇伤解毒片 30 片磨粉后加入冷霜 85 克,调均匀即可使用。用法用量:局部使用蛇伤霜或蛇伤搽剂。病情轻,病变范围小者,用蛇伤霜包扎,每日换药 1 次。病情重,病变范围广,面积大者,用蛇伤搽剂,每日涂搽局部 3～4次。临床应用:郑光亮等将 37 例带状疱疹患者随机分为治疗组 29 例与对照组 8 例。对照组用常规维生素 B_{12} 250 微克加维生素 B_1 100 毫克肌内注射,每日 1 次;板蓝根 4 毫升肌内注射,每日 2次;病毒灵 0.2 克,每日 3 次;局部外涂苯樟霜,每日 2～3 次;有渗出用 0.1％利凡诺溶液湿敷。治疗组局部使用蛇伤霜或蛇伤搽剂。结果:治疗组 29例均痊愈;对照组痊愈 7 例,显效 1 例。[2]

4. 南通蛇药片　组成:七叶一枝花、蟾蜍皮、蜈蚣、地锦草等(又名季德胜蛇药片,江苏南通制药厂生产)。用法用量:每次取 6～10 片以 50～60°白酒适量溶解搅拌调成稀糊状,搽疱疹,每天搽 4～8 次不等,并内服每次 5 片,每日 3 次,直至痊愈。临床应用:胡道隆以上方治疗 50 例带状疱疹患者,其中 3 例因有感染坏死加用庆大霉素肌注,其他均单独应用蛇南通药片。结果:痊愈 46例,好转 2 例,无效 2 例。痊愈天数最短 3 天,最长 6 天。服药过程中仅 2 例有恶心,但尚能坚持治疗,余未见其他不良反应。[3]

5. 复方板蓝根针剂　组成:板蓝根等。功效主治:清热凉血,解毒消斑;适用于乙脑、急慢性肝炎、腮腺炎等病毒性疾病。用法用量:按年龄分为三组,10 岁以下为儿童组,1 支,每日 2 次肌注;11～20 岁为青年组,2 支,每日 1 次肌注;21 岁以上为成年组,2 支,每日 2 次肌注。临床应用:李益平将 73 例带状疱疹患者随机分为治疗组 58例与对照组 15 例(均为成年人)。对照组予维生素 B_{12} 100～200 微克,每日 1 次肌注,局部封闭,维生素 B_{12}、索米通等口服;治疗组给予复方板蓝根针剂。结果:治疗组儿童组 6 例,4～5 天痊愈各 2 例,7 天者 1 例,不明者 1 例;青年组 8 例,4 天痊愈者 3 例,6 天者 5 例;成年组 44 例,4 天痊愈者 5 例,5 天者 5 例,6 天者 9 例,7 天者 14 例,8天者 9 例,11 天者 2 例,中断治疗 1 例,后遗神经痛达 1 个月之久 1 例。对照组 6 天治愈者 2 例,7天者 3 例,8 天者 3 例,9 天者 2 例,10 天者 2 例,16 天者 2 例,平均治愈天数为 9.6 天,较治疗组成年组平均治愈天数约长 2 天。[4]

急性病毒性肝炎(甲型、戊型)

甲型病毒性肝炎

概　　述

甲型病毒性肝炎(简称甲肝),是经粪—口途径传播的急性传染病,水源或食物污染可致暴发流行,多发于春夏季节。根据甲型病毒性肝炎的不同表现,本病属中医"黄疸""胁痛""积聚"等范畴。其病因是湿邪为患,或外感湿热疫毒,或饮食劳倦,湿自内生。近年来,临床辨证分型可首先分为黄疸型及无黄疸型。黄疸型可分为两型。(1)热重于湿型:临床表现身目俱黄,黄色鲜明,发热口渴,尿似浓茶,大便秘结,舌红苔黄,脉象弦数。治宜清热利湿,佐以通便。(2)湿重于热型:临床表现为身目俱黄,黄色鲜明,头重身困,胸脘痞满,恶心呕吐,食欲减退,腹胀便溏,舌苔厚腻,脉象濡数。治宜利湿化浊,佐以清热。无黄疸型可分为

① 熊元运.季德胜蛇药片治疗带状疱疹 28 例[J].湖北中医杂志,2010,32(7):35.
② 郑光亮,等.蛇伤解毒片治疗带状疱疹 29 例[J].福建中医药,1990(3):29.
③ 胡道隆.南通蛇药片治疗带状疱疹 50 例临床观察[J].中西医结合杂志,1986(5):307.
④ 李益平.复方板蓝根针剂治疗带状疱疹[J].新中医,1986(11):31.

两型。(1)肝气郁结型:临床表现为胁肋胀痛、乏力,常伴有胸闷不舒,食少嗳气,舌苔薄白,脉弦。治宜疏肝理气。(2)湿困脾胃型:临床表现为胁痛乏力,胸闷腹胀,泛恶纳呆,口淡口黏,苔白腻,脉弦。治宜芳香化湿、理气解郁。

辨 证 施 治

1. 彭观球等分2证

(1)肝胆湿热证　治宜清热利湿。方用自拟方1:茵陈30克、栀子12克、大黄6克、板蓝根15克、柴胡12克、黄芩12克、虎杖20克、丹参15克、车前子15克、枳壳12克、郁金15克、山楂15克、白术15克、青皮8克、甘草6克。治疗4天后,若仍为肝胆湿热证,则适量降低剂量维持治疗,维持治疗18天。

(2)湿邪困脾证　治宜温中健脾。方用自拟方2:茵陈20克、鸡血藤20克、藿香10克、苍术12克、茯苓15克、桂枝10克、白术15克、炙甘草8克、陈皮8克、法半夏15克、生姜10克。连续治疗18天。每日1剂,分早、中、晚3次服用。

临床观察:彭观球等将96例急性黄疸型甲型病毒性肝炎患者随机分为治疗组与对照组各48例。对照组以西药对症治疗为主;治疗组则依据辨证给予相应药物治疗。结果:治疗组中有32例达到痊愈标准,15例有效,1例无效,总有效率97.92%;对照组中有31例达到痊愈标准,14例有效,3例无效,总有效率93.75%。[1]

2. 禹白絮等分2证

(1)肝胆湿热证　方用加味茵陈蒿汤:茵陈30克、车前子15克、山楂15克、甘草6克等。

(2)湿邪困脾证　治宜温中健脾。药用茵陈20克、藿香10克、陈皮8克、生姜10克、茯苓15克。每日1剂,水煎分3次服。

临床观察:禹白絮等将88例急性黄疸型甲型病毒性肝炎患者随机分为治疗组与对照组各44例。治疗组以上方辨证分型治疗。对照组给予甘草酸二铵150毫克、门冬氨酸钾镁20毫升,分别加入10%葡萄糖注射液250毫升,静脉滴注,每日1次。结果:治疗组有效率为95.45%,与对照组88.64%相比,优势显著(P<0.05)。[2]

3. 马新等分2证

(1)湿热黄疸证(阳黄)　症见身热,面目周身黄如橘子色,小便黄赤,短涩,大便不畅,口渴,脘腹胀满,苔黄腻,脉滑数或沉实。治宜清热利湿退黄。药用柴胡12克、黄芩12克、茵陈60克、栀子12克、大黄6克、板蓝根30克、金钱草20克、虎杖20克、郁金12克、枳壳12克、枯矾1.5克、甘草6克、大枣10枚。

(2)寒湿黄疸证(阴黄)　症见形寒畏冷,肢软,神疲,食欲不振,小便黄而无灼热感,大便溏薄,口渴喜热饮或不渴,怔忡,眩晕,脉沉细或沉弦,舌苔腻等。治宜温中健脾、化湿祛瘀退黄。药用茵陈60克、附子12克、干姜9克、白术20克、苍术12克、姜半夏12克、郁金12克、枳壳12克、泽泻9克、茯苓12克、玉米须12克、枯矾1.5克、甘草6克、大枣10枚。

随症加减:恶寒发热头痛,加柴胡;小便短少黄赤,加白茅根12克、萹蓄12克;大便秘结,加枳实,或重用大黄;恶心欲吐,加半夏12克、藿香12克;腹胀、纳呆、苔白滑,加砂仁6克、神曲15克;头重身困,胸脘痞满,加桂枝12克。每2日1剂,水煎服,每日10次代茶饮,每次100～200毫升。

临床观察:马新等将176例黄疸型甲肝患者随机分为治疗组96例与对照组80例。治疗组以上方辨证分型治疗。对照组予复合维生素B片,复方清开灵注射液;10%葡萄糖注射液500毫升+三磷酸腺苷40毫克+辅酶A100单位+10%氯化钾10毫升+胰岛素8单位静滴;干扰素300万单位肌注,每日1次。结果:治疗组治愈59例(61.46%),好转32例(33.33%),无效5例(5.21%);对照组治愈27例(33.75%),好转31例(38.75%),

① 彭观球,等.分期辨证法治疗96例急性黄疸型甲型病毒性肝炎疗效观察[J].中医临床研究,2019,11(5):47-49.
② 禹白絮,等.中医分期辨证治疗急性黄疸型甲型病毒性肝炎疗效分析[J].临床医药文献电子杂志,2017,4(28):5417,5419.

无效 22 例(27.50%)。治疗组未发现明显不良反应;对照组出现头痛 15 例,倦怠、乏力 9 例,肌痛 8 例,粒细胞减少 6 例,低血压 5 例,心悸 2 例。①

4.周增武等分 3 型

基本方:茵陈、栀子、大黄(后下)、郁金、白花蛇舌草、叶下珠、板蓝根。常规用量。

(1)黄疸型 基本方茵陈、栀子用量增重,达 30 克以上,加虎杖 15 克。随症加减:热重于湿者,加龙胆草 10 克、黄芩 9 克,大黄用 15~20 克;湿重于热者,加苍术 12 克、陈皮 15 克、萆薢 12 克、通草 12 克,为加强祛湿可短期少量配用桂枝 12 克、干姜 8 克;恶心呕吐,加藿香 12 克、半夏 10 克、生姜 10 克。

(2)无黄疸型 基本方茵陈、栀子用量 10~15 克,加疏肝健脾、扶正排毒之品。随症加减:乏力,加党参 15 克、当归 15 克、黄芪 30 克、白术 12 克;纳差腹胀,加焦三仙各 10 克、厚朴 12 克;肝区痛,加延胡索 10 克、木香 10 克、柴胡 12 克。

(3)瘀胆型 重用金钱草 45 克、枳壳 20 克、车前草 15 克利胆之品。重症型甲肝在中药基础上加用维生素 C、B、肌苷,必要时加用支链氨基酸及白蛋白,以护肝养肝,减轻肝脏负担。

临床观察:周增武等以上方辨证治疗 97 例甲型肝炎患者。结果:患者临床症状均消失,实验室检查甲型肝炎病毒(HAV)转阴,肝功能恢复正常,97 例全部治愈,最快 3 天,最慢 1 个月,一般 7~15 天痊愈。②

5.陈丽蓉等分 3 型

(1)湿热蕴盛型 治宜清热利湿。药用茵栀黄注射液 10~20 毫升,每日 1 次,稀释后静滴;肝炎退黄降酶合剂(以茵陈蒿汤为主)口服。

(2)瘀热内蕴型 治宜清热利胆、活血通腑。药用茵栀黄 20 毫升,丹参注射液 10~40 毫升加入 10%葡萄糖注射液 250~500 毫升中静滴,每日 1 次。间歇用大承气汤加赤芍 30~60 克,水煎服。

(3)热毒型 治宜清热解毒、护肝消炎。药用板蓝根注射液每日 10~20 毫升稀释后静滴,强力宁每日 60~100 毫升稀释后静滴或静注。

临床观察:陈丽蓉等以上方辨证治疗 57 例病毒性甲型肝炎重度黄疸患者。结果:治愈 55 例,死于合并症 2 例。③

6.周希广分 3 型

(1)热重于湿型 方用茵陈汤:茵陈 30 克、栀子 9 克、黄柏 6 克、生大黄 5 克。

(2)湿重于热型 方用甘露消毒丹:茵陈 30 克、滑石 15 克、黄芩 9 克、佩兰 9 克、连翘 9 克、石菖蒲 6 克、藿香 6 克。

(3)脾虚湿困型 方用平胃散:苍术 9 克、厚朴 9 克、陈皮 6 克、生甘草 5 克。

以上均每日 1 剂,水煎 2 次,分 2 次服。临床观察:周希广以上方辨证治疗 26 例急性病毒性肝炎患者。结果:全部治愈。治愈天数,甲型 19 例 22.4 天,乙型 4 例 27.1 天,甲乙混合感染 1 例 26 天,甲乙重叠感染 2 例 28 天。④

经 验 方

1.清肝化瘀方 生地黄 30 克、茵陈 30 克、垂盆草 30 克、赤芍 20 克、虎杖 15 克、牡丹皮 10 克、栀子 10 克、苦参 10 克。随症加减:乏力、厌油腻者,加黄芪 30 克、白术 30 克、茯苓 15 克。每日 1 剂,水浓煎,早晚各 200 毫升。疗程 4 周。皇金萍等以清肝化瘀方联合前列地尔治疗 20 例急性黄疸型病毒性肝炎患者,总有效率为 95.00%。清肝化瘀方联合前列地尔治疗急性黄疸型病毒性肝炎疗效确切,可改善患者症状,促进肝细胞修复及胆红素代谢。⑤

2.小柴胡汤 柴胡 20 克、法半夏 15 克、黄芩 6 克、人参 10 克、生姜 6 克、大枣 3 枚、甘草 6 克。水煎至 100 毫升,加入温盐水 100 毫升,给予保留

① 马新,等.中药治疗黄疸型甲肝 96 例疗效观察[J].光明中医,2007,22(7):63-65.
② 周增武,等.中药治疗甲型肝炎 97 例[J].陕西中医,2002,23(4):321.
③ 陈丽蓉,等.中医中药为主治疗 57 例病毒性甲型肝炎重度黄疸的疗效观察[J].上海中医药杂志,1992(1):3.
④ 周希广.神仙对坐草合剂治疗急性病毒性肝炎 138 例[J].浙江中医杂志,1989(4):156.
⑤ 皇金萍,等.清肝化瘀方联合前列地尔治疗急性黄疸型病毒性肝炎疗效观察[J].山西中医,2021,37(3):26-28.

灌肠,每日2次,早晚各1次,疗程10天。适用于急性甲型肝炎。赵鹏飞等将115例急性甲型肝炎患者随机分为治疗组58例与对照组57例。对照组采用内科常规保肝治疗方法,包括积极卧床休息,给予半流质易消化食物,提高临床护理质量,给予复方甘草酸苷、还原型谷胱甘肽、维生素等治疗。治疗组在对照组保肝治疗的基础上加用小柴胡汤灌肠治疗。结果:治疗组符合好转指标49例,总有效率84.5%;对照组符合好转指标36例,总有效率63.2%。[1]

3. 柴平清肝汤 柴胡15克、平地木15克、丹参15克、蒲公英30克、枳壳10克、郁金10克、赤芍10克、栀子10克。随症加减:黄染重者,加白茅根15克、田基黄15克;黄染20天不退者,每日加三七3克、青黛3克、明矾1克共研末分3次冲服,连服1周;发热,加连翘10克、金银花15克;腹胀纳呆,加厚朴15克、苍术15克;恶心、呕吐,加砂仁9克、陈皮10克;肝脾肿大者,加丹参至30克,另加甲片9克、鸡内金15克。每日1剂,水煎取500~600毫升早晚各服1次。清热利湿,理气化瘀,解毒,退黄。陈亚平以上方加减治疗146例甲型肝炎患者。结果:患者经治疗15~60天,治愈99例,显效35例,有效12例。总有效率100%。血清总胆红素(TBIL)、转氨酶(ACT),15天内恢复正常59例,15~20天恢复正常56例,20~30天恢复正常26例,30~60天恢复正常5例。[2]

4. 金银花柴胡汤 金银花20克、柴胡5~10克、栀子3~9克、大黄3~12克、茵陈12克、连翘9克、白茅根15克、益母草10克、麦芽12克。随症加减:颜面浮肿者,加车前子15克、泽泻9克;血尿者,加墨旱莲12克、茜草7克。每日1剂,水煎服,连服3剂,休息1天。1周为1个疗程,1个疗程观察疗效1次,2个疗程统计疗效,1个疗程无效者,改用其他治疗方案。罗永以上方加减治

疗15例小儿甲肝并发蛋白血尿患者。结果:治愈10例,有效4例,无效1例。有效率93.3%。[3]

5. 侗药消黄汤 美人蕉50克、栀子15克、田基黄15克、梅便罗15克、散蔓(黄根)10克、甘草5克。上药洗净,配猪瘦肉100~150克同煮,喝汤食肉,每日1剂,分2~3次服,连服5剂为1个疗程。清热利湿,温阳健脾,解毒凉血,退黄开窍。陈永春以上方治疗68例甲肝患者。结果:痊愈55例,占81%;好转10例,占14.7%;无变化3例,占4.3%。总有效率95.7%。侗药板蓝根、大叶白树枝、茵陈、甘草水煎服,每日1剂,连服3~7日有预防甲肝的作用。[4]

6. 凉肝汤 鲜兖州卷柏(金扁柏)50克、鲜天胡荽(满天星)30克、板蓝根15克、木通10克、黄柏10克、白术10克、车前子6克、鸡内金6克、柴胡6克。随症加减:腹胀,加枳实、厚朴;胁肋疼,加川楝子、郁金;头晕目眩,加菊花。每日1剂,水煎2次,加白砂糖频饮。清热利湿,解毒退黄,疏肝健脾。林文宗以上方加减治疗80例急性甲型黄疸型肝炎患者。结果:痊愈69例,好转7例,无效4例。总有效率95%。[5]

7. 泻肝利胆方 生大黄20克、生地黄20克、龙胆草15克、猪苓15克、茯苓15克、茵陈30克、车前子(包)30克、广木香10克、川厚朴10克、炙甘草6克。随症加减:热重,加黄柏15克、黑栀子15克;湿重,加藿香10克、佩兰10克、苍术10克、白术10克;食滞,加焦山楂20克、谷芽30克、麦芽30克;胸满,加郁金10克、枳壳10克;血瘀,加川芎10克、当归尾10克、赤芍20克、丹参20克。每日1剂,水煎2次,分2~3次服或频服。姚玉堃以上方加减治疗564例甲型病毒性肝炎患者。结果:痊愈532例,占94.3%;无效32例,占5.7%。[6]

8. 降浊汤 当归15克、白芍15克、柴胡15克、白术15克、茯苓15克、败酱草20克、茵陈(后

① 赵鹏飞,等.小柴胡汤灌肠治疗急性甲型肝炎的临床观察[J].中国医药指南,2014,12(34):261-262.
② 陈亚平.柴平清肝汤治疗甲型肝炎临床观察[J].医药论坛杂志,2009,30(17):97-98.
③ 罗永.银花柴胡汤治疗小儿甲肝并发蛋白血尿15例[J].河南中医学院学报,2004(5):56.
④ 陈永春.侗药消黄汤治疗甲肝68例[J].中国民族医药杂志,2004(S1):33-34.
⑤ 林文宗.凉肝汤治疗急性甲型黄疸型肝炎80例[J].江苏中医,1994,15(9):8.
⑥ 姚玉堃."泻肝利胆方"治疗甲型病毒性肝炎的临床验证[J].上海中医药杂志,1993(6):12.

下)20克、丹参20克、山楂20克、栀子10克、牡丹皮10克、甘草10克。随症加减：胁痛，加延胡索、郁金、川楝子；失眠，加酸枣仁、夜交藤；纳差，加焦神曲、焦麦芽、焦槟榔；胸闷，加全瓜蒌；气短，加党参、黄芪。每日1剂，水煎2次，分2次服。补血养肝，疏肝解郁，健脾化湿，清热活血化瘀。吴权国以上方加减治疗14例麝香草酚浊度升高患者（甲型肝炎8例，乙型肝炎6例）。结果：痊愈（麝香草酚浊度降至正常6单位，自觉症状消失）11例，好转（麝香草酚浊度有所下降但不到正常，自觉症状有改善）3例。有效率100%。①

9. 协定方　板蓝根30克、半枝莲30克、田基黄20克、猪苓12克、茯苓12克。随症加减：湿重于热，加苍术10克、白术10克、制川厚朴6克、白豆蔻仁3克；热重于湿，加茵陈20克、栀子10克、制大黄10克。每日1剂，水煎2次，取汁150毫升，早晚2次分服。如有严重呕吐者，配合输液疗法。何焕荣等以上方加减治疗131例急性病毒性（甲型）肝炎患者。结果：痊愈122例，好转9例。②

10. 平补清下法　太子参30克、茵陈30克、生白术9克、炒枳壳9克、制川厚朴9克、制半夏9克、佛手片9克、姜竹茹9克、生甘草9克、薏苡仁15克、淡黄芩15克、车前子（包煎）15克、生山楂15克、炒谷芽15克、炒麦芽15克、建曲15克、生栀子12克、制大黄12克、云茯苓20克。每日1剂，水煎150毫升，分2次服。随症加减：便秘或大便不畅，加服青宁丸（大黄制剂）；感冒发热，加服感冒退热冲剂、板蓝根冲剂。补清并施。苏永庆以上方配合西药（复合维生素B₁、维生素C；出血倾向者，加服维生素K）治疗115例急性甲型肝炎患者。结果：胆红素平均20天可完全消退，谷丙转氨酶可降至接近正常。③

11. 疏肝三通方　柴胡10克、枳壳10克、佛手10克、生大黄10克、白术10克、陈皮10克、焦

楂曲各10克、黄芩30克、女贞子30克、车前草30克、板蓝根30克、茵陈15克、焦栀子9克、甘草6克。每日1剂，水煎100～150毫升，分2～3次服，空腹温服。要求患者服药后，每天大便2～3次。达不到此要求者，另给生大黄泡水饮服。疏肝，通气，通便，通尿。适用于甲肝。邬景祥等以上法治疗112例甲型肝炎患者，疗效较满意。④

12. 疏利清肝汤　藿香（后下）6克、薄荷（后下）6克、五味子6克、车前子（包煎）30克、龙葵30克、马鞭草30克、生大黄（后下）3克、飞滑石（包煎）15克、薏苡仁15克、茯苓12克、枸杞子12克、白芍12克。随症加减：黄疸明显，加茵栀黄注射液10～20毫升加入5%～10%葡萄糖注射液500毫升中静滴，每日1次；肝大明显者，加田基黄注射液2～4毫升肌注，每日2次。每日1剂，水煎2次，分2次服。疏肝，利肝，清肝，益肝。王琍琳以上方加减治疗60例急性甲型肝炎患者。结果：痊愈40例，显效14例，有效6例。痊愈率66.7%。⑤

13. 复方茵陈汤　茵陈3 000克、玉米须3 000克、金钱草3 000克、黑栀子1 000克、生大黄1 000克、广陈皮1 000克。浓煎成1 000毫升，含生药12 000克的合剂。每次20毫升，每日3～4次。清热解毒，利湿退黄。唐英等将147例甲型急性肝炎患者随机分为治疗组72例与对照组75例。对照组给予垂盆草冲剂，每次1包，每日服3～4次，同时均配以维生素C、B₁等保肝，恶心呕吐纳差明显者短期内予以补液；治疗组给予复方茵陈汤。结果：治疗组治愈60例，好转9例，未愈3例，总有效率95.82%；对照组治愈61例，好转8例，未愈6例，总有效率92%。⑥

14. 甲肝方　茵陈15克、青蒿15克、虎杖15克、龙胆草3克、黄芩9克、半夏9克、金钱草30克、牡丹皮12克、茯苓12克、炙甘草6克。每日1剂，水煎2次，分早晚服。清热利湿，凉血化瘀，解

① 吴权国.自拟"降浊汤"治疗麝香草酚浊度升高的体会[J].河南中医,1990(1)：32.
② 何焕荣,等.协定方治疗急性病毒性肝炎131例临床分析[J].江苏中医,1990(12)：18.
③ 苏永庆.平补清下法治疗急性甲型肝炎115例疗效分析[J].上海中医药杂志,1990(6)：18.
④ 邬景祥,等."疏肝三通方"治疗甲型肝炎112例疗效观察[J].上海中医药杂志,1989(7)：13.
⑤ 王琍琳,等.自拟"疏利清肝汤"治疗急性甲型肝炎60例[J].上海中医药杂志,1989(12)：26.
⑥ 唐英,等.147例甲型急性肝炎临床分析[J].上海中医药杂志,1989(6)：8.

毒。何立人等以上方结合辅助治疗(中成药黄芩苷、三黄片及丹参注射液、维生素类等)治疗75例急性病毒性肝炎患者。结果:谷丙转氨酶恢复正常64例,明显下降10例,转院1例。退黄总有效率92%,总胆红素恢复正常时间平均17.8天,肝肿大在3～4周恢复正常。[1]

15. 复方薏苦合剂　薏苡仁30克、茵陈30克、丹参30克、苦参10克、栀子10克、黄柏10克、车前草10克、车前子(包煎)10克、茯苓20克。每日1剂,水煎2次,药液250毫升,分2次口服。若黄疸重,湿重热盛者可每日2剂。如黄疸在5毫克%以上,可加大黄或清开灵1号注射液静脉点滴。适用于湿热型肝炎。王融冰等以上方配合西药(维生素C、复合维生素或肝泰乐)治疗65例病毒性肝炎患者。结果:急性甲型44例与急性乙型19例经治疗后谷丙转氨酶基本恢复正常,中药组急性甲型谷丙转氨酶平均恢复正常时间36.18天,平均每人每天下降幅度是24.82单位;急性乙型谷丙转氨酶平均恢复正常时间35.26天,平均每人每日下降30.31单位。综合治疗组,急性甲、乙型共25例,谷丙转氨酶平均恢复正常时间分别为51.44天、49天,平均每日每人下降幅度分别为12.48单位、14.43单位。[2]

中　成　药

1. 垂盆草冲剂　组成:垂盆草(上海中药一厂生产)。用法用量:每次1包,每日服3～4次。15天为1个疗程,可同时配维生素C、B₁等保肝,恶心呕吐纳差明显可给予补液。临床应用:唐英等将147例急性甲型肝炎患者随机分为治疗组72例与对照组75例。对照组给予垂盆草冲剂;治疗组给予复方茵陈汤。结果:治疗组治愈60例,好转9例,未愈3例,总有效率95.82%;对照组治愈61例,好转8例,未愈6例,总有效率92%。[3]

2. 陆英冲剂　组成:忍冬科接骨木属植物陆英(江西国药厂生产)。功效:疏肝利胆,健脾和胃,活血化瘀,利尿消肿。用法用量:成人每次1包(相当于陆英干全草30克),每日3次,温开水冲服。6岁以下儿童药量减半。7天为1个疗程,可连续服用,每1个疗程后复查肝功能。临床应用:江西省宜春地区陆英临床研究协作组以上方治疗304例急性病毒性肝炎患者,其中甲型肝炎293例(黄疸型94例,无黄疸型99例),乙型肝炎11例(黄疸型5例,无黄疸型6例)。结果:治愈263例(86.6%),显效22例(8.1%),好转13例(4.3%),无效6例(2.0%)。总有效率98%。平均治愈天数17.4天。[4]

戊型病毒性肝炎

概　述

戊型病毒性肝炎(简称戊肝)是由戊型肝炎病毒引起的,经粪-口途径传播,以肝脏炎性病变为主的传染性疾病。以乏力、皮肤巩膜黄染、恶心、呕吐、肝大及肝功能异常为主要临床表现的急性病毒性肝炎。戊肝根据其肤目有无黄染,可分为无黄疸型和黄疸型。无黄疸型戊肝症见身倦乏力,或身发热,胁下隐痛,或胀痛不适,胃脘胀满,恶心,大便稀而不爽,小便微黄,舌苔白腻或微黄而腻,脉弦。治宜疏肝理气、化湿解毒。黄疸型戊肝可分为五大证型。(1)卫气失和证:症见倦怠乏力,恶寒发热,或寒热往来,或憎寒壮热,或周身骨节疼痛,胸胁胀痛,食欲不振,恶心呕吐,大便不爽,小便色黄,舌苔腻,脉数。治宜疏肝利胆。(2)邪毒蕴结证:症见身热发黄,色泽鲜明,心烦懊恼,口干口渴,大便秘结,小便黄赤,舌苔黄腻,脉象弦数。治宜清热泻火、利湿退黄。(3)疫毒炽盛,气血两燔证:黄疸迅速加深,其色如金,高热,神昏

————————
① 何立人,等."甲肝方"治疗急性病毒性肝炎——附75例临床分析[J].上海中医药杂志,1989(2):9.
② 王融冰,等.复方薏苦合剂治疗病毒性肝炎123例临床观察[J].中药通报,1988,13(6):50-52.
③ 唐英,等.147例甲型急性肝炎临床分析[J].上海中医药杂志,1989(6):8.
④ 江西省宜春地区陆英临床研究协作组.陆英冲剂治疗急性病毒性肝炎304例疗效观察[J].中草药通讯,1978(7):25.

谵语,烦躁不安,或肌肤瘀斑、吐血、便血、尿血等,舌红而绛,苔黄,脉数。治宜清营凉血。(4)血脉瘀滞证:黄疸色重,迁延不退,两胁胀痛,或胁下有痞块,胸腹痞满,乏力,食欲不振,或口苦咽干,小便色黄,大便呈灰白色,舌红,苔黄,脉弦。治宜化瘀导滞。(5)寒湿困脾证:临床见身目发黄,色泽晦暗,皮肤怕冷,手足不温,脘腹痞满,大便溏薄,舌体胖,舌淡苔腻,脉濡缓。治宜温中化湿、疏肝利胆。

辨 证 施 治

1. 王际云等分3型

(1)湿热型 治宜清热利湿、解毒泻下。方用茵陈蒿汤化裁:茵陈15克、栀子9克、生大黄(后下)6克、葡萄董15克、半枝莲12克、茯苓12克、郁金12克、车前子(包)9克、神曲12克。

(2)寒湿型 治宜温化寒湿、健脾和胃。方用茵陈术附汤化裁:茵陈15克、白术12克、淡附片12克、郁金12克、丹参15克、柴胡9克、茯苓12克、石菖蒲10克、泽泻10克、鸡内金10克。

(3)瘀热型 治宜凉血活血、养血柔肝。药用赤芍30克、茜草15克、葛根15克、生地黄15克、红花9克、白芍12克、柴胡9克、茵陈15克、金钱草15克、鸡内金10克。

随症加减:伴气虚者,加生黄芪、党参;血虚者,加当归、鸡血藤;肝肾阴虚者,加女贞子、墨旱莲;脾肾阳虚者,加淫羊藿、补骨脂。每日1剂,水煎服,早晚各服1次。临床观察:王际云等将72例老年人戊型肝炎患者随机分为治疗组42例与对照组30例。两组皆以30天为1个疗程,基础治疗相同,甘草酸二铵注射液静滴每日1次,注射用还原型谷胱甘肽静推每日1次。治疗组按中医辨证分别予上方治疗。对照组予注射用丁二磺酸腺苷蛋氨酸静滴每日1次。治疗观察期间对症状较重者予维生素C₁、氯化钾支持治疗,出现低蛋

白血症者适当补充氨基酸、人血白蛋白、新鲜血浆。每10天化验1次肝功能。结果:治疗组总有效率、显效率分别为97.60%、76.19%,优于对照组的83.33%、46.66%($P<0.05$);治疗后10天、20天、30天降酶、退黄效果治疗组优于对照组。①

2. 沈中良等分4型

基本方:茵陈30克、赤芍30克、泽泻20克、制大黄5～10克、茯苓10克、枳壳10克、郁金20克、虎杖根30克、甘草6克。

(1)湿重于热型 症见明显腹胀,舌苔白腻。基本方加木香10克、砂仁5克、藿香10克、佩兰10克。

(2)热重于湿型 症见大便干结,舌红苔黄。基本方改制大黄为生大黄5～10克。

(3)气滞血瘀型 上方酌情加陈皮10克、厚朴10克、丹参30克、牡丹皮15克。

(4)黄疸型 基本方重用赤芍60克,加牡丹皮15克。

以上各方均每日1剂,煎汤剂200毫升,早晚各服1次。临床观察:沈中良等将58例戊型肝炎患者随机分为治疗组30例与对照组28例。两组均给予卧床休息、低脂饮食。常规静滴甘草酸二铵、还原性谷胱甘肽、门冬氨酸钾镁。治疗组按中医辨证分别予上药治疗。对照组采用单纯西医基础治疗,当总胆红素大于每升171.1微摩尔时,加用腺苷蛋氨酸针静滴。结果:治疗组无论在自觉症状消退,还是肝功能恢复等方面都优于对照组。②

3. 朱云分4型

(1)热重于湿型 症见黄疸色泽很鲜明,口干苦欲饮,大便秘结,烦躁不安,舌红苔黄腻,脉弦数。药用茵陈30克、金钱草30克、金荞麦30克、竹茹12克、郁金12克、栀子12克、车前子12克、生大黄10～60克。

(2)湿重于热型 症见黄疸色泽较鲜明,四肢困重,大便溏薄,舌红苔白腻带黄,脉濡数。药

① 王际云,等.辨证分型论治老年人戊型肝炎42例[J].浙江中医药大学学报,2008(1):50-51.
② 沈中良,等.中西医结合治疗戊型肝炎30例[J].实用中医内科杂志,2008,22(9):53-54.

用茵陈 30 克、金钱草 30 克、金荞麦 30 克、藿香 12 克、苍术 12 克、猪苓 12 克、茯苓 12 克。

（3）气滞血瘀型　症见胁腹胀痛，肝脾肿大，舌布紫斑，脉弦涩。药用柴胡 6 克、金钱草 30 克、金荞麦 30 克、郁金 12 克、川楝子 12 克、赤芍 12 克、三棱 12 克、熟大黄 12 克。

（4）脾虚湿盛型　症见四肢乏力，纳少便溏，舌淡苔白滑腻，脉濡细。药用薏苡仁 30 克、怀山药 30 克、金钱草 30 克、金荞麦 30 克、党参 12 克、郁金 12 克、茯苓 12 克、白术 12 克、炙甘草 6 克。

以上各方均每日 1 剂，重者 2 剂，煎汤服之，连续 3 个月。临床观察：朱云以上方辨证治疗 21 例戊型病毒性肝炎患者，部分患者在恢复阶段证情有所变化则稍事加减，另以维生素类口服，部分予补液等支持疗法。结果：病患中有 20 例在治疗 3 个月内肝功能恢复正常，肝脾肿大回缩，症状基本消失，追踪观察 6 个月未见反复。除 1 例合并丙肝者演变为慢性丙肝，21 例血清抗戊型肝炎病毒（HEV）均在 6 个月内复查转阴。[1]

4. 过建春等分 4 型

（1）黄疸型　药用黄柏 30 克、岩柏 15 克、过路黄 15 克、六月雪 15 克、白茅根 15 克、凤尾草 15 克。

（2）无黄疸型　药用柴胡 12 克、茯苓 12 克、白术 12 克、陈皮 12 克、车前草 15 克、延胡索 10 克、枳壳 10 克。

（3）郁胆型　赤芍 30～60 克、郁金 15 克、葛根 15 克、牡丹皮 15 克、茵陈 15 克、虎杖根 15 克、生大黄 10～30 克。

（4）重型　生大黄 30～60 克。煎服，每日 4 次。羚羊角粉 1 克、牛黄 0.3 克口服，每日 2 次。

临床观察：过建春等将 120 例戊型肝炎患者随机分为中西组 83 例与西药组 37 例。西药组单纯用西药治疗；中西组以上方辨证分型治疗，加用西药护肝药物、维生素等治疗同西药组。疗程为 1～3 个月。结果：中西组平均治愈时间为（38±

5）天，显效率为 67%，总有效率为 96%；西药组平均治愈时间为（46±8）天，显效率为 34%，总有效率为 89%。[2]

经 验 方

1. 茵陈五苓散 1　茵陈 20 克、茯苓 15 克、猪苓 15 克、泽泻 15 克、白术 15 克、桂枝 9 克。随症加减：血瘀气滞者，酌量加香附、薤白；瘀热蕴结者，酌量加板蓝根；血瘀气虚者，酌量加人参、黄芪；肝肾阴虚者，酌量加枸杞子、女贞子；脾肾阳虚者，酌量加淫羊藿。水煎服，分早晚 2 次服用，每次 100 毫升。健脾和胃，清热解毒，利湿退黄。适用于黄疸湿多热少、小便不利之证。王继平将 75 例急性戊型肝炎患者随机分为治疗组与对照组各 35 例。对照组予西药治疗，甘草酸二铵、还原型谷胱甘肽，每次 150 毫克，用 10% 葡萄糖注射液 250 毫升稀释后缓慢滴注，每日 1 次；门冬氨酸钾镁，每次 20 毫升加入 10% 葡萄糖注射液 250 毫升，静脉滴注，每日 1 次。治疗组在对照组的基础上给予茵陈五苓散加减治疗。两组疗程周期均为 2 周。结果：治疗组有 32 例抗 HEV 转阴，转阴率 91.43%；对照组有 20 例抗 HEV 转阴，转阴率 57.14%。[3]

2. 茵陈五苓散 2　茵陈 15 克、泽泻 10 克、茯苓 10 克、猪苓 10 克、赤芍 20 克、白芍 15 克、白术 12 克、生山楂 12 克、大黄 6 克、丹参 10 克、郁金 10 克、白茅根 20 克。随症加减：气虚者，加黄芪 20 克、甘草 10 克；阴虚者，加生地黄 15 克、枸杞子 15 克；气滞者，加佛手 10 克、陈皮 15 克；血瘀明显者，加当归 15 克、川芎 15 克。每日 1 剂，煎 2 次，混合后早晚分服，15 天为 1 个疗程。清肝利胆，清热利湿，解毒退黄。金清明将 28 例戊肝患者分为治疗组与对照组各 14 例。治疗组予自拟茵陈五苓散加减，同时给予保肝降酶退黄常规治疗；5% 葡萄糖注射液 250 毫升＋甘草酸二铵 20 毫升，

① 朱云.中医药治疗戊型病毒性肝炎 21 例临床观察［J］.新中医，1995（12）：45.
② 过建春，丁汉臣.中西医结合治疗戊型肝炎疗效观察——附 83 例分析［J］.浙江中西医结合杂志，1995（S1）：32-33.
③ 王继平.茵陈五苓散加减治疗急性戊型肝炎 35 例临床观察［J］.中国民族民间医药，2015，24（12）：64,66.

5％葡萄糖注射液250毫升＋多烯磷脂酰胆碱10毫升静脉点滴等保肝降黄治疗。对照组单用以上西药治疗。结果：两组经1个月治疗后,复查肝功能和抗HEV,治疗组有效率优于对照组。[①]

3. **活血退黄方** 茵陈、栀子、黄芩、虎杖、丹参、赤芍、郁金、茯苓、大黄。随症加减：胁肋胀痛者,加柴胡、姜黄；出现腹水者,加猪苓、泽泻；纳差者,加焦神曲、焦山楂、炒麦芽。每日1剂,水煎取汁300毫升,早晚分服。孙刚等将60例病毒性肝炎戊型急性黄疸型患者随机分为治疗组与对照组各30例。对照组予茵栀黄颗粒加常规保肝降酶退黄治疗；治疗组予活血退黄方,同时加常规保肝降酶退黄治疗。结果：治疗组显效12例,有效15例,无效3例,总有效率为90％；对照组显效10例,有效12例,无效8例,总有效率为73.3％。[②]

4. **自拟中药方** 赤芍42克、白芍18克、白术18克、茵陈21克、生山楂21克、大黄15克、丹参18克、郁金15克。随症加减：气虚者,加黄芪30克、甘草10克；阴虚者,加生地黄15克、枸杞子15克；脾虚湿滞者,加茯苓18克,气滞者,加佛手10克、陈皮15克；血瘀明显者,加当归15克、川芎15克。每日1剂,煎2次,混合后早晚分服,30天为1个疗程。降酶退黄,改善肝脏功能,促进受损肝细胞恢复。刘静将36例戊型肝炎患者随机分为治疗组与对照组各18例。对照组予保肝降酶退黄常规治疗,治疗组在对照组基础上加服清热凉血、解毒退黄自拟中药方。结果：服用1个月后,治疗组患者肝功能明显好转,谷丙转氨酶(ALT)降低至正常3例,ALT在40.0～200.0单位/升12例；抗HEV转阴及弱阳性15例。对照组肝功能部分得到改善,ALT降低至正常2例,ALT在40.0～200.0单位/升8例,抗HEV转阴及弱阳性8例。[③]

5. **茵陈大黄六味汤** 茵陈30克、栀子9克、黄柏15克、大黄9克、大青叶30克、川金钱草60克。水煎,每日1剂,重煎,早晚服,连用2周。清热、利湿、解毒、退黄。适用于戊型肝炎黄疸。杨清儒等将63例戊型肝炎黄疸老年患者随机分为治疗组32例与对照组31例。对照组应用苦参碱20毫升、肝泰乐0.4克、水溶性维生素2支,分别加入5％葡萄糖注射液或生理盐水250毫升静滴；肝安250毫升静滴。均每日1次。另据病情必要时应用白蛋白等。治疗组给予茵陈大黄六味汤治疗。结果：治疗组临床症状变化、黄疸指标、肝酶指标及HEV阴转率显著优于治疗前($P < 0.01$)及对照组($P < 0.01$)。[④]

6. **柴胡栀子散** 柴胡6克、栀子6克、牡丹皮6克、川芎6克、茯苓6克、白术6克、赤芍10克、白芍10克、当归10克、甘草3克、车前草15克。随症加减：口苦恶心呕吐者,加黄连3克、生姜3克；舌苔黄厚腻者,加砂仁3克、竹茹6克。每日1剂,水煎分2次服。黄疸明显者(TBIL>34.2微摩尔/升),加用苦黄注射液20～40毫升,不能进食者以输液补充能量,TBIL>171微摩尔/升的重症患者加用血浆、白蛋白支持治疗。俞新中以上方加减治疗33例戊型肝炎患者。结果：全部痊愈(临床症状消失、肝功能正常)出院,住院天数<1个月4例,1个月16例,1.5个月13例。出院后随访未复发。[⑤]

7. **赤白汤** 赤芍45克、白芍20克、白术18克、大黄15克、丹参20克、茵陈20克、生山楂20克。小儿药量酌减。随症加减：气虚者,加黄芪30克、甘草10克；阴虚者,加生地黄15克、枸杞子15克；脾虚湿滞者,加茯苓18克；气滞者,加佛手10克、陈皮15克；血瘀明显者,加当归15克、川芎15克。每日1剂,煎2次,混合后早晚分服,20天为1个疗程。张奉海等以上方加减治疗52例戊型肝炎患者。结果：服药1个疗程者38例,2个疗程者14例,除个别病例有胃肠不适、轻度恶心外,无其他不良反应。ALT变化情况,治疗前异

① 金清明.中西医结合治疗戊肝28例临床观察[J].中医临床研究,2014,6(30)：94－95.
② 孙刚,等.活血退黄汤加减治疗病毒性肝炎戊型急性黄疸型的临床观察[J].吉林医学,2011,32(33)：7046－7047.
③ 刘静.中西医治疗36例戊型肝炎的临床观察及分析[J].吉林医学,2010,31(10)：1331.
④ 杨清儒,等."茵陈大黄六味汤"治疗老年人戊型肝炎黄疸的疗效观察[J].现代医院,2008(9)：70－71.
⑤ 俞新中.柴胡栀子散为主治疗戊肝33例[J].实用中医药杂志,2007(4)：223.

常 50 例(96.1％),经治疗除 1 例无变化,其余病例 ALT 值均明显下降,复常 48 例,复常时间 1～5 周,平均 2.92 周。临床症状经治疗基本上在 2 周内改善。①

8. 戊肝合剂 茵陈 15 克、秦艽 15 克、败酱草 15 克、郁金 15 克、赤芍 15 克、薏苡仁 15 克、猪苓 15 克、茯苓 15 克、车前子(包煎)15 克、焦山楂 15 克、焦神曲 15 克、黄芩 10 克、生栀子 10 克、牡丹皮 10 克、柴胡 5 克、玄明粉(分 2 次冲服)6 克。每日 1 剂,加水煎 2 次混匀后,上、下午各服 1 次,连服 1 个月为 1 个疗程。清肝,利胆,泻下退黄,凉血解毒。陈卫平将 100 例散发性戊型病毒性肝炎患者随机分为治疗组与对照组各 50 例。对照组予茵栀黄注射液 30 毫升加入 5％葡萄糖注射液 500 毫升中静脉滴注,每日 1 次,并口服肌苷片 0.3 克,每日 3 次,1 个月为 1 个疗程。治疗组予戊肝合剂。结果:治疗组治疗 1 个月痊愈率 84％,总有效率 100％,治疗组有效率优于对照组。②

9. 茵陈四金汤 茵陈 30 克、金钱草 30 克、金银花 15 克、广郁金 10 克、炙鸡内金 10 克、虎杖 30 克、丹参 15 克、赤芍 10 克、茯苓 15 克、甘草 5 克。每日 1 剂,水煎 2 次,各 150 毫升,分早晚服。15 天为 1 个疗程。除湿解毒,清热消瘀,祛邪安正。俞文军等将 96 例急性戊型肝炎患者随机分为治疗组 50 例与对照组 46 例。对照组每日予能量合剂加门冬氨酸钾镁 20 毫升静滴,口服保肝药,复方益肝灵、肝太乐、维生素 C 等。治疗组予茵陈四金汤。结果:治疗组显效 43 例(86％),有效 7 例(14％),无效 0 例;对照组显效 18 例(39.1％),有效 25 例(54.3％),无效 3 例(6.5％)。③

10. 肝炎 1 号 茵陈 50 克、栀子 15 克、黄芩 15 克、虎杖 15 克、龙胆草 15 克、泽泻 15 克、丹参 20 克、苍术 20 克、芦根 20 克、板蓝根 30 克、大黄 10 克、甘草 10 克。水煎取液 200 毫升,每日 50 毫升分 2 次口服。清热利湿,活血化瘀,利胆退黄。

成建等将 58 例急性戊型肝炎患者随机分为治疗组 30 例与对照组 28 例。对照组采用常规西药保肝治疗(10％葡萄糖注射液、强力宁、维生素 C、肝泰乐);治疗组在对照组的基础上采用肝炎 1 号治疗。结果:治疗组治愈 29 例,好转 1 例;对照组治愈 22 例,好转 4 例,无效 2 例。④

单　　方

丹茵合剂 组成:丹参 15 克、茵陈 30 克、板蓝根 15 克。制备方法:所有药物均采用国产煎药机煎煮,每次煎每人次 15 天量,其中先煎丹参 1 小时,再加茵陈、板蓝根同煎半小时,去渣滤汁浓缩装 500 毫升玻璃盐水瓶。100℃流通空气消毒 1 小时封瓶备用。用法用量:取消毒瓶装合剂每次 50～100 毫升,每日 3 次口服,15 天为 1 个疗程。临床应用:顾本宇等以上方治疗 36 例戊肝黄疸患者。结果:1 个疗程治愈 12 例,2 个疗程治愈 22 例,显效 2 例。⑤

慢性病毒性肝炎(乙型、丙型)

慢性病毒性肝炎根据病源不同临床上以乙肝和丙肝最为常见,临床症状以乏力、食欲减退、厌油、恶心、呕吐、肝区疼痛、肝功能损害为多见,症状可轻可重,有的出现蜘蛛痣、肝掌,有的可见低热、黄疸或颜面黧黑、肝脾肿大、腹水等。少数病程迁延反复数年,可发展为肝硬化甚至肝癌。

慢性病毒性肝炎症情复杂,本病属中医"胁痛""黄疸""鼓胀""积聚""肝着"等范畴。临床辨证分为五型。(1)湿热内结证:临床表现纳差食少,口干口苦,困重乏力,小便黄赤,大便溏或黏滞不爽,或伴胁肋不适,恶心干呕,或伴身目发黄,舌红,苔黄腻,脉弦数或弦滑数。(2)肝郁脾虚证:

① 张奉海,等.自拟赤白汤治疗戊型肝炎 52 例分析[J].实用中医内科杂志,2003(2):115.
② 陈卫平.自拟戊肝合剂治疗散发性戊型病毒性肝炎 50 例[J].辽宁中医学院学报,2002(4):275-276.
③ 俞文军,等.茵陈四金汤治疗急性戊型肝炎 50 例[J].辽宁中医杂志,2001(11):679.
④ 成建,等.中西医结合治疗急性戊型肝炎 30 例观察[J].中国中西医结合杂志,1994,14(11):691.
⑤ 顾本宇,等.丹茵合剂治疗戊肝黄疸 36 例[J].内蒙古中医药,2004(5):3-4.

临床表现胁肋胀痛，情志抑郁，身倦乏力，纳呆食少，脘痞，腹胀，便溏，舌质淡，有齿痕，苔白，脉弦细。(3)肝肾阴虚证：临床表现胁肋隐痛，腰膝酸软，两目干涩，口燥咽干，失眠多梦，或头晕耳鸣，五心烦热，舌红少苔或无苔，脉细数。(4)瘀血阻络证：临床表现胁肋刺痛，面色晦暗，口干但欲漱水不欲咽，或胁下痞块，赤缕红丝，舌质紫暗或有瘀斑点，脉沉涩。(5)脾肾阳虚证：临床表现畏寒喜暖，面色无华，少腹、腰膝冷痛，食少脘痞，腹胀便溏，或伴下肢浮肿，舌质暗淡，有齿痕，苔白滑，脉沉细无力。①

辨 证 施 治

1. 张镜人分6型

(1)肝气失疏，脾运少健型　症见胁肋胀痛，纳减，腹满，肢软疲倦，大便时溏，脉细弦，舌苔薄，质淡红。治宜疏肝理气、健脾化湿。方用柴胡疏肝散加减：柴胡、川芎、白术、白芍、薏苡仁、制香附、枳壳、炒黄芩、茯苓、炙甘草等。

(2)湿郁化热，热扰肝经型　症见胁胀掣痛，胸闷不舒，随情志变化而增减，心烦失眠，小溲黄赤，脉弦数，舌苔薄黄，尖红。治宜柔肝解郁、清热泄热。方用丹栀逍遥散加减：柴胡、当归、白芍、白术、茯苓、炙甘草、牡丹皮、生栀子、广郁金、合欢皮等。

(3)肝脾两虚，气血不足型　症见胁痛隐隐，时作时已，面色萎黄，头晕目眩，心悸少寐，脉细软，舌苔薄，质淡。治宜益气健脾、养血调肝。方用归芍六君煎加减：党参、白术、当归、白芍、茯苓、枸杞子、半夏、陈皮、远志、酸枣仁等。

(4)肾阴下耗，水不涵木型　症见右胁灼热疼痛，目糊耳鸣，夜寐盗汗，腰脊酸楚，下肢乏力，脉细弦数，舌呈花剥或光红。治宜滋水育阴、泄肝清热。方用一贯煎加减：生地黄、北沙参、麦冬、枸杞子、山萸肉、赤芍、续断、杜仲、青皮、甘菊花、桑寄生、川楝子等。

(5)气滞血瘀，肝脾癥积型　症见两胁扪及癥积，胀痛或刺痛，肤色晦暗，面部与颈、胸部出现红缕赤痕，形体消瘦，腹满鼓隆，脉细涩，舌质紫绛而有瘀斑。多见于肝炎后肝掌、蜘蛛痣、肝脾肿大、肝硬化腹水等。治宜活血化瘀、软坚消积。方用桃红四物汤加减：当归、桃仁、红花、川芎、赤芍、牡丹皮、石见穿、八月札、生牡蛎、生地黄、炙鳖甲、香附、大腹皮、陈葫芦等。

(6)脾土衰败，肝肾亏损型　症见面色黧黑，肌肤晦黄，胁下癥积刺痛，固定不移，胸脘痞闷，形瘦肉削，纳呆便溏，神疲乏力，脉沉迟，舌质淡紫，苔少。治宜温运脾阳、补益肝肾。方用茵陈附子干姜汤加减：茵陈、附子、干姜、白术、陈皮、制半夏、肉桂、菟丝子、巴戟肉、枳实、墨旱莲、女贞子等。

临床观察：张镜人以上方辨证治疗2例慢性病毒性肝炎患者，疗效满意。②

2. 郭广印等分4型

(1)气滞血瘀型　症见肝脾肿大，大便有秘结，小便呈现黄色，手掌鱼际发红，舌质少量瘀斑呈现微紫暗，苔微黄腻，脉细弦。治宜活血化瘀、疏肝理气。方用桃红四物汤加减：柴胡15克、当归15克、香附10克、丹参15克、赤芍20克、红花10克、桃仁10克、延胡索15克、三棱15克、莪术15克、鳖甲(醋制)20克、牡蛎30克、炙甘草6克。

(2)肝郁脾虚型　症见两胁明显胀痛，脘腹有胀闷症状，口苦，食欲减退，乏力，大便有溏泄，舌质淡，苔薄白，脉弦。治宜疏肝健脾。药用当归15克、柴胡20克、白芍15克、白术30克、麦芽15克、郁金12克、厚朴12克、党参15克、牡丹皮12克、板蓝根15克、甘草6克。

(3)寒湿困脾型　症见身目俱黄，黄色晦暗，脘腹胀闷，食欲减少，头感沉重，身体有困乏感，神色疲惫，四肢有冰寒感，大便可见溏泄，小便清长，舌质淡，苔白腻，脉涩缓。治宜燥湿健脾。方用茵陈四逆汤加味：茵陈30克、干姜10克、附子10克、

①　中华中医药学会肝胆病分会.病毒性肝炎中医辨证标准［J］.临床肝胆病杂志,2017,33(10)：1839-1846.
②　王慧军,王松坡.国医大师张镜人辨治慢性病毒性肝炎的经验［J］.辽宁中医杂志,2015,42(9)：1633-1635.

栀子壳 15 克、甘草 6 克、白术 15 克、茯苓 12 克。

（4）肝阴不足型　症见头晕并且有心悸感，常有失眠多梦症状，胁肋可见隐痛，身体疲乏无力，并有脾气烦躁易怒症状，可见手足心热，舌质红，苔少，脉弦细数。治宜滋阴养肝。方用养肝汤加味：当归 15 克、白芍 15 克、黄芪 30 克、沙参 15 克、生地黄 12 克、枸杞子 12 克、女贞子 12 克、麦冬 15 克、何首乌 12 克、夜交藤 15 克、酸枣仁 15 克、地骨皮 12 克。

临床观察：郭广印等以上方辨证治疗数例慢性病毒性肝炎患者，疗效满意。①

3. 张俊桥分 10 型

（1）肝胆湿热型　症见恶心厌油，纳呆，腹胀，大便黏臭不爽，小便黄赤短涩，或见胁痛，低热，脉滑数，舌苔黄腻。若湿热蕴久化火，则可见口臭口苦，唇角口燥，心烦难寐，大便秘结，小便灼热，右胁灼痛，脉数大，舌苔黄腻而起芒刺。治宜清利肝胆湿热。药用茵陈 30 克、蒲公英 20 克、白茅根 30 克、赤芍 10 克、牡丹皮 10 克、车前子 20 克、郁金 10 克、六一散 15 克、藿香 10 克。

（2）肝胃不和型　症见胸胁胀满或窜痛，嗳气呃逆，灼心吞酸，纳呆脘胀或疼痛，或恶心呕吐，舌苔白，脉弦。治宜平肝和胃。药用旋覆花 10 克、代赭石 15 克、杏仁 10 克、橘红 10 克、焦白术 10 克、酒黄芩 10 克、当归 15 克、白芍 15 克、香附 10 克、木瓜 10 克、砂仁 6 克、藿香 10 克。

（3）肝郁脾虚型　症见两胁胀痛，腹胀午后见重，大便稀薄或完谷不化，纳呆口淡，女子经期不准，头晕乏力，脉弦缓，舌质淡或暗红，苔薄白。治宜健脾疏肝。药用醋柴胡 10 克、党参 20 克、白术 15 克、砂仁 6 克、藿香 10 克、当归 15 克、白芍 15 克、香附 10 克、木瓜 10 克、生甘草 6 克。

（4）脾失健运型　症见面色㿠白，气短乏力，口黏发甜，腹胀缠绵昼夜不休，或食后饱胀，大便溏泄，脉沉缓，舌体胖，舌边有齿痕，舌苔白腻。若湿邪困脾，可见身肢沉重，头重如裹，下肢水肿，舌苔垢腻。治宜健脾化运。药用党参 20 克、白术 10

克、茯苓 20 克、薏苡仁 20 克、山药 20 克、厚朴 10 克、草豆蔻 6 克、橘红 10 克、生甘草 6 克。

（5）脾肾两虚型　症见身倦乏力，腰酸腿沉，肢胀浮肿，大便溏泄，小溲清长，或尿意频急，纳少腹胀，完谷不化，脉沉微，舌质淡，苔薄白。若阳虚明显，可见喜暖恶寒，少腹腰膝冷痛，五更泄泻，水臌，脉沉迟，舌苔腻。治宜健脾补肾。药用党参 20 克、白术 10 克、茯苓 15 克、山药 20 克、续断 20 克、桑寄生 30 克、女贞子 15 克、枸杞子 15 克。

（6）肝肾阴虚型　症见腰酸腿软，足跟痛，头晕目眩，耳聋耳鸣，失眠多梦，梦遗滑精，心悸怔忡，右胁隐痛，口干舌燥，五心烦热，或伴低热盗汗，女子经少经闭，脉弦细，舌质红，无苔或少苔。若阴虚内热，则见急躁易怒，鼻衄，牙龈出血，口苦思饮，大便干，小便黄，脉细稍数，舌质绛，苔薄黄。治宜滋补肝肾。药用北沙参 15 克、麦冬 15 克、当归 20 克、生地黄 20 克、白芍 20 克、枸杞子 20 克、川楝子 15 克、木瓜 10 克、何首乌 15 克、生甘草 6 克。

（7）气血两虚型　症见面色无华或苍白，头晕目眩，自汗，心悸气短，全身乏力，累后胁痛，纳呆腹胀，口干不思饮，大便软，小溲清，毛发不荣，脉沉细无力，舌质淡，苔薄白或无苔。若兼见阴虚，可见口燥咽干，午后发热，潮热盗汗，腰膝酸软，舌红有裂纹，脉细数无力。治宜补气养血。药用黄芪 30 克、党参 20 克、白术 10 克、茯苓 20 克、白芍 15 克、生地黄 20 克、当归 15 克、川芎 15 克、甘草 6 克。

（8）气滞血瘀型　症见胸闷气憋，抑郁不舒，两胁痛或周身串痛，气短乏力，善太息，纳呆腹胀，因情绪变化或劳累而加重，胁下痞块，妇女痛经，经血夹有血块或闭经，舌苔白，舌质暗或有瘀斑。若瘀血日久，则可见晦暗或黧黑，肌肤甲错，唇暗舌紫，肝脾肿大坚硬，两胁刺痛，口干不欲饮。治宜行气活血。药用醋柴胡 10 克、木瓜 10 克、香附 6 克、当归 20 克、白芍 15 克、泽兰 15 克、丹参 15 克、党参 10 克、白术 10 克、砂仁 6 克。

① 郭广印，等.辨证治疗慢性病毒性肝炎的临床体会[J].内蒙古中医药,2013,32(20)：22－23.

（9）气虚血滞型　症见面色黧黑，唇舌紫暗，肌肤甲错，两胁刺痛，痛有定处，肝脾肿大坚硬，口干不欲饮，妇女痛经，经行不畅有血块，纳呆，乏力气短，脉弦，舌质暗或有瘀斑。治宜化瘀行气。药用当归 15 克、赤芍 15 克、白芍 15 克、丹参 15 克、泽兰 15 克、生牡蛎 30 克、炙鳖甲 15 克、藕节 20 克、鸡内金 20 克、香附 10 克、黄芪 20 克、水红花子 10 克。

（10）痰瘀互结型　症见身体肥胖，面色暗滞，肝脾肿大刺痛，脘胀纳少，恶心厌油，咳吐痰涎，头晕目眩，心悸，肢体沉重，难寐或嗜睡，便溏不爽，舌质胖嫩边有齿痕，舌质暗或有瘀斑，苔腻脉滑。治宜活血化瘀。药用代赭石 20 克、旋覆花 10 克、杏仁 10 克、橘红 10 克、赤芍 20 克、白芍 20 克、丹参 15 克、香附 10 克、瓜蒌 15 克、小蓟 10 克、藕节 10 克、泽兰 10 克。[1]

4. 杨尧森分 3 型

（1）肝胆湿热型　症见中上腹胀满不适，口苦，食欲不振，困倦乏力，舌质偏红，苔白腻，或黄腻，脉弦滑。治宜清热利湿。药用茵陈 30 克、白花蛇舌草 30 克、虎杖根 30 克、薏苡仁 15 克、郁金 15 克、车前子 15 克、焦栀子 10 克、柴胡 10 克、枳壳 10 克、茯苓 15 克、败酱草 30 克、陈皮 6 克。

（2）脾虚湿滞型　症见面色萎黄，精神不振，四肢困倦，纳谷不香，大便溏薄，形寒肢冷，脘腹不舒，苔白微腻，脉沉细而滑。治宜健脾化湿、解毒。药用茵陈 30 克、白茯苓 30 克、炒薏苡仁 15 克、制半夏 15 克、淫羊藿 15 克、仙茅 15 克、炒苍术 15 克、炒白术 15 克、六月雪 30 克、平地木 30 克、败酱草 30 克、白花蛇舌草 30 克、广木香 3 克、焦三仙各 3 克、陈皮 6 克。

（3）血瘀邪恋型　症见胁下隐痛，面色暗黑，夜寐不安，神疲乏力，形体消瘦，大便不畅，舌质暗红或淡红边有瘀点，苔薄白，脉弦。治宜柔肝、活血、解毒。药用茵陈 30 克、制大黄 6 克、郁金 20 克、泽兰 30 克、三棱 10 克、莪术 10 克、石见穿 20 克、丹参 15 克、生黄芪 15 克、当归 30 克、马鞭草 30 克、土茯苓 30 克、败酱草 30 克、白花蛇舌草 30 克、六月雪 30 克、平地木 30 克。

随症加减：各型肝功能检测，酶类增高者，加垂盆草、野菊花；出现黄疸者，重用茵陈，加田基黄；阴虚者，加北沙参 15 克、川石斛 20 克、栀子 10 克；肝胆湿热型中湿偏重者，加苍术 15 克、厚朴 10 克。临床观察：杨尧森以上方辨证治疗 68 例乙型病毒肝炎患者。结果：有效 56 例，无效 12 例。[2]

5. 黄鼎明分 6 型

（1）湿热交蒸型　① 热重于湿，症见胁痛胁胀，面目皮肤发黄，色泽鲜明，小便黄赤，身热口苦，胸闷不思饮食，大便不畅，舌红苔黄腻，脉弦数。治宜清热化湿利胆。方用茵陈蒿汤、龙胆泻肝汤、栀子柏皮汤。② 湿重于热，症见胁痛胁胀，面目、皮肤、小便色黄，胸闷纳呆，泛恶欲呕，困倦乏力，大便溏泄，舌红苔白腻或微黄腻，脉弦滑。治宜利湿清热退黄。方用茵陈四逆散、甘露消毒丹、胃苓散。表证明显，发热恶寒者，宜用麻黄连翘赤小豆汤。

（2）肝郁气滞型　症见胁肋胀痛，以胀为主，胸闷善太息，口苦，倦怠乏力，脘腹胀满，矢气频作，性急易怒，舌暗红，苔薄白，脉弦。治宜疏肝理气解郁。方用柴胡疏肝汤、茵陈四逆散、逍遥散。

（3）脾气虚弱型　症见面色不华，肌体羸瘦，短气乏力，食欲不振，强食则腹胀，口淡无味，大便溏泄，轻度浮肿，压之应指而起，舌淡胖，苔薄白滑，脉细弱。治宜补中益气，佐以疏肝理气。方用异功散、补中益气汤、香砂六君汤。

（4）肝肾阴虚型　症见两胁隐痛，食减形瘦，神疲乏力，口燥咽干，五心烦热或午后低热，心烦易怒，失眠多梦，腰膝酸软，舌红绛少苔或无苔，脉细数。治宜滋补肝肾、理气通络。方用一贯煎、滋水清肝饮、六味地黄丸。

（5）脾肾阳虚型　症见形寒肢冷，腰膝酸软，面目下肢浮肿，尿少或夜尿多，便溏或五更泄泻，舌

① 张俊桥.中医辨证治疗慢性病毒性肝炎［J］.中国中医急症，2010，19(9)：1630-1631.
② 杨尧森.辨证治疗乙型病毒性肝炎 68 例［J］.浙江中西医结合杂志，2003，13(4)：247-248.

淡胖,边有齿印,苔白,脉沉迟无力。治宜补脾温肾、化气行水。方用右归丸、补肾汤、济生肾气丸。

（6）瘀血型　症见胁痛如刺,面色黧黑,色泽暗晦,神疲乏力,脘腹胀闷,口渴不欲饮水,肝掌及蜘蛛痣色紫暗,舌紫暗有瘀斑或瘀点,脉弦涩或细弦,后期可有痞块。治宜活血化瘀、理气散结。方用血府逐瘀汤、复元活血汤、大黄䗪虫丸加减化裁。

临床观察:黄鼎明以上方辨证治疗数例急、慢性病毒性肝炎患者,疗效满意。[①]

丙 型 肝 炎

辨 证 施 治

1. 薛博瑜分4证

（1）肝郁脾虚瘀阻证　症见胁痛,心情抑郁,嗳气太息,胸闷脘痞,口淡乏力,纳食减少,腹胀便溏,面色少华,体倦乏力。舌质紫暗,苔薄白,脉细弦。治宜疏肝健脾、行气活血。方用逍遥散、四逆散加减:柴胡、枳壳、赤芍、当归、白术、茯苓、生甘草、薄荷、牡丹皮、丹参、白花蛇舌草、垂盆草、陈皮。随症加减:湿浊中阻者,加用二陈汤,或加佩兰、砂仁、蔻仁;脾虚明显者,加淮山药、生黄芪;兼有湿热者,加栀子、蒲公英。

（2）热毒瘀结证　症见胁痛如刺,痛处固定,胁下癥积,面色晦暗,或见赤丝血缕,齿鼻衄血,神疲乏力,纳差便溏,舌红伴有瘀斑,脉细弦或细涩。治宜清热凉血、化瘀解毒。方用犀角地黄汤合四逆散加减:水牛角、生地黄、牡丹皮、赤芍、柴胡、枳壳、生甘草、丹参、白花蛇舌草、垂盆草、紫草、板蓝根、沙参。随症加减:肝气郁结,急躁,两胁胀痛者,加广郁金、广木香;湿浊中阻者,加砂仁、白蔻仁、法半夏;脾气虚者,加黄芪、炒白术;气阴两虚者,加黄芪、制黄精;湿热甚,口苦恶心,甚则身热发黄,黄色鲜明者,加茵陈、龙胆草、车前草、土

茯苓;肝肾阴虚者,加女贞子、枸杞子、墨旱莲;瘀血甚者,加三七、莪术、红花;转氨酶反复增高者,加五味子、田基黄、蒲公英。

（3）气虚阴伤证　症见形体消瘦,精神疲惫,动则汗出,胁痛隐隐,心烦口干,头晕目涩,时或齿衄、鼻衄,舌质红或淡红或紫暗,苔少,脉细涩或细数。治宜益气养阴、清化瘀毒。方用四君子汤合生脉散合沙参麦冬汤加减:党参、白术、茯苓、生甘草、麦冬、五味子、北沙参、玉竹、赤芍、丹参、白花蛇舌草、垂盆草、板蓝根。随症加减:胁痛较甚者,加醋柴胡、广郁金;阴虚夹血热较甚者,加犀角地黄汤或紫草、牡丹皮;肾虚腰膝酸软者,加怀牛膝、杜仲、桑寄生;夹有热毒者,加虎杖、蒲公英。

（4）肝肾阴亏证　症见头晕目眩,胁痛隐隐时作,腰膝酸软,耳鸣健忘,失眠多梦,口燥咽干,五心烦热,盗汗颧红,舌红少苔,脉细而数。治宜滋水涵木、养阴柔肝、化瘀通络。方用滋水清肝饮合鳖甲煎丸加减:熟地黄、当归、白芍、酸枣仁、山茱萸、山药、柴胡、牡丹皮、鳖甲、土鳖虫、牡丹皮、丹参、莪术、白花蛇舌草、郁金。随症加减:瘀血明显者,加赤芍、当归;夹有水湿者,加泽兰、泽泻、土茯苓。[②]

2. 康永分5型

（1）湿热壅阻型　症见发热,心中懊恼,泛恶,胸脘痞闷,胁肋胀满,口苦,口中黏腻,口渴但不喜多饮,舌红,苔黄腻,脉濡数。治宜清热化湿。方用茵陈汤或茵陈五苓散加减:茵陈、栀子、大黄、茯苓、苍术、杏仁、薏苡仁、白蔻仁、滑石、木通、黄芩。随症加减:湿邪偏甚者,加重利湿之品或改用黄芩滑石汤加减(黄芩、滑石、白蔻仁、猪苓、茯苓、大腹皮、藿香、茵陈、通草);热毒较甚者,加板蓝根、连翘、羚羊角、水牛角;湿热困脾致脾虚者,加党参、白术、陈皮、谷芽、麦芽。

（2）肝郁脾虚型　症见胸胁胀满,纳呆,嗳气,大便不调,舌苔白腻,脉弦。治宜疏肝健脾。方用逍遥散加减:白芍、当归、柴胡、茯苓、白术、

① 黄鼎明.急、慢性病毒性肝炎的辨证论治[J].福建中医药,1984(6):41-44.
② 薛博瑜.难治性慢性丙型肝炎的中医辨证论治[J].南京中医药大学学报,2015,31(1):1-3.

炙甘草、生姜、薄荷、制香附、川楝子。随症加减：脾虚明显者,加党参。

（3）气滞血瘀型　胁肋胀痛,脘痞腹胀,嗳气频作,喜叹气,以血瘀为主者,症见胁肋刺痛、拒按,入夜尤甚;气滞者,舌苔白,脉弦;血瘀者,舌暗或有瘀点瘀斑,脉涩。治宜疏肝理气、活血化瘀。以气滞为主者,方用柴胡疏肝散;以血瘀为主者,方用膈下逐瘀汤。随症加减：两者均可加九香虫、紫苏梗、川楝子、延胡索等。

（4）肝肾阴虚型　症见低热口干,胁痛腰酸,头晕心悸,失眠急躁,手足心热,舌红,少苔,脉细数。治宜滋养肝肾、养阴和血。方用一贯煎加减：制何首乌、川楝子、乌梅、生地黄、熟地黄、沙参、当归、枸杞子、麦冬、鳖甲。随症加减：低热者,加银柴胡、地骨皮、知母;阴虚甚者,加女贞子、墨旱莲、炙龟甲、玄参。

（5）脾肾阳虚型　症见精神萎靡,喜暖怕冷,肢软乏力,纳运不佳,腰膝酸软,大便稀薄,小便清长,舌淡,苔白,脉沉缓弱。治宜温中健脾、补肾助阳。方用附子理中丸合金匮肾气丸加减：炮附子、干姜、人参、制白术、炙甘草、桂枝、山茱萸、山药、熟地黄、茯苓、枸杞子、黄芪。[1]

3.潘向荣分4型

（1）湿热内结型　症见黄疸明显,恶心,纳差,口干苦,腹胀,大便秘结,小便黄短,舌苔黄腻,脉弦数。方用茵陈蒿汤加味：茵陈25克、栀子15克、连翘15克、大黄12克、黄柏12克、龙胆草12克、虎杖12克、柴胡12克、板蓝根20克、薏苡仁30克、甘草6克、丹参15～30克、半枝莲18～30克。

（2）脾虚湿滞型　症见腹脘满闷,头重,身困,纳呆,大便溏,小便不利,舌质淡润,脉濡缓。方用茵陈五苓散加减：茵陈20克、茯苓20克、猪苓18克、柴胡12克、白术12克、香附12克、泽泻12克、苍术10克、陈皮10克、薏苡仁30克、白扁豆15克、神曲15克、丹参15～30克、半枝莲18～

30克。

（3）肝气郁结型　症见两胁胀痛不适,嗳气,口干苦,纳少,舌质红,苔少,脉弦。方用柴胡疏肝散加减：白芍30克、香附15克、柴胡12克、川楝子12克、枳壳12克、白术12克、郁金12克、赤芍12克、神曲18克、淮山药20克、丹参15～30克、半枝莲18～30克。

（4）肝肾阴虚型　症见膝酸软,乏力,失眠多梦,口干,舌质淡红,苔少或无苔,脉弦细,肝功能中ALT单项持续轻度升高。方用一贯煎加减：柴胡12克、当归10克、生白芍30克、菟丝子15克、龟板胶15克、沙参15克、麦冬15克、枸杞子15克、生地黄20克、五味子10克、丹参15～30克、半枝莲18～30克。

以上各方均每日1剂,水煎服。临床观察：潘向荣以上方辨证治疗18例丙型肝炎患者,疗效满意。[2]

4.李东海等分5型

慢肝复康丸：紫河车30克、紫草10克、黄精10克、黄芪10克、大黄6克、姜黄6克、柴胡10克、鳖甲10克、人参6克、冬虫夏草6克、三七6克、甘草6克。将上药以10倍量共研细末,炼蜜为丸,每丸9克,每次2丸,每日2次。同时根据中医辨证分型,分别以每型加的两味中药为引子,每味3克研末,配服药丸冲服。1个月1个疗程。

（1）湿热中阻型　症见胁胀脘闷,恶心厌油,纳呆,身目发黄而色泽鲜明,尿黄,口黏口苦,大便黏滞秽臭或先干后溏,口渴欲饮或饮而不多,肢体困重,倦怠乏力,舌苔黄腻,脉弦数或弦滑数。方用慢肝复康丸加茵陈、凤尾草。

（2）肝郁脾虚型　症见胁胀疼,胸闷太息,精神抑郁,性情急躁,纳食减少,口淡乏味,脘痞腹胀,午后为甚,少气懒言,四肢倦怠,面色萎黄,大便溏泄或食谷不化,每因进食生冷油腻及不消化食物而加重,舌质淡有齿痕,苔白,脉沉弦。方用慢肝复康丸加郁金、茯苓。

① 康永.丙型肝炎辨治体会[J].中国中医药信息杂志,2007,14(3)：66－67.
② 潘向荣.辨证治疗丙型肝炎18例[J].四川中医,2000,18(5)：26－27.

（3）肝肾阴虚型 症见右胁隐疼，腰膝酸软，四肢拘急，头晕目眩，耳鸣目涩，面色黧黑，毛发不荣，牙龈出血，鼻衄，男子遗精，女子经少经闭，舌体瘦，舌质红少津有裂纹，花绿苔或少苔，或光红无苔，脉细数无力。方用慢肝复康丸加生地黄、知母。

（4）瘀血阻络型 症见面色晦暗，或见赤缕红丝，两胁刺疼，肝脾肿大，质地较硬，蜘蛛痣，肝掌，女子行经腹疼，经水色暗有块，舌质暗或有瘀斑，脉沉细涩。方用慢肝复康丸加藏红花、土鳖虫。

（5）脾肾阳虚型 症见畏寒喜暑，四肢不温，精神疲惫，面色不华或晦黄，少腹腰膝冷痛，食少脘痞，腹胀便溏或晨泄，完谷不化，甚则滑泄失禁，小便不利或余沥不尽或尿频失禁，下肢或全身浮肿，甚则水臌，阴囊湿冷或阳痿，舌淡胖有齿痕，苔白或腻或滑，脉沉细弱或沉迟。方用慢肝复康丸加杜仲、菟丝子。

临床观察：李东海等将 300 例慢性病毒性肝炎患者分为治疗组与对照组各 150 例。对照组用口服利肝隆片，治疗组辨证分型用慢肝复康丸。结果：治疗组总有效率为 92%，对照组总有效率为 58%。[①]

5. 叶醒民等分 4 型

基本方：丹参、当归、郁金、柴胡、焦白术、茯苓。

（1）肝郁气滞型 症见精神忧郁，胸闷胁痛，腹胀嗳气，不思饮食，心烦喜呕，苔薄白，脉弦。方用基本方加青皮、陈皮、佛手、白芍、广香、枳壳、香附、砂仁、谷芽、麦芽。

（2）肝胆湿热型 症见胁痛胸闷，呕逆嗳气，食少喜胀，便溏热臭，肤痒红疹，小便短黄，苔黄腻，脉滑数或弦缓。方用基本方加茵陈、黄芩、龙胆草、赤芍、藿香、佩兰、白蔻仁、白茅根、车前草。

（3）肝肾阴虚型 症见胁胁隐痛，悠悠不休，口干目涩，烦躁多梦，头晕失眠，舌红少苔，脉细数。方用基本方加生地黄、白芍、枣皮、枸杞子、川楝子、墨旱莲、女贞子、鳖甲。

（4）肝郁血瘀型 症见胁痛如刺，定着不移，入夜尤甚，痞块可触，锁肩脚臂可见红丝赤缕，舌质红暗，舌边瘀点，脉弦。方用基本方加生山楂、鳖甲、红花、玄参、枳壳、青皮、赤芍、黄芩。

以上各方均水煎服，每日 3 次。临床观察：叶醒民等以上方辨证治疗数例慢性病毒性肝炎患者，基本治愈率为 70.512%。[②]

经 验 方

1. 苓泽柴芍六君子汤 白扁豆 15 克、白芍 10 克、党参片 15 克、北柴胡 10 克、陈皮 6 克、猪苓 15 克、泽泻 10 克、白术 10 克、薏苡仁 15 克、茯苓 15 克、法半夏 10 克。随症加减：血小板减少者，加茜草 15 克、仙鹤草 15 克。每日 1 剂，水煎服，分早晚 2 次温服。杨来等将 88 例慢性病毒性肝炎患者随机分为对照组和观察组各 44 例。对照组采用常规西药（谷胱甘肽、甘草酸二铵）治疗。观察组在对照组的基础上加用上方治疗。均连续治疗 4 周。结果：治疗后，观察组中医证候积分及丙氨酸氨基转移酶（ALT）、天冬氨酸氨基转移酶（AST）、总胆红素（TBIL）水平均低于治疗前（均 $P < 0.05$）；观察组总有效率为 95.45%，高于对照组的 77.27%，差异有统计学意义（$P < 0.05$）。[③]

2. 参苓白术散加减 柴胡 12 克、香附 15 克、生半夏 10 克、陈皮 10 克、泽泻 10 克、白术 10 克、厚朴 10 克、苍术 10 克、党参 15 克、黄芪 15 克、山楂 15 克、山药 20 克、茯苓 20 克、白蔻仁 6 克、扁豆 10 克、砂仁 10 克。随症加减：合并神经病变者，以当归尾、地龙加减；合并心血管疾病者，以红花、丹参、川芎、桂枝、赤芍加减。疏肝健脾，扶正祛邪，燥湿降浊。谷丙亚将 60 例肝郁脾虚型慢性乙型肝炎患者随机分为观察组与对照组各 30 例。对照组给予恩替卡韦分散片口服，每日 0.5 毫克，同时给予复方甘草酸苷片进行护肝治疗。观察组在对照组的治疗基础上予参苓白术散加减治疗。

① 李东海，等.慢肝复康丸辨证治疗慢性病毒性肝炎的临床研究[J].河南中医，1994(3)：152-153.
② 叶醒民，等.慢性病毒性肝炎中医辨证分型与免疫关系的探讨[J].湖北中医杂志，1985(1)：50-52，44.
③ 杨来，等.苓泽柴芍六君子汤治疗肝郁脾虚型慢性病毒性肝炎的临床观察[J].中国民间疗法，2021，29(21)：73-76.

结果：治疗后两组 ALT、AST、TBIL 水平均下降，观察组明显低于对照组；两组中医证候评分明显下降，观察组明显低于对照组；观察组总有效率96.67%，对照组总有效率73.33%。①

3. 自拟方　牛膝 30 克、山茱萸 30 克、熟地黄 20 克、牡丹皮 20 克、白芍 20 克、虎杖 15 克、栀子 15 克、柴胡 15 克、女贞子 15 克、墨旱莲 15 克、甘草 15 克、鳖甲 10 克。上药加 500 毫升水煎煮，每日 1 剂，分早晚 2 次服用。清热解毒退黄。杨庆坤将 59 例慢性丙型肝炎患者随机分为联合组 30 例和对照组 29 例。对照组患者给予 PEG-IFN-2α 注射液（派罗欣）皮下注射，每周 1 次，同时口服利巴韦林片每日 1.0～1.2 克，分 3 次服用。联合组在此基础上加用自拟中药复方。两组患者均连续治疗 48 周。结果：联合组治疗后的胁肋疼痛、腰膝酸软、脘腹胀闷、舌红苔黄、头昏身重、失眠多梦等中医症状分级量化积分均低于对照组治疗后的各中医症状分级量化积分；联合组患者药物治疗 48 周后的 ALT、AST、TBIL 改善情况优于对照组的改善情况，但联合组患者在治疗 36、48 周时的丙型肝炎病毒脱氧核糖核酸（HCV-RNA）转阴率要高于对照组；对照组的总有效率为 72.41%，联合组的总有效率为 93.33%，联合组的总有效率优于对照组。②

4. 白兰降酶汤　白花蛇舌草 30 克、板蓝根 30 克、垂盆草 30 克、连翘 15 克、丹参 15 克、白芍 15 克、柴胡 12 克、郁金 10 克、五味子（研末冲服）10 克、三七粉（冲服）3 克、甘草 6 克。随症加减：湿热偏胜者，去五味子，加虎杖或龙胆草；口干胁痛兼有肝肾阴虚者，去连翘、垂盆草，加女贞子、何首乌、枸杞子、沙参；食欲不振者，加鸡内金、麦芽；肝脾肿大者，加醋鳖甲、三棱。每日 1 剂，分 2 次服。1 个月为 1 个疗程，共治疗 3 个疗程。陈金红以上方加减治疗 30 例慢性乙肝转氨酶反复异常患者，将肝肾阴虚明显者归为湿热伤阴夹瘀证（18 例），

将肝胆湿热证及肝郁脾虚证归为湿热夹瘀证（12 例）。结果：有效率 80%，ALT 和 AST 复常率分别为 96.7%、90%。③

5. 乙肝散　叶下珠（陕西产打粉、冲服）、麻黄、虎杖、山豆根、生黄芪、茯苓、鸡内金等。每日 1 剂，水煎服，分 2 次口服，连服 3 个月。健脾疏肝，理气祛湿，清热解毒。李厚根将 198 例慢性乙型肝炎患者随机分为治疗组 100 例与对照组 98 例。对照组给予对症、支持治疗，连用 3 个月。全部病例均未用抗病毒药及免疫调节剂。治疗组给予乙肝散。结果：治疗组总有效率为 89.00%，显效 38 例，有效 51 例，无效 11 例；对照组总有效率为 63.37%，显效 24 例，有效 28 例，无效 36 例。④

6. 芪苓柴虎汤　黄芪、云茯苓、柴胡、虎杖、淮山药、女贞子、丹参、茵陈、贯众、甘草。金文君等将 186 例慢性乙型肝炎患者随机分为治疗组 69 例、干扰组 63 例和常规组 54 例。治疗组采用芪苓柴虎汤；干扰组在常规护肝的基础上应用基因工程干扰素；常规组应用常规护肝治疗。结果：治疗组 ALT 恢复正常 82.5%，乙型肝炎病毒 e 抗原（HBeAg）转阴率 56.5%，乙型肝炎病毒脱氧核糖核酸（HBV-DNA）转阴率 33.3% 均显著高于常规组（HBeAg 转阴率为 9.3%，HBV-DNA 转阴率为 11.1%），两组比较差异显著（$P<0.01$）；治疗组的 HBeAg 和 HBV-DNA 转阴率则与干扰素组无显著差异（$P>0.05$）。⑤

7. 复方黄芪汤　黄芪、何首乌、茯苓、丹参等。每日 1 剂，水煎分 2 次口服。李筠将 53 例慢性乙肝患者随机分为治疗组 39 例与对照组 14 例。两组均给予常规保肝治疗（施尔康，每次 1 粒，每日 1 次；澳泰乐冲剂，每次 2 袋，每日 2 次）。对照组给予 α-干扰素（α-IFN）300 万单位，隔日 1 次，肌肉注射；治疗组给予复方黄芪乙肝汤。两组疗程均为 3 个月。结果：治疗组总有效率为 74.4%，对

① 谷丙亚.参苓白术散加减治疗肝郁脾虚型慢性乙型肝炎临床观察[J].光明中医,2019,34(6):880-882.
② 杨庆坤,等.PEG-IFN-2α 和利巴韦林联合自拟中药复方治疗慢性丙型肝炎的临床疗效[J].重庆医学,2017,46(32):4533-4536.
③ 陈金红.白兰降酶汤治疗慢性乙型病毒性肝炎转氨酶反复异常[J].湖北中医杂志,2004,26(9):42.
④ 李厚根.乙肝散治疗慢性乙型肝炎[J].中西医结合肝病杂志,2002,12(4):240.
⑤ 金文君,等.芪苓柴虎汤治疗慢性乙型肝炎的临床研究[J].中西医结合肝病杂志,2002,12(5):268.

照组为 64.3%。①

8. 益肝解毒汤　生地黄 15 克、山药 15 克、茯苓 15 克、泽泻 15 克、牡丹皮 15 克、女贞子 15 克、沙参 15 克、麦冬 15 克、白芍 15 克、柏子仁 15 克、郁金 15 克、茜草 15 克、佛手 10 克、五味子 10 克、海螵蛸 30 克、茵陈 30 克。上药加清水适量，先浸泡 30 分钟后，煎 60 分钟，连煎 2 次，分 2 次温服。每日 1 剂，3 个月为 1 个疗程。李永情以上方治疗 126 例乙肝患者。结果：痊愈 43 例，显效 54 例，有效 21 例，无效 8 例。总有效率 93.79%。②

9. 赵有爱经验方　赤芍 20 克、丹参 20 克、栀子 12 克、大黄 15～30 克、苦参 20 克、生山楂 20 克、制白术 15 克、甘草 6 克、白花蛇舌草 30 克、败酱草 30 克。随症加减：脘腹作胀者，加柴胡 6 克、郁金 10 克、枳壳 10 克；胁下疼痛者，加延胡索 10 克、川楝子 10 克；恶心欲吐者，加制半夏 10 克、陈皮 6 克；齿衄、鼻衄者，则赤芍、丹参减半，加仙鹤草 10 克、三七 6 克；气虚者，加黄芪 30 克、党参 15 克。清肝解毒，凉血祛瘀。赵有爱以上方加减治疗 25 例丙型病毒性肝炎患者，总有效率 80%。③

10. 健脾补肾解毒活血方　黄芪 30 克、丹参 30 克、白花蛇舌草 30 克、白术 15 克、茯苓 15 克、黄精 15 克、菟丝子 15 克、桑寄生 15 克、虎杖 15 克、郁金 15 克、蚕沙 15 克、柴胡 12 克、半枝莲 20 克、甘草 6 克。随症加减：有黄疸者，加茵陈 20 克、栀子 10 克；肝区疼痛者，加白芍 20 克、延胡索 20 克；食欲不振者，加鸡内金 15 克、麦芽 10 克；腹胀者，加枳壳 10 克；恶心厌油腻者，加半夏 9 克；腰膝酸软者，加怀牛膝 20 克、女贞子 15 克。每日 1 剂，早晚各煎服 1 次，30 天为 1 个疗程。补虚而不滞邪，祛邪而不伤正。岳建平以上方加减治疗 72 例慢性乙型肝炎患者，连续用药 3 个疗程。结果：总有效率 88.9%，乙型肝炎表面抗原（HBsAg）转阴率 50%，HBeAg 转阴率 51.39%。④

11. 疏肝健脾方　黄芪 20～30 克、党参 20～30 克、茯苓 15～20 克、柴胡 15 克、炒白术 15 克、枳壳 15 克、白芍 15 克、陈皮 15 克、当归 15 克、炙甘草 6 克。随症加减：肋痛甚者，加川楝子、延胡索、制香附；肝脾肿大者，加丹参、鳖甲；出血倾向者，加小蓟、蒲黄。每日 1 剂，连续 3 个月为 1 个疗程。朱琳等将 70 例慢性乙型肝炎患者随机分为治疗组 40 例与对照组 30 例。对照组每日用葡萄糖注射液加肌苷、维生素 C、ATP、CoA 静脉滴注；肌注肝炎灵注射液 4 毫升，每日 1 次；口服复合维生素 B，3 个月为 1 个疗程。治疗组用疏肝健脾方加减。两组停药后随访 3 个月。结果：治疗组总有效率为 92.5%，对照组总有效率为 70%。⑤

12. 乙肝 2 号方　蒲公英、土茯苓、虎杖、白花蛇舌草、黄芪、党参、白术、淫羊藿、丹参、小蓟。每次 30 毫升，每日服 3 次，温开水冲服，小儿酌减。3 个月为 1 个疗程，共 2 个疗程。补虚不滞邪，祛邪不伤正。马金栋以上方联合绞股蓝总甙片、降酶汤治疗 90 例乙型肝炎患者。结果：HBsAg 转阴率 16.7%，HBeAg 转阴率 42.1%，乙型肝炎核心抗原（HBcAg）转阴率 26.9%。⑥

13. 乙肝汤　黄芪 20～50 克、党参 10～30 克、白术 10 克、升麻 10 克、黄柏 10 克、蚕沙 10 克、山药 15 克、茯苓 15 克、当归 12 克、虎杖 12 克、女贞子 10～20 克、连翘 10～15 克。随症加减：肝胆湿热型，加茵陈 30 克、栀子 10 克、大黄 10 克；肝郁脾虚型，加柴胡 10 克、川楝子 10 克、谷芽 15 克、麦芽 15 克；肝肾阴虚型，加生地黄 15 克、麦冬 15 克、枸杞 15 克、沙参 10 克；气滞血瘀型，加枳壳 10 克、香附 10 克、赤芍 10 克、丹参 10 克。每日 1 剂，煎服 2 次，20 天为 1 个疗程。阚霖生将 75 例慢性迁延性乙型肝炎患者随机分为治疗组 40 例与对照组 35 例。对照组用 10% 葡萄糖注射液加肌苷、维生素 C、ATP、CoA 等静脉滴注，每

① 李筠，等.复方黄芪乙肝汤治疗慢性乙肝 39 例临床观察[J].新中医，2001，33(11)：22－23.
② 李永情.益肝解毒汤治疗乙型肝炎 126 例临床观察[J].新中医，1998，30(8)：43.
③ 赵有爱.清肝凉血解毒治疗丙型病毒性肝炎的临床观察[J].上海中医药杂志，1998，44(12)：16－17.
④ 岳建平.健脾补肾解毒活血法治疗慢性乙型肝炎 72 例[J].新中医，1996，28(3)：48.
⑤ 朱琳，等.疏肝健脾法为主治疗慢性乙型肝炎 40 例[J].中西医结合肝病杂志，1995，5(2)：35.
⑥ 马金栋.乙肝 2 号治疗慢性乙型肝炎 90 例[J].中西医结合肝病杂志，1995，5(3)：40.

日输液量为 500～1 500 毫升,配合肌内注射辅酶 Q10,口服肝泰乐、维生素 B1、复合维生素 B、维生素 C 等(部分患者在黄疸期曾配合服用金酸苹糖浆)。治疗组给予乙肝汤(部分患者曾配合用 10%葡萄糖注射液加维生素 C 静脉滴注约 10 天)。结果:治疗组黄疸消退率 100%,肝大恢复正常 90%,谷丙转氨酶(SGPT)恢复正常 100%,浊度恢复正常 90%,HBsAg 转阴 35.0%;对照组黄疸消退率 100%,肝大恢复正常 77.2%,SGPT 恢复正常 100%,浊度恢复正常 74.3%,HBsAg 转阴 25.7%。[1]

14. 乙肝合剂　鲜橘叶、黄芪、拔葜、栀子根、菜豆壳、葛根、郁金、甘草等。水煎液,每次 30 毫升,每日 2 次。康良石以上方治疗 120 例乙肝患者。结果:治愈 72 例,有效 36 例,无效 12 例,总有效率为 90%,HBsAg 转阴率 75.86%。[2]

15. 肝炎Ⅰ号方　太子参 12 克、黄精 15 克、甘草 9 克、茯苓 15 克、柴胡 12 克、黄芩 10 克、虎杖 15 克。每日 1 剂,水煎服。随症加减:湿热证者,去黄精、甘草,加白术、苍术、薏苡仁、泽泻、车前子;脾虚证者,太子参改党参,加黄芪、炒白术、山药;阴虚证者,加生地黄、熟地黄、枸杞子、制首乌;遇肝区胀痛者,加川楝子、延胡索;刺痛者,加红花、丹参、归尾;肝脾肿大者,加三棱、莪术、鳖甲;腹胀者,加八月札、枳壳;齿衄者,加仙鹤草、茜草;谷丙转氨酶持续升高者,加夏枯草、败酱草、生山楂等。郝朴等以上方加减治疗 73 例慢性病毒性肝炎患者。结果:基本痊愈 16 例(21.9%),好转 32 例(43.5%),无效 25 例(34.3%),总有效率为 65.7%。[3]

中 成 药

1. 八宝丹胶囊　组成:牛黄、蛇胆、羚羊角、珍珠、三七、麝香(厦门中药厂有限公司生产,国药准字 Z10940006,0.3 克/粒)。功效:清热利湿,解毒止痛。用法用量:口服,每次 0.6 克,每天 2～3

次。临床应用:张虎平等将 100 例乙型病毒性肝炎患者随机分为对照组和观察组各 50 例。对照组采用替诺福韦治疗,观察组采用替诺福韦联合八宝丹胶囊治疗。两组均连续治疗 4 周。比较两组患者治疗 4 周后的肝功能指标,并统计两组患者治疗期间的不良反应发生情况。结果:两组患者血清的 TBIl、TBA、AST、ALT 水平均低于治疗前,且观察组均低于对照组(均 $P<0.05$);不良反应发生率观察组为 4.00%,对照组为 8.00%,两组比较差异无统计学意义($P<0.05$)。结论:八宝丹胶囊联合替诺福韦治疗乙型病毒性肝炎的疗效确切,可明显改善患者的肝功能,且安全性较高。[4]

2. 乙肝康　组成:蜈蚣、三七、山药、郁金、白蒺藜、大黄、鹅不食草等(0.6 克/粒)。功效:护肝,调节免疫功能,抗病毒。用法用量:每日分 2 次服,5～7 岁每次服 2 粒,8～13 岁每次服 3 粒,14 岁以上每次服 4 粒。临床应用:肖才松等将 62 例乙型肝炎患者随机分为治疗组与对照组各 31 例。对照组用酵母片捣粉装入胶囊,每日分 2 次服,5～7 岁每次服 2 粒,8～13 岁每次服 3 粒,14 岁以上每次服 4 粒;治疗组用乙肝康胶囊。两组疗程均为 90 天。结果:治疗组总有效率为 83.9%,痊愈 13 例(41.9%),好转 7 例(22.6%),有效 6 例(19.4%),无效 5 例(16.1%);对照组总有效率为 29%,痊愈 0 例,好转 1 例(3.2%),有效 8 例(25.5%),无效 22 例(71%)。[5]

肝 炎 合 并 症

急性黄疸型肝炎合并症

经 验 方

1. 自拟方　茵陈 40 克、生栀子 10 克、生大黄

① 阚霖生.乙肝汤治疗慢性迁延性乙型肝炎 40 例[J].湖北中医杂志,1989(3):14-15.
② 洪文旭,等.病毒性肝炎化验指标异常中医治疗的近况[J].辽宁中医杂志,1989(11):41.
③ 郝朴,等.慢性病毒性肝炎 73 例的辨证施治观察[J].中医杂志,1982(8):29-30.
④ 张虎平,等.八宝丹胶囊联合替诺福韦治疗乙型病毒性肝炎的临床研究[J].临床医学工程,2021,28(9):1221-1222.
⑤ 肖才松,等.乙肝康对 HBV 血清学指标的影响——附乙型肝炎 62 例的疗效观察[J].中医杂志,1993,34(6):355-357.

10克、茯苓15克、泽泻20克、白术12克、姜黄12克、薏苡仁20克、太子参20克、当归12克、半夏10克、山药20克、天花粉20克、沙参12克、生地黄15克、甘草6克。邱晓堂以上方治疗1例2型糖尿病合并急病患者,同时给予西药短效胰岛素静脉滴注,根据血糖监测调整滴速,任意血糖降至13.2毫摩尔/升,血酮体转阴后,改为诺和灵30R皮下注射,并配合保肝药物治疗。3天后,血糖控制在空腹7.2毫摩尔/升、餐后2小时为12.0毫摩尔/升。同时在以上基础上加用甘露消毒丹加减:茵陈40克、茯苓15克、滑石12克、通草6克、石菖蒲12克、猪苓15克、白术15克、泽泻15克、白茅根15克、丹参15克、莱菔子15克、藿香10克、砂仁6克、厚朴6克、山楂10克、黄芩6克、板蓝根15克、虎杖15克、知母12克、金银花15克。结果:21天后患者自觉症状消失。复查肝功能:TBIL 62.7微摩尔/升,DBIL 49.31微摩尔/升,IBIL 13.41微摩尔/升,谷草转氨酶(GOT)100单位/升,GPT 81单位/升。因症状消失而出院,出院后在糖尿病治疗的基础上,继续守方服中药,2周后复查肝功能正常。[1]

2. 中药方 金钱草20克、茵陈40克、虎杖15克、大黄10克、枳实10克、甘草6克。每日1剂,水煎2次,分2次口服。陈长寅等将70例急性黄疸型肝炎合并胆囊炎患者随机分为治疗组36例与对照组34例。对照组单纯采用西药护肝治疗(每日10%葡萄糖注射液500毫升+肌苷0.6克静脉滴注,维生素B₁ 20毫克、维生素C 0.2克、维生素E 50毫克口服,每日3次);治疗组采用上述中药方加西药护肝治疗。结果:治疗组胆囊恢复正常的平均天数为(8.19±0.92)天,对照组为(19.54±0.92)天,两组比较有极显著差异(P<0.001)。[2]

3. 通腑泄热方 茵陈20克、生大黄(后下)10克、黑栀子9克、芒硝(冲服)10克、厚朴10克、生枳实15克、川黄连3克、半夏10克、青皮10克、陈皮10克、大腹皮10克、桃仁(打)10克、冬瓜仁10克。每日1剂,水煎2次,首剂分次缓慢频吞服。王哲身等以上方治疗1例急性黄疸型肝炎合并肠梗阻患者,服药约4小时后,腹胀肠鸣阵作,矢气,继则解出较多咖啡色稀薄奇腥臭大便,腹胀、腹痛、气促始缓。继服2剂,肠结之症消失,病情稳定,能进饮食。但黄疸未退,口苦渴饮,舌红,苔薄黄腻等,守原方去芒硝,大黄减半,加薏苡仁30克,连服药12剂后,黄疸消退。复查血总胆红素<1毫克%,谷丙转氨酶<40单位(正常值<40单位);胸透两侧胸腔积液吸收而痊愈。[3]

慢性肝炎合并症

经 验 方

1. 茵陈五苓散化裁 茵陈15克、虎杖12克、赤芍12克、金钱草15克、车前草15克、丹参12克、茯苓15克、黄芩20克、鸡内金9克、陈皮9克、制半夏9克、枳壳9克、猪苓9克、郁金9克。随症加减:湿邪困脾明显者,加苍术20克、薏苡仁15克、砂仁3克;纳差明显者,加山楂炭9克、六神曲9克;便秘者,加制大黄12克;黄疸消退缓慢者,茵陈改30克,加焦栀子9克。薛建华等以上方配合西药治疗26例乙型病毒性肝炎合并肝功能衰竭患者,好转率为76.9%,改善患者肝功能指标。[4]

2. 益气活血解毒汤 甘草6克、红花6克、白术0.1克、黄芪0.1克、蒲公英3克、丹参15克。随症加减:肝胃阴虚者,加白芍、麦冬、北沙参;肝郁脾虚者,加山药、川楝子、柴胡;肝胃郁热者,加栀子、郁金、吴茱萸、黄连。每日1剂,水煎煮,分2次服用。扶正祛邪,祛瘀生新。邹忠传将200例慢性乙肝合并消化性溃疡患者随机分为试验组与对照组各100例。对照组口服0.2克西咪替丁,每日3次,每晚加用0.4克,在此基础上接受抗乙型肝

① 邱晓堂.中西医结合治疗2型糖尿病合并急病临床体悟[J].中国中医药信息杂志,2004(12):1106-1107.
② 陈长寅,等.中药为主治疗急性黄疸型肝炎合并胆囊炎性改变[J].中医杂志,1991(4):31.
③ 王哲身.急性黄疸型肝炎合并肠梗阻一例治验[J].江西中医药,1989(2):8.
④ 薛建华,等.茵陈五苓散化裁联合西药治疗乙型病毒性肝炎合并肝功能衰竭26例[J].河南中医,2021,41(10):1500-1503.

炎和抗肝硬化治疗;试验组接受单一中药益气活血解毒汤治疗。结果:试验组疗效优于对照组。[1]

3. 自拟中药方剂　败酱草 15 克、鱼腥草 15 克、龙胆草 12 克、车前草 10 克、满天星 30 克、制大黄 10 克、茵陈 30 克、栀子 10 克、黄芩 10 克、黄柏 12 克、柴胡 12 克、法半夏 10 克、甘草 9 克、郁金 15 克、虎杖 15 克、山楂 15 克、决明子 30 克。每日 1 剂,水煎服,维持治疗 2 个月。化瘀降脂,保肝护肝。戴敏等将 60 例慢性乙肝合并脂肪性肝病患者随机分为研究组和对照组各 30 例。对照组采用西医治疗(甘草酸二铵联合拉米夫定治疗);研究组实施上述中药治疗。结果:对照组治疗后仅显效 2 例,而研究组显效 23 例,两组对比差异有显著统计学意义;对照组治疗后有效 20 例,研究组有效 3 例;对照组治疗总有效率为 73.33%,研究组为 86.67%,两组对比差异有统计学意义。[2]

4. 温阳活血祛湿中药　制附子(先煎)10～30 克、干姜(先煎)20～60 克、桂枝 20～35 克、赤芍 20～40 克、茵陈 15～18 克、柴胡 6～8 克、茯苓 30～60 克、蝉蜕 6～8 克、石菖蒲 10～15 克、半夏 10～15 克、十全大补汤 18～25 克、猛老虎(先煎)25 克。随症加减:肝区疼痛明显者,加郁金 12 克、蒺藜 10 克、旋覆花 6～10 克;合并胆囊赘生物者,加琥珀 4～6 克、生牡蛎 25 克、泽兰 15 克;合并脾肿大者,加姜黄 18～20 克、制鳖甲(先煎)20～25 克;大便溏烂泄泻者,加山楂 15～20 克、山药 15 克;日暮寒热者,加猪苓 20 克、苍术 8～15 克。每日 1 剂,早晚分服,4 周为 1 个疗程。温肾健脾,活血利湿,化痰驱毒退黄。李海强等将 70 例慢性病毒性肝炎合并重度瘀胆患者随机分为治疗组与对照组各 35 例。对照组予常规治疗。治疗组在常规治疗基础上加用温阳活血祛湿中药,连续治疗 4 周为 1 个疗程。结果:67 例获随访并且临床资料完整,治疗组总有效率 91.18%,对照组总

有效率 72.73%,两组对比有统计学意义(P＜0.05);治疗组肝功能改善程度与对照组比较有统计学意义(P＜0.05 或 0.01)。[3]

5. 中药灌肠方　生大黄 30 克、枳实 20 克、厚朴 20 克、虎杖 20 克、赤芍 80 克、蒲公英 50 克、金钱草 20 克、生地黄 30 克、白花蛇舌草 50 克、牡蛎 30 克、水牛角 30 克、马齿苋 30 克、乌梅 30 克。上述中药统一由制剂科每剂煎取药液 200 毫升,分 2 次应用,临床使用时加温至 38℃左右,嘱患者排空膀胱,尽量排尽大便或先行清洁灌肠,将中药灌洗液倒入灌肠桶,挂在输液架上,排空管内气体,选用细小肛管,涂上石蜡油。患者取左侧屈膝卧位,垫高臀部 10 厘米,将肛管缓缓插入肛门内约 20 厘米,缓慢放入药液 15 分钟滴完,灌肠过程中,患者先左侧卧位,逐步变换平卧位,最后变为右侧卧位,灌毕反折导尿管后拔出,以清洁纱布轻按肛门 3 分钟,患者保持右侧卧位 1～2 小时,以利药物存留吸收,保留时间 4 小时左右,患者有便意时应嘱其忍耐,观察患者腹部有无不适等情况。每日 2 次。苏海生等将 60 例慢性重型乙型肝炎合并全身炎症反应综合征患者随机分为治疗组与对照组各 30 例。对照组仅予护肝、抗感染等常规治疗;治疗组在常规治疗的基础上加用中药灌肠方。两组疗程均为 14 天。结果:治疗组总有效率 80%,对照组总有效率 60%,两组总有效率差异有显著性(P＜0.05)。治疗组早期转化为多器官功能障碍综合征(MODS)者 4 例,死亡 0 例;对照组早期转化为 MODS 10 例,死亡 3 例,两组比较具有显著性差异(P＜0.05)。治疗组在疗程结束后细胞因子、内毒素水平、生化指标均有明显改善,其改善程度明显优于对照组(P＜0.05)。[4]

6. 健脾化痰祛瘀中药　生黄芪 30 克、白术 20 克、茯苓 15 克、半夏 6 克、陈皮 12 克、泽泻 30 克、丹参 30 克、荷叶 10 克、生山楂 15 克、车前草 15 克。健脾化痰,活血祛瘀。李知玉等将 64 例慢性

[1] 邹忠传.肝病合并消化性溃疡的临床疗效观察[J].基层医学论坛,2015,19(29):4067-4068.
[2] 戴敏,等.中医治疗乙肝合并脂肪性肝病的临床观察[J].医学理论与实践,2013,26(15):2030-2031.
[3] 李海强,等.温阳活血祛湿法治疗慢性病毒性肝炎并重度瘀胆临床观察[J].吉林中医药,2012,32(1):51-53.
[4] 苏海生,等.中药灌肠治疗 30 例慢性重型乙型肝炎合并全身炎症反应综合征疗效观察[J].内蒙古中医药,2012,31(17):53-55.

乙型病毒性肝炎合并脂肪肝患者随机分治疗组与对照组各32例。对照组用干扰素治疗(长效或短效);治疗组在对照组基础上加用健脾化痰祛瘀中药治疗。结果:治疗组血脂、体重指数及腰臀比均明显降低,治疗后两组比较差异有统计学意义($P<0.05$);治疗组脂肪肝的好转率明显升高,两组比较差异有统计学意义($P<0.05$);治疗组抗病毒有效率明显升高,两组比较差异有统计学意义($P<0.05$)。[1]

7. **中药复方煎剂** 柴胡、陈皮、白术、三七、牡丹皮、茯苓、当归、黄芪、牛膝、党参、甘草等。随症加减:黄疸,加茵陈、大黄;关节疼痛,加威灵仙;月经不调,加红花;干燥综合征,加麦冬;甲亢,加昆布等。每日1剂,水煎成400毫升,早晚温服。王欣欣等将60例自身免疫性肝炎合并慢性乙肝患者分为实验组与对照组各30例。对照组予复方甘草酸苷片75毫克,每日3次口服。实验组予中药复方煎剂150毫升,每日3次口服。疗程均为6个月。结果:实验组实验室指标明显好转,尤其在临床症状方面较对照组改善明显。[2]

8. **补中柔肝活血方** 党参20克、白术20克、黄芪20克、陈皮20克、白芍20克、生地黄20克、枸杞子20克、当归20克、赤芍20克、延胡索20克、神曲20克、麦芽20克、山楂20克、茯苓15克、甘草15克、升麻15克、泽兰15克、青皮15克、柴胡15克。每日1剂,水煎2次,分2次服。李会学以上方配合西药(云芝肝泰冲剂5克,每日3次,口服;酵母片1.8克,每日3次,口服)治疗1例慢性肝炎并发子宫及直肠脱垂患者。结果:用药3周后,自觉症状消失,食欲增加,肝功能检查恢复正常,子宫及直肠垂脱痊愈。[3]

9. **魏嘉勤经验方** 茵陈20克、白茅根20克、金银花20克、车前子(包煎)20克、生大黄18克、生栀子10克、黄柏10克、牡丹皮10克、沙参10克、赤芍10克、石斛12克。每日1剂,水煎2次,分2次服。魏嘉勤以上方配合西药(静脉补充葡萄糖每日100～150克,普通胰岛素每日60～74单位,静脉给药20～24单位,其余根据每餐前尿糖变化,皮下注射)治疗1例慢性重型肝炎合并糖尿病患者,用药3周后,停止输液,再继续用药5周。结果:症状缓解,黄疸、水肿消退。复查血总胆红素1.5克%。麝香草酚浊度试验(TTT)8单位,硫酸锌浊度试验(ZnTT)18单位,SGPT 42单位,HBsAg(-),血白蛋白4.2克%,球蛋白2.05克%,空腹血糖204毫克%。[4]

10. **归脾汤加减** 党参15克、黄芪15克、当归15克、桑椹15克、丹参15克、白术12克、茯苓12克、制首乌20克。随症加减:气滞,加青皮、白芥子、香附;气虚,重用党参、黄芪;HBsAg阳性者,去党参,重用黄芪,加板蓝根、土茯苓、虎杖、夏枯草;腹胀纳差者,加茵陈、厚朴、薏苡仁、山楂;脾大者,加鳖甲、海浮石、甲片;牙龈出血或肌肤瘀斑者,加三七、泽兰;阴虚,加女贞子、墨旱莲、黄精;阳虚,加巴戟天、附子。益气健脾,补血摄血。杨芬明以上方配合西药(肝泰乐、复合维生素B等,按常规用量给药)治疗9例肝炎(慢性迁延型肝炎6例,慢性肝炎3例)伴血小板减少患者,用药25～30天后,复查肝功能及血小板。结果:治愈(症状、体征消失,肝功能、超声波检查正常,血小板恢复正常范围)5例,好转(服药期间症状体征及各项检查均有改善,但停药后疗效不稳)2例,无效2例。[5]

流行性乙型脑炎

流行性乙型脑炎是由一种病毒经过蚊虫叮咬而传播的急性传染病,主要损害脑组织,引起弥漫

① 李知玉、吴其恺.健脾化痰祛瘀中药联合干扰素治疗慢性乙型肝炎合并非酒精性脂肪肝临床观察[J].世界中西医结合杂志,2010,5(3):222-224.
② 王欣欣,等.中医药治疗自身免疫性肝炎合并慢性乙肝疗效观察[J].辽宁中医杂志,2007(9):1269-1270.
③ 李会学.慢性肝炎并发子宫及直肠脱垂1例[J].中西药结合杂志,1986(10):635.
④ 魏嘉勤.慢性重型肝炎合并糖尿病的治疗体会[J].中西医结合杂志,1986(10):617-618.
⑤ 杨芬明.归脾汤加减治疗肝炎伴血小板减少[J].中医杂志,1985(5):32.

性脑实质炎症。流行性乙型脑炎临床表现主要以高热、头痛、呕吐,重者昏谵、痉厥为特征。重症者愈后可有后遗症。本病全年均可发生,由于蚊媒的季节性多发于炎夏盛暑,10岁以下的儿童最易感染。

本病属中医"温疫""暑温""暑痫""暑厥""暑湿""柔痉""疫痉""痉瘟"等范畴,是夏季感受暑热病邪而引起的一种急性热病,发病急骤,一般按卫、气、营、血的规律传变且多较迅速,初起即见壮热、烦渴、汗多等气分证候,且易伤津耗气,常有窍闭、动风之变。病急证险,病情变化迅速。临床辨证分型如下。(1)轻型(卫气型):发热,微恶风寒或不恶风寒,无汗或有汗不透,头痛项强,轻度惊跳或惊厥,口渴,舌苔薄白或微黄,舌质正常或舌尖红,脉滑数或浮数。治以辛凉透表,兼化湿浊为主。(2)重型(气营型):高热,不恶寒,头痛剧烈,呕吐,神志昏迷,烦躁不安,项强,四肢抽搐或痰多气促,便秘或溏泄,小便短赤,舌红或绛,苔黄或白腻,脉弦数或数而不弦。治宜气营双清、解热镇痉。(3)极重型(营血型):高热不退,狂躁不安或神昏谵语,抽搐不止,角弓反张,四肢厥冷,两目上吊或斜视,牙关紧闭,唇焦面紫,皮肤发斑,或喘急痰鸣或气微难续,舌绛赤,苔黄而燥,脉细数或沉伏。治宜凉血解毒、安神定志。(4)恢复期(后遗症):失语,吞咽困难,肢体软弱,瘫痪不仁,视力障碍,表情异常,痴呆等。治宜养阴清热,可用中药、针刺及按摩等综合治疗。

辨 证 施 治

1. 裴学义分4期

(1)暑温初期(轻型) 此期湿重于热,疾病初起,邪未深陷,多见卫分证或兼见气分证。一般症状较轻,可见发热,微恶风,头疼嗜睡,神志清,无惊厥,有时伴轻度吐泻,口渴不欲饮,舌苔白,脉滑数。治宜辛凉芳化。方用银翘散加减。方药多选用鲜芦根、藿香、生石膏、金银花、连翘、六一散、

菊花、荷叶、薄荷、葛根等。此期湿重于热,除辛凉之药,宜佐芳香化浊之品。所用药味多质地轻盈,避免或少用寒滞之品如生地黄、玄参等,以免阻遏气机。

(2)病重期(中型) 此期热重于湿,多见气营两燔证。临床表现为高热持续不退,神志模糊,面赤口渴,汗出,头身灼热,舌质红,苔黄白,脉洪大。治以辛凉透邪、芳香开窍为主。方用白虎汤加减。方药多选用生石膏、知母、藿香、佩兰、鲜芦根、石菖蒲、郁金、荷叶、金银花、连翘、六一散、竹叶等。因小儿脾常虚,药味多甘寒或咸寒,既避免苦寒败伤脾阳,又顾护津液。

(3)极重期(重型) 此期湿热俱盛,病邪迅速传变入里,出现气营两燔,或内陷心包等危重症。临床表现为高热,昏迷,角弓反张,口眼歪斜,牙关紧闭,四肢厥冷,口吐白沫,舌红绛,苔黄厚或褐色,脉数。治以辛凉透邪、芳香开窍、镇肝息风为主。方药多用生石膏、藿香、佩兰、鲜芦根、鲜茅根、僵蚕、石决明、全蝎、钩藤、石菖蒲、郁金、金银花、连翘、羚羊角等。

轻、中、重三型用药虽各有所异,但辛凉透邪之法贯穿始终。

(4)后遗症期 此期为高热、惊厥、昏迷日久,内耗气阴,正虚邪恋,病情迁延难愈,加之久病入络,瘀血与湿热互结,蒙闭清窍,病机虚实夹杂。临床表现可有失音、失语、失明、不能行走等。治疗上侧重开窍醒脑、通经活络、活血化瘀。随症加减:失音、失语,可加用石菖蒲、郁金、蝉蜕、凤凰衣等祛风清热、豁痰开窍;失明,可加用白芍、石斛、天冬、麦冬、生地黄、玄参、密蒙花、青葙子等养阴清热、滋补肝肾;不能行走,可加用桑寄生、龟甲、龙骨、独活、伸筋草、木瓜、威灵仙、川芎、丹参等补肾活血、滋阴缓急。[①]

2. 陈俊等分4证

(1)毒蕴肺胃证(轻型) 症见发热,体温38℃～39℃,微恶寒或不恶寒,头痛,或有烦躁不安,神志恍惚,伴恶心,口渴,喜饮,稍抽搐;或有项

① 胡艳,等.裴学义治疗流行性乙型脑炎经验[J].北京中医药,2020,39(1):1-3.

强,舌质红,苔薄白或薄黄,脉浮数或洪数。婴幼儿可有高热抽搐,指纹红紫。治宜辛寒清气、清热解毒。方用白虎汤合银翘散加减:生石膏、知母、连翘、金银花、板蓝根、栀子、六一散、粳米、丹参。随症加减:胸闷、呕吐等湿重者,加鲜佩兰、鲜藿香、鲜荷叶;嗜睡者,加鲜菖蒲、郁金;躁动者,加钩藤、地龙。用药剂量视病情而定,儿童根据体重、年龄等酌情用药。每日1剂,水煎服,每次40~100毫升,每4~6小时口服1次。

(2)毒损脑络证(普通型) 症见发热,体温39℃~40℃,头痛,项强,呕吐明显,口渴或胸闷,烦躁不安,嗜睡昏蒙,肌肉瞤动,偶有抽搐发作,舌质红,苔黄或腻,脉数,指纹红紫或紫暗。治宜清热解毒、气营两清。方用清营汤加减:生地黄、牡丹皮、玄参、金银花、连翘、大青叶、黄连、生石膏、知母、紫草。随症加减:嗜睡者,加石菖蒲、郁金;痰盛、呼吸急促者,加胆南星、天竺黄、鲜竹沥、苏合香丸;壮热不退,加安宫牛黄丸化服;壮热、抽搐,加至宝丹化服;痰盛闭窍,加苏合香丸化服;抽搐者,加羚羊角粉。

(3)毒陷心包证(重型) 症见高热,体温迅速上升至40℃以上,剧烈头痛,呕吐,颈强明显,呼吸急促,躁动或狂躁,昏迷,剧烈抽搐,舌质红绛,苔黄或燥,或厚腻,脉细数或弦,指纹紫滞,纹达气关。治宜清热解毒、凉血息风。方用清瘟败毒饮合止痉散加减:羚羊角、生地黄、黄连、大青叶、栀子、黄芩、紫草、生石膏、知母、赤芍、玄参、牡丹皮、连翘心、全蝎(研末冲服)、蜈蚣(研末冲服)。随症加减:痰涎阻滞者,加苏合香丸;抽搐者,加紫雪丹或羚羊角粉;神昏者,加安宫牛黄丸。

(4)正虚邪恋证(恢复期) 症见低热多汗,心烦不寐,精神萎弱,或精神异常,痴呆、失语,或消瘦、瘫痪,扭转痉挛、震颤,舌质干绛少苔,脉细无力。治宜清解余毒、益气生津。偏气虚津伤,方用沙参麦冬汤合竹叶石膏汤加减。偏肝肾精亏,方用黄连阿胶鸡子黄汤加减:沙参、石膏、麦冬、淡竹叶、桑叶、天花粉、半夏、玉竹、生扁豆、牡丹

皮、生甘草、黄连、阿胶、黄芩、鸡子黄、白芍。随症加减:痉挛、震颤者,加天麻、钩藤、石决明;邪留脉络,肢体瘫痪者,去滋腻之品,加红花、石菖蒲、僵蚕、地龙。

临床观察:陈俊等将63例流行性乙型脑炎患者随机分为治疗组33例与对照组30例。对照组予降温、降颅内压、止痉及对症支持治疗和护理;治疗组在西医常规综合治疗的基础上辨证治疗加用中药。结果:治疗组治愈27例,有后遗症者8例,无死亡病例,痊愈率81.8%;对照组治愈15例,有后遗症者14例,死亡1例,痊愈率53.3%。治疗组治愈率高于对照组,后遗症发生率低于对照组。①

3.涂晋文等分2型

(1)毒蕴肺胃型 症见发热,体温38℃~39℃,微恶寒或不恶寒,头痛,或有烦躁不安,神志恍惚,伴恶心,口渴,喜饮,少抽搐;或有项强,舌质红,苔薄白或薄黄,脉浮数或洪数。婴幼儿可有高热抽搐,指纹红紫。方用白虎汤合银翘散加减:生石膏30克、知母10克、连翘10克、金银花10克、板蓝根15克、栀子10克、丹参10克、六一散12克。

(2)毒损脑络型 症见发热,体温39℃~40℃,头痛,项强,呕吐明显,口渴或胸闷,烦躁不安,嗜睡昏蒙,肌肉瞤动,偶有抽搐发作,舌质红,苔黄或腻,脉数,指纹红紫或紫暗。方用清营汤加减:生地黄5克、牡丹皮10克、玄参10克、金银花10克、连翘10克、大青叶15克、黄连3克、生石膏30克、知母10克、紫草10克、甘草6克。1~3岁患者,每日半剂,分2~3次口服;3岁以上患者,每日1剂,分2~3次口服。早饭前和午/晚饭后各服1次。

临床观察:涂晋文等将176例流行性乙型脑炎患者随机分为西医组68例、中西医结合组48例和中医组60例。西医组主要以对症、支持、综合治疗为主;中医组以上方辨证治疗;中西医结合组的西医治疗同西医组治疗,中医治疗同中医组。

---

① 陈俊,等.辨证论治流行性乙型脑炎33例临床观察[J].山东中医杂志,2014,33(2):103-105.

结果：西医组总有效率85.29％，中医组总有效率98.33％，中西医结合组总有效率93.75％。①

4. 王永炎等分6证

（1）疫毒浸淫肺胃证　症见发热，微恶风寒，头痛或头痛如裂，项稍强，神倦嗜睡，恶心呕吐，舌质红，苔薄白或微黄，脉浮数或弦。药用金银花、连翘、薄荷、大青叶、莲子心、芦根、葛根、板蓝根、夏枯草、淡竹叶等。

（2）暑热蕴毒夹湿证　症见壮热烦渴，汗多溺短，脘痞身重，苔黄腻或苔灰腻中心黄腻，脉洪大或弦滑数。药用生石膏、知母、甘草、粳米、苍术、滑石、寒水石、薏苡仁、杏仁、竹茹、金银花等。

（3）邪毒燔灼气营证　症见高热灼手，汗多气粗，口渴引饮，头痛呕吐，烦躁不安，嗜睡或昏迷，时有谵语甚或痉厥抽搐，舌红绛，苔黄或黑腻而干，脉洪数或细数。药用生石膏、知母、玄参、生地黄、连翘、金银花、黄连、大青叶、竹叶心等。

（4）毒热内陷营血证　症见高热稽留，入夜尤甚，神昏谵语，舌謇肢凉，反复惊厥，抽搐不止，或呼吸不畅，喉间痰鸣如曳锯，舌红绛，苔黑而干，脉细数。药用生地黄、石膏、石菖蒲、牡丹皮、羚羊角、钩藤、大青叶、板蓝根、莲子心、牡丹皮、丹参、阿胶等，同时送服安宫牛黄丸或紫雪丹。

（5）气脱阴损风动证　症见高热骤降或低热，午后较著，烦躁或神昏，时有抽搐，突然喘欲脱，呼吸不规则或双吸气样呼吸，舌红少津或舌光红，苔剥脱，脉细数或微细欲绝，甚则出现面色苍白，四肢厥逆，冷汗淋漓。药用人参、麦冬、五味子、炙黄芪、附子、白芍、阿胶、干姜、知母、牡丹皮、炙甘草等。

（6）痰瘀阻滞窍络证　症见神志呆钝，失语，精神异常，肢体瘫痪，面色苍白，舌淡或紫，脉细涩。药用黄芪、当归、赤芍、桃仁、红花、石菖蒲、郁金、贝母、桑枝等。②

5. 黄存垣等分3型

（1）热毒偏盛型　方用仿清瘟败毒饮合紫雪丹加减。随症加减：兼肝风内动者，选加羚角钩藤汤类方；热毒犯营血者，选加犀角地黄汤类方；伤津耗气者，加生脉散之类；兼夹外风者，选用新加香薷饮合清络饮之类；兼风痰上壅者，选加胆南星、天竺黄、竹沥、石菖蒲、僵蚕等。

（2）湿毒偏盛型　方用仿清瘟败毒饮合紫金锭化裁。随症加减：兼夹肝风者，选加羚翘解毒丸或银翘马勃散；兼夹痰湿者，选三仁汤加地龙之类；兼脾虚内陷者，选乌蝎六君化裁。

（3）湿热两盛型　按以上两型用药优选。

临床观察：黄存垣等以上方辨证治疗13例流行性乙型脑炎患者。西医分为暴发型4例，重型6例，中型3例。结果：暴发型、重型、中型各治愈1例、6例、3例；暴发型好转2例，死亡1例。③

6. 常玉和等分3型

（1）湿热并重型　症见面色淡白无华，高热，唇干，神志昏迷，渴不多饮，痰涎壅盛，抽风惊厥，舌苔白腻或黄白腻，脉洪数或沉细。病程早期，治宜清热解毒、宣气化湿。方用三仁汤加减：杏仁12克、白蔻仁12克、薏苡仁30克、厚朴10克、半夏10克、甘草6克、滑石30克、竹叶6克、金银花20克、连翘12克、黄连10克、黄芩10克、生石膏60克、僵蚕10克。极期，治宜清营凉血、开窍醒神。方用清瘟败毒饮加减：生石膏100～250克、生地黄30克、川黄连10克、栀子10克、桔梗10克、黄芩12克、赤芍12克、玄参15克、连翘12克、牡丹皮10克、生甘草6克、广角粉30克、鲜竹叶适量。随症加减：痰涎壅盛，阻塞气道者，加竹沥膏30克，也可用涤痰汤；若大便闭结，加大黄；神昏惊厥，抽风频作，加全蝎、钩藤、石决明；四肢冰凉、气息低微者，速用独参汤。

（2）热重型　症见高热，口渴，面赤息急，渴而多饮，舌苔黄而干燥，脉洪数。治宜清营解毒、透热养阴。方用白虎汤加减：生石膏100～200克、知母12克、粳米30克、甘草6克。极期，方用化斑汤加味，即白虎汤加水牛角30克、玄参15克、桑白皮15克。或用清营汤。

（3）恢复期　症见舌苔光红剥或腻，瘈疭肢

① 涂晋文，等.中医药治疗流行性乙型脑炎轻型、普通型60例临床观察［J］.中医杂志，2013，54（12）：1028－1030.
② 王永炎，等.当代中医诊治疫病范例——疫痉［J］.北京中医药大学学报，2005，28（5）：66－71.
③ 黄存垣，等.辨证论治"乙脑"13例体会［J］.江西中医药，1997，28（6）：21.

僵。治宜养阴息风。方用沙参麦冬汤加生龙牡、生鳖甲、龟甲。随症加减：神志不清或精神障碍，可加郁金、石菖蒲。

临床观察：常玉和等以上方辨证配合西药治疗 182 例乙脑患者。结果：治愈 139 例，其中出现恢复期综合征 33 例，留有后遗症 13 例。体温恢复正常时间平均 6.1 天，昏迷清醒时间平均 8.2 天，平均住院天数 22 天。[①]

7. 王崇仁等分 3 型

(1) 暑热偏盛型　①非神昏者，症见发热头痛，呕吐，嗜睡，舌苔薄白，中心薄黄或全苔黄干厚。治宜辛凉透邪、清热解毒。药用金银花、连翘、薄荷、生石膏、知母、栀子、芦根、黄芩等。②神昏者，症见高热神昏，惊厥，四肢厥冷，舌红苔薄白中心黄或全苔黄厚干。治宜清心解毒镇惊。药用金银花、连翘、薄荷、生石膏、石菖蒲、知母、钩藤、玄参、全蝎、牡丹皮、生地黄、羚羊角粉、广角粉，加至宝丹或安宫牛黄丸或紫雪丹。

(2) 湿邪偏盛型　①非神昏者，症见发热头痛，呕吐，嗜睡，舌苔白腻。治宜芳香化浊、苦辛化燥。药用藿香、佩兰、香薷、芦根、竹叶、六一散、厚朴、半夏等。②神昏者，症见高热神昏，惊厥，舌红苔白腻。治宜芳香化燥、镇惊开窍。药用藿香、佩兰、滑石、半夏、青蒿、牡丹皮、石菖蒲、郁金、钩藤、羚羊角粉、广角粉、苏合香丸等。

(3) 后遗症期　①热病伤阴者，症见舌质绛红，少苔或无苔，四肢挛急，意识障碍、失神。药用白芍、生地黄、女贞子、麦冬、钩藤、天竺黄、丝瓜络、桑枝、石菖蒲等。②病后伤阴，湿郁不化者，症见苔黄白厚腻或白黏腻。药用沙参、木瓜、橘皮、厚朴、石菖蒲、郁金、半夏、白蔻仁、滑石等。[②]

经 验 方

1. 白虎汤加减　石膏 30 克、知母 9 克、粳米 15 克、甘草 6 克、金银花 9 克、石菖蒲 9 克。随症加减：呕吐、胸闷，加广藿香 6 克；高热，加柴胡 15 克、羚羊角 3 克，体温恢复正常后将石膏减至 20 克；呼吸急促、痰盛，加浙贝母 6 克；食欲差，胃肠道功能差，加炒枳壳 9 克；气虚津伤乏力，加太子参 9 克。加水 200 毫升，浸泡 30 分钟后，大火烧开，小火煎煮 20 分钟，饭后口服，每次约 50 毫升，每日 2 次。不能自主进食者给以鼻饲，每次 20 毫升，每日 1 次。3 岁及以下剂量减至 1/3，3～6 岁剂量减半。石海莎将 88 例小儿流行性乙型脑炎患者随机分为对照组和观察组各 44 例。两组均用西医常规治疗。观察组加用白虎汤加减联合针灸治疗，针灸取大椎、百会、风池、太阳穴，选用 28 号毫针，消毒后采用平刺法进针，每次留针 20 分钟，留针期间行针 2～3 次，捻转幅度为 3～4 圈，捻转频率为每秒 3～5 个往复，每次行针 5～10 秒，每日 1 次。结果：观察组总有效率为 95.46%，高于对照组的 88.64%，两组比较有统计学差异（$P<0.05$）。[③]

2. 灌肠方　金银花 10 克、连翘 10 克、黄连 5 克、生地黄 10 克、玄参 10 克、生石膏 10 克、知母 10 克、栀子 10 克、黄芩 10 克、大青叶 15 克、板蓝根 15 克、紫草 10 克、牡丹皮 10 克。每日 1 剂，每剂中药浓煎至 50 毫升，加生理盐水 50 毫升稀释后用导尿管经肛门滴入直肠，肛管插入深度为 25～35 厘米，点滴法灌肠，每分钟 30 滴，保留 10～15 分钟，每日 1 次，治疗 7 天为 1 个疗程。清热泻下，活血解毒，开窍安神。刘雁等将 45 例流行性乙型脑炎患者随机分为治疗组 20 例与对照组 25 例。对照组给予抗病毒药、抗生素、能量、甘露醇等西医综合治疗方法；治疗组在对照组的基础上使用热毒宁每日每千克 0.5 毫升加入 5% 葡萄糖注射液 100 毫升中静脉滴注治疗及中药灌肠。结果：治疗组治愈 14 例，好转 3 例，无效 3 例；对照组治愈 8 例，好转 6 例，无效 11 例。[④]

① 常玉和,等.中西医结合救治重症流行性乙型脑炎 182 例[J].辽宁中医杂志,1996,23(1)：33－34.
② 王崇仁,等.王士相教授治疗流行性乙型脑炎经验[J].中国中医急症,1994,3(1)：26.
③ 石海莎.中西医结合治疗小儿流行性乙型脑炎疗效观察[J].实用中医药杂志,2021,37(6)：1022－1023.
④ 刘雁,过建春.中药灌肠为主的中医方案治疗流行性乙型脑炎的临床分析[J].中华中医药学刊,2011,29(6)：1248－1249.

3. 清瘟败毒饮　生石膏(先煎)30～60克、细生地黄(先煎)30克、乌犀角(水牛角代,磨粉)6～12克、川黄连5～12克、知母12克、玄参12克、栀子9克、桔梗9克、黄芩9克、赤芍9克、连翘9克、牡丹皮9克、鲜竹叶6克、甘草6克。随症加减：桔梗、白芍、玄参、甘草多弃而不用,重用大青叶较重用石膏疗效显著；抽搐,加钩藤、僵蚕；抽而不止者,加羚羊角、全蝎、蜈蚣；昏迷,加石菖蒲、郁金；深昏迷,加安宫牛黄丸；喉中痰鸣者,选用天竺黄、胆南星、鲜竹汤；夹湿者,加广藿香、薏苡仁、通草、六一散；腹胀大便数日不下,加玄明粉、大黄。先煎石膏,煮沸10余分钟后再入其他药同煎。与水牛角磨粉和服或先煎兑入。分2次服。①

4. 董廷瑶经验方　大青叶30克、板蓝根30克、金银花15克、连翘15克、黄芩9克、活芦根50克、生石膏(先煎)60克、生甘草3克。随症加减：如卫分表证,加薄荷3克、杭菊花6克；汗少,可加香薷4.5克、鲜荷叶9克；偏湿,加鲜藿香9克、鲜佩兰12克、滑石15克、杏仁12克；偏热,加川黄连3克；气分热重,加重石膏120克、知母9克；气营两燔,去金银花、连翘、黄芩、芦根,加牡丹皮9克、鲜生地黄30克、玄参12克、紫草9克；或另用紫雪丹1.5～3克化服；痰热盛者,加竹沥30克、胆南星3克、天竺黄6克；大便秘结,加生大黄9克、玄明粉(冲)6克；昏迷,加鲜石菖蒲4.5克、郁金9克、至宝丹1粒或神犀丹1粒另化服；抽搐,加地龙6克、钩藤9克或抱龙丸1粒另化服；湿浊痰阻,或呕吐,用紫金锭0.6～0.9克,分次化服。每日1～2剂。董廷瑶以上方加减治疗1例乙型脑炎患者,疗效满意。②

5. 降利汤　生大黄(后下)9克、生甘草3克、芒硝6克、全蝎(研吞)1.5克、僵蚕10克、钩藤15克、葛根10克、青蒿15克、佩兰10克、石菖蒲10克。每日1剂,分4次服完。防微杜渐,缩短疗程,防止脑水肿、脑疝形成。适用于乙脑急性期(初期)。朱良春以上方治疗1例乙脑患者,疗效满意。③

6. 夺痰定惊散　炙全蝎30只、巴豆霜(自制)0.45克、犀牛黄0.6克、朱砂1.5克、雄精2克、胆南星6克、川贝母3克、天竺黄3克、麝香(后入)0.3克。上药共碾极细末,瓶装备用。每次0.7克,4岁以下者用量0.3克,中病即止。化痰,泄热,定痉。适用于乙脑极期,可缩短疗程,改善后遗症。朱良春以上方治疗1例乙脑患者,疗效满意。④

7. 羚角钩藤汤加减　羚羊角(磨水服)2克、知母6克、钩藤6克、白芍6克、金银花6克、菊花6克、生地黄6克、桑叶6克、生甘草3克。每日1剂,水煎服,分4～6次口服。随症加减：昏迷者,用鼻饲给药；偏湿者,加香薷3克、藿香3克；嗜睡者,加鲜菖蒲10克；喉中痰鸣者,加天竺黄3克、胆南星3克；高热不退者,加生石膏(先煎)50克；大便秘结者,加生大黄(后下)3克、玄明粉(后下)3克；频繁抽搐难以控制者,加全蝎3克、僵蚕3克,或口服安宫牛黄丸,5岁以下每日1～2粒,分3次口服；5岁以上每日2粒,分3次口服。庄云英将117例乙型脑炎患者随机分为治疗组72例与对照组45例。对照组主要是控制体温,采用物理降温和药物降温,可以卧地；治疗组在对照组的基础上加用羚角钩藤汤加减。结果：治疗组治愈66例,好转3例,无效3例；对照组治愈23例,好转5例,无效17例。⑤

8. 清热通下法基本方　生石膏60～150克、生大黄10～15克、知母20克、连翘30克、金银花30克、竹叶10克、生地黄20克、麦冬20克、钩藤20克、石菖蒲20克、甘草10克。随症加减：体温39℃～40℃时,生石膏用60～90克；体温在40℃以上,大黄用至15克,生石膏90～150克；抽搐,加羚羊角粉、地龙、蜈蚣；痰涎壅盛,加胆南星、天

① 刘碧山,等.杨从鑫主任医师治疗乙脑的经验[J].中国中医药现代远程教育,2011,9(4)：18－19.
② 董廷瑶.治发机先攻逐邪毒[J].中国社区医师,2003,18(11)：24－25.
③～④ 邱志济,等.朱良春治疗温热病经验和特色——著名老中医学家朱良春教授临床经验系列之十四[J].辽宁中医杂志,2001,28(2)：78－79.
⑤ 庄云英.中西医结合治疗乙型脑炎72例临床观察[J].湖南中医杂志,1998,14(6)：8,15.

竺黄;昏迷者,鼻饲安宫牛黄丸或静滴醒脑静针剂。水煎服,煎至 500 毫升,热势鸱张,体温在 40℃以上,不必拘泥于每日 1 剂。清热通腑。高雪琴等以上方加减治疗 30 例流行性乙型脑炎患者,疗效满意。①

9. 杨冬明经验方 生石膏、知母、板蓝根、牡丹皮、党参、五味子、钩藤、石菖蒲、僵蚕等。随症加减:痰阻,痰多而黄稠者,加天竺黄、青礞石、竹沥达痰丸或鲜竹沥;痰多而稀者,加制南星、姜半夏或礞石滚痰丸;痰多而不易吸出者,加陈胆星、大贝母、天竺黄或猴枣散。邪入心包者,昏迷热甚,加紫雪散;深昏迷伴高热抽搐,加抗热牛黄散;深昏迷伴抽搐、热不甚,加至宝丹;热极生风者,加生石决明、蜈蚣、全蝎;热结便秘者,加生大黄、玄明粉;脉伏、肢冷、头汗者,加红参、制附子、生牡蛎。杨冬明以上方加减配合西药(给氧、脱水、应用东莨菪碱、皮质激素、扩容、纠酸、强心、抗感染、营养支持及加强护理等)治疗 93 例极重型流行性乙型脑炎(乙脑)呼吸衰竭患者。结果:治愈 75 例,2 例呼吸衰竭虽解除但并发严重败血症而自动出院,死亡 16 例。治愈者退热时间平均(10.1±5.6)天,住院时间平均(38.2±9.7)天。②

10. 调胃承气汤加味 大黄、芒硝、钩藤、生石膏、龙胆草、大青叶、僵蚕、石菖蒲、郁金、甘草。随症加减:得泻下后减芒硝,根据病情酌用七叶一枝花、竹叶、天竺黄、连翘等。浓煎鼻饲,每日 1~2 剂。适用于重症乙脑患者出现暑邪蕴结阳明、热痰胶着、风火相煽的证候。③

11. 罗先悟经验方 金银花 20 克、连翘 12 克、生地黄 12 克、麦冬 12 克、玄参 12 克、黄连 6 克、竹叶心 10 克、大青叶 15 克、板蓝根 15 克、滑石 20 克、生石膏 30 克。随症加减:气分大热,加黄柏 9 克、黄芩 9 克;阴虚火旺,加龟甲 9 克、鳖甲(单包先熬 2 小时)9 克、沙参 15 克、麦冬 15 克、天

冬 15 克、阿胶(单包烊化兑服)9 克、牡丹皮 10 克、赤芍 10 克;高热抽搐,加全蝎 3 克、蜈蚣 1 条、钩藤 10 克、地龙 10 克;气虚脉微者,加人参 6 克,连用 5 日;高热口臭,苔黄黑腐腻、脉沉细者,加藿香 12 克、石菖蒲 12 克、泽泻 12 克、茯苓 18 克、滑石 18 克、薏苡仁 18 克。每日 1 剂,水煎服。羚羊角粉 1.8 克分 3 次温开水冲服。安宫牛黄丸 1 丸,每日分 3~4 次温开水送服。恢复期配合头针、气功、音乐治疗。罗先悟将 40 例乙型脑炎分为中药组 30 例与西药组 10 例。中药组予上方。西药组予鲁米那,每次每千克体重 7 毫克肌注,6 小时 1 次以止痉;20%甘露醇每次每千克体重 2 克静脉推入以减低颅内压,每日 2 次;氯脂醒每次 250 毫克肌注,每日 3 次;酒精外敷以降温。结果:中药组临床治愈 16 例,好转 14 例;西药组临床治愈 5 例,好转 2 例,无效 3 例。④

12. 乙脑Ⅱ号方 生石膏(先煎)150 克、生大黄(后下)15 克、玄明粉(冲服)8 克、石菖蒲 10 克、竹沥 10 克、半夏 10 克、竹叶心 15 克、全蝎 3 克、钩藤 15 克。随症加减:喉中痰鸣辘辘,加鲜竹沥 30 毫升;四肢厥冷,热深厥深者,加羚羊角 2 克。每剂浓煎成 160 毫升。3 岁以内 30 毫升,3~5 岁 40 毫升,6~15 岁 50 毫升,成人 80 毫升,每日 3 次口服。朱恒兴等将 147 例流行性乙型脑炎患者随机分为治疗组 83 例与对照组 64 例。对照组高热主要以物理降温为主;惊厥用水化氯醛、复方冬眠灵等镇静;有脑水肿征象静脉推注甘露醇脱水;呼吸衰竭者及时吸氧,用呼吸兴奋剂。治疗组给予乙脑Ⅱ号方。结果:治疗组痊愈 69 例,留有恢复期症状 11 例,死亡 3 例;对照组痊愈 44 例,留有恢复期症状 14 例,死亡 6 例。⑤

中 成 药

1. 安宫牛黄丸 组成:牛黄、郁金、水牛角、

① 高雪琴,等.清热通下法治疗流行性乙型脑炎 30 例[J].中医研究,1998,11(5):28.
② 杨冬明.中西医结合抢救极重型流行性乙型脑炎呼吸衰竭 93 例[J].中西医结合实用临床急救,1997,4(3):120-121.
③ 虞觐冠.用通下法治疗重症乙脑[J].时珍国药研究,1997,8(6):491.
④ 罗先悟.乙型脑炎 40 例临床治疗体会[J].实用中医药杂志,1995(3):27-28.
⑤ 朱恒兴,等.下法为主治疗流行性乙型脑炎 83 例[J].江苏中医,1994,15(7):11.

黄芩、黄连、雄黄、栀子、朱砂、冰片、麝香、珍珠。功效主治：清热解毒，豁痰开窍；适用于温热病，中风，癫痫。用法用量：每丸重3克。口服，每次1丸，每日1次；小儿3岁以内每次1/4丸，4～6岁每次1/2丸，每日1次。[①]

2. 醒脑静注射液　组成：麝香、栀子、郁金、冰片（每支10毫升，河南天地药业股份有限公司生产，国药准字Z41020664）。功效：开窍醒脑，安神定志，清热解毒，镇惊止痛，凉血行气。用法用量：小儿每日以每千克10～20毫克加入5％葡萄糖注射液或氯化钠注射液100～200毫升稀释后静脉滴注，滴速为每分钟20～30滴，每日1次；成人250～500毫克，每日1次，加入5％葡萄糖注射液或氯化钠注射液200～500毫升稀释后静脉滴注。连续应用15天。临床应用：董梦久等将75例重型流行性乙型脑炎患者随机分为治疗组30例与对照组45例。对照组为西医常规综合治疗；治疗组在常规西医综合治疗的基础上加用醒脑静注射液。结果：治疗组降温时间为(5.40±1.30)天，平均昏迷时间为(5.64＋1.03)天，平均缓解抽搐时间为(2.20±1.17)天，均比对照组短，且恶化和后遗症较少，治愈率高，疗效明显优于对照组。[②]

3. 局方至宝散　组成：水牛角浓缩粉200克、牛黄50克、玳瑁100克、人工麝香10克、朱砂100克、雄黄100克、琥珀100克、安息香150克、冰片10克（每瓶装2克或每袋装2克）。用法用量：口服，每次2克，每日1次；小儿3岁以内每次0.5克，4～6岁每次1克；或遵医嘱。[③]

4. 紫雪散　组成：石膏144克、北寒水石144克、滑石144克、磁石144克、玄参48克、木香15克、沉香15克、升麻48克、甘草24克、丁香3克、芒硝（制）480克、硝石（精制）96克、水牛角浓缩粉9克、羚羊角4.5克、人工麝香3.6克、朱砂9克（每瓶装或每袋装15克）。用法用量：口服，每次1.5～3克，每日2次；周岁小儿每次0.3克，5岁以内小儿每增1岁递增0.3克，每日1次；5岁以上小儿酌情服用。[④]

流行性出血热

概　　述

流行性出血热（EHF）属于自然疫源性疾病，是一种急性传染病，其病原体为流行性出血热病毒，其病理基础为小血管和毛细血管广泛性损害。本病起病急骤，以高热、低血压、出血现象、肾脏损害、电解质紊乱等为主要的临床特征。

本病属中医"温病"范畴，温毒夹斑，由温热病邪侵入机体，伏行血脉，分布三焦，导致经络、脏腑、营、卫、气、血的严重受损。临床辨证分期如下。(1) 温热炽盛期（发热期）：恶寒发热，头痛腰痛，眼眶痛，颜面潮红，两目红赤，腋下及上腭有针尖样或抓痕样出血点。舌绛，苔薄白或微腻，脉弦数或洪数。治以清热解毒、凉血化瘀为主。(2) 阳脱阴衰期（低血压休克期）：烦躁不安，口干，汗出，脉细数，舌质红绛，血压下降或脉压差小。病情深入恶化，四肢厥冷，唇指青紫，烦躁恶寒，舌红或青紫，脉沉微欲绝。治以回阳益阴为主。(3) 肾阴欲绝期（少尿期）：尿少或尿闭，便秘，腰腹胀痛，恶心呕吐，口渴，甚则斑疹密集，鼻衄便血，昏睡谵语，脉细散或细涩，舌质红绛，苔光或黄少津。治以通利救阴为主。(4) 肾气不固期（多尿期）：口干食少，腰酸肢软，尿多频数，苔糙或黄，舌质红或淡红。治以补肾益气为主。(5) 邪退正虚期（恢复期）：乏力头晕，腰酸便溏，舌红或光，脉细无力。治以补肾益阴为主。

① 李颖.安宫牛黄丸的临床应用[J].锦州医学院学报,1996,17(5):4.
② 董梦久,涂晋文.醒脑静注射液治疗重型流行性乙型脑炎临床观察[J].光明中医,2013,28(4):682-684.
③ 国家药典委员会.中华人民共和国药典(2015年版)一部[M].北京:中国医药科技出版社,2015:1008-1009.
④ 国家药典委员会.中华人民共和国药典(2015年版)一部[M].北京:中国医药科技出版社,2015:1587-1588.

辨 证 施 治

1. 宋海波等分 2 型

（1）肺胃阴伤型　症见身热不甚，口咽干燥，干咳少痰，干呕，不思饮食，舌质红，少苔或舌苔厚、干燥，脉细数。方用沙参麦冬汤加减：沙参 30 克、丹参 20 克、天花粉 15 克、麦冬 15 克、冬桑叶 10 克、玉竹 6 克、生扁豆 6 克、甘草 6 克。随症加减：热甚，加金银花 20 克、连翘 20 克、地骨皮 15 克、知母 10 克；咳重者，加杏仁 10 克、贝母 10 克；尿少，加黄芩 15 克、栀子 15 克；大便干燥，加大黄 15 克。

（2）肝肾阴伤型　症见低热面赤、口干口渴，手足心热甚于手足背，神倦欲眠，心中憺憺大动，舌绛少苔或干绛枯萎，甚则齿黑、唇裂，脉虚大、结代。形体脏腑衰竭。方用加减复脉汤：干地黄 50 克、丹参 20 克、炙甘草 18 克、生白芍 18 克、麦冬 15 克、阿胶 10 克、麻仁 10 克。随症加减：心悸，加生龙骨 20 克、生牡蛎 20 克；汗多，加龟甲 20 克、鳖甲 20 克；气虚者，加人参 15 克；尿多，加桑螵蛸 15 克、五味子 10 克、牡丹皮 12 克。每日 1 剂，煎至 300 毫升，分 3 次服。

临床观察：宋海波将 86 例肾病综合征出血热患者随机分为对照组 40 例与治疗组 46 例。对照组所有病例均予常规西药治疗，适当补充液体、短期抗病毒、预防弥散性血管内凝血（DIC）。用病毒唑注射液 600 毫克加入 5％葡萄糖注射液 250 毫升，静脉滴注，每日 1 次。短期用地塞米松 10 毫克，静脉滴注，每日 1 次。根据病情变化一般用药 3～5 天。低血压休克期给予补充血容量、纠正酸中毒、使用血管活性药物、防治心衰、肺水肿等；少尿期限制入水量，予利尿合剂，每日 1 次，甘露醇导泻；达到透析指征者予以透析治疗；多尿期以口服、静脉补液、维持电解质、酸碱平衡、防治感染为主等治疗。治疗组在对照组基础上加用上述中药治疗。结果：治疗组治愈 20 例，治愈率 43.5％，显

效 9 例，有效 15 例，无效 2 例，总有效率 95.7％，平均住院日为 2 周；对照组治愈 11 例，治愈率 27.5％，显效 10 例，有效 13 例，无效 6 例，总有效率 85％，平均住院日为 3 周。两组总有效率、无效率比较，有显著性差异（$P < 0.05$）。[1]

2. 郑志刚等分 5 期

（1）发热期　治宜清热泻火护阴。药用金银花 15 克、连翘 12 克、板蓝根 30 克、芦根 20 克、石膏（先煎）30 克、生地黄 20 克、玄参 12 克、白茅根 30 克。随症加减：头痛甚者，加葛根 20 克；咽痛甚者，加射干 12 克、牛蒡子 15 克；口渴甚者，加天花粉 20 克、沙参 15 克；斑疹明显，加丹参 20 克；恶心欲呕者，加竹茹 12 克、生姜 6 克；尿血甚者，加茜草 15 克、大蓟 15 克、小蓟 15 克；抽搐高热者，加钩藤 15 克、羚羊角 3 克；神昏谵语者，可另用安宫牛黄丸或紫雪丹 1 粒，每日 3 次口服。

（2）低血压休克期　治宜扶正回阳、清热解郁。药用钩藤 20 克、生地黄 15 克、红参 30 克、黄芪 30 克、龙骨 30 克、牡蛎 30 克、五味子 10 克、金银花 15 克、贯众 12 克。随症加减：烦渴思饮者，加石膏（先煎）25 克、知母 12 克；神昏谵语者，加安宫牛黄丸或紫雪丹，每次 1 粒，每日 3 次；斑疹甚者，加丹参 20 克、川芎 12 克、赤芍 15 克。

（3）少尿期　治宜泻下逐瘀、解毒消浊。药用石膏 30 克、车前子 12 克、木通 6 克、滑石 15 克、白茅根 20 克、猪苓 15 克、枳实 15 克、桑白皮 12 克。随症加减：口渴甚者，加玄参 15 克、生地黄 20 克、天花粉 15 克；斑疹甚者，加牡丹皮 12 克、赤芍 12 克；恶心欲呕者，加生姜 6 克、竹茹 10 克、陈皮 9 克。

（4）多尿期　治宜补肾固摄。药用熟地黄 20 克、山茱萸 12 克、淮山药 12 克、泽泻 12 克、枸杞子 12 克、胡桃肉 12 克、桑螵蛸 15 克、金樱子 12 克、覆盆子 12 克。随症加减：口干甚者，加生地黄 20 克、玄参 15 克、天花粉 20 克。

（5）恢复期　治宜健脾益胃养阴。药用党参 15 克、麦冬 15 克、五味子 9 克、甘草 3 克、扁豆 15

---

① 宋海波，等.滋阴法配合西药治疗肾综合征出血热 46 例［J］.陕西中医，2013，34（4）：399-400.

克、白术 10 克、泽泻 10 克、山药 12 克、牡丹皮 10 克、黄芪 20 克。随症加减：腹胀纳差者，加砂仁 6 克、厚朴 12 克、神曲 15 克；头晕目眩者，加枸杞子 12 克、西洋参（研粉冲服）2 克。

临床观察：郑志刚等将 376 例流行性出血热患者随机分为治疗组 178 例与对照组 198 例。对照组发热期予补充液体、激素疗法、对症治疗、免疫药物治疗、中医药治疗；低血压休克期予补充血容量、纠正酸中毒、血管活性药物、肾上腺皮质激素；少尿期予控制氮质血症，维持水、电解质及酸碱平衡，控制进液量、利尿或导泻、透析疗法；多尿期适当补充液体及电解质，防止继发感染；恢复期补充营养、休息。治疗组在对照组基础上结合中药辨证治疗。结果：对照组治愈率 85.6%，治疗组治愈率 96.1%，治愈率治疗组明显高于对照组；对照组死亡 7 例，治疗组死亡 2 例，死亡率治疗组明显低于对照组；治疗组并发症明显少于对照组。[1]

3. 乔德峰分 9 型

(1) 卫分证期　① 温邪袭卫型，症见恶寒发热，头痛，腰痛，眼眶痛，面红，颈胸红，舌边尖红，苔薄黄，脉浮数。治宜疏表清热。方用银翘散加味：金银花 30 克、连翘 20 克、薄荷 10 克、桔梗 10 克、芦根 15 克、甘草 10 克、白茅根 30 克、丹参 20 克、牡丹皮 10 克、竹叶 10 克。② 湿遏卫气型，症见恶寒发热，无汗或少汗，头痛，腰痛，周身酸痛，心烦口渴或渴不多饮，苔腻，脉濡数。治宜清热化湿。方用黄连香薷饮加味：香薷 10 克、扁豆 15 克、厚朴 10 克、黄连 10 克、藿香 10 克、金银花 30 克、连翘 20 克。每日 1 剂，水煎取浓汁，早晚分服。7 天为 1 个疗程。

(2) 气分证期　① 阳明热炽型，症见壮热不恶寒，酒醉面容，口渴烦躁，舌红苔黄，脉弦数。治宜清热解毒退热。方用白虎汤加味：生石膏 30 克、知母 10 克、竹叶 10 克、金银花 30 克、连翘 20 克、板蓝根 20 克、甘草 10 克、白茅根 30 克。② 湿热蕴蒸型，症见身热缠绵不退，脘痞胸闷，呕恶，心烦口渴不知饮，苔黄白而腻，脉弦滑或濡数。治宜清热利湿。方用黄芩滑石汤加味：黄芩 15 克、滑石 15 克、竹叶 10 克、黄连 10 克、丹参 30 克、麦冬 10 克、金银花 30 克、连翘 20 克、白茅根 30 克、白豆蔻仁 10 克。每日 1 剂，水煎取浓汁，早晚分服。7 天为 1 个疗程。

(3) 气营两燔型　症见壮热口渴，神昏烦躁，斑疹吐衄，舌绛苔黄燥，脉弦数或细数。治宜清气凉营、解毒护阴。方用清瘟败毒饮加减：生石膏 40 克、知母 10 克、生地黄 10 克、栀子 10 克、牡丹皮 10 克、竹叶 10 克、玄参 15 克、金银花 30 克、黄芩 10 克、甘草 10 克。每日 1 剂，水煎取浓汁，早晚分服。7 天为 1 个疗程。

(4) 热入营血型　症见身热夜甚，心烦躁扰，甚至谵语，斑疹隐隐，咽干而不甚渴，舌质红绛，无苔或薄黄，脉细数。治宜清营透热、养阴活血。方用清营汤加味：生地黄 15 克、玄参 15 克、竹叶 10 克、黄连 10 克、丹参 30 克、麦冬 10 克、金银花 30 克、连翘 20 克、白茅根 30。每日 1 剂，水煎取浓汁，早晚分服。7 天为 1 个疗程。

(5) 热厥欲脱型　症见高热烦躁，斑疹隐隐，面赤心烦气促，舌红苔黄而干，脉沉细数。治宜清热解毒、益气生津。方用生脉散合白虎汤：太子参 15 克、麦冬 10 克、五味子 10 克、丹参 30 克、白茅根 30 克、生石膏 30 克、知母 10 克、甘草 10 克、金银花 30 克、连翘 20 克、白芍药 15 克。每日 1 剂，水煎取浓汁，早晚分服。7 天为 1 个疗程。

(6) 肾阴亏虚型　症见腰痛，乏力，精神不振，小便涩少，口干咽燥，心烦不寐，舌红苔少，脉细数。治宜补肾生津。方用知柏地黄汤加味：知母 10 克、黄柏 10 克、山药 15 克、山茱萸 10 克、茯苓 10 克、泽泻 10 克、牡丹皮 10 克、白茅根 30 克、麦冬 10 克、丹参 30 克。每日 1 剂，水煎取浓汁，早晚分服。7 天为 1 个疗程。

(7) 肾气不固型　症见小便频数，尿量多，夜间尤甚，伴口渴多饮，腰酸神疲，乏力，舌淡红苔少而干，脉虚大。治宜补肾固气生津。方用肾气丸合缩泉丸加减：熟地黄 15 克、山药 15 克、益智仁

① 郑志刚，等.中西医结合辨证治疗流行性出血热 178 例[J].福建中医药，2008(1)：43-44.

10克、麦冬10克、党参20克、山茱萸10克、覆盆子10克、丹参30克、五味子10克。每日1剂,水煎取浓汁,早晚分服。7天为1个疗程。

临床观察:乔德峰以上方辨证治疗同时静脉点滴病毒唑0.6～0.8克,每日1次,连续1周,治疗93例流行性出血热患者。结果:治愈84例,有效6例,无效3例。总有效率96.8%。①

4.万友生分5期

(1)发热期 ①太阳少阳同病,寒湿郁热型,症见恶寒发热或寒热往来,无汗,头身腰痛,脘痞呕恶,口苦纳少,神疲乏力,渴喜热饮,小便短赤,面红目赤,皮肤黏膜可见出血点,球结膜充血水肿,舌质红,苔薄白腻或薄黄腻,脉浮数或滑数。太阳者,方用麻桂败毒汤:麻黄10克、桂枝10克、杏仁10克、白芍10克、苍术12克、藿香15克、大腹皮12克、陈皮10克、酒常山15克、甘草6克、生姜3片、大枣5枚。少阳者,方用柴桂败毒汤:柴胡15克、桂枝10克、黄芩10克、法半夏10克、党参10克、苍术10克、藿香15克、大腹皮10克、白芍10克、酒常山15克、麻黄10克、甘草6克、生姜3片、大枣5枚。②湿热郁伏膜原型,症见憎寒壮热,午后热甚,汗出,头身腰痛,心烦胸闷,身重肢倦,颜面浮肿,球结膜水肿,斑疹,呕恶不食,渴不多饮,腹胀,大便不爽,尿短赤,舌质红,苔白厚腻或黄腻,脉濡数或滑数。方用达原败毒汤:草豆蔻10克、槟榔10克、大腹皮15克、黄芩10克、知母10克、白芍10克、柴胡15克、青蒿30克、酒常山30克、杏仁10克、桔梗10克、甘草6克。③湿热留恋三焦型,症见发热,午后尤甚,微恶寒或不恶寒,无汗或少汗,头身困重疼痛,心烦胸闷脘痞,呕恶不食,腹胀便秘或溏而不爽,小便短赤,脉滑数,舌质红,苔黄腻或中心焦黑。湿热并重者,方用连朴败毒汤:黄连10克、黄芩10克、生石膏100克、知母15克、大腹皮30克、柴胡15克、苍术10克、石菖蒲15克、酒常山10克、杏仁10克、白蔻仁10克、厚朴10克。热重于湿者,方用三黄败毒汤:黄连15克、黄芩15克、生大黄(后

下)30克、生石膏100克、知母15克、栀子15克、大腹皮30克、杏仁10克、白蔻仁10克、青蒿30克、通草10克。④热毒炽盛,气营两燔型,症见壮热,头痛欲裂,腰痛,喉痧,斑疹,面目俱赤,心烦不寐,时有谵语,渴喜冷饮,恶心呕吐不食,尿赤便闭,脉洪滑数,舌质红,苔黄燥或焦黑。方用加味清瘟败毒饮:生石膏120克、知母15克、金银花15克、大青叶30克、黄连10克、黄芩15克、竹叶15克、连翘15克、生地黄30克、牡丹皮15克、玄参30克、赤芍15克、生大黄(后下)15克。随症加减:若神识时昧,予清开灵针(北京中医学院实验药厂制)20～40毫升,加入液体中点滴;若腹痛拒按,便黑,皮肤大片瘀斑,神昏谵语,加用犀珀至宝丹。⑤太阳少阴两感,表里俱寒型,症见发热恶寒,寒重热轻,无汗,头身腰痛,呕恶,面唇灰青,便下清稀,舌淡苔白,脉沉细。甚则四肢厥冷,寒战不已,汗出不止等。偏于太阳者,方用麻黄附子细辛汤:麻黄6克、制附子30克、细辛3克。偏于少阴者,方用通脉四逆汤:制附子60克、干姜60克、炙甘草30克,静脉注射参附针(四川雅安制药厂生产)20～40毫升。

(2)低血压休克期 ①气郁型(热厥轻证),症见发热渐退,血压有下降趋势,前期诸症仍在,神疲,四肢欠温,脉细弱或细数。方用四逆散:柴胡10克、枳实10克、白芍10克、炙甘草10克。②气阴欲脱型,症见头昏乏力加重,精神萎靡,面色苍白,心烦尿少,口渴,肢冷,自觉心里难过,舌质转暗,脉细数。药用参麦针(四川雅安制药厂生产)100毫升加入500毫升液体中静滴,同时用本品50毫升静注,每15～30分钟1次,至血压复常,厥脱改善,病情稳定止。③阳气欲脱型,症见面色苍白,唇青舌暗,四肢厥冷,气怯息促,脉微细欲绝或摸不到,甚至时出冷汗,下利清谷,神志恍惚或躁扰不安。药用参附青针(上海曙光医院研制)或参附针20～40毫升静脉推注,同时用40～80毫升加入10%葡萄糖注射液500毫升静滴;或加用参麦针50毫升直接静注,每15～30分钟重

① 乔德峰.中西医结合治疗流行性出血热93例[J].河北中医,2002(9):698－699.

复 1 次,至脱证改善,血压回升并稳定止。④ 内闭外脱型,症见(除上述虚脱证外,兼见)疫毒内闭证。热毒内闭者,症见高热神昏,面赤气粗,斑疹吐衄,四肢厥冷,脉沉伏或沉数,舌绛苔黄燥或唇焦裂。药用清开灵针或牛黄醒脑静 40 毫升加入液体中静滴,同时用 20 毫升静推,每 1～2 小时重复 1 次,至神清热减止,或口服加减清瘟败毒饮,不能口服者则直肠给药。瘀热内闭者,症见面唇爪甲青紫,舌暗或紫,腹痛便黑如淤泥,甚则神识昏聩,躁扰如狂。方用犀珀至宝丹化服或塞肛,或用加味桃核承气汤:桃仁 15 克、当归 10 克、赤芍 30 克、生大黄(后下)30 克、芒硝 10 克、水蛭 10 克、虻虫 10 克。水煎,口服或直肠给药,每日 2 次。腑热内闭者,症见腹胀痛拒按,便秘,舌红绛干起刺、苔焦黄或焦黑,甚则神昏谵语。方用承气类方口服或(和)直肠点滴。湿毒内闭者,症见神识如蒙,面浮肢肿明显,痰多呕恶,腹胀便溏尿少,苔腻。方用宣畅三焦方口服或直肠点滴(详见少尿期)或菖蒲郁金汤送服苏合香丸。

(3)少尿期 症见小便癃或闭,恶心呕吐明显,呃逆,脘腹胀满,腰痛,甚则从心下至少腹硬满而痛不可近手,不食不寐,神萎,唇干裂,渴不欲饮,大便秘结或黑如淤泥,或兼见鼻塞咳喘,胸闷音哑,甚则吐衄,尿血,大片瘀斑,神昏或躁扰如狂,舌质红绛而干起芒刺,苔黄腻或白厚腻而干或镜面舌,脉弦。方用自拟宣畅三焦方:麻黄 20 克、杏仁 15 克、苍术 30 克、大腹皮 30 克、陈皮 30 克、泽泻 30 克、猪苓 30 克、广木香 10 克、藿香 15 克。随症加减:若见大结胸证有热者,加用大陷胸汤:生大黄 15 克、芒硝 10 克、甘遂末 3 克;若见瘀热内结,便黑如淤泥,小腹硬满拒按,皮肤瘀斑者,加用加味桃核承气汤;若见神昏,谵语者,加用犀珀至宝丹;兼有气阴两虚者,加用参麦针(用法用量同休克期),出现各种危重并发症时,可配合西医疗法对症处理。日夜共 2 剂。以上方药不能口服时,可用直肠给药法。

(4)多尿期 症见前期以邪实为主者,后期多以正虚为主。方用参麦饮(党参 30 克、麦冬 30 克、五味子 10 克)、洋参丸、补中益气汤、增液汤、益胃汤、金匮肾气丸等。随症加减:余热未尽者,可用栀子豉汤;余湿未尽者,可用鲜白茅根口服液(由鲜白茅根一味浓煎加工而成)、五苓散、利湿方(白茅根 60 克、赤小豆 30 克、薏苡仁 30 克、云茯苓 15 克、紫荆皮 15 克、茯苓皮 30 克、车前子 30 克、泽泻 15 克)。

(5)恢复期 大多无证可辨,主要以饮食调养,并注意起居为治。有正虚未复或余邪未尽者参见多尿期治法。

临床观察:万友生等将 413 例流行性出血热患者随机分为治疗组 273 例与对照组 140 例。对照组按全国流行性出血热防治方案治疗;治疗组以上方辨证分型治疗。结果:治疗组痊愈 263 例,死亡 10 例;对照组痊愈 125 例,死亡 15 例。[1]

5. 罗凛等分 3 型

(1)温热型 症见温热毒邪侵入人体,伏行血脉,邪热亢盛,充斥内外,出现温热郁表,灼伤血络,耗气伤津,气营两燔,温邪内陷,温热蕴结下焦。① 发热期,症见温热病邪侵入人体,郁遏肌表,正邪相争,发为卫分证。治宜清气泄热、凉营化瘀。方用清瘟合剂:大青叶、金银花、大黄、石膏、知母、鸭跖草、赤芍、升麻等;清气凉营注射液:大青叶、金银花、大黄、知母等(制成针剂,每毫升相当于原汤剂 1 剂)。临床观察:周仲瑛等分别以上方治疗 270 例、278 例 EHF 发热期患者,并设对照组分别观察 160 例、220 例。结果:治疗组体温恢复正常时间平均分别为 1.44 天、1.38 天,病死率分别为 0.37%、0.36%;对照组体温复常时间均为 2.52 天,病死率分别为 3.75%、5.91%。② 低血压休克期,症见温热毒邪不能迅速从外清解,或因热邪深伏,或因气阴耗伤,或因阴损及阳而导致热厥、气阴两脱证或寒厥、亡阳重证。治宜清热宣郁、行气开闭。药用柴胡、大黄、广郁金、枳实、知母、鲜石菖蒲等。随症加减:内闭者,配合至宝丹

① 万友生,等.应用寒温统一的热病理论治疗流行性出血热的临床研究[J].中医杂志,1991(10):26.

或安宫牛黄丸;气阴耗伤者,药用西洋参或生晒参、麦冬、山茱萸、玉竹、五味子、炙甘草、龙骨、牡蛎等;阴阳俱脱者,复入四逆汤。③ 少尿期,症见温热毒邪由气入营,血热搏结,毒壅血瘀,三焦气化失宣。治宜泻下通瘀、滋阴利水。方用泻下通瘀合剂:大黄、芒硝、枳实、生地黄、麦冬、白茅根、猪苓、桃仁、牛膝等。临床观察:周仲瑛将 279 例 EHF 少尿期患者随机分为治疗组 202 例与对照组 77 例。对照组口服硫酸镁、20%甘露醇和静推速尿;治疗组用泻下通瘀合剂。结果:治疗组显效 179 例,有效 15 例,无效(死亡)8 例,总有效率 96.08%;对照组显效 33 例,有效 27 例,无效(死亡)17 例,总有效率 78.82%。④ 多尿期,症见阴虚热郁、余热未清及肾气亏虚。

(2) 湿热型 ① 发热期,症见太阳少阳同病,寒湿郁热。湿热郁伏膜原,湿热留恋三焦以及热毒炽盛,气营两燔等。太阳者,方用麻桂败毒汤:麻黄、桂枝、杏仁、白芍、甘草、生姜、大枣、苍术、藿香、大腹皮、陈皮、酒常山。少阳者,方用柴桂败毒汤:柴胡、桂枝、黄芩、党参、生姜、大枣、麻黄、甘草、苍术、藿香、大腹皮、白芍、酒常山。湿热郁伏膜原者,方用达原败毒汤:草果、槟榔、大腹皮、黄芩、知母、白芍、柴胡、青蒿、酒常山、杏仁、桔梗、甘草。湿热留恋三焦湿热并重者,方用连朴败毒汤:黄连、黄芩、厚朴、生石膏、知母、大腹皮、柴胡、苍术、石菖蒲、酒常山、白蔻仁、杏仁。热重于湿者,方用三黄败毒汤。热毒炽盛,气营两燔者,方用加味清瘟败毒饮。临床观察:万兰清等以上方辨证治疗 225 例 EHF 发热期患者,疗效满意。② 低血压休克期,症见邪盛正虚,湿热疫毒内闭,损伤阳气,导致气阴欲脱或阳气欲脱。可见闭证,脱证或内闭外脱证型。方用宣畅三焦方、玉枢丹、犀珀至宝丹,并配合参麦针、参附针等。临床观察:万兰清等以上方治疗 27 例 EHF 内闭外脱型休克患者,疗效满意。③ 少尿期,症见湿热瘀毒夹杂,内闭三焦,阻滞气机。湿热瘀结三焦,以中焦脾胃为巢穴,脾受湿而运化不行,水湿内停,最易波及上焦,致肺失宣降,上源闭塞,波及下焦,致开合不利,形成关格之势。治宜宣畅三焦气机、逐水攻瘀

清热、顾护正气。方用宣畅三焦方:麻黄、杏仁、苍术、大腹皮、陈皮、泽泻、猪苓、广木香、藿香。临床观察:万兰清等以上方治疗 70 例 EHF 少尿期 70 例患者,疗效满意。④ 多尿期,症见早期湿热壅遏仍甚,唯气机得畅,邪有出路。后期以湿热余邪未清或肾气不足为主。

(3) 伤寒型 ① 发热期,太阳病,症见早期出现头痛,畏寒或寒战,继之高热,全身肌肉、关节疼痛。方用麻黄汤。随症加减:小便不利,或兼烦渴或渴欲饮水即口干者,可以麻黄汤合五苓散。太阳少阳并病,症见发热恶寒,关节疼痛,或四肢烦痛,恶心呕吐等,在病初即夹有血分证,皮肤、黏膜有出血点及瘀斑。方用柴胡桂枝汤。少阳病,症见寒热往来,口苦咽干,目眩,皮肤黏膜出血,或出血倾向加重,提示不同程度的蓄血证存在。方用小柴胡汤。少阳阳明并病,症见往来寒热,胸胁痞满,上腹疼痛,或痛连两胁,呕吐不止,或兼微烦不安状。方用大柴胡汤。随症加减:出血倾向加重,或少腹急结者,以大柴胡汤合桃核承气汤。阳明病,症见但热不寒,伴大渴,大汗,脉洪大,腹满腹痛,烦躁,谵语。方用白虎汤合调胃承气汤。蓄血证,症见大便下血,尿血,鼻血,呕血,身上可见大片瘀紫斑,伴神志改变。方用桃核承气汤。② 低血压休克期,少阴热化症,症见手足不温,腹中痛,小便不利,欲寐脉细。方用四逆散。少阴寒化症,症见手足逆冷,吐利不止,脉微细,但欲寐。方用四逆散加人参汤。少阴厥阴并病证,症见手足厥寒,脉微欲绝,四肢麻木、青紫,或皮肤花纹、紫绀。宜中西医结合抢救。随症加减:手足厥寒,脉微欲绝者,当归四逆汤主之;内有久寒者,宜当归四逆吴茱萸生姜汤主之;欲寐,心悸气短,小便不利者,宜真武汤主之;体质壮实之休克患者,患有腑实证时,宜大承气汤治之。③ 少尿期,蓄水证,症见小便不利,尿少,发热口渴,饮水即吐。方用五苓散。蓄血证,症见皮肤出血点增多,或有瘀斑,少腹急结,严重者可有出血倾向。方用桃核承气汤。结胸证,蓄于下焦之病邪上行而至胸中,胸痛,气短,不能平卧,面色晦暗,从心下至少腹胀满而痛。方用大陷胸汤。④ 多尿期及恢复期,症见

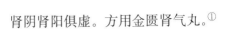

肾阴肾阳俱虚。方用金匮肾气丸。[1]

6.王振卿分 5 期

（1）发热期 ① 气分证，症见壮热，口渴，面红，目赤，头痛身痛，脉洪大而数。治宜清热解毒、凉血化瘀。方用白虎汤加减：生石膏 40 克、知母 15 克、金银花 30 克、连翘 15 克、板蓝根 18 克、牡丹皮 12 克、芦根 30 克、白茅根 30 克、生甘草 3 克。每日 1 剂，水煎服。② 气营（血）俱燔证，症见壮热，口渴引饮，烦躁不安，或神昏谵语，肌肤斑疹密布，并成串成片，或鼻衄，或呕吐，或便血，舌红苔黄，脉数。治宜清热解毒、清营凉血。方用清瘟败毒饮：金银花 30 克、连翘 20 克、板蓝根 20 克、大青叶 20 克、生石膏 60 克、知母 15 克、生地黄 30 克、赤芍 15 克、牡丹皮 12 克、丹参 30 克、白茅根 45 克、玄参 15 克、生甘草 3 克。每日 1 剂。水煎服。

（2）低血压期 ① 热厥，症见发热未尽，或高热骤降，口渴，腹部脐下灼热，四肢厥冷，吐衄发斑，口唇紫绀，虚烦不宁，斑疹隐隐，舌质红绛，脉沉细数。治宜清热凉血、扶正祛邪。方用清营汤合生脉散加减：生石膏 30 克、知母 15 克、黄连 6 克、金银花 30 克、连翘 15 克、西洋参 12 克、麦冬 30 克、生地黄 30 克、牡丹皮 15 克、丹参 12 克、天花粉 9 克、生甘草 3 克。每日 1 剂，水煎服。② 寒厥，症见四肢厥冷，面色白，口唇青紫，冷汗淋漓，舌淡，脉微欲绝。治宜回阳救逆、扶正固脱。方用参附汤合生脉散加减：制附子 12 克、人参（先煎）15 克、麦冬 30 克、五味子 15 克、山萸萸 15 克、桂枝 6 克、当归 9 克、炙甘草 6 克。每日 1 剂，水煎服。

（3）少尿期 ① 肾阴耗竭，症见小便量少，一昼夜 500 毫升以下，甚至尿闭，口渴烦躁，水入即吐，小便色赤，神昏谵语，舌质红绛，苔黄少津，脉细数。治宜滋阴生津、泄热利尿。方用增液汤合犀角地黄汤加减：生地黄 30 克、玄参 30 克、知母 15 克、麦冬 30 克、赤芍 15 克、白芍 15 克、丹参 24

克、白茅根 30 克、白薇 15 克、车前子 15 克、茯苓 15 克、甘草 6 克。每日 1 剂，水煎服。② 热结下焦，症见少腹胀满，恶心呕吐，尿闭，尿血，四肢浮肿，苔黄腻，脉濡数。治宜清热利湿、化瘀导滞。方用八正散加减：萹蓄 15 克、瞿麦 15 克、生地黄 30 克、车前子（包煎）30 克、滑石 15 克、竹叶 10 克、丹参 30 克、牡丹皮 35 克、白茅根 30 克。每日 1 剂，水煎服。

（4）多尿期 症见尿频量多，夜间尤多，尿色清淡，伴口渴多饮，腰酸神疲，乏力，舌质淡而欠润，脉沉细无力。治宜补肾固摄、养阴生津。方用都气丸加味：五味子 12 克、生地黄 15 克、熟地黄 15 克、山药 15 克、山萸萸 15 克、牡丹皮 15 克、泽泻 12 克、茯苓 15 克、杜仲 10 克、枸杞子 15 克。每日 1 剂，水煎服。

（5）恢复期 症见腰膝酸软无力，头昏耳鸣，舌红，脉细；或少气懒言，畏寒自汗，食少便溏，舌淡，脉细；或口干舌燥，不思饮食，二便不畅，舌红嫩，脉细弱。治宜补益虚损。① 肾阴虚，方用六味地黄丸加减：生地黄 15 克、熟地黄 15 克、山药 15 克、山萸萸 15 克、枸杞子 15 克、鳖甲 15 克、牡丹皮 15 克、茯苓 10 克。② 脾气虚，方用参苓白术散加减：党参 15 克、白术 15 克、陈皮 10 克、山药 30 克、砂仁 6 克、白扁豆 30 克、黄芪 10 克、茯苓 10 克、生姜 6 克、大枣 6 枚。每日 1 剂，水煎服。③ 胃阴虚，方用益胃汤加减：沙参 18 克、麦冬 18 克、玉竹 18 克、石斛 15 克、山药 24 克、丹参 21 克、生麦芽 24 克、生山楂 15 克。每日 1 剂，水煎服。

临床观察：王振卿以上方辨证治疗 40 例流行性出血热患者。结果：痊愈 39 例（97.5%），好转 1 例（2.5%）。服药最少 9 剂，最多 35 剂，平均 22 剂。治愈最短 9 天，最长 37 天，平均 23 天。[2]

7.米伯让分 5 证

（1）卫分证 治宜辛凉解表、透热解毒、益气护阴、散血净血。方用银翘散加党参、白芍、升麻、葛根。

① 罗凛，等.全国中医药治疗流行性出血热学术研讨会札记（上）（下）[J].江苏中医,1991(7)：42-45.
② 王振卿.辨证治疗流行性出血热 40 例[J].山东中医杂志,1990,9(6)：19.

（2）气分证　治宜辛凉清气、养阴解毒。方用白虎增液汤加味。

（3）营分证　治宜清营解毒、透热养阴。方用清营汤加白茅根等。

（4）血分证　治宜滋阴补肾、凉血解毒、降火利尿。方用知柏地黄汤加焦栀子、黄芩、阿胶、麦冬。

（5）厥逆证　① 火郁实热证,治宜清热解毒、凉血救阴。方用清瘟败毒饮。② 气脱血瘀寒厥,治宜益气固脱、回阳救逆。方用六味回阳饮加葱白。③ 后期肾气不固、气化失司、气阴两虚型。方用参味地黄汤、竹叶石膏汤。临床观察：米伯让按上述辨治76例出血热患者,治愈70例。①

8. 薛汶洪等分2期

（1）发热期　方用柴胡桂枝汤。随症加减：出现蓄血证者,用桃核承气汤,重者加水蛭;结胸证者,选用三结胸方（大陷胸汤,小陷胸汤,三物白散）。

（2）多尿期　方用金匮肾气丸。

临床应用：薛汶洪按上法治疗312例流行性出血热患者,治愈295例,占94.5%;兰克信等治疗112例流行性出血热患者,死亡1例,疗效显确。②

9. 周仲瑛等分5期

（1）发热期　① 气分证,症见壮热有汗,不恶寒,口渴欲饮,气粗,面赤,颈胸潮红,皮肤黏膜隐有少量出血点,恶心呕吐,腹痛,大便秘结或便溏不爽,腰痛,小便短赤,舌质红,苔黄厚或黄燥,脉小数、滑数或大。② 气营两燔证,症见高热或潮热,口渴,面红目赤,肌肤黏膜出血点增多,肌肤隐有瘀斑,烦躁不安,神志恍惚,腹痛,便秘,舌质红或红绛,苔黄或黄燥、焦黑,脉数或小数。治宜清气凉营。方用① 清瘟合剂：大青叶、生石膏、金银花、大黄、升麻。每剂煎水100毫升,每次50毫升,每日4次,口服,连用3～5天。持续高热、中毒症状明显者,加大剂量为每日5～6次。若呕吐频繁,不能口服者,改为鼻饲或保留灌肠,每次150

毫升,每日1～2次。② 清气凉营注射液：大青叶、金银花、大黄、知母。每剂药制成20毫升,每次40～60毫升,加入10%葡萄糖注射液250毫升中静脉滴注,每日1次,连用3～5天。持续高热、中毒症状明显者,加大剂量改为每次80毫升稀释后静滴。

（2）低血压期　① 热毒内陷证,症见发热或高热,烦躁不安,神志淡漠,神识昏聩,口渴欲饮,四肢凉或厥冷,胸腹热,或见便秘尿赤,肌肤斑疹隐隐,苔黄,舌红或红绛,脉细数或模糊不清。治宜理气通脉。扩容纠酸的基础上,血压不能回升者,方用升压灵注射液治疗。收缩压＞50毫米汞柱者,用升压灵注射液加入10%葡萄糖注射液250～500毫升中静滴,视血压调整滴速,一般每分钟20～30滴。血压稳定6小时后,逐渐减量至停药。收缩压＜50毫米汞柱者,应用升压灵注射液加入50%葡萄糖注射液中缓慢静推,血压回升正常后,改为上述方法静滴。随症加减：唇面指端紫绀,舌质紫暗,酌加丹参、赤芍、红花、川芎。② 气阴耗竭证,症见身热骤降,烦躁不安,颧红,气息短促,口干不欲饮,出黏汗,舌质红,少津,脉细数无力或模糊不清。治宜养阴益气固脱。方用生脉散加味：西洋参或白参、麦冬、五味子、玉竹、生地黄、生山茱萸、煅龙骨、煅牡蛎等。随症加减：唇面指端紫绀,舌质紫暗,酌加丹参、赤芍、红花、川芎。每日2剂,浓煎频服。血压稳定6小时后,逐渐减量至停药。③ 正虚阳亡证,症见面色苍白,唇绀,不发热,四肢厥冷,冷汗淋漓,神志淡漠或昏昧,气息微弱或浅促,舌质淡白,脉微细或沉伏。治宜回阳救逆。方用四逆加人参汤、参附龙牡汤。药用红参、附子、干姜、甘草、生龙骨、生牡蛎、山茱萸等。部分病例用类似注射剂。随症加减：唇面指端紫绀,舌质紫暗,酌加丹参、赤芍、红花、川芎。④ 阴阳俱脱者,两证结合治疗。

（3）少尿期　① 瘀热蕴结证,症见少腹胀满,或拒按,腹痛,大便秘结,小便赤涩量少,欲解不

①～②　吴兆华.流行性出血热临床概述[J].新中医,1990(6):46.

得,甚则尿闭不通,或有血尿,尿中夹有血性膜状物,或有身热,舌质红绛或绛紫,苔黄燥或焦黄,脉滑数或细数。治宜泻下通瘀。方用泻下通瘀合剂:大黄、芒硝、枳实、麦冬、桃仁、木通。随症加减:若见尿中有膜状物,加萹蓄、瞿麦;血尿,加黑栀子、石韦;咳嗽、气虚急喘促,咯泡沫痰或血痰,加葶苈子、桑白皮、瓜蒌。每剂制成100毫升,每次50毫升,每日4次,口服,连用3～5天。若呕吐频繁,不能进药者改为鼻饲,或保留灌肠。每次150毫升,每日1～2次。② 热郁津伤证,症见身热不尽,口渴心烦,小便短赤,量少灼热,腰痛不利,舌质红少津,苔黄燥,脉细数。治宜滋阴利水。方用猪苓汤加减。药用猪苓、阿胶、滑石、生地黄、麦冬、白茅根、泽泻、知母、茯苓。随症加减:津伤口渴,舌绛,加玄参;瘀热在下,加牡丹皮、赤芍。

随症加减(以上三期病程):衄血、咯血、二便出血量多者,加服止血合剂,每次50毫升,每日4次;神昏,加安宫牛黄丸;咳嗽、痰多质黏或黄脓痰,另用清肺化痰剂;痉厥,加用羚羊角粉,每次0.6克,每日2次;高血容量综合征,肺水肿,喘急痰鸣,面部浮肿,加用十枣汤(甘遂、大戟、芫花等份,研末,每次2～3克,每日1～2次,口服)。

(4)多尿期 辨别肾气不固证、阴虚热郁证,分别治疗。

(5)恢复期 辨别气阴两伤证、脾虚湿蕴证、肾阴亏虚证,分别治疗。

临床观察:周仲瑛等将1 127例流行性出血热患者随机分为治疗组812例与对照组315例。对照组采用西药治疗;治疗组以上方辨证分型治疗。结果:治疗组死亡9例,病死率为1.11%,治愈率为98.89%;对照组死亡16例,病死率为5.08%,治愈率为94.92%。[①]

10. 王振勤等分6期

(1)发热初期 症见发热恶寒或不恶寒,头痛、身痛、四肢倦怠,口渴,舌边尖红,苔薄白或略黄,脉浮数。治宜辛凉透表、清热解毒、凉血。方用① 桑菊饮加减方:桑叶12克、菊花10克、连翘12克、薄荷(后下)3克、桔梗10克、白茅根30克、牡丹皮12克、生甘草6克。水煎服。② 银翘散加减:金银花15克、连翘10克、薄荷(后下)3克、桔梗5克、鲜芦根(去节)30克、白茅根30克、牡丹皮12克、丹参15克、黄芩12克、生甘草6克。随症加减:如伴咳嗽,可加杏仁(后下)12克、贝母10克;咽红,加玄参15克、射干10克;呕吐,加竹茹;苔白腻,加藿香、佩兰。水煎服。

(2)阳明热炽期 症见发热不恶寒,出现酒醉面容,口渴烦躁,尿不利,大汗出,舌红苔黄,脉弦数。治宜清解里热。方用白虎汤加味:生石膏(先煎)30克、知母12克、金银花30克、连翘15克、玄参15克、麦冬10克、白茅根40克、牡丹皮15克、生甘草10克。随症加减:湿重,加薏苡仁20克、白蔻衣6克、赤苓12克;腹胀者,加厚朴12克、枳实12克;便秘,加生地黄15克,并适量大黄。水煎服。

(3)气营两燔期 症见壮热,烦渴,目昏,谵语,神志恍惚,皮肤斑疹和黏膜、皮肤出血已明显可见,极重患者还可见吐血、衄血、便血。口干唇焦,舌质绛红,苔黄燥,脉弦细数。治宜气营两清、解毒、凉血止血。方用清瘟败毒饮加减:生石膏30～60克、细生地黄12克、犀角(水牛角代,磨粉冲服)6克、黄连10克、栀子10克、桔梗12克、黄芩15克、知母10克、赤芍12克、玄参15克、连翘15克、牡丹皮10克、竹叶6克、生甘草6克。水煎服。

(4)厥证期 症见恶心,呕吐,口干,烦躁,精神恍惚,球结膜水肿和出血倾向更为明显,如吐血、衄血、便血等。① 热厥,症见(除上述症状外)手足厥冷,胸腹灼热,面赤心烦气促,舌红苔黄厚而干,脉滑数或沉数。治宜清热解毒、提升正气、复脉、凉血止血。方用白虎汤合生脉散加减:生石膏(先煎)30克、知母10克、板蓝根15克、人参3克、麦冬15克、五味子5克、丹参15克、升麻10克、白芍10克、牡丹皮12克、白茅根30克。水煎服。在临床紧急情况下,应以清心开窍法,可速服

---

① 周仲瑛,等.中医药治疗流行性出血热1127例的临床分析[J].中国医药学报,1988,3(4):11.

安宫牛黄丸、至宝丹、紫雪丹等成药。② 寒厥,症见(除上述症状外)畏寒厥冷,气微神疲,倦卧,下利清谷,面白唇青,脉沉迟而细或欲绝等。治宜回阳救脱。方用参附汤加减方:人参 10 克、制附子(先煎)10 克、五味子 10 克、熟地黄 18 克、麦冬 10 克、丹参 15 克、龙骨 30 克、牡蛎 30 克、炙甘草 10 克。水煎服。

(5) 尿闭期 症见尿闭或少尿,身体极度疲倦并有头痛、背痛、恶心、呕吐、呃逆等中毒状。各种出血倾向加重,并出现尿毒症状,如衰竭、嗜睡、烦躁、幻觉、抽搐、谵语等。① 肾阴亏损,虚火内生型,症见除尿闭或少尿外,可见身体极度疲倦,嗜睡,精神萎靡,口干咽燥,心烦,舌红苔干,脉细数。治宜滋阴泻火通闭。方用知柏地黄汤加减:知母 10 克、黄柏 10 克、生地黄 10 克、怀山药 10 克、茯苓 15 克、白茅根 30 克、牡丹皮 10 克、麦冬 10 克、山茱萸 10 克、泽泻 10 克。随症加减:尿闭甚者,可酌加猪苓、滑石之类;若见发热口渴,心烦不眠,大便不利,小腹拘满,舌红苔少,脉细数,也可选用增液承气汤加减。水煎服。② 邪陷心包,肝风内动型,症见除尿闭、少尿外,多头痛呕吐,神昏谵语,甚惊厥抽搐严重,舌绛苔干,脉弦细数。治宜清营凉血、解毒散瘀、息风镇痉。方用犀角地黄汤加减:犀角(水牛角代)5 克、生地黄 15 克、牡丹皮 10 克、钩藤 12 克、菊花 10 克、赤芍 10 克、白芍 10 克、竹茹 10 克、车前子(包煎)10 克、白茅根 30 克。水煎服。③ 饮邪壅肺型,症见除尿闭、少尿外,胸满喘急,痰涎壅盛,烦躁不安,舌胖苔黄厚,脉弦数或滑数。治宜泻痰行水、下气平喘。方用葶苈大枣泻肺汤加减:葶苈子 15 克、大枣 10 枚、车前子(包煎)10 克、生大黄(后下)10 克、白茅根 30 克、茯苓 15 克。水煎服。

(6) 尿多频期 ① 因疫毒已退,正气渐复,阴损及阳,肾气不固,膀胱失约,津少上承,水不蓄藏,故见口渴引饮,尿频尿多,腰膝酸软。一般舌多淡红,苔少而干,脉虚大等。乏力、软弱、口渴。脱水严重时,还会再度出现厥证。治宜滋肾固涩。

方用七味都气丸加减:熟地黄 10 克、山茱萸 10 克、淮山药 10 克、茯苓 12 克、牡丹皮 10 克、五味子 10 克、覆盆子 10 克、益智仁 10 克、桑螵蛸 10 克。水煎服。② 除多尿外,因肺胃热盛而出现尿频,口干舌燥,烦渴引饮,干咳少痰,多食善饥,舌红苔黄,脉沉数。治宜清养肺胃、生津润燥。方用沙参麦冬汤加减:沙参 12 克、麦冬 12 克、桑叶 12 克、天花粉 12 克、淡竹叶 10 克、益智仁 10 克、白扁豆 30 克、生甘草 3 克。水煎服。出血热愈后的康复,针对该病对脏腑的伤害,易发肾阴亏损和脾阳不振的病情,可分别服用六味地黄丸和参苓白术散等中成药。①

11. 李佩珍分 5 期

(1) 发热期 ① 卫分兼气分证,症见发热,微恶寒,口渴,无汗或少汗,头痛、身痛、腰痛(即三痛);眼睑轻度水肿,面、颈、胸潮红(即三红);舌尖红,苔薄白或微黄,脉浮数。治宜辛凉解表、清热解毒,兼清气热。方用银翘白虎汤加减:金银花 30 克、连翘 30 克、淡豆豉 10 克、竹叶 10 克、桔梗 9 克、紫草 20 克、白茅根 60 克、大青叶 30 克、生石膏 30 克、知母 15 克。随症加减:若高热、口渴明显,加大生石膏、知母用量,加生大黄 9 克;若恶寒已罢,胸腋斑疹隐隐者,加生地黄 20 克、牡丹皮 10 克、丹参 30 克。轻煎,每日 1～2 剂,分 2～4 次口服。② 气分(胃肠)兼营分证,症见壮热口渴,头腰剧痛,出现"三红",球结膜水肿,心烦失眠,甚或谵语,斑疹隐隐,尿短赤,舌红,苔黄燥,脉洪数。治宜清气凉营、解毒化斑、保津。方用清热解毒汤(自拟方)加减:金银花 30 克、连翘 30 克、大青叶 30 克、紫草 30 克、生石膏(先煎)60 克、知母 25 克、生大黄(后下)9 克、牡丹皮 10 克、丹参 30 克、玄参 30 克、白茅根 60 克。随症加减:若腹痛或苔黄燥,生大黄加至 20～30 克,加芒硝(冲)20 克、生地黄 30 克、麦冬 25 克;高热者,配合服清热解毒散或抗热牛黄散,每次 1 瓶,每日数次;伴抽风者,加羚羊角末(另煎)6 克,或选加青黛 20 克、龙胆草 15 克、生白芍 30 克;若昏谵、舌蹇者,急服"三宝

---

① 王振勤,等.应用中药对"流行性出血热"的治疗[J].黑龙江中医药,1987(5):49.

丹"之一,或静推醒脑静每次 6 毫升,每日可连用数次;伴呕吐,热者,加黄芩、竹茹;夹湿者,加姜半夏、生姜;若胸脘痞满,纳呆,神疲乏力,苔黄腻,脉濡数者,改投清热利湿剂。每日 1～2 剂,水煎口服。③ 营血证,症见身热夜甚,烦躁失眠,昏谵,斑疹出血,腰痛,少尿,舌红绛,苔少,脉细数。治宜清营凉血、化瘀开窍。方用加味犀角地黄汤或清瘟败毒饮加减:犀角(水牛角代)10～15 克、生地黄 30～60 克、赤芍 15 克、牡丹皮 15 克、大青叶 30～45 克、紫草 30 克、丹参 30 克、连翘 30 克、玄参 30 克、白茅根 60 克。随症加减:若出血明显,根据出血部位,每次选加小蓟 15 克、地榆 30 克、槐花 30 克、白及 30 克、仙鹤草 30 克,或三七末 3 克,或云南白药半瓶,每日数次口服,以出血停止为度,或配合西药抢救;素体阴亏,或阴伤明显者,可服生脉散或生脉针静注。每日 2 剂,水煎口服。

(2) 低血压休克期　① 热厥偏气分证,症见壮热面赤,心烦躁扰,口干舌燥,渴欲凉饮,便结胸腹灼热,手足逆冷,血压下降,斑疹隐隐,舌红,苔黄燥,脉沉数。治宜清气解毒、急下存阴、益气生津、化瘀通阳。方用白虎承气汤合生脉散加减:生石膏(先煎)60 克、知母 25 克、生大黄(后下)10 克、生地黄 30 克、玄参 30 克、丹参 30 克、麦冬 25 克、人参(另煎)9～15 克、五味子 9 克、栀子 15 克、黄连 9 克、大青叶 30 克。随症加减:若神昏肢厥,急投安宫牛黄丸 1 粒,或醒脑静每次 4 毫升,静注;便秘痉厥,投紫雪丹,每次 3 克,每日 3 次;便秘、腹胀者,加生大黄 15～20 克、芒硝 15～30 克;四肢抽搐者,加羚羊角末 3 克,或加玳瑁 15 克、菊花 12 克、钩藤 20 克、生杭芍 30 克、地龙 15 克、怀牛膝 30 克;出血明显者,加犀角(水牛角代,另煎)10 克、三七末或白药,每日数次。水煎,4～6 小时口服 1 次。② 热厥偏营血证,症见身热夜甚,心烦躁扰,甚或谵语舌蹇,斑疹显露,口渴不甚,手足厥冷,血压下降,倦怠乏力,舌红绛,苔薄黄或少苔,脉细数无力。治宜清营凉血化瘀、益气复脉固脱。方用清营汤合生脉散加减:犀角末(水牛角末代,另煎)10 克、丹参 30 克、玄参 30 克、生地黄 30 克、黄连 9 克、麦冬 9 克、连翘 15 克、竹叶 15 克、牡丹

皮 15 克、生白芍 30 克、大青叶 30 克、人参 6～10 克。随症加减:若气血两燔明显者,可选用清瘟败毒饮加减。水煎 2 次,每日服 2 剂。③ 寒厥证,症见身冷蜷卧,四肢甚或躁动,渴喜热饮,水入即吐,甚或下利,少尿无尿,面白唇紫,冷汗。舌质变淡,苔少,脉微欲绝,血压明显下降或测不到。治宜回阳救逆、益气养阴、化瘀固脱。方用参附汤合生脉散加减:人参(另煎)30 克、制附子 15～30 克、麦冬 25 克、炙甘草 30 克、生白芍 30 克、丹参 30 克、熟地黄 30 克、当归 20 克、五味子 9 克。随症加减:若渴欲热饮,水入即吐,甚或下利者,加干姜 15～30 克;冷汗,气促者,加煅龙牡各 30 克、山茱萸 30 克、黄芪 30 克。水煎浓缩 200 毫升,首次服 100 毫升,以后每 2 小时 50～100 毫升,根据病情延缓时间或改服其他方药。

(3) 少尿期　① 肺胃热炽、阴津耗伤证,症见小便短赤,每日尿量少于 500 毫升,或平均尿量少于每小时 30 毫升。口渴欲饮,唇焦,烦躁,干呕,便结腹胀,或大便色黑,舌红,苔少色黄干,脉沉细数。治宜清泻肺胃、育阴利尿。方用白虎增液承气汤加减:生石膏 60 克、知母 25 克、麦冬 25 克、生地黄 30 克、丹参 30 克、生大黄(后下)15 克、芒硝(冲)20 克、白茅根 60 克。每日 1～2 剂,水煎服。随症加减:肺热重,加黄芩 12 克、桑白皮 12 克;便色黑者,加桃仁 15 克、当归 15 克、赤芍 10 克。② 肝肾阴虚、虚火内生证,症见低热面赤,五心烦热,口咽干不欲饮,腰痛,尿少或尿中有膜状物,甚或血尿点滴难出,舌绛,苔少或无且干,脉细数。治宜滋阴降火、凉血止血、解毒活血利尿。方用知柏地黄汤加减:生地黄 30 克、生山药 30 克、云茯苓 30 克、山茱萸 30 克、泽泻 15 克、牡丹皮 15 克、麦冬 25 克、知母 25 克、玄参 30 克、黄柏 10 克、阿胶(烊化)10 克、焦栀子 30 克、丹参 30 克。随症加减:兼出血者,加三七或白药;尿中有膜状物者,加海金沙 30 克、滑石 20 克、冬葵子 15 克;若头痛,血压高者,加地龙 15 克、怀牛膝 30 克、钩藤 15 克、羚羊角末(另煎)3 克。③ 热结下焦、阴伤血瘀证,症见小腹结痛,尿涩或血尿,肉膜尿,便秘或黑粪,腰痛,舌红或绛,苔黄干或少苔,脉沉数

或涩。治宜泄热散结、凉血化瘀、育阴利尿。方用桃核承气汤合猪苓汤加减：桃仁15克、生大黄(后下)15～30克、芒硝15～30克、赤芍15克、当归15克、丹参30克、焦栀子10克、阿胶(烊化)12克、滑石30克、云茯苓15克、白茅根60克。随症加减：血尿，加小蓟30克、茜草15克；肉膜尿，加海金沙、冬葵子；肠出血，加地榆30克、槐花20克，或服三七末、白药。每日1剂，水煎服。本期关键在于育阴、清下、化瘀，而不在于利尿。服药困难者，可改为保留灌肠。体弱津伤者，可用生脉针每日10～20毫升静推。

(4) 多尿期　① 阴亏损精、肾气不固证，症见尿频量多，每日达2500毫升以上，口渴多饮，食欲增加，五心烦热，失眠，神疲乏力，多汗，腰酸，耳鸣，舌红、苔少而干，脉细数或虚大。治宜滋肾健脾、益气固肾。方用参麦地黄汤合缩泉丸加减：党参15克、麦冬25克、生地黄30克、生山药30克、山茱萸15克、茯苓15克、覆盆子15克、菟丝子15克、牡丹皮12克、煅龙骨30克、煅牡蛎30克、桑螵蛸10克。随症加减：口脉者，加天花粉30克；多饮者，加生石膏30克；尿频、肾气虚明显者，加黄芪30克、肉苁蓉15克。② 肝肾阴亏、虚风内动证(少见)，方用三甲复脉汤加减。③ 阴精亏损、肺复炽证，症见尿频量多，烦渴多饮，多食善饥，口干舌燥，干咳少痰，舌红，苔黄或无苔而干，脉数。治宜辛寒清气、甘寒生津，佐咸寒增液。方用白虎汤合沙参麦冬汤加减：生石膏30克、知母25克、玉竹15克、沙参15克、生山药30克、玄参30克、麦冬20克、石膏20克、生地黄25克、全瓜蒌20克、生甘草9克。

(5) 恢复期　① 气阴两伤、余热未尽证，症见形瘦低热，自汗乏力，纳少口渴，干呕，头昏眠差，舌红，薄黄干，脉细数。治宜清热和胃、益气生津。方用竹叶石膏汤加减：生石膏30克、生山药30克、竹叶9克、沙参15克、麦冬15克、太子参15克、生地黄15克、竹茹9克、生甘草9克。随症加减：便秘者，加生大黄9克。② 肺胃阴伤证，症见食少无味，口舌鼻咽干燥而渴，干咳，舌红，苔少而干，脉细数。治宜滋养肺胃，佐以和胃气。方用益胃汤加减：沙参15克、麦冬15克、生扁豆15克、玉竹15克、生地黄25克、百合30克、生梨(切碎)1个、天花粉15克、生甘草10克。随症加减：肾阴未复证，宜六味地黄汤加减；脾气虚弱，精血未复者，选六君子汤或归脾汤之类加减。[1]

12. 党继红分5期

(1) 湿热炽盛期　症见气血两燔，血热炽盛。方用竹叶石膏汤(淡竹叶15克、生石膏30克、法半夏10克、党参12克、麦冬12克、粳米15克、甘草3克)去党参，重用生石膏。随症加减：有卫分证者，加金银花、连翘以清热解毒；口渴，加天花粉、生地黄、金石斛等以凉血救阴。

(2) 阳脱阴衰期(低血压休克期)　症见热伤真阴，气虚欲脱。治宜益气固脱。方用竹叶石膏汤(淡竹叶15克、生石膏30克、法半夏10克、党参12克、麦冬12克、粳米15克、甘草3克)重用党参或人参，加五味子等。随症加减：若出现肌肤斑疹、舌红绛、脉弦数等症，加牡丹皮、赤芍、水牛角等以凉血救阴。

(3) 肾气不固期(多尿期)　症见气液两伤，肾气不固，统摄无权，制约失职。治宜育阴生津、补肾益气。方用竹叶石膏汤(淡竹叶15克、生石膏30克、法半夏10克、党参12克、麦冬12克、粳米15克、甘草3克)加生山药、五味子、益智仁、覆盆子、菟丝子、桑螵蛸。随症加减：若伴有肾阳虚者，加肉桂、黑附子等。

(4) 肾阴欲绝期(少尿期)　症见邪热深入营血，津伤液竭。治宜养阴凉血生津。方用竹叶石膏汤(淡竹叶15克、生石膏30克、法半夏10克、党参12克、麦冬12克、粳米15克、甘草3克)重用生石膏，加白茅根、玄参、水牛角等。随症加减：津伤液竭，重用生石膏，加白茅根、玄参、水牛角等；口渴，加天花粉、金石斛；若出现神昏谵语、烦躁等，可加清心开窍之品。

(5) 邪退正虚期(恢复期)　症见邪退正虚。

① 李佩珍.流行性出血热辨证分型论治[J].陕西中医，1985，6(3)：132.

方用竹叶石膏汤（淡竹味 15 克、生石膏 30 克、法半夏 10 克、党参 12 克、麦冬 12 克、粳米 15 克、甘草 3 克）。随症加减：若气虚，加生黄芪；血虚，加当归、熟地黄等。

临床观察：党继红以上方加减辨证治疗 32 例流行性出血热患者，全部痊愈。[1]

13. 东海县人民医院分 4 期

（1）发热期　① 热侵气分型，症见尚有卫分证象，类似感冒，头痛，热多寒少，口干，舌赤，小便黄，脉数，症虽有表象，但内有郁热较重。治宜清凉解毒。方用清热解毒汤：鲜茅根 120 克、鲜生地黄 120 克、土牛角 120 克、金银花 30 克、板蓝根 30 克、滑石 30 克、连翘 12 克、黄芩 9 克。随症加减：若大热大渴，加石膏 60 克；头痛剧烈，加龙胆草 15 克。② 热移营血型，症见壮热不寒，心烦口渴少津，面赤两腋下斑疹较多，头痛，腰痛较重，恶心，呕吐，舌苔黄或垢，脉数而洪。治宜清营泄热、凉血化瘀。方用二鲜牛角汤：鲜茅根 120 克、鲜生地黄 120 克、土牛角 120 克、金银花 30 克、滑石 30 克、牡丹皮 12 克、赤芍 12 克、栀子 9 克、通草 9 克、甘草 3 克。随症加减：有出血或高热不退者，土牛角改为广角粉（冲服）13 克，加服紫雪散 4 支。

（2）低血压期　症见热毒内陷，大伤气阴，患者出现四肢发凉，烦躁不安，面色由赤转暗或白，脉细微而数或隐而不显。方用二鲜牛角汤（同上）加生脉饮［太子参 30 克（或西洋参 9 克）、五味子 12 克、麦冬 24 克］。

（3）少尿期　症见胸膜胀疼，拒按，恶心加重，呃逆，狂躁，谵语，大便秘或溏而不爽（柏油样便），尿闭，血尿，脉洪大，舌苔黄燥。治宜消瘀、通便、攻下、利尿。方用化瘀导滞汤：车前子（包）30 克、广角粉 15 克、川大黄 12 克、牡丹皮 12 克、枳实 12 克、赤芍 12 克、栀子 12 克、桃仁 9 克、通草 9 克、黄连 6 克。随症加减：服药呕吐者，以玄明粉 30 克、车前子 30 克、牡丹皮 18 克、川大黄 18 克、

枳实 15 克、赤芍 15 克、桃仁 12 克、通草 9 克。水煎成 500 毫升，保留灌肠半小时至 1 小时。

（4）多尿期　症见口渴多饮，饮而多尿，脉象缓弱，舌光无苔或胖嫩。治宜温阳固肾。方用固肾汤：党参 30 克、山药 30 克、熟地黄 18 克、麦冬 18 克、巴戟天 18 克、玉竹 18 克、覆盆子 15 克、益智仁 15 克、补骨脂 15 克。

临床观察：东海县人民医院以上方辨证治疗 163 例流行性出血热患者，其中危重型 21 例、重型 9 例、中型 28 例、轻型 87 例、非典型 18 例。整个治疗过程，密切配合西医。结果：治愈 162 例，死亡 1 例。[2]

经　验　方

1. 桃核承气汤加减　桃仁 30～60 克、生大黄 30～60 克、芒硝 15～30 克，加用厚朴 30 克、枳实 30 克等，促进胃肠动力，增强以通为用功效。[3]

2. 泻热逐瘀方　大黄 15 克、芒硝 9 克、桃仁 12 克、牡丹皮 9 克、甘草 9 克、白花蛇舌草 15 克、丹参 9 克、红花 6 克、半枝莲 6 克、上茯苓 6 克、六月雪 15 克、炒白术 6 克。每日 1 剂，500 毫升水煎，取汁 300 毫升，早晚各温服 1 次，7 天为 1 个疗程，共治疗 2 个疗程。赵俊等将 72 例流行性出血热合并急性肾功能衰竭患者随机分为观察组与对照组各 32 例。观察组使用血液透析，并以泻热逐瘀方辅助治疗。对照组予单纯血液透析治疗。结果：疗程结束后，观察组的总有效率高于对照组；与对照组比较，观察组肾功能恢复快、住院时间短，差异均有统计学意义。[4]

3. 生脉散加味　人参 10 克、麦冬 10 克、山茱萸 10 克、玉竹 10 克、五味子 8 克、炙甘草 5 克、煅龙牡各 20 克。每日 1 剂，水煎分早晚 2 次服用，连续服用 2 周。周洪武将 63 例流行性出血热伴窦性心动过缓患者随机分为治疗组 32 例与对照

① 党继红.竹叶石膏汤治疗流行性出血热[J].河南中医,1983(3)：33.
② 东海县人民医院.中西医结合治疗 163 例流行性出血热的临床探讨(摘要)[J].江苏医药.1976(4)：27.
③ 魏秀秀,等.全小林桃核承气汤加减辨治流行性出血热经验[J].北京中医药,2020,39(7)：695－697.
④ 赵俊,等.自拟泻热逐瘀方辅助治疗对流行性出血热合并急性肾功能衰竭患者尿 NGAL、KIM－1 水平的影响[J].中国地方病防治杂志,2018,33(3)：284－285.

组 31 例。对照组予阿托品片 0.5 毫克,每日 3 次,口服,并根据病情变化予抗病毒、预防感染、改善微循环、维持水及电解质平衡。治疗组在对照组的基础上加服生脉散加味。结果:治疗组痊愈 2 例,显效 6 例,有效 20 例,无效 4 例,总有效率 87.5%;对照组痊愈 2 例,显效 5 例,有效 18 例,无效 6 例,总有效率 80.6%。①

4. 中药方 金银花 12 克、连翘 12 克、半枝莲 30 克、鲜芦根 30 克、丹参 10 克、黄芩 10 克、桔梗 10 克、牡丹皮 10 克、白茅根 30 克、蔓荆子 10 克、菊花 10 克、石膏 30 克。随症加减:热甚,加大石膏量 60～120 克;头痛甚,加茜草 10 克;恶心、呕吐,加旋覆花 10 克、代赭石 15～30 克、竹茹 12 克;大便干,加生大黄 10～20 克;壮热不退,加水牛角丝 30 克;口渴甚,加天花粉 15 克。每日 1 剂,水煎 2 次,取汁 300 毫升。分 2 次服。3 周为 1 个疗程。刘洪德将 63 例流行性出血热患者分为治疗组 33 例与对照组 30 例。对照组采用喜炎平注射液 250 毫克溶于 5% 葡萄糖注射液 250 毫升中,每日 1 次静脉滴注;胸腺肽注射液 80 毫克溶于 5% 葡萄糖注射液 500 毫升中,每日 1 次静脉滴注;注射用复合辅酶 200 单位溶于 5% 葡萄糖注射液 250 毫升中,每日 1 次静脉滴注。治疗组在对照组基础上加用中药汤剂。治疗 1 个疗程后统计疗效。结果:治疗组较对照组疗效更佳。②

5. 竹叶石膏汤加减 淡竹叶 15 克、生石膏(先煎)30 克、太子参 15 克、麦冬 12 克、炙甘草 10 克、山药 30 克、玉竹 10 克、知母 10 克。随症加减:热毒盛者,去炙甘草、太子参,重用生石膏 45 克,加黄连 3 克;湿邪未尽,去炙甘草,加茯苓 12 克、藿香 10 克、佩兰 10 克、荷叶 10 克;阴亏甚,去太子参,改西洋参 10 克,加白芍 15 克、生地黄 10 克、天冬 10 克、玄参 12 克、百合 30 克;气虚甚,重用太子参 18 克、炙甘草 30 克,加炙黄芪 30 克。每日 1 剂,水煎取汁 200 毫升,于上午 9 时、下午 3 时分服。钟志明将 95 例流行性出血热伴窦性心动过缓患者随机分为治疗组 51 例与对照组 44 例。对照组予阿托品片 0.6 毫克,每日 3 次口服,并据少尿期、多尿期病情变化予利尿、导泻、补液、维持电解质平衡及对症、支持治疗。治疗组在对照组基础上服竹叶石膏汤加减。结果:治疗组痊愈 15 例,显效 18 例,有效 12 例,无效 6 例,有效率 88.24%;对照组痊愈 7 例,显效 9 例,有效 15 例,无效 13 例,有效率 70.45%。③

6. 两清排毒汤 白茅根 15 克、金银花 15 克、水牛角 30 克、牡丹皮 12 克、玄参 12 克、连翘 12 克、生地黄 12～15 克、麦冬 12～15 克、大黄 3～10 克。随症加减:热盛,加生石膏 12～20 克、知母 12 克、黄芩 12 克;小便少,加茯苓 12 克、泽泻 12 克、车前子 12 克;大便秘结,加玄明粉(烊化)15 克;出血者,加茜草炭 12～15 克、陈棕榈炭 12～15 克、地榆炭 12～15 克;抽风,加羚羊角 2～3 克;阴液亏损,加沙参 12 克、西洋参 12 克、益智仁 15 克;低血压,加人参 10～15 克、丹参 12～15 克。每日 1 剂,水煎,早、中、晚服用至多尿前期。清热解毒,清营凉血,排便利尿。适用于流行性出血热。魏兴等以上方配合西药(常规药)治疗 120 例流行性出血热患者,其中发热期 54 例,发热低血压期 6 例,发热少尿期 27 例,发热低血压少尿期 2 例。结果:痊愈(症状体征消失,随访 3 个月无反复)117 例,显效(并发症尚未完全控制,肾功能、心功能尚未完全恢复,3 个月随访无变化者)0 例,死亡 3 例。治愈率 97.6%。④

7. 承气汤加味 大黄(后下)15 克、芒硝(烊冲)6 克、赤芍 15 克、红花 10 克、板蓝根 30 克、连翘 20 克、枳实 10 克、牡丹皮 10 克、生地黄 30 克、玄参 30 克、麦冬 15 克。水煎 2 次,共 200 毫升早晚分服。孔祥海等以上方并结合西药治疗 46 例流行性出血热患者。西药:(1)血液透析,少尿≥2 天或无尿≥24 小时,符合下列条件之一者即开

① 周洪武.生脉散加味治疗流行性出血热伴窦性心动过缓临床观察[J].浙江中西医结合杂志,2013,23(2):125-126.
② 刘洪德,等.中西医结合治疗流行性出血热发热期临床疗效观察[J].河北中医,2011,33(8):1187-1188.
③ 钟志明.竹叶石膏汤加减治疗流行性出血热伴窦性心动过缓51例[J].中国中医急症,2011,20(11):1861-1862.
④ 魏兴,等.两清排毒汤治疗流行性出血热120例[J].陕西中医,2005(8):784-785.

始血液透析,① BUN≥每升 21.4 毫摩尔(每分升 60 毫克),每日 BUN 升高≥每升 7.14 毫摩尔(20 毫克%);② SCr≥每升 530.4 微摩尔(每分升 6 毫克);③ 血钾≥每升 6 毫摩尔;高血容量综合征或伴肺水肿、脑水肿者。采用无肝素透析法,隔日透析 1 次,至尿量每 24 小时达 2 000 毫升以上,BUN 稳定下降时终止透析。(2)成分输血,① 输新鲜血浆,凡血压偏低,外渗情况较重(球结膜及下肢明显水肿或并胸水、腹水)或出现低血压休克者,输注新鲜冰冻血浆每日 400~800 毫升至上述情况缓解。② 输血小板,在 DIC 消耗性低凝血期,BPC<15×10⁹/升,可输注血小板每日 12 单位,连用 1~3 天。(3)凉血解毒,有发热、神志改变及出血倾向者,用生理盐水 80~100 毫升加清开灵注射液 20~30 毫升静脉滴注。(4)扶助正气,从低血压期开始,46 例患者全部使用黄芪注射液 20~30 毫升加入 10%葡萄糖注射液 100 毫升静脉点滴,贯穿少尿、多尿恢复期四期全部过程。结果:治愈 44 例,占 95.6%;死亡 2 例,占 4.4%。死亡原因为颅内出血 1 例,呼吸窘迫综合征 1 例。①

8. 中药方 水牛角 50 克、生地黄 20 克、牡丹皮 15 克、玄参 20 克、麦冬 20 克、白茅根 60 克、大黄(后下)15 克、芒硝(冲)10 克、丹参 15 克、枳实 10 克、金银花 20 克、甘草 10 克、莱菔子 30 克。中草药煎剂保留灌肠,每日 1 剂,水煎取汁 1 000 毫升,分 2 次,于早晚高位结肠保留灌肠 500 毫升,保留 30 分钟~2 小时,7 天为 1 个疗程。清热凉血,通腑泻热,行气导滞,化瘀止血。邓惠以上方配合西药治疗 50 例流行性出血热患者,西药先予以支持疗法、抗病毒、抗感染、维持水电解质平衡;早期用病毒唑每日 0.8 克静滴 1 次,青霉素类抗生素抗感染,输注血浆或人血白蛋白,利尿如速尿、甘露醇、止血合剂。最长者 3 个疗程。结果:无效 2 例,治愈 48 例,治愈率 96%。其中 1 个疗程治愈 32 例,2 个疗程治愈 13 例,3 个疗程治愈 3 例。②

9. 通腑泻下汤 大黄、芒硝、车前子、泽泻、白茅根。保留灌肠,每日 2 次。改善肠道循环,降低毛细血管通透性,减轻肾间质水肿,调整肾血流量,解除肾小动脉痉挛,提高肾小球滤过率,促进肾功能恢复。杨巧凤等将 50 例流行性出血热急性肾功能衰竭患者随机分为治疗组 30 例与对照组 20 例。对照组应用速尿静推,甘露醇口服。治疗组在西药(速尿 20~40 毫克静推,每日 1~2 次;多巴胺 20 毫克、酚妥拉明 10 毫克加入 5%葡萄糖注射液 250 毫升静脉滴注,每日 2 次)的基础上应用通腑泻下汤保留灌肠。两组均以 7 天为 1 个疗程。结果:治疗组显效 15 例,有效 13 例,无效 2 例,总有效率 93%;对照组显效 0 例,有效 7 例,无效 13 例,总有效率 35%。③

10. 加味连翘双花饮 金银花 15 克、连翘 15 克、黄芩 15 克、板蓝根 20 克、淡豆豉 10 克、大力子 10 克、荆芥 10 克、薄荷 6 克、桔梗 10 克、芦根 30 克、竹叶 10 克、甘草 10 克。随症加减:多尿期,加黄芪 15 克、桑螵蛸 15 克;呕吐咖啡样液体,加仙鹤草 15 克;如高热退去,去掉荆芥、薄荷、淡豆豉;腹痛、腹胀加剧时,加仙鹤草 15 克、木香 9 克。每日 1 剂,水煎早饭前、晚饭后口服。个别呕吐甚者可分开多次服用。15 天为 1 个疗程。杨学军等将 70 例流行性出血热患者随机分为治疗组与对照组各 30 例。治疗组予加味连翘双花饮加减治疗。对照组发热期用病毒唑 500~800 毫克,每日 1 次;低血压期,予补液 706 代血浆低分子右旋糖酐;少尿期,予速尿 20~40 毫克,每日 2 次,甘露醇导泻;多尿期,予补液。结果:治疗组治愈出院 32 例,死亡 3 例,治愈率 91.42%(32/35),平均发热天数 4.12 天,平均住院天数 22.2 天;对照组治愈 30 例,死亡 5 例,治愈率 85.71%(30/35),平均发热天数 5.8 天,住院平均天数 30.87 天。④

11. 十枣汤 大戟、芫花、甘遂各等份(共研细末,每日 1 次,视病情轻重,每次 1~2.5 克),大枣

① 孔祥海,等.中西医结合治疗重症流行性出血热 46 例[J].实用中医内科杂志,2004,18(4):320 - 321.
② 邓惠.中西医结合治疗流行性出血热 50 例[J].实用中医内科杂志,2003(1):29.
③ 杨巧凤,等.中西医结合治疗流行性出血热急性肾功能衰竭 30 例[J].实用中医药杂志,2002,18(1):27.
④ 杨学军,等.连翘双花饮治疗流行性出血热 35 例的临床观察[J].中国民族民间医药杂志,2002(6):336 - 337.

10枚。水煎冲服。随症加减：便秘阴亏,加用增液承气汤加味(玄参30克、生地黄25克、麦冬25克、大黄9克、芒硝5克、人参6克);发热者,加石膏、金银花、连翘;心衰肺水肿兼肾阳衰者,在增液承气汤加味的基础上,人参增至30克,加葶苈子、附子;血瘀较重者,加桃仁、赤芍、丹参。每日1剂,水煎服。十枣汤用至多尿期停用。呕吐不能服药者,先用镇静止吐药,再服中药。峻下逐水。适用于悬饮,实水。袁毓梅等将63例重症流行性出血热少尿期肾功能衰竭患者随机分为治疗组33例与对照组30例。对照组采用控制输液量稳定内环境,综合利尿、口服甘露醇导泻等常规处理治疗;治疗组在对照组的基础上加用十枣汤。结果:治疗组治愈30例,好转2例,死亡1例,总有效率97%;对照组治愈20例,好转2例,无效5例,死亡5例,总有效率73.3%。①

12.人参甘草汤 人参(另炖)3克、炙甘草6克、黄精60克、百合60克。每日1剂,水煎服,3天为1个疗程,同时加服黑米稀粥(病重者可少量静脉输液)。肺津得充,上源得滋,脾土得助(气化有度),肾水得固(下源得润)。适用于出血热多尿期。李正以上法治疗205例流行性出血热多尿期患者。结果:显效133例,有效68例,无效4例。总有效率98%。②

13.中药方 大黄30克、黄芪30克、丹参20克、红花20克。水煎成每1毫升相当原生药1克的药液,每次100毫升,加5%碳酸氢钠20毫升,每日4~6次保留灌肠,随病情好转逐渐减到每日2~4次,一般视病情连用3~5天。徐新献等将66例流行性出血热急性肾功能衰竭患者随机分为治疗组34例与对照组32例。对照组采取控制液体量,应用利尿剂,以及对症、支持治疗等;治疗组在对照组的基础上加用上述中药煎剂保留灌肠。结果:治疗组少尿期持续时间、尿蛋白消失、

尿素氮恢复正常和住院时间均优于对照组,治愈率94.1%,病死率5.9%。③

14.玉液汤 天花粉30克、生山药20克、黄芪20克、知母15克、葛根15克、五味子15克、生地黄10克、麦冬10克。每日1剂,水煎100毫升口服。养阴增液生津。李文英以上方治疗30例流行性出血热多尿期患者。结果:痊愈28例,有效2例。④

15.导泻方 桃仁6克、川大黄10克、芒硝10克、川芎15克、玄明粉30克、枳壳10克、牡丹皮10克、赤芍10克、车前子10克、丹参30克、木通6克。煎成200毫升保留灌肠,1剂分2次,早晚各1次。5天为1个疗程。隆义清以上方配合西药治疗36例流行性出血热患者,20%甘露醇200毫升快速静脉滴注,每日1~2次;多巴胺20毫克、速尿80毫克加入10%葡萄糖注射液500毫升静脉滴注,每日1~2次,继甘露醇后使用;利尿合剂(咖啡因0.5克、氨茶碱0.25克、维生素C 1.5克、普鲁卡因0.25克、氢化可的松25毫克加入10%葡萄糖注射液300毫升中)静脉滴注,每日1次。结果:痊愈33例。⑤

16.犀角地黄汤加味 广角粉(冲服)9克、鲜生地黄60~120克、赤芍12克、牡丹皮12克、大黄15克。每日1剂,重者2剂,不能口服者则鼻饲。凉血化瘀,清热解毒,导滞通下。徐德先等将600例流行性出血热随机分为治疗组450例与对照组150例。对照组全部采用西药治疗;治疗组在对照组基础上静滴复方丹参注射液,并口服犀角地黄汤加味。结果:治疗组死亡36例(8%),甲皱微循环障碍复常时间为(2.2±1.2)天;DIC转阴为(4.5~1.5)天;对照组死亡24例(16%)。⑥

17.猪苓汤 猪苓30克、泽泻30克、茯苓15克、阿胶(隔水烊化约30毫升,加糖另服)30克。随症加减:有腹泻者,加滑石10克。煎药时加水

① 袁毓梅,等.以十枣汤为主治疗重症流行性出血热少尿期肾功能衰竭33例[J].中国中西医结合杂志,1995,15(6):373.
② 李正.人参甘草汤治疗流行性出血热多尿期205例[J].陕西中医,1993,14(4):157.
③ 徐新献,等.配合中药煎剂灌肠治疗流行性出血热急性肾功能衰竭疗效观察[J].新中医,1993,25(3):29.
④ 李文英.玉液汤治疗流行性出血热多尿期30例疗效观察[J].中医药学报,1992(5):53.
⑤ 隆义清.中西医结合治疗流行性出血热急性肾功能不全36例临床观察[J].中西医结合杂志,1991(12):752-753.
⑥ 徐德先,等.凉血化瘀法治疗重症流行性出血热——附450例总结[J].中医杂志,1985(8):33.

量每剂不超过 300 毫升,文火煎 2 次,每次浓缩至 70～80 毫升,先服烊化的阿胶,再服第 1 煎药,分数次或 1 次服完,以不呕出为原则;半小时后继服第 2 煎药,服法同前。滋阴清热,利水化湿。程孝慈将 25 例流行性出血热休克期患者随机分为治疗组 13 例与对照组 12 例。对照组任选各种西药扩容液(其中 5 例加用血管活性药物),如仍无尿或少尿时用速尿加入葡萄糖注射液内静注,4～6 小时 1 次。治疗组口服猪苓汤同时适当补给不同浓度的晶体液(包括纠酸用的碱性溶液)和葡萄糖注射液。结果:治疗组死亡 0 例,对照组死亡 3 例。[①]

18. 清热解毒Ⅳ号 金银花 31.25 克、大青叶 31.25 克、七叶一枝花 31.25 克、半边莲 31.25 克、龙胆草 31.25 克。制成 100 毫升静脉滴注液。清热解毒Ⅳ号注射液 200 毫升加入 10％葡萄糖注射液静脉滴注,每日 2 次,连用 3～5 天,高热、中毒症状明显者增加 1 次。随症加减:后期有出血、DIC 阳性或少尿倾向者,加用通脉Ⅱ号;出现少尿、尿闭,则应用导泻疗法(鲜生地黄 120 克、丹参 15 克、麦冬 30 克、大黄 15 克、芒硝 15 克、枳实 10 克、鲜茅根 30 克、栀子 12 克、桃仁 12 克、猪苓 20 克,每日 1 剂)和高速利尿剂(速尿每次 20～40 毫克,加入 50％葡萄糖注射液 40 毫升静注)。清热解毒,凉血化瘀。徐长桂等将 57 例流行性出血热发热期患者随机分为甲组 32 例与乙组 25 例。甲组予上方治疗。乙组应用等渗平衡盐液或 3:2:1 溶液 1 000～2 000 毫升静滴,每日 1～2 次。其中有 10 例加用马兜铃注射液 2 毫升,在两侧腋淋巴结处皮下注射,每日 1 次。合并感染者,加用无肾损性抗生素;有低血压者,采取纠酸、扩容、升压、强心等综合治疗措施;合并 DIC 阳性者加用抗凝解聚药(肝素或阿司匹林、潘生丁);若出现 DIC 纤溶亢进者,加用抗纤溶药(6 - 氨基己酸、纤维蛋白原、输血);少尿、尿闭者,加用高速利尿剂。结果:甲组降温效果除 2 例在 24 小时后开始下降

外,其余 30 例均在 24 小时内开始下降,其体温降至正常平均时间为 1.99 天;白细胞总数复常平均时间为 3.8 天;血小板总数复常时间平均 7 天。乙组降温效果除 3 例在 24 小时后开始下降外,其余 22 例均在 24 小时内开始下降,其体温降至正常平均时间为 2.88 天;白细胞总数复常平均时间为 6.1 天;血小板总数复常时间平均为 7.5 天。[②]

单 方

1. 复方大黄煎剂 组成:大黄(后下)50 克、黄芪 10 克、党参 10 克。用法用量:每日 1 剂,水煎服,每日 2 次。临床应用:吴培俊将 200 例流行性出血热致急性肾功能衰竭患者随机分为治疗组与对照组各 100 例。对照组按急性肾功能衰竭常规处理包括补充营养(葡萄糖 100 克以上,复合维生素 B 及维生素 C,丙酸睾丸酮 25 毫克,肌注,每日 1 次,连用 7～10 天),控制入水量[成人每日进水量约为 400 毫升(每千克 5～7 毫升)＋前 1 天尿量＋肠道丧失量],纠正电解质紊乱,控制感染(氨苄青霉素每日 6 克),使用强效利尿剂(速尿 40～60 毫克)。治疗组在对照组的基础上加用复方大黄煎剂。结果:治疗组治愈(尿量恢复正常,肌酐、尿素氮恢复正常)100 例,治愈率 100％;对照组治愈 70 例,有效 28 例,无效 2 例,治愈率 70％。治愈率治疗组优于对照组(P＜0.05)。[③]

2. 生水蛭 组成:生水蛭。用法用量:上药研成细粉,每次口服 1.5 克,每日 3 次,发热期连服 3 天。临床应用:刘光汉以上方配合 10％葡萄糖注射液加维生素 C,低分子右旋糖酐及甘露醇共治疗 11 例流行性出血热患者。结果:痊愈 10 例,另 1 例因脑溢血死于恢复期。用药后体温在 1～2 天内降至正常,低血压、少尿期明显缩短,血小板恢复正常,最长 9 天,最短 4 天;尿蛋白消失最短 1 天,最长 8 天。[④]

① 程孝慈.猪苓汤治疗流行性出血热休克期报告——附 25 例临床分析[J].中医杂志,1982,34(6):34.
② 徐长桂,等.“清热解毒 4 号”治疗流行性出血热发热期的疗效观察[J].江苏中医杂志,1981(1):27.
③ 吴培俊.复方大黄煎剂治疗流行性出血热致急性肾功能衰竭 100 例临床观察[J].中国中医药科技,2012,19(6):571.
④ 刘光汉.生水蛭治疗流行性出血热 11 例疗效初步观察[J].陕西新医药,1975(1):60.

中 成 药

1. 八角莲注射液　组成：八角莲提取物（上海第二医科大学附属瑞金医院药剂科制备）。用法用量：取八角莲注射液 40 毫升加入 10%葡萄糖注射液 500 毫升中，然后再采用静脉滴注的方式对患者进行用药，每日 1 次。临床应用：徐璨将 118 例流行性出血热患者随机分为观察组和对照组各 59 例。对照组常规治疗，即复方乳酸钠注射液 1 000～1 500 毫升静脉滴注给药，每日 1 次，每 500 毫升复方乳酸钠注射液中含有 0.03%氯化钾、0.31%乳酸钠、0.65%氯化钠以及 0.02%氯化钙。治疗组在对照组基础上加用八角莲注射液。两组均连续治疗 5 天。结果：治疗组总有效率为 96.61%，优于对照组的 81.36%，组间差异具有统计学意义。[①]

2. 双黄连注射液　组成：金银花、连翘、黄芩（哈尔滨制药三厂生产）。功效：抗菌，抗病毒，消炎及增强机体免疫力。用法用量：静滴，每日 1 次，连用 3～7 天。临床应用：张文奇将 66 例流行性出血热患者随机分为治疗组 34 例与对照组 32 例。对照组予病毒唑 0.8～1.2 毫克加入注射液静滴，每日 1 次，连用 3～7 天。治疗组采用双黄连注射液。两组均联合使用地塞米松、抗过敏及补液治疗，一般不用抗生素（如考虑合并有细菌感染者可加用）。结果：治疗组痊愈 20 例（58.82%），有效 12 例（35.29%），无效 2 例 5.88%，总有效率 94.12%；对照组痊愈 13 例（40.63%），有效 14 例（43.75%），无效 5 例（15.63%），总有效率 84.38%。两组痊愈率及总有效率比较，治疗组均高于对照组。[②]

3. 泻下通瘀合剂口服液　组成：大黄、芒硝、枳实、生地黄、麦冬、白茅根、猪苓、桃仁、牛膝各适量（南京中医学院研制）。功效：泻下通瘀，利水通便。用法用量：口服，每次 50～100 毫升，每 6 小时 1 次，首次加倍服用。不能口服者则鼻饲或灌肠（灌肠剂量为 150～200 毫升），直至尿量正常为止。临床应用：孙景振将 60 例流行性出血热少尿期患者随机分为治疗组与对照组各 30 例。对照组① 严格控制入水量，每日所需液量为显性失水加 500 毫升；② 给予高糖、维生素、能量合剂、胰岛素，保证足够热卡，必要时输新鲜血液；③ 利尿剂，速尿 20～120 毫克，稀释于 50%葡萄糖注射液 20～40 毫升中，每 4～6 小时 1 次，静脉推注，用至尿量正常。治疗组在对照组①②方案治疗的基础上，口服泻下通瘀合剂。结果：治疗组显效 26 例，有效 3 例，无效（死亡）1 例，总有效率 96.7%；对照组显效 19 例，有效 9 例，无效（死亡）2 例，总有效率 93.3%。[③]

4. 三叶青针　组成：三叶青。临床应用：有医家以上方治疗 39 例流行性出血热发热期患者。结果：平均退热 1.4 天，23 例越过低血压、少尿期。[④]

5. 大银注射液　组成：大青叶、白茅根、金银花。临床应用：有医家以上方治疗 33 例流行性出血热患者，痊愈 32 例。[⑤]

6. 升血灵注射液　组成：陈皮等。功效：行气通脉，宣郁开闭。用法用量：收缩压＞6.67 千帕（50 毫米汞柱）者，用升压灵注射液 20～30 毫升加入 10%葡萄糖注射液 250～500 毫升中静滴，视血压调整滴速，一般每分钟 20～30 滴。血压稳定 6 小时后逐渐减量至停药。收缩压＜6.67 千帕（50 毫米汞柱）者，用升压灵注射液 5 毫升加入 50%葡萄糖注射液 20 毫升中缓慢静推，血压回升正常后，改为上述方法静滴。临床应用：周仲瑛等将 1 127 例流行性出血热患者随机分为治疗组 812 例与对照组 315 例。对照组采用西药治疗，治疗组以上方辨证分型治疗。结果：治疗组死亡 9 例，病死率为 1.11%，治愈率

① 徐璨.八角莲注射液联合西药治疗流行性出血热 59 例临床观察[J].中国民族民间医药,2018,27(14)：90 - 91.
② 张文奇.双黄连注射液治疗流行性出血热临床体会[J].中国中医急症,2008(5)：676.
③ 孙景振.泻下通瘀合剂治疗流行性出血热少尿期 30 例小结[J].江苏中医,1990(10)：14 - 15.
④～⑤ 吴兆华.流行性出血热临床概述[J].新中医,1990(6)：48 - 49.

为 98.89％；对照组死亡 16 例，病死率为 5.08％，治愈率为 94.92％。①

7. 丹参注射液 组成：丹参（西安空军医院制药厂生产）。功效：凉血解毒，化瘀通络。用法用量：丹参注射液 10～15 毫升加入平衡盐溶液或 10％葡萄糖注射液 500 毫升中静滴，每日 2 次。少尿期用 20～30 毫升加入 25％葡萄糖注射液 500 毫升中缓慢静滴，每日 1 次，休克期可用至 40 毫升。临床应用：阎晓萍等以上方治疗 63 例流行性出血热患者。结果：对缩短热程、缩短少尿时间、提高越期率、减少出血等均有较满意的疗效。②

8. 红花注射液和泽兰注射液 泽兰注射液组成：泽兰 500 克。制备方法：用蒸馏水浸泡 0.5 小时后进行蒸馏，收集蒸馏液 500 毫升，重蒸 1 次，收集 2 500 毫升备用。蒸馏后的残渣煎煮 1 次，收集 2 次煎液合并浓缩成 1∶1，放冷后以酒精处理 1 次，使含醇量达 60％以上，以后回收乙醇再加酒精处理，使含醇量达 80％以上，放置过滤回收酒精得稠浸膏，将熏蒸馏液分次溶解浸膏并过滤；煮沸后加活性炭 10 克，充分搅拌，放置 30 分钟后抽滤，调至 pH＝7，全量配成 2 500 毫升，装入 5 毫升的安瓿中，封口灭菌即成。20％红花注射液制备除不蒸馏外，余与泽兰注射液制法相同。用法用量：各 30 毫升加于 10％葡萄糖注射液 20 毫升静注，每日 1 次。临床应用：张先勇将 182 例出血热 DIC 患者随机分为红花泽兰组 66 例、潘生丁组 50 例和对照组 66 例。对照组发热期每天常规静脉滴注平衡盐液 1 000 毫升以上。高热者，酌情加用氢化可的松；如出现休克则采用平衡盐液，以低分子右旋糖酐扩充血容量并适当结合纠正酸中毒，强心使用血管活性药物等措施；如出现急性肾功能衰竭则给予 20％甘露醇、速尿等药物，并注意维持水与电解质、酸碱、能量三大平衡。潘生丁组给予潘生丁 0.1 克口服，每日 4 次。红花泽兰组给予红花泽兰注射液。结果：出现 DIC 阳性者对照组有 8 例，潘生丁组有 3 例，红花泽兰组有 0 例。③

登 革 热

登革热是由登革热病毒引起的急性传染病。经伊蚊传播，流行于热带、亚热带地区，多见于夏末秋初气候湿热的季节。临床特点：骤起畏寒高热，剧烈头痛，关节痛与肌痛，疲乏，颜面潮红伴有皮疹及出血倾向，白细胞及血小板减少。

本病属中医“温疫”范畴。其病理特点是暑湿疫邪外袭等。临床辨证分为三型。（1）初期（卫气同病）：湿重于热，多见恶寒发热，寒重热轻，无汗，头痛身痛，胸闷腹胀，恶心呕吐，苔白厚腻，脉濡缓或濡数。治法以疏利透达膜原为主；热重于湿，多见发热恶寒，热重寒轻，无汗或少汗，头痛身痛，口微渴，小便短，舌苔白腻或黄腻，脉濡数或濡缓。治法以清热利湿透邪为主。（2）极期：气分热盛（胃热亢盛），症见壮热有汗不恶寒，或寒战高热，头痛身重或骨节烦疼，面红目赤，口渴或不多饮，便秘尿赤，舌红苔黄干，脉滑数或斑疹隐隐。治宜清热利湿解毒；气血两燔，高热不退，多汗，口渴，头痛如劈，全身肌肉、骨节烦痛，腰如被杖，面红目赤，或吐血、尿血、皮肤斑疹，烦躁谵语，舌红或绛，苔黄燥，脉滑数或沉数。治宜清热凉血解毒。（3）恢复期：热伤阴液，热退神萎倦怠，口干咽燥，不思饮食，尿短便秘，舌红苔黄干，脉细数或濡数。治宜益气养阴；湿热未尽，热退但午后潮热，疲倦，纳呆口苦，舌红苔黄腻，脉细数或濡缓。治法以清涤余邪、芳香醒胃为主；脾胃虚弱，面色苍白，神倦，头晕，食欲不振，食后腹胀，大便溏薄，舌淡，苔薄白，脉缓无力。治宜益气健脾。

① 周仲瑛，等.中医药治疗流行性出血热 1127 例的临床分析［J］.中国医药学报，1988(8)：11.
② 阎晓萍，等.丹参静脉注射液在流行性出血热治疗中的应用［J］.陕西中医，1984(2)：13.
③ 张先勇.红花泽兰注射液预防流行性出血热 DIC 效果观察［J］.中医杂志，1981(1)：17.

辨 证 施 治

1. 黄郁斌等分5证

（1）卫气同病证　方用银翘散、新加香薷饮、柴葛解肌汤。

（2）气血两燔证　方用清瘟败毒饮、犀角地黄汤。

（3）气分热盛证　方用白虎汤、人参白虎汤。

（4）邪伏膜原证　方用达原饮、三仁汤。

（5）余邪未尽证　方用清暑益气汤、青蒿鳖甲汤。

随症加减：皮疹者，加紫草；大渴引饮者，加生地黄、玄参；出血者，加紫珠草、三七、白茅根；肌肉、关节疼痛者，加羌活、独活；恶心呕吐者，加竹茹、生姜。临床观察：黄郁斌等将72例登革热患者随机分为常规治疗组34例和中药组38例。常规治疗组使用中药注射剂，卫表证明显者选用热毒宁；气分证明显者，头痛头晕选用醒脑静；发热者选用柴胡注射液在曲池穴位注射；阴虚症状明显者，选用参麦注射液或生脉注射液，加竹茹、生姜。中药组以上方辨证分型治疗。结果：中药组退热时间明显短于常规治疗组，两组比较差异有统计学意义（$P<0.01$）。[1]

2. 卢倩华分3型

基本方：板蓝根10克、金银花8克、连翘8克、杭菊花6克、芦根6克、竹叶6克、甘草6克、薄荷（后下）6克。每日1剂，水煎服，6岁以下分2次服用。

（1）风热积滞型　基本方加神曲5克、山楂8克、麦芽10克、枳壳6克。

（2）气营两燔型　基本方加葛根15克、红条紫草8克、荆芥6克、西河柳10克。

（3）血分热盛型　基本方加藕节炭8克、白茅根10克、生地黄10克、玄参8克。

临床观察：卢倩华以上方辨证治疗23例小儿登革热患者，2天为1个疗程，随病情变化辨证分析改变方药。结果：1个疗程治愈2例，2个疗程治愈18例，3个疗程治愈3例。治愈率100％。[2]

3. 梅广源分2型

（1）热湿型　治宜温运气机、清热解毒。方用达原饮加减。随症加减：如仍壮热，脉洪数，方用白虎汤加减；如发斑疹，色赤紫，烦渴，脉洪数，用化斑汤合黄连解毒汤加减，或用自拟清热解毒Ⅰ方：青蒿（后下）15克、黄芩15克、大青叶30克、仙鹤草30克、生石膏（先煎）30克、金银花20克、连翘20克、紫花地丁20克、厚朴（后下）9克、郁金9克、甘草9克、槟榔12克。

（2）暑燥型　治宜清表里气血之热邪、解毒辟瘟。方用清瘟败毒饮加减，或用自拟清热解毒Ⅱ方：青蒿（后下）15克、黄芩15克、大青叶30克、仙鹤草30克、生石膏（先煎）30克、金银花20克、连翘20克、紫花地丁20克、甘草9克。[3]

4. 何世东分5型

（1）卫气同病型　症见恶寒发热，头痛身痛，疲乏，纳差，舌边尖红，苔白腻或黄腻，脉浮数。方用普济消毒饮加减，或黄芩滑石汤加柴胡、葛根、防风等。

（2）气分热盛型　症见高热，头痛，面红，目赤，口渴，体痛，舌红，苔黄，脉大数有力。方用白虎汤加板蓝根、一包针、红条紫草、绵茵陈、黄连、黄芩、金银花、大黄等。

（3）湿热留连型　症见发热头痛头重，体痛身重，疲乏，汗出热不退，恶心纳差，舌红苔黄白腻，脉缓有力或数。方用黄芩滑石汤或连朴饮加金银花、一包针、大黄、大青叶、红条紫草等。

（4）气血两燔型　症见高热，日晡益甚，头痛如劈，身痛如被杖，骨节烦疼，或吐血、尿血，皮肤斑疹，舌红绛等。方用清瘟败毒饮加白茅根、大青叶、大黄、紫草、板蓝根等。

（5）邪陷心包、肝风内动型　症见突然神志

① 黄郁斌，等.72例登革热患者中医证治分析[J].山西中医，2015,31(4)：11-12,16.
② 卢倩华.清热解毒法治疗小儿登革热23例[J].广东医学，2003(8)：896.
③ 梅广源.应用中药治疗登革热的探讨[J].新中医，1988(2)：13.

不清,四肢抽搐。可选加紫雪丹、安宫牛黄丸、至宝丹、清开灵注射液(中药针剂,供肌注、静脉注射用)、清瘟灵注射液。若发展至神昏抽搐应迅速结合西医抢救。

临床观察:何世东以上方辨证治疗60例登革热患者。结果:痊愈59例,死亡(脑型)1例。平均热程5.7天,出血者15例,占28.3%。[①]

5.梁映寰分9型

(1)卫气同病型 症见往来寒热,寒重于热,头身痛,无汗,恶心呕吐,舌质淡红,苔白薄腻或白厚腻,脉濡数或浮数。治宜透达膜原。方用达原饮加减:厚朴10克、藿香10克、槟榔10克、法半夏10克、柴胡12克、黄芩12克、甘草3克。

(2)气分兼卫型 症见壮热,恶寒,少汗,头剧痛,全身肌肉、骨节烦痛,恶心呕吐,口微渴,小便黄短,颜面潮红,舌边尖红,苔白黄腻或黄腻,脉濡数或濡缓。方用三消饮加减:柴胡12克、黄芩12克、葛根20克、板蓝根20克、金银花15克、石膏40克、知母10克、羌活10克、藿香10克。随症加减:苔黄干者,去藿香。

(3)胃热亢盛型 症见壮热不退或寒战高热,多汗,口渴,头剧痛,目眶尤甚,全身肌肉、骨节烦痛,小便稍赤,面红眼赤,或见斑疹隐隐,舌边尖红,苔黄腻或黄干,脉滑数。治宜清热解毒。方用白虎银翘加减:石膏45克、金银花15克、连翘15克、板蓝根25克、葛根20克、知母12克、竹叶12克、黄芩12克、甘草3克、新雪丹(先服)2支。随症加减:若血热盛迫血而见斑疹隐隐,可加红条紫草、红花、生地黄、牡丹皮、赤芍、犀角(或水牛角代)等凉血清热药;出血者,加生地黄、牡丹皮、白茅根、侧柏叶等。

(4)气营(血)两燔型 症见高热不退,头痛如劈,两目昏瞀,全身肌肉、骨节烦痛,腰如被杖,口干咽痛,面红目赤,尿短赤,便黑,吐血、衄血,斑疹,烦躁谵语,呕吐频数,舌质深红,苔黄干或灰干,脉滑数或沉数。治宜清热解毒、凉血救阴。方用清瘟败毒饮加减:石膏50克、水牛角(先煎)50克、知母12克、牡丹皮12克、赤芍12克、连翘12克、黄柏12克、竹叶12克、黄芩12克、黄连12克、玄参15克、生地黄15克、金银花15克、栀子10克、板蓝根25克、甘草3克、新雪丹(先冲服)2支。随症加减:神迷谵语,高热抽搐,加安宫牛黄丸或紫雪丹等冲服。

(5)津气暴脱型 症见高热突然下降,体温不升,大汗淋漓,喘喝欲绝,神志迷糊,面色灰白,脉微细数或散大无力,或全身斑疹迅速增加,青紫成片,或大出血不止,如吐血、衄血、便血等。治宜补敛津气、回阳救逆。方用加味生脉散:红参(另炖)10克、山茱萸10克、五味子10克、附子12克、麦冬12克、阿胶(烊化)15克、煅龙骨20克、煅牡蛎20克。针灸人中、中冲、涌泉等穴。危重病例必须中西医结合进行抢救。

(6)恢复期 ①湿热未尽型,症见斑疹显露,热减退,但午后潮热,口干渴,便秘,尿短黄,食欲不振,舌质红,苔黄,脉细数或濡缓。治宜清泄余热、养阴生津。方用竹叶石膏汤加减:竹叶10克、法半夏10克、神曲10克、石膏20克、麦冬12克、生地黄12克、北沙参15克、甘草3克。②气阴亏损型,症见神萎倦怠,口干咽燥,尿短便秘,舌质干红,苔黄干或无苔,脉细数或濡数。治宜益气养阴。方用薛氏麦冬汤加减:北沙参15克(或西洋参10克)、谷芽15克、扁豆15克、石斛10克、玉竹12克、麦冬12克、天花粉12克、甘草5克。③脾胃虚弱型,症见面色苍白,神萎乏力,不饥不食,食后腹胀,大便溏薄,舌质淡红,苔薄白,脉濡缓(数)。治宜益气健脾。方用参苓白术散加减:党参15克、扁豆15克、山药15克、炒薏苡仁15克、茯苓10克、白术12克、鸡内金6克、甘草5克。④血燥瘙痒型,症见热退斑疹减,皮肤瘙痒,心烦纳少,甚则夜睡不安,舌质红,苔黄,脉略浮数。治宜滋阴养血、祛风止痒。方用四物汤加减:生地黄18克、赤芍12克、白蒺藜12克、白薇12克、当归12克、玄参15克、蝉蜕6克、防风5克、川芎5克、甘草5克。

---

① 何世东.中医辨证治疗登革热60例临床观察[J].广州中医学院学报,1987,4(1):31.

临床观察：梁映寰以上方辨证治疗 136 例登革热患者。结果：主症和体征(发热、恶寒、头痛、眶后痛、肌肉关节痛、皮疹、出血及黑便、烦躁等)平均在 4 天内消失,而颜面潮红平均 4.5 天消失。[1]

6. 彭玉林等分 3 期

(1) 初期(卫气同病型)　①湿重于热型,症见恶寒发热,寒重热轻,无汗,头痛身痛,胸闷腹胀,口淡或恶心呕吐,苔白厚腻,脉濡缓或濡数。治宜疏利透达。方用达原饮加减：厚朴 10 克、槟榔 10 克、黄芩 10 克、藿香 12 克、法半夏 12 克、甘草 5 克、草果 15 克、生姜 15 克。随症加减：苔黄或便秘,加大黄。②热重于湿型,症见发热恶寒,热重寒轻,无汗或少汗,头痛身痛,口微渴,小便短,舌苔白腻或黄腻,脉濡数或濡缓。治宜清热利湿透邪。方用银翘散加减：连翘 20 克、金银花 15 克、北杏仁 15 克、神曲 15 克、藿香 15 克、竹叶 10 克、青蒿(后下)10 克、板蓝根 25 克、葛根 30 克。随症加减：高热多汗,可加石膏、知母、新雪丹。

(2) 极期　①气分热盛型,症见壮热有汗不恶寒,或寒战高热,头痛身重或骨节烦疼,便秘尿赤,烦渴或不多饮,面红目赤,舌红苔黄干或黄腻,脉数或滑,或见斑疹隐隐。治宜清热利湿解毒。方用白虎加苍术汤加减：石膏(先煎)45 克、知母 10 克、苍术 10 克、连翘 20 克、金银花 20 克、板蓝根 25 克、葛根 30 克。随症加减：无汗或少汗,加青蒿;高热,加新雪丹;苔白腻,加藿香、佩兰;斑疹透露,加红条紫草、赤芍、牡丹皮、红花、生地黄;高热有汗,腹泻,口渴,舌苔黄厚腻,改用清热利湿法,方用葛根芩连汤加金银花、连翘、绵茵陈、藿香、神曲。②气血两燔型,症见高热,甚于午后,多汗,汗出热不退,口渴,头痛如劈,骨节烦疼,斑疹稠密,或出血,面红目赤,舌红或绛,苔黄燥,脉滑数或沉数。治宜清热凉血解毒。方用清瘟败毒饮加减：石膏(先煎)60 克、知母 12 克、生地黄 12 克、黄柏 12 克、玄参 12 克、黄芩 12 克、栀子 12 克、牡丹皮 12 克、赤芍 12 克、连翘 12 克、桔梗 12

克、竹叶 12 克、板蓝根 12 克、甘草 12 克。随症加减：高热,加新雪丹;便秘,加大黄。

(3) 恢复期　①热伤阴液型,症见热退神倦,口干,不思饮食,小便短,大便结,斑疹渐隐,舌苔白干,脉细。治宜养阴生津。方用薛氏麦冬汤加减：石斛 15 克、扁豆 15 克、天花粉 15 克、沙参 15 克、玄参 15 克、牡丹皮 10 克、谷芽 30 克、甘草 5 克。随症加减：午后微热,舌红少津,脉细数,加银柴胡、白薇、地骨皮、墨旱莲;津气两伤,汗多少气,面苍白者,合生脉散。②湿热未尽型,症见疲倦,胸满,知饥不食,口干苦,大便烂,舌红,苔黄腻,脉濡缓。治宜芳香醒胃、清涤余邪。方用五叶芦根汤加减：藿香 15 克、神曲 15 克、金银花 15 克、莲叶 10 克、佩兰 10 克、芦根 20 克、薏苡仁 30 克。随症加减：斑疹未退,加红条紫草、赤芍。③脾胃虚弱型,症见热退,神倦,头晕,食欲不振,食后作胀,口淡作呕,大便稀烂,面白,舌淡,苔薄白腻,脉缓无力。治宜益气健脾。方用六君子汤加味：党参 20 克、茯苓 20 克、白术 15 克、炙甘草 5 克、陈皮 5 克、法半夏 10 克、鸡内金 10 克、藿香 10 克、砂仁(后下)10 克。

临床观察：彭玉林等以上方加减辨证治疗 408 例登革热患者。结果：痊愈 405 例,无效 3 例。平均退热时间为 2.51 天,平均痊愈时间为 4.24 天。[2]

7. 何炎燊分 10 型

(1) 卫气同病,表寒盛而里热方炽型　症见登革热初起,或 2～3 日恶寒甚,重裘不温,壮热无汗,体若燔炭(体温 40℃以上),头痛如劈,面赤睛痛,项强拘急,骨楚如被杖,腰脊如折,心烦,微渴,脉浮洪而数,舌不绛不燥,苔白或黄。方用人参败毒散加减：太子参 15 克、柴胡 15 克、茯苓 15 克、葛根 15 克、前胡 10 克、羌活 10 克、独活 10 克、枳壳 10 克、桔梗 10 克、石膏 45 克、甘草 5 克。

(2) 卫分之邪未尽,气分之热已燔型　症见登革热 2～3 日后,恶寒未罢,汗出不畅,壮热不

① 梁映寰.登革热治验摘介[J].新中医,1983(4)：26.
② 彭玉林,等.辨证治疗登革热 484 例[J].新中医,1980(3)：37.

退,头痛如刺,项强身痛,面红目赤,心烦口渴,尿赤,便溏黄,肛热,或咽痛,衄血,或四肢发疹,舌红苔黄干,脉弦洪而数。方用三石汤加减:滑石 30克、寒水石 30 克、崩大碗 30 克、一包针 30 克、石膏 45 克、金银花 15 克、连翘 15 克、板蓝根 15 克、黄芩 15 克、葛根 15 克、柴胡 15 克。

(3)疫邪夹湿,盘踞募原型 症见登革热初起,恶寒,发热,头痛而重,或如裹如蒙,肢体沉重酸痛,胸脘满闷喜呕,大便溏滞不爽,脉滞数,舌不绛不燥,苔白厚滑,或白底罩黄,或白如积粉。方用达原饮加味:槟榔 15 克、黄芩 15 克、白芍 15克、知母 15 克、柴胡 15 克、甘草 3 克、厚朴 10 克、草果 10 克、半夏 10 克、僵蚕 10 克、蝉蜕 10 克。

(4)邪留阳明气分型 症见登革热 3～4 日以上,恶寒罢,头痛减,汗出而热不退,骨节疼烦,四肢酸楚尤甚,屈伸拘痛,脉洪大,苔黄口渴。方用桂枝白虎汤加味:石膏 60 克、知母 20 克、薏苡仁30 克、桑枝 30 克、白茅根 30 克、甘草 6 克、桂枝10 克、丝瓜络 15 克、地骨皮 15 克。

(5)邪留三焦,枢机不利型 症见登革热热退复热,或寒热往来,额颞疼痛,心烦懊侬,干呕气逆,胁脘痞满,纳呆口苦,肢体倦怠,舌心苔厚,边尖渐薄,脉弦细或滑数。方用柴胡温胆汤加减:柴胡 15 克、黄芩 15 克、竹茹 15 克、焦栀子 15 克、香豉 15 克、茯苓 20 克、滑石 20 克、陈皮 6 克、枳实 10 克、半夏 10 克、甘草 5 克。

(6)表证失治,邪陷肠胃型 症见登革热表证未解,头痛,发热,恶寒,复下痢频频,溏色黄或夹红白黏液,腹痛里急,肛热,口渴心烦,苔黄,脉数。方用葛根芩连汤合白头翁汤加味:葛根 20 克、黄连 10 克、黄芩 15 克、白头翁 15 克、秦皮 15 克、黄柏 15 克、金银花 15 克、滑石 25 克、木香 6 克。

(7)热邪内陷营血型 症见登革热恶寒渐罢,壮热如燎,头痛剧烈,身重疼痛,四肢拘急,息鼾嗜睡,或烦躁谵妄,甚则神识昏糊,疹多而密,色赤带紫,或吐血、衄血、黑粪、尿血,舌红或绛,苔燥唇焦,脉弦数或沉细数。方用清瘟败毒饮加减:羚羊角 5 克、玳瑁 10 克、石膏 60～120 克、甘草 6克、生地黄 30 克、玄参 20 克、栀子 15 克、连翘 15克、知母 15 克、黄连 15 克、黄芩 15 克、竹叶 15克、赤芍 15 克、牡丹皮 15 克。随症加减:狂躁,加紫雪丹;神昏,加安宫牛黄丸;吐衄、黑粪,加大黄;尿血,加白茅根、小蓟。

(8)余邪留恋,气机不畅型 症见登革热大势已平,仍有低热,头目不清,肢体微痛,纳呆口苦,舌苔未净。方用五叶芦根汤合驾轻汤加减:莲叶 10 克、藿香叶 10 克、竹叶 10 克、枇杷叶 10克、佩兰叶 10 克、焦栀子 12 克、香豉 12 克、芦根30 克、南豆花 15 克、冬瓜仁 25 克。

(9)病后气津不足型 症见登革热热退,汗多,头项尤甚,口干思水,短气倦怠,舌红苔少,或苔薄而干,脉虚数。方用竹叶石膏汤加减:竹叶15 克、麦冬 15 克、半夏 15 克、粳米 15 克、石斛 15克、太子参 20 克、甘草 6 克、石膏 30 克、谷芽 30 克。

(10)热伤脉络,血从外溢 症见登革热热退净,或仅微热,心烦,口干,舌赤,四肢疹出色深红而痒。方用清营汤加减:玄参 25 克、生地黄 30克、白茅根 30 克、白芍 20 克、麦冬 15 克、牡丹皮15 克、墨旱莲 15 克、金银花 15 克、蝉蜕 10 克、甘草 6 克。

临床观察:何炎燊以上方加减辨证治疗数例登革热患者。结果:登革热流行期间,痊愈患者逾 200 例。①

经 验 方

1. 自拟方 黄芩 15 克、黄连 12 克、玄参 12克、甘草 6 克、炒牛蒡子 12 克、升麻 12 克、连翘 12克、炒僵蚕 15 克、马勃 12 克、橘红 6 克、柴胡 12克、桔梗 12 克、板蓝根 6 克、薄荷 6 克。冲服。体温 39.0℃以上,每日 2 剂,分 4 次服用(每次间隔 4小时);体温 39.0℃以下,每日 1 剂,早晚各服用 1次。治疗 10 天以上。赵结换等将 60 例热毒炽盛型登革热患者随机分为对照组和治疗组各 30 例。

① 何炎燊.试论登革热证治[J].新中医,1987(5):1.

两组均给予防蚊隔离,对生命体征进行监测等一般处理,并给予注射用还原型谷胱甘肽、维生素C注射液,必要时布洛芬混悬液口服。治疗组另加用上方。结果:治疗组退热时间及症状、体征完全消失时间均短于对照组(均P<0.05);治疗组总有效率为93.3%,高于对照组的73.3%,两组总有效率比较差异有统计学意义(P<0.05)。①

2. 白虎汤合葛根芩连汤加味 石膏60克、粳米30克、知母20克、茯苓20克、葛根15克、甘草15克、白头翁15克、败酱草15克、黄芩12克、黄连3克。随症加减:全身关节酸楚疼痛,加桂枝15克、白芍10克;舌红苔黄厚腻者,加苍术15克、白术15克。每日1剂,分2次水煎,分别煎至200毫升,将两次所得药汁混合均匀后早晚分服。马力等将60例热郁气分证登革热患者随机分为西医组和结合组各30例。西医组给予西药治疗,结合组在西医组治疗的基础上给予白虎汤合葛根芩连汤加味治疗。共治疗7天。结果:结合组出血、发热、皮疹、淋巴结肿大症状消退时间均短于西医组,差异均有统计学意义(均P<0.05);治疗后两组患者的主症、次症和中医症状总评分均较治疗前降低,结合组低于西医组,差异均有统计学意义(均P<0.05);治疗后两组患者的WBC、PLT均较治疗前升高,结合组高于西医组,差异均有统计学意义(均P<0.05);结合组和西医组的总有效率分别为96.7%、80.0%,两组比较差异有统计学意义(P<0.05);结合组和西医组的不良反应发生率分别为13.3%、6.7%,两组比较差异无统计学意义(P>0.05)。②

3. 柴胡加龙骨牡蛎汤加减 柴胡10克、桂枝15克、黄芩10克、白芍9克、半夏10克、生龙骨30克、生牡蛎30克、大黄10克、石菖蒲10克、郁金10克、炙甘草6克、生姜3片、大枣12枚。每日2剂,水煎服。卢鸿基等以上方治疗1例登革热患者,服2剂后热退,大便通行,神志逐渐好转,

能应答。续服3天,无发热,无身痛,神志复常,二便正常。③

4. 解毒止痒方 苦参30克、白鲜皮30克、地肤子30克、大青叶30克、紫草30克、金银花藤30克、生地黄30克、赤芍15克。浓煎取200毫升,分早、中、睡前对皮疹进行外洗,同时进行冷湿敷以促进局部皮肤充分吸收药物。以3天为治疗疗程,患者皮疹消退面积和瘙痒减轻程度达到90%时即可停药,不必用满疗程。清热凉血,解毒止痒。林连升等将80例登革热患者随机分为治疗组42例与对照组38例。对照组参照《登革热诊疗指南》进行西医对症基础治疗,具体包括监测生命体征及出入量、卧床休息、清淡饮食、物理及西药退热治疗、静脉补液治疗、预防出血等并发症治疗。不使用中药口服剂及外洗药物。同时配合皮肤常规护理、皮疹护理及健康教育。治疗组在对照组基础上加用上述外洗方。结果:治愈33例,显效5例,好转3例,无效1例。总有效率97.62%。④

5. 清瘟败毒饮加减 生石膏(先煎)30克、生地黄20克、赤芍20克、土茯苓20克、黄连10克、栀子10克、黄芩10克、知母12克、藿香12克、水牛角(先煎)15克、牡丹皮15克、茵陈15克、紫草15克、甘草5克。每日2剂,分早晚水煎服(儿童减量);若出现高热不退或脱水,给予对症处理和液体疗法。刘宇将60例登革热患者分为对照组与治疗组各30例。对照组使用病毒唑每千克10毫克加入5%葡萄糖注射液500毫升静脉滴注,每日1次,静脉补液能量合剂,对症处理。治疗组使用双黄连粉针(哈尔滨中药二厂制)每千克60毫克加入5%葡萄糖注射液500毫升静脉滴注,每日1次,加用中药清瘟败毒饮加减。结果:治疗组和对照组全部患者均治愈。治疗后体温完全恢复正常的时间,治疗组最短1.5天,最长5天,平均为(3.1±0.94)天;对照组最短2天,最长6天,平均为(3.7±1.09)天。两组退热时间有显著统计学差

① 赵结换,等.中西医结合治疗登革热热毒炽盛型临床观察[J].实用中医药杂志,2021,37(4):580-582.
② 马力,等.白虎汤合葛根芩连汤加味治疗登革热热郁气分证疗效观察[J].西部中医药,2020,33(11):102-105.
③ 卢鸿基,王立新.柴胡加龙骨牡蛎汤治疗登革热脑病临床探讨[J].四川中医,2016,34(8):32-34.
④ 林连升,等.解毒止痒方治疗登革热皮疹的临床观察[J].中国中医急症,2015,24(12):2181-2183.

异($P<0.05$)。治疗后白细胞升到$5.0×10^9$/升以上、血小板恢复到$100×10^9$/升以上的时间,治疗组最短5天,最长8天,平均为($6.53±0.77$)天;对照组最短6.5天,最长9天,平均为($7.48±0.89$)天,两组有非常显著统计学差异($P<0.01$)。[1]

6. 清热凉血汤 小牛角(先煎)60克、石膏(先煎)50克、板蓝根30克、金银花30克、连翘15克、贯众15克、柴胡15克、黄芩15克、牡丹皮15克、甘草12克。随症加减:头痛,加菊花;头晕,加钩藤;咽痛,加薄荷;呕吐,加竹茹;烦渴,加天花粉;口苦,加龙胆草;厌食,加山楂;尿赤,加车前草;便秘,加大黄;腹泻,加黄连;腹痛,加延胡索;低热不退,加青蒿;鼻出血,加血余炭;牙龈出血,加生地黄;尿血,加白茅根;痰中带血,加藕节;便血,加地榆;子宫出血,加茜草根;皮下出血,加紫草。小儿用量酌减。每日1剂,水煎2次,分早午晚服。重症者每日2剂,3天为1个疗程,至症状消失。清热凉血,泻火解毒。曾冲以上方加减治疗156例登革热患者。结果:痊愈134例,占85.9%;好转18例,占11.5%;无效4例,占2.6%。总有效率97.4%。3天内体温降至正常者29例,5天内降至正常者121例,7天以上降至正常者6例。治疗时间最长9天,最短3天。[2]

7. 小柴胡汤加味 柴胡15克、黄芩15克、姜半夏15克、党参15克、红枣10枚、生姜3片、板蓝根20克、大青叶20克、甘草3克。随症加减:热盛者(39℃以上),加用大柴胡、板蓝根或青蒿20克;邪热伤及血分,皮下出血,可加赤芍、紫草、白茅根、仙鹤草等;邪入阳明者有腹满,大便秘结者,可仿大柴胡汤义,加大黄8～10克;若伴项背发紧者,可加葛根15克;若湿热较重,小便黄赤,舌苔黄厚腻者,可加滑石15克、藿香10克、薏苡仁20克。水煎服。丁世新等以上方加减治疗37例登革热患者。结果:12例于服药后24小时内体温降至正常,16例于48小时内体温降至正常,6例

在48小时内稍降,3例无效。总有效率91.8%。[3]

8. 登革清Ⅰ号 大黄5～10克、青蒿30克、白花蛇舌草30克、柴胡15克、知母15克、栀子15克、金银花15克、石膏40～100克。随症加减:伴有出血倾向者,加生地黄、牡丹皮、赤芍,并内服紫地合剂(医院制剂),每日3次,每次50毫升,另给复方丹参注射液20～40毫升,加于5%葡萄糖注射液500～1 000毫升中静脉滴注;湿重者,在原方中加苍术;腹痛甚者,加四逆散、木香、槟榔;恶心呕吐,加法半夏、竹茹。水煎服。何养中等将58例登革热患者随机分为治疗组28例与对照组30例。对照组采用西药常规治疗;治疗组用登革清Ⅰ号治疗。结果:治疗组平均住院7.25天,对照组平均住院8.74天。[4]

单　方

青蒿煎剂 组成:青蒿干草。功效:清热,解暑,截疟,健胃利尿。制备方法:每剂25～30克,加适量水,煎沸时间不得超过3分钟。每剂仅煮1次。用法用量:成人每日3剂,连服5～6天;儿童量酌减。临床应用:李开国等以上方治疗21例登革热患者。结果:显效14例,有效7例。总痊愈率100%。体温降至正常时间为4.4天。对头痛、肌肉疼痛、骨关节疼痛有明显的减轻作用,疼痛消失时间平均2.6～3.5天。[5]

中成药

疏风解毒胶囊 组成:虎杖、连翘、板蓝根、柴胡、败酱草、马鞭草、芦根、甘草(安徽济人药业有限公司生产,0.52克/粒)。功效:疏风清热,解毒祛湿。用法用量:口服,每次4粒,每日3次。临床应用:郝建志等将400例登革热患者随机分为对照组和试验组各200例。对照组采用综合治疗方法,包

① 刘宇.中药治疗登革热30例观察[J].实用中医药杂志,1998(7):6.
② 曾冲.清热凉血汤治疗登革热156例观察[J].黑龙江中医药,1991(2):22.
③ 丁世新,等.小柴胡汤加味治疗登革热[J].河南中医,1989(2):10.
④ 何养中,等.登革清Ⅰ号治疗登革热临床观察[J].中医杂志,1988(6):26.
⑤ 李开国,等.青蒿煎剂治疗登革热疗效观察[J].中草药,1985,16(6):16.

括卧床休息,高热时物理降温,病毒唑抗病毒治疗(静脉滴注,每日 0.5 克),适量补液,维持水、电解质、酸碱平衡,消化道症状明显者给予止呕、制酸、护胃等对症处理,肝功能损害者给予药物护肝治疗,出血者适当给予压迫止血、药物止血治疗。试验组在对照组治疗基础上加用疏风解毒胶囊。两组疗程均为 1 周。结果:第 3 天两组体温均较治疗前下降($P<0.05$),两组比较,试验组下降更加明显($P<0.05$);第 7 天试验组血白细胞较对照组降低更加明显($P<0.05$);第 5、7 天试验组血小板计数较对照组降低更加明显($P<0.05$)。治疗期间并发症发生情况,对照组 182 例,消化道症状 48 例(26.37%),皮疹157 例(86.26%),出血 26 例(14.29%);试验组 186 例,消化道症状 45 例(24.19%),皮疹 125 例(67.20%),出血 11 例(5.91%)。两组比较,皮疹、出血情况差异有统计学意义($P<0.05$)。总有效率试验组为 96.77%,对照组为 95.05%,两组比较差异无统计学意义($P>0.05$)。①

① 郝建志,等.疏风解毒胶囊治疗登革热 200 例临床观察[J].中国中医急症,2015,24(12):2261－2263.

立 克 次 体 病

伤　寒

概　述

伤寒病是由伤寒杆菌或副伤寒杆菌引起的急性肠道传染病,以持续高热,腹痛,腹泻,大便秘结,肝脾肿大,白细胞低下,玫瑰疹,相对缓脉为典型临床表现。

本病属中医"湿温病"范畴。治疗以苦寒清热为主。临床辨证分为三型。(1)湿重于热型:症见发热持续,午后更甚,不渴或渴不多饮,汗出热稍退,旋即热复起,头痛身重,表情迟钝,舌质淡红,苔白厚腻,脉缓。(2)湿热并重型:高热持续,烦渴腹胀,颈胸腹部灼热为甚,大便秘结,小便短黄,午后面赤,白㾦透发。舌质红,苔黄腻,脉洪大。(3)热入营血型:高热夜甚,烦躁甚则谵语,大便溏烂如酱或下血,腹胀,渴不多饮,斑疹显露,舌质红绛,苔黄干燥,脉弦数。

辨　证　施　治

1. 廖建环分 3 型

(1)湿重热轻型　症见发热,午后较高,恶寒,纳少体倦,口黏不渴,面色淡黄,体温逐日升高,无汗或微汗,胸闷腹胀,便秘或便溏,舌苔白滑或白腻,脉濡或缓。方用三仁汤合竹叶石膏汤加减:杏仁 10 克、薏苡仁 50 克、白蔻仁 10 克、滑石 30 克、法半夏 15 克、竹叶 10 克、厚朴 10 克、白通

草 10 克、石膏 30 克、芦根 15 克、白茅根 20 克、甘草 5 克。

(2)湿热并重型　症见高热稽留,有汗不解,胸闷腹胀,呕恶纳呆,心烦,渴不多饮,耳聋,重听,呆滞,便溏不爽或便秘,小便黄短,舌红苔黄滑腻,脉濡滑数。方用三仁汤合竹叶石膏汤加大黄、芒硝。

(3)热重湿轻型　症见壮热汗出,心烦口渴,渴喜冷饮,胸脘痞闷,呕恶纳呆,大便秘结,小便短赤,舌红苔黄腻而干,脉滑数或洪滑数。方用三仁汤合竹叶石膏汤加减:杏仁 10 克、薏苡仁 30 克、白蔻仁 6 克、滑石 15 克、法半夏 10 克、竹叶 10 克、白通草 10 克、石膏 60 克、玄参 30 克。

随症加减:神昏耳聋,加石菖蒲、郁金、至宝丹;呕恶,加竹茹;烦躁不安、便血,加水牛角、地榆、槐花。临床观察:廖建环将 123 例伤寒患者随机分为治疗组 82 例与对照组 41 例。对照组单纯用西药治疗;治疗组在对照组的基础上按上述辨证分型加中药汤剂治疗,每日 1 剂,分 3~4 次服,或作茶频服。结果:治疗组总有效率 96.3%,对照组总有效率 90.24%。[①]

2. 黄伟震分 4 型

(1)湿郁卫气型　症见恶寒少汗,身热不扬,午后热甚,头痛身重,纳呆,口不渴,苔白腻,脉濡缓。方用藿朴夏苓汤:藿香 6 克、厚朴 3 克、姜半夏 5 克、茯苓 10 克、杏仁 10 克、薏苡仁 12 克、白蔻仁 2 克、猪苓 3 克、泽泻 5 克、淡豆豉 10 克。

(2)湿热困阻中焦型　症见发热汗出不解,口渴不欲多饮,脘痞呕恶,便溏溲赤,苔黄腻,脉濡数。方用王氏连朴饮:黄连 3 克、厚朴 6 克、石菖蒲 3 克、制半夏 3 克、淡豆豉 10 克、栀子 10 克。

---

① 廖建环.中西医结合治疗伤寒 82 例疗效观察[J].黑龙江中医药,2004(3):16-17.

（3）湿热蕴毒型 症见发热口渴，胸闷腹胀，肢酸倦怠，咽喉肿痛，小便短赤，或身目发黄，苔黄腻，脉滑数。方用甘露消毒丹：滑石 15 克、茵陈 12 克、黄芩 10 克、石菖蒲 6 克、川贝母 6 克、木通 6 克、射干 6 克、连翘 60 克、薄荷 6 克、白蔻仁 6 克。

（4）热炽阳明型 症见高热汗出，面赤气粗，口渴欲饮，脘痞身重，苔黄微腻，脉滑数。方用白虎加苍术汤：生石膏 60 克、知母 15 克、苍术 10 克、粳米 60 克、甘草 6 克。

以上均随症加减药物或药量。每日 1 剂，水煎分 2 次服。临床观察：黄伟震将 176 例伤寒患者随机分为治疗组 112 例与对照组 64 例。对照组仅予西药治疗。治疗组予中药辨证施治加西药常规治疗（氯霉素注射液每日 1.0 克，每次 0.5 克，间隔 4 小时静脉滴注；口服复方新诺明片，每次 0.96 克，每日 2 次，配服等量碳酸氢钠片，其余对症治疗）。结果：治疗组痊愈 108 例，无效（并发症）4 例，痊愈率为 96.43%；对照组痊愈 59 例，无效 5 例，痊愈率为 92.19%。[①]

3. 李放然分 3 型

（1）阴伤余热型 症见口干渴而不欲饮，心烦少汗，夜难成寐，饮食几废，热病即久，阴液多损，余邪难尽。治宜清热扶阴。方用青蒿鳖甲汤加减：青蒿、生地黄、知母、骨皮、麦冬、葛根、黄芩、玄参、生草或鳖甲各适量。临床观察：李放然以上方治疗 1 例肠伤寒发热患者，投予 2 剂，患者翌日清晨热势已退，调理几日出院。

（2）少阳型 ①少阳证，症见面色黄暗，神情漠然，唇润苔白而滑，舌质偏红，边尖偏深，脉弦略滑。方用小柴胡汤加青蒿（以太子参易党参）。②少阳并及胆腑证，症见口苦，胁背痛楚，脉弦，苔白滑，舌质仍偏红。触之，心下硬痛，拒按。胆囊区有压痛，并可触及肿大胆囊。治宜和解少阳、利胆腑。方用小柴胡汤加郁金、枳实、白芍、金钱草。临床观察：李放然以上方治疗 1 例伤寒患者，

疗效满意。

（3）湿蕴热结型 症见形体丰腴面色黄垢，神情呆滞，舌苔白厚而垢腻，舌中、根部微呈黄褐而有燥象，饮食无欲，胸脘痞闷，周身酸楚，抑郁思睡而梦魂飘绕，便如酱而溲如油，脉濡而略数。治宜辛开苦降。方用王氏连朴饮加黄芩、佩兰、薏苡仁、滑石或淡豆豉。临床观察：李放然以上方治疗 1 例湿温病患者，疗效满意。[②]

4. 毛文彬等分 3 型

基本方：生地榆、黄芩、制大黄、白头翁、牡丹皮、虎杖。

（1）湿重于热型 上方加藿朴夏苓汤。

（2）热重于湿型 上方加王氏连朴饮。

（3）湿热并重型 上方加白虎汤。

临床观察：毛文彬等以上方辨证治疗 43 例肠伤寒患者。结果：开始退热时间 1～7 天，平均 3.2 天；体温恢复正常时间最短 1 天，最长 15 天，平均 7.64 天。[③]

5. 周辉分 4 型

基本方：北杏仁 6～10 克、紫蔻仁 3～6 克、薏苡仁 15～20 克、川厚朴 3～6 克、淡竹叶 10～12 克、滑石 15～30 克、栀子 10～12 克。极期者每日 2 剂，分 3 次服，热退改每日 1 剂，均以冷服为宜。小儿剂量酌减。

（1）卫分表证型 上方加防风 6～10 克。

（2）湿重于热型 症见午后热甚，脘痞便溏，苔白滑腻，脉濡滑。上方加藿香 10 克、法半夏 6 克、通草 6 克。

（3）热重于湿 症见持续发热，烦渴腹胀，舌边红，苔黄微腻，脉滑数。上方加生石膏 30 克、知母 10 克、黄连 5 克。

（4）湿热并重型 症见高热汗出不解，口苦咽干，脘闷不饥，大便不爽，苔黄腻，脉滑数。上方加柴胡 10～15 克、黄芩 10～12 克、连翘 12～15 克。

随症加减：大便隐血者，加地榆炭 15～30 克、

① 黄伟震.中西医结合治疗伤寒 112 例临床观察[J].山西中医,2001(6)：24-26.
② 李放然.肠伤寒发热三例治验[J].黑龙江中医药,1987(2)：30.
③ 毛文彬,等.清热通腑法治疗肠伤寒 43 例[J].江苏中医杂志,1986(5)：11.

侧柏叶 10～12 克、金银花炭 12～15 克;后期热伤气阴者,用竹叶石膏汤加减。临床观察:周辉以上方加减辨证治疗 37 例伤寒副伤寒患者,不仅疗效满意,且无不良反应。[①]

6. 杜志恒等分 3 型

(1)湿重于热型　症见发热恶寒,头痛身重,咳嗽。治宜清热除湿、芳香化浊。方用葛杏石膏汤:葛根 15 克、杏仁 12 克、薏苡仁 12 克、石膏 30 克、厚朴 10 克、茯苓 15 克、陈皮 10 克、泽泻 10 克、川芎 10 克、羌活 10 克、竹叶 10 克、甘草 6 克。水煎服。

(2)湿热并重型　症见头蒙如裹,耳聋耳鸣,神志迟钝,表情淡漠,午后热甚,胸闷不饥,脾肿大,大便溏。治宜芳香化浊、渗湿利水。方用三仁汤:藿香 15 克、杏仁 12 克、薏苡仁 15 克、草豆蔻 10 克、厚朴 10 克、茯苓 15 克、陈皮 10 克、苍术 10 克、泽泻 10 克、石膏 15 克、车前子(另包)10 克、竹叶 10 克、芦根 30 克、甘草 6 克。水煎服。

(3)热入营血型　症见烦躁不安,神昏谵语,斑疹,舌绛,脉细数。治宜清热、凉血、化斑、解毒。方用清玉汤:金银花 30 克、连翘 15 克、生地黄 24 克、玄参 20 克、牡丹皮 12 克、石膏 24 克、牛膝 10 克、麦冬 10 克、竹叶 6 克、知母 10 克、甘草 6 克。水煎服。

临床观察:杜志恒以上方辨证治疗 105 例伤寒患者,疗程最短 6 天,最长 35 天,平均 20 天左右。结果:治愈 99 例,占 94.29%;好转 5 例,占 5.71%。经追访 6 个月及肥达反应、大便培养复查,除 1 例带有伤寒杆菌外,均未复发。[②]

经　验　方

1. 加味杏仁滑石汤　杏仁 13 克、滑石 28 克、黄芩 14 克、法半夏 16 克、郁金 12 克、炒栀子 18 克、甘草 7 克、黄连 12 克、厚朴 11 克、陈皮 11 克、通草 11 克、白蔻仁 12 克。随症加减:若为热重者,可加金银花 32 克、生石膏 28 克、连翘 14 克;若为湿重者,可加大腹皮 19 克、佩兰 14 克、苍术 14 克;若为热势不退者,可加赤茯苓 13 克、青蒿 32 克、青黛 1.6 克。每日 1 剂,水煎分早、中、晚 3 次服用。14 天为 1 个疗程。高旭芳将 50 例伤寒患者随机分为治疗组与对照组各 25 例。对照组实施西医常规治疗;治疗组在对照组的基础上给予加味杏仁滑石汤治疗。结果:治疗组痊愈 20 例,有效 5 例,无效 0 例,总有效率 100%;对照组痊愈 5 例,有效 14 例,无效 6 例,总有效率 76%。[③]

2. 小柴胡汤　柴胡 2 包、半夏 2 包、黄芩 1 包、大枣 1 包、人参 3 包、甘草 3 包、生姜 3 包。随症加减:不渴,外有微热者,去人参,加桂枝 2 包;咳者,可去人参、大枣、生姜,加五味子 2 包、干姜 3 包;腹胀、纳呆者,加白蔻仁 3 包、厚朴 3 包;便秘者,合增液汤。每日 1 剂,分早晚 2 次服用。1 周为 1 个疗程,1～3 个疗程后评定疗效。王洁将 58 例伤寒、副伤寒患者随机分为治疗组 30 例与对照组 28 例。对照组予菌必治 2 克加入生理盐水 100 毫升中静滴,每日 1 次;环内沙星 100 毫升静滴,每日 2 次。治疗组在对照组的基础上口服小柴胡汤加减。结果:治疗组痊愈 28 例,有效 2 例,痊愈率 93.3%,体温降至正常时间为 2～5 天;对照组痊愈 20 例,有效 8 例,痊愈率 71.4%,体温降至正常时间为 4～16 天。[④]

3. 麻杏石甘汤加味　炙麻黄 6 克、杏仁 9 克、石膏 60 克、炙甘草 9 克、天竺黄 6 克、姜虫 6 克、金银花 15 克、黄芩 9 克、板蓝根 9 克、桑白皮 12 克、藿香 9 克等。每日 1 剂,水煎服,早晚各服 1 次。朱有光将 66 例伤寒患者随机分为治疗组与对照组各 33 例。对照组用常规西医治疗,用头孢噻肟钠和氧氟沙星静脉点滴,每日 2 次。7 天为 1 个疗程。治疗组给予头孢曲松钠和氯霉素静脉点滴治疗。同时煎服麻杏石甘汤加味。结果:治疗

① 周辉.伤寒副伤寒治验——三仁汤治疗 37 例临床观察[J].新中医,1982(7):23.
② 杜志恒,等.对 105 例伤寒病的辨证论治[J].新中医,1982(7):25.
③ 高旭芳.中西医结合治疗伤寒临床特点分析[J].中国卫生产业,2014(23):190-191.
④ 王洁.中药配方颗粒小柴胡汤加减治疗伤寒、副伤寒 30 例[J].浙江中医杂志,2009,44(3):197.

组显效 25 例,有效 6 例,无效 2 例,总有效率 93.9%;对照组显效 14 例,有效 11 例,无效 8 例,总有效率 75.8%。①

4. 中药方 麦冬 20 克、沙参 20 克、黄芪 20 克、生地黄 30 克、野菊花 20 克、当归 10 克、白术 10 克、金银花 20 克、连翘 15 克、栀子 15 克、蒲公英 20 克、生甘草 10 克。每日 1 剂,水煎 2 次,取汁 400 毫升,温服。清热解毒,益气养阴。杨芳等将 64 例伤寒患者随机分为治疗组与对照组各 32 例。对照组采用氨苄青霉素 6～8 克,头孢拉啶 4～6 克,喹诺酮类抗生素,每日 1 次静脉滴注。治疗组在对照组的基础上加上述中药方。两组均以 14 天为 1 个疗程,1 个疗程后判定疗效。结果:治疗组显效 23 例,有效 7 例,无效 2 例,总有效率 93.7%;对照组显效 14 例,有效 10 例,无效 8 例,总有效率 75.0%。②

5. 杏仁滑石汤加味 杏仁 15 克、滑石 30 克、黄连 10 克、黄芩 15 克、厚朴 10 克、法半夏 15 克、陈皮 10 克、郁金 10 克、通草 10 克、炒栀子 15 克、白蔻仁 10 克、甘草 6 克。随症加减:湿重者,加佩兰 15 克、大腹皮 20 克、泽兰 15 克、苍术 15 克;热重者,加生石膏 30 克、金银花 30 克、连翘 15 克;大便稀溏、次数较多,加粉葛根 15 克、败酱草 15 克;寒热如疟、热势弛张不退者,加青蒿 30 克、赤茯苓 15 克、青黛 1.5 克,每日 1 剂,水煎,早、中、晚 3 次分服,小儿用量酌减。李永明等将 168 例伤寒患者随机分为治疗组与对照组各 84 例。对照组均采用头孢曲松钠、丁胺卡那、左氧氟沙星、氯霉素等二联或三联抗生素及支持疗法。治疗组在对照组的基础上加用杏仁滑石汤加味。结果:治疗组退热时间平均为 5.2 天,对照组退热时间平均为 7.7 天。③

6. 小柴胡汤 柴胡、黄芩、半夏、人参、甘草、生姜、大枣。随症加减:若不渴,外有微热者,去

人参,加桂枝;若咳者,可去人参、大枣、生姜,加五味子、干姜;若腹胀、纳呆,加白蔻仁、厚朴;若便秘,合增液汤。水煎服,早、晚各口服 150 毫升。和解少阳。王洁将 40 例伤寒患者随机分为治疗组 22 例与对照组 18 例。对照组用菌必治 2 克溶于生理盐水 100 毫升、环丙沙星 100 毫升,每日 2 次静滴。治疗组在对照组基础上加用小柴胡汤加减。结果:治疗组痊愈 22 例,体温降至正常时间为 2～5 天;对照组痊愈 16 例,有效 2 例,体温降至正常时间为 4～16 天。④

7. 三仁汤 杏仁、薏苡仁、白蔻仁、厚朴、通草、滑石、竹叶、法半夏。随症加减:热甚,加栀子;湿重,加藿香、佩兰。宣畅气机,清利湿热。昝瑛等将 90 例伤寒患者随机分为治疗组与对照组各 45 例。对照组常规西药治疗(病原治疗、一般对症支持治疗);治疗组在对照组的基础上采用清开灵注射液 6～30 毫升加入 50%葡萄糖注射液中静滴,同时口服三仁汤。结果:治疗组显效 34 例,有效 9 例,无效 2 例,总有效率 95.6%;对照组显效 25 例,有效 16 例,无效 4 例,总有效率 91%。⑤

8. 黄连解毒汤加减 黄连 10 克、栀子 10 克、黄芩 10 克、黄柏 10 克。随症加减:热甚者,加石膏、知母、赤芍、牡丹皮、生地黄;胃肠出血者,加地榆、槐花、仙鹤草、侧柏叶;胸闷呕恶者,加藿香、厚朴、半夏;便秘者,加大黄、枳实。每日 1 剂,分 2 次温服。清热燥湿,泻火解毒。适用于肠伤寒。聂颖明等将 202 例肠伤寒患者随机分为治疗组 102 例与对照组 100 例。对照组根据患者情况分别选用环丙沙星、氧氟沙星、氨苄青霉素,部分患者选用氯霉素等方法治疗。治疗组在对照组的基础上加用黄连解毒汤加减。结果:治疗组治愈 88 例(86.3%),好转 14 例,总有效率 100%;对照组治愈 68 例(69%),好转 18 例,总有效率 91%。⑥

9. 伤寒汤加减 黄连 15 克、黄芩 12 克、威灵

① 朱有光.中西医联合治疗伤寒 66 例临床分析[J].现代医药卫生,2008,24(1):59-60.
② 杨芳,李忠礼.中西医结合治疗伤寒 32 例疗效观察[J].河北中医,2006,28(4):284.
③ 李永明,等.中西医结合治疗伤寒 84 例临床分析[J].贵阳中医学院学报,2005,27(4):22-23.
④ 王洁.中西医结合治疗伤寒 22 例报告[J].山东医药,2004,44(22):75.
⑤ 昝瑛,等.中西医结合治疗伤寒 45 例疗效观察[J].云南中医中药杂志,2004,25(6):9.
⑥ 聂颖明,等.中西医结合治疗肠伤寒 102 例[J].湖南中医杂志,2002(4):32.

仙 10 克、广木香 15 克、柴胡 20 克、海芋 20 克、苍术 10 克、厚朴 10 克、茯苓 10 克、泽泻 10 克、木通 10 克、白术 10 克、薏苡仁 10 克、独活 10 克、槟榔 20 克、甘草 6 克。随症加减：热者，加大黄 8 克、车前草 10 克。上述药物每日 1 剂，连服 6 剂。解毒，清毒，止痛解痉，清湿热。欧永翔等以上方加减配合氨苄青霉素或环丙沙星治疗 56 例伤寒患者，均取得良好效果。[①]

10. 清瘟虎军汤加减　生大黄 9 克、黄连 4.5 克、黄芩 6 克、金银花 12 克、苦参 9 克、郁金 9 克、连翘 6 克、生石膏 60 克、知母 12 克、栀子 9 克、玄参 5 克、甘草 4.5 克。随症加减：若身热不扬，汗出热不解，加柴胡 10 克；热重，重用生石膏 80～100 克、黄连 6～10 克；湿重，加藿香 10 克、车前子 12 克、苍术 10 克、滑石（包煎）30 克；脾虚，加党参 6 克；呕吐，加姜竹茹 10 克、半夏 10 克。每日 1 剂，水煎分 4 次口服。闵金荣等将 300 例伤寒患者随机分为治疗组与对照组各 150 例。对照组服泰利必妥每次 200 毫克，每日 3 次，输液、对症支持治疗。治疗组在对照组的基础上加用清瘟虎军汤加减。两组疗程均为 10～14 天。结果：治疗组显效 88 例，有效 62 例，无效 0 例；对照组显效 65 例，有效 70 例，无效 15 例。[②]

11. 三仁汤合甘露消毒丹加减　白蔻仁 20 克、杏仁 20 克、薏苡仁 20 克、通草 10 克、茵陈 40 克、黄芩 15 克、藿香 20 克、滑石 10 克、竹叶 10 克、厚朴 12 克、半夏 12 克、泽泻 45 克、淡豆豉 10 克、炙甘草 6 克。随症加减：高热者，加石膏 60 克；热退者，去竹叶；大便不通者，加蚕沙 10 克。湿邪得利，毒热得解。王树红等以上方加减配合西药(予以 5% 葡萄糖注射液 300 毫升加培福星针 0.4 克静滴，每日 2 次；凡命注射液 250 毫升加 1 支水乐维他静滴，每日 1 次及平衡液 1 份，适当补充钾离子)治疗 20 例伤寒患者。结果：痊愈 17 例，好转 2 例，无效 1 例。[③]

12. 自拟方　杏仁 10 克、半夏 10 克、滑石 18 克、薏苡仁 18 克、白通草 6 克、白豆蔻仁 6 克、竹叶 6 克、厚朴 6 克、栀子 10 克。随症加减：热甚于湿，身热口渴，加黄连、黄芩；湿重于热，加藿香、佩兰、石菖蒲；腹胀，大便不爽，加广陈皮、枳实等。每日 1 剂。胡广银将 60 例伤寒患者随机分为治疗组与对照组各 30 例。对照组采用艺萨林即羟氨苄青霉素钠针剂每日 3～6 克，静脉滴注，青霉素过敏者酌用先锋必、庆大霉素等。出现并发症可在足量有效抗菌治疗同时予以对症治疗。治疗组在对照组的基础上加用上述中药方。结果：治疗组全部治愈；对照组治愈 28 例，显效 2 例。两者经统计学处理，无显著性差异($P>0.05$)。[④]

13. 自拟方　茜草根 20 克、黄芩 15 克、黄连 7 克、甘草 3 克。随症加减：兼有头痛畏寒鼻塞表证者，加金银花 25 克、连翘 15 克、大豆卷 25 克；体温稽留伴纳呆便溏，胸痞腹满，渴不欲饮，舌尖红苔腻者，加藿香 15 克、川厚朴 10 克、姜半夏 15 克；体温在 39℃～40℃症见身热口渴引饮，胸闷烦躁，便秘，苔黄浊而干，舌红脉滑者，加大黄 6～10 克、川厚朴 6 克、广木香 6 克、茵陈 30 克、芦根 3 克；有伤津劫液者舌红少津，加生地黄 15～30 克、麦冬 15 克、石斛 20 克；神昏谵语，加羚羊角 0.4～2.2 克、石菖蒲 10 克；并发肠出血时，伴脉细数，用加减复脉汤；如体温降低不明显，脉滑数，用犀角地黄汤合清营汤。每日 1 剂，分 2 次温服。7～15 天为 1 个疗程。夏中纬将 80 例伤寒患者随机分为治疗组与对照组各 40 例。对照组用氯霉素每日 1.5～2 克，氨苄青霉素每日 6 克，庆大霉素每日 16 万单位，丁胺卡那每日 0.4 克，单用 1 种药或合用 2 种药。治疗组在对照组的基础上加用上述中药方。结果：治疗组退热时间明显优于对照组，两组相比具有显著差异。[⑤]

14. 自拟方　移山参 10 克、桃仁 8 克、赤芍 8 克、枳壳 8 克、地榆 8 克、炙莲蓬 3 克、藕节炭 10

① 欧永翔,陶青芳.中西医结合治疗伤寒 56 例疗效观察[J].广西医学,2002,24(8):1308-1309.
② 闵金荣,等.中西医结合治疗伤寒 150 例疗效观察[J].江苏大学学报(医学版),2002,12(5):513-514.
③ 王树红,等.中西医结合治疗伤寒 20 例[J].包头医学院学报,2002,18(2):136-137.
④ 胡广银.中西医结合治疗伤寒 30 例临床观察[J].现代中西医结合杂志,1999(8):1311.
⑤ 夏中纬,等.中西医结合治疗伤寒 40 例退热疗效观察[J].浙江中西医结合杂志,1995(S1):81.

克、茜草 10 克、槐花 10 克。上药浓煎,待凉分次频服。徐裕成以上方治疗 1 例重症肠伤寒合并消化道出血患者,疗效满意。[1]

15. 自拟方　生地黄 60 克、麦冬 30 克、玄参 30 克、金银花 30 克、党参 30 克、墨旱莲 30 克、地骨皮 10 克、黄芩 10 克、附子 10 克、白术 10 克、槐花 10 克、地榆 20 克。急煎,昼夜 2 剂,4 次分用。刚柔相济,滋阴清热,温解。陈子英等以上方治疗 1 例伤寒并发肠出血患者,疗效较为满意。[2]

16. 凤尾草合剂　凤尾草(小凤尾草)60 克、鱼腥草 60 克、绵茵陈 12 克、藿香梗 9 克。随症加减:肠出血,加地榆 18 克、黑槐花 10 克;鼻衄,加莲蓬 9 克、白茅根 30 克、黑栀子 9 克;中毒性肝炎,加栀子 10 克,并加用 50% 葡萄糖注射液及维生素 C 推注 1 周;贫血,输血 300 毫升。上述为成人量,小儿适当减量,每日 1 剂,服至体温正常后剂量减半,服 1 周后可出院。清利湿热,芳化解毒。潘建中以上方加减治疗 28 例肠伤寒患者,服药至体温恢复正常时间为 1～7 天,平均 3.9 天。[3]

单　方

水杨梅　组成:水杨梅。用法用量:全草煎剂,口服,每次 30 毫升,每日 3 次。临床应用:罗端德等将 54 例伤寒患者随机分为治疗组 33 例与对照组 21 例。对照组用复方磺胺甲恶唑＋甲氧苄氨嘧啶治疗;治疗组应用 200% 水杨梅全草煎剂治疗,并服甲氧苄氨嘧啶 0.1 克,每日 2 次。结果:治疗组及对照组所有病例均治愈,无复发者,两组疗效基本相同,且无不良反应。[4]

中　成　药

香连丸　组成:川黄连 30 克、广木香 30 克、白芍 30 克、槟榔 30 克、厚朴 30 克、枳实 30 克(烟台中亚制药厂生产)。适用于伤寒。制备方法:制成小丸,然后分装小包,每包重 3 克。用法用量:每次 2 包,每日 3 次,体温降至正常后 1～2 周改为每日 3 次,每次 1 包,白开水送下。21 天为 1 个疗程。临床应用:杨书田等以上方治疗 13 例肠伤寒患者,体温多于 2～7 天逐渐退至正常。[5]

斑　疹　伤　寒

斑疹伤寒包括流行性斑疹伤寒和地方性斑疹伤寒。流行性斑疹伤寒是由普氏立克次体引起,通过体虱传播的急性传染病,又称虱传斑疹伤寒。其临床特点为起病急、稽留型高热、剧烈头痛、皮疹及中枢神经系统症状。病程 2～3 周。地方性斑疹伤寒是由莫氏立克次体引起,通过鼠蚤传播的急性传染病,又称蚤型或鼠型斑疹伤寒。临床表现与流行性斑疹伤寒相类似,但前者症状较轻。少数重型病例与流行性斑疹伤寒很难鉴别,须根据血清学和动物试验诊断。

斑疹伤寒属于中医热病范畴。临床按季节分为六型。(1) 风温型:多见于春冬季节,初起以发热,微恶寒,咳嗽,口渴,脉浮等肺卫症状为特征。治宜宣肺解表、清热散结。(2) 春温型:多见于春季与夏季,发病则见高热,心烦,口渴,有汗不解,肌肤斑疹,衄血,甚至痉厥。治宜两清气营、解毒凉血。(3) 湿温型:多见于夏秋季节,起病多较缓,病初身热不扬,继则热渐增高,朝轻暮重,稽留不退,头重如裹,热重时头疼如劈,身困体重,肢倦,脉闷脘痞,纳呆,便溏或秘,苔腻脉缓,可见有白痦。(4) 暑温型:多见于秋冬季,初似感冒,继而形如疟疾,但寒热多不规则,后可但热不寒,入夜尤甚,天明得汗稍减,而胸腹灼热不除,或白痦,或发斑,大便多溏而不爽。(5) 温毒型:局部红肿疼痛,甚则溃破糜烂,以及病初伴有表证。治宜清

① 徐裕成.重症肠伤寒合并消化道出血案[J].江苏中医杂志,1984(1):41.
② 陈子英,等.治愈伤寒并发肠出血一例[J].湖北中医杂志,1983(6):8.
③ 潘建中.凤尾草合剂治疗肠伤寒 28 例疗效观察[J].新中医,1981(8):20.
④ 罗端德,等.水杨梅及 TMP 治疗伤寒的疗效观察[J].中西医结合,1982(4):246.
⑤ 杨书田,等.香连丸治疗肠伤寒的初步观察报告[J].中医杂志,1961(2):18.

热解毒、散结消肿。(6)感冒型:以恶寒发热,头痛,鼻塞涕等为主要临床表现。治宜疏风清热。按性质分为三期。(1)初期(邪在卫分):风寒型症见发热恶寒,头痛无汗,或有皮疹,脉浮紧,舌苔薄白。治宜辛温解表。风热型症见发热恶风,头身疼痛,咽疼咳嗽,或有皮疹,脉象浮数,舌尖红赤,苔薄白或薄黄。治宜辛凉解表。(2)中期(邪在气营):湿热型症见高热,汗出,胸胁痞满,小便黄赤,或有下利,或有斑疹,舌苔白腻或黄腻。治宜清热利湿。毒热型症见高热持续不退,汗出,头痛,面红目赤,或谵语,或身起斑疹,舌质红,脉数。治宜清瘟解毒。肺热型症见壮热,咳喘,咽疼,或有斑疹,脉数,舌红苔黄。治宜清热宣肺、止咳平喘。(3)后期(邪在营血):余热未尽(低热),口干唇燥,纳呆,泛恶,脉细数,舌红少苔,或薄黄。治宜清热生津、益气和胃。

辨 证 施 治

郭连澍分 6 型

(1)风寒型 症见发热恶寒,头痛无汗,或有皮疹,脉浮紧,舌苔薄白。治宜辛温解表。方用柴葛解肌汤加减:柴胡12克、葛根12克、羌活9克、白芷9克、黄芩9克、桔梗9克、生石膏15克、生姜9克、大枣5枚。暑季及夏秋之交,方用新加香薷饮加减:香薷9克、川厚朴9克、白扁豆9克、黄连9克、金银花30克、芦根30克、生姜9克。随症加减:兼有呕吐、腹泻,用藿朴夏苓汤加减(藿香9克、半夏9克、茯苓9克、杏仁9克、薏苡仁9克、厚朴9克、淡豆豉9克、白芷9克、紫苏叶9克、生姜9克)。

(2)风热型 症见发热恶风,头身疼痛,咽疼咳嗽,或有皮疹,脉浮数,舌尖红赤,苔薄白或薄黄。治宜辛凉解表。方用银翘散加减:金银花30克、连翘9克、荆芥9克、薄荷9克、牛蒡子9克、芦根30克、桔梗9克、淡豆豉9克。随症加减:咳嗽重,用桑菊饮加减(桑叶9克、菊花9克、桔梗9克、连翘9克、杏仁9克、薄荷9克、金银花15克、

芦根15克)。

(3)湿热型 症见高热,汗出,胸胁痞满,小便黄赤,或有下利,或有斑疹,舌苔白腻或黄腻。治宜清热利湿。① 湿重于热,方用三仁汤加减:杏仁9克、滑石15克、薏苡仁12克、白豆蔻仁9克、通草6克、竹叶9克、连翘12克、黄芩9克。② 热重于湿,方用甘露消毒丹加减:滑石15克、茵陈12克、连翘12克、黄芩10克、藿香9克、木通9克、石菖蒲9克、射干9克、白豆蔻仁9克、栀子9克、生石膏15克、寒水石15克。③ 湿热阻滞肠胃兼有腹泻,方用葛根芩连汤加减:葛根15克、黄芩9克、黄连9克、厚朴9克。

(4)毒热型 症见高热持续不退,汗出,头痛,面红目赤,或谵语,或身起斑疹,舌质红,脉数。治宜清瘟解毒。方用清瘟败毒饮加减:生地黄15克、牡丹皮9克、黄连9克、黄芩9克、生石膏30克、知母9克、玄参15克、栀子9克、寒水石30克、生甘草9克。随症加减:上证兼下利小便赤,方用三石汤加减(寒水石15克、生石膏30克、滑石9克、金银花30克、杏仁9克、竹茹9克、通草9克、黄连9克);如高热仍不退,加服紫雪散或安宫牛黄丸。

(5)肺热型 症见壮热,咳喘,咽疼,或有斑疹,脉数,舌红苔黄。治宜清热宣肺、止咳平喘。方用麻杏石甘汤加减:炙甘草9克、杏仁9克、连翘9克、甘草9克、生石膏30克、鱼腥草30克。随症加减:兼有便秘,用宣白承气汤加减(生石膏30克、杏仁9克、瓜蒌皮9克、生大黄9克、黄连9克、枳实9克、半夏9克)。

(6)余热未尽型 症见低热,口干唇燥纳呆,泛恶,脉细数,舌红少苔,或薄黄。治宜清热生津、益气和胃。方用沙参麦冬饮(沙参9克、玄参9克、天花粉9克、麦冬9克、玉竹9克、甘草6克、白扁豆6克、桑叶3克)或百合甘麦汤(百合15克、生地黄15克、浮小麦30克、大枣5枚、杏仁9克、炙甘草9克、玄参12克)加减。

临床观察:郭连澍以上方加减辨证治疗203例斑疹伤寒患者。结果:痊愈200例,占98.52%。[1]

---

[1] 郭连澍.辨证治疗斑疹伤寒203例临床分析[J].江苏中医,1989(11):6.

经 验 方

1. 白虎三仁汤　三仁汤为基础,加生石膏10～40克、知母10～40克、黄芩10～40克、栀子10～40克、大青叶10～40克、藿香10～40克、佩兰10～40克。随症加减:高热神昏躁动,加钩藤、僵蚕;呕吐者,加竹茹;皮疹成片或出血斑,加紫草、白茅根;大便秘结,加大黄。每日1剂,水煎服,重者2剂,分3～4次服。宣畅气机,清利湿热。马建政以上方加减治疗26例斑疹伤寒。结果:显效24例,有效2例。①

2. 中药方　金银花15克、连翘15克、大青叶15克、蒲公英15克、葛根15克、山药15克、生石膏30克、知母10克、柴胡10克、黄芩10克、甘草6克。随症加减:食欲不振,嗳气吞酸,脘胀,加枳实10克、谷麦芽10克、炒神曲10克;舌暗或舌有瘀点,皮肤出现斑疹,加丹参15克、赤芍10克;胸脘痞闷,头晕肢胀,舌苔腻滑,加半夏10克、陈皮10克、贝母10克、竹茹10克;口燥咽干,五心烦热,舌红少苔,加生地黄15克、麦冬10克、玄参10克;便溏,去知母。每日1剂,小儿酌减,将上药先用冷水浸泡1小时,连煎3次,共取药液600毫升混合,分4次徐徐温服,退热后继服1～2剂,巩固疗效。赵修章以上方加减治疗26例地方性斑疹伤寒患者,疗效满意。②

3. 甘露三石汤　白豆蔻6克、木通6克、菖蒲6克、藿香6克、川贝母6克、薄荷6克、寒水石6克、生石膏16克、茵陈16克、滑石16克、连翘16克、射干10克、黄芩10克、僵蚕10克、板蓝根20克。小儿用量酌减。随症加减:若苔质红绛,加生地黄16克、大青叶12克、白薇10克,去板蓝根;大便溏薄者,去生石膏、寒水石,加黄连6克;恶寒甚,加羌活6克;头痛,加白芷6克。每日1剂,水煎服,每剂2煎,早晚各服1煎。初诊先给3

剂,嘱8小时煎1次,2天后可继给3剂,每日1剂,清除余热。以小柴胡汤合三仁汤加茵陈、通草,或原方去生石膏、寒水石收功。少数纳差便溏患者,须给柴芍异功散调理脾胃;舌红少苔,脉细或虚而略数,惟觉夜热但体温不超过38℃者,给青蒿鳖甲散加通草、生首乌。化浊,利湿,清热,解毒。康曰文以上方加减治疗100例流行性斑疹伤寒患者。结果:痊愈86例,好转11例,无效3例。③

4. 银翘化斑汤　石膏(重用,120克)、知母、甘草、犀角(水牛角代)、玄参、金银花(重用,60克)、连翘、黄芩、栀子、赤芍、大青叶。李健颐以上方治疗8例斑疹伤寒患者,均治愈。④

中 成 药

1. 清热解毒口服液　用法用量:1～3岁每次3～5毫升,每日3次;4～7岁每次5毫升,每日3次;7岁以上每次10毫升,每日3次。临床应用:李敬霄等以上方结合供给足量维生素类等对症治疗,口服地霉素片,按每日每千克50毫克,分3次应用相同方法治疗50例斑疹伤寒患者,并发症采取相应抗生素治疗。结果:痊愈48例,有效2例。⑤

2. 针剂　(1)清热解毒Ⅰ号组成:金银花、连翘、大青叶、紫草、甘草。制备方法:金银花、连翘进行蒸馏,其他按常规煎煮,分装消毒,每瓶400毫升,相当原方2剂。(2)清热解毒Ⅱ号组成:石膏、知母、牡丹皮、生大黄。制备方法:石膏先煎,大黄后下,其他按常规煎煮,分装消毒,每瓶400毫升,相当原方2剂。(3)清热解毒Ⅲ号组成:马齿苋、虎杖、菊花、仙鹤草、三七、大黄。制备方法:三七粉冲服,大黄后下,诸药煎服。(4)清热解毒针。制备方法:由清解Ⅰ、Ⅱ号合方化裁而成,制成1:2和1:1溶液,每安瓿20毫升。供静脉注射。(5)凉血化瘀针。制备方法:由犀角地黄汤

① 马建政.白虎三仁汤治疗斑疹伤寒26例[J].北京中医杂志,1993(3):24.
② 赵修章.中药治疗地方性斑疹伤寒[J].河北中医,1988(4):8.
③ 康曰文.甘露三石汤治疗流行性斑疹伤寒100例[J].陕西中医,1986,7(1):9.
④ 李健颐.斑疹伤寒重用石膏银花治疗的经验[J].江苏中医,1958(1):25.
⑤ 李敬霄,等.中西药合用治疗小儿斑疹伤寒50例[J].河北中医学院学报,1996,11(2):19.

化裁制成 1 : 1 溶液,每安瓿 20 毫升。供静脉注射用。(6)养阴针和增液针。制备方法:按重庆中研所之工艺,依据地区特点,将渗透压等略加调整,做为基础大输液用。凡轻型患者不伴发热烦躁口渴者,只服清热解毒Ⅰ号 100 毫升,每日 2～3 次。病情较重伴发热烦躁口渴者,加服清热解毒Ⅱ号 100 毫升,每日 2～3 次。或服清解Ⅲ号每日 1 剂。同时均用清热解毒针 40～60 毫升,每日 2～3 次,加入养阴针和增液针中静脉点滴或直接推注。凡夜间壮热,舌质红绛,苔黄厚,斑疹显露或伴出血者,静脉点滴凉血化瘀针 40～60 毫升,每日 2～3 次,加入大型液体中。范淑惠等以上法治疗 55 例斑疹伤寒患者。结果:痊愈 48 例,无效 7 例。总有效率 87%。①

恙　虫　病

概　　述

恙虫病是由恙虫的幼虫媒介传染的急性传染病,其病原体为立克次体。又名丛林斑疹伤寒,是由恙虫病立克次体引起的急性自然疫源性传染病。恙虫病立克次体呈圆形、椭圆形或短杆状,大小为 $(0.3～0.6)$ 微米 $×(0.5～1.5)$ 微米,革兰染色呈阴性,吉姆萨染色呈紫红色,为专性细胞内寄生的微生物。在涂片染色镜检中,于细胞质内尤其是单核细胞和巨噬细胞的胞质内,常于细胞核的一侧可见呈团丛状分布的恙虫病立克次体。鼠类是主要传染源和贮存宿主,如沟鼠、黄胸鼠、家鼠、田鼠等。野兔、家兔、家禽及某些鸟类也能感染本病。恙螨幼虫是本病的传播媒介。潜伏期为 4～20 天,一般为 10～14 天,临床上以高热、皮疹、溃疡或焦痂、淋巴结肿大等为主要表现。多发生于夏季洪水泛滥之后,又称河流热及汛水热。

中医早在晋代葛洪《肘后备急方》中就有记载,称"沙虱毒"。其临床特征为突发高热,热度可持续 2 周,发热 5～6 日可出现皮疹,被恙虫叮咬的地方,常会发生溃疡,或为焦痂,在溃疡附近的淋巴腺经常引起肿胀,有轻度压痛。根据临床症状中医多宗温病立法,主要以清凉解毒滋阴法治疗。

辨　证　施　治

叶焰分 2 型

(1)暑入阳明型　以白虎汤为主方,药用生石膏、知母、生甘草、怀山药等。随症加减:表未解者,加金银花、连翘、竹叶;咳嗽者,加浙贝母、北杏仁、黄芩;口干渴甚者,加石斛、蔗汁。

(2)暑入心营型　以清营汤化裁,药用水牛角、生地黄、玄参、麦冬、牡丹皮等。

临床观察:叶焰以上方加减辨证治疗 10 例恙虫病患者。结果:除 1 例合用西药外,均 1 周左右治愈,其疗效尚属满意。②

经　验　方

1. 参苓承气汤　大黄(后下)20 克、人参 15 克、茯苓 12 克、枳实 20 克、炒白术 30 克、厚朴 10 克、乌药 12 克、大枣 10 克、槟榔 12 克、大腹皮 30 克、炙甘草 10 克、木香 10 克。陈维军等将 32 例恙虫病胃肠功能障碍患者随机分为治疗组和对照组各 16 例。对照组采用常规西医治疗,治疗组在常规西医治疗基础上加用参苓承气汤治疗。比较两组患者的临床疗效、证候改善情况。结果:总有效率治疗组为 87.5%,对照组为 75.0%,两组比较差异有统计学意义($P<0.05$);治疗组证候积分显著低于对照组,两组比较差异有统计学意义($P<0.05$)。③

2. 白虎汤加减　石膏、知母、甘草、粳米。随症加减:湿热者,加半夏、茯苓;热甚者,加西洋

① 范淑惠,等.清热解毒法治疗斑疹伤寒 55 例[J].陕西中医,1987,8(9):393.
② 叶焰.恙虫病从暑论治[J].河南中医药学刊,1998,13(2):34.
③ 陈维军,龚瑞莹,等.参苓承气汤治疗恙虫病胃肠功能障碍临床观察[J].亚太传统医药,2020,16(10):147-148.

参、麦冬;头痛者,加藿香、淡豆豉;恶心、呕吐者,加厚朴、杏仁;小便胀痛,尿中见蛋白及隐血者,加滑石、通草;出现皮疹者,加犀角地黄汤加减。经者等将40例恙虫病患者随机分为治疗组与对照组各20例。对照组采用多西环素治疗,治疗组在对照组的基础上加用白虎汤加减治疗。结果:治疗组在退热时间、临床症状改善等方面均优于对照组,其治疗率及总有效率均高于对照组,差异有统计学意义($P<0.05$)。[1]

3. 犀角地黄汤合五味消毒饮加减 水牛角、生地黄、牡丹皮、赤芍、玄参、连翘、蒲公英、紫花地丁、竹叶心。冷水煎煮20分钟,取600毫升汤液,每日1剂,分3次口服,3剂为1个疗程。凉血、散血,驱邪。姚仕权等以上方结合西医治疗41例恙虫病患者,西医治疗以抗生素抗病原治疗为主,结合本地情况首选四环素,成人0.2克,每日1次,连服5~7天,同时给予卧床休息,高蛋白、高热量、容易消化饮食,维持水电解质平衡,视病情补充维生素。结果:显效18例(43.9%),有效20例(48.7%),无效3例(7.3%),总有效率92.6%。平均治疗时间约为4天。[2]

4. 小柴胡汤加味 柴胡18克、黄芩15克、半夏15克、党参15克、黄连10克、连翘18克、夏枯草15克、大黄6克、羌活15克、独活15克、草豆蔻18克、青蒿18克、大枣10克、生姜15克。随症加减:大便干结者,大黄可酌情加量。以上药物,小儿剂量减半,每日1剂,开水浸泡30分钟,煎沸即可。和解少阳,清热透热。张兴海以上方加减治疗60例恙虫病患者。结果:痊愈51例,有效9例,无效0例。有效率100%。[3]

5. 清营汤加味 水牛角30克、玄参25克、生地黄30克、麦冬12克、赤芍20克、金银花40克、连翘30克、知母12克、竹叶10克。每日1剂,水煎2次,共取液400毫升,早中晚3次口服。清营透热,养阴活血。司鹏先等以上方治疗43例恙虫病患者,治疗7天观察疗效。结果:显效25例,有效14例,无效4例。总有效率90.7%。[4]

中 成 药

参麦注射液 组成:红参、麦冬等。用法用量:每日每千克体重2毫升,加入100~200毫升5%葡萄糖注射液静脉滴注。临床应用:李蓉将54例恙虫病合并多器官功能障碍患儿随机分为治疗组与对照组各27例。对照组行常规抗生素治疗。治疗组在对照组的基础上给予参麦注射液静脉滴注。疗程7天,对疗效进行比较。结果:治疗组治愈24例,治愈率88.1%;对照组治愈14例,治愈率51.8%。两组患者临床疗效对比差异有统计学意义($P<0.05$)。[5]

① 经者,赵成军.中西医结合治疗恙虫病临床研究[J].中国社区医师,2015,31(27):101-102.
② 姚仕权,王泽秀.中西医结合治疗恙虫病临床观察[J].中国社区医师(医学专业),2012,14(14):245.
③ 张兴海.小柴胡汤加味治疗恙虫病60例[J].河南中医,2004(12):13.
④ 司鹏先,亓军波.清营汤加减治疗恙虫病43例[J].山西中医,2002(2):27.
⑤ 李蓉.参麦注射液治疗小儿恙虫病并多器官功能障碍疗效观察[J].中国实用医药,2013,8(16):155-156.

细菌性疾病

细菌性痢疾

概　述

细菌性痢疾简称菌痢,是由痢疾杆菌引起的一种常见肠道传染病,主要临床表现为畏寒发热、腹痛、腹泻、脓血便和里急后重,因致病菌不同和身体免疫情况有异,临床表现轻重悬殊,一般可分为急性和慢性两大类型。

本病属中医"痢疾"范畴,多因外感湿热疫毒,内伤饮食生冷而成,临床辨证分型如下。(1)湿热痢:腹痛下痢,里急后重,脓血杂下,赤白相兼,肛门灼热,小便短赤,舌红苔黄腻,脉滑数。治宜清热化湿解毒、调气和血导滞。(2)疫毒痢:发病急骤,壮热烦渴,头痛欲呕,腹痛剧烈,便下脓血,里急后重,甚则躁动不安,神态昏迷,拘急抽搐,舌绛苔黄燥,脉大而数。治宜活血、清热、解毒。(3)噤口痢:饮食不进,恶心呕吐,腹痛下痢,甚则形体消瘦,神疲乏力,舌苔黄腻,脉濡数。治宜和胃降逆、通腑清热。(4)寒湿痢:下赤白黏冻,白多赤少,或纯为白冻,伴有腹痛,里急后重,饮食乏味,中脘饱闷,头重身困,舌质淡,苔白腻,脉濡数。治宜温化寒湿、行气散寒。(5)虚寒痢:久痢不愈,下痢稀薄,食少神疲,四肢发凉,腰酸怕冷,甚则滑脱不禁,舌淡苔薄白,脉沉细而弱。治宜温补下元、收涩固脱。(6)休息痢:下痢时发时止,经久不愈,发作时下痢脓血,里急后重,腹部疼痛,饮食减少,倦怠肢凉,舌质淡苔腻,脉濡弱或虚大。治宜健脾化滞、协调寒热。

辨　证　施　治

1. 李维奎分 2 型

(1)湿热蕴滞,气血壅滞型　药用白头翁 10克、黄柏 5 克、芍药 8 克、肉桂 2 克、甘草 5 克、大黄 2 克、黄连 5 克、秦皮 8 克、当归 8 克、槟榔 8 克、木香 3 克。每日 1 剂,水煎服,分早晚 2 次服用。

(2)疫邪热毒型　药用白头翁 15 克、黄连 6克、石膏 18 克、青皮 9 克、当归 9 克、木香 6 克、黄柏 9 克、芍药 9 克、槟榔 9 克、大黄 6 克、甘草 5 克、金银花 9 克、牡丹皮 9 克、生地黄 9 克、钩藤 9 克、玄参 9 克、羚羊角 1 克。每日 1 剂,水煎服,分早晚 2 次服用。

临床观察:李维奎将 84 例细菌性痢疾患者随机分为治疗组与对照组各 42 例。治疗组予单一的西药常规治疗,对照组予白头翁汤合芍药汤加减治疗。结果:治疗组总有效率 95.24%,对照组总有效率 80.95%,两组比较差异具有统计学意义($P<0.05$)。[1]

2. 丁樱等分 5 型

(1)湿热痢　症见发热,腹痛,里急后重,大便腥臭,下痢赤白脓血,黏稠如胶冻,滞下不爽,肛门灼热,小便短赤,舌质红,苔黄腻,脉滑数。治宜清热利湿、行气和血。方用芍药汤:白芍、当归、黄连、槟榔、木香、甘草、大黄(后下)、黄芩、肉桂。随症加减:兼见表证者,加荆芥、防风、白芷;表邪未解,里热已甚者,加葛根、马齿苋、地锦草;热毒甚者,加白头翁、苦参;湿重于热者,加茯苓、苍术、厚

---

① 李维奎.白头翁汤合芍药汤加减治疗细菌性痢疾的临床观察[J].光明中医,2018,33(8):1132-1134.

朴、陈皮。噤口痢,症见持续高热,下痢脓血,腹胀如鼓,腹痛,呕逆不能食,精神疲乏,口干,舌质红、少苔或无苔,脉细数。方用益胃汤(北沙参、麦冬、冰糖、地黄、玉竹)或开噤散(人参、广藿香、陈皮、木香、丁香、胡椒、茯苓、高良姜、甘草、诃子)加减。

(2)寒湿痢 症见腹痛拘急,痢下赤白黏冻,白多赤少,清稀而腥,大便次频,食欲不振,肛门后坠,中脘痞闷,头重身困,舌质淡,苔白腻,脉濡缓。治宜温中散寒、化湿止痢。方用平胃散合不换金正气散加减:苍术、厚朴、陈皮、甘草、广藿香、姜半夏、生姜。随症加减:暑天感寒湿而痢者,加紫苏叶、吴茱萸;寒积内停,腹痛者,加大黄、槟榔、炮姜、肉桂;面色青灰,四肢厥冷者,加大黄、附子;寒逆呕恶较剧者,加姜半夏、丁香;中气下陷,脱肛者,加炙黄芪、升麻、诃子。

(3)疫毒痢 ① 邪毒内闭证:症见起病急骤,突然高热,腹痛剧烈,壮热口渴,头痛烦躁,谵妄,恶心呕吐,不能饮食,甚至神志昏迷,反复惊厥,大便脓血,气味腥臭,后重感著,舌质红,苔黄腻,脉滑数。治宜清热解毒、凉血止痢。方用黄连解毒汤合白头翁汤加减:黄连、黄芩、黄柏、栀子、白头翁、秦皮。随症加减:腹中满痛拒按,大便臭秽难闻者,加大黄、枳实、芒硝;壮热狂躁,皮肤紫斑者,加水牛角片、牡丹皮、紫草;热极风动,惊厥抽搐者,加羚羊角粉、钩藤、石决明;神昏痰鸣者,加天竺黄、竹沥。② 内闭外脱证:症见病情进展迅速,病势凶险,突然出现面色苍白或青灰,皮肤发花,四肢厥冷,冷汗出,尿少,甚者神昏,呼吸浅促不匀,喉中痰鸣,脉微弱或脉微欲绝。治宜回阳救逆、益气固脱。方用四逆汤合参附龙牡救逆汤加减:附子、干姜、人参、龙骨、牡蛎、白芍、炙甘草。随症加减:呼吸浅促不匀者,重加五味子、山茱萸;口唇发绀、皮肤有花纹者,加当归、丹参、赤芍、桃仁、红花。

(4)阴虚痢 症见腹中热痛绵绵,脓血便,或下痢赤白,里急欲便,稠黏难下,虚坐努责,食少,形体消瘦,午后潮热,心烦口干,手足心热,小便短

黄,舌质红、少苔,脉细数。治宜养阴清热、和血止痢。方用黄连阿胶汤合驻车丸加减:黄连、阿胶、黄芩、白芍、炮姜、当归、鸡子黄。随症加减:口渴,尿少,舌干明显者,加北沙参、石斛;痢下血多者,加牡丹皮、墨旱莲;湿热未清,口苦,肛门灼热者,加白头翁、秦皮;痢久胃气已伤者,加山药、陈皮、白扁豆、莲子、焦山楂。

(5)阳虚痢 症见腹痛绵绵不绝,喜温喜按,痢下赤白清稀或白冻,滑泻不止,无腥臭,肛门坠胀,形寒畏冷,四肢不温,食少神疲,面色苍白,舌质淡,苔白滑,脉迟缓。治宜温补脾肾、收涩固脱。方用真人养脏汤加减:人参、当归、白术、肉豆蔻、肉桂、白芍、木香、诃子、罂粟壳、甘草。随症加减:积滞未尽者,加枳壳、焦山楂、焦六神曲;痢久脾虚气陷,少气脱肛者,加黄芪、柴胡、升麻、党参;浮肿者,加黄芪、茯苓、大腹皮、泽泻、薏苡仁;滑痢日久,脱肛者,加升麻、黄芪、诃子、赤石脂。休息痢,症见时发时止,迁延不愈,食少倦怠,每因饮食不当、受凉、受累诱发,大便次数增多,夹有赤白黏冻,舌质淡,苔腻,脉濡软或虚数。方用连理汤(人参、白术、炙甘草、干姜、黄连、茯苓)加减。

临床观察:丁樱等以上方合中成药、灌肠、针灸、穴位按摩、穴位贴敷治疗细菌性痢疾患者,疗效满意。①

3.马凤岐等分4型

(1)痢疾初起 症见脉象或数或弦,舌苔或黄厚(湿轻热重)或白腻(热轻湿重),或受暑身热,或夹食脘闷。初见水泻数次,后即不畅而滞,渐见腹痛里急后重,粪如鱼冻,夹白色黏液或即兼脓血者,日夜十余次。治宜清暑化湿、行气导滞。药用香连丸(包)、川厚朴、青子芩、楂肉炭、藿香梗、枳壳、白槿花、青蒿梗、制苍术、乌药。随症加减:夹食者,加焦六曲;夹暑者,加香薷;热高者,加夏枯花;腹痛甚者,加延胡索,若孕妇不用延胡索,加川楝子;红多白少者,加白头翁;红少白多者,加冬瓜子。

(2)痢疾重症 症见苔厚,脉数,里急后重,

① 丁樱,等.中医儿科临床诊疗指南·细菌性痢疾(制订)[J].中医儿科杂志,2017,13(4):1-6.

腹痛,便脓血,日夜数十次至百数次。此为肠中湿热炽盛。治宜润下导滞、凉血清肠。药用木香槟榔丸(包)、楂肉炭、白头翁、黄芩、枳壳、川厚朴、白槿花、延胡索、乌药、藿香梗、青蒿子。随症加减:夹食者,加莱菔子;里急后重者,加制大黄;热高者,加夏枯花;不食者,加石莲肉;孕妇,除去木香槟榔丸,加香连丸、油当归、赤芍、砂壳。

(3)痢疾脱证 症见大便多次,血便如水,肢冷汗出,脉细,噤口不食。多见于痢疾已过2周或20余天未有好转,或因治疗错误,或因失治致邪尚盛而元已虚。此为痢下元脱、阴亏液竭。治宜扶元救急。药用毛西参、油当归、油木香、燕根(即燕窝根脚)、赤芍、淮小麦、石莲肉、北秦皮、白槿花、楂肉炭、藕节、陈仓米。随症加减:腹不痛者,加炒白术以护脾;目眶陷下而汗出甚者,加别直参以救脱;红已无而便如污水或青黑色者,除油当归,加赤石脂、炙甘草以涩肠。

(4)痢疾坏证 痢疾因治疗不当而致坏证者,所见症状不一。用柴胡、荆芥、防风致津伤液涸者,见舌不被苔、质色光绛而干燥;攻下太过者,诊见排便连肠膜碎屑同粪水排出;亦有肛口下脱痛不可忍者,或排出秽臭如疮脓者。初起失下误用葛根、柴胡等升剂者,诊见热高神昏兼呃逆,药用鲜生地黄、鲜芦根、赤芍、油当归、石莲肉、白头翁、鲜石斛、黄芩、地榆炭、楂肉炭、乌梅肉;肠膜碎屑随便排出者,加川黄连;肛口下脱者,加赤石脂;气臭秽而色如疮脓者,加北槐米、血余炭、藕节;见呃逆者,加柿蒂、刀豆炭、枇杷叶、鲜竹茹。[1]

经 验 方

1. 自拟方 法半夏3份、黄连3份、山药3份、生大黄3份、黄芩3份、当归3份、炙甘草3份、槟榔3份、肉桂3份、白芍5份、木香5份、滑石5份、秦皮5份、白头翁10份。水煎服,每日2次。詹美滨将100例中毒性痢疾患儿随机分为对照组和实验组。对照组予常规西医治疗,按照医院正常的流程对其进行物理和药物治疗,用赖氨匹林肌内注射,降低患儿体温;并用头孢曲松钠抗感染,对于休克合并脑水肿用山莨菪碱静脉注射治疗休克,20%甘露醇快速静脉推注治疗脑水肿。实验组则在对照组基础上增加上述中药治疗。结果:实验组患儿的治愈率、有效率均优于对照组,两组比较差异均有统计学意义。[2]

2. 翁连解毒汤 黄连6克、白头翁15克、苦参6克、蒲公英15克、黄柏12克、秦皮12克、地榆12克、红景天12克、葛根12克、大血藤12克、陈皮12克、升麻12克、防风12克、白芍12克、茯苓15克、炒白术6克、薏苡仁20克、炙甘草6克。汤剂口服,均取于医院煎药室,每剂煎煮2次取汁400毫升,每日2次,每次200毫升于餐后2小时温服。化浊解毒,凉血止痢。王亚敏将60例浊毒内蕴型溃疡性结肠炎患者随机分为西药组、中药组与结合组各20例。西药组予美沙拉嗪肠溶片。中药组予翁连解毒汤,结合组予翁连解毒汤与美沙拉嗪肠溶片。结果:结合组有效率94.7%,中药组有效率84.2%,西药组有效率80.0%,结合组与中药组、西药组分别对比有效率,差异有显著性(P<0.05),中药组与西药组对比有效率,差异无显著性(P>0.05)。[3]

3. 当归四逆汤加味 当归10克、桂枝10克、黄芩10克、白芍10克、细辛10克、枳壳10克、薤白15克、槟榔10克、地锦草15克、赤石脂30克、阿胶10克、生姜10片、红枣10枚。随症加减:湿热重,加黄芩、黄连;气滞,加槟榔、枳壳、薤白;寒重,加阿胶。每日1剂,水煎服。徐书以上方治疗1例痢疾患者,药后症状已除,继以六君子汤善后。凡是慢性腹泻、痢疾,不管寒热虚实皆可应用上方。[4]

4. 苦参七味方 苦参9克、陈茶9克、焦山楂

① 马凤岐,等.近代名医裘吉生脾胃病临证经验初探[J].浙江中医药大学学报,2017,41(8):673－676.
② 詹美滨.中西医结合治疗儿科中毒性痢疾的临床观察[J].中西医结合心血管病电子杂志,2020,8(13):185,195.
③ 王亚敏,等.翁连解毒汤治疗浊毒内蕴型溃疡性结肠炎临床疗效研究[J].河北中医药学报,2019,34(1):9－12.
④ 徐樱,黄一茜.徐书活用当归四逆汤临床经验[J].四川中医,2018,36(1):169－171.

9克、葛根9克、陈皮3克、赤芍3克、麦芽9克。范文虎以上方治疗1例泻痢患者,二诊将愈。治痢下初起白冻多者,每多收效。①

5. 归芍六味汤 当归18克、白芍18克、槟榔3克、甘草3克、车前子9克、炒枳壳9克、炒莱菔子9克、吴茱萸3克、姜川黄连3克、桂枝3克。本方是痢下通用方。②

6. 中药免煎颗粒 葛根颗粒1包、黄芩颗粒1包、甘草颗粒1包、马齿苋颗粒1包、泽泻颗粒1包、地锦草颗粒1包。随症加减:针对热重患者,可加藿香9克;大便血多热重患者,加地榆9克、白头翁9克;针对湿重者,加厚朴6克、炒苍术6克;里急后重患者,加木香6克、莱菔子10克,或者各1包颗粒。每日1剂,早晚用水服用,连续服用3～5天。赵学顺将60例细菌性痢疾患者随机分为观察组与对照组各30例。对照组给予葛根芩连汤(葛根10克、地锦草10克、泽泻9克、甘草3克、黄连3克、马齿苋16克、黄芩6克)温水煎服。观察组予葛根芩连汤加减合中药免煎颗粒。结果:观察组总有效率93.33%,显效11例,有效17例,无效2例;对照组总有效率73.33%,显效8例,有效14例,无效8例。两组相比差异有统计学意义($P < 0.05$)。③

7. 中药方 白头翁9克、黄芩10克、黄连15克、黄柏12克、白芍20克、秦皮20克、葛根30克、陈皮12克、白术10克、云茯苓15克、猪苓15克、泽泻10克、大枣5枚、甘草5克。水煎取300毫升,每日3次,每次100毫升,3天为1个疗程。观察2个疗程。清利湿热疫毒,祛除病邪。崔宇以上方结合西药(氟哌酸胶囊0.2克,每日3次)治疗300例细菌性痢疾患者。结果:痊愈262例,占87.3%;好转38例,占12.7%。总有效率100%。④

8. 芍药汤 仙鹤草30克、当归12克、芍药12克、黄芩9克、木香6克、黄连6克、槟榔6克、大黄(后入)6克、甘草6克、肉桂3克。随症加减:热毒盛者,加金银花15克、穿心莲9克;饮食积滞、腹部胀满者,加莱菔子12克、焦三仙各9克;对于湿重于热,舌苔白腻的患者,去当归、黄芩、大黄,加茯苓12克、苍术12克、陈皮12克;如果热重于湿,则加白头翁9克、秦皮9克、黄柏6克;痢下鲜红者,加地榆30克、侧柏叶15克、牡丹皮12克。每日1剂,用水煎煮2次后混合,再分2次服用。清热解毒,调气行血。李东等将107例急性典型菌痢患者分为治疗组56例与对照组51例。对照组单纯给予喜炎平治疗,治疗组在对照组基础上加用芍药汤治疗。结果:对照组患者治愈率、好转率、无效率以及总有效率分别为43.14%、43.14%、13.73%和86.27%,治疗组分别为85.71%、8.93%、5.36%和94.64%。治疗组患者治愈率和总有效率均明显高于对照组,两组比较差异明显,有统计学意义($P < 0.05$)。⑤

9. 芍药汤加减 芍药0.5～1.5克、当归5～10克、黄连3～6克、槟榔5～8克、木香5～10克、大黄3～8克、黄芩3～8克、肉桂3～6克、白头翁5～10克、党参5～15克、建曲5～15克。每日1剂,水煎取汁100毫升,分2次服用。便脓自愈,后重自除。张俊利将65例急性细菌性痢疾患者随机分为观察组32例和对照组33例。对照组在消化道隔离的基础上,选用敏感抗生素口服或静点,一般不超过5天,有水、电解质丢失者可给予口服或静点补液。发热者根据热度给予物理降温或常规药物降温。观察组在对照组的基础上加用芍药汤加减治疗。结果:两组临床疗效比较,总有效率观察组为96.9%,对照组为78.8%,两组比较有显著性差异($P < 0.05$)。⑥

10. 中药方 白头翁汤加白花蛇舌草60克。邓存国以上方治疗1例湿热痢患者。结果:5剂后,患者诸症若失,再服3剂病告痊愈。⑦

①～② 王恒苍.范文虎治疗胃痛泻痢遣方用药经验[J].新中医,2018,50(10):272－274.
③ 赵学顺.葛根芩连汤加减中药免煎颗粒与传统饮片治疗细菌性痢疾的对照观察实践思考[J].临床医药文献杂志,2017,4(70):13790.
④ 崔宇.中西医结合治疗细菌性痢疾300例经验总结[J].北方药学,2014,11(12):67.
⑤ 李东,等.芍药汤联合喜炎平治疗急性典型菌痢疗效观察[J].陕西中医,2014,35(10):1352－1353.
⑥ 张俊利.芍药汤加减结合西医常规疗法治疗急性细菌性痢疾32例疗效观察[J].内蒙古中医药,2014(7):47.
⑦ 邓存国.白花蛇舌草善治湿热痢[J].中医杂志,2007,48(5):434.

11. 马车合剂　马齿苋 60 克、车前草 30 克、川厚朴 6 克、枳壳 6 克、木香 6 克、槟榔 10 克、黄连 10 克、栀子 10 克、黄柏 10 克。随症加减：若有口渴，加芦根；腹痛，加白芍；呕吐，加半夏；发热，加柴胡。每日 2 剂，分 4 次口服。清热解毒，调气行血，利湿导滞。适用于细菌性痢疾。蔡桂盟以上方加减治疗 40 例急性细菌性痢疾患者。结果：全部治愈，其中 2 天达到治愈标准 27 例，3 天达到治愈标准 13 例。①

12. 新加香连和胃汤　黄连（酒炒）3 克、黄芩（酒炒）6 克、炒白芍 6 克、当归 6 克、厚朴 6 克、枳壳 6 克、青皮 6 克、陈皮 6 克、槟榔 6 克、甘草 6 克、焦山楂 9 克。随症加减：大便脓多，去黄芩，加白术、砂仁、泽泻、干姜；血多，黄芩增量；久病气虚，加党参、山药。每日 1 剂，水煎服，加红糖、白糖各 1 汤匙为引。调气血，清湿热，和胃降浊。适用于孕妇痢疾。张莉香以上方加减治疗 46 例孕妇痢疾患者，结果：痊愈 33 例，有效 11 例，无效 2 例。总有效率 95.6%。②

13. 白地诃片　白头翁 25%、地榆 30%、诃子 30%、丁香 15%。上药制成片，每片重 0.3 克。每日 4～8 片，每日 4 次口服，用 7～10 日。抑菌。适用于福氏痢疾。韩汉毅将 121 例急性菌痢患者随机分为治疗组 100 例与对照组 21 例。对照组用西药痢特灵或氯霉素，治疗组用白地诃片。结果：治疗组痊愈 86 例（86%），好转 14 例（14%）；对照组痊愈 16 例（76%），好转 5 例（24%）。③

14. 痢泻散　生大黄 30 克、熟大黄 30 克、苍术（米泔水浸）90 克、杏仁（去皮炙油）60 克、炒羌活 60 克、川乌（去皮，面包煨透）45 克、炒甘草 45 克。上药研细末（《镜花缘》方），赤白痢用 5 克，泄泻用 3 克，用藿香、薄荷汤调服，每日 3 次，用 4 天。泄热通滞，健脾燥湿，温里散寒，止痛安中。适用于急性痢疾。罗世稀以上方治疗 35 例急性痢疾、泄泻患者，均治愈。④

15. 灌肠液　黄连 15 克、黄柏 15 克、秦皮 15 克、白头翁 15 克、木香 15 克、小蓟 15 克、党参 15 克、白术 15 克。加水 500 毫升浓煎至 100 毫升。强的松 10 毫克研成细末加入中药煎液中混匀备用（1 次量）。每晚睡前保留灌肠，每次 100 毫升，12 次为 1 个疗程。间隔 3～4 天如未愈再行第 2 个疗程。灌肠时药液的温度、插管的深度及注药的速度要适当，灌完嘱患者静卧至少 2 小时，以利药液吸收。灌肠期间停用其他任何药物治疗。李行迎以上方治疗 81 例慢性菌痢患者。结果：临床痊愈 76 例，痊愈率 93.8%；好转 5 例，占 6.2%。总有效率 100%。其中经 1 个疗程痊愈 26 例，占 32%；经 2 个疗程痊愈 36 例，占 44%；经 3 个疗程痊愈 14 例，占 17.3%。方中黄连、黄柏、秦皮清热燥湿、涩肠利水，且黄连的小檗碱有增强白细胞吞噬和广谱抗菌作用，秦皮素和秦皮苷对痢疾杆菌有较强抑制作用；白头翁、小蓟凉血止血，使肠道血管收缩而止血；木香消滞化瘀、行气止痛，可减轻腹痛及里急后重；党参、白术补中益气、燥湿健脾，以增强免疫功能。西药强的松具有抗炎、抗毒、抑制结缔组织增生，减少炎性渗出的作用。⑤

16. 愈痢丸　大黄 3.6 克、硫酸镁 2.6 毫克、山楂 1 克、活性炭 0.9 克、白矾 0.26 克、甘草 1.5 克。上药清除杂质后，粉成细末，按以上比例调拌水泛成丸（如绿豆大）封装瓶内。成人每次 10 克，每日 2～3 次，老人及儿童用量酌减，服药后多饮开水。清泻湿热疫毒。赫炎光等将 155 例急性细菌性痢疾患者随机分为治疗组 125 例与对照组 30 例。对照组用痢特灵、复方新诺明片、黄连素，治疗组用愈痢丸。结果：治疗组痊愈 79 例，显效 37 例，好转 9 例，总有效率 100%；对照组痊愈 13 例，显效 6 例，好转 7 例，无效 4 例，总有效率 86.6%。⑥

① 蔡桂盟.马车合剂治疗急性细菌性痢疾 40 例[J].现代医药卫生,2005,21(8):997.
② 张莉香.新加香连和胃汤治疗孕妇痢疾 46 例[J].陕西中医,1995,16(6):245.
③ 韩汉毅.白地诃片治疗急性菌痢临床疗效及实验研究[J].时珍国药研究,1995,6(1):9.
④ 罗世稀.痢泻散治疗急性痢疾泄泻 35 例临床观察[J].贵阳中医学院学报,1995,17(2):49.
⑤ 李行迎.中药煎剂为主保留灌肠治疗慢性细菌性痢疾 81 例[J].中西医结合杂志,1991(2):749.
⑥ 赫炎光,等.愈痢丸治疗急性细菌性痢疾 125 例[J].陕西中医,1991(3):116.

17. **解毒胶囊** 明矾 400 毫克、白头翁 50 毫克、蛋黄油 20 毫克、大豆 30 毫克(每粒相当生药量 0.5 克)。每日 3 次,每次成人量 4～6 粒,小儿酌减。杨天开等将 648 例急性细菌性痢疾患者随机分为治疗组与对照组各 324 例。对照组予复方新诺明片、庆大霉素注射液或氟哌酸片,高热和电解质紊乱者给予补液及解热药物;治疗组口服解毒胶囊。结果:治疗组痊愈 302 例(93.2%),有效 21 例(6.5%),无效 1 例(0.3%),总有效率为 99.7%;平均痊愈天数 3.7 天。对照组痊愈 282 例(87.0%),有效 38 例(11.7%),无效 4 例(1.3%),总有效率为 98.7%;平均痊愈天数 4.06 天。①

18. **菌痢汤** 黄芩 15 克、白芍 15 克、金银花 15 克、黄连 3 克、大黄 3 克、广木香 10 克、黄柏 10 克、当归 10 克。随症加减:呕吐者,加竹茹;便血多者,加地榆、仙鹤草。杜长江以上方配合西药(复方新诺明 0.96 克,每日 2 次)治疗 124 例急性细菌性痢疾患者。结果:全部痊愈,平均痊愈天数 2.5 天。②

19. **中药方** 黄连、黄芩、金银花、广木香、白芍、当归、枳壳、焦山楂等。邵朝弟以上方治疗 1 例湿热痢初期患者,连进 3 剂,诸症不减,反感纳食呆滞,加入槟榔以导滞。2 剂后再诊,腹痛缓解,大便得畅,脓血便消失。③

20. **止泻合剂** 鲜马齿苋 1 000 克、鲜水辣蓼 1 000 克、鲜翻白草 1 000 克(干品用量减半)、川厚朴 250 克。水煎浓缩,沉淀过滤后,酌加防腐调味剂至 2 000 毫升。成人每次 40 毫升,儿童酌减。亦可按上述药物剂量比例水煎服。王崇光以上方治疗 105 例泻痢患者。结果:获愈 95 例,少效 10 例,痊愈率 90% 以上。④

21. **止痢汤** 葛根 15 克、白头翁 15 克、秦皮 15 克、黄柏 15 克、白芍 15 克、广木香 10 克、甘草 10 克。陕西省汉中地区医院将 113 例细菌性痢疾患者随机分为西药组、中药组、中西药结合组。西药组用庆大霉素或卡那霉素配伍痢特灵[或甲氧苄胺嘧啶(TMP)、复方黄连素],任选 1～2 种;中药组用止痢汤;中西药结合组用以上中、西两法联合治疗。结果:痊愈率中药组为 90.63%,西药组为 91.43%,中西药结合组为 89.13%。⑤

22. **苦仙合剂** 苦参 30 克、仙鹤草 30 克、秦皮炭 15 克、诃子 15 克、甲氧苄胺嘧啶 0.1 克。共煎成 200 毫升,每晚保留灌肠 1 次,10 天为 1 个疗程。曹旺元将 119 例慢性迁延型细菌性痢疾患者随机分为治疗组 72 例与对照组 47 例。对照组口服磺胺甲基异恶唑、甲氧苄胺嘧啶,治疗组口服苦仙合剂。结果:治疗组第 1 个疗程痊愈 68 例,痊愈率 94.4%;第 2 个疗程痊愈率 97.2%,未痊愈者 2 例。平均治疗 10.5 天。对照组第 1 个疗程痊愈 26 例,痊愈率 55.3%;第 2 个疗程痊愈率 80.8%,未痊愈者 9 例。平均治疗 14.4 天。⑥

23. **中药方** 山楂 15 克、苦参 15 克、大黄 10 克、芒硝(冲)10 克、甘草 3 克。随症加减:黏液多者,加苍术健脾燥湿;下血多者,加地榆、槐花凉血止血;腹痛严重者,加白芍、木香和血行气;发热口渴者,加葛根、黄芩、黄连解表清里。每日 1 剂,水煎分 2 次服,每次调入蜂蜜 30 克,重病例日服 2 剂;体弱者减量,分多次服完。高文豪以上方加减治疗 34 例急性痢疾患者。结果:全部痊愈,疗程 2～4 天,最长者 5 天。⑦

24. **清肠饮** 葛根 10 克、黄芩 10 克、焦槟榔 10 克、白芍 10 克、藿香 10 克、黄连 6 克、木香 6 克、生甘草 6 克、车前草 15 克、炮姜 1.5 克。浓缩煎至 100 毫升,装瓶密封冷藏备用,每次服 50 毫升,每日 4 次。适用于湿热痢。周平安等以上方治疗 163 例急性菌痢患者。结果:用药 3～7 天,

① 杨天开,等.解毒胶囊治疗急性细菌性痢疾 324 例观察[J].中西医结合,1990(11):659.
② 杜长江.中西药结合治疗急性细菌性痢疾 124 例[J].陕西中医,1987(12):532.
③ 邵朝弟.浅谈湿热痢初期的辨证施治[J].湖北中医杂志,1986(5):25.
④ 王崇光."止泻合剂"治泻痢[J].四川中医,1986(2):22.
⑤ 王子骥.细菌性痢疾的防治[J].山东医药,1983(7):40.
⑥ 曹旺元.苦仙合剂保留灌肠治疗 72 例慢性迁延型细菌性痢疾(摘要)[J].人民军医,1983(6):41.
⑦ 高文豪.便方治愈菌痢 32 例[J].江苏中医杂志,1982,(5):63.

临床治愈 129 例(79%),好转 21 例(13%)。总有效率为 92%。①

25. 葛芩参芍汤 葛根 9 克、黄芩 9 克、茯苓 9 克、炒山楂 9 克、炒麦芽 9 克、陈皮 9 克、苦参 15 克、白芍 12 克、广木香 6 克。每日 1 剂,水煎分 2 次服,5～7 天为 1 个疗程,一般 2～3 个疗程。张寄銮以上方结合穴位注射治疗 20 例慢性菌痢患者。选穴天枢、足三里、上巨虚、止泻、大肠俞、气海。将维生素 B₁ 100 毫克、维生素 B₁₂ 0.1 毫克混合,穴位经严格消毒后,用 6 号或 7 号针头垂直刺入,选取上述(单侧)2～3 个穴,交替使用,得气后将药液快速注入,每穴位 1 毫升,每日 1 次,10 天为 1 个疗程,一般 1～2 个疗程。结果:临床痊愈 19 例,痊愈率 95%。②

26. 翁榆苦榴片 白头翁 23%、地榆 23%、苦参 23%、石榴皮 23%、甘草 8%。佐以适量赋形剂压制成片,包糖衣,每片 0.5 克,含生药 3 克,成人每日 3 次,每次 6 片,小儿酌减。赵奠邦等将 570 例菌痢患者随机分为第 1 组 318 例、第 2 组 131 例和第 3 组 121 例。第 1 组内服翁榆苦榴片加 TMP;第 2 组用痢特灵加 TMP;第 3 组单用翁榆苦榴片。结果:第 1 组痊愈 292 例,好转 10 例,无效 16 例,治愈率 91.82%,平均痊愈 7.64 天;第 2 组痊愈 121 例,好转 7 例,无效 3 例,治愈率 92.37%;第 3 组痊愈 91 例,好转 9 例,无效 21 例,治愈率 75.21%。平均痊愈 7.64 天。③

27. 老白鹤叶浸羔片 老蛇盘、老鹳草、仙鹤草、牡丹叶各等份,白芍减半。每片 0.2 克,相当于原生药 8 克,每次服 10 片,每日 4 次,10 天为 1 个疗程。中国人民解放军第 47 陆军医院以上方配合 TMP 治疗 19 例慢性菌痢患者。结果:痊愈率 89.47%;好转 2 例,占 10.53%。无不良反应。④

28. 抗痢片 苦参 45 克、生地榆 21 克、地榆炭 15 克、葛根 30 克、白芍 39 克、木香 15 克、生蒲黄 3 克、炒蒲黄 6 克。水煎,浓缩压片(每片 0.5 克)。以上为成人 1 日剂量,分 4 次口服。儿童酌减,4～7 天为 1 个疗程。邱全选以上方治疗 100 例细菌性痢疾患者。结果:痊愈 99 例,好转 8 例,无效 2 例。总有效率 98%。⑤

29. 抗痢 1 号 呋喃唑酮 0.2 克、甲氧苄氯嘧啶 0.1 克、贯众中药浸膏粉 1.7 克、忍冬藤中药浸膏粉 1.7 克、黄柏中药浸膏粉 1.7 克、黄芩中药浸膏粉 1.7 克(以上 1 次用量)。取贯众等 4 味中药浸膏粉,呋喃唑酮粉,增效剂混匀用 70% 乙醇喷撒制成颗粒,烘干,加入润滑剂压片,每片重 0.4 克。每日 2 次,每次 5 片,3 天为 1 个疗程。中国人民解放军 212 医院传染科以上方治疗 1 120 例急性细菌性痢疾患者。结果:痊愈率 99.92%,平均痊愈天数 3.35 天。主要临床表现消失平均所需天数,发热 1.03 天,腹痛 1.86 天,腹泻 1.68 天,里急后重 1.43 天,便镜检正常 1.82 天,便培养转阴 3.17 天。⑥

30. 止痢合剂 白头翁 50 克、火炭母 50 克、马齿苋 50 克、凤尾草 50 克、石榴皮 50 克。水煎成 60 毫升,每日 3 次,每次 20 毫升,饭前服。清热解毒,抗菌止痢。钟正宜以上方治疗 50 例急性菌痢患者。结果:服药 3～5 天,45 例症状消失,大便镜检正常为痊愈,痊愈率 90%,好转 3 例,无效 2 例。⑦

31. 泻痢丹 赤石脂 34%、枯矾 17%、煅龙骨 3%、制石粉 26%、田三七 8%、甘草粉 3%、糖粉(市售成药)3%。成人每日服 3 次,每次 1 包(重 4 分);较大儿童量 2 包,每日分 3 次服;较小儿童每日服 3 次,每次半包。李兴培以上方治疗 25 例泻痢患者。结果:痊愈 24 例,失去联系 1 例。其中 1～3 天和 4～6 天痊愈者各 10 例,7～11 天痊愈 3

① 周平安,等.清肠饮治疗急性菌痢 163 例临床观察[J].湖北中医杂志,1982(3):25.
② 张寄銮.葛芩参芍汤加穴位注射治疗慢性细菌性痢疾疗效观察[J].湖北中医杂志,1981(5):20.
③ 赵奠邦,等.翁榆苦榴片加 TMP 治疗菌痢 318 例[J].陕西中医,1981(1):14.
④ 传一科.中国人民解放军第 47 陆军医院资料汇编[J].1980(4):5.
⑤ 邱全选."抗痢片"治疗细菌性痢疾 100 例小结[J].新医药学杂志,1978(8):13.
⑥ 中国人民解放军 212 医院传染科.抗痢 1 号治疗急性菌痢 1120 例疗效观察[J].辽宁中级医刊,1978(3):45.
⑦ 钟正宜.止痢合剂治疗急性菌痢 50 例小结[J].新医药学杂志,1977(6):15.

例,1个月痊愈1例(五更泄)。痢疾患者大多经过2~7天,症状、体征和化验即恢复正常。[1]

32. 野麻草合剂　野麻草(干品)7.5克、龙牙草(干品)7.5克、凤尾草(干品)3.75克、马齿苋(干品)11.25克。野麻草加水75毫升煎成2毫升,龙牙草加水75毫升煎成2毫升,凤尾草加水37.5毫升煎成2毫升,马齿苋加水11.25毫升煎成4毫升(以上草药如系鲜品,用量须各增1倍)。将上述各种生药,分别洗净,切成半寸长条,加水,各煮沸2小时,倾出煎液,再加适量水,各煮沸1小时,倾出煎液,2次煎液合并,压榨生药,榨药与煎液合并,用两层纱布过滤,分别浓缩备用(以上加水量是第1次的,第2次大约是该水量的2/3。按浓煎液量的比例混合,即成本合剂)。每次15毫升,每日4次,7~10天为1个疗程,必要时可继服1个疗程,少数病例可用3~4个疗程。少数口服疗效不佳之病例合并保留灌肠,每晚1次,每次100~150毫升,保留时间愈长愈好,7~10天为1个疗程。抑菌。徐逸民以上方治疗81例急性菌痢患者,疗效满意。[2]

33. 痢疾方　木香、黄连、黄芩、槟榔、枳壳(或枳实)、青皮、藿香梗、陈皮、焦山楂、安乐菜、莱菔英、熟大黄。随症加减:兼发热者,加豆卷、紫苏梗、葛根;兼水泻者,加防风、赤茯苓;腹痛甚者,加赤芍、白芍、甘草;胸闷甚者,加佩兰、郁金;呕恶甚者,加半夏;白冻多者,加砂仁、厚朴;红冻多者,加地榆炭、槐花炭、当归、红花。水煎服。中医研究院以上方治疗102例痢疾患者。结果:治愈100例,2例未复诊。平均退热时间27小时,主要症状减轻平均24小时,症状完全消失平均48小时。[3]

34. 芍药合剂　黄连4克、黄芩4克、芍药6克、槟榔5克、甘草2克、肉桂2克、当归5克、广木香2克。按照中药古有煎法,并提取有效之药用部分,挥发性药物如当归、肉桂、广木香用蒸气蒸馏,其他非挥发性药物即采用20%醇液滤之,合剂系按照药典规定以1:1含生药流浸膏。成人口服每次20毫升,每日4次,连服1周,儿童酌情予之。张维汉以上方治疗46例杆菌性痢疾患者。结果:均痊愈出院,且无任何不良反应。[4]

单　方

1. 金荞麦片　组成:金荞麦。功效:清热解毒,消肿止痛,健脾利湿。用法用量:每次5片,每日3次。临床应用:张洪宾等将110例急性细菌性痢疾患者随机分为治疗组与对照组各55例。对照组予口服头孢地尼分散片,每次100毫克,每日2次;治疗组在对照组的基础上口服金荞麦片。结果:对照组治愈26例,显效5例,有效14例,无效10例,总有效率81.8%;治疗组治愈41例,显效9例,有效3例,无效2例,总有效率96.4%。两组临床疗效比较差异具有统计学意义($P<0.05$)。[5]

2. 止泻木-4汤　组成:以止泻木为主。功效:止泻,利胆。临床应用:侯逸凤将80例细菌性痢疾患者随机分为观察组与对照组各40例。观察组用蒙药止泻木-4汤合中药止痢汤治疗;对照组予常规补液,并加用抗生素抗感染治疗。结果:观察组总有效率为95%,而对照组总有效率为76%,两组比较差异显著。[6]

3. 金荞麦片　组成:金荞麦。功效:清热解毒,活血化瘀,健脾利湿。用法用量:口服,每次4~5片,每日3次。如出现脱水现象可给予生理盐水或5%葡萄糖注射液静脉滴注。临床应用:余静将90例急性细菌性痢疾患者随机分为治疗组与对照组各45例。对照组予一般对症治疗及病原治疗;治疗组予一般对症治疗及金荞麦片联合左氧氟沙星进行治疗。结果:治疗组总有效率97.77%,

① 李兴培,等."泻痢丹"治疗泻痢25例报告[J].中医杂志,1965(5):13.
② 徐逸民.野麻草合剂治疗八十一例急性菌痢初步报告[J].福建中医药,1959(6):6.
③ 中医研究院.庆祝建国十周年医学科学成就论文集(上)[C].1959:53.
④ 张维汉.芍药合剂治愈杆菌性痢疾四十六例之疗效分析[J].中医杂志,1955(1):12.
⑤ 张洪宾,等.金荞麦片联合头孢地尼治疗急性细菌性痢疾的临床研究[J].现代药物与临床,2019,34(2):499-503.
⑥ 侯逸凤.蒙中医治疗细菌性痢疾80例疗效观察[J].中国民族医药杂志,2017,1(1):26-28.

高于对照组的 84.44%;治愈率为 86.67%,高于对照组的 64.44%。两组比较差异有统计学意义(均 $P<0.05$)。[1]

4. 羊开口 组成:羊开口(干品 10~20 克或生品 30~60 克)。功效:收敛,止血,解毒。用法用量:年幼体重轻者用药量小,成人或体重重者则用药量大,煎后每日分 2~3 次口服,7 天为 1 个疗程,有高热或中重度脱水者配合给予 3:2:1 液体静滴治疗。临床应用:吴唐耀以上方治疗 68 例急性细菌性痢疾患者。结果:治愈 53 例,占 77.94%;好转 15 例,占 22.06%。其中 15 例好转病例继续按本法治疗 3~5 天,仅有 2 例加服抗生素,2 例配合液体静脉点滴,均治愈。[2]

5. 绿胆丸 组成:猪胆汁 500 毫升、绿豆粉 450 克。制备方法:两者混合搅烂,阴干,研为细末,装入胶囊内或制成丸。用法用量:每次口服 2~3 克,每日 3 次,温开水送服。临床应用:孟祥文以上方治疗 100 例急性细菌性痢疾患者。结果:用药 2 天后痊愈者 30 例,3 天痊愈者 27 例,4 天痊愈者 32 例;用药 3 天后体温上升,症状加剧,大便镜检无改善者为无效,共 11 例。[3]

6. 中药胶囊 (1)肉桂胶囊组成:肉桂。用法用量:1.2~1.5 克,1 小时后又服同量。隔 1 小时,开水送服。(2)大黄胶囊组成:大黄。用法用量:1.2~1.5 克,连服 3 次,每次间隔 2 小时,儿童服肉桂胶囊、大黄胶囊,每次皆 0.3~0.9 克。临床应用:殷国健将 214 例急性菌痢患者随机分为治疗组 110 例与对照组 104 例。对照组口服痢特灵、庆大霉素,有呕吐者口服或肌注灭吐灵;治疗组口服肉桂胶囊、大黄胶囊,有呕吐者用灭吐灵。结果:治疗组治 4 天痊愈 79 例;对照组治 4 天痊愈 57 例。[4]

7. 九里光片 组成:九里光。用法用量:每片含生药 2 克,每次口服 6 片,每日 4 次。临床应用:马天富等将 885 例急性菌痢患者随机分为治疗组 535 例与对照组 350 例。对照组以土霉素或四环素加 TMP 治疗;治疗组以九里光片加 TMP 治疗。结果:治疗组痊愈 529 例(98.8%),无效 6 例(1.2%);对照组痊愈 325 例(92.8%),无效 25 例(7.2%)。[5]

8. 二花煎剂 组成:金银花。功效:抗菌。用法用量:取金银花干品 30 克或鲜金银花 60 克,加水 300 毫升煎至 150 毫升,将强的松 20 毫克研末加入上液,加温 37℃~40℃,令患者取左侧卧位,以无菌的中粗导尿管一端连于灌肠器,另一端涂少许油类,顺肛门插入 10~15 厘米,先将 0.25% 普鲁卡因 50 毫升灌入肠腔,再将金银花煎剂 150 毫升徐徐灌入肠内。保留灌肠时间以 7~8 小时为宜,不得少于 4 小时,每晚睡前保留灌肠 1 次,10~14 天为 1 个疗程,疗程间隔期 3~5 天。临床应用:李国进以上方配合黄连片、TMP 治疗 40 例慢性菌痢患者。结果:痊愈 32 例,好转 7 例,无效 1 例。大部分在 2 个疗程内痊愈。[6]

9. 隔蒜灸法 组成:大蒜。选穴关元、气海为主穴,配阿是穴(即气海穴旁开各 4 寸)。用法用量:将洗净的独头大蒜 1 个切成 2.5~3 毫米厚的 4 片,分别放在 4 个穴位上,将艾叶卷点燃,在离蒜片 5~10 毫米之间熏灼,根据患者灼痛感,可上下移动,以患者有轻微的灼痛感为妥。主穴灸 8 分钟,配穴灸 2~4 分钟,按病情每日 4~6 次。临床应用:毛长宏以上方治疗 36 例急性痢疾患者。结果:治愈 22 例。14 例配合中药治疗,先后在 5~8 天内痊愈出院。[7]

10. 苦翁片 组成:苦参、白头翁。功效:清热燥湿,凉血解毒。制备方法:取苦参和白头翁各 25 千克,去除杂质,洗净晾干粉碎,筛取细粉 2.5 千克,余药冷水浸泡半天后煎煮 2 遍,每遍 50

① 余静.金荞麦片联合左氧氟沙星治疗急性细菌性痢疾疗效观察[J].中外医学研究,2014,12(10):49-50.
② 吴唐耀.侗药羊开口治疗急性细菌性痢疾 68 例[J].中国民族医药杂志,2004(S1):32-33.
③ 孟祥文.绿胆丸治疗急性细菌性痢疾 100 例[J].湖北中医杂志,1991(2):49.
④ 殷国健,等.川大黄胶囊与肉桂胶囊治疗急性菌痢疗效观察[J].天津中医,1989(3):7.
⑤ 马天富,等.以九里光片为主治疗急性菌痢 535 例[J].中西医结合,1988(9):564.
⑥ 李国进.治疗慢性菌痢 40 例小结[J].湖北中医杂志,1987(3):26.
⑦ 毛长宏.隔蒜灸法为主治疗急性痢疾 36 例[J].陕西中医,1985(2):78.

分钟。将药液浓缩,与药粉混合均匀,烘干研细,按操作工艺打成片剂。每片重 0.3 克,含生药苦参、白头翁各 2 克。用法用量:每次服苦翁片 6 克,每日服 2 次,连服 7 天。临床应用:杨怀印等将 114 例急性菌痢患者随机分为治疗组 81 例与对照组 33 例。对照组口服四环素,治疗组口服苦翁片加 TMP。结果:治疗组痊愈 80 例,痊愈率 98.7%;好转 1 例,占 1.23%。对照组痊愈 32 例,痊愈率 96.9%;好转 1 例,占 3.03%。①

11. 导滞散 组成:大黄 10 克、芒硝 10 克、巴豆霜 2.5 克。功效:泻肠胃积滞,荡涤实热。用法用量:入院后立即服导滞散 1 次,2~3 岁 2 克,4~6 岁 4 克,7~9 岁 6 克,10~14 岁 8 克。临床应用:金长凯等以上方治疗 50 例小儿急性菌痢患者,同时口服止痢散(金银花 25 克、川黄连 10 克、木香 7.5 克、黄柏 10 克、白芍 10 克、白头翁 15 克。每次 2~3 岁 2 克,4~6 岁 3 克,7~9 岁 4 克,10~14 岁 5 克,每日 3 次,连服 7~15 天。入院 48 小时后加服)、利复散(白术 15 克、茯苓 15 克、焦山楂 15 克、焦神曲 10 克。剂量同导滞散,每日 3 次,连服 5~13 天)和注射盐酸黄连素(止痢散有效成分,每次 1.5~3 毫克加入 10% 葡萄糖注射液 250 毫升中静脉滴注)。结果:临床痊愈(指临床症状、体征消失,连检 3 日便常规均正常)31 例;未愈(指用药 48 小时内无好转,或虽有好转,但 15 日内仍不能痊愈者)19 例,其中 11 例是因不能口服中药而失败的。平均退热时间 2.8 天,平均止痢时间 4.7 天,平均痊愈时间 7 天。②

12. 阿魏丸 组成:阿魏(醋炙)100 克、木香 50 克、槟榔 50 克。制备方法:共为细末,大蒜 100 克捣烂如泥和糖为丸。如赤小豆大。用法用量:成人每次口服 3~4 克,小儿每次服 1~1.5 克,每日 4 次。临床应用:滕书章以上方治疗 22 例急性菌痢患者。结果:平均 3 天痊愈。③

13. 止痢片 组成:苦参 60 克、墨旱莲(提取物)90 克、TMP 0.4 克。制备方法:上述药物提取物和 TMP 0.4 克制成止痢片 15 片。用法用量:每日 3 次,每次 5 片,连服 2 天。临床应用:李文贵以上方治疗 634 例急性菌痢患者。结果:发热平均 0.64 天消失,腹痛、大便形状和大便中炎症细胞平均 1.08 天以内消失。④

14. 贯筋草煎剂 组成:贯筋全草(东北贯众)。功效:抑菌。制备方法:于每年 7~9 月间采集贯筋全草,用水洗净切成 2~3 厘米长,鲜品 100 克加水 600 毫升煎成 200 毫升;或贯筋草切后放阴凉处通风之干品 50 克加水 800 毫升煎成 200 毫升。用法用量:口服,每次 100 毫升,每日 2 次。若症状较重,伴有高热、轻度脱水或电解质紊乱者则每日服 3 次。临床应用:王恩璞以上方治疗 100 例急性菌痢患者。结果:痊愈 98 例,有效 2 例。平均痊愈天数 7.21 天,平均住院 10.3 天。⑤

15. 速灭痢(复方丁香叶片) 组成:丁香树叶、石榴皮、五倍子。制备方法:采 6~9 月之丁香树叶,阴干,加石榴皮、五倍子,按 6∶1∶1 比例共研细末打片,拌糖衣,每片含量 0.25 克。用法用量:每日 2 次,每次 6 片。临床应用:王保义等将 458 例急性菌痢患者随机分为治疗组 270 例、对照 1 组 115 例和对照 2 组 73 例。治疗组口服速灭痢、复方新诺明片、莨菪片、维生素 B_1;对照 1 组口服痢特灵、黄连素;对照 2 组口服复方新诺明片。结果:治疗组痊愈 259 例,痊愈率 95.9%;对照 1 组痊愈 78 例,痊愈率 67.8%;对照 2 组痊愈 64 例,痊愈率 87.6%。⑥

16. 苦参片 组成:苦参制取的流浸膏。功效:杀菌,抑菌。制备方法:压片制成,每片含量为 0.5 克。用法用量:成人日服 3 次,每次 5 片;15 岁以下儿童酌减。7 天为 1 个疗程。最多可服药 4 个疗程。临床应用:姚秀清以上方治疗 114

① 杨怀印,等.苦翁片加 TMP 治疗急性菌痢 81 例总结[J].山东中医杂志,1985(2):27.
② 金长凯,等.扶正祛邪法治疗急性菌痢 50 例小结[J].吉林中医药,1984(2):21.
③ 滕书章.阿魏丸治疗急性菌痢[J].吉林中医药,1984(3):20.
④ 李文贵.止痢片治疗急性菌痢 634 例疗效观察[J].广东医学,1984,5(8):30.
⑤ 王恩璞.贯筋草煎剂治疗急性菌痢 100 例小结[J].吉林中医药,1982(2):33.
⑥ 王保义,等.中西医结合治疗急性菌痢 458 例临床分析[J].吉林中医药,1982(4):25.

例急性菌痢患者。结果：痊愈 81 例，显效 15 例，好转 8 例。总有效率 99.9%。[1]

17. 中药方 组成：墨旱莲 30 克、川黄连 15 克、百部 15 克。用法用量：上方为 1 剂药量，初期每日 2 剂，每剂煎服 2 次。若症状改善后每日 1 剂，至患者自觉症状消失，大便转阴停药。临床应用：孙济民以上方治疗 30 例痢疾患者。结果：痊愈 27 例。临床症状消失时间，发热者均在治疗 1～2 天退热，腹痛腹泻、里急后重均在 2～3 天内逐渐消失；大便镜检 5 天转阴者 18 例，6 天转阴者 9 例，有 3 例出院时镜检未完全转阴。[2]

18. 地榆合剂 组成：地榆 50 克、仙鹤草 30 克、女贞子 30 克。用法用量：每日 1 剂，加水煎成 100 毫升，再加适量的糖浆及防腐剂，为 1 剂量，分 2 次服。临床应用：吴文漪等将 80 例急性菌痢患者随机分为治疗组 50 例与对照组 30 例。治疗组以上方首次剂量加倍治疗，对照组口服酞磺胺噻唑。结果：治疗组痊愈 47 例（94%），无效 1 例，好转 2 例。平均痊愈时间 2.47 天；对照组痊愈 21 例（70%），无效 4 例，好转 5 例。平均痊愈时间 4 天。[3]

19. 鸡眼草合剂 组成：鸡眼草 15 克、地锦草 9 克、马齿苋 9 克。用法用量：每日 1 剂，水煎分 2 次服。临床应用：刘春梅等以上方治疗 110 例肠炎菌痢患者，年龄最小的仅出生 40 天，最大者 59 岁。结果：一般用药 1 剂后症状减轻，2～3 剂即可痊愈。[4]

20. 止痢敏 组成：以柞树皮制成的褐色粉末（有效成分系鞣酸质）。功效：收敛止泻。用法用量：每日 3～4 次，成人每次服止痢敏胶囊 4～6 粒，口服 5～7 天，至症状减退时为止。临床应用：吉林医科大学一院传染科以上方治疗 155 例急性细菌性痢疾患者。结果：痊愈 130 例，占 83.9%；

好转 12 例，占 7.7%；无效 13 例，占 8.4%。痊愈的 130 例患者中，5 天以内痊愈 42 例，6～12 天以内痊愈 77 例，13 天以上痊愈 11 例。[5]

21. 白蒿 组成：鲜白蒿 60 克（干品 30 克）。用法用量：每日 1 剂，水煎服，5～7 天为 1 个疗程。临床应用：后字 245 部队第 1 附属医院以上方治疗 100 例急性菌痢患者。结果：有效 93 例，占 93%；无效 7 例，占 7%。其中 1 例服药 8 小时体温复常，第 3 天便次及外观均正常，第 4 天大便镜检及培养转阴，痊愈出院。[6]

22. 水杨梅煎剂 组成：水杨梅。制备方法：水杨梅 50 克，加水 5 倍量，煮沸后密封 5 分钟，用纱布过滤（勿用滤纸或棉花），配成 50% 浓度的药液备用（不能久煮和放置 24 小时以上）。用法用量：成人每次 5 克，3 岁以下小儿每次 1.5 克，3～6 岁每次 2 克，6～13 岁每次 3 克。每日 4 次。保留灌肠量加倍，7 天为 1 个疗程。临床应用：肖继何等以上方治疗 324 例细菌性痢疾患者。结果：急性菌痢 310 例，痊愈率 87.6%，总有效率 97.1%；慢性菌痢 14 例，痊愈率 64%，总有效率 93%。3 天内有效率急性者为 92.5%，慢性者为 57%。[7]

23. 椿根皮流浸膏 组成：椿根皮（臭椿皮）。功效：燥湿，清热，涩肠，固下。制备方法：椿根皮 1 000 克，加温水 5 000 毫升，温浸半小时后，加热煮沸 1 小时，过滤，滤液另器保存；残渣再加水 2～3 倍，渐加热煮沸 40 分钟，过滤后与煎滤液合并，蒸发浓缩至 1 000 毫升，再加入 0.25% 苯甲酸钠液适量以防腐，保存备用。用法用量：口服每日 3 次，成人每次 10 毫升，极量不超过 15 毫升；儿童按年龄每岁 1 毫升，一般不超过 2 毫升。饭前服用。如作肛门保留灌肠，其剂量较内服者增大 1 倍，以常水稀释 10 倍使用。临床应用：贾如宝以上方治疗 70 例菌痢患者。结果：痊愈 68 例，占 97.14%；

① 姚秀清.苦参片剂治疗急性菌痢——四例小结[J].吉林中医药,1981(2)：43.
② 孙济民.治疗痢疾 30 例临床小结[J].湖北中医杂志,1981(4)：32.
③ 吴文漪,等.地榆合剂治疗急性菌痢 50 例疗效观察(摘要)[J].中西医结合,1981(1)：5.
④ 刘春梅,等.鸡眼草合剂治疗肠炎菌痢介绍[J].新医药学杂志,1977(9)：20.
⑤ 吉林医科大学一院传染科.止痢敏治疗急性菌痢 155 例疗效观察[J].中草药通讯,1977(4)：37.
⑥ 后字 245 部队第 1 附属医院.白蒿治疗急性菌痢 100 例疗效观察[J].中草药通讯,1971(1)：26.
⑦ 肖继何,等.水杨梅治疗 324 例细菌性痢疾的综合观察报告[J].中医杂志,1966(6)：32.

无效 2 例,占 2.86%。平均痊愈时间 6.3 天。①

24. 白蜡柿饼煎　组成:柿饼(亦称耿饼)、白蜡。功效:脏气清湿热除,腑病除痢自愈。制备方法:柿饼(重 20～25 克,去蒂)1 只,将柿饼置于锅内烘热,加白蜡 1 块,约 5 克,烊化,煎至如荷包蛋状。用法用量:趁热食之。每日食 1～2 只。临床应用:张赞臣等从事医业数十年,临床中偶遇对久痢赤白而治之不盛者,均采用此法治疗,获得良效。②

25. 马齿苋　组成:马齿苋。用法用量:成人每日 48～146 克,小儿酌减。煎汁分 2 次口服。小儿加适量白砂糖,每日 4 次。临床应用:李凌台以上方治疗 47 例细菌性痢疾患者。结果:痊愈率 95.8%,有效率 100%。③

26. 鹿衔草　组成:鹿衔草(干草)180～360 克。功效主治:抑菌;适用于细菌性痢疾。制备方法:加水 1 000～2 000 毫升,文火煎熬,至沸后再煎 30 分钟,过滤分装 6 剂,即每剂合六衔草 30 克或 60 克。用法用量:每次 1 剂,每日 3 次或每 4 小时 1 次,炖温空腹服。10～15 天为 1 个疗程。必要时尚可酌情延长。临床应用:吕明等以上方治疗 46 例菌痢患者。结果:痊愈 36 例,好转 5 例,无效 5 例。痊愈率 78.26%。④

27. 车辣合剂　组成:车前草 120 克、辣蓼根 60 克。随症加减:高热者,加黄柏或白头汤;有阿米巴混合感染者,加鸦胆子、野麻草或白头翁。制备方法:上药分别洗净后加水适量,煮沸 1 小时许倒出药液,再浓缩至 100 毫升备用。用法用量:每次服 10～15 毫升,每日 3 次。临床应用:李待瑜以上方治疗 158 例急性菌痢患者,痊愈率为 96%。⑤

28. 地杨梅粉藤　组成:粉藤 30 克、地杨梅 30 克。适用于菌痢。用法用量:加水 2 碗,煎成 1

碗,和蜜顿服,渣加水 1 碗,煎成七分,和蜜顿服。临床应用:高墀岩以上方治疗 70 例菌痢患者。结果:获良好效果 54 例,痊愈率 77.1%;症状显著改善 14 例,占 20%;无效 2 例,占 2.9%。⑥

29. 香连丸　组成:黄连 60 克、广木香 60 克、蜂蜜 120 克。制备方法:制成丸剂,如黄豆大小。每丸剂重约 0.3 克,其含有黄连 0.03 克。用法用量:成人服香连丸每日 3～4 克,儿童减半。临床应用:张家兴以上方治疗 38 例杆菌性痢疾患者。结果:发热平均在 32.5 小时降至正常。腹泻平均在服药第 4 天得到控制。一般症状平均在服药后第 3～4 天消失,平均服药后第 3 天大便培养为阴性,且未见 1 例出现不良反应。⑦

中 成 药

1. 肠炎宁糖浆　组成:地锦草、金毛耳草、香枫树叶、香薷、樟树根等(江西天施康中药股份有限公司生产,国药准字 Z36020448)。用法用量:每次 3～5 毫升,每天 3 次。临床应用:连颖萍等将 94 例小儿细菌性痢疾患儿随机分为对照组与观察组各 47 例。对照组予头孢曲松钠治疗,观察组予头孢曲松钠+肠炎宁糖浆治疗。两组均连续治疗 5 天。结果:治疗组显效 45 例,有效 2 例,总有效率 100%;对照组显效 38 例,有效 8 例,总有效率 97.87%。两组总有效率比较无显著差异($P>0.05$),但观察组的显效率明显高于对照组($P<0.05$)。⑧

2. 水黄连浸膏片 1　组成:水黄连(由州第二人民医院药剂科制,每片含生药 1 克)。功效:抗菌。用法用量:口服,成人每次 3 片,每日 3 次。临床应用:田华泳将 501 例菌痢患者随机分为水黄连组 300 例、水黄连加 TMP 组 77 例和庆大霉

①　贾如宝.椿根皮流浸膏治疗 70 例菌痢[J].上海中医药杂志,1964(6):19.
②　张赞臣,等.谈白蜡柿饼煎治久痢脱肛[J].上海中医杂志,1963(9):26.
③　李凌台.马齿苋治疗细菌性痢疾 47 例疗效观察[J].上药中医杂志,1960(6):258.
④　吕明,等.六衔草治疗慢性细菌性痢疾四十六例初步报告[J].福建中医药,1959(8):1.
⑤　李待瑜.车辣合剂治疗急性菌痢一百六十三例初步观察[J].福建中医药,1959(8):8.
⑥　高墀岩.地杨梅粉藤治疗菌痢的临床报告[J].福建中医药,1958(7):3.
⑦　张家兴.香连丸治疗 38 例杆菌性痢疾[J].中医杂志,1955(8):20.
⑧　连颖萍,余雄韬.肠炎宁糖浆联合头孢曲松钠治疗小儿细菌性痢疾的临床效果[J].临床医学研究与实践,2020,5(5):89-90.

素加 TMP 组 124 例。水黄连组以水黄连浸膏片内服；水黄连加 TMP 组以水黄连浸膏片内服加 TMP；庆大霉素加 TMP 组口服庆大霉素加 TMP。结果：水黄连组痊愈 245 例，好转 15 例，无效 40 例；水黄连加 TMP 组痊愈 74 例，好转 2 例，无效 1 例；庆大霉素加 TMP 组痊愈 98 例，好转 20 例，无效 6 例。[1]

3. 水黄连浸膏片 2　组成：水黄连（由州第二人民医院药剂科制，每片含生药 1 克）。功效：抗菌。用法用量：成人每次 3 片，每日 3 次。临床应用：田华泳将 424 例菌痢患者随机分为治疗组 300 例与对照组 124 例。对照组口服庆大霉素加 TMP；治疗组口服水黄连浸膏片。结果：治疗组痊愈 245 例，总有效率 86.67%；对照组痊愈 98 例，总有效率 95.16%。[2]

预 防 用 药

中药　（1）苦参片组成：苦参（每片 0.22 克，含生药 1.8 克）。（2）萹蓄片组成：萹蓄（每片 0.25 克，含生药 2.2 克）。（3）地榆片组成：地榆（每片 0.25 克，含生药 1.51 克）。临床观察：王子骥以上方对 2 073 人进行细菌性痢疾预防服药。结果：在 8、9、10 三个痢疾高发月内，仅有 4 人患痢疾，发病率 1.93%。[3]

感 染 性 肠 炎

辨 证 施 治

1. 玄相栋分 2 型

（1）毒热炽盛，阻滞中焦型　症见皮肤灼热，腹部疼痛拒按，脉象六部皆滑数有力，舌质红，苔黄厚腻燥。治宜清热解毒通腑。方用当归导滞汤

化裁：当归 10 克、枳壳 10 克、大黄（后下）10 克、甘草 10 克、白芍 15 克、木香 6 克、厚朴 6 克、黄连 7.5 克、黄芩 7.5 克、败酱草 50 克。每日 1 剂，水煎服。

（2）湿热未清，阴分大伤型　症见体温正常，体倦神疲，口干思饮，右下腹部隐隐作痛，大便日两三行呈黄糊状，量少，舌质红，苔薄黄，脉细微数。治宜清营和中。药用黄连 10 克、阿胶 15 克、白芍 15 克、黄芩 10 克、石斛 30 克、桃仁 10 克、红花 10 克、香附 7 克。每日 1 剂，水煎服。

临床观察：玄相栋以上方辨证治疗 1 例金黄色葡萄球菌性肠炎患者，疗效满意。[4]

2. 吴葆德分 3 型

止泻糖浆：秦皮 20 克、黄柏 15 克。制成 120 毫升糖浆，每日 4 次，每次 10~20 毫升。5 天为 1 个疗程。

（1）外感型　症见先发热后腹泻，大便为黄色水样便或黄褐色黏液便，伴有咽红、咳嗽，舌苔薄白或淡黄，脉浮或濡滑。治宜清热燥湿、涩肠止泻。方用止泻糖浆加肠炎 I 号粉（诃子肉、肉豆蔻等量研末，每日 4 次，每次 1~2 克，调入糖浆内服用）。

（2）脾虚型　症见形瘦纳差，肌肉消瘦，呕吐便溏，泻物腐臭，舌淡苔薄，脉缓无力。治宜清热燥湿、健脾消滞。方用止泻糖浆加肠炎 II 号粉（炒白术、炒山楂等量研末，每日 4 次，每次 1~2 克，调入糖浆内服用）。

（3）湿热型　症见发热腹痛，小便短赤，大便黏腻夹有脓血，舌苔黄腻，脉滑数。治宜清热燥湿、行气活血。方用止泻糖浆加肠炎 III 号粉（地榆炭、炒延胡索等量研末，每日 4 次，每次 1~2 克，调入糖浆内服用）。

随症加减：腹泻严重（每天超过 6 次）者，加诃子肉、肉豆蔻等量研末，每日 4 次，每次 1~2 克，调入糖浆内服用；食欲减退、腹胀者，加炒白术、炒

① 田华泳.水黄连治疗菌痢疗效观察——附 501 例菌痢三种疗法疗效对比[J].湖北中医杂志，1986(3)：22.
② 田华泳.水黄连治疗急性菌痢 300 例疗效观察[J].湖北中医杂志，1986(3)：22.
③ 王子骥.细菌性痢疾的防治[J].山东医药，1983(7)：40.
④ 玄相栋.当归导滞汤加减治疗金葡菌性肠炎一例报告[J].黑龙江中医药，1984(3)：44.

山楂等量研末,每日 4 次,每次 1~2 克,调入糖浆内服用;腹痛、便血者,加地榆炭、炒延胡索等量研末,每日 4 次,每次 1~2 克,调入糖浆内服用。上述剂量均为小儿用量,成人可酌情加大用量。临床观察:吴葆德等将 84 例空肠弯曲菌肠炎患者随机分为治疗组 63 例与对照组 21 例。治疗组以上方辨证分型治疗,对照组予红霉素治疗。结果:治疗组显效 44 例,有效 11 例,无效 8 例;对照组显效 8 例,有效 6 例,无效 7 例。[1]

经 验 方

葛根芩连汤加减 葛根 25 克、黄芩 15 克、黄连 10 克、炙甘草 6 克、神曲 15 克、苍术 10 克、山楂 15 克、厚朴 15 克。每日 1 剂,组方加水 500 毫升,煎至 150 毫升,凉服,3 天为 1 个疗程。解表清里。蓝常青将 116 例急性感染性肠炎患者随机分为治疗组 84 例与对照组 32 例。治疗组以葛根芩连汤加味治疗,对照组以西药治疗。结果:治疗组总有效率 97.6%,对照组总有效率 90.6%,两组总有效率比较无显著差异。[2]

单 方

蒙脱石散 组成:蒙脱石(扬子江药业集团有限公司生产,每袋 3 克)。功效:吸附胆盐、金黄色葡萄球菌、大肠埃希菌和轮状病毒。用法用量:3 克溶于 50 毫升温开水中混匀快速服用,每日 3 次口服;待用药后 1 小时再给予盐酸左氧氟沙星胶囊 0.1 克,每日 3 次口服。临床应用:林政煌将 90 例急性感染性肠炎伴严重腹泻患者随机分为标准剂量组和大剂量组各 45 例。标准剂量组患者给予蒙脱石散 3 克与左氧氟沙星口服治疗;大剂量组患者给予蒙脱石散 6 克与左氧氟沙星口服

治疗。结果:标准剂量组治愈 18 例,有效 25 例,无效 2 例,总有效率 95.56%;大剂量组治愈 21 例,有效 22 例,无效 2 例,总有效率 95.56%。[3]

化脓性脑膜炎

概 述

化脓性脑膜炎是由各种化脓性细菌引起的脑膜炎,是一种婴幼儿期较多见的疾病。临床上以发热、呕吐、烦躁、头痛、惊厥、脑膜刺激征和脑脊液改变为特点。最常见的致病菌是脑膜炎双球菌、肺炎双球菌、流感杆菌,此外尚有大肠杆菌、葡萄球菌、溶血性链球菌等。

经 验 方

1. 解毒开窍汤 白僵蚕 9 克、地骨皮 6 克、薄荷 6 克、黄连 6 克、莲子 6 克、甘草 6 克、鲜芦根 30 克、生石膏 30 克、知母 8 克、金银花 18 克、鲜菖蒲 12 克、安宫牛黄丸 3 克。每日 1 剂,水煎温服,早晚分次使用,1~4 岁患儿单次 50 毫升,5~8 岁患儿单次 80 毫升。疗程 1 周。关晓蕾将 122 例化脓性脑膜炎患儿随机分为观察组和对照组各 61 例。对照组给予美罗培南静脉滴注,观察组在对照组治疗基础上联合解毒开窍汤口服。结果:观察组总有效率为 95.08%,高于对照组的 81.97%;治疗后观察组患者的蛋白水平、白细胞计数、脑脊液压力、降钙素原、C 反应蛋白、TNF-α 水平均低于对照组(均 $P < 0.05$)。[4]

2. 银翘散加减汤 1 金银花 20 克、连翘 15 克、桑叶 25 克、牛蒡子 10 克、杏仁 10 克、薄荷 10 克、桔梗 10 克、甘草 5 克。随症加减:高热者,加

① 吴葆德,何馥贞.63 例空肠弯曲菌肠炎中医分型治疗分析(附:西医对照组 21 例)[J].中医药学报,1984(4):28.
② 蓝常青.葛根芩连汤加味治疗急性感染性肠炎临床观察[J].深圳中西医结合杂志,2005(4):238-239.
③ 林政煌.蒙脱石散不同剂量与左氧氟沙星对急性感染性肠炎患者伴严重腹泻的涩肠止泻疗效比较[J].抗感染药学,2017,14(8):1555-1557.
④ 关晓蕾.解毒开窍汤联合西药在小儿化脓性脑膜炎中的疗效评价[J].中国中西医结合儿科学,2021,13(6):537-540.

菊花等。每日1剂,水煎分早晚2次服用。梅雪蕊等将88例小儿化脓性脑膜炎随机分为对照组与治疗组各44例。对照组给予注射用头孢噻肟钠每千克体重75毫克,静脉滴注,每6小时1次,每日2次。治疗组在对照组基础上加用银翘散加减汤治疗。两组疗程均为14天。结果:显效率及总有效率治疗组均高于对照组(均$P<0.05$)。银翘散加减汤能显著降低发热和呕吐持续时间,并能有效改善炎症反应水平。[1]

3. 银翘散加减汤2 金银花15克、连翘15克、桑叶30克、杏仁12克、薄荷12克、桔梗12克、牛蒡子10克、甘草6克。随症加减:如发热者,可加菊花等。将上述中药用水进行煎煮,煎至水约200毫升,口服,每日2次,疗程为14天。抗菌。程贝等将60例化脓性脑膜炎患者随机分为对照组与观察组各30例。对照组患者予青霉素600万单位,静脉滴注,每日1次;予甘露醇每千克1～2克进行快速静脉滴注,以缓解患者颅高压,疗程为14天。观察组患者在对照组治疗的基础上额外给予银翘散加减汤进行治疗。结果:观察组总有效率为83.3%,较对照组的总有效率67.7%有明显提高($P<0.05$);与对照组比较,观察组患者退热时间明显缩短,格拉斯评分(GCS)明显提高,全血白细胞数及脑脊液白细胞数均明显降低。与治疗前比较,观察组与对照组治疗后血清及脑脊液TNF-α、C反应蛋白(CRP)水平均明显下降;与对照组比较,观察组血清及脑脊液TNF-α水平均明显降低。[2]

4. 中药方1 大青叶15克、板蓝根15克、连翘15克、金银花15克、芦根31克、七叶一枝花12克、石菖蒲9克、郁金9克。每日1剂,水煎服。清热解毒,开窍醒神。马奎云以上方治疗1例化脓性脑膜炎患者,连服8剂,患者不再发热,神志较前清,去板蓝根,加野菊花15克,约服20剂,能在床上坐,进食有好转,偶说胡话,改用黄芪30

克、党参15克、白术9克、茯苓12克、甘草6克、陈皮12克、半夏9克、白芥子6克、柴胡3克、附子0.5克、当归12克,以补气为主兼治脑血栓。照方服20剂左右,患者腿抬离床面,改用补阳还五汤加减。后逐渐能下床,扶之可走至室外。[3]

5. 中药方2 生石膏50克、生龙齿30克、生石决明30克、白芍20克、地龙10克、蝉蜕7.5克、川贝母15克、冬瓜仁25克、连翘20克、紫雪丹2.5克。前药9味加水600毫升,煎成200毫升,分3次和紫雪丹服。方定之以上方治疗1例化脓性脑膜炎患儿,连服3剂,患儿体温降至正常,神志完全清醒,大小便正常,舌苔退薄,知饥索食,但颈项仍有轻度强硬,头痛未尽清除,脉仍滑数,照前方加减(石决明20克、生石膏25克、龙齿20克、牡蛎30克、白芍15克、川贝母10克、冬瓜仁20克、地龙5克、蝉蜕5克、杭菊花7.5克)。水煎服。服药1剂,患儿颈项已软,头痛消失,能自己起坐,黄苔退净,现舌绛红,口干不多饮水,脉细稍数,改方用甘凉清养药(小环钗10克、北沙参15克、百合15克、南杏15克、生南豆25克、糯稻根10克、生甘草4克、冬瓜仁15克、麦冬15克)。每日1剂,水煎服。连服5剂,患儿精神已复,饮食二便正常,能下床走动,停药观察2天,一般情况良好,饮食增加,精神爽朗,出院后每周到医院检查1次,连续检查3周未发现异常。[4]

6. 中药方3 兕角12克、羚羊骨12克、生石膏35克、黄连7.5克、知母7.5克、连翘7.5克、白芍15克、蝉蜕5克、僵蚕5克、甘草4克、紫雪丹2.5克。前药10味加水500毫升,煎成150毫升,分2次和紫雪丹服。方定之以上方治疗1例化脓性脑膜炎患儿,连服3剂,热已退净,神志清醒,大小便通利,舌赤少苔,口干不甚饮水,能喝稀粥,脉细数,略现弦象,颈项仍有抵抗,头痛,热退阴伤,改方用养阴潜阳、生液平肝药(石斛15克、石决明30克、龙牙30克、天冬5克、麦冬15克、白芍20

① 梅雪蕊,等.银翘散加减汤联合头孢噻肟钠治疗小儿化脓性脑膜炎临床研究[J].实用中医药杂志,2017,33(7):795-796.
② 程贝,等.银翘散加减汤联合青霉素治疗化脓性脑膜炎的临床观察[J].西北药学杂志,2016,31(5):522-525.
③ 马奎云.中药治疗化脓性脑膜炎一例报告[J].河南医学院学报,1983(4):285.
④ 方定之.广东中医,1960(6):295.

克、甘草 4 克、蝉蜕 5 克、钩藤 7.5 克）。水煎服。服药 1 剂，患儿精神大佳，能坐起玩耍，颈项稍见和软，脉细略数，舌仍赤红，饮水少，大便坚实，小便微黄，改用甘凉濡润药（天花粉 10 克、玉竹 25 克、白茅根 25 克、百合 20 克、沙参 20 克、冬瓜仁 25 克、薏苡仁 25 克、天竺黄 10 克、甘草 3 克）。水煎服。服药 1 剂，患儿能下床玩耍，大小便、舌苔、脉搏正常。照方连服 4 剂，患儿精神体力已复，眠食、二便均正常，停药观察 2 天，痊愈出院。①

中 成 药

1. 醒脑静注射液 1　组成：麝香、郁金、冰片、栀子等。功效：凉血活血，清热解毒，开窍醒脑。用法用量：每日每千克 0.3～0.5 毫升加入 10％葡萄糖注射液稀释后静滴，每分钟 15～30 滴，每日 1 次。临床应用：江秀云将 93 例儿童化脓性脑膜炎患者随机分为对照组 46 例与治疗组 47 例。对照组接受常规综合性治疗，在未明确病原菌前使用头孢曲松钠他唑巴坦钠、氨苄青霉素等可穿透血脑屏障的抗生素静滴治疗；病原菌明确后则依据其药敏结果进行抗生素治疗，并提供输氧、保暖、控制惊厥、使用甘露醇脱水等基础性治疗。治疗组在对照组的基础上加用醒脑静注射液治疗，两组均治疗 3 周。结果：治疗组痊愈 35 例，显效 6 例，有效 4 例，无效 2 例，总有效率 95.7％；对照组痊愈 10 例，显效 12 例，有效 14 例，无效 10 例，总有效率 78.3％。两组比较差异有统计学意义（P＜0.05）。②

2. 醒脑静注射液 2　组成：麝香、郁金、冰片、栀子等（无锡济民可信山禾药业股份有限公司生产，国药准字 Z32020563，每支装 10 毫升）。功效：醒神开窍，清热凉血，解毒止痛。用法用量：20～30 毫升，用 250 毫升生理盐水配，静脉滴注，每日 1 次。临床应用：张建国等将 80 例化脓性脑膜炎患者随机分为对照组与观察组各 40 例。对照组予脱水降压治疗，早期予甘露醇每千克体重 1～2

克快速静脉滴注缓解颅高压；激素治疗，抗炎，稳定血脑屏障，用地塞米松每日 10～20 毫克，静脉滴注，连用 3～5 日；抗菌治疗，根据病原菌种类选取足量敏感的抗生素，疗程 2 周。观察组在对照组基础治疗上给予醒脑静注射液，疗程 2 周。结果：观察组患者治疗总有效率为 82.5％，明显高于对照组；体温恢复时间减少约 2.7 天，外周血象白细胞恢复正常时间减短约 2.9 天，两组比较差异具有统计学意义（P＜0.05）；经 1 个星期治疗后再复查脑脊液白细胞恢复正常例数，观察组明显多于对照组，两组间治疗效果对比差异具有统计学意义（P＜0.05）。③

3. 醒脑静注射液 3　组成：麝香、郁金、冰片、栀子等。功效：减轻脑水肿，改善大脑微循环，降低颅压，抑制炎症反应。用法用量：每日每千克 0.4～0.6 毫升加入 5％葡萄糖注射液 50 毫升，静脉滴注，连续使用 3 天。临床应用：卢素琴等将 100 例化脓性脑膜炎患儿随机分为对照组与观察组各 50 例。对照组予 20％甘露醇（每千克 1～2 克，静脉滴注）脱水降颅压，物理降温或肌注赖氨匹林（每日每千克 10～25 毫克，分 2 次给药）等对症及支持治疗，硬膜下积液者按照积液量穿刺放液；合并病原菌感染者根据药敏结果选择阿莫西林/舒巴坦（每日每千克 20 毫克，静脉滴注，每 12 小时 1 次）、头孢曲松（每日每千克 100 毫克，静脉滴注，每 12 小时 1 次）等敏感抗生素，个别患儿合并使用万古霉素（每日每千克 20～40 毫克，静脉滴注，每 6 小时 1 次）。抗生素均连续使用 3 天。重症患儿加用地塞米松（每日每千克 0.4 毫克，静脉滴注，每 12 小时 1 次），连续 3 天。观察组在对照组基础上加用醒脑静注射液，连续使用 3 天。根据病情对症治疗 3～5 周，患儿体温平稳，症状消失 1 周，脑脊液检查正常后停药。结果：对照组痊愈 15 例，显效 22 例，无效 13 例，总有效率 74.0％；观察组痊愈 27 例，显效 19 例，无效 4 例，总有效率 92.0％。两组总有效率比较差异有统计学意义

① 方定之.广东中医，1960(6)：295.
② 江秀云.醒脑静治疗儿童化脓性脑膜炎的疗效观察[J].中国实用神经疾病杂志，2017,20(8)：111-112.
③ 张建国，等.醒脑静注射液治疗化脓性脑膜炎 40 例临床观察[J].中国民族民间医药，2014,23(13)：51.

$(P<0.05)$。①

4. 醒脑静注射液 4　组成：麝香、郁金、冰片、栀子等(云南大理药业有限公司提供)。功效：开窍，醒神止痉，清热凉血，行气活血，解毒止痛。用法用量：20～30 毫升醒脑静注射液加入 250 毫升生理盐水中静脉滴注，每日 1 次。临床应用：林鑫江等将 21 例成人化脓性脑膜炎感染患者随机分为治疗组 11 例及对照组 10 例。对照组早期予罗氏芬针剂 2 克，静脉滴注，每日 1 次；甘露醇每千克 1～2 克快速静脉滴注缓解颅高压；脑脊液培养后根据细菌种类及药敏调整抗生素。疗程 14 天。治疗组在对照组治疗的基础上给予醒脑静注射液。疗程 14 天。结果：治疗组退热时间早，意识障碍明显缓解，全血白细胞数和脑脊液白细胞数明显下降，与对照组比较差异有统计学意义$(P<0.01)$。②

5. 醒脑静注射液 5　组成：麝香、郁金、冰片、栀子等。用法用量：每日每千克 0.4～0.6 毫升。临床应用：沈璟将 120 例新生儿化脓性脑膜炎患者随机分为对照组与治疗组各 60 例。对照组给予常规治疗，病原菌未明确前，选用能通过血脑屏障的氨苄青霉素、头孢曲松钠抗生素静脉滴注，明确病原菌后根据药敏结果选用抗生素，同时给予应用甘露醇脱水，控制惊厥，保暖，供氧等处理。治疗组在常规治疗的基础上加用醒脑静静脉注射，两组均治疗 3 周。结果：治疗组痊愈 31 例，显效 27 例，无效 2 例，总有效率 96.67%；对照组痊愈 22 例，显效 25 例，无效 13 例，总有效率 78.33%。治疗组总有效率显著高于对照组，组间比较差异具有统计学意义$(P<0.05)$。③

6. 醒脑静注射液 6　组成：麝香、郁金、冰片、栀子等。用法用量：每日每千克 0.4～0.6 毫克加入 5%～10% 葡萄糖注射液 50 毫升静脉注射。临床应用：纪旭等将 85 例小儿化脓性脑膜炎患者随机分为治疗组 45 例与对照组 40 例。对照组予头

孢三嗪每日每千克 50～100 毫克，每日 2 次，静脉滴注。治疗组在对照组基础上加用醒脑静注射液。两组均静脉滴注激素，应用止惊降颅压和促进脑细胞代谢药物。结果：治疗组痊愈 38 例，显效 4 例，无效 3 例，总有效率 93.29%；对照组治愈 23 例，有效 8 例，无效 9 例，总有效率 77.5%。两组间比较差异有显著性$(P<0.05)$。④

7. 醒脑静注射液 7　组成：麝香、郁金、冰片、栀子等。功效：促进清醒，降低发热者的体温，抑制抽搐。用法用量：每日每千克 0.4～0.6 毫克加入 5%～10% 葡萄糖注射液 50 毫升静脉注射，连用 1 周。临床应用：李春枝将 62 例小儿化脓性脑膜炎患者随机分为治疗组 32 例与对照组 30 例。对照组给予抗感染、止惊、降低颅内压、胞二磷胆碱、激素等常规治疗措施。治疗组在对照组治疗的基础上给予醒脑静治疗。另外，两组患者若有高热、缺氧、呼吸衰竭、休克等症状时应给予相应处理。结果：治疗组退热时间、平均清醒时间、抽搐停止时间、治愈率及后遗症发生率较对照组均有显著性差异(均 $P<0.01$)。⑤

新型隐球菌脑膜炎

概　述

新型隐球菌性脑膜炎(简称隐脑)是由新型隐球菌感染脑膜和脑实质引起的中枢神经系统亚急性或慢性炎症性改变，由于发病隐匿，早期诊断困难，极易误诊，若不能得到及时治疗，病残率和死亡率较高。临床主要表现为发热、呕吐、头晕、四肢抽搐，少数表现为精神症状、步态不稳、呕吐、失语和四肢乏力、后颈部疼痛等亚急性或慢性脑膜炎、脑膜的症状，少数患者可表现为颅内占位病变的临床表现。其病情重，疗程长，预后差，病死率

① 卢素琴，等.醒脑静注射液辅助治疗化脓性脑膜炎患儿观察[J].药物流行病学杂志,2014,23(11)：656-657.
② 林鑫江，等.醒脑静注射液治疗成人化脓性脑膜炎疗效观察[J].中国实用医药,2012,7(3)：10-11.
③ 沈璟.醒脑静治疗新生儿化脓性脑膜炎临床分析[J].中国当代医药,2012,19(14)：65.
④ 纪旭，等.醒脑静联合头孢三嗪治疗小儿化脓性脑膜炎疗效观察[J].中国现代药物应用,2010,4(4)：111-112.
⑤ 李春枝.醒脑静治疗小儿化脓性脑膜炎 32 例疗效观察[J].河南实用神经疾病杂志,2003,6(5)：64.

高。随着两性霉素 B、氟胞嘧啶等药物的问世,隐脑的治愈率达到 60%～70%,药物联合应用也缩短了治疗疗程。本病发病率虽低,但临床表现与结核性脑膜炎颇相似,故临床常易误诊。

国内肖杰生、张清波分别报告 54 例及 32 例隐脑全部误诊。[①] 使用激素和对症治疗后,部分患者短期内症状有所减轻。根据患者头痛、发热、恶心呕吐,或兼意识障碍,辨病属中医"头痛""呕吐"范畴,病机为外感邪毒基础上内蕴湿热,痰瘀互结,上扰脑络致经络失于濡养,症见颅神经损伤,又因使用组织脱水剂耗竭伤阴,抗真菌药苦寒败胃,因此需采用逐瘀豁痰法治疗,给予醒脑静注射液,豁痰开窍,配伍血塞通、丹红注射液。目前国内外多采用联合用药治疗本病,有报告两性霉素 B 静滴与鞘内注射 5-氟胞嘧啶(5-Fc)联合治疗本病,治愈率达 83.3%。[②] 这是由于两性霉素 B 选择性结合真菌胞膜的麦角固醇,增加了胞膜通透性,以使后者在菌体内的浓度增加而大大加强了杀死真菌的效能,这样既可减少两性霉素 B 的最小抑菌浓度,又可减少两性霉素 B 的不良反应。[③]

经 验 方

中药参芪合剂 金银花 20 克、黄芩 15 克、黄芪 30 克、苦参 15 克、蛇床子 30 克。每日 1 次。有利于隐球菌的快速清除。况卫丰等将 61 例隐球菌性脑膜炎患者随机分为治疗组 30 例与对照组 31 例。对照组以两性霉素 B＋氟康唑诱导治疗,治疗组在对照组的基础上并加用中药参芪合剂辅助治疗。结果:治疗组均优于对照组。中药参芪合剂可用于辅助治疗隐球菌性脑膜炎,有利于隐球菌的快速清除,改善临床症状,其可能的作用机制为通过免疫调节机体产生 IFN-γ 和 TNF-α 等细胞因子,增强机体的抗隐球菌能力。[④]

中 成 药

针剂 (1)醒脑静注射剂组成:麝香、郁金、冰片、栀子等。功效:开窍醒神,息风止痉。用法用量:30 毫升,每日 1 次静滴,7～14 天为 1 个疗程。(2)脉络宁注射剂组成:牛膝、玄参、石斛、金银花。功效:补益肝肾,增强机体免疫力,减轻大扶康不良反应,缩短疗程,治愈率高。用法用量:4 毫升,每日 1 次静滴,3 周为 1 个疗程。临床应用:董美楠等以上方配合大扶康和对症及全身治疗 5 例新型隐球菌脑膜炎患者,成活率 100%。[⑤]

葡萄膜大脑炎

概 述

葡萄膜大脑炎是严重危害视力的眼病,现代医学尚无特殊疗效,常用激素来控制、缓解症状,但易复发。中医为气血两燔,上熏伤目。治宜清热解毒、凉血养阴。

辨 证 施 治

1. 徐明录等分 3 型

(1)肝经风热型 症见伴头晕胀痛,面红目赤,口苦口干,急躁易怒,大便秘结,小便黄短,舌质红,苔黄,脉弦数。药用金银花 20 克、蒲公英 20 克、薏苡仁 20 克、龙胆草 20 克、茯苓 10 克、赤芍 10 克、牡丹皮 10 克、丹参 10 克、车前子 10 克、荆芥 6 克、防风 6 克。每日 1 剂,水煎服。

(2)气阴两虚型 症见伴头晕目眩,少气懒言,潮热盗汗,心悸失眠,面色淡白或萎黄,舌淡而嫩,脉细弱。药用薏苡仁 20 克、党参 15 克、麦冬

① 肖杰生,等.新生隐球菌脑膜炎 54 例的误诊原因分析[J].新医学,1981,12(9),467-469.
② 吴鸣鹤,翁心华,徐肇玥.绿脓杆菌败血症 43 例临床分析[J].上海医科大学学报,1989(2):142-145.
③ 郭宁如,等.系统性真菌感染的治疗进展[J].新医学,1982,13(5),270-272.
④ 况卫丰,等.中药参芪合剂辅助治疗隐球菌性脑膜炎临床研究[J].江西医药,2017,52(12):1340-1343.
⑤ 董美楠,等.大扶康配合中药制剂治疗新型隐球菌脑膜炎 5 例报告[J].辽宁医学杂志,2005,19(4):185.

10克、菊花10克、知母10克、茯苓10克、丹参10克、郁金10克、女贞子10克、墨旱莲10克、海藻10克、昆布10克、五味子6克、黄柏6克、荆芥6克、防风6克。每日1剂,水煎服,早晚各1次。

(3)阴虚火旺型 症见伴形体消瘦,口燥咽干,潮热颧红,五心烦热,盗汗,小便短黄,大便干结,舌红少津少苔,脉细数。药用知母10克、生地黄10克、熟地黄10克、山药10克、山茱萸10克、牡丹皮10克、泽泻10克、茯苓10克、枸杞子10克、女贞子10克、黄精10克、墨旱莲10克、黄柏10克。每日1剂,水煎服,早晚各1次。

临床观察:徐明录等以上方辨证治疗48例葡萄膜大脑炎患者,同时予西药氢化可的松300～400毫克静滴,每日1次,依次每2～3天递减50毫克,当减至每日100毫克时改为强的松口服,并逐渐减至维持量,持续服用半年左右。重症患者加用地塞米松25毫克或强的松龙混悬液0.3～0.4毫升球结膜下或球后注射。前部色素膜炎重者,用0.5%可的松、0.25%氯霉素滴眼液滴眼,每日4～6次。结果:治愈(前房、眼底渗出消失,视力恢复或提高)23例,占47.92%;好转(前房、眼底渗出基本消退,视力显著提高)20.83%;有效(前房、眼底渗出显著消退,视力改善)27.08%;无效(前房、眼底渗出加重,视力下降或失明)4.17%。总有效率95.83%。[1]

2.陈晨分3型

(1)肝胆火炽型 症见起病急剧,视物模糊,双目疼痛,伴见头痛耳鸣,心烦易怒,口苦咽干,舌红苔黄,脉数。治宜疏风清热、泻肝胆火。方用丹栀逍遥散(牡丹皮、栀子、赤芍、柴胡、茯苓、白术、当归、甘草等)或龙胆泻肝汤(龙胆草、木通、当归、生地黄、栀子、黄芩、泽泻、柴胡、甘草、车前子等)加减。随症加减:羊脂状KP(角膜后沉着物)严重,玻璃体混浊明显,脉络膜渗出较多而污浊,可酌加薏苡仁、苍术等祛湿之品;眼红痛较甚,或黑睛后有血液沉积,可选加牡丹皮、赤芍、蒲黄等凉血活血之品;口渴便秘、黄液上冲,可加生石膏、大黄、知母等清泻阳明之火。

(2)湿热交阻型 症见双眼反复发作视物模糊,伴头身困重,倦怠乏力,肢节酸痛,舌苔黄腻,脉濡数。治宜祛风除湿清热。方用抑阳酒连散加减:生地黄、独活、黄柏、防风、知母、蔓荆子、前胡、羌活、白芷、生甘草、黄芩、寒水石、栀子、黄连、防己等。随症加减:热象较重,充血明显,口苦咽干甚者,可酌加芫蔚子、赤芍清肝凉血、活血止痛,减少独活、羌活、白芷等辛温发散的药物;湿象偏重,脘闷苔腻者,可酌减知母、黄柏、寒水石等寒凉之品,酌加厚朴、白蔻仁、茯苓、薏苡仁等宽胸理气之品。

(3)阴虚火旺型 症见病情反复发作,视物昏花,双眼干涩不适,头晕失眠,五心烦热,舌红少苔,脉细数。治宜滋补肝肾、养阴明目。方用明目地黄汤(熟地黄、生地黄、山茱萸、淮山药、泽泻、茯神、牡丹皮、柴胡、当归、五味子等)或杞菊地黄汤(枸杞子、菊花、熟地黄、山药、山茱萸、茯苓、泽泻、牡丹皮等)加减。随症加减:虚火症象严重,眼红痛较甚者,可酌加知母、黄柏苦寒泄热之品。

临床观察:陈晨以上方加减辨证治疗23例葡萄膜大脑炎患者,同时西药局部点用1%的阿托品眼膏散瞳,抗生素加0.5%可的松或0.1%氟美瞳滴眼液。急性期静脉给予地塞米松每日10～15毫克,病情好转后逐渐减量,或改口服强的松5～15毫克晨服。出院后维持量继服,3～6个月逐渐停掉。炎症严重或复发的患者,眼后部炎症严重的可配合球后注射强的松龙。另外,全身给予维生素B、C,肌苷等。结果:临床治愈(炎症得到控制,KP、光斑消失,玻璃体混浊减轻,网膜复位,视力提高到1.0或恢复至生病前的水平)8例,显效(炎症反应减轻,KP、光斑减少,玻璃体混浊减轻,视力提高5行及以上)14例,有效(炎症得到控制,视力提高2行及以上)21例,无效(炎症控制不理想,视力提高1行或不提高)3例。[2]

① 徐明录,等.中西医结合治疗特发性葡萄膜大脑炎48例[J].四川中医,2009,27(4):72-73.
② 陈晨.中西医结合治疗葡萄膜大脑炎23例[J].中医药学刊,2003,21(11):1874-1917.

经 验 方

1. **四妙勇安汤合龙胆泻肝汤加减** 当归12克、玄参12克、金银花12克、蒲公英30克、龙胆草9克、黄芩9克、栀子9克、生地黄15克、柴胡6克、甘草6克。随症加减：头晕头痛，加羚羊角粉；耳鸣耳聋，加石菖蒲、补骨脂、灵磁石；脱发，加何首乌、桑白皮；失眠多梦，加酸枣仁、夜交藤；前房渗出严重者，加石膏、知母、金樱子；视网膜水肿脱离，加赤小豆、淫羊藿、猪苓、茯苓。于入院后开始服用，每日1剂，一般服30～90剂。梁俊芳将58例葡萄膜大脑炎患者随机分为治疗组32例共64只眼睛与对照组26例共52只眼睛。对照组予大剂量激素治疗；治疗组予四妙勇安汤合龙胆泻肝汤加减，同时给予地塞米松10毫克静脉滴注治疗。并逐渐递减，整个激素疗程为1个月左右。所有病例均加用抗生素防止继发感染，并予以1%的阿托品滴眼液每日1次散瞳，可的松滴眼液每日3次点眼，口服维生素C、复方路丁、ATP等。结果：治疗组痊愈42只眼，占65.62%；显效16只眼，占25.00%；好转4只眼，占6.25%。总有效率96.87%。对照组痊愈30只眼，占57.69%；显效8只眼，占15.38%；好转6只眼，占11.53%。总有效率84.60%。[1]

2. **清热利湿汤** 生地黄30克、牡丹皮20克、赤芍20克、龙胆草25克、土茯苓75克、车前子30克、泽泻15克、丹参30克、地龙20克、夏枯草30克、菊花20克、石菖蒲15克。每日1剂。阚锐以上方治疗1例双眼葡萄膜大脑炎患者，并配合西药激素对症治疗。结果：治疗50天，患者病情明显好转。痊愈出院。[2]

3. **化斑汤** 生石膏30克、知母12克、甘草5克、粳米15克、玄参10克、水牛角片(另吞)10片、金银花20克、蒲公英20克。孙全章以上方治疗1例葡萄膜大脑炎患者，连服4剂，角膜后沉着物大

部分吸收，玻璃体清晰度改善，视网膜水肿积液及眼底静脉怒张迂曲同前，口不干，舌质偏红，苔薄黄，脉数。改为活血利水法为治，方以桃红四物汤合五皮饮(生地黄20克、赤芍10克、归尾10克、川芎10克、桃仁泥10克、红花10克、茯苓皮10克、桑皮10克、大腹皮10克、陈皮6克、生姜皮3克)。共服11剂，患者双眼视力由0.6恢复到1.2，眼底镜下见视网膜水肿消退，积液吸收，呈夕照样眼底，静脉血管怒张迂曲明显改善。痊愈出院。[3]

病 毒 性 脑 炎

概 述

病毒性脑炎是由多种嗜神经性病毒感染引起的脑实质性炎症或症候群，临床上以发热、头痛、呕吐、烦躁、嗜睡、谵妄、昏迷为特征。若病变累及脑膜，还可出现脑膜刺激征，病程凶险，死亡和致残率高，严重威胁人类尤其是儿童的健康。国内学者多认为本病属中医"温病""暑温""湿温"等范畴，为暑、温、热、毒等外邪致病。急性期风、火、痰、热俱盛，后期伤津耗气，其病位在心、肝、肾。

临床分为三期。(1)早期：多为暑湿蕴蒸，阻滞少阳三焦，常见寒热，头痛如裂，周身不适，呕吐呈喷射状，神倦纳呆，口干口苦，小便黄，舌红苔腻，脉濡数或滑数。治宜分消暑湿、宣通三焦。(2)极期：由于暑湿之邪蕴蒸不解，进而酿痰内蒙心窍，甚则引动肝风，常见发热不退，昏谵或失语，或精神行为失常，二便失禁，或见痉厥、瘫痪。治宜豁痰开窍、解暑清热。(3)后期：此期是正虚邪恋，多为暑湿合邪，蕴蒸难解，迁延日久，气津耗伤，表现为倦怠、低热汗出、烦躁，甚或失聪、失语、瘫痪，舌质红，苔薄黄，脉细数。治宜育阴清热。

① 梁俊芳.中西医结合治疗葡萄膜大脑炎32例[J].上海中医药杂志,2001(4)：32-33.
② 阚锐.中西医结合治疗双眼葡萄膜大脑炎一例[J].辽宁中医杂志,1988(2)：46.
③ 孙全章.江苏中医杂志,1986(9)：18.

辨 证 施 治

1. 李以菊分 5 型

(1) 卫气同病型　症见面红色赤,发热急骤显著,但热不寒或微恶寒,自汗,恶心呕吐,唇红,口渴喜饮,四肢躁动且嗜睡,大便秘结,小便短赤。治宜解热透邪、调和营卫。方用白虎汤加味:知母 9 克、石膏(碎)15 克、甘草(炙)3 克、粳米 9 克。上 4 味加水 1 000 毫升共煮,米熟汤成,去滓服用,每日 3 次,每次 100 毫升。随症加减:高热患儿,加剥皮栀子 2 克;湿热壅盛,加藿香 6 克或茯苓 9 克或佩兰 5 克;恶寒患儿,加砂仁 3 克;头项强痛、意识障碍、抽搐患儿,加钩藤 6 克、羚羊角 3 克;便秘者,加大黄 3 克;自汗患者,加浮小麦 6 克或煅牡蛎 9 克。

(2) 气营两燔型　症见壮热多汗,头痛剧烈,神昏谵语,四肢抽搐,目上视或直视,颈项强硬,唇焦口干,痰浊,烦躁呕吐,大便秘结,小便短赤。治宜凉营泻火、养阴散瘀。方用白虎汤加减:知母 12 克、石膏(碎)12 克、甘草(炙)3 克、粳米 9 克。随症加减:高热不退,加大青叶;头痛剧烈及抽搐,加延胡索 3 克、全蝎 0.5 克;神疲乏力,加黄芪 6 克、党参 6 克;血瘀痰阻,加车前子 1.5 克、苍术 3 克、丹参 1.5 克;痞满燥实便秘,加减大承气汤;头晕目眩,加菊花 6 克。

(3) 营血两燔型　症见身热夜甚,烦热不退,四肢拘急,颈项强直,角弓反张,四肢厥冷,两目上视,瞳仁无反应。治宜镇肝息风、开窍醒神、清营凉血。药用知母 9 克、石膏(碎)9 克、甘草(炙)3 克、粳米 9 克、羚羊角 6 克。随症加减:高热大汗、四肢厥冷,加人参 20 克急煎服用;急躁易怒、情绪不稳,加用白芍 6 克、牡丹皮 6 克;头晕目眩,加夏枯草 12 克、菊花 6 克;四肢厥冷者,加制附子 3 克或桂枝 3 克或细辛 1.5 克。

(4) 湿邪困阻型　症见低热,嗜睡,神志稍有明朗,喉间痰鸣。药用知母 6 克、石膏(碎)6 克、甘草(炙)9 克、粳米 6 克。

(5) 阴阳失衡型　症见热退神疲,多汗,神志清明,反应迟钝,运动受限。药用知母 6 克、石膏(碎)6 克、甘草(炙)9 克、粳米 9 克。

临床观察:李以菊将 78 例病毒性脑炎患儿随机分为对照组与治疗组各 39 例。对照组予基础治疗,治疗组在对照组的基础上根据辨证分型加用白虎汤加味。结果:经治疗,治疗组治愈率及总有效率较对照组显著提高。[①]

2. 靳玉兰分 3 型

(1) 邪犯卫气型　症见发热,头痛,厌食,呕吐,咽部肿痛,喷嚏,流涕,或见抽搐,神烦或嗜睡,舌质红,苔薄白或黄,脉浮数或洪数,指纹青紫。治宜辛凉解表、清热化湿。方用清脑饮 1 号方:金银花 30 克、连翘 10 克、生石膏(先煎)30 克、知母 10 克、粳米 10 克、柴胡 10 克、黄芩 6 克、藿香 10 克、菊花 15 克、羚羊角粉 0.3 克、甘草 6 克。辛凉解表,清热化湿,卫气双解。每日 1 剂,水煎分 3 次服(小于 3 岁每日服 1/4 剂,4～6 岁每日服 1/3 剂,7～9 岁每日服 1/2 剂,10～12 岁每日服 2/3 剂,以下类同)。同时加紫雪丹,每日 1 支,分 2 次服。

(2) 邪炽气营型　症见高热,头痛加重,呕吐加剧,精神烦躁,谵语,四肢抽搐,颈项强直,喉间痰鸣,口渴欲饮,大便干结,小便黄,舌质鲜红,苔黄腻,脉洪数。治宜清气凉营、泻火涤痰。方用清脑饮 2 号方:生石膏(先煎)30 克、羚羊角粉(冲服)0.3 克、生地黄 20 克、知母 10 克、牡丹皮 10 克、黄芩 6 克、石菖蒲 10 克、甘草 6 克。清气凉营,泻火涤痰,以解气营两燔、三焦火炽之证。每日 1 剂,水煎分 3 次服。同时加服安宫牛黄丸清热镇惊,每日 1 粒,分 3 次服。

(3) 邪炽气营型　症见热势起伏不退,神识昏迷,反复抽搐,四肢厥冷,胸腹灼热,二便失禁,或见吐衄,皮肤斑疹,舌质红绛,少苔,脉沉细数。治宜凉血清心、增液潜阳。方用清脑饮 3 号方:羚羊角粉(冲服)0.3 克、生地黄 15 克、玄参 10 克、麦

① 李以菊.白虎汤加味治疗北京地区儿童病毒性脑炎的临床研究[J].中国中医基础医学杂志,2013,19(12):1443-1444.

冬 10 克、牡丹皮 10 克、赤芍 12 克、板蓝根 10 克、天竺黄 10 克、石菖蒲 10 克、三七粉（冲服）0.5 克、甘草 6 克。清营凉血，增液潜阳，共治邪入营血、伤津耗阴之证。每日 1 剂，水煎分 3 次服。随症加减：昏迷不醒者，加安宫牛黄丸，每日 1 粒，分 2 次服。7 天为 1 个疗程。

临床观察：靳玉兰将 204 例病毒性脑炎患儿随机分为治疗组 108 例与对照组 96 例。对照组给予抗病毒、支持及对症治疗。颅压增高者，用脱水剂或速尿；抽搐者，用止痉剂。7 天为 1 个疗程。治疗组在对照组的基础上根据中医辨证论治。结果：治疗组治愈 104 例，好转 3 例，无效 1 例，总有效率 99.08%；对照组治愈 87 例，好转 3 例，无效 6 例，总有效率 93.76%。[1]

3. 刘仕昌分 3 期

（1）早期　症见寒热，头痛如裂，周身不适，呕吐呈喷射状，神倦纳呆，口干口苦，小便黄，舌红苔腻，脉濡数或滑数。治宜宣通三焦。方用蒿芩清胆汤加减：青蒿（后下）10 克、菊花 10 克、柴胡 10 克、大黄（后下）10 克、法半夏 10 克、黄芩 15 克、竹茹 15 克、白蒺藜 12 克、苍耳子 12 克、大青叶 30 克、水牛角（先煎）30 克。随症加减：头痛，加菊花、白蒺藜、苍耳子、葛根等；热毒较重者，重用大青叶、板蓝根、金银花、蒲公英、水牛角等；呕吐不止者，可用薛氏止呕散（川黄连、紫苏叶少许，泡开水慢慢呷服）。临床观察：刘仕昌以上方加减治疗 1 例病毒脑炎患者，治疗半个月，痊愈出院，无后遗症。

（2）极期　症见发热不退，昏谵或失语，或精神行为失常，二便失禁，或见痉厥、瘫痪。治宜豁痰开窍、解暑清热。急救药为安宫牛黄丸、紫雪丹、至宝丹。药用川贝母 6 克、黄精 10 克、石菖蒲 10 克、郁金 10 克、连翘 10 克、胆南星 10 克、天花粉 15 克、瓜蒌皮 12 克。随症加减：热盛，加生石膏、知母、鱼腥草、大青叶、板蓝根；气虚，加西洋参、太子参；痰热较盛，加正牛黄；动风，加羚羊角。

临床观察：刘仕昌以上方加减治疗 10 余例病毒性脑炎深昏迷患者，疗效极佳。

（3）后期　① 症见神倦，汗多，甚或失聪，失语，瘫痪。治宜清补清养。药用太子参、沙参、石斛、天花粉、生地黄、麦冬、五味子等，尤喜用西洋参补气生津而不温不燥。② 症见津气受伤，若此时早进温补，易出现"食复"。治宜解暑化湿、豁痰开窍。药用麦芽、谷芽、鸡内金等。力主饮食清淡，如白粥、藕粉、马蹄粉等少量多餐。[2]

4. 谢凤初分 2 期

（1）早期　症见高热，乱语狂言，进而昏迷不醒，反复抽搐、惊厥。长期发热，汗出心烦，神志不清，舌质红，苔黄厚或黄干，脉数。治宜清热解毒、清心开窍、清营泄热。方用白虎汤合清营汤化裁：干地黄 20 克、玄参 15 克、牡丹皮 12 克、麦冬 12 克、金银花 15 克、连翘 12 克、黄连 6 克、板蓝根 20 克、生石膏 30 克、知母 12 克、水牛角 20 克。随症加减：昏迷较深者，酌加石菖蒲、郁金或安宫牛黄丸；抽搐较甚者，加僵蚕、蜈蚣、地龙。加水 800 毫升煎至 500 毫升，分 4 次口服或鼻饲。

（2）后期　症见低热持续不退，烦躁，舌质红，苔薄黄，脉细数。治宜育阴清热。方用复脉汤加减：干地黄 20 克、玄参 20 克、麦冬 15 克、板蓝根 20 克（或大青叶 20 克）、白芍 12 克、阿胶 12 克、水牛角 20 克、红参 6 克（或党参 15 克）。随症加减：如虚风内动，抽搐频繁者，加生牡蛎、鳖甲、龟甲等。加水 800 毫升煎至 500 毫升，分 4 次口服或鼻饲。

临床观察：谢凤初以上方辨证治疗 9 例病毒性脑炎患者，并根据病情适当给予输液及抗生素、激素及降脑压、镇静等药物。结果：痊愈（体温恢复正常，神志清醒，说话流利清楚，四肢活动自如，已恢复正常工作）7 例，好转（体温恢复正常神志清醒，四肢活动自如，唯说话不甚流利，记忆力减退）1 例，无效（持续高热，神志模糊，抽搐，肢体瘫痪，患者家属要求自动出院）1 例。[3]

① 靳玉兰.中西医结合治疗儿童病毒性脑炎临床研究[J].中医儿科杂志,2007,3(6)：22.
② 钟嘉熙,等.刘仕昌教授治疗病毒性脑炎经验介绍[J].新中医,1991,1(11)：2-4.
③ 谢凤初.中药为主治疗病毒性脑炎 9 例[J].广西中医药,1985,8(1)：15-16.

经 验 方

1. **菖蒲郁金汤 1** 石菖蒲 9 克、郁金 6 克、竹叶 9 克、连翘 6 克、牡丹皮 9 克、炒栀子 9 克、灯心草 6 克。随症加减：兼胸腹灼热者，加用柴胡、黄芩、黄连；发热轻者，去炒栀子。每日 1 剂，水煎取汁，分早晚 2 次温服。连续服用 7 天。高亮等将 65 例重症病毒性脑炎患儿随机分为观察组 32 例与对照组 33 例。对照组予甘露醇静脉滴注治疗，观察组在对照组基础上联合菖蒲郁金汤治疗。结果：观察组患儿脑脊液中中枢神经特异蛋白（S100β）、神经元特异性烯醇化酶（NSE）水平及发热、神昏、头晕、纳呆等中医症状积分均显著低于对照组（均 $P<0.05$）；治疗过程中，观察组患儿神志障碍、抽搐、呕吐、肌力下降等主要症状体征的消失时间明显短于对照组（$P<0.05$）。[1]

2. **菖蒲郁金汤 2** 栀子 9 克、石菖蒲 9 克、连翘 6 克、郁金 6 克、牡丹皮 9 克、竹叶 9 克、天竺黄 6 克。用水煎至 200 毫升，口服，每次 100 毫升，每日 2 次。清热通腑，化痰开窍。张伟等将 122 例重症病毒性脑炎患儿随机分为治疗组和对照组各 61 例。所有患者均接受常规抗病毒、营养支持及抗感染等常规治疗，对照组患者在常规治疗基础上给予大剂量丙种球蛋白治疗，治疗组在基础治疗的基础上加用菖蒲郁金汤。结果：治疗组有效率为 95.08%，明显高于对照组的 80.33%，两组比较差异有统计学意义（$P<0.05$）。[2]

3. **加味犀角地黄汤** 水牛角 50 克、生地黄 10 克、牡丹皮 10 克、玄参 10 克、金银花 10 克、连翘 10 克、大青叶 10 克、生石膏 30 克、知母 10 克、藿香 10 克。水煎取汁 200 毫升，1 岁以内服 15 毫升，3 岁以内服 30 毫升，8 岁以内服 100 毫升，每 4 小时 1 次。清热解毒，养阴散瘀，清化湿热。智国防将 140 例病毒性脑炎患者随机分为治疗组

与对照组各 70 例。在基础治疗一致的基础上，治疗组加用加味犀角地黄汤。结果：经治疗，治疗组临床症状消失时间较对照组明显缩短，治愈率显著提高。[3]

4. **熄风清热醒脑汤** 羚羊角 1.5～4.5 克、水牛角 3～6 克、钩藤 3～6 克、石膏 9～12 克、知母 3～6 克、板蓝根 9 克、黄芩 3～6 克、石菖蒲 3～6 克、郁金 3～6 克、天竺黄 3～6 克、全蝎 1～3 克、竹茹 3～4.5 克、人工牛黄 1.5～3 克、栀子 3～6 克等。每日 1 剂，水煎至 50～100 毫升，分 2 次鼻饲或口服，7 天为 1 个疗程。平肝息风，清热化痰，解毒止痉，化痰开窍，避秽止呕，息风止痉，抗病毒。郭玮将 64 例重症病毒性脑炎患儿随机分为治疗组 33 例和对照组 31 例。治疗组和对照组均予退热、抗病毒、降颅压及全身综合治疗，治疗组加用熄风清热醒脑汤。结果：治疗组治愈率 90.9%，总有效率 97.0%；对照组治愈率 67.7%，总有效率 77.4%。两组间比较差异具有统计学意义。[4]

5. **黄芪桂枝五物汤加味** 黄芪 30 克、板蓝根 30 克、桂枝 15 克、白芍 15 克、附子 10 克、陈皮 10 克、干地龙 10 克、干姜 8 克、白豆蔻 8 克、全蝎 5 克、当归 12 克、炙甘草 6 克、大枣 5 枚。每日 1 剂，开水煎服。益气温阳，祛风活络。张明星以上方治疗 2 例脑炎后遗症患者，均获痊愈。[5]

中 成 药

1. **热毒宁注射液** 组成：栀子、金银花、青蒿等（江苏康缘弘道医药有限公司生产，国药准字 Z20050217，10 毫升/支）。功效：解热、抗炎。用法用量：5～20 毫升溶于 50～250 毫升 5% 葡萄糖注射液中静脉滴注，每分钟 30～50 滴，每日 1 次。临床应用：贾耀丽将 90 例病毒性脑炎患儿随机分为观察组 52 例和对照组 38 例。对照组予更昔洛韦治疗，观察组在对照组基础上加用热毒宁注射

① 高亮,等.甘露醇联合菖蒲郁金汤治疗小儿重症病毒性脑炎临床研究[J].中西医结合研究,2021,13(4):234-236,240.
② 张伟,等.菖蒲郁金汤联合大剂量丙种球蛋白治疗小儿重症病毒性脑炎临床研究[J].中医学报,2017,32(230):1305-1308.
③ 智国防.中西医结合治疗病毒性脑炎疗效分析[J].中国误诊学杂志,2008,8(16):3838-3839.
④ 郭玮.熄风清热醒脑汤治疗儿童重症病毒性脑炎疗效观察[J].中国中西医结合急救杂志,2004,11(4):254.
⑤ 张明星.病毒性脑炎后遗症 2 例治验[J].陕西中医,1983(2):33.

液联合治疗。结果：观察组总有效率为96.15％，显著高于对照组的73.68％；发热、抽搐、头痛及呕吐消失时间均比对照组短。[1]

2. 醒脑静注射液 组成：麝香、冰片、栀子、郁金等。功效：开窍醒脑。用法用量：静脉滴注，每千克0.5～1.0毫升，每日1次，连用7～14天。临床应用：王永梅将68例小儿病毒性脑炎患者随机分为治疗组与对照组各34例。对照组予西医常规治疗，治疗组在对照组基础上加用醒脑静注射液治疗。结果：治疗组治愈25例，有效8例，无效1例；对照组治愈12例，有效17例，无效5例。[2]

3. 清开灵注射液 组成：牛黄、栀子、水牛角、黄芩苷、金银花、板蓝根(山西太行山制药厂生产)。用法用量：清开灵注射液每千克0.5毫升加入10％葡萄糖注射液100～200毫升中静脉滴注，每日1次，5～7天为1个疗程。临床应用：杨学锋等将63例小儿病毒性脑炎患者随机分为治疗组33例与对照组30例。对照组予抗病毒、抗炎、降颅压、止惊、降温等常规治疗。治疗组在对照组的基础上加用清开灵注射液治疗。结果：对照组死亡3例、自动出院1例，治疗组死亡0例。治疗组的退热时间、抽搐缓解时间、神志清醒时间均比对照组明显缩短，经统计学处理，两组有非常显著性差异。[3]

4. 安宫牛黄丸 组成：牛黄、郁金、犀角、黄芩、黄连、雄黄、栀子、朱砂、冰片、麝香、珍珠。功效：清心醒脑开窍，保护脑细胞，促醒。制备方法：上药研极细末，炼蜜为丸，金箔为衣，蜡护而成。用法用量：每丸重3.5克，溶于10～15毫升温水中，口服或鼻饲，每次0.5～1.0丸，每日2次，连用3～7日。临床应用：王强将62例儿童危重型病毒性脑炎患者随机分为治疗组42例与对照组20例。对照组予西医常规治疗，治疗组在对照组的基础上加用安宫牛黄丸治疗。结果：治疗组治愈率95.24％，在疗效、平均住院周期和平均降

温退热时间上皆明显优于对照组。[4]

5. 双黄连注射液 组成：金银花、黄芩、连翘(哈尔滨制药六厂生产)。功效：抗菌消炎，清热解毒。用法用量：双黄连注射液每千克0.5～1毫升(每千克30～60毫克)以0.9％的生理盐水100毫升稀释后静滴，每日1次，5天为1个疗程。临床应用：张玉先等将266例病毒性脑炎患者随机分为治疗组146例与对照组120例。对照组予青霉素钠、病毒唑、氟美松静滴，治疗组予双黄连注射液静滴。结果：治疗组在退热、缩短住院天数方面明显优于对照组。[5]

布鲁菌病

概　述

布鲁菌病是布鲁杆菌引起的人畜共患的传染病，临床表现轻重不一，主要以长期发热、多汗、肌肉关节疼痛、生殖器腺体肿大等为主要表现，病情可呈慢性化，人群对本病普遍易感。布鲁菌病急性期属中医"温病"范畴，慢性期属中医"痹证""虚劳"范畴。中医认为该病为热邪、湿邪从口而入侵犯肌表入络，侵犯中焦，渐次入血，伤及肝、脾胃，最后损及全身。热邪、湿邪浸淫，表卫失调，伤及卫气，发热多汗；邪郁经络，气血受阻，关节疼痛。

临床辨证分型如下。(1)湿热内蕴型：恶寒发热，头身疼痛，午后热甚，胸脘痞闷，不饥渴，舌苔黄或黄腻，脉滑数。(2)湿浊痹阻型：发热自汗，午后热甚，身重肢困，肌肉关节疼痛，肝脾肿大，睾丸肿痛，舌苔白腻或黄腻，脉弦滑或濡。(3)气虚血瘀型：乏力，心悸，胸闷，心前区刺痛或隐痛，或睾丸痛或溃疡、癥瘕，舌质紫暗，苔薄白，脉沉弦或沉涩无力。(4)阴虚内热型：午后或夜间发热，盗汗，肌肉和关节酸痛，口干咽燥，大便干结，尿少色

① 贾耀丽.小儿病毒性脑炎采用更昔洛韦联合热毒宁治疗的效果和安全性分析[J].中国现代药物应用,2016,10(2)：161-162.
② 王永梅.醒脑静注射液治疗小儿病毒性脑炎68例疗效观察[J].中国农村卫生,2014,13(5)：49-50.
③ 杨学锋,等.中西医结合治疗小儿病毒性脑炎33例[J].实用中医药杂志,2001,17(4)：31.
④ 王强.加用安宫牛黄丸治疗儿童危重型病毒性脑炎42例[J].中西医结合实用临床急救,1999,4(11)：521.
⑤ 张玉先,傅秀敏,商金萍.双黄连治疗病毒性脑炎146例疗效观察[J].中国中西医结合杂志.1997,71(11)：684.

黄,舌质红少苔,脉细数,肝脾、睾丸肿痛,脉细数。

(5)气阴两虚型:乏力,多汗,易于感冒,盗汗,午后潮热,心烦,失眠,舌质淡,苔薄白,脉细弱。(6)肾阳虚损型:腰酸膝软,乏力头晕,阴囊湿冷,阳痿早泄,苔白,脉沉或沉弱。(7)正虚邪恋型:烦热失眠,乏力,腰腿疼痛或关节已有变形及活动受限,舌有瘀点,脉沉细。

辨 证 施 治

1. 李忠琴等分3型

(1)湿热内蕴型　症见发热畏寒,午后热甚,神疲乏力,肢体困重,多汗,动则汗出,脘腹满闷,食少纳呆,舌红苔黄腻,脉濡数。治宜清热利湿、活血化瘀。方用藿朴夏苓汤加减:藿香、厚朴、半夏、茯苓、白蔻仁、黄芩、菖蒲、金银花、连翘。随症加减:食少纳呆者,可加鸡内金、莱菔子健脾和胃。

(2)湿热伤营型　症见身热夜甚、心烦躁扰,口干咽燥而不渴、多汗,神疲乏力,周身关节疼痛,肝脾、睾丸肿痛,苔黄,脉细数。治宜清营解毒、滋阴养血。方用清营汤合三仁汤加减:玄参、生地黄、麦冬、黄连、连翘、丹参、牡丹皮、杏仁、滑石、芦根。

(3)正虚邪恋型　症见无热或微热、神疲乏力、心烦失眠多梦,腰膝酸痛,舌边瘀斑,苔白腻,脉沉细。治宜扶正祛邪、益气养血化瘀。方用人参养荣汤合独活寄生汤加减:党参、黄芪、白术、熟地黄、沙参、当归、白芍、丹参、赤芍。随症加减:失眠者,加夜交藤、茯神、酸枣仁以养心安神。

临床观察:李忠琴等将80例布鲁菌病患者随机分为治疗组与对照组各40例。对照组予常规西药治疗,治疗组在对照组基础上给予中药辨证分型治疗。结果:治疗组总有效率为97.5%,明显高于对照组的82.5%(P<0.05)。[1]

2. 陈利华分7型

(1)湿热内蕴型　症见畏寒发热,午后热甚,身痛,大量出汗,大便干燥或黏腻不爽,小便短赤,

或兼肝、脾、睾丸肿大,关节红肿热痛,阴囊潮湿,脘痞,舌苔黄或黄腻,脉弦数或滑数。治宜清热解毒、利湿化浊。方用清瘟败毒饮或龙胆泻肝汤加减或甘露消毒丹加减。

(2)湿浊痹阻型　症见身倦乏力,肢体关节、肌肉酸痛,游走不定或固定不移,甚则屈伸不利,严重者关节肿大,舌苔白或白腻,脉沉弦或沉紧或弦滑。治宜通经活络、疏风祛湿。方用独活寄生汤加减。

(3)气虚血瘀型　症见乏力,心悸,胸闷,心前区刺痛或隐痛,或睾丸痛或溃疝、癫疝,舌质紫暗,苔薄白,脉沉弦或沉涩无力。治宜益气化瘀、软坚散结。方用橘核丸加减。

(4)阴虚内热型　症见午后或夜间发热,盗汗,肌肉和关节酸痛,口干咽燥,大便干结,尿少色黄,舌质红少苔,脉细数,肝脾、睾丸肿痛,脉细数。治宜滋阴清热、通经活络。方用青蒿鳖甲汤或清营汤合三仁汤加减。

(5)气阴两虚型　症见乏力,多汗,易于感冒,盗汗,午后潮热,心烦,失眠,舌质淡,苔薄白,脉细弱。治宜益气养阴、扶正固本。方用人参芍药汤加减。

(6)肾阳虚损型　症见腰酸膝软,乏力头晕,阴囊湿冷,阳痿早泄,苔白,脉沉或沉弱。治宜补肾温阳。方用金匮肾气丸加减。

(7)正虚邪恋型　症见烦热失眠,乏力,腰腿疼痛,身体虚弱,或已有关节变形及活动受限,舌有瘀点,脉沉细。治宜益气养血化瘀、清除余邪。方用独活寄生汤加减:党参12克、当归10克、熟地黄15克、白芍15克、赤芍10克、川芎10克、丹参30克、茯神12克、桑寄生15克、秦艽15克、独活10克、黄柏10克、鸡内金6克。每日1剂,水煎服,早晚分2次口服。

临床观察:陈利华将102例慢性布鲁氏菌病患者随机分为治疗组59例与对照组43例。对照组予西药按疗程治疗,治疗组在西药治疗的同时根据中医辨证分型治疗。结果:治疗组总体效

[1]　李忠琴,等.布鲁氏菌病中西医治疗疗效观察[J].世界最新医学信息文摘,2017,104(17):163-164.

果良好,医治结果表明发热、乏力、失眠、多汗、关节酸痛等症状较对照组明显缓解,治愈率在93％以上。①

3. 高辉等分4型

(1)湿热内蕴型 症见恶寒发热,头身疼痛,午后热甚,胸脘痞闷,不饥渴,舌苔黄或黄腻,脉滑数。治宜清热解毒、利湿化浊。药用柴胡10克、黄芩10克、金银花20克、连翘10克、牡丹皮9克、知母9克、杏仁9克、厚朴10克、生石膏30克、防己10克、薏苡仁30克、地龙6克、甘草6克。

(2)湿浊痹阻型 症见发热自汗,午后热甚,身重肢困,肌肉关节疼痛,肝脾肿大,睾丸肿痛,舌苔白腻或黄腻,脉弦滑或濡。治宜利湿化浊、宣络通痹。药用独活10克、桑寄生15克、秦艽10克、防己10克、薏苡仁30克、苍术10克、滑石10克、当归10克、赤芍12克、丹参20克、延胡索10克、川楝子10克、地龙6克、甘草6克。

(3)虚损型 症见慢性布病病程较长,面色无华,乏力,自汗盗汗,五心烦热,气短懒言,身困肢倦,肌肉酸胀,舌质淡,苔白,脉沉细无力。治宜扶正固本、益气养阴。药用黄芪30克、党参15克、白术10克、茯苓15克、沙参10克、麦冬10克、五味子10克、山药10克、肉苁蓉10克、当归10克、生地黄10克、白芍10克、地龙6克、甘草6克。

(4)痹证型 症见神疲乏力,关节肌肉疼痛,游走不定,腰部酸困或疼痛,重者关节肿胀,屈伸不利,活动受限,舌质淡暗,苔白脉沉细或涩。治宜祛风除湿、通经活络。药用独活10克、秦艽10克、桑寄生10克、杜仲10克、防己10克、薏苡仁30克、当归10克、生地黄10克、赤芍10克、木瓜10克、鸡血藤10克、川芎10克、川牛膝10克、威灵仙10克、丹参20克、地龙6克、延胡索10克、甘草6克。

临床观察:高辉等以上方辨证并结合西药(利福平胶囊、多西环素片、复合维生素B片、多维元素片;肝功损害者,加用保肝药)治疗426例布鲁菌病患者。结果:急性期205例,治愈65例,基本治愈116例,好转24例,临床治愈率88.3％;慢性期221例,治愈48例,基本治愈137例,好转36例,临床治愈率83.7％。②

4. 霍素梅分4型

(1)湿热型(常见于急性期) 症见发热恶寒,头身疼痛,大量出汗,口渴引饮或不欲饮,胸闷不饥,大便干燥,小便短赤,或兼肝、脾、睾丸肿大,舌苔黄或黄腻,脉弦数或细数。治宜清热解毒、利湿化浊。药用金银花30克、连翘15克、黄芩12克、黄柏10克、滑石10克、黄连10克、生石膏30克、柴胡10克、葛根12克、草果6克、薏苡仁15克、甘草6克。

(2)阴虚内热型(常见于亚急性期和慢性患者急性发作期) 症见午后或夜间发热,次晨渐降,盗汗,肌肉关节酸痛,口干咽燥,大便干结,尿少色黄,舌质干红无苔或少苔,脉细数。治宜滋阴清热、通经活络。药用银柴胡15克、地骨皮12克、胡黄连10克、知母12克、茵陈15克、秦艽10克、生地黄12克、丹参12克、牡丹皮10克、黄柏10克、川芎12克。

(3)痹证型(慢性期) 症见身倦乏力,肢体关节、肌肉酸痛,游走不定,甚则屈伸不利,严重者关节肿大,舌苔白或白腻,脉弦紧或弦细。治宜通经活络、疏风祛湿。药用独活12克、桑寄生12克、秦艽10克、当归12克、赤芍10克、海风藤15克、鸡血藤12克、乳香10克、没药10克、延胡索12克、丹参15克、防风10克、薏苡仁15克、威灵仙12克、甘草6克。随症加减:上肢痛,加桂枝10克、桑枝12克;下肢痛,加川牛膝15克;腰痛者,续断15克、杜仲15克、菟丝子15克。

(4)气阴两虚型(恢复期和虚性慢性布病) 症见头晕乏力,气短懒言,动则汗出,易于感冒,稍

① 陈利华.59例慢性布鲁氏菌病患者的中医辨证论治效果观察[J].医学动物防制,2014,10(30):1170-1171.
② 高辉,等.布鲁氏菌病426例临床证候与中西医结合治疗分析[J].环球中医药,2012,5(6):461-462.

一劳作则病情复发,舌质淡,苔薄白,脉细弱。治宜益气养阴、扶正固本。药用黄芪15克、白术20克、党参12克、太子参15克、沙参12克、当归12克、川芎10克、麦冬10克、五味子10克、山药15克、山茱萸12克、枸杞子15克、陈皮10克、甘草6克。[1]

5. 生永夫等分4型

(1) 湿热内蕴型 症见困乏头痛,潮热汗出,肢体酸沉,关节肿胀,阴器肿痛,口干不欲饮,尿黄赤,舌质红,苔黄腻,脉滑数。治宜清热除湿、祛瘀通络。方用宣痹汤加减:防己15克、杏仁15克、连翘15克、滑石25克、生薏苡仁25克、姜黄10克、海桐皮15克、黄芪15克、白花蛇舌草25克、赤芍10克、地龙10克。

(2) 气虚血亏型 症见疲乏无力,面色㿠白或萎黄,气短自汗,头晕目眩,关节肌肉酸困疼痛,舌质淡,苔白,脉虚无力。治宜补气养血、祛瘀通络。方用自拟双补汤加减:黄芪30克、党参25克、当归30克、丹参15克、川芎10克、红花15克、赤芍10克、地龙10克、白花蛇舌草10克、大枣7枚、甘草10克。

(3) 肝肾阴虚型 症见乏力盗汗,自感发热,心悸烦躁,失眠多梦,口干便秘,关节肌肉疼痛,妇女月经量少或闭经,舌质红,少苔或无苔,脉沉细或细数。治宜滋补肝肾、祛瘀通络。方用独活寄生汤加减:独活15克、桑寄生15克、秦艽15克、当归25克、丹参25克、牛膝15克、续断15克、地龙10克、赤芍10克、白花蛇舌草10克。

(4) 血瘀型 症见乏力出汗,头痛头昏,肌肤麻木,关节刺痛,甚至肿胀变形,活动不利,肝脾肿大,舌质暗紫或有瘀斑,脉沉涩。治宜活血止痛、祛瘀通络。方用身痛逐瘀汤加减:桃仁15克、红花15克、川芎10克、秦艽15克、桂枝15克、苍术15克、丹参30克、黄芪25克、赤芍10克、地龙10克、白花蛇舌草10克。

临床观察:生永夫等以上方治疗150例慢性布鲁氏菌病患者。结果:治愈59例,基本治愈54例,好转25例,无效12例,总有效率92%。[2]

经 验 方

独活寄生汤 党参20克、桑寄生15克、独活10克、防风10克、当归10克、白芍10克、熟地黄10克、牛膝10克、秦艽10克、川芎6克、肉桂(后下)6克、甘草5克、细辛(后下)3克。随症加减:疼痛程度较严重者,可加煎煮后的制川乌8克;偏寒者,可加炮附片(久煎)10克;偏热者,可重用秦艽,加知母10克、生地黄10克;湿邪者,可加苍术10克。每日1剂,水煎服,分早晚2次口服。配合中药封包外敷,药物有鸡血藤20克、制川乌20克、怀牛膝15克、杜仲15克、延胡索15克、附片10克、肉桂3克,另有封包控制器、复合磁疗包及远红外线包。放置中药敷包于患处,每日1次,每次30分钟。两组均连续治疗2周。吕媛媛等将67例布氏杆菌病腰痛患者随机分为对照组34例和观察组33例。对照组采用常规治疗,观察组在常规治疗的基础上采用独活寄生汤加减联合中药封包治疗。结果:观察组总有效率(93.93%)与对照组(70.59%)比较显著较高($P<0.05$);观察组中医证候症状积分及视觉模拟评分(VAS)与对照组比较均显著降低(均$P<0.05$)。[3]

中 成 药

1. 补肾壮力胶囊 用法用量:每日2次,每次3粒,1个月为1个疗程,3个月为全程。临床应用:王玲以上方治疗139例慢性布鲁菌病患者。结果:经3个月治疗后乏力、出汗症状明显消失,有效率98%。在139例患者中肝脾肿大34例,治疗3个月后,B超检查恢复正常的29例,有效率85.29%。在104例患者中睾丸肿大27例,治疗3

① 霍素梅.布鲁氏菌病的中医辨证论治[J].北京中医,2004,1(23):32-33.
② 生永夫,胡素华.中医辨证治疗慢性布鲁氏菌病150例[J].中医杂志,1996,5(37):292-293.
③ 吕媛媛,沈佳.独活寄生汤加减联合中药封包治疗布氏杆菌病腰痛临床观察[J].光明中医,2021,36(16):2730-2732.

个月后临床检查睾丸肿大恢复正常的 24 例,有效率 88.89%;睾丸疼痛的 39 例,治疗 3 个月后疼痛消失 36 例,有效率 92.31%。[1]

2. 清火栀麦片、复方丹参片　清火栀麦片组成:穿心莲、栀子、麦冬(江西清江制药厂生产,ZZ—4598 赣卫药准字 1997—048002 号)。功效:清热解毒,甘凉养阴生津。用法用量:每次 4 粒,每日 3 次。复方丹参片组成:丹参、三七、冰片。功效:活血化瘀。用法用量:每次 4 粒,每日 3 次。临床应用:惠云杰等将 120 例慢性布鲁菌病患者随机分为治疗组与对照组各 60 例。治疗组口服清火栀麦片与复方丹参片,连服 30 天,休息 10 天,再服 30 天,1 年后随访。对照组口服穿山龙散,每日服 2 次,每次 1 袋,疗法疗程同上。治疗前后详细观察临床症状及体征(发热、关节肿痛、关节功能障碍、自汗、盗汗、头痛、头晕、乏力、食欲不振、胁痛、淋巴结肿大等),并以"减轻""消失"填写观察表。治疗前后及疗程结束 1 个月后取血清作布鲁菌培养,两个疗程后观察近期疗效,1 年后观察远期疗效。结果:近期疗效,治疗组总有效率为 98.33%,优于对照组的 88.33%;远期疗效,治疗组总有效率为 91.67%,明显优于对照组的 60%。[2]

3. 除痛壮力丸　组成:丹参、桃仁、红花、当归、川芎、香附、穿山龙、黄芪、白术、党参、杜仲、威灵仙、生地黄、黄精、地龙、秦艽、延胡索、枸杞子、甘草(宁夏中药厂生产)。功效:改善血液循环,调节机体免疫功能,改善机体致敏状态,增强机体的抗病能力。制备方法:按不同比例经流水工艺加工成粉末,拌入蜂蜜成丸,每丸净重 9 克,装盒蜡封。用法用量:早晚服用,每次 2 丸。30 天为 1 个疗程,一般治疗 2 个疗程。临床应用:马丁等以除痛壮力丸治疗 394 例慢性布鲁菌病患者,治愈率 42.64%。[3]

4. 穿山龙注射液　组成:穿山龙(山东省白马山药厂供应)。功效:止咳,平喘,舒筋,活血。用法用量:每支 2 毫升,内含生药 1 克,每日肌肉注射 1 次。15 日为 1 个疗程,治疗 2 个疗程,疗程之间休息 3 日。临床应用:高风楼等将 317 例慢性布鲁菌病患者随机分为治疗组 252 例与对照组 65 例。对照组予中药丸(党参、金银花、当归、丹参、羌活、威灵仙、川牛膝、姜黄)。每丸重 9 克。每日服 2 次,每次 2 丸,15 日为 1 个疗程,疗程之间休息 2 天,共服 2 个疗程。治疗组予穿山龙注射液。结果:治疗组痊愈 81 例,基本治愈 97 例,好转 52 例,总有效率 91.26%;对照组痊愈 8 例,基本治愈 16 例,好转 14 例,总有效率 58.46%。[4]

5. 穿山龙糖浆　组成:穿山龙(山东省白马山药厂供应)。功效:止咳,平喘,舒筋,活血。用法用量:每瓶 500 毫升,含生药 330 克,每日口服 3 次,每次 5 毫升。15 日为 1 个疗程,共服 2 个疗程,疗程之间休息 3 日。临床应用:高风楼等将 115 例布鲁菌病患者随机分为治疗组 50 例与对照组 65 例。对照组予中药丸(党参、金银花、当归、丹参、羌活、威灵仙、川牛膝、姜黄)。每丸重 9 克。每日服 2 次,每次 2 丸,15 日为 1 个疗程,疗程之间休息 2 天,共服 2 个疗程。治疗组予穿山龙糖浆。结果:治疗组痊愈 12 例,基本治愈 11 例,好转 10 例,总有效率 66.00%;对照组痊愈 8 例,基本治愈 16 例,好转 14 例,总有效率 58.46%。[5]

炭 疽 病

概 述

炭疽病是由炭疽杆菌引起的急性烈性传染病,主要发生于牛、羊、马等草食动物,亦可传给

① 王玲.补肾壮力胶囊治疗 139 例慢性布鲁氏菌病患者疗效观察[J].中国民族民间医药,2011(15):45-46.
② 惠云杰,张召.中药治疗慢性布鲁氏菌病 60 例[J].陕西中医,2003.24(9):785-786.
③ 马丁,等.除痛壮力丸治疗慢性布鲁氏菌病 394 例[J].中国人兽共患病杂志,1996,6(12):61-62.
④~⑤　高风楼,等.穿山龙治疗慢性布鲁氏菌病 302 例疗效观察[J].宁夏医药通讯,1982(23):65-68.

人,引起人类炭疽病。初起患处皮肤上出现直径1~2厘米、5~10个小水泡,连续成不规则圆形,中心部凹陷,粗看好像一个凹陷的、内含紫黑色浆液的大小泡,不作痛,但有麻痒感,1~3日后水泡逐渐蔓延扩展,体温升高,开始漫肿,持续5~8天,为炭疽病势达到最高峰的时期,若在此时,不作适当治疗,很可能引起脓毒败血症,脑膜炎症等而死亡。中医通常称之谓"内陷走黄"。

经 验 方

1. 五味消毒饮加减 金银花30克、野菊花30克、蒲公英30克、紫花地丁30克、连翘30克、紫背天葵子15克、黄连6克、大青叶20克、甘草10克。每日1剂,水煎服,加水宜盖过药面1寸余,可连煎2~3次,药汁合并,沸热时加酒2匙和服,饮后以出汗为度。早晚各服1次,连服7~10天为1个疗程。刘雅茹等将20例皮肤炭疽患者随机分为治疗组12例与对照组8例。对照组采用单纯西药治疗及局部外敷。治疗组予五味消毒饮加减结合青霉素(对青霉素过敏者使用头孢曲松钠),口服复方新诺明及适当给予对症支持治疗。结果:治疗组总有效率为91.6%,对照组总有效率为75%。[①]

2. 五苓散 茯苓20克、猪苓20克、泽泻20克、桂枝15克、生地黄30克、白术10克、金银花10克、连翘10克、紫花地丁10克、栀子10克。利湿解毒。张尧以上方配合三棱针刺破足窍阴、隐白、涌泉穴治疗1例下肢炭疽患者,收到较好的疗效。[②]

3. 补阳还五汤 生黄芪60克、当归20克、赤芍20克、地龙10克、川芎20克、桃仁15克、红花10克、桂枝20克。张尧以上方治疗1例下肢炭疽恢复期患者,连服5剂而愈。[③]

4. 清瘟败毒饮 犀角粉(冲服)5克、生石膏60克、生地黄30克、牡丹皮10克、赤芍10克、黄连10克、黄芩10克、栀子10克、金银花20克、连翘15克、知母10克、甘草5克、生大黄(后下)10克、安宫牛黄丸(吞服)1粒。每日2剂,水煎,昼夜4次分服。黄福贵以上方治疗1例炭疽病患者,疗效显著。[④]

5. 清解散 生石膏300克、藤黄50克、雄黄50克、青黛50克、生大黄50克、黄连50克、生黄柏50克、六神丸200粒。上药共研细末,浓茶水调药涂患处肿胀部位,每日数次,以保持局部表皮湿润为度。黄福贵以上方治疗1例炭疽病患者,使其外毒得解,疗效显著。[⑤]

6. 中药方 生晒参10克、麦冬10克、生地黄10克、金银花15克、连翘10克、黄连5克、栀子10克、紫花地丁10克、甘草6克。每日1剂,水煎分2次温服。黄福贵以上方治疗1例炭疽恢复期患者,疗效满意。[⑥]

7. 中药抗疽方 中药抗疽方1:金银花40克、蒲公英50克、黄芩15克、黄连12克、黄柏12克、连翘15克、土茯苓30克、败酱草30克、大黄6克、芒硝(冲服)6克、甘草9克。每日1剂,水煎服。任清峻以上方配合青霉素治疗12例皮肤炭疽病患者,上述用药后当日或次日出院,带自订中药抗疽方2(金银花30克、野菊花30克、栀子15克、黄芩10克、连翘15克、丹参15克、赤芍15克、土茯苓25克、败酱草30克、车前子9克;体质虚弱者,加党参15克、黄芪15克)回家煎服。结果:全部治愈,未见任何不良反应。[⑦]

8. 烫毒汤 大黄9克、芒硝9克、紫花地丁9克、金银花9克、连翘9克、山慈菇9克、七叶一枝花9克、牡丹皮9克、赤芍9克、池菊9克、川黄连2.4克、甘草4.5克。随症加减:大便闭结者,加泻下剂,取下利三五次为度,不必尽剂;火盛者,加生石膏21克、鲜生地黄21克;腹满甚者,加枳实9克;湿盛者,加薏苡仁12克、茯苓12克;有外感

① 刘雅茹,赵梅英.五味消毒饮配合抗生素治疗皮肤炭疽12例[J].陕西中医,2004,25(10):495-496.
②~③ 张尧.五苓散加味治愈1例下肢炭疽杆菌性坏疽[J].云南中医杂志,1991(2):49.
④~⑥ 黄炳初.黄福贵老中医治疗炭疽病验案[J].江西中医药,1987(1):11.
⑦ 任清峻,等.中西医结合治疗皮肤炭疽病12例临床小结[J].新疆中医药,1985(2):23-25.

者,加服蟾酥丸(不必用麻桂、荆防、薄荷等一般疏表药)1次;伴有脓毒症、败血症、脑膜炎等,加犀角4.5克。张文胄以上方配合蟾酥丸等治疗2例炭疽患者,疗效显著。①

破 伤 风

概 述

破伤风是危害性极大的急性烈性感染性疾病,患者因创伤感染,破伤风杆菌侵入伤口,在机体内生长繁殖,并分泌破伤风外毒素,导致肌肉呈阵发性痉挛与紧张性收缩,出现哭笑面容、角弓反张等症状,其死亡率比较高,尤其潜伏期短的死亡率更高。

中医认为由于创伤后感受风毒湿邪,侵于肌腠经脉,内传脏腑,毒气攻心,侵入肝经,外风引动内风而致角弓反张、四肢抽搐等症。临床辨证分期如下。(1)初期:患者乏力,头晕或恶寒发热,烦躁不安,继则可见口噤难张,饮水即呛,腹肌紧张,颈项强直,时抽搐,但间隔时间较长。(2)中期:抽搐频繁,角弓反张,任何轻微刺激如声、光等均可引起痉抽,饮水即呛,大便秘结,腹硬如板,抽风时大汗淋漓,痰涎壅塞咽喉,舌苔黄厚,脉弦数或沉数。(3)恢复期:牙关渐开,项强稍复,腹硬大减,痉抽不作或间有小抽,食少,睡眠不佳,多梦易惊,舌红少苔,脉虚细数。

辨 证 施 治

1. 赵刚分2期

(1)初期 治宜祛风定痉。方用玉真散加减:胆南星15克、防风20克、白芷15克、天麻15克、羌活15克、白附子5克、蝉蜕30克、全蝎10克。

(2)后期 治宜祛风解毒镇痉。方用木萸散加减:木瓜10克、麻黄15克、炙僵蚕15克。

临床观察:赵刚以上方辨证结合西药治疗200例破伤风患者。西医予伤口处理,患者入院后同时给原发灶清创处理,保持引流通畅,然后用双氧水纱条持续湿敷于伤口内;控制抽搐,患者均采用镇静环、冬眠Ⅰ号全量肌内注射、10%水合氯醛30毫升保留灌肠、地西泮10单位200毫克静脉推注或鲁米那肌内注射。每24小时1.5单位交替给药1次,在痉挛抽搐严重时用硫喷妥钠(必须在气管切开后应用),冬眠状态下患者仍然有局部肌肉的小抽动。疗效满意。②

2. 黄月明等分2期

(1)初期 治宜息风镇痉、清热解毒。方用玉真散合五虎追风散加减:全蝎10克、蝉蜕10克、僵蚕10克、天麻12克、防风10克、白芷10克、羌活10克、制白附子6克、制南星6克、当归20克、钩藤12克、鸡血藤20克。随症加减:若痉挛频作,加蜈蚣2条、地龙10克;若高热不退,加黄芩12克、金银花20克、生石膏30克;若痰涎壅盛,加清半夏12克、天竺黄12克;若口干津伤,加沙参12克、麦冬12克、天花粉12克;若大便秘结,加大黄(后下)10克、枳实10克、川厚朴10克;若尿少,加白茅根20克、云茯苓12克、金钱草10克。每日1剂,水煎胃管注入。

(2)后期 治宜益胃养津、疏通经络。方用沙参麦冬汤加减:沙参12克、麦冬15克、玉竹12克、天花粉15克、葛根12克、木瓜12克、威灵仙15克、鸡血藤20克、白芍15克。配合中药治疗后,患者肌肉痉挛明显减轻,抽搐次数减少,停用安定、苯巴比妥抽搐亦不复发,病情恢复快。

临床观察:黄月明等以上方加减辨证配合西药治疗16例破伤风患者。西医给予患者隔离住单人房间,室内挂窗帘以避光,保持安静,清创,双氧水生理盐水冲洗,碘伏盐水湿敷,给予足量破伤风抗毒素(TAT),抗生素静点,并给予安定或苯巴比妥及其他综合对症治疗,效果满意。③

① 张文胄.应用蟾酥合剂治疗"炭疽"的经验介绍[J].中医杂志,1958(1):37.
② 赵刚.中西医结合治疗破伤风病200例临床观察[J].中国实用医药,2007(31):115.
③ 黄月明,等.中西医结合治疗破伤风[J].现代中西医结合杂志,2007(35):5341.

3. 李艾云分 3 型

（1）轻型 症见潜伏期 10 天以上，苦笑面容，牙关紧闭及颈项肌强直均较轻，抽搐不频，无吞咽困难，体温在 38℃ 以内。

（2）中型 症见潜伏期为 7～10 天，苦笑面容，牙关紧闭，吞咽困难和全身抽搐，体温 38℃～39℃。

（3）重型 症见潜伏期在 7 天以内，伴有显著的牙关紧闭，全身肌肉强直，呼吸肌痉挛，呼吸困难或窒息，角弓反张，体温在 39℃ 以上。

方先用五虎追风散：蝉蜕 30～60 克、全蝎（连尾）9 克、天南星 6 克、明天麻 6 克、炒僵蚕 9 克、朱砂（研末另包）1.5 克。3～4 剂，水煎 2 次，混合后分 2 次口服或鼻饲，冲朱砂、黄酒引。此后改用存命汤：羌活 9 克、川芎 9 克、大黄 9 克、青半夏 9 克、防风 9 克、姜虫 9 克、川乌 3～6 克、草乌 3～6 克、全蝎 9 克、天南星 9 克、白芷 9 克、蜈蚣 9 克、蝉蜕 9 克、白附子 12 克、天麻 9 克、甘草 9 克，另加琥珀 3 克、朱砂（研粉 3 包）3 克。水煎 2 次，混合为 600 毫升，每 8 小时 200 毫升，冲朱砂、琥珀粉 1 包口服或鼻饲 1 次。

临床观察：李艾云以上方辨证结合西药治疗 65 例破伤风患者。西医予破伤风抗毒素静滴，重型 10 万～20 万单位，中型 5 万～10 万单位，轻型 3 万～5 万单位，给予 1 次即可。复方氯丙嗪，成人每次 50 毫克，小儿每次每千克体重 0.5～1 毫克；苯巴比妥钠，成人每次 0.1～0.2 克，小儿每次每千克体重 3～5 毫克，此 2 种药物可 6～8 小时交替使用。肌肉松弛剂，安定对轻型患者成人剂量为 10～20 毫克，按抽搐频繁程度分次给予肌内注射。对中型或重型病例，采取静脉点滴方法，安定 80～100 毫克加入 5% 葡萄糖注射液 500 毫升中点滴，滴速视病情而定，并严密观察。抗生素可选用青霉素钠盐，以杀灭伤口内破伤风杆菌繁殖体，预防肺部及其他部位感染。肾上腺皮质激素，对重型及高热不退的患者可适当选用氟美松或氢化可的松。结果：治愈 55 例，治愈率 84.61%；死亡 10 例，死亡率 15.38%。[1]

4. 伍世轰等分 2 期

（1）发作期 治宜祛风定痉、化痰通络。方用自拟追风定痉汤：生南星 5 克、白芷 10 克、蝉蜕 10 克、天麻 10 克、全蝎 6 克、僵蚕 10 克、黄连 6 克、红萆麻根 15 克、竹茹 6 克、葛根 15 克、大黄 10 克、甘草 3 克。随症加减：若患者病情危急，有喉头痉挛、呼吸困难等征象，应立即采取急救措施，如给氧、气管切开进行人工呼吸等；若为脱厥之象，宜急煎独参汤内服；对牙关紧闭、抽搐频繁不能口服中药者，可通过胃管进行鼻饲。每日 1 剂，水煎分 2 次内服。

（2）恢复期 治宜扶正健脾、疏经通络。方用沙参麦冬汤加金银花藤、木瓜、葛根、参芪等。

临床观察：伍世轰等以上方加减辨证结合西药治疗 38 例破伤风患者。西医予① 消除毒素来源，有伤口者应彻底清创，清除坏死组织和异物后用双氧水或 1‰ 高锰酸钾水冲洗伤口，每天换药至伤口愈合；② 中和游离毒素，用破伤风抗毒素 5 万国际单位＋5% 葡萄糖注射液 500 毫升静滴，每日 1 次，总量用至 20 万～30 万国际单位；也可用破伤风抗毒素 5 万国际单位＋5% 葡萄糖注射液 500 毫升静滴，以后每天肌注 5 000～10 000 国际单位至症状好转；③ 控制和解除痉挛，常规隔离、避光，尽量减少声音及各种医疗护理刺激。症状较轻者可口服安定 5 毫克，每 6 小时 1 次或肌注安定 10 毫克，每 6 小时 1 次；症状较重，抽搐频繁者予安定每日 40～100 毫克分次肌注或静脉缓滴，还可加用人工冬眠药物或水合氯醛灌肠；④ 抗生素应用，大剂量青霉素可抑制破伤风杆菌的生长及预防其他感染，灭滴灵能抑制厌氧菌生长，改善缺氧环境，故可联合应用；⑤ 保持呼吸道通畅及防治并发症，注意喉痉挛或窒息的发作，重视支持疗法，预防感染发生。结果：38 例中治愈 34 例，占 89.5%；死亡 4 例，占 10.5%，其中 2 例死于突发喉头痉挛、窒息，2 例死于心力衰竭及呼吸衰竭。[2]

① 李艾云.中西医结合治疗破伤风 65 例体会［J］.医学理论与实践，2004(10)：1172-1173.
② 伍世轰，等.中西医结合救治破伤风 38 例［J］.现代中西医结合杂志，2000(3)：236.

5. 张洪生分 2 型

（1）风毒在表型　症见恶寒，头痛，无汗，张口吞咽困难，肌肉痉挛，苔白，脉浮弦。治宜祛风解痉。方用玉真散加减：蝉蜕 15 克、羌活 9 克、防风 9 克、白芷 9 克、白附子 9 克、胆南星 9 克、麻黄 3 克。随症加减：有汗，去麻黄，加葛根 9 克。

（2）风毒入里型　症见牙关紧闭，角弓反张，全身性痉挛频繁，轻刺激即诱发周身强烈痉挛而色青紫，舌红苔黄腻，脉洪数。治宜息风化痰解毒。方用五虎追风散加减：蝉蜕 15 克、天麻 6 克、胆南星 9 克、全蝎 3 克、僵蚕 9 克、朱砂（冲服）1 克、雄黄（吞服）0.5 克。随症加减：高热口渴，加生石膏 60 克、知母 9 克；痰涎壅盛，加天竺黄 9 克、半夏 9 克；大便秘结，加生大黄 9 克、芒硝 9 克；后期气血亏虚，去蝉蜕、朱砂、雄黄，加黄芪 9 克、党参 9 克、当归 9 克、熟地黄 9 克。

上述中药加水适量煎 30 分钟，一般煎成 200 毫升左右，每日 1 剂口服。危重患者可早晚各 1 剂经鼻饲管注入，不超过 3 天，改为每日 1 剂。病情好转抽搐减轻，停中药单用镇静药维持。临床观察：张洪生以上方加减辨证配合西药治疗 56 例破伤风患者。西医予破伤风抗毒血清 5 万～10 万单位加入 5％葡萄糖注射液 300～500 毫升静脉滴注；早晚行破伤风抗毒素蛛网膜下腔注射，成人 7 000～10 000 单位，儿童 4 000～6 000 单位，用生理盐水稀释成每毫升 1 500 单位。用药量可根据患者的年龄、体质及病情程度酌情掌握。一般仅用 1 次。创口处理，彻底清创，开放伤口用双氧水纱条温敷引流，每日换药 1 次，直至创口愈合。镇静剂，安定 5～10 毫克和复方冬眠灵 25～50 毫克，每 4～6 小时交替口服。用药间隔期间有痉挛发生时可临时加用 10％水合氯醛 10～30 毫升灌肠。随病情好转可减少药量及延长间隔时间。结果：治愈 54 例，死亡 2 例，死亡率 3.57％。治愈天数最短 5 天，最长 39 天，大部分患者 15～20 天。[1]

6. 杨光伦分 3 期

（1）初期　症见乏力，头晕或恶寒发热，烦躁不安，继则可见口噤难张，饮水即呛，腹肌紧张，颈项强直，时抽搐，但间隔时间较长，舌质淡红，苔薄黄，脉弦数。治宜息风镇痉，兼解表邪。方用葛根汤合五虎追风散：葛根 15 克、赤芍 10 克、桂枝 10 克、羌活 10 克、黄芩 10 克、防风 10 克、天麻 10 克、蝉蜕 10 克、胆南星 10 克、僵蚕 10 克。随症加减：热重者，加石膏 30 克、金银花 20 克；便秘者，加大黄 10 克；烦躁夜寐不安者，加朱砂（冲服）1 克、琥珀 3 克。每日 1 剂，水煎分 2 次服。

（2）中期　症见抽搐频繁，角弓反张，任何轻微刺激如声、光等均可引起痉抽，饮水即呛，大便秘结，腹硬如板，抽风时大汗淋漓，痰涎壅塞咽喉，舌苔黄厚，脉弦数或沉数。治宜涤痰通腑、息风镇痉。方用大承气合木萸散：大黄（后下）10 克、芒硝（冲服）10 克、枳实 10 克、厚朴 10 克、木瓜 10 克、吴茱萸 10 克、防风 10 克、胆南星 10 克、天竺黄 10 克、黄芩 10 克、全蝎 6 克、蜈蚣 3 条。随症加减：高热者，加金银花 30 克、连翘 20 克、川黄连 6 克、生石膏 18 克；痰多，加竹沥 5～10 毫升；抽搐重者，加地龙 10 克、僵蚕 10 克；体弱年高者，减大黄、芒硝，加人参 15 克、黄芪 15 克。每日 1 剂，水煎分 2 次服。

（3）恢复期　症见牙关渐开，项强稍复，腹硬大减，痉抽不作或间有小抽，食少，睡眠不佳，多梦易惊，舌红少苔，脉虚细数。治宜养阴益气生津、镇惊安神。方用沙参麦冬汤合朱砂安神丸：沙参 10 克、麦冬 10 克、生地黄 15 克、当归 10 克、川芎 10 克、玉竹 10 克、天花粉 10 克、防风 10 克、天麻 10 克、太子参 15 克、川黄连 3 克、朱砂（冲服）1 克。随症加减：阴虚甚者，合大定风珠；便秘者，合增液承气汤；纳谷差者，加藿香 10 克、砂仁 6 克。每日 1 剂，水煎分 2 次服。

临床观察：杨光伦以上方加减辨证治疗 23 例破伤风恢复期患者，疗效满意。[2]

---

①　张洪生.中西医结合治疗破伤风 56 例［J］.中西医结合杂志,1988(8)：378.
②　杨光伦.中药为主治疗破伤风 23 例［J］.湖北中医杂志,1989(2)：23.

7. 姚公树等分 2 证

（1）风毒在表证　症见恶寒，头痛，无汗，周身酸懒，牙关不利，偶见抽搐、肌肉痉挛，舌苔薄白，脉浮弦。治宜祛风解表止痉。方用荆蝉祛风汤加减：荆芥 15 克、蝉蜕 30 克、白芷 4.5 克、羌活 9 克、白附子 6 克、制南星 6 克、制川乌 6 克。随症加减：若恶寒重，加麻黄 6 克、葱白 2 根；若发热有汗，心烦，舌红，苔黄，脉浮数，去羌活、白芷，加金银花、菊花、连翘等。每日 1 剂，水煎服。

（2）风毒入里证　症见颈项强直，甚至角弓反张，抽搐频繁，牙关紧闭，对外来声、光、震动等刺激均能引起强烈的惊搐，面唇青紫，腹肌板硬，舌苔厚腻或黄腻，脉弦数或洪数。治宜清热解毒、息风止痉。方用自拟息风止痉汤加减：蝉蜕 30 克、葛根 15 克、全蝎 9 克、僵蚕 9 克、蜈蚣 9 克、川乌 7.5 克、制南星 6 克、大黄 9 克、朱砂 0.9 克。随症加减：若高热口渴，加天花粉 12 克、生石膏 30 克、知母 12 克；神昏谵语，加牛黄散、紫雪丹等；痰涎壅盛，喉中痰鸣气促者，加葶苈子 9 克、天竺黄 6 克、射干 6 克、竹沥膏（冲）15 克；腹胀、大便秘结，加芒硝（冲）9 克、枳实 9 克。每日 1 剂，水煎服。

以上汤药除破伤风初期口服外，其他各期均以鼻饲给药。临床观察：姚公树等以上方加减辨证配合西药治疗 55 例破伤风患者。西医予破伤风抗毒素 5 万单位静滴，连用 3～5 天，等病情缓解后即减量肌内注射；氯丙嗪及苯巴比妥钠，或氯丙嗪与安定联用，若抽搐频繁加用水合氯醛或冬眠疗法。结果：治愈 48 例，死亡 5 例，死亡率 9%。[1]

经　验　方

1. 玉真散加减　白附子 10 克、天南星 10 克、天麻 10 克、白芷 10 克、全蝎 10 克、僵蚕 10 克、白芍 10 克、羌活 15 克。每日 1 剂，水煎服。祛风化痰，定搐止痉。适用于破伤风，牙关紧急，口撮唇紧，身体强直，角弓反张，甚则咬牙缩舌，脉弦紧。

程志安等以上方治疗 1 例破伤风抽搐患者，5 剂后症状明显较前减轻，继续用上方 5 剂，基本可以外出与人交流。[2]

2. 存命汤　羌活 10 克、防风 10 克、白芷 10 克、天麻 15 克、白附子 12 克、蝉蜕 10 克、胆南星 10 克、钩藤 10 克、磁石 10 克、全蝎 10 克、僵蚕 10 克、蜈蚣 3 条。每日 1 剂。另加朱砂 3 克、琥珀 3 克，分成 3 包，研磨冲服。若患者处于昏迷状态可进行胃管注入。张伟将 205 例破伤风患者随机分为治疗组 103 例与对照组 102 例。所有患者均给予常规治疗，对伤口处进行彻底的消毒清理，静脉滴注青霉素与甲硝唑，营养支持治疗。对照组患者加用巴氯芬口服治疗，其服用方法为初始计量每次 5 毫克，每日 3 次；治疗 3 天后，服用剂量不变，改为每日 4 次。治疗组患者加用巴氯芬与存命汤治疗。结果：治疗组痊愈 39 例，好转 58 例，未愈 6 例，总有效率 94.17%；对照组痊愈 35 例，好转 43 例，未愈 24 例，总有效率 76.47%。[3]

3. 中药方　胆南星 10 克、蝉蜕 30 克、防风 12 克、天麻 9 克、全蝎 9 克、僵蚕 10 克、白附子 6 克、白芍 30 克、鲜蓖麻根 100 克、朱砂（冲服）1 克。随症加减：若高热，加黄芩 10 克、黄连 10 克、生石膏 10 克；抽搐痉挛频发，加蜈蚣 3 克、地龙 10 克；痰涎壅盛，加竹沥 10 克、天竺黄 10 克；瘀血，加当归 10 克、乳香 10 克、没药 10 克；津伤烦渴，加沙参 10 克、麦冬 10 克。每次加水 300 毫升，煎 30 分钟，取汁 250 毫升，共煎 2 次，2 次煎汁混合分 2 次服。祛风化痰，止痉，清热，活血，生津。董世龙以上方结合西医治疗 76 例破伤风患者。西医予单间隔离，严防交叉感染，避免声、光等任何刺激，保持呼吸道通畅；彻底清创，清除坏死组织和异物，用双氧水冲洗，敞开伤口以利引流；第 1 日予破伤风抗毒血清 5 万单位＋5% 葡萄糖注射液 500 毫升静滴，再给 5 万单位肌注、1 万单位伤口周围注射，以后每日肌注 1 万单位，直至症状好转。用前必须皮试；控制痉挛，轻者予安定 10 毫克静注，每

① 姚公树,等.中西医结合治疗破伤风 55 例分析[J].新医药学杂志,1979(5)：44.
② 程志安,等.玉真散治疗破伤风抽搐医案 1 则[J].新中医,2017,49(11)：162.
③ 张伟.中西医结合治疗破伤风的疗效研究[J].中西医结合心血管病电子杂志,2015,3(11)：49,51.

日2～3次,重者可用冬眠Ⅰ号疗法;预防并发症及支持治疗,予青霉素钠560万单位+0.9%氯化钠100毫升静滴,每日2次;5%葡萄糖氯化钠注射液+5%氯化钾10毫升+维生素C 2.0克+维生素B₆ 0.2毫克,静滴,每日1次;复方氨基酸500毫升静滴,每日1次。疗效满意。①

4. 玉真散合五虎追风散加减 天麻12克、全蝎(焙黄研末吞服)5克、胆南星12克、白附子8克、蜈蚣(焙黄研末吞服)2条、防风12克、蝉蜕8克、羌活8克、僵蚕12克、蝉蜕8克、朱砂(冲服)5克、白芍25克、生甘草6克。每日1剂,水煎汤内服。平肝息风,祛风疏表,解毒镇痉。付平等以上方结合西药治疗5例破伤风患者,直至痉挛症状消失。方中药物剂量根据患者病情变化作适当调整。破伤风抗毒血清的应用,TAT 5万单位加入5%葡萄糖注射液500～1 000毫升静脉滴注,以后每日3万单位静脉滴注,直至症状好转(用前必须皮试)。或用人体破伤风免疫球蛋白3 000～6 000单位肌注1次,即可代替破伤风抗毒素。控制解除肌肉强直性痉挛给予安定、杜冷丁等肌注,抽搐重者用氯丙嗪50毫克加入5%葡萄糖注射液250毫升缓慢静滴,每日2次。抗生素应用青霉素G 800万～1 000万单位静脉滴注,每日1次(用前皮试)。甲硝唑注射液1克静脉滴注,每日1次。全身支持疗法补充水、电解质和维生素B、维生素C。结果:全部治愈,无骨折、窒息、肺炎等并发症发生,疗程为15～20天。②

5. 自拟方1 全蝎10克、白附子10克、胆南星10克、天麻10克、钩藤10克、蜈蚣2条,蝉蜕15克、金银花15克、地龙12克。随症加减:热甚,加连翘、蒲公英等;大便秘结,加生大黄、火麻仁;抽搐频繁,加羚羊角。每日1剂,水煎分3次口服或胃管内注入,另用琥珀3克、朱砂(水飞)2克碾末分3包冲服。平肝祛风,安神解痉。张伟恒将47例破伤风患者随机分为对照组17例与治

疗组30例。对照组予西药:破伤风抗毒素1万～2万单位静脉滴注,每日1次,连用5～7天;氯丙嗪静脉滴注,儿童每小时每千克体重5～7毫克,成人每12小时50毫克;随时调控滴速,儿童每分钟3～5滴,成人每分钟20～30滴;注意补充水和电解质,纠正代谢性酸中毒;同时大剂量使用青霉素。治疗组在对照组的基础上给予中西医综合疗法。结果:治疗组治愈26例,占86.67%;无效4例,占13.33%。治愈率86.67%。对照组治愈10例,占58.82%;无效7例,占41.18%。治愈率58.82%。③

6. 自拟方2 炒白芍20克、当归10克、全蝎15克、蜈蚣3条、制天南星10克、蝉蜕20克、天麻15克、白附子10克、羌活10克、防风15克、炒火麻仁20克、大黄6克、焦麦芽10克、焦山楂10克、焦神曲10克。每日1剂,水煎分2次服。宁更献等将80例破伤风患者随机分为对照组与治疗组各40例。对照组予西药破伤风抗毒素5万～10万单位静脉滴注1～2日;伤口彻底清创,每日用双氧水冲洗6～10次;痰阻或频繁抽搐者行气管切开,采用青霉素或氧氟沙星抗感染,安定与鲁米那或单用安定镇静,支持疗法用复方氨基酸、水溶性维生素、脂肪乳及能量合剂等。治疗组在对照组的基础上以上方治疗,张口困难不能进食者应用中药灌肠,每日2次,上、下午各1次。5天为1个疗程,1～2个疗程后统计疗效。结果:治疗组痊愈30例,好转6例,无效4例,总有效率90%;对照组痊愈16例,好转8例,无效16例,总有效率60%。④

7. 息风汤 人参12克、防风9克、芍药9克、川芎9克、全蝎6克、僵蚕9克、蜈蚣3条、天麻6克、甘草6克、琥珀3克、朱砂1.5克。随症加减:痰涎壅盛者,加天竺黄;热盛者,加犀角粉(水牛角粉代)、生石膏、知母;痉挛甚者,加干地龙;气血虚弱者,加黄芪、当归;大便秘结者,加生地黄;阴阳欲脱者,加制附子。每日1剂,水煎服。祛风止

① 董世龙.中西医结合治疗破伤风76例[J].实用中医内科杂志,2011,25(1):73.
② 付平,等.中西医结合治疗破伤风5例[J].云南中医中药杂志,2010,31(10):92.
③ 张伟恒.中西医结合治疗破伤风30例临床分析[J].中国医药导报,2009,6(31):69-70.
④ 宁更献,等.中西医结合治疗破伤风40例疗效观察[J].河北中医,2008(6):625.

疼,镇静安神。陈泉将70例破伤风患者随机分为治疗组与对照组各35例。对照组予西医治疗:伤口未愈合者均给予彻底清创,彻底清除坏死组织、异物及碎骨,术后用3%过氧化氢冲洗,伤口不缝合、不包扎。成人患者予破伤风抗毒素4万单位加入5%葡萄糖注射液250毫升中静滴,连用3天,或一次给予破伤风免疫球蛋白3 000单位肌注,分3等份肌内注入3个不同部位;新生儿或幼儿给予破伤风抗毒素1万单位加入5%葡萄糖注射液100毫升中静滴,或一次给予破伤风免疫球蛋白3 000单位肌注,分3等份肌内注入3个不同部位。青霉素每日960万单位,分2次静脉滴注,疗程10天,联合甲硝唑每日2克,分2次静脉滴注。对青霉素过敏者,选用头孢曲松钠或红霉素。地西泮40毫克,分4次肌注,中、重型患者用量200～400毫克,分4～6次静脉滴注,儿童每次量为每千克体重0.5～1.0毫克,每日3～4次。苯巴比妥钠成人每次100毫克(儿童为每千克体重4毫克),与地西泮交替使用。10%脂肪乳剂注射液250毫升,每日2次,张口困难较重或吞咽困难者均给予鼻饲营养物质。重症破伤风患者行气管切开,清除呼吸道分泌物,减少死腔,以确保有效给氧,预防多器官功能衰竭(MOF)的发生。治疗组在对照组治疗的基础上同时口服或鼻饲自拟息风汤。2周为1个疗程,2周后观察疗效。结果:治疗组痊愈率85.7%,显效率8.7%,有效率2.9%,无效率2.9%,总体愈显率94.2%;对照组痊愈率62.8%,显效率14.3%,有效率14.3%,无效率8.6%,总体愈显率77.1%。[①]

8. 解痉汤 蜈蚣1条、全蝎3克、天南星5克、天麻5克、白芷5克、羌活6克、防风5克、鸡矢白6克。先煎诸药去渣后放入鸡矢白(为干燥鸡屎发白的部分,取出干燥)研末加黄酒1杯,每日1剂,分3次内服。1周为1个疗程。祛风定痉,清热利湿,缓急舒筋。田家敏以上方治疗14例破伤风患者。结果:治疗1个疗程后,痊愈(全

身症状完全消失)12例,显效(角弓反张、颈项强直基本消失,仍有乏力、纳差等症)2例。总有效率100%。[②]

9. 徐平经验方 全蝎10克、白附子10克、胆南星10克、天麻10克、钩藤10克、蜈蚣2条、蝉蜕15克、金银花15克、地龙12克。每日1剂,水煎分3次口服或胃管内注入,另用琥珀3克、朱砂(水飞)2克碾末分3包冲服。随症加减:如热甚,加连翘、蒲公英等;大便秘结,加生大黄、火麻仁;抽搐频繁,加羚羊角。平肝祛风,安神解痉。徐平以上方加减配合西药治疗33例破伤风患者。伤口局部用3%双氧水或1:5 000高锰酸钾溶液冲洗和湿敷数日直至伤口愈合,同时根据伤口大小及病情的轻重予破伤风抗毒素(TAT)1 500单位至1万单位,并加利多卡因局部封闭;大剂量使用抗生素(青霉素、头孢菌素)及TAT肌注、静滴剂量与其他报道基本相同;苯巴比妥钠、复方冬眠灵及安定肌内注射。疗效满意。[③]

10. 天麻钩藤汤加减 天麻15克、钩藤15克、全蝎4克、蜈蚣3克、僵蚕15克、川芎15克、磁石30克、珍珠母30克、川大黄12克。温水800毫升泡1小时后煎至300毫升,每日分2次保留灌肠,共5～7天。田博成等以上方配合西药治疗85例破伤风患者。西药予安定20毫升,小儿按每千克体重1.5毫克给药,同时给东莨菪碱每次每千克体重0.03～0.05毫克,4～6小时1次,肌注。必要时给冬眠Ⅰ号1/3量肌注,4～6小时重复,与安定交替;中和破伤风游离毒素,对近期伤口周围封闭注射,并彻底清创,用3%双氧水湿敷伤口,改善局部缺氧环境,同时静脉点滴破伤风抗毒素1万单位,每日1次,1周后停用,利用鞘内途径给破伤风抗毒素1万单位,加氟美松10毫克蛛网膜下腔注入。破伤风抗毒素用量为10万～15万单位;大剂量青霉素及甲硝唑的应用,青霉素800万单位静点,甲硝唑0.5克静点,均每日1次。结果:治愈84例,治愈率为98.8%,

① 陈泉.中西医结合治疗破伤风35例疗效观察[J].中国病原生物学杂志,2008(8):641-642.
② 田家敏.解痉汤治疗破伤风[J].山东中医杂志,2006(9):624.
③ 徐平.中西医治疗破伤风33例[J].四川中医,2004(11):80.

死亡 1 例。①

11. 五虎追风散加减 蝉蜕 50 克、胆南星 6 克、天麻 6 克、全蝎 10 克、僵蚕 10 克、朱砂 1 克。随症加减：无天麻，改双钩藤 50 克，加地龙 10 克；抽搐重者，加蜈蚣 1～2 条；高热者，加金银花、连翘；大便秘结者，加生大黄。加水 2 000 毫升，煎至 500 毫升，慢慢服下，不能口服者，从鼻饲管分次注入，每日 1 剂。易荣清以上方加减结合西药治疗 24 例破伤风患者。西药予破伤风抗毒素，首次使用抗毒血清 8 万～10 万单位静脉点滴，2 天后减为 3 万～5 万单位，连用 2～5 天。镇静剂选鲁米那、安定、冬眠灵中任何一种，不联合使用，且用一般剂量。静脉封闭予普鲁卡因 0.5～1.0 克加入 5%～10% 葡萄糖注射液 500～1 000 毫升中，缓慢静脉点滴，每日 1 次。直至症状明显减轻时则停用。结果：治愈 22 例，死亡 2 例，病死率 8.33%。②

12. 杨长森经验方 当归 9 克、生地黄 9 克、白芍 15 克、甘草 6 克、僵蚕 9 克、制白附子 4.5 克、制南星 3 克、大贝母 9 克、全蝎粉（分 2 次吞服）3 克、黄芩 9 克、钩藤（后下）9 克。每日 1 剂，头 2 煎均分 2 次服。养血息风，清热化痰。杨长森以上方配合针灸治疗 1 例破伤风患者。耳针选取颈椎、胸椎、腰椎区；体针选取人中、地仓、颊车、合谷、足三里、丰隆、三阴交，均用补法，留针 20 分钟。连服 3 剂，痊愈出院。③

13. 五虎追风散 1 蝉蜕 30 克、天麻 6 克、制南星 6 克、炙全蝎 7 个、僵蚕 7 条。水煎服，服药前先用温黄酒 60 毫升冲服朱砂 1.5 克，然后服药。药后手足心及心窝部出汗者预后佳。12 岁以上儿童用成人量，小儿可酌减为 1/4～1/2 量。病重者每日再加服焙干研细的蝉蜕末 3 次，每次 15 克。冯兰馨等以上方配合破伤风抗毒素 1 万～3 万单位、氯普马嗪、苯巴比妥钠共治疗 65 例破伤风患者，死亡 11 例，其中 4 例因不能服中药及 3

例在治疗后 12 小时内死亡，如不予统计，则修正死亡率为 6.89%。④

14. 破伤风秘方 黑桑椹 10 克、胆南星（炙）10 克、蝉蜕（焙黄）6.5 克、虎骨 3.1 克、串肠米（狗吃米后便出未消化者，洗净焙黄）8 克、血余（年纪大的白发更好）6.5 克。将上药共研为细末，用好蜜 125 克浸润 20 分钟，再加黄酒 125 毫升，香油 125 毫升煎熬，煮沸后用细火熬成药膏 313 克左右。成年人第 1 剂 1 天服用，白水送下，第 2 剂 2 天服完。每 20 分钟服 1 次，每次服 15 克左右。一般 1 剂即愈，重者不超过 3 剂。患者多吃流质食物，如大便干燥者，可用甘油灌肠。申元清以上方治疗 225 例破伤风患者。结果：全部治愈，治愈率 100%（如患者口紧不开，可针刺地仓、少商两穴，即能开口服药）。⑤

15. 五虎追风散 2 蝉蜕 30 克、天南星 6 克、明天麻 6 克、全蝎（带尾）7 个、僵蚕（炒）7 条。水煎服，黄酒 60 毫升为引。服药应先将朱砂末 1.5 克冲下。张钧衡以上方配合西药治疗 2 例破伤风患者。西药予青霉素 5 万单位肌内注射；破伤风抗毒素 4 万单位注射；口服维生素 B、C。同时予伤口处理：高锰酸钾液洗，磺胺膏外涂，每日换药 1 次。口服镇静剂。疗效满意。⑥

16. 五虎追风散 3 蝉蜕 30 克、天南星 6 克、明天麻 6 克、全蝎（带尾）7 个、僵蚕（炒）7 条。以上用水煎服，用黄酒 60 毫升为引，服前先将朱砂 1.5 克冲下，每次服后五心（两手心、两脚心和心窝）出汗即有效，但出汗与否，应于第 2 天再服，每日 1 剂，服完 3 剂后，第 2 日用艾灸伤口。灸伤口：将嫩槐皮切成以纸薄厚片，比伤口略大，敷于伤口之上，再取核桃壳半个，将仁取出，内放入粪，覆于嫩槐皮上，再用水和小麦粉捏成寸宽深 5 分的面圈 1 个于核桃壳上，内放绒燃灸，至五心出汗为度。吴书曾以上法治疗 6 例破伤风患者，灸后视

① 田博成，等.中西医结合综合治疗破伤风 85 例临床报告[J].中国中西医结合外科杂志，2000(1)：26-27.
② 易荣清.中西医结合治疗破伤风 24 例报告[J].江西中医药，1985(6)：60-61.
③ 杨长森.破伤风[J].新中医，1974(3)：23.
④ 冯兰馨，等.五虎追风散治疗破伤风 65 例报告[J].中医杂志，1963(5)：15.
⑤ 申元清.河北省中医临床资料会集，第一集[C].1958：103.
⑥ 张钧衡.治疗"破伤风"的经验介绍"五虎追风散"治疗破伤风的二例介绍[J].中医杂志，1956(8)：420.

身体虚实程度服用琥珀彻底汤[独活9克、蜣螂(焙干)3个、人指甲(焙成黄色)3克、全蝎7个、僵蚕7个、蝉蜕15克、天南星6克],水煎服,服药前用黄酒30克为引,将朱砂1.5克、琥珀1.5克、赤金3张为末冲下,每日1剂,2剂即可。除1例儿童因未将药服完发生死亡外,其他5例均治愈,且无后遗症。[①]

单　方

1. **李仲康治验方**　组成:巴豆(去壳)、苦杏仁(去皮尖)、蜈蚣。制备方法:巴豆2粒、苦杏仁2粒用绢布包捶如泥,投入用蜈蚣2条所煎之80毫升水中,再煎至20毫升。1次服用。临床应用:李仲康以上方治疗1例破伤风患者,服药1小时后即解出坚硬之黑色大便,痉挛大减。又服1剂后,神清识爽,乃改服玉真散合补中益气汤4剂而告痊愈。继进圣愈汤2剂善后。[②]

2. **止痉散**　组成:蜈蚣5条、全蝎16克、僵蚕16克。用法用量:上药烘干共研极细末,每次服2～7克,用上方之药液或黄酒开水冲服。功效:息风止痉,定搐。临床应用:季洪平等以上方结合息风汤(钩藤15～30克、蝉蜕10～15克、羌活10克、防风10克、细辛4克、白芷10克、胆南星10克、天麻10克、白附子13克)与西药治疗105例破伤风患者。西药予破伤风抗毒素,成人每日10万单位加入液体中静滴,连用3～5天;新生儿每日2万单位加入液体内静滴,连用3天,并以5 000单位作脐周封闭。同时予抗生素控制感染、镇静剂、补充营养、气管切开等治疗方法。结果:治愈95例,治愈率90.5%。[③]

3. **桑沥**　组成:桑枝。制备方法:取长65～100厘米,直径2～3厘米的新鲜桑枝1段,倾斜架空,树枝中段用烈火烧烤,较低一端用器皿盛接,滴出之黄褐色汁液即为桑沥。用法用量:新生儿每次3～5毫升,儿童10毫升,成人20～30毫升,每日3次,口服或鼻饲。多服无任何不良反应,最多1日可服300毫升。功效:清热化痰,镇惊息风。临床应用:广西北海市人民医院外科将52例破伤风患者随机分为治疗组23例与对照组29例。对照组单用西药,治疗组予桑沥治疗或配合西药。结果:治疗组治愈19例,好转1例,死亡3例,病死率13%;对照组治愈10例,未愈9例,死亡10例,病死率34.7%。[④]

4. **雄黄豆腐**　组成:雄黄15克、豆腐250克。制备方法:豆腐中心挖孔,将雄黄研成细末填于孔内盖好,水煮1小时。用法用量:待痉挛停止时将豆腐连汤分3次内服,连服5天,抽搐逐渐停止,口能张开,停止其他疗法。临床应用:朱云卿以上方治疗2例破伤风患者,均治愈,效果满意。[⑤]

5. **蝉蜕粉**　组成:蝉蜕。用法用量:根据年龄给予3～10克,伴以黄酒内服(小儿免酒),每日1次,7次为1个疗程。临床应用:王重九以上方治疗130例破伤风患者,同时予破伤风毒素、镇静剂、封闭(每日注射普鲁卡因450～1 000毫克)及针灸治疗,牙关紧闭,用阳白、地仓、颊车、下关、迎香;全身抽搐,用合谷、曲池、足三里、大椎、风府。疗效满意。[⑥]

预防用药

荆防牵正汤加减　组成:荆芥10克、防风10克、羌活10克、独活10克、川芎10克、白芷9克、全蝎6克、蜈蚣3条、白附子6克、僵蚕12克、地龙10克、薄荷9克。适用于开放式损伤,预防破伤风。用法用量:每日1剂,水煎服3剂。临床应用:吴国红以上方预防100例开放性损伤患者,随访未见任何患破伤风迹象。[⑦]

①　吴书曾.介绍史传恩治疗破伤风秘方[J].中医杂志,1955(10):21.
②　李仲康.破伤风治验[J].四川中医,1986(10):50.
③　季洪平,等.中西医结合治疗破伤风105例临床体会[J].山东医药,1979(1):15.
④　广西北海市人民医院外科.桑沥治疗破伤风的探讨[J].新医学,1978(1):21.
⑤　朱云卿.用雄黄豆腐治疗破伤风两例[J].江苏中医,1963(1):39.
⑥　王重九.中西结合治疗破伤风的研讨[J].江苏中医,1963(5):17.
⑦　吴国红.荆防牵正汤预防破伤风100例[J].临床和实验医学杂志,2006(11):1829.

败 血 症

概 述

　　败血症是由各种不同的致病菌侵入血循环而引起的急性全身性感染。致病菌可从人体的局部不断侵入血循环并在血液中生长繁殖,产生毒素。一般以急性起病、寒战高热、白细胞显著增加等严重毒血症症状为主的临床表现。类似中医的"疔疮走黄""疽毒内陷""毒邪内攻"等证。临床辨证分型如下。(1)火毒炽盛型:寒颤高热,头痛,烦躁,关节酸楚,大便干结,小便黄赤,大渴引饮,甚则神志不清,呓言谵语,或有恶心呕吐,咳嗽痰血,苔黄腻而糙,舌质红绛,脉洪大数或弦滑数;局部表现疮势漫肿,焮红剧痛,脓水稠厚。(2)热毒伤阴型:发热不退,口干唇燥,胃纳不振,大便燥结,小便短赤,或神志昏糊,渴喜冷饮,苔光剥或焦干,舌质红绛,脉细数或虚数;局部表现疮包紫滞,平肿脓少或有血水。(3)气虚阳虚型:病程较长,无发热或体温反低,神萎气怯,自汗肢冷,口不渴或喜热饮,甚则呼吸急促,手足震颤,苔薄白,舌质淡,脉沉细或细弱;局部表现疮色暗淡,肿势塌陷,脓不稀薄,不知疼痛。[1]

辨 证 施 治

　　1. 马绍尧分 3 型

　　(1)**火毒炽盛型**　症见寒颤高热,头痛烦躁,关节酸楚,大便干结,小溲黄赤,大渴引饮,甚则神志不清,呓语谵语,或有恶心呕吐,咳嗽痰血,苔黄腻而糙,舌质红绛,脉洪大数或弦滑数;局部表现疮势漫肿,焮红剧痛,脓水稠厚。治宜凉血清热解毒。方用犀角地黄汤合黄连解毒汤加减:水牛角、鲜生地黄、赤芍、牡丹皮、紫花地丁、金银花、黄芩、栀子、连翘、七叶一枝花、半枝莲、生甘草等。随症加减:神志昏迷,加安宫牛黄丸或紫雪丹;咳嗽痰血者,加贝母、藕节炭、鲜竹沥、鲜白茅根;大渴引饮,加生石膏、肥知母、天花粉等。

　　(2)**热毒伤阴型**　症见发热不退,口干嘴燥,胃纳不振,大便燥结,小溲短赤,或神志昏糊,渴喜冷饮,苔光剥或焦干,舌质红绛,脉细数或虚数;局部表现:疮色紫滞,平肿脓少或有血水。治宜养阴生津,清热解毒。方用增液汤或竹叶黄芪汤合黄连解毒汤加减:鲜生地黄、鲜沙参、天冬、麦冬、生石膏、金银花、连翘、栀子、黄芩、半枝莲、蒲公英、生甘草等。

　　(3)**气虚阳虚型**　症见身无热或体温反低,神萎气怯,自汗肢冷,目不渴或喜热饮,甚则呼吸急促,手足震颤,苔薄白,舌质淡,脉沉细或细弱;局部表现疮色暗淡,肿势塌陷,脓水稀薄,不知疼痛。治宜益气扶正托毒。方用透脓散、托里消毒散加减:生黄芪、党参、淮山药、焦白术、金银花、黄芩、白花蛇舌草、皂角刺、炙甲片等。随症加减:病势重者,加白参另煎冲服,熟附块先煎半小时。

　　临床观察:马绍尧等以上方辨证配合使用抗生素和补液治疗 20 例败血症患者,全部痊愈。[2]

　　2. 唐由君分 8 型

　　(1)**热毒炽盛型**　症见壮热恶寒,头痛身痛,痈疡疮疔,红肿热痛,舌红口干,苔黄燥,小便黄,大便干。治宜清热解毒。方用五味消毒饮加减:金银花 15 克、蒲公英 9 克、紫花地丁 9 克、野小菊 9 克、紫背天葵根 9 克。酒引,水煎服。随症加减:服药 5 剂后,体温降至 39℃ 以下,细菌培养未见控制,加入金线七叶一枝花 9 克、半枝莲 9 克。临床观察:岳美中以上方治疗 1 例败血症患者,疗效满意。

　　(2)**邪犯少阳型**　症见寒热往来,胸胁苦满,不欲饮食,心烦喜呕,口渴口苦,咽干目眩,苔薄黄或黄腻,脉弦数。方用小柴胡汤加减:柴胡、半

──────────
①　马绍尧,陆德铭,顾伯华.败血症的辨证施治(附 20 例临床分析)[J].广西中医药,1983(6):18-20.
②　马绍尧,等.败血症的辨证施治(附 20 例临床分析)[J].广西中医药,1983(6):18-20.

夏、人参、甘草、黄芩、生姜、大枣。随症加减：初用小柴胡汤治疗未效，改用大柴胡汤、青蒿鳖甲汤；症状仍未减，最后再用小柴胡汤，加大黄并将柴胡、黄芩剂量加大（柴胡12克、黄芩9克），改人参为太子参12克。每日2剂，水煎服。临床观察：毛李黎以上方治疗1例败血症患者，17日后痊愈出院。

（3）湿热阻闭型　症见憎寒壮热，1日3发或发无定时，胸闷呕吐，头痛烦躁，口干不欲饮，苔白腻或白厚，舌质红，脉弦数或濡数。治宜化湿清热。方用达原饮加减：川厚朴、草果仁、白芍、黄芩、甘草、青蒿、白薇、茯苓。水煎服。临床观察：周子容以上方送服清心牛黄丸1枚治疗1例败血症患者，2剂后热全退，诸症痊愈。

（4）热炽气分型　症见壮热头痛，口干舌燥，烦渴引饮，面赤恶热，自汗出，背微恶寒，脉大无力。治宜清热益气。方用人参白虎汤加减：生晒参、石膏、知母、铁皮石斛、金银花、连翘、赤芍、牡丹皮、墨旱莲。临床观察：张伯臾以上方治疗1例败血症患者，疗效满意。

（5）少阳、阳明并病型　症见寒热往来，口苦咽干，耳聋，心烦喜呕，不欲饮食，大便干，小便少，苔薄白或苔黄而干，脉紧弦数。治宜和解少阳、清泄气热。方用柴胡白虎汤加减：柴胡30克、石膏75克、黄芩20克、党参25克、金银花75克、甘草10克。水煎分2次口服。临床观察：张琪以上方治疗1例败血症患者，5日后，体温下降，之后加川黄连10克、瓜蒌25克，10日后体温正常。

（6）气血两燔型　症见壮热头痛，口干舌燥，烦渴引饮，时有谵语，肌衄齿衄，或渴或不渴，舌红而干，脉细数。治宜气营两清、清热解毒。方用白虎汤合清营汤加减：生地黄24克、牡丹皮10克、玄参10克、甘草6克、石膏24克、知母12克、沙参30克、野菊花30克、竹叶10克、蒲公英30克、芦根15克。水煎服。临床观察：李铭以上方治疗1例败血症患者，连服6剂，全身情况好转。

（7）火热炽盛型　症见斑色紫暗，舌苔微黄或焦黑，舌质干绛，舌体萎缩，寒硬，脉细数而虚。治宜增液益气、清热解毒、凉血散血。方用增液汤：细生地黄（先浸捣烂取汁冲服，其中渣同下药煎服）500克、麦冬30克、玄参30克、西洋参（另炖）15克、白芍15克、赤芍15克、犀角（水牛角代，冲）3克、生甘草15克、牡丹皮15克、蒲公英30克、金银花25克、大青叶25克。6碗水煎至3碗，另加梨汁、马蹄汁、橙汁、金汁各半碗调入生姜汁及药汁，分4份，每3小时服1次。临床观察：朱敬修以上方治疗1例败血症患者，疗效满意。

（8）津气大伤型　症见肢冷汗出，口干作渴，气短懒言，肢体倦怠，眩晕少神，脉微细弱。治宜益气生津、回阳救脱。方用参附汤（人参、附子）合生脉散（人参、麦冬、五味子）加减。临床观察：贾北平以上方治疗6例败血症患者。结果：治愈4例，死亡2例。[①]

3. 张谷才分2型

（1）湿热内蕴型　症见高热烦躁，面红目赤，口渴欲饮，大便胶滞不畅，小便短赤涩痛，舌红苔黄，脉滑数。治宜清利湿热、宣泄通腑。方用葛根芩连汤合导赤散加减：葛根12克、黄芩9克、黄连9克、生地黄12克、木通6克、竹叶30片、生甘草6克、生栀子12克。临床观察：张谷才以上方治疗1例败血症患者，复诊2次，辨证加减予药，效果满意。

（2）毒热内陷型　症见高热口渴，胸闷烦躁，小便黄赤短涩，大便3日未行，全身皮疹，躯干尤甚，面色灰滞，舌质红绛，苔灰黄焦燥，脉细数。治宜解毒凉血、通腑泄热。方用解毒承气汤：生大黄（后下）9克、鲜生地黄30克、金银花30克、连翘15克、牡丹皮9克、紫草9克、紫花地丁15克、玄参15克、黄芩9克、生甘草5克。临床观察：张谷才以上方治疗1例金黄色葡萄球菌性败血症患者，服药2剂，发热渐解，皮疹消退。原方减大黄至6克，续服2剂，诸症悉除。[②]

①　唐由君.中医治疗败血症近况［J］.山东中医学院学报，1983（2）：58.
②　吴成，等.张谷才教授用通腑法治疗败血症经验拾萃［J］.北京中医，1987（5）：7.

经 验 方

1. 三仁汤加味 杏仁 15 克、薏苡仁 30 克、白蔻仁 10 克、厚朴 15 克、通草 3 克、滑石 30 克、法半夏 12 克、竹叶 10 克、鸡内金 15 克、天花粉 20 克，水煎服。董樵生等以上方结合西药治疗 1 例真菌性败血症患者，西药予参麦注射液（每 10 毫升中含人参 1 克、麦冬 1 克）20 毫升加生理盐水 250 毫升静脉滴注，每日 1 次，连用 10 天；磷霉素 6 克加生理盐水 100 毫升静脉滴注，每日 2 次。1 剂后患者体温下降到 38.4℃，腹胀缓解，胃纳增加，连服 3 剂后患者症状明显缓解，体温＜38℃；血、尿培养均为无名假丝酵母菌生长。西医诊断为真菌性败血症。根据药敏，停用抗生素，加用酮康唑 0.2 克，每日 2 次口服。中药仍守上方加黄连 9 克，连服 4 剂后症状完全消失，体温恢复正常，舌淡红，苔薄白，脉细；继服 1 剂后，予以六君子汤（木香 12 克、白蔻仁 10 克、法半夏 12 克、陈皮 12 克、党参 20 克、茯苓 20 克、白术 15 克、炙甘草 6 克、天花粉 20 克、佩兰 15 克、鸡内金 15 克）调理 1 个月。复查血、尿培养均为阴性，痊愈出院，随访半年未再复发。①

2. 清热解毒饮加减 荆芥 15 克、防风 15 克、金银花 40 克、栀子 15 克、连翘 15 克、桔梗 15 克、牡丹皮 20 克、赤芍 15 克、知母 20 克、生地黄 15 克、菊花 20 克、天花粉 20 克、青皮 20 克、柴胡 15 克、青蒿 20 克、大黄 25 克、石膏 50 克、芒硝（另包冲服）40 克。水煎服，每次 150 毫升，每日 2 次口服。尹燕杰等以上方结合西药治疗 40 例脓毒败血症患者。西药选择药物应依据细菌的种类及其对药物的敏感而定，各种抗生素的剂量应比一般量较大，必要时可采用 2 种以上的抗生素。首选青霉素，每天用量 960 万单位，配用丁胺卡那 0.8 克。如果效果不佳，改用广谱抗生素，如头孢类、先锋 B 等，每天 4 克或曲松那每天 2 克静脉点滴。结果：有效（肿势收束，根脚清，疮口颜色转红，脓汁稠厚、量多，腐脱新生，嫩肉如珠，头痛、心烦消失，热退身安，1 周内体温不升高者）38 例，占 95％；无效（肿势散漫不收，疮口紫暗，脓汁量少，腐肉未脱，头痛、心烦不安，高热、寒战持续 2 周不缓解者）2 例，占 5％。②

3. 白虎人参汤 生石膏 120 克、知母 30 克、牡丹皮 30 克、山药 30 克、生地黄 40 克、黄芩 40 克、连翘 60 克、金银花 60 克、党参 60 克、水牛角 20 克、柴胡 20 克、甘草 10 克。水煎服，每日 2 次分服。每周输新鲜血 300 毫升。随症加减：热重者，另加安宫牛黄丸 1 粒，每日 1～2 次。姜乃忠以上方加减治愈 1 例金黄色葡萄球菌败血症患者。③

4. 中药方 茵陈 20 克、板蓝根 20 克、葛根 20 克、川芎 10 克、羌活 10 克、白术 19 克、肉桂 10 克、白头翁 30 克、炮姜 5 克。水煎服。另以龙眼肉 30 克，包鸦胆子 10 克吞服。张凡鲜等以上方治疗 1 例沙门氏菌败血症患者，服 3 剂后，体温降至 37.7℃左右，但仍乍冷乍热，疲乏，食饮不佳，于方中加柴胡 10 克、山楂 20 克、山药 20 克。再服 3 剂，诸症悉除，纳食有所增加，以六君子汤调理脾胃。临床症状消失，痊愈出院。④

5. 中药方 红参（另煎和服）10 克、制附子 6 克、川黄连 2 克、淡黄芩 10 克、川大黄 6 克、大青叶 20 克、金银花 20 克、净连翘 10 克、生甘草 4 克。张谷才以上方治疗 1 例败血症伴休克患者，服药 2 剂，血压趋于稳定，恶寒退，四肢温，大便通畅，阳气已复。但热度仍在 39℃左右，口渴少饮，多汗，原方去附子、大黄，加知母 10 克、石膏 40 克、栀子 10 克。连服 5 剂，高热渐释，转危为安，后改为清热生津调治，病愈出院。⑤

6. 银黄青蒲汤 金银花 30～120 克、青蒿 30～120 克、大青叶 30～120 克、蒲公英 30～120 克、紫花地丁 30～120 克、黄芩 12 克、黄柏 9 克、

① 董樵生，廖静.中西医结合治疗真菌性败血症 1 例[J].中国中西医结合杂志，2001(3)：164.
② 尹燕杰，等.中西医结合治疗脓毒败血症 40 例[J].黑龙江医学，2001(12)：930.
③ 姜乃忠.加味白虎参汤治愈金黄色葡萄球菌败血症 1 例[J].中西医结合杂志，1988(5)：281.
④ 张凡鲜，等.治愈沙门氏菌属败血症一例[J].四川中医，1988(6)：23.
⑤ 张谷才.败血症伴休克[J].江苏中医杂志，1986(5)：20.

黄连 3 克、生地黄 30 克、赤芍 15～30 克、玄参 30 克、麦冬 30 克、牡丹皮 9 克、生石膏 30 克、知母 9 克。每日 1 剂，水煎服。李文中以上方治疗 125 例外伤继发脓毒血症患者。结果：痊愈 110 例，中西医结合痊愈 10 例，转院 5 例。[1]

7. 清营汤加减 犀角（水牛角代，先煎）4.5 克、生地黄 9 克、牡丹皮 9 克、金银花 30 克、连翘 12 克、败酱草 90 克、生大黄 6 克、钩藤 12 克、黄芩 6 克、黄连 6 克、生栀子 9 克、紫雪丹（分 2 次冲服）3 克。服药前先用安宫牛黄丸半粒，融化后从胃管中灌服。王宁以上方治疗 1 例产碱杆菌败血症患者。4 小时后，仍用原方加麦冬 9 克、大青叶 15 克。水煎，分 2 次服。服后改竹叶石膏汤（竹叶 9 克、麦冬 9 克、连翘 15 克、木通 4.5 克、黄连 6 克、钩藤 15 克、栀子 9 克、败酱草 15 克、桑枝 12 克、地龙 9 克、玄参 9 克、生甘草 4.5 克、灯心草 3 克），连服 4 剂，痊愈出院。[2]

8. 小柴胡汤加味 柴胡 9 克、黄芩 9 克、糖参 9 克、龟板胶 9 克、石斛 30 克、石膏 30 克、鳖甲 30 克、白芍 12 克、当归 12 克、生地黄 15 克、川芎 6 克、淡竹叶 4.5 克、五味子 4.5 克。水煎服。季仁甫等以上方治疗 1 例粪产碱杆菌败血症患者，共住院 43 天，痊愈出院。[3]

9. 竹叶石膏汤 竹叶、石膏、甘草、麦冬、连翘、黄芩、栀子、蒲黄。清热生津，养胃益气。佘宗岱以上方治疗 1 例金黄色葡萄球菌败血症患者，服药第 4 天，体温降至正常，调养 2 周，痊愈出院。[4]

中 成 药

安宫牛黄丸 组成：牛黄、水牛角浓缩粉、人工麝香、珍珠、朱砂、雄黄、黄连、黄芩、栀子、郁金、冰片（北京同仁堂制药二厂生产，每丸重 3 克）。功效：清热解毒，镇惊开窍。用法用量：每次 1 丸，每日 1 次。临床应用：王肖蓉将 300 例败血症

患者随机分为治疗组与对照组各 150 例。对照组予西药选用大剂量、联合用抗生素，如泰能、舒普森、复达新、凯兰欣、新福欣、先锋 V、先锋 VI、尼泰欣、特子社复等。根据病情选 1 种或 2～3 种。同时予输全血、血浆、静注人免疫球蛋白（pH4）、白蛋白。积极创面处理，力争及早控制创面感染和植皮覆盖。治疗组在对照组的基础上加上方治疗。结果：治疗组治愈 98 例，显效 29 例，有效 20 例，无效 3 例，总有效率 98%；对照组治愈 42 例，显效 31 例，有效 44 例，无效 33 例，总有效率 78%。[5]

变应性亚败血症

概　　述

变应性亚败血症是一种原因不明的全身变态反应性疾病。好发于 2～10 岁的少年儿童，但成人特别是青年患者亦偶有所见，主要临床表现是发热、皮疹、关节痛。病程缠绵，有的可达 10 余年。中医文献中并无"变应性亚败血症"的病名，但根据临床表现，大部分医家认为它属于中医"温病"范畴。主要根据：(1) 起病急，初起即热象偏盛，发热为其主症；(2) 发热伴恶寒、头痛、身痛、咽痛等外感表证，与外邪感染有关；(3) 发热同时伴有斑疹出现；(4) 后期极易化燥伤阴；(5) 临床病程经过卫气营血的病理变化。临床辨证分型如下。(1) 邪入募原型：多为病初高热弛张，微有恶寒，汗出不多，面色泛红，咽痛口干，伴有周身骨关节酸痛。热退则如常人。舌质偏红，苔薄白或黄白相间，脉弦滑数。(2) 气营两燔型：高热，微有汗出，口干而不欲饮，斑点皮疹，色鲜红艳，关节疼痛，但有红肿，舌红苔薄或红绛，脉弦数。(3) 阴虚发热型：发热如潮，朝轻暮重，皮肤泛红，见点状充血疹，关节疼痛，口干咽痛，但不欲饮，心烦急

① 李文中."银黄青蒲汤"治疗外伤继发脓毒血症[J].辽宁中医杂志，1984(8)：14.
② 王宁.清营汤加减治愈产碱杆菌败血症 1 例[J].中医杂志，1981(5)：29.
③ 季仁甫，等.粪产碱杆菌血症一例治验[J].中医杂志，1965(1)：30.
④ 佘宗岱.竹叶石膏汤治疗金黄色葡萄球菌败血症余热不退一例报告[J].福建中医药，1965(4)：19.
⑤ 王肖蓉.中西医结合治疗败血症 150 例[J].实用中医药杂志，2001(5)：28－29.

躁,夜寐不安,舌质红绛,苔少或花剥,脉弦细数。
(4)虚阳外露型:高热,面部浮红,但其发热时喜暖,喜热饮,皮疹时有时隐现,咽痛而不红,关节酸痛而不红肿,神疲力乏,舌淡不红,苔少色白,脉沉细数。(5)寒湿疼痛型:发热不规则,大关节疼痛,热甚痛甚,热轻痛微,关节红肿不显或略有局限性肿胀,活动无明显受限,久则也无畸形发生,发热时微有汗出,无汗臭味,皮疹时而出现,短暂即可消失,舌淡或红,苔薄,脉细滑数。

辨 证 施 治

1. 葛欣分5型
(1)单纯型 症见嗜睡,精神差,谵语,呓语,兴奋多语,烦躁不安,神志恍惚,短时幻视幻觉,轻微颤动,发热39℃左右(少数畏寒、寒战)无低温,舌质绛或红,薄白或黄白苔,欠津或较润,脉数,呼吸道及消化道症状皆较少,白细胞多偏高,血生化改变少。治宜清热解毒。方用黄连解毒汤合犀角地黄汤加减。

(2)火炽型 症见壮热,体温多在39℃以上,寒颤明显,可一日数起,但无低温。精神症状明显,为兴奋型。发生较早,多在血培养阳性前1～2天出现。主要表现为兴奋多语、谵语、呓语、迫害妄想等。脉数,每分钟在130次以上。呼吸粗而快,每分钟30次以上。口渴明显,腹胀便秘,少有泄泻者。舌质红绛,苔黄或黄白相间,无津或干燥,有颗粒或芒刺。白细胞多偏高,血生化改变较多,但较轻微。治宜清三焦邪热。方用清瘟败毒饮加味。

(3)厥脱型 症见气脱则呼吸困难,气微欲绝,常出现呼吸衰竭的症状。血脱则迫血妄行,心慌躁动,心律紊乱,便血、呕血,脉微欲绝。常出现左心衰竭及消化道出血的症状。阳厥则体温下降。阴阳决离则显中毒性休克。精神症状重,但显阴阳虚损的抑制表现。脾胃症状出现早而显著。有腹胀、腹痛、恶心、呕吐等。舌质红绛,苔黄厚、褐或无苔,有芒刺颗粒,干裂或有裂纹。白细胞降低明显;血生化改变较早、较多、较明显。治宜固气救脱。方用独参汤或参芪汤。阳回气固后,再予凉血解毒。

(4)阴虚型 症见精神症状,神志表现时明时暗,神昏谵语。水不涵木,肝风内动则惊厥、搐动、振颤。体温升高或忽高忽低。夹湿者则腹胀腹泻,夹痰则咳嗽痰稠,夹瘀则血热妄行,吐血、衄血,创面出血,皮肤出现瘀血斑及溃烂等。舌质干绛,苔黄燥或镜面舌;夹湿者则舌质淡红,苔厚腻。白细胞时高时低,晚期多偏低;血生化改变明显,出现较早。治宜养阴清热。方用清营汤加味。

(5)阴损及阳型 症见持续低温35℃～37℃。呼吸、脉搏增快。精神症状表现为神志恍惚,嗜睡,淡漠,少气懒言,语言含糊。口渴不显,大便稀溏、无脓血,中等腹胀。舌质红绛,光剥无苔,或苔厚舌燥,终末期枯萎暗淡,齿涸唇焦。白细胞偏低;血生化改变较早、较多、较明显。治宜回阳救逆。方用参附汤或附子理中汤。阳回逆转,再予清热解毒。[1]

2. 孟会娟等分2型
(1)急性期属热入营血型 治宜清营透热、通络止痛。药用柴胡15克、生地黄15克、玄参10克、麦冬10克、金银花10克、连翘10克、防风10克、牡丹皮10克、雷公藤15克、制川乌10克、白芍15克、甘草6克。随症加减:高热不退者,加石膏30克、知母10克;皮疹多且重者,加紫草、大青叶;咽痛者,加射干、马勃;肝功能异常者,加虎杖、五味子;淋巴结、肝脾肿大者,加夏枯草、莪术;心肌炎、心包积液者,加黄芪、茯苓;蛋白尿伴下肢浮肿者,加薏苡仁、泽泻。

(2)恢复期属阴虚邪恋型 治宜养阴清热、舒筋活络。药用青蒿10克、鳖甲(先煎)15克、生地黄15克、知母10克、牡丹皮10克、徐长卿15克、桑寄生15克、木瓜12克、甘草6克。服激素期间每日1剂,水煎分2次服。临床症状控制后,上方随症加减,改为隔日1剂,以巩固疗效。

① 葛欣.烧伤败血症的中医辨证施治[J].辽宁中医药大学学报,2010,12(6):205-206.

临床观察：孟会娟等以上方辨证结合西药治疗 12 例变应性亚败血症患者。西药予强的松 15 毫克,晨 8 点左右顿服。同时辅以支持疗法,必要时给予抗生素或对症治疗。在症状控制 1 周后,强的松每隔 3 日减 5 毫克直至停药。结果：治愈 8 例(66.67％),显效 3 例(25.00％),有效 1 例(8.33％)。2 年内对临床治愈及显效病例随访,仅有 2 例曾复发但未恶化。①

3. 裴正学分 3 型

(1)湿热郁阻、寒凝经脉型 症见发热微恶风寒,全身骨节疼痛,气短乏力,呼吸气粗,皮疹隐隐,口干欲饮,小便赤,大便溏,脉沉细,舌质红,苔黄少津。治宜消风除湿、散寒止痛。方用桂枝芍药知母汤加减：桂枝 10 克、白芍 15 克、知母 10 克、麻黄 6 克、川乌 30 克、草乌(先煎 60 分钟)30 克、干姜 6 克、细辛 3 克、防风 12 克、生石膏 60 克、马钱子(油炸)1 个、黄芪 30 克、当归 10 克、薏苡仁 30 克。临床观察：裴正学以上方治疗 1 例败血症患者,服药 62 剂后,再未发热,患者出院,在家继续服用中药 20 剂,诸症皆去。

(2)风寒阻络、中气不足型 症见纳差胃胀,小便清长,大便努责,脉大无力,舌淡苔白。治宜温经散寒、甘温除热。方用桂枝芍药知母汤合补中益气汤：桂枝 10 克、白芍 15 克、知母 10 克、麻黄 3 克、川乌 15 克、草乌(先煎 60 分钟)15 克、干姜 6 克、细辛 3 克、防风 12 克、马钱子(油炸)1 个、黄芪 50 克、当归 10 克、白术 10 克、党参 10 克、升麻 10 克、柴胡 10 克、陈皮 10 克。临床观察：裴正学以上方治疗 1 例败血症患者,服药 32 剂后患者临床症状消失而出院,在家又服药 55 剂后,实验室检查全部正常。

(3)寒湿凝滞、营血受损型 症见发热面赤,自汗盗汗,午后为甚,咽红肿疼,关节疼痛,乏力纳差,头晕心悸,唇燥无华,小便短赤,大便秘结,舌质红,苔薄黄,脉弦数。治宜温经散寒、凉血和营。方用桂枝芍药知母汤合当归六黄汤：桂枝 10 克、白芍 15 克、知母 20 克、麻黄 3 克、川乌 10 克、草乌(先煎 60 分钟)10 克、防风 12 克、马钱子(油炸)1 个、黄芪 30 克、当归 10 克、白术 10 克、生地黄 12 克、熟地黄 12 克、黄连 6 克、黄芩 10 克、黄柏 10 克、生龙骨 15 克、牡蛎 15 克。临床观察：裴正学以上方治疗 1 例败血症患者,服药 27 剂后临床病愈出院。②

4. 郁觉初分 4 型

(1)邪入募原型 药用香薷 6～9 克、金银花 12～15 克、连翘 12～15 克、板蓝根 15～20 克、蝉蜕 9～12 克、淡豆豉 9～12 克、僵蚕 9～12 克、大豆卷 9～12 克、杏仁 9～12 克、扁豆花 3～6 克。随症加减：风寒明显者,加荆芥 9～12 克、防风 6～9 克；咽喉疼痛明显者,加土牛膝根 9～15 克；咳甚,加桔梗 6～9 克、前胡 9～12 克；热甚,加薄荷 9～12 克、升麻 9～12 克。疏风泄卫,透邪外出。

(2)气营两燔型 症见高热,烦渴,关节疼痛,皮疹泛发,舌赤苔黄,脉多洪数。治宜清气泄热、凉营透疹。方用白虎汤：生石膏(先煎)15～30 克、生地黄 12～15 克、知母 12～15 克、牡丹皮 9～12 克、赤芍 9～12 克、大青叶 9～12 克、粳米 30～60 克、生甘草 3～6 克。随症加减：对于经络瘀阻,关节疼痛明显者,配服当归拈痛丸以通利关节、缓急止痛。

(3)阴虚发热型 症见五心烦热两颧潮红,手足心汗出,夜间盗汗,肌肤甲错或脸生痤疮,舌嫩红兼有瘀点瘀斑,脉细数而涩。治宜滋阴养血、活血和络。方用① 增液汤合桃红四物汤：生地黄 15～20 克、玄参 12～20 克、知母 7～15 克、泽泻 9～15 克、天冬 9～12 克、麦冬 9～12 克、泽兰 9～12 克、桃仁 9～12 克、红花 6～9 克。适用于久用激素无效,高热之后阴津亏损明显,伴有经络瘀阻者。② 白虎汤合青蒿鳖甲汤：生石膏 9～15 克、生甘草 3～6 克、柴胡 6～9 克、红花 6～9 克、制鳖甲(先煎)15～30 克、银柴胡 9～12 克、地骨皮 9～12 克、知母 9～12 克、青蒿 9～12 克、牡丹皮 9～12 克、土鳖虫 9～12 克。适用于长期使用激素患

① 孟会娟,杨志波.中西医结合治疗变应性亚败血症 12 例临床观察[J].中医药导报,2005(10)：26 - 27.
② 张太峰,等.裴正学治疗变应性亚败血症经验[J].中医杂志,2002(8)：576 - 577.

者。③ 药用乌梅 15～20 克、白芍 9～15 克、生甘草 3～6 克、柴胡 6～9 克、五味子 9～12 克、防风 9～12 克、升麻 9～12 克、葛根 9～12 克。化阴托邪。适用于久病入络之顽固性皮疹。

（4）阴虚外露型　症见少数患者自汗，畏风，倦怠，少气，舌淡，苔白滑，脉虚弱无力等。治宜益气解表、补益脾肺。方用玉屏风散：生黄芪 15～30 克、炒潞党参 15～30 克、白术 9～12 克、白芍 9～12 克、炙甘草 6～9 克。此为巩固疗效、防止复发。对预防复发有良好效果。

临床观察：郁觉初以上方加减辨证治疗 60 例败血症患者，疗效满意。①

经　验　方

1. **朱银燕经验方**　茵陈 10 克、栀子 5 克、大黄 5 克、金银花 10 克、黄芩 10 克。水煎服，取汁 45 毫升，每次 15 毫升，每日分 3 次服用。朱银燕将 61 例新生儿败血症患者随机分为对照组 30 例与观察组 31 例。对照组给予丙种球蛋白每日每千克体重 400 毫克入液静滴，初始低速为每分钟 5 滴，观察 0.5 小时若患者未发生不良反应，则加快速度，2 小时滴完，每日 1 次。观察组在对照组基础上结合上述中药汤剂治疗。两组疗程均为 5 天。结果：对照组治愈 2 例，显效 10 例，有效 7 例，无效 11 例，总有效率 63.33%；观察组治愈 7 例，显效 6 例，无效 4 例，总有效率 87.1%。②

2. **补中益气汤加减**　黄芪 60 克、党参 30 克、金银花 30 克、升麻 15 克、柴胡 15 克、鸡内金 15 克、白术 10 克、甘草 10 克、西洋参 10 克、生谷芽 60 克、生麦芽 60 克。万友生以上方治疗 1 例脓毒症患者，3 剂后病情明显好转，体温一度降至正常，为 37.7℃，身痛已除，口已不干，大便仍软烂不成形，但见胸闷气逼，持续不解。守上方加瓜蒌皮 15

克、薤白 15 克、桔梗 15 克、枳壳 15 克、冰片 2 克，分 3 次研末服。如此加减调理 40 日痊愈出院。③

3. **四逆人参汤**　制附子 9 克、干姜 9 克、炙甘草 15 克、红参 10 克。每日 1 剂，水煎 400 毫升分早晚 2 次温服。吴正球将 36 例重度烧伤低温败血症患者分为对照组与治疗组各 18 例。两组均给予常规治疗，包括补液、吸氧、清创等，补液量按烧伤面积和体重计算，伤后第 1 个 24 小时，成人的补液量为每千克体重 1% 烧伤面积应补胶体液和晶体液共计 1～1.5 毫升。用 5% 葡萄糖注射液补充水分，每天补充 2 500 毫升，按照电解质、胶体、水分交替输入，第 1 个 8 小时补足第 1 个 24 小时的一半，余下 2 个 8 小时补充另一半。观察患者有无脱水、渗液等情况。常规行抗休克治疗，纠正酸碱平衡、水和电解质紊乱，保持呼吸道通畅，补充营养及对症治疗，同时监测各项生命体征，对于呼吸道创伤及意识障碍患者给予吸氧。对于污染、污秽创面，首先应冲洗创面，及时清除创面分泌物，及时行血液细菌培养，根据培养结果，有针对性选择使用敏感抗生素预防感染。治疗组在对照组治疗基础上加用四逆人参汤，观察术后创面涂阳率、干痂时间、愈合时间、败血症与死亡情况，以及患者术前术后丙氨酸氨基转移（ALT）、总胆红素、尿素氮、肌酐及治疗后出现全身炎症反应综合征和 MODS 的情况。结果：治疗组在创面涂阳率、干痂时间、愈合时间、败血症及死亡率方面显著低于对照组（P<0.05）。④

4. **桂枝汤加减**　桂枝 10 克、白芍 10 克、炙甘草 6 克、当归 10 克、红参 10 克、黄芪 30 克、茯苓 10 克、柴胡 10 克、沙参 10 克、麦冬 10 克、生姜 10 克、大枣 6 枚。每日 1 剂，水煎服。调和营卫、调和阴阳，调和脾胃。夏小军以上方结合制霉菌素片治疗 1 例霉菌性败血症患者，中药服 3 剂，制霉菌素片每次 100 万单位，每日 2 次口服。二诊，身

① 吴成.郁觉初副教授治疗亚败血症学术经验[J].新中医,1990(8)：7.
② 朱银燕.中西医结合治疗新生儿败血症临床观察[J].中国中医急症,2016,25(6)：1258-1260.
③ 黎波.万友生甘温除热法治疗脓毒症（败血症）经验简介[A]//中国中西医结合学会虚证与老年医学专业委员会、暨南大学.第十三次全国中西医结合虚证与老年医学学术研讨会论文集[C].中国中西医结合学会虚证与老年医学专业委员会、暨南大学,中国中西医结合学会,2013：3.
④ 吴正球.四逆人参汤治疗重度烧伤低温败血症 18 例[J].中国药业,2013,22(8)113-114.

热始退,精神明显好转,口腔疼痛减轻,唯偶发咳嗽,舌苔微腻,脉细。继续口服制霉菌素片,每次100万单位,每日2次;上方去红参、黄芪,续服2剂。三诊,身热已退,腹痛消失,诸症明显好转,偶有轻微咳嗽,舌苔白,脉细。此乃邪热渐退、气阴两虚之证,治宜益气养阴、止咳。继续口服制霉菌素片,每次100万单位,每日2次;桂枝汤上方加款冬花10克、五味子10克。更进3剂。四诊,症状皆消,鹅口已愈,血常规化验提示正常,停服制霉菌素片及中药汤剂,给予贞芪扶正颗粒,每次5克,每日2次,连续治疗1个月。随访2个月,病情未复发,疾病告愈。①

5. 宣痹汤　连翘15克、防己9克、薏苡仁15克、半夏9克、蚕沙9克、赤小豆10克、滑石10克、黄芩10克、酒大黄3克、厚朴10克、炒栀子9克、甘草6克、赤芍10克。清热除湿。李少川以上方治疗1例败血症患者,疗效满意。②

6. 秦艽鳖甲汤加味　生鳖甲30克、秦艽15克、生白芍15克、柴胡12克、黄芩12克、知母9克、生地黄9克、地骨皮9克、青蒿15克、牡丹皮9克、当归10克、乌梅9克。每日1剂,水煎2次,药汁分3次服,每6小时服1次。养阴泄热。刘玉东以上方治疗1例变应性亚败血症患者,患者服上方1剂后热退,继服5剂,未再发热,红疹全部消失,纳食增加,精神大振,舌质转淡红。照原方继服10剂而诸症消失,停药观察6个月未再复发。③

7. 右归丸合二仙汤加减　附片12克、肉桂10克、熟地黄15克、山茱萸15克、枸杞子15克、桑寄生15克、淫羊藿20克、仙茅20克、巴戟天15克、当归15克、黄柏15克、知母12克、怀牛膝15克。每日1剂。温补肾阳。卢保强等以上方合并西药治疗1例变应性亚败血症患者,西药予强的松每日1次,每次30毫克,消炎痛每日25毫克分

次口服。3天后病情逐渐好转,畏寒发热、皮疹、关节冷痛缓解。再进15剂,诸症皆除,体温正常。40天后逐渐停用消炎痛及强的松;中药去附片、肉桂,加何首乌15克,续进20剂而停药。随访至今,未复发。④

8. 桂枝芍药知母汤加减　桂枝10克、白芍15克、知母10克、麻黄6克、川乌(先煎60分钟)30克、草乌(先煎60分钟)30克、干姜6克、细辛3克、防风12克、生石膏60克、马钱子(油炸)1个、黄芪30克、当归10克、薏苡仁30克。裴正学以上方治疗1例变应性败血症患者,服药62剂后,未再发热,颈部淋巴结不肿大,实验室复查血象正常,患者出院。在家继续服用中药20剂,诸症皆去,追访4年无复发。⑤

9. 清热凉血抗敏汤　柴胡30克、生石膏(先煎)60～120克、知母10克、乌梅10克、牡丹皮20克、生地黄20克、黄芩30克、生甘草30克。随症加减:关节痛甚,加秦艽20克;热甚,可加羚羊角粉每支0.13克,每日2支,或水牛角(先煎)30克;皮疹严重,加赤芍10克、茜草30克、地肤子30克、白鲜皮30克。李文彩等以上方结合西药治疗30例变应性亚败血症患者。西医治疗停用一切抗生素及易致过敏西药,强的松每日80毫克,消炎痛25～50毫克,每日3次;体温仍持续不退,皮疹不消,严重病例可用甲基强的松龙40～80毫克,静脉推注或加在5‰葡萄糖注射液静脉滴注,连用3～5天。汗多、高热,注意水与电解质平衡。病情缓解逐渐撤减,直到用维持量5～10毫克,0.5～1年甚或更长,视情况而定。结果:显效5例,有效24例,无效1例,总有效率97％。⑥

10. 中药方　石膏30～180克、黄柏6～15克、知母10～30克、土茯苓10～30克、萆薢10～30克、防己10～30克、威灵仙10～30克、生地黄10～30克、丹参10～30克、薏苡仁30～60克、滑

① 段赟,李雪松.夏小军主任中医师采用中西医结合治疗霉菌性败血症1例[J].中医研究,2010,23(10):70-71.
② 杨常泉,等.李少川教授治疗小儿变应性亚败血症临床经验[J].天津中医药,2009,26(1):5-6.
③ 刘玉东.秦艽鳖甲汤加味治疗变应性亚败血症1例[J].河南中医,2007(10):82.
④ 卢保强,黄玉敏.中西医结合治疗变应性亚败血症1例[J].现代中西医结合杂志,2003(12):1305.
⑤ 张太峰,等.裴正学治疗变应性亚败血症经验[J].中医杂志,2002(8):576-577.
⑥ 李文彩,等.中西医结合治疗变应性亚败血症30例[J].辽宁中医杂志,2001(11):682.

石 10～60 克、白檀香 6～10 克、桂枝 3～6 克、甘草 3～6 克。每日 1 剂,水煎服。随症加减:热入营分者,加牡丹皮 10～30 克、大青叶 10～30 克;热入血分者,加连翘 10～30 克、金银花 10～30 克;气营两燔者,加羚羊角粉 1～2 克,分 2 次冲服;热势仍不退者,可加安宫牛黄丸 1/4～1 丸,每日 1 次,口服。王夜等以上方结合中药注射液治疗 11 例变应性亚败血症患者,中药注射液予清开灵注射液 10～60 毫升,脉络宁注射液 10～20 毫升,分别加入 5％葡萄糖注射液 250 毫升中静脉滴注,15 天为 1 个疗程,1 个疗程结束后休息 2 天,进行第 2 个疗程。治疗 2 个月后评定结果。结果:痊愈(全身及局部症状、体征消失,实验室检查结果均正常)7 例,好转(全身及局部症状基本消失,实验室检查部分恢复正常或较前有明显好转)4 例。总有效率 100％。[1]

11. 自拟方 生地黄 15 克、玄参 9 克、天冬 9 克、麦冬 9 克、老鹳草 30 克、桃仁 9 克、红花 9 克、生甘草 9 克。随症加减:咽痛,加山豆根 15 克、土牛膝 30 克;皮疹明显,加升麻 6 克、葛根 9 克;关节痛,加当归拈痛丸每日 18 克,分 3 次服。激素减量期间,上方煎成汤剂,每日 1 剂;激素撤除后,间日 1 剂或 1 周 2 剂连用 2～3 个月。郁觉初等将 11 例成人变应性亚败血症患者随机分为治疗组 8 例与对照组 3 例。对照组予西药,发作时以应用足量激素为主,及时控制临床症状,一旦缓解则以中药治疗为主,使激素得以按计划减量,顺利撤除。治疗组在对照组基础上以上方治疗。结果:治疗组显效 4 例,有效 3 例,无效 1 例;对照组有效 1 例,无效 2 例。[2]

单 方

黄芪 组成:黄芪。用法用量:每日 15 克煎服。临床应用:裘锡良以黄芪结合西药治疗 4 例

变应性亚败血症患者。西药予强的松每千克 1 毫克,每日口服,待症状缓解 1 周后逐步减少药量,加用雷公藤后每日 20 毫克分 3 次口服。当强的松减至每日 2.5 毫克时开始计算,二药维持 3 个月后停药,总疗程 6 个月。结果:全部治愈,停药后随访 2 年,未见复发。[3]

中 成 药

血必净注射液 组成:红花、赤芍、川芎、丹参、当归。用法用量:血必净注射液 100 毫升静脉滴注,每日 2 次。临床应用:李波等将 200 例感染性休克患者随机分为对照组与观察组各 100 例。两组均给予常规治疗,包括抗生素、液体支持治疗、营养支持治疗等,观察组在此基础上给予血必净注射液。14 天为 1 个疗程。结果:两组患者治疗前 TNF-α 及凝血功能无差异($P>0.05$),治疗 7、14 天后两组患者的 TNF-α 水平降低,血浆凝血酶原时间(PT)、部分活化凝血活酶时间(APTT)以及纤维蛋白(Fbg)水平增加,较治疗前有统计学意义($P<0.05$);但治疗 7 天后两组间 TNF-α、PT、APTT 以及 Fbg 水平无明显差异($P>0.05$),治疗 14 天后观察组 TNF-α 水平明显低于对照组,PT、APTT 以及 Fbg 水平明显高于对照组,两组差异有统计学意义。对照组基本痊愈 11 例,显著改善 11 例,改善 40 例,无效 38 例,总有效率 62％;观察组基本痊愈 21 例,显著改善 22 例,改善 40 例,无效 17 例,总有效率 83％。[4]

肺 结 核

概 述

肺结核病是由结核杆菌所致的一种传染性疾

① 王夜,马艳萍.中医药治疗变应性亚败血症 11 例[J].新中医,2001(12):47.
② 郁觉初,等.中西医结合治疗成人变应性亚败血症的探讨[J].江苏医药,1977(3):7.
③ 裘锡良.中西医结合治疗变应性亚败血症 4 例[J].实用医学杂志,1992,8(4):32.
④ 李波,陈国兵,葛利.血必净对于感染性休克患者血清 TNF-α 及凝血功能的影响[J].辽宁中医杂志,2018,45(5):977-979.

病。病菌大多由呼吸道吸入肺内,或由消化道食入带菌物而感染。其临床症状主要有全身不适、乏力,长期低热,面颊潮红,盗汗,食欲减退,消化不良,逐渐消瘦;女性可有月经失调,或闭经、咳嗽、咳痰、咯血、腹痛等。

本病属中医"痨瘵""虚劳""骨蒸""传尸"等范畴,又叫肺痨,其辨证论治多从"虚劳"中求之。关于本病的中医分型问题,有颇多不同看法,一般而言,肺结核的活动期多属阴虚,静止期多属阳虚,结核病灶损坏肺组织有严重肺功能障碍者,多属阴阳俱虚。按脏腑分为三型:(1)肺型,直接由肺虚毒气内动化热伤阴;(2)肺肾型,由肾虚导致肺虚;(3)脾肺型,由脾虚导致肺虚。按混合分为三型:(1)脾肺型,即脾劳和肺劳混合型,主要症状为干咳、胸痛、咽干、倦急、便秘、食少、脉弱等;(2)心肺型,即心劳和肺劳混合型,主要症状为头晕、头昏、倦急、口渴、盗汗、干咳、咽干、胸痛、便秘、尿赤、气短、脉细等;(3)心脾型,即心劳和脾劳混合型,主要症状为失眠、怔仲、健忘、食少、倦急、脉弱等。按病情程度分为三型:(1)初期——轻型,初起甚轻,人多不觉,往往只有轻度咳嗽、胃纳欠佳,微有低热,稍进行则干咳无痰,间或胸痛、潮热、食欲减退,肌肤日见消瘦,甚则痰杂血丝,或咳血,经X射线摄影或透视大多可见一侧肺或两肺第1、2肋间呈现阴影或片条状阴影。治宜甘寒养肺,使水旺气复而咳自已;(2)中期——重型,病趋严重,长期不愈,气阴两耗,饮食少思,肌肉锐减,咳喘痰少或吐青丝黄稠之痰,咳血反复发作,日晡潮热,五心烦灼,失眠多梦,胸痛盗汗,骨蒸颧红,男子梦遗,女子经闭,舌绛无苔,脉细而数,经X线拍片一侧肺或两肺有透光区之空洞者。治宜滋阴清肺、潜阳安神;(3)末期——极重型,脉细而疾,精神极度衰惫,卧床难起,形肉尽脱,咳喘气促,声哑音暗,恶候毕露,X线透照有明显之大型空洞者。病到此期多难挽救,必须大补肺肾之阴,以防焦头烂额之虞。

辨 证 施 治

1. 段志荣分4型

(1)津亏肺燥型　症见咳嗽间断发作或干咳不止,咳出黏痰,伴有口干,咽痒,苔薄白,脉细。治宜抗痨杀虫、润肺生津。药用仙鹤草、百部、苦参、生地黄、沙参、玉竹、紫菀、贝母、桔梗、甘草、乌梅、百合。

(2)阴虚火旺型　症见咳嗽,咯血,低热,或盗汗,伴有颧红,口干欲饮,舌红而干,无苔,脉细数。治宜抗痨杀虫、滋阴降火。药用仙鹤草、黄连、白及、功劳叶、青蒿、银柴胡、地骨皮、知母、生地黄、枸杞子、乌梅、浮小麦、白芍。

(3)肺脾两虚型　症见咳嗽无力,咳痰减少,气短乏力,面色淡白,舌质光淡有齿痕,苔薄,脉细弱。治宜益气养阴、健脾补肺。药用党参、白术、甘草、茯苓、扁豆、陈皮、熟地黄、麦冬、山药、白芍、五味子。

(4)肺肾两虚型　症见咳嗽喘息,气短无力,动则加剧,身体消瘦,舌淡胖嫩,苔白润,脉弱。治宜益气生精、补肺益肾。药用人参、黄芪、白术、熟地黄、山茱萸、枸杞子、五味子、蛤蚧、核桃仁、紫河车、冬虫草、补骨脂。

临床观察:段志荣以上方辨证治疗2例肺结核患者,疗效满意。[①]

2. 刘忠达等分3型

(1)肺阴虚型　治宜滋阴润肺。方用自拟补肺汤:南沙参、北沙参、麦冬、玉竹、生地黄、玄参、浙贝母、杏仁、炙紫菀、冬花、功劳叶、丹参、桔梗、鱼腥草、炒二芽、陈皮、生甘草。

(2)阴虚火旺型　治宜滋阴清热、润肺止咳。方用自拟清肺汤:栀子、黄芪、黄芩、天花粉、野荞麦根、南沙参、北沙参、麦冬、紫花地丁、知母、功劳叶、玄参、淡竹叶、鱼腥草、炒二芽、陈皮、甘草。

(3)气阴两虚型　治宜益气养阴、化痰止咳。方用自拟补肺益气汤:生黄芪、潞党参、炒白术、

① 段志荣.分期辨证治疗肺结核病的临床应用[J].世界最新医学信息文摘,2017,17(32):115-116.

太子参、黄精、玉竹、桑白皮、麦冬、百合、百部、丹参、功劳叶、鱼腥草、白芍、鸡内金、生甘草。

随症加减：咳血者，加白及、三七、侧柏叶等止血；胸痛者，加郁金、延胡索、赤芍等活血化瘀止痛；气喘者，加五味子、紫苏子、蛤蚧等纳气平喘；肝功能异常者，加虎杖、垂盆草等护肝降酶；胃肠道反应者，加陈皮、炒扁豆、佛手等。临床观察：刘忠达等将 400 例肺结核患者随机分为治疗组与对照组各 200 例。对照组采用标准抗痨方案 2HRZE/4HR（H 为异烟肼，R 为利福平，Z 为吡嗪酰胺，E 为乙胺丁醇；斜杠前表示强化期 2 个月，斜杠后表示巩固期 4 个月。以下化疗方案同理），治疗组在对照组的基础上加用上述辨证中药。结果：治疗组显效 118 例，有效 65 例，无效 17 例，总有效率 91.5%；对照组显效 95 例，有效 73 例，无效 32 例，总有效率 84%。①

3. 吴淡娇分 3 型

（1）阴虚潮热型　症见午后潮热，热退无汗，夜间或有盗汗，干咳，舌红苔少，脉细数。方用青蒿鳖甲汤合清骨散加减：青蒿（后下）6 克、知母 10 克、生地黄 15 克、地骨皮 10 克、鳖甲（先煎）30 克。随症加减：易出汗者，加五味子 4 克；咳嗽者，加川贝母 6 克。

（2）阴虚火旺型　症见高热，夜热早凉，咳嗽痰黄，脉数。方用秦艽鳖甲散加味：银柴胡 8 克、青蒿 6 克、地骨皮 10 克、秦艽 10 克、鳖甲 50 克、川贝母 8 克。随症加减：大便硬结者，加火麻仁 10 克。

（3）湿阻阳遏型　症见身热不扬，胸腹痞满，咳嗽痰多，舌淡或灰暗，苔腻，脉濡数。方用二陈汤合二妙散：黄柏 10 克、苍术 6 克、陈皮 6 克、法半夏 6 克、茯苓 30 克、北杏仁 8 克、炙甘草 3 克。随症加减：痰黏难咳者，去法半夏，加桔梗 8 克或瓜蒌皮 10 克。

以上各方均每日 1 剂，水煎服，连服 1 周为 1 个疗程。临床观察：吴淡娇以上方加减辨证治疗

58 例肺结核发热患者。结果：显效 30 例，有效 28 例。退热时间用 3 天有 7 例，＞7 天 23 例，＞10 天 16 例，＞14 天 12 例。②

4. 李东岱分 9 型

抗痨散胶囊（基础方）：黄芪 1 500 克、百部 1 500 克、白及 1 500 克、龟甲（打碎，先煎）1 500 克、丹参 1 500 克、冬虫夏草 200 克、蜈蚣 300 克、牡蛎（打碎）3 000 克、五味子 500 克、川贝母 500 克、玄参 100 克、百合 100 克。水煎 3 次，合并药液，过滤，浓缩，烘干，研粉，加紫河车粉 300 克，混匀，消毒，装胶囊，每粒含生药 0.5 克。成人 2 克，小于 5 岁 0.5 克，6～10 岁 1 克，10～15 岁 1.5 克。

（1）肺阴虚型　基础方合养阴清肺汤。

（2）阴虚火旺型　基础方合百合固金汤合秦艽鳖甲散。

（3）肺气虚型　基础方合补肺汤。

（4）气阴两虚型　基础方合人参养荣汤。

（5）气血两虚型　基础方合八珍汤。

（6）阴阳两虚型　基础方合补天大造丸。

（7）肺脾两虚型　基础方合六君子汤。

（8）脾肾阳虚型　基础方合拯阳理劳汤。

（9）肺肾阴虚型　基础方合沙参麦冬汤。

合用方剂均水煎服，每日 2 次，饭后 1 小时服。疗程 2 个月。临床观察：李东岱以上方辨证治疗 1 367 例肺结核患者。结果：痊愈 1 224 例，占 89.54%；好转 101 例，占 7.39%；无效 42 例，占 3.07%。③

5. 熊坚分 3 型

（1）阴虚火旺型　症见夜寐盗汗，心烦口渴，咳嗽少痰，失眠多梦，骨蒸潮热，形瘦颧红，舌质红绛少津，脉细数。治宜滋阴降火、敛阴止汗。方用当归六黄汤加减：当归、生地黄、熟地黄、黄连、黄芩、黄柏、黄芪。

（2）肺气虚损型　症见久病体弱，汗出畏寒，动则亦甚，面色㿠白，易感冒，舌淡，苔薄白，脉细弱。治宜益气固表、收敛止汗。方用玉屏风散加

① 刘忠达，等.中西医结合治疗肺结核临床研究［J］.中华中医药学刊，2013，31（4）：758－760.
② 吴淡娇.辨证分型治疗肺结核发热 58 例［J］.河南中医，2003，23（10）：23－24.
③ 李东岱.以"抗痨散"为主辨证治疗肺结核 1 367 例临床报道［J］.中国医药学报，1995，10（3）：33.

减：黄芪、白术、防风。随症加减：汗多,加麻黄根、浮小麦、煅牡蛎。

（3）气阴两虚型 症见肺痨日久,盗汗自汗,咳嗽、潮热颧红,神疲气短,倦怠乏力,舌质光红,苔薄或剥,脉细数无力。治宜益气养阴。方用百合固金汤加党参、黄芪：党参、黄芪、生地黄、熟地黄、玄参、百合、麦冬。随症加减：汗多者,加龙骨、牡蛎、五味子、浮小麦。

以上各方均以 10 天为 1 个疗程,一般服药 1～2 个疗程。临床观察：熊坚以上方加减辨证治疗 30 例肺结核汗证患者。结果：显效 15 例（50%）,有效 13 例（43.4%）,无效 2 例（6.6%）,总有效率 93.4%。[1]

6. 武竹年分 4 型

（1）正盛邪微型 多为轻症或病变吸收稳定期的患者,临床无明显症状,脉象、舌诊均无异常变化,仅在 X 线检查时才被发现。治法应采取治本的法则。

（2）阴虚型（肺肾阴虚） 症见干咳少痰,咯血,痰中带血,口燥咽干,唇干,五心灼热,午后潮热,颧红,骨蒸盗汗,虚烦不寐,梦多易醒,头晕目眩,男子梦遗,女子经闭等,脉象多见沉细数或虚数,舌光红无苔或舌尖红少苔无津。本证以骨蒸灼热、午后颧红、舌红少苔、脉沉细数为辨证要点。治宜养阴清肺、滋阴益肾、增液生津。

（3）气阴两虚型（脾气虚、肺气阴虚） 症见干咳少痰或痰黏不易咯出,或稀白痰、泡沫痰,或痰中带血,气短胸痛,口燥咽干,手足心热,午后潮热,体倦乏力,自汗,食少便溏等症,脉细数或弦细无力,舌质淡,舌尖红或边有齿痕,苔薄白中心裂。治宜养阴益气。

（4）阴阳两虚型 症见咳嗽喘憋不能平卧,痰稀或泡沫痰,或干咳无痰,体倦乏力,心悸气短,自汗,虚烦不寐,骨蒸盗汗,不思饮食,或食后腹胀,浮肿,四肢不温,大便溏薄,男子梦遗滑精,女子经闭或月经错乱等症,肺细数无力,或沉弱,或

虚弦,病重者可见沉散,或有结代,舌质淡、体胖,或边有齿痕,或舌红苔剥,或中心裂,或苔白厚腻少津。其特点阴阳两虚症状并存,形体日渐消瘦,其舌质多干红、少苔或胖大剥苔,脉象以沉和虚为主。治宜养阴助阳、调补气血。[2]

经 验 方

1. 健脾润肺愈痨汤 黄芪 20 克、百合 20 克、黄精 15 克、茯苓 15 克、白术 15 克、陈皮 15 克、桔梗 15 克、枇杷叶 15 克、当归 12 克、白芍 12 克、薏苡仁 12 克、半夏 12 克、白及 12 克、百部 9 克、杏仁 9 克、甘草 9 克。每日 1 剂,得药液约 300 毫升,早晚分服。临床随症加减。两组疗程均为 3 个月。吴霞等将 120 例气阴两虚型老年性肺结核患者采取奇偶数字法均分成对照组和观察组各 60 例。对照组患者参照《肺结核诊断和治疗指南》予以 2HRZE/4HR 治疗。观察组在接受 2HRZE/4HR 治疗的同时予中药健脾润肺愈痨汤治疗。结果：总有效率观察组为 93.3%,对照组为 78.3%,两组比较差异显著（$P<0.05$）；治疗后两组的中医证候积分均降低,且观察组显著低于对照组（$P<0.05$）；两组治疗后外周血 T 细胞亚群比较,观察组显著低于对照组（$P<0.05$）。[3]

2. 沙参麦冬汤 沙参 20 克、麦冬 20 克、桑叶 15 克、玉竹 10 克、扁豆 10 克、天花粉 10 克、甘草 6 克。加水煎煮至 150 毫升,分早晚 2 次温服,持续治疗 3 个月。程建强将 80 例肺结核患者按治疗方案分为对照组和观察组各 40 例。对照组应用 2HRZE/4HR 化疗方案治疗,观察组则额外给予沙参麦冬汤联合微卡（肌注,前 3 个月为每 15 天注射 1 次,每次 1 支 22.5 微克,后 3 个月每月注射 1 支）治疗。结果：治疗后两组中医症状积分均有降低,且观察组较对照组降低更为显著（$P<0.05$）；观察组在治疗 2 个月与 6 个月时的痰菌转阴率较对照组明显更高（$P<0.05$）；观察组的不良

① 熊坚.辨证分型治疗肺结核汗症 30 例临床总结[J].湖南中医杂志,1994,10(5S)：14-15.
② 武竹年.肺结核的中医分型辨证论治——附 200 例疗效分析[J].中医杂志,1980(9)：40-42.
③ 吴霞,方小忠.健脾润肺愈痨汤辅助治疗老年肺结核的疗效观察[J].中国中医药科技,2021,28(6)：966-968.

反应发生率显著低于对照组($P<0.05$)。[①]

3. 黄子鑫经验方 黄芩20克、北沙参15克、瓜蒌20克、太子参15克、百部15克、枇杷叶6克、川贝母20克、白及20克。随症加减：自觉手足冷者，加附子5克；痰多黏稠者，加竹叶20克；下肢水肿者，加泽泻20克。水煎服，每日2次，口服，疗程为2个月。滋阴润肺，止咳化痰。黄子鑫将80例阴虚内热型肺结核患者随机分为治疗组与对照组各40例。对照组采取常规肺结核治疗，治疗组在对照组基础上使用上方加减治疗。结果：治疗组痊愈5例，显效25例，有效6例，无效4例，总有效率90%；对照组痊愈2例，显效20例，有效8例，无效10例，总有效率75%。[②]

4. 益气养阴摄血汤 白术15克、麦冬20克、党参15克、茯苓15克、生地黄20克、当归15克、白及15克、鳖甲（先煎）40克、地骨皮15克、杭白芍15克、黄芪30克、知母15克。用水煎至300毫升，口服，每次150毫升，每日2次。清热滋阴，益气补虚，宁络止血。张琪等将152例肺结核患者随机分为治疗组与对照组76例。对照组采用垂体后叶素治疗，治疗组在对照组基础上加用上方治疗。结果：治疗组治愈25例，显效25例，有效21例，无效5例，总有效率93.42%；对照组治愈18例，显效18例，有效25例，无效15例，总有效率80.26%。[③]

5. 润肺汤 黄芪15克、山药12克、沙参12克、麦冬12克、生地黄10克、百部10克、五味子10克、夏枯草9克、川贝母9克、甘草9克。每日2次，每次1袋，早晚分服，连用1个月。滋阴润肺，抗结核杀虫。任郭侠等将80例肺结核患者随机分为治疗组与对照组各40例。对照组采用正规西药化疗方案（HREZ），治疗组在对照组基础上加用上方治疗。结果：治疗组显效11例，有效

26例，无变化2例，恶化1例；对照组显效8例，有效18例，无变化12例，恶化2例。[④]

6. 百合固金汤加减 百合10克、生地黄10克、熟地黄15克、当归10克、玄参10克、麦冬10克、芍药10克、浙贝母10克、甘草10克、桔梗10克。随症加减：阴虚骨蒸、午后发热者，加银柴胡、秦艽、鳖甲；口干多饮者，加石斛、地骨皮；火旺较甚、咳嗽痰黏色黄者，加桑白皮、天花粉、知母；咯血者，加仙鹤草、白及、醋大黄；盗汗较甚者，加煅龙骨、牡蛎、浮小麦、乌梅。每日1剂，加水500毫升煎至200~250毫升取汁，再以上法煎汁，两煎兑分2~3次服。7天为1个疗程，期间休息2~3天，再服中药7天，治疗2个疗程。抗炎，镇咳，化痰。杨红莉等将60例阴虚火旺型肺结核患者随机分为治疗组与对照组各30例。对照组单用四联抗痨治疗，治疗组在对照组基础上加用上方加减治疗。结果：治疗组显效10例，有效18例，无效2例，总有效率93.3%；对照组显效5例，有效17例，无效8例，总有效率73.3%。[⑤]

7. 陈源生经验方 葎草60克、夏枯草30克、百部12克、银柴胡12克、甘草6克。每日1剂，水煎分3次服，连服1个月左右。抗痨而不伤正气。[⑥]

8. 抗痨解毒汤 黄芪15~30克、太子参10~20克、麦冬10~20克、五味子10~20克、百部10~20克、百合10~20克、白术10~20克、桂枝10~20克、白芍10~20克、麻黄根10~20克、银柴胡10~20克、甘草10~20克。根据体质及中毒症状确定具体剂量，每日1剂，水煎分2次服，7天为1个疗程。翟成武等以上方结合西药标准抗痨疗法治疗60例肺结核患者，显效38例，有效19例，无效3例，总有效率95%。[⑦]

9. 百合固金汤合秦艽鳖甲散加减 生地黄、熟地黄、麦冬、百合、贝母、当归、芍药、玄参、桔梗、

① 程建强.沙参麦冬汤联合微卡治疗肺结核患者的疗效及安全性分析[J].基层医学论坛,2021,25(32)：4680-4681.
② 黄子鑫.中医辨证论治联合常规化疗对阴虚内热型肺痨患者的临床观察[J].光明中医,2018,33(10)：1472-1473.
③ 张琪,等.益气养阴摄血汤治疗肺结核咯血的临床研究[J].中医药导报,2018,24(3)：88-91.
④ 任郭侠,等.润肺汤治疗肺阴亏虚型肺结核临床观察[J].陕西中医,2016,37(11)：1470-1471.
⑤ 杨红莉,弓显凤,等.百合固金汤加减联合抗痨治疗阴虚火旺型肺结核60例[J].河南中医,2016,36(6)：1094-1095.
⑥ 李群堂.陈源生运用草药治疗结核病临床经验[J].中医临床研究,2016,8(11)：70-71.
⑦ 翟成武,等.中西医结合治疗肺结核临床观察[J].实用中医药杂志,2015,31(2)：109-110.

甘草、秦艽、鳖甲、青蒿、地骨皮、柴胡、知母、乌梅等。根据患者症状加减药物,水煎服,每日2次,每次200毫升。张晓琴等将75例阴虚火旺型肺结核患者随机分为对照组35例与治疗组40例。对照组采用常规抗痨治疗,治疗组在对照组基础上加用上方治疗。两组疗程均为6个月。结果:治疗组治愈26例,好转11例,无效3例,总有效率92.5%;对照组治愈17例,好转10例,无效8例,总有效率77.1%。[①]

10. 复方芩部丹方 黄芩片18克、百部12克、丹参12克、太子参9克、南沙参9克、玄参9克、黄芪9克、胡颓叶9克、款冬花6克、白术9克。每日1剂,分2次口服,疗程为3个月。抗痨杀虫,养阴益气。陆城华等将66例肺结核患者随机分为治疗组35例与对照组31例。治疗组予上方治疗,对照组予西药。结果:治疗组有效29例,无效6例,总有效率82.86%;对照组有效8例,无效23例,总有效率25.81%。[②]

11. 肺痨灵合剂 黄芪30克、五味子10克、百合15克、白及10克、百部10克、黄精30克、麦冬10克、生地黄12克、黄芩10克、丹参15克、茯苓20克、甘草6克、山蜡梅30克。每日1剂,水煎分2次服用。扶正祛邪。徐文峥等将120例肺结核患者随机分为对照组与治疗组各60例。对照组予常规治疗,治疗组在此基础上加用上方治疗。1个月为1个疗程,共治疗6个疗程。结果:治疗组治愈39例,显效11例,有效8例,无效2例;对照组治愈27例,显效14例,有效15例,无效4例。[③]

12. 百合固金汤加减 百合3克、玄参3克、当归3克、炒白芍3克、川贝母3克、熟地黄9克、生地黄6克、白术15克、甘草5克、麦冬5克。随症加减:盗汗,加煅牡蛎30克、浮小麦30克;热甚,加地骨皮15克、鳖甲15克、青蒿30克;口苦而干,加代赭石10克、龙胆草15克;痰稀,加蜜炙紫菀5克、款冬花6克;痰稠色黄,加

桑白皮6克、鱼腥草10克。每日1剂,水煎分2次服,15天为1个疗程,治疗2个疗程后观察疗效。退虚火,除阴虚。秦晓燕将120例肺结核咯血患者随机分为治疗组68例与对照组52例。对照组采用西药予抗结核(初治2HRZE/4HR,复治2HRZE/6HRE)治疗,另用0.4克止血芳酸、3.0克止血敏加入250毫升5%葡萄糖注射液静脉输注,每日1次;若有大量咯血症状则用6~12单位的垂体后叶素加入300~450毫升5%葡萄糖注射液静脉输注,每日2次。治疗组在对照组基础上加用上方加减治疗。结果:治疗组显效39例,有效21例,无效8例,总有效率88.2%;对照组显效22例,有效12例,无效18例,总有效率65.4%。[④]

13. 清金甘桔汤 桔梗10克、玄参10克、灯心草10克、川贝母5克、麦冬12克、天花粉12克、牡丹皮12克、生地黄15克、白芍15克、粉甘草6克。清肺润燥,退热滋阴。麻振平等将60例肺结核患者随机分为治疗组36例与对照组24例。对照组采用标准抗痨方案2HRZE/4HR。治疗组在对照组基础上加用上方治疗。两组观察周期均为加强期2个月,半个月复诊1次。结果:治疗组显效31例,有效3例,无效2例,总有效率94.4%;对照组显效10例,有效7例,无效7例,总有效率70.8%。[⑤]

14. 养阴润肺益气健脾汤 黄芪30克、生晒参30克、百合15克、白及10克、百部10克、黄精30克、麦冬10克、生地黄12克、黄芩10克、丹参15克。每日1剂,水煎煮分2次服,3个月为1个疗程,服用2个疗程。周玲霞等将116例肺结核患者随机分为治疗组与对照组各58例。对照组予左氧氟沙星0.3克,每日2次口服;帕司烟肼0.3克,每日3次口服;丙硫异烟胺0.2克,每日3次口服;吡嗪酰胺0.5克,每日3次口服;丁胺卡那针0.4克,每日1次静滴。3个月强化期治疗,15个月继续期治疗。治疗组在对照组基础上加用上方

① 张晓琴,袁维真,等.百合固金汤合秦艽鳖甲散加减治疗肺结核阴虚火旺型临床疗效观察[J].中医临床研究,2014,6(2):44-46.
② 陆城华,张惠勇,等.复方芩部丹方治疗气阴亏虚型耐多药肺结核35例临床观察[J].中医杂志,2014,55(21):1826-1829.
③ 徐文峥,张娜娜,等.肺痨灵合剂联合常规治疗初治肺结核疗效与安全性研究[J].中草药,2014,45(22):3308-3310.
④ 秦晓燕.中西医结合治疗肺结核咯血68例观察[J].实用中医药杂志,2014,30(6):530.
⑤ 麻振平,等.中西医结合治疗肺结核36例疗效观察[J].浙江中医杂志,2014,49(11):803.

治疗。结果：治疗组临床治愈6例，显效24例，有效23例，无效5例，恶化0例，总有效率91.4%；对照组临床治愈0例，显效18例，有效26例，无效9例，恶化5例，总有效率75.9%。①

15. 殷爱华经验方　沙参15克、太子参15克、生地黄25克、熟地黄25克、天冬10克、麦冬10克、白芍9克、炙黄芪20克、当归9克、茯苓15克、百合10克、百部10克、甘草6克。随症加减：咳嗽甚，酌加杏仁9克、瓜蒌30克；潮热骨蒸，酌加银柴胡10克、地骨皮10克、功劳叶9克；盗汗甚，酌加浮小麦30克、麻黄根5克、牡蛎15克；咯血，酌加白及9克、仙鹤草12克；胸痛，酌加丝瓜络12克、郁金10克、延胡索10克；便溏者，酌减麦冬、生地黄、熟地黄用量，加炒白术10克。养肺肾之阴，益气健脾。殷爱华将80例肺结核患者随机分为治疗组与对照组各40例。对照组患者采用2HRZE/4HR化疗方案，复治患者采用2HRZSE/4～6HRE(S为链霉素)每日用药方案，强化期2个月，巩固期治疗4个月时痰菌未阴转，可继续延长治疗期2个月。治疗组在对照组化疗的基础上加用上方加减治疗。结果：治疗组治愈8例，好转28例，未愈4例，总有效率90%；对照组治愈4例，好转25例，未愈11例，总有效率72.5%。②

16. 痨康汤　南沙参12克、北沙参12克、麦冬10克、党参10克、地骨皮20克、猫爪草20克、炙百部15克、制黄精10克、炒黄芩12克、白及10克、百合12克、生黄芪12克、失笑散(包煎)10克、泽漆12克。每日1剂，水煎早晚分服。扶正补虚，解毒活血。邓红霞等将96例肺结核患者随机分为治疗组与对照组各48例。对照组采用化疗方法，治疗组在此基础上加用上方。两组患者均连续治疗2周为1个疗程，12个疗程后统计疗效。结果：治疗组临床治愈18例(37.5%)，好转25例(52.1%)，未愈5例(10.4%)，总有效率89.6%；对照组临床治愈12例(25.0%)，好转21例(43.8%)，未愈15例(31.2%)，总有效率68.8%。③

17. 养肺丸　沙参100克、百合100克、川贝母100克、蛤蚧1对、蜈蚣30条、黄芪200克、西洋参(去芦头)150克、冬虫夏草20克、白及200克、百部100克、黄芩100克、桑白皮100克、五味子100克。其中白及、百部、桑白皮、黄芩用清水洗去沙泥，其他药物去掉杂质，诸药烘干，研末过筛，炼蜜成丸，每粒约重10克。每日3次，每次服1粒。重养阴益气，固金保肺。杨淑良以上方治疗30例难治性肺结核患者，同时服异烟肼4粒，每日1次。以2个月为1个疗程，连续观察3个疗程。结果：显效18例，有效10例，无效2例，总有效率93.33%。治疗过程中有2例因重症结核出现大咯血、自发性气胸及全身衰竭而亡，这2例均经养肺丸治疗1个疗程，在死亡之前症状皆有明显改善。④

18. 加减保真汤　鱼腥草30克、山药30克、茯苓30克、生地黄20克、丹参20克、知母15克、百部15克、麦冬12克、党参12克、黄芪12克、白术12克、赤芍12克、柴胡12克、黄柏12克、甘草6克、五味子6克。随症加减：湿热内盛，去党参、黄芪、五味子，加猫爪草、浙贝母、薏苡仁；胸痛明显，加郁金；肝火上犯，加夏枯草；阴虚火旺，去党参，加太子参、鳖甲、地骨皮；食欲不振，去生地黄、知母，加鸡内金、生麦芽。隔日1剂，水煎2次，取汁混合后分别于早、午饭后2小时各服1次。润肺健脾滋肾，清热除痰，活血化瘀。郝小萍等将73例复治菌阳肺结核患者随机分为治疗组37例与对照组36例。对照组单用西药治疗，治疗组在对照组基础上加用上方加减治疗。疗程均为2个月。结果：治疗组显著吸收4例，吸收28例，不变5例，总吸收率86.5%；对照组显著吸收1例，吸收17例，不变18例，总吸收率50.0%。⑤

19. 抗痨补肺丸　黄芪、猫爪草、夏枯草、黄

① 周玲霞,等.中西医联合治疗耐多药肺结核病的临床疗效观察[J].中华中医药学刊,2013,31(4)：942－944.
② 殷爱华.中西医结合治疗肺结核病临床疗效观察[J].湖北中医杂志,2013,35(12)：10－12.
③ 邓红霞,等.痨康汤治疗阴虚毒瘀型复治肺结核48例临床观察[J].中医杂志,2010,51(9)：801－803,829.
④ 杨淑良.养肺丸治疗难治性肺结核30例[J].中国中医急症,2010,19(1)：57,65.
⑤ 郝小萍,等.加减保真汤配合抗痨强化期治疗复治菌阳肺结核37例临床观察[J].中国中西医结合杂志,2007,21(5)：448.

连、蛤蚧、白及、百部、全蝎、甲片、牡蛎、白芍、紫河车、薏苡仁、川贝母、山药、黄精、甘草、生地黄、沙参等。上药烘干,研细末,炼蜜为丸,每丸 15 克,每日 3 次,饭前服用。王刚等将 110 例肺结核患者随机分为治疗组 56 例与对照组 54 例。对照组采用 HRZE 方案,异烟肼 0.3 克,每日 1 次;利福平每天早上空腹口服 0.45 克;吡嗪酰胺 0.5 克,每日 3 次;乙胺丁醇 0.75 克,每日 1 次。治疗组在对照组基础上加用上药。两组均以治疗 2 个月为 1 个疗程,连续观察治疗 3 个疗程。结果:治疗组显效 36 例,有效 16 例,无效 4 例,总有效率 92.9%;对照组显效 28 例,有效 12 例,无效 14 例,总有效率 74.1%。[1]

20. **百合固金汤加减** 百合、生地黄、熟地黄、玄参、川贝母、桔梗、麦冬、白芍、当归、甘草、山楂(炒焦)、神曲、大蓟、黄芩、侧柏叶、大黄等。服药时间最长 1 年,最短 6 个月。赵孟碧以上方治疗 48 例肺结核患者,痊愈 30 例,好转 15 例,无效 3 例,有效率 94%。[2]

21. **消核散** 生地黄、白芍、山药、沙参、川贝母、甘草、大力子、葶苈子、百部、法半夏、陈皮、丹参等。上药共研成细末装袋。每日 3 次,每次 8 克,饭前用温开水送服。以 1 个月为 1 个疗程,一般治疗 2～3 个疗程。扶正祛邪,抗痨杀虫。李庆生等以上方治疗 50 例肺结核患者。结果:治愈(症状完全消失,X 线胸片检查病灶吸收或钙化者)35 例,好转(症状、体征明显好转者)13 例,无效(症状、体征、X 线胸片检查无改善者)2 例。总有效率为 96%。[3]

22. **月华丸加减** 生龙骨 30 克、生牡蛎 30 克、山茱萸 30 克、生地黄 15 克、北沙参 30 克、白及 15 克、百部 15 克、川贝母 10 克、广三七(捣细吞)6 克、生山药 30 克、茯苓 10 克、天冬 10 克、麦冬 10 克、阿胶(烊化)15 克。随症加减:年老体弱

者,加太子参(或西洋参);肺火盛者,加黄芩;肝旺者,加大黄;胃热者,加生石膏;阴虚者,加黄柏;胸闷多痰者,去生地黄,加瓜蒌、薤白;盗汗者,加青蒿、鳖甲。每日 1 剂,水煎服。7 剂为 1 个疗程。滋阴降火润肺,祛痰止咳。徐善荪以上方加减治疗 54 例肺结核咯血患者。结果:治愈 30 例,显效 8 例,有效 13 例,无效 3 例,平均止血时间为(4.5±2.5)天。总有效率为 95%。[4]

23. **五味抗痨散** 白及 150 克、百合 150 克、薏苡仁 150 克、杏仁 150 克、川贝母 30 克。上药共研为末。每日 10 克分 3 次口服。1 剂为 1 个疗程,连用 3 个疗程。滋阴润肺,清热化痰,抗痨抑菌,生肌止血。蔡光斗等以上方结合辨证施以汤药,治愈 1 例空洞型肺结核患者。[5]

24. **葶苈子泻肺汤** 葶苈子 10 克、茯苓 10 克、白芍 10 克、桔梗 10 克、车前子 10 克、丝瓜络 10 克、桑白皮 10 克、麦冬 10 克、陈皮 10 克、枳实 10 克、焦山楂 10 克、远志 10 克、五味子 10 克、牡蛎 30 克、沙参 16 克、丁香 4 克、甘草 6 克。巨效贤等将 104 例早期肺结核患者随机分为观察组 66 例和对照组 38 例。对照组单用化疗,化疗方案是 2SRHZ/7S4R3H3(字母右侧数字表示一周用药的次数。以下化疗方案同理)。观察组在此基础上加用上方治疗。结果:前 3 个月观察组显效 43 例,占 65.15%;对照组显效 16 例,占 42.10%。观察组空洞 31 个,闭合 13 个,占 41.92%;对照组空洞 29 个,闭合 4 个,占 14.08%。痰菌转阴率无明显差异。[6]

25. **王凤君经验方** 百部 1 份、丹参 1 份、五灵脂 1 份、黄芩半份。上药研细末打片,每片 0.5 克,每次 2 克,每日服 3 次。王凤君等将 90 例肺结核患者分为甲组、乙组与丙组各 30 例。甲组予上方加用异烟肼、链霉素,乙组予异烟肼、利福平、链霉素,丙组予异烟肼、链霉素、对氨柳酸。抗结

① 王刚,等.中西医结合治疗肺结核 56 例的临床报告[J].时珍国医国药,2006,17(9):1827.
② 赵孟碧.百合固金汤治疗肺结核 48 例[J].实用中医内科杂志,2002,16(3):141.
③ 李庆生,等.消核散治疗肺结核 50 例[J].湖北中医杂志,2002,24(6):42.
④ 徐善荪.月华丸加减治疗肺结核咯血 54 例疗效观察[J].工企医刊,1997,10(1):59.
⑤ 蔡光斗,等.五味抗痨散治疗空洞型肺结核[J].福建中医药,1993,24(4):3.
⑥ 巨效贤,等.中西医结合治疗早期肺结核 66 例[J].陕西中医,1991,12(7):295.

核药物按常规量应用。结果：甲组的空洞闭合、痰菌转阴、病灶吸收与乙组无差别，但高于丙组，且无任何不良反应。①

26. 亢士亮经验方　百部 500 克、白及 500 克、牡蛎 500 克、海浮石 500 克、守宫 100 条。将百部、白及、牡蛎、海浮石碾细过筛，将守宫捕获后在瓦上焙干，碾细过筛与药混合均匀。每次服 15～20 克，每日 2～3 次，老弱幼小者可酌情减量，体壮坚实者可适当加量。一般 1 剂可控制病情，服 2 剂能恢复劳动能力，3 剂病情可痊愈。②

27. 回生膏　猫眼草、蟾蜍皮、守宫、木鳖子、独角莲、乳香、没药等。上药在香油中熬枯，去渣，加入黄丹收膏，至滴水成珠时，再加入麝香混匀，摊在布纸上备用。将此膏用微火烤软，外敷至结核病灶在前胸后背体表相应的部位上以及大椎、膻中、肺俞等穴，隔 3 天换药 1 次，2 个月为 1 个疗程。在用回生膏治疗期间，若全身症状较明显者可适当配合中药内服，根据临床表现辨证施治。消肿散结，拔毒散疡。焦起周等以上法治疗 355 例肺结核患者，除 18 例配合西药治疗外，一般均单纯以外敷回生膏为主适当配合中药内服。结果：痊愈 201 例，有效 140 例，无效 5 例，结果不明 9 例，有效率 96.1%。③

28. 葎草四味散　葎草 30 克、铁包金 15 克、鱼腥草 15 克、夏枯草 10 克。上药为 1 日量，将药切碎，水煎分 2 次服，连服 2～3 个月。彭岳衡以上方治疗 21 例肺结核患者，效果满意。④

29. 丁银夏枯丸　紫花地丁 500 克、夏枯草 500 克、金银花 300 克、山药 300 克、白及 300 克、麦冬 300 克、尖贝母 60 克、黄连 15 克、橘红 150 克、当归 150 克、茯苓 150 克、甘草 150 克。随症加减：咯血，加三七 50 克；盗汗，加枣皮 150 克；潮热，加白薇 300 克；空洞，加蛤蚧 2 对、五倍子 150

克。将上药研细末，以猪油 500 克、蜂蜜 3000 克，文火熟炼除去水分，注意掌握火候，然后将药末和入调匀，为丸 300 粒，封藏待服，勿令霉变。每日早饭前服 3 粒，3 个月为 1 个疗程。攻补兼施，扶正祛邪。郑祥吉以上方加减治疗 22 例肺结核患者，效果满意。⑤

30. 薯蓣丸　薯蓣、当归、桂枝、神曲、干地黄、大豆黄卷、甘草、人参、川芎、芍药、白术、麦冬、杏仁、柴胡、桔梗、茯苓、阿胶、干姜、白蔹、防风、大枣。培土生金，生化气血，祛风除邪，通经活络。王玉芝以上方治疗 1 例肺痨患者。初诊薯蓣丸去桂枝、川芎、干姜、大枣，加仙鹤草 30 克、侧柏叶炭 15 克，5 剂，水煎服。二诊加五味子 15 克，服 10 剂。三诊在原方基础上去仙鹤草、侧柏叶炭，研末以蜜枣为丸，1 丸 10 克，每日 1 丸，连服 3 个月。随访 2 年，病情无复发。⑥

31. 月华消瘰汤加减　牡蛎 30 克、夏枯草 15 克、浙贝母 15 克、玄参 15 克、白及 15 克、天冬 15 克、北沙参 15 克、百部 10 克、甘草 6 克。随症加减：吐血，加生地黄 15 克、阿胶(烊)15 克、田三七 6 克；阴虚，加百合 30 克、麦冬 15 克、淮山药 15 克；潮热盗汗，加青蒿 15 克、地骨皮 15 克；血瘀，加当归 10 克、丹参 20 克、赤芍 15 克；纳呆，加鸡内金 10 克。宋光铸以上方加减治疗 46 例肺结核患者。结果：痊愈 26 例，显效 16 例，好转 2 例，无效 2 例。⑦

32. 抗痨灵　百部 15 克、百合 20 克、白及 30 克、杏仁 5 克、黄精 30 克、猫爪草 15 克、太子参 20 克、茯苓 15 克、丹参 10 克、桔梗 10 克、黄芩 10 克、知母 5 克。每日 1 剂，水煎，早晚各服 1 次。益气养阴，润肺止咳，补脾益精，培土生金。周辉等将 214 例肺结核患者随机分为治疗组与对照组各 107 例。对照组按结核病常规治疗；治疗组

① 王凤君,等.中药为主治疗肺结核病 30 例[J].辽宁中医杂志,1990(2)：26,48.
② 亢士亮.治疗肺结核验方[J].河南中医,1990,10(3)：41.
③ 焦起周,等.外敷回生膏为主治疗肺结核 355 例临床观察[J].山西中医,1989(4)：34.
④ 彭岳衡.葎草四味散治肺结核[J].湖南中医杂志,1989(3)：22.
⑤ 郑祥吉.丁银夏枯丸治疗肺结核[J].四川中医,1988(1)：19.
⑥ 王玉芝.薯蓣丸在慢性疾病中的应用[J].河南中医,1988(3)：10.
⑦ 宋光铸."月华消瘰汤"治肺结核 46 例[J].新中医,1987(2)：24,26.

以口服上方为主,3 个月为 1 个疗程,另配合异烟肼 300 毫克,每晨顿服。结果:治疗组显效 53 例,占 49.5%;好转 35 例,占 32.7%;无效 19 例,占 17.8%;总有效率为 82.2%。对照组显效 7 例,占 6.5%,好转 44 例,占 41.4%,无效 56 例,占 52.3%;总有效率为 47.6%。经统计学处理,两组比较有显著差异($P<0.01$)。[1]

33. 活化汤 郁金 30 克、丹参 60 克、鸡血藤 45 克、红花 15 克、桃仁 15 克、赤芍 15 克、海藻 15 克、夏枯草 15 克。如无桃仁、郁金,改用三棱、莪术。水煎,浓缩成 60 毫升,早晚各服 30 毫升。李夫星等将 107 例肺结核患者随机分为中药组 51 例与对照组 56 例。对照组予化疗,中药组在化疗基础上加服上方。结果:中药组病灶显著吸收 39 例,部分吸收 11 例;对照组病灶显著吸收 23 例,部分吸收 27 例。中药组空洞闭合 30 个,缩小 8 个;对照组空洞闭合 5 个,缩小 6 个。可见病灶显著吸收率、空洞闭合率,中药组均比对照组明显增高(均 $P<0.01$)。说明活化汤对浸润型肺结核的病灶吸收、空洞闭合有明显作用。中药组有 7 例痰中带血和间断血痰经用活化汤治疗后,白痰 2~43 天(平均 14.8 天)消失。注意事项:大咯血者不宜用活化汤治疗。[2]

34. 活血化瘀法 当归、川芎、赤芍、夏枯草、三棱、莪术、陈皮、木香。按辨证论治的原则,随症加减其他药味以调整阴阳平衡。侯玉梅等将 100 例肺结核患者随机分为活化组与对照组各 50 例。对照组单用化疗,活化组在此基础上加用上方。结果:活化组 35 例痰菌阳性患者,治疗 9 个月后转阴 31 例,转阴率 88%;33 例耐药患者中,治疗至 9 个月痰菌转阴者 30 例,占 91%;X 线检查治疗后总吸收率为 60%;治疗前有空洞 41 例,治疗后闭合 5 例,闭合率为 12.2%,显著缩小者 9 例,占 21.4%。对照组 45 例痰菌阳性者,治疗 9 个月后转阴 31 例,转阴率 68%;37 例耐药患者治

疗至 9 个月,痰菌转阴 23 例,占 62%;X 线检查治疗后总吸收率为 22%;治疗前有空洞者 45 例,治疗后闭合 2 例,闭合率为 4.4%,显著缩小者 3 例,占 7%。两组对比各指标均有明显差异(均 $P<0.05$),活化组明显优于对照组。[3]

35. 周霞如经验方 丹参 30 克、郁金 24 克、泽兰 15 克、赤芍 15 克、夏枯草 30 克、蛤粉 15 克、皂角刺 15 克、海浮石 15 克。随症加减:阴虚,加麦冬 9 克、生地黄 15 克;气虚,加党参 15 克、黄芪 15 克;低热,加地骨皮 30 克、银柴胡 12 克;干咳,加百部 18 克、紫菀 9 克;痰多,加橘红 6 克、杏仁 6 克、枳壳 18 克。周霞如等将 108 例肺结核干酪病变患者随机分为治疗组与对照组各 54 例。对照组单用化疗。治疗组以上方加减结合西药治疗,西药用链霉素、异烟肼、对氨柳酸、卡那霉素,四药可互相配伍,但同时最多用三药。结果:两组治疗前后症状改变、痰菌变化、空洞变化无明显差异($P>0.05$)。但从病灶 X 线变化来看,治疗组有效(显著吸收和吸收)38 例,占 70.37%;对照组 26 例,占 48.15%。治疗组显著吸收者 22 例,占 40.74%;对照组 9 例,占 16.67%。两组比较有明显差异。[4]

36. 抗痨月华丸 沙参 90 克、天冬 120 克、麦冬 120 克、阿胶 90 克、百部 120 克、款冬花 150 克、夏枯草 300 克、茯苓 120 克。上药烘干,共为细末,炼蜜为丸,每丸重 10 克,蜡纸包装,封入塑料袋备用。成人每次服 1 丸,每日服 2~3 次,90 丸为 1 个疗程。滋阴降火,润肺止咳,祛痰杀痨虫。对阴虚型肺结核疗效显著,对阴虚火旺型亦有良效,而对阴阳两虚型疗效较差。金振阁等以上方治疗 24 例肺结核患者。用药量为 90~600 丸,平均用药 80 天,共 240 丸。其中单用抗痨月华丸治疗的 17 例,16 例疗效满意,有效率为 94.1%;患者自行加用他药者 7 例(其中链霉素 27~80 克者 4 例,侧柏叶针剂 20 支、利福平 15 克、抗劳息

① 周辉,等.自拟抗痨灵配合雷米封治疗肺结核 107 例[J].广西中医药,1986,6(4):18-19.
② 李夫星,等.中药加化疗治疗肺结核近期疗效观察[J].中医杂志,1984(8):41-42.
③ 侯玉梅,等.活血化瘀并用化学疗法治疗肺结核的疗效观察[J].山西中医杂志,1984,13(3):169.
④ 周霞如,等.中西医结合治疗肺结核干酪病变的临床观察[J].北京中医,1983(1):25-26,52.

100 片者各 1 例)均获满意疗效,有效率为 100%,24 例的总有效率为 95.8%。①

37. 抗劳丸 南沙参 500 克、麦冬 240 克、北五味子 240 克、人中白 240 克、百部 240 克、白及 240 克、胡黄连 240 克、生地黄 240 克、焦白术 240 克、生甘草 240 克。以上各药共研细末,水泛为丸如绿豆大。每日 2 次,每次 4.5 克,2~3 个月为 1 个疗程。保肺养阴,生肌止血,清热杀虫。徐飞以上方治疗 40 例肺结核患者,临床症状如咳嗽、胸痛、痰中带血、盗汗等均在 20~40 天内消失;血沉在 20~60 天内降至每分钟 10 毫米以内 29 例,占血沉增快者的 93.5%;痰菌转阴 30 例,占痰菌阳性者的 93%。临床症状消失、痰菌转阴等时间约在 20~60 天,效果较好。3~6 个月 X 线片复查结果显示病灶吸收好转,范围缩小 38 例。空洞闭合率较高,时间较短。平均体重增加 3 千克,无明显不良反应。②

38. 山羊麻根合剂和山葡萄根合剂 山羊麻根合剂:山羊麻根 6 克、蜂蜜 4 毫升、龟甲 3 克、鳖甲 3 克。每日 3 次,连服 1~2 周。山葡萄根合剂:山葡萄根 6 克、酒 15 毫升、水 15 毫升。煎成 10 毫升,每日 3 次,连服 1~2 周。以上两种药剂间隔交替服用。蔡鸿恩以上法治疗 32 例肺结核患者。结果:有效 26 例,占 81.25%。③

39. 李浩然经验方 (1)南星半夏丸:生南星 6 克、生半夏 9 克、明矾 3 克、枳实 15 克、陈皮 15 克、建曲 30 克、黄芩 15 克、薄荷 3 克、牙皂 3 克、茯苓 12 克、生姜 15 克。上药共研末水泛为丸。(2)抗痨膏:党参 6 克、黄芪 6 克、百部 15 克、白及 6 克、大黄 6 克、没药 15 克、黄连 3 克、黄芩 3 克、甘草 6 克、山药 12 克、薏苡仁 12 克等。煎取浓汁加蜜收为膏。(3)白及粉:白及 120 克、百部 120 克、牡蛎 120 克、没药 90 克、沙参 120 克、金银花 90 克、甘草 60 克。上药共研为末。(4)椒辛膏:川椒、细辛、牙皂、杏仁等份。上药研末以凡

士林调膏贴肺俞穴。李浩然等将 80 例肺结核患者分为 3 组。第 1 组 39 例予中西药综合疗法,对曾用抗痨药物治疗而症状仍无明显改进的患者,辨证内服铁破汤(广州市潘高寿联合制药厂生产)、抗痨膏、南星半夏丸、白及粉,加用维生素 B₁ 或 0.2% 普鲁卡因穴封、链霉素肌内注射、异烟肼内服等,并按体质虚弱情况适当佐以人参养荣丸、八珍汤、归脾汤、补心丸、补肾丸、参桂鹿茸丸等补剂。个别还坚持做气功、电吹、外贴椒辛膏或同时进行针灸。第 2 组 23 例予中药汤剂治疗,对于肺阴虚者用抗痨膏,每次服 18 克,每日 2 次;有痰湿脾土受困者用南星半夏丸,每次服 9 克,每日服 2 次;有空洞者兼服白及粉,每次服 3~15 克,每日服 2 次,并随证佐以汤剂。第 3 组 18 例予铁破汤治疗,凡经 X 线诊断为肺结核者,不论类型与病情轻重,单用铁破汤治疗,每次服 20~30 毫升,每日服 2~3 次。上述各种疗法均以 3 个月为 1 个疗程,每个疗程结束后,经过各项检查,效果肯定,无明显进步可继续治疗。结果:第 1 组有效率 90%,第 2 组有效率 83.2%,第 3 组有效率 39%。说明中西医综合疗法较其他各种疗法效果优越。④

单 方

1. 守百胶囊 组成:守宫 2 份、百部 2 份、紫河车 1 份。功效:抗痨杀虫,补益气血。制备方法:上药焙干,共研细末,装入 0 号胶囊。用法用量:每次 10 粒,每日 3 次,相当于每日守宫粉 6 克。3 个月为 1 个疗程,一般需连用 3~4 个疗程。临床应用:蒋卫健将 130 例肺结核患者随机分为治疗组 79 例与对照组 51 例。对照组予用百合固金汤或秦艽鳖甲汤,治疗组予守百胶囊。结果:治疗组治愈 49 例,显效 17 例,有效 8 例,无效 5 例,总有效率 93.6%;对照组治愈 6 例,显效 11 例,有效 15 例,无效 19 例,总有效率 62.7%。⑤

① 金振阁,等.抗痨月华丸治疗肺结核病 24 例疗效观察[J].湖北中医杂志,1981(1):25 - 26.
② 徐飞.抗劳丸治疗 40 例浸润型肺结核疗效分析[J].江苏中医,1964(12):13 - 15.
③ 蔡鸿恩.山羊麻根及山葡萄根合剂治疗肺结核[J].福建中医药,1961(4):5.
④ 李浩然,等.中西医结合治疗 80 例肺结核效果观察[J].江西医药,1961(6):9,16.
⑤ 蒋卫健.守百胶囊治疗肺结核 79 例临床观察[J].湖南中医杂志,2003,19(3):8.

2.鱼鳞膏 组成：新鲜鱼鳞片 500 克、橘饼 60 克、冰糖 120 克。制备方法：不论何种鱼类，只要体重在 500 克以上鲜鱼的鱼鳞片皆可。先将鱼鳞片取下，用清水搓洗干净，与橘饼同装入大砂罐内，加水，文火慢煎，约经 2 小时后，过滤取汁。鳞渣再煎滤如前。先后共煎 3 次，弃渣取汁 1 000～1 200 毫升，文火浓缩片剂，待其呈胶水样稠黏，下入冰糖使溶，搅匀退火，倾入瓷器中收贮，待其冷却，即凝成凉粉状之药膏。贮藏于阴凉处备用。必须在冬季或早春气候寒冷时配制。用法用量：成人每日早晚饭前各用 1～2 匙，口中温化咽下，以温开水送之。1 料药膏可服 30～40 天，服完再制续服，也可按比例大量配制。临床应用：吴一渊以上方治疗 1 例肺结核患者，疗效满意。①

3.复方白及散 组成：生百部、煅牡蛎、白及。制备方法：三味中药按 1∶2∶3 的组成比例研粉混合。用法用量：每次温开水冲服 4 克，每日 3 次。临床应用：杨玉等将 67 例肺结核患者随机分为并用西药组 47 例与单用中药组 20 例。单用中药组单独使用复方白及散，并用西药组予复方白及散合并服用异烟肼（每日 3 次，每次 100 毫克）。结果：67 例中好转 56 例，好转率为 83.4%。并用西药组（80.9%）比单用中药组（90%）疗效反而稍逊。②

4.百部丸 组成：童雌鸡（未产蛋）、百部（晒干研细末）。制备方法：上药比为 2∶1，即活鸡 1千克配百部 0.5 千克。将鸡杀死去内脏及头足洗净，加水适量煮极烂，去骨，取鸡肉及汁混合百部末杵烂为小丸，晒干贮存。用法用量：每次 9 克，每日 2 次，每日早饭前 1 小时服 1 次，晚临睡时服 1 次，开水送下。20 天为 1 个疗程，1 个疗程后可进行 X 线复查。如病灶有进步可继续服用，如无进步但自觉症状减轻者亦可再服。临床应用：陈祥呈用百部丸治疗 172 例肺结核患者，取得联系的 157 例中服药后临床症状（如咳嗽、咯血、胸痛、呼吸困难、发热、盗汗、食欲不振、体力疲乏等）消失、显著减轻或减轻的计 139 例，有效率为 90.8%。139 例中有 51 例体重增加，劳动力也有不同程度的提高。治疗后 X 线复查的有 72 例，红细胞沉降率多有明显下降，痊愈及进步共 56 例，占复查例数的 77.7%。③

5.大蒜浸液 1 组成：大蒜。制备方法：剥去外皮，将蒜薄膜剥去，切去根芽部分，称其重量用蒸馏水洗净，用 75% 酒精浸 3 分钟以消毒，取出再用无菌蒸馏水冲洗，放入灭菌的乳钵内捣烂，用生理盐水浸 4 小时，细纱布过滤，加蒸馏水使成要求浓度。全部过程无菌操作。配成 1%～5% 五种浓度的大蒜浸液放于冰箱中备用。用法用量：开始时用 1% 大蒜液，每日 1 次，每次 10 毫升，连滴 6 日休息 1 日。每周增加浓度 1%，直至 5%。采用鼻腔插管法，将管自鼻腔插入气管。用 5% 普鲁卡因 2 毫升经管注入，作气管麻醉后，每次滴入大蒜液 10～20 分钟。临床应用：杨健以上法共治疗 17 例肺结核空洞患者。结果：空洞闭合者 8 例，占 47.06%；好转（空洞缩小痰菌转阴或减少）者 8例，占 47.06%；无效者 1 例。①

6.大蒜浸液 2 组成：大蒜。制备方法：新鲜大蒜去两头，洗净，酒精消毒（浸 5 分钟），蒸馏水冲洗，捣成糊状，将蒸馏水加温 40℃ 以下，冲蒜泥后装入瓶中加盖浸 2 小时以上。过滤密封备用。滴入方法同上第 5。滴入 30 次为 1 个疗程。临床应用：中国邮电工会济南疗养院以上法治疗 31 例肺结核空洞患者。结果：空洞闭合者 11例，占 35.4%；空洞缩小者 15 例，占 48.4%；无效者 5 例，占 16.1%。⑤

中 成 药

1.结核丸 组成：醋龟甲、百部、生地黄、熟地黄、牡蛎、北沙参、醋鳖甲、阿胶、白及、川贝母等

① 吴一渊."鱼鳞膏"治肺结核有效[J].江苏中医,1966(2)：41.
② 杨玉,等.复方白及散治疗肺结核 67 例初步报告[J].江苏中医,1961(2)：21 - 22.
③ 陈祥呈.百部丸治疗肺结核病 153 例的疗效初步报告[J].中医杂志,1959(3)：32 - 35.
④ 杨健.支气管滴入大蒜浸液治疗肺结核空洞 17 例临床初步观察[J].山东医刊,1959(6)：24 - 25.
⑤ 中国邮电工会济南疗养院.大蒜浸液气管滴入治疗肺结核空洞情况介绍[J].山东医刊,1959(6)：22 - 23.

（甘肃天水岐黄药业有限责任公司生产，国药准字Z20025187）。功效：滋阴补血，清热益肺。用法用量：每次 3.5 克（20 丸），每日 2 次。临床应用：黄艳等将 112 例初治涂阳肺结核患者分为观察组和对照组各 56 例。对照组患者严格按照肺结核标准化疗方案治疗，观察组患者在对照组治疗的基础上口服结核丸治疗。两组患者按疗程规范治疗 6 个月。结果：总有效率观察组为 94.64%，对照组为 82.14%，观察组的总有效率高于对照组（$P<0.05$）；治疗后两组中医证候积分均明显降低，且观察组低于对照组（$P<0.05$）；观察组治疗后痰菌转阴率、病灶吸收有效率和空洞缩小率均高于对照组（$P<0.05$）；两组患者血清 IgG、IgA、IgM 水平均较治疗前升高，且观察组均高于对照组（均 $P<0.05$）。[1]

2. 内消瘰疬丸 组成：夏枯草、海藻、蛤壳、玄参、白蔹、连翘、当归、贝母、大黄、玄明粉（兰州太宝制药有限公司生产）。功效：提高机体免疫机能，清热解毒，活血祛瘀，散结消肿，泻火凉血。用法用量：每次 8 例，每日 3 次，口服。临床应用：徐永先将 74 例肺结核患者随机分为治疗组与对照组各 37 例。对照组采用抗结核治疗，治疗组在对照组基础上加用内消瘰疬丸治疗。结果：治疗组治愈率 75.68%，总有效率为 97.30%；对照组治愈率为 62.16%，总有效率为 91.89%。[2]

3. 黄芪注射液 组成：黄芪提取物（成都地奥九泓制药厂生产）。用法用量：黄芪注射液 20 毫升加入 5% 葡萄糖注射液或生理盐水 250 毫升中静脉滴注，强化期 3 个月，连续应用 2 个月后改为黄芪颗粒 6 克口服，每日 3 次。临床应用：刘林刚等将 118 例肺结核患者分为治疗组 60 例与对照组 58 例。两组给予相同的化疗方案，治疗组加用黄芪。两组疗程均为 9 个月，强化期 3 个月住院治疗，巩固期 6 个月，全程管理治疗（家属监督服药，每半个月到结核门诊复查 1 次）。结果：痰

菌阴转率治疗组为 93.3%，对照组为 79.3%。[3]

4. 复方柳菊片 组成：旱柳叶、野菊花、白花蛇舌草（江西国药有限责任公司生产）。功效主治：清热解毒；适用于肺结核。[4]

5. 抗痨胶囊 组成：矮地茶、百部、穿破石、五指毛桃、白及、桑白皮（西安康拜尔制药有限公司生产）。功效主治：散瘀止血，祛痰止咳；适用于痨病治疗，肺虚久咳，痰中带血。[5]

6. 抗痨丸 组成：矮地茶、百部、穿破石、五指毛桃、白及、桑白皮（广东国医堂制药有限公司生产）。功效主治：活血止血，散瘀生新，祛痰止咳；适用于浸润型肺结核痰中带血。[6]

7. 芪贝胶囊 组成：黄芪、冬虫夏草、蛤蚧、川贝母（哈尔滨华雨制药集团有限公司生产）。功效主治：养阴益气，调补肺肾；适用于痨病气阳两虚证，症见咳嗽，咯血，潮热，乏力，盗汗等。[7]

8. 补金片 组成：鹿角胶、紫河车、蛤蚧、蛤蟆油、鸡蛋黄油、乌梢蛇、红参、当归、核桃仁、黄精、麦冬、茯苓、陈皮、浙贝母、百部、桔梗、白及。功效主治：补肾益肺，健脾化痰，止咳平喘；适用于肺脾两虚、肾不纳气所致的久病咳喘、神疲乏力、肺结核、慢性支气管炎、肺气肿、肺心病缓解期见上述证候者。[8]

9. 河车大造丸 组成：熟地黄、龟甲、紫河车、天冬、麦冬、杜仲、牛膝、黄柏。功效主治：滋阴清热，补肾益肺；适用于肺肾两亏，虚劳咳嗽，骨蒸潮热，盗汗遗精，腰膝酸软等，可用于肺结核的对症治疗。[9]

10. 麦味地黄口服液（丸） 组成：熟地黄、山茱萸、山药、麦冬、牡丹皮、茯苓、泽泻、五味子。功效主治：滋阴养肺；适用于肺肾阴亏、阴虚盗汗、咽干咳血、眩晕耳鸣、腰膝酸软、消渴、肺结核见上述证候者。[10]

11. 阿胶补血膏（颗粒，口服液） 组成：阿胶、党参、熟地黄、枸杞子、白术、黄芪。功效主治：

① 黄艳,张向荣,等.结核丸联合肺结核标准化疗方案治疗肺结核的临床疗效及对 IgG、IgA、IgM 水平的影响研究[J].中华中医药学刊,2022,40(4)：255-258.
② 徐永先.内消瘰疬丸治疗初治肺结核 37 例疗效观察[J].中西医结合心血管病杂志,2016,4(3)：72,74.
③ 刘林刚,等.黄芪注射液辅治复治肺结核疗效观察[J].临床合理用药杂志,2012,5(1A)：65-66.
④～⑩ 邵艳新,等.中药在治疗结核病中的作用与临床应用[J].现代中西医结合杂志,2009,18(7)：830-832.

补益气血,滋阴润肺;适用于气血两虚所致的久病体弱、虚劳咳嗽,也可用于肺结核的辅助治疗。①

12. 山东阿胶膏 组成:阿胶、黄芪、枸杞子、白芍、党参、白术、甘草。功效主治:补益气血,润燥;适用于气血两虚所致的虚劳咳嗽、吐血、妇女崩漏、胎动不安,也可用于肺结核的辅助治疗。②

13. 人参固本丸 组成:人参、熟地黄、地黄、山茱萸、山药、麦冬、天冬、泽泻、牡丹皮、茯苓。功效主治:滋阴补肾,固本培元;适用于阴虚气弱所致的虚劳久咳、心悸气短、骨蒸潮热、腰酸耳鸣、遗精盗汗、大便干燥、肺结核见上述证候者。③

14. 三七血伤宁胶囊 组成:三七、大叶紫珠、七叶一枝花、冰片、朱砂、生草乌、黑紫藜芦、山药。功效主治:止血镇痛,祛瘀生新;适用于瘀血所致的各种出血症、肺结核咯血等。④

15. 益气止血颗粒 组成:白及、党参、黄芪、白术、茯苓、功劳叶、地黄、防风。功效主治:益气止血,固表健脾;适用于气不摄血所致咯血、吐血,也用于肺结核咯血等。⑤

16. 荷叶丸 组成:荷叶、藕节、大蓟、小蓟、白茅根、棕榈、栀子、知母、黄芩、地黄、玄参、当归、白芍、香墨。功效主治:凉血止血;适用于血热所致咯血、衄血、便血、尿血、崩漏,也可用于肺结核、支气管炎、咯血等。⑥

17. 黄蛤丸 组成:黄连 19 克、蛤蚧 13 克、白及 40 克、百部 201 克、枯矾 8 克(重庆市国光制药厂生产)。适用于新鲜之浸润性病变,或干酪病灶不多而有薄壁空洞者。制备方法:上药共研细末,水泛为丸,阴干后贮用。用法用量:每日 3 次,每次 10 克,儿童酌减。可连续服用。临床应用:邓孝华单用黄蛤丸治疗 29 例较新鲜之浸润型肺结核患者。结果:经治 3～10 个月后,病灶吸收1/2 以上 10 例,吸收 1/3 者 13 例,6 例无效,有效率为 82%。7 例空洞患者中闭合 5 例,缩小 1 例,不变 1 例。血沉患者中恢复正常 11 例,显著下降6 例。痰菌转阴 8 例。症状多消失或减轻。服药期间无任何不良反应。⑦

18. 四黄合剂 组成:黄芩 2 克、黄连 0.25克、大黄 2 克、黄柏 2 克、连翘 1.5 克、金银花 1.5克、知母 1.5 克、赤小豆 0.5 克、冰片 0.03 克(太钢卫生处制药厂生产)。制备方法:加水 90 千克,过滤 2 次,蒸馏 1 次,成无色或微黄色的澄清液。用法用量:(1) 气管内滴入,每日 10 毫升经鼻导管法,滴后卧床 2～3 小时,每周 6 次,星期日休息;(2) 内服,在开始服用时停止其他抗痨药物,每日服四黄合剂 30 毫升,分 3 次,饭后服,连续用 3 个月为 1 个疗程。临床应用:卞岳岭以上方治疗 72例肺结核患者(多为长期使用抗痨药无效者),近期有效率为 85% 以上。⑧

结核性腹膜炎

概　述

结核性腹膜炎,是由结核杆菌引起的慢性弥漫性腹膜感染,或继发于腹腔内其他结核病灶而导致局限性腹膜炎。

本病属中医"鼓胀"范畴。其病理特点本虚标实。治宜虚实兼顾、半补半消,以健脾利水、宽中消积为原则。

经　验　方

1. 肠功能恢复汤 蜜百部 24 克、厚朴 24 克、夏枯草 15 克、赤白芍各 15 克、木香 12 克、生白术12 克、枳实 12 克、桃仁 9 克、生大黄 9 克、炙甘草9 克、桂枝 6 克。每日 1 剂,煎煮 400 毫升,每日早、晚各服药200 毫升。李伟等将 80 例结核性渗出型腹膜炎患者随机分为对照组和观察组各 40例。对照组给予西药抗结核治疗及腹腔穿刺抽液,观察组在对照组的基础上采用肠功能恢复汤

①～⑥ 邵艳新,等.中药在治疗结核病中的作用与临床应用[J].现代中西医结合杂志,2009,18(7):830-832.
⑦ 邓孝华.黄蛤丸治疗肺结核 29 例初步报告[J].中医杂志,1963(7):34.
⑧ 卞岳岭.四黄合剂治疗肺结核近期观察(附 70 例的分析报告)[J].山西医学杂志,1962(3):5-9.

进行治疗。1个月为1个疗程,两组均持续接受相应治疗3个疗程。结果:与对照组比较,观察组的腹腔积液消失时间更短,引流总量更少,每个疗程治疗后累计积液完全吸收率明显更高(均$P<0.05$);治疗后,两组各项中医证候积分均较治疗前明显降低(均$P<0.05$),且观察组低于对照组($P<0.05$);治疗后,两组的腺苷脱氨酶(ADA)、乳酸脱氢酶(LDH)水平均较治疗前明显降低(均$P<0.05$),且观察组低于对照组($P<0.05$)。[1]

2. 疏凿饮子加减 槟榔12克、茯苓皮12克、猪苓12克、桂枝15克、赤小豆15克、大腹皮15克、木通9克、蜀椒目9克、泽泻9克、车前子10克、商陆10克、生姜皮10克、炙黄芪30～60克。随症加减:盗汗者,加地骨皮20克、鳖甲25克;恶心者,加竹茹15克。每日1剂,水煎服,腹水消失后停药。分化湿热,消除胀满。宋志国以上方结合西药治疗38例结核性腹膜炎腹水型患者。西医治疗采用标准化疗方案(2H3R3Z3E3/2H3R3),其中异烟肼、利福平、吡嗪酰胺、乙胺丁醇分别0.6克、0.6克、2.0克、1.2克。进行2个月强化期治疗,2个月继续期治疗,给药每周3次,隔日空腹顿服。腹腔注药,多巴胺、呋喃苯胺酸每次20～40毫克,每日1次,直到腹水减少至300毫升为止,口服激素泼尼松30～60毫克,每日分3次服。结果:治疗后显效、有效、无效的患者分别有21例、17例、0例,治疗总有效率为100%。经B超检查发现,在上述治疗10天内腹水消失、治疗20天内腹水消失的患者分别有21例、14例,之后10天内陆续腹水消失的患者有3例。经过治疗后所有患者的腹水均完全消失、症状缓解、体征消失。[2]

3. 己椒苈黄丸 防己、椒目、葶苈子、大黄。每日1剂,水煎服,煎汤400毫升,分2次早晚服。30天为1个疗程。调肝养血,化瘀祛痰,散结消肿,理气止痛。闫宝环等将80例结核性渗出性腹膜炎患者随机分为治疗组与对照组各40例。对

照组采用抗结核治疗(异烟肼、利福平、链霉素、吡嗪酰胺、乙胺丁醇等,年龄大者用乙胺丁醇代替链霉素,对利福平不耐受者换用利福喷丁),并行腹腔穿刺抽腹腔积液,大量腹腔积液者加用激素治疗。治疗组在对照组基础上加用上方治疗。结果:治疗组治愈22例,显效9例,有效7例,无效2例,总有效率95%;对照组治愈9例,显效12例,有效6例,无效13例,总有效率67.5%。[3]

4. 红藤汤灌肠方 红藤30克、败酱草30克、紫花地丁30克、蒲公英30克、当归10克、赤芍10克、黄柏20克、桃仁10克、三棱10克、莪术10克、陈皮10克。随症加减:有腹水者,加车前子15克。以上中药加水浓煎为100毫升,温度为38℃～39℃保留灌肠1次,14天为1个疗程,一般用2个疗程。有腹水者,均在B超定位下进行穿刺,每次抽液不超过1000毫升,缓慢抽尽后,在腹腔内注入异烟肼0.2克及地塞米松5毫克。张秀花等将28例结核性腹膜炎患者随机分为治疗组9例与对照组19例。对照组采用常规抗结核治疗、激素及大量腹水者腹膜穿刺抽液治疗,治疗组在此基础上加用上方加减灌肠。结果:治疗组腹水吸收的时间最短25天,最长35天;对照组最短40天,最长57天。[4]

5. 腹水散结汤 白术12克、枳壳15克、黄连3克、百部10克、水蛭6克、猪苓12克、大腹皮12克、炒白芍15克、炙甘草9克。随症加减:腹水量多者,加泽泻12克、车前子15克;腹胀者,加乌药8克、木香9克;便秘者,加大黄9克、当归12克;腹痛明显者,加延胡索12克、鸡矢藤15克;腹泻者,加苍术12克、乌梅10克;腹部有包块者,加鳖甲15克、莪术9克;虚热者,加知母9克、黄柏9克、银柴胡9克;体虚者,加当归10克、薏苡仁15克等。每日1剂,水煎3次混匀后分3次口服。15天为1个疗程,共治疗4个疗程。健脾化湿,行气消胀,消痰活血,利水消肿。罗时琴等将76例

① 李伟,崔渊博,等.肠功能恢复汤对结核性渗出型腹膜炎患者腹腔积液吸收效果及血清 ADA、LDH 水平的影响[J].临床医学研究与实践,2021,6(31):131-133.
② 宋志国.中西医结合治疗结核性腹膜炎腹水型38例临床疗效分析[J].世界最新医学信息文摘,2018,18(101):178.
③ 闫宝环,等.中西医结合疗法治疗结核性渗出性腹膜炎40例[J].中国药业,2009,18(24):58-59.
④ 张秀花,等.中药红藤汤灌肠治疗结核性腹膜炎疗效观察[J].实用医技杂志,2008,15(7):875.

结核性渗出性腹膜炎患者分为治疗组 46 例与对照组 30 例。对照组予西药抗结核治疗，采用 2HRZE/4HR 方案，予异烟肼 0.3 克、利福平 0.45 克、吡嗪酰胺 1.5 克、乙胺丁醇 0.75 克，均上午 1 次顿服；视病情需要每周腹腔穿刺抽液 1～2 次，每次不超过 1 000 毫升。治疗组在对照组基础上（不用强的松）加服上方加减治疗。结果：治疗组治愈 44 例（95.7%），好转 2 例（4.3%），总有效率 100%；对照组治愈 22 例（73.3%），好转 8 例（27.7%），总有效率 100%。①

6. 消结除胀汤　桃仁 15 克、桂枝 6 克、大黄 10 克、牡丹皮 12 克、茯苓 15 克、槟榔 12 克、土鳖虫 5 克、海藻 12 克、赤芍 15 克。随症加减：发热者，加柴胡、黄芩、知母；腹痛重者，选加香附、木香、乳香、延胡索；呕吐者，加姜半夏；若心下至腹硬满而痛不可近，按之硬（大结胸证）者，加芒硝；若腹胀以上腹为主（腹皮拘急）者，去土鳖虫、海藻，加柴胡、黄芩、枳壳；便秘且下腹腹力强者，加芒硝，右边甚者，再加冬瓜仁、败酱草；腹泻者，去大黄，加厚朴；腹水重者，加泽泻、海藻（一般不同用甘草）；腹部有硬块（如干酪型或包裹性积液），选加莪术、鳖甲、水蛭；病程长或体虚腹力弱者，加黄芪 10～30 克。每日 1 剂，水煎分 3 次口服。1 个月为 1 个疗程，共 3 个疗程。活血祛瘀、温经通阳、利水消肿、止痛除胀、通便导滞、软坚散结。何立荣等将 66 例结核性腹膜炎患者随机分为治疗组 36 例与对照组 30 例。对照组采用西药抗结核治疗，予利福平 0.45 克早餐前 1 小时顿服；异烟肼 0.4 克、吡嗪酰胺 1.5 克均于早餐后 1 次口服；中等量以上腹水者加强的松 10 毫克，每日 3 次，腹水减轻后递减停药。治疗组在对照组基础上加服上方加减治疗。结果：治疗组治愈 36 例，总有效率 100%；对照组治愈 25 例，好转 5 例，总有效率 100%。②

7. 实脾饮加减　厚朴 12 克、白术 12 克、炙黄芪 12 克、茯苓 12 克、木香 12 克、丹参 12 克、大腹皮 12 克、制附子 6 克、干姜 6 克、木瓜 6 克、甘草 6 克。随症加减：邪实水盛者，加猪苓、桂枝、泽泻；气虚者，加党参；粘连型腹痛剧者，可酌加桃仁、赤芍、延胡索、莪术、三棱；伴发热者，加黄芩、薏苡仁、百部。每日 1 剂，水煎早晚分服。刘凤星等将 135 例结核性腹膜炎患者随机分为对照组 68 例和治疗组 67 例。两组住院后均给予强化抗痨（异烟肼、利福平、吡嗪酰胺、链霉素）治疗，年龄大者用乙胺丁醇代替链霉素，对利福平不能耐受者给予利福喷丁，并腹穿抽液，大量腹水者加激素治疗。治疗组在此基础上加服上方加减。两组均以治疗 1 个月为 1 个疗程，1 个疗程结束后观察疗效。结果：治疗组治愈 16 例，治愈率 23.9%，显效 26 例，有效 18 例，无效 7 例，总有效率 89.6%；对照组治愈 7 例，治愈率 10.3%，显效 20 例，有效 18 例，无效 23 例，总有效率 66.2%。两组总有效率比较差异具有显著性意义。③

8. 疏凿饮子加减　桂枝 15～30 克、炙黄芪 30～60 克、槟榔 12 克、商陆 10 克、茯苓皮 12 克、蜀椒目 9 克、赤小豆 15 克、泽泻 9 克、木通 9 克、猪苓 12 克、车前子 10 克、大腹皮 15 克、生姜皮 10 克。随症加减：盗汗者，加地骨皮 20 克、鳖甲 25 克；恶心者，加竹茹 15 克；小便频数者，加益智仁 20 克。每日 1 剂，水煎服。杨东霞等以上方治疗 38 例结核性腹膜炎腹水型患者，腹水完全消失后停药，改用六君子汤巩固；同时采用 2H3R3Z3E3/2H3R3 标准化疗方案，其中异烟肼 0.6 克、利福平 0.6 克、吡嗪酰胺 2.0 克、乙胺丁醇 1.2 克，2 个月强化期治疗，2 个月继续期治疗，每周 3 次给药，隔日空腹顿服；腹腔注药多巴胺 20～40 毫克，呋喃苯胺酸 20～40 毫克，每日 1 次，腹水减至 300 毫升为止（或症状及体征基本消失为止）；泼尼松 30～60 毫克，每日分 3 次口服，腹水减少后以每 5 日 5 毫克递减，直至腹水消失。结果：患者经上述方法治疗 10～20 天进行 B 超检查，其中 10 天腹水消失者 20 例，20 天腹水消失者 15 例，仍有少量

①　罗时琴，等.中西医结合治疗结核性渗出性腹膜炎疗效观察［J］.辽宁中医杂志，2007,34(4)：488－489.
②　何立荣，等.中西医结合治疗结核性腹膜炎 36 例临床观察［J］.现代中西医结合杂志，2003(10)：1036－1037.
③　刘凤星，等.中西医结合治疗结核性腹膜炎 67 例疗效观察［J］.新中医，2002,34(7)：38－39.

腹水者3例。继续观察10天,所有患者腹水完全消失,症状缓解,体征基本消失,出院后自服化疗药物,至疗程完成。①

9. 桂枝茯苓汤加味 桂枝10克、茯苓10克、牡丹皮10克、赤芍10克、桃仁10克、红花6克、延胡索20克、川楝子10克、蒲黄10克、五灵脂10克、甘草10克。每日1剂,凉水煎,分3次服。腹痛消失后,上述药物制成散剂每日服3次,每次约5克,巩固1个月停药。史有礼等以上方治疗24例结核性腹膜炎腹痛患者,最少服药7剂,最多15剂,平均服药9剂后,患者腹痛症状消失。起效后服散剂1个月,随访1年,腹痛不再复发为治愈,均获愈。②

10. 实脾饮 白术12克、炙黄芪12克、茯苓12克、木香12克、丹参12克、大腹皮12克、制附子6克、干姜6克、厚朴6克、木瓜6克、炙甘草6克。随症加减:邪盛水实者,加猪苓、桂枝、泽泻;腹胀、腹痛、大便干燥、舌红、脉实者,加大黄、枳实。每日1剂,水煎服。攻补兼施,温脾化湿,行气消肿。姜文彦等将60例渗出型结核性腹膜炎患者随机分为治疗组与对照组各30例。对照组予高蛋白、高热量、高维生素、低纤维素饮食,酌情予免疫增强剂,以增强体质,提高免疫力;予异烟肼(INH)、利福平(RFP)、吡嗪酰胺(PZA)、链霉素(SM)或INH、RFP、PZA、乙胺丁醇(EMB)强化抗结核治疗,大量腹水、无其他部位结核病者给予强的松每日30毫克口服治疗,并在超声定位下行腹腔穿刺抽腹水,同时腹腔注入INH和丁胺卡那霉素各200毫克,每周2~3次。治疗组在对照组基础上加用上方加减治疗。两组均以1个月为1个疗程,2个疗程后观察疗效。结果:治疗组治愈16例,显效7例,有效5例,无效2例,总有效率93.9%;对照组治愈7例,显效9例,有效4例,无效10例,总有效率66.7%。③

11. 王全珍经验方 莱菔子(炒)20克、夏枯草20克、党参20克、当归12克、赤芍10克、大腹皮10克、厚朴10克、延胡索10克、川芎6克、桃仁6克、红花6克、甘草6克、熟地黄15克、血竭3克、茯苓16克、枳壳9克。随症加减:包块,加三棱9克、莪术9克;纳差,加焦麦芽30克、焦山楂30克、焦神曲30克。每日1剂,水煎服,30日为1个疗程。王全珍等以上方加减结合西药治疗50例结核性粘连型腹膜炎患者,西药每日用异烟肼0.4克、利福平0.45克、乙胺丁醇1克,口服。结果:用药1~3个疗程,有效48例,无效2例,总有效率96%。④

12. 蠲饮万灵汤加味 焦白术30克、薏苡仁30克、茯苓30克、制半夏9克、陈皮6克、大戟6克、甘遂6克、芫花6克、败酱草20克、黄芩9克、夏枯草15克、炒赤芍12克、红枣15克。每日1剂,水煎服。顾丕荣等以上方治疗1例结核性腹膜炎患者,连服18剂,腹膨得消,但嚏咳则腹部擎痛,上方去甘遂、大戟、芫花,加旋覆花12克、生茜草12克、冬瓜子30克,10剂,调理旬余而安。⑤

13. 苓桂术甘汤加味 茯苓30克、桂枝10克、白术10克、秦艽10克、银柴胡10克、甘草5克。徐裕成以上方治疗1例结核性腹膜炎患者,5剂后发热、盗汗、腹胀等症减退。原方再投5剂,基本恢复正常。⑥

14. 膈下逐瘀汤和阳和汤 膈下逐瘀汤:桃仁10克、红花10克、甘草10克、甲片10克、川芎6克、牡丹皮6克、赤芍6克、乌药6克、延胡索5克、香附5克、枳壳5克、党参20克。阳和汤:熟地黄30克、鹿角胶10克、白芥子(炒)6克、肉桂3克、生甘草3克、姜炭2克、麻黄2克。杜豁然以上方治疗1例肠结核合并结核性腹膜炎患者,用上方交替服用3剂后,诸症大减。又以膈下

① 杨东霞,等.中西医结合治疗结核性腹膜炎腹水型38例[J].山东中医杂志,2001,20(3):158.
② 史有礼,等.桂枝茯苓汤加味治疗结核性腹膜炎腹痛24例[J].实用中医内科杂志,2001,15(3):35-36.
③ 姜文彦,等.中西医结合治疗渗出型结核性腹膜炎疗效观察[J].河北中医,2000,22(5):387,389.
④ 王全珍,等.中西医结合治疗结核性粘连型腹膜炎[J].中医药研究,1993(4):39.
⑤ 顾丕荣,等.结核性腹膜炎治验[J].江西中医药,1991,22(5):16.
⑥ 徐裕成.结核性腹膜炎治验[J].江苏中医杂志,1983(3):40.

逐瘀汤加鳖甲 10 克,阳和汤仍用原方,再各服 18 剂痊愈。[1]

治疗,酌情增添理气、健脾软坚、消胀利水、化积等药物。[4]

单　方

1. 隔蒜灸　取穴分 2 组:水分、气海、水道为一组,有粘连者,加天枢、上巨虚;结核穴、脾俞、大肠俞为一组。用法用量:每日 2 次,上午、下午交替取穴。取独头蒜或大蒜瓣,切成厚 0.3～0.5 厘米薄片,在其上用粗针刺数孔,艾绒制作成蚕豆或枣核大小的艾炷置于蒜片上点燃后放在所选穴位上,每穴灸 3～5 壮,以穴位皮肤红润不起泡为度。每星期治疗 5 天停 2 天,2 个星期为 1 个疗程,2 个疗程统计结果。临床应用:修素梅以上法配合抗结核药治疗 31 例结核性腹膜炎患者,常规抗结核药治疗方案为 4HRZE/8HRE,疗程 1 年。应用抗结核药物治疗同时加强保肝治疗,大量腹水者给予反复抽腹水治疗。结果:患者经 2 个疗程治疗后全部有效,其中治愈 8 例,好转 23 例。[2]

2. 大陷胸汤化裁　组成:大黄 60 克、芒硝 30 克、甘遂 15 克。用法用量:上药共为细末,醋调加热敷腹部。临床应用:刘绍瑭以上方治疗 1 例结核性腹膜炎患者。本病例腹水消退后期所表现之诸候为水热互结于胸腹之大陷胸证,可予大陷胸汤内服。但患者病程日久,正气已虚,恐伐其正气,故改内服为外敷,攻邪而不伤正。敷药第 2 天,体温降至正常,腹部胀满减轻,继续敷药数日,痊愈出院。[3]

3. 金牛汤　组成:鸡内金 20～30 克、炒牵牛子 60～80 克、生麦芽 15～20 克。功效主治:消胀消积;适用于结核性腹膜炎、胀满病。临床应用:唐绍周以上方治疗 2 例结核性腹膜炎患者,疗效颇佳。注意事项:根据病情轻重,辨证

结核性胸膜炎

概　述

结核性胸膜炎可发生于结核病的任何阶段。结核杆菌可由肺结核病灶直接蔓延或经淋巴或血行扩散累及胸膜,出现干性胸膜炎、渗出性胸膜炎和化脓性胸膜炎。

本病属中医“胸胁痛”“悬饮”等范畴。其机理为正邪相搏,气机郁结,肺气失宣,积液停滞。治宜调理气机、祛痰逐饮。

辨　证　施　治

1. 樊璠分 3 型

(1) 邪郁少阳型　治宜和解少阳。方用小柴胡汤加减:柴胡 12 克、黄芪 9 克、半夏(洗)9 克、生姜(切)9 克、人参 6 克、炙甘草 5 克、大枣 4 枚。随症加减:有正气不虚之症者,去人参;有恶心欲吐之症者,加橘皮 6 克、竹茹 3 克;有大便秘结之症者,加瓜蒌 6 克、大黄 6 克。水煎 200 毫升,分 2 次服用。

(2) 脾肾两虚型　治宜健脾补肾、益气利水。方用苓桂术甘汤:茯苓 30 克、半夏 15 克、泽泻 15 克、白术 15 克、桂枝 10 克、炙甘草 6 克。水煎 200 毫升,分 2 次服用。

(3) 络脉不和型　治宜和络化瘀。方用香附旋覆花汤加减:半夏 15 克、薏苡仁 15 克、旋覆花(绢包)19 克、生香附 9 克、紫苏子霜 9 克、茯苓块 9 克、广陈皮 6 克。随症加减:有剧烈疼痛之症

① 杜豁然.膈下逐瘀汤与阳和汤治疗肠结核合并结核性腹膜炎 1 例[J].中医杂志,1981(4):11.
② 修素梅.隔蒜灸配合抗结核药治疗结核性腹膜炎 31 例[J].上海针灸杂志,2014,33(12):1162.
③ 刘绍瑭.外治法治疗结核性腹膜炎[J].四川中医,1987(2):37.
④ 唐绍周.结核性腹膜炎临床治疗的体会[J].新中医,1977(6):33 - 34.

者,加红花3克、没药6克;有积液残留之症者,加冬瓜皮6克、通草3克、路路通3克。水煎200毫升,分2次服用。

临床观察:樊瑶将46例急性结核性胸膜炎合并积液患者随机分为观察组与对照组各23例。对照组采用西医常规抗结核加抗炎治疗。观察组采用上方加减辨证治疗。结果:观察组患者临床治疗总有效率为95.65%,对照组患者临床治疗总有效率为69.57%。两组患者总有效率进行对比,差异具有统计学意义($P<0.05$),观察组患者临床治疗效果优于对照组。[①]

2. 陈子昂等分4型

(1)邪犯胸肺型 症见寒热往来,身热起伏,汗少或发热不恶寒,有汗身热不解,咳嗽少痰,气急,胸胁刺痛,呼吸转侧时疼痛加重,心下痞硬,干呕,口苦,咽干,舌苔薄白或黄,脉弦数。治宜和解宣利。方用柴枳半夏汤加减:柴胡12克、黄芩12克、青蒿15克、枳壳10克、半夏10克、桔梗8克、全瓜蒌18克、赤芍10克、桑白皮10克、甘草6克。随症加减:咳逆气急、胁痛,加白芥子9克;干呕痞硬,加黄连4.5克;高热汗出不解,咳嗽气粗,去柴胡,加麻杏石甘汤。

(2)饮停胸胁型 症见咳嗽,胸胁胀闷,咳唾引痛,呼吸甚则咳逆气喘息促不能平卧,或仅能偏卧于停饮一侧,病侧肋间胀满,甚则可见病侧胸廓隆起,舌苔薄白腻,脉沉弦或弦滑。治宜逐水祛饮。方用椒目瓜蒌汤加减:川椒目10克、瓜蒌15克、桑白皮10克、紫苏子6克、茯苓15克、生姜皮5克、陈皮10克、半夏10克、刺蒺藜10克、冬瓜皮35克、葶苈子10克、百部12克。随症加减:痰浊偏盛,胸部满闷,苔浊,加薤白7克、苦杏仁9克;水饮久停,胸胁支满,体弱食少,加桂枝8克、白术12克、甘草6克;络气不和者,加香附8克、桃仁6克。

(3)络气不和型 症见胸胁疼痛,胸闷不舒,胸痛如灼或感刺痛,呼吸不畅,或有闷咳,甚或迁

延日久不已,天阴时更为明显,舌苔薄质暗,脉弦。治宜理气和络。方用香附旋覆花汤加减:香附10克、旋覆花6克、降香4克、紫苏子10克、郁金10克、柴胡8克、枳壳6克、半夏6克、陈皮6克、茯苓10克、杏仁9克、薏苡仁15克。随症加减:痰气郁阻,胸闷苔腻,加瓜蒌10克;久痛不已,痛势如刺,加桃仁9克、红花9克、当归须6克、赤芍药9克、乳香6克、没药6克;水饮不净,加通草4克、冬瓜皮25克、路路通10克。

(4)阴虚内热型 症见呛咳时作,咯吐少量黏痰,口干咽燥,或午后潮热,颧红,心烦,手足心热,盗汗或伴胸胁闷痛,痛久不复,形体消瘦,舌质偏红,少苔,脉小数。治宜滋阴清热。方用沙参麦冬汤合泻白散加减:沙参12克、玉竹15克、麦冬10克、桑白皮10克、地骨皮10克、天花粉15克、白芍10克、橘红3克、川贝母5克、银柴胡6克、桑叶8克、生扁豆12克、甘草8克。随症加减:潮热,加鳖甲(先煎)18克、胡黄连8克;咳嗽,加百部9克、紫菀8克;胸部闷痛,加瓜蒌皮12克、枳壳9克、郁金9克;兼气虚,神疲,气短易汗,面色黄白,加太子参12克、黄芪12克、五味子6克。

临床观察:陈子昂等将162例结核性渗出性胸膜炎患者随机分为治疗组82与对照组80例。对照组予6个月疗程化疗2H3R3Z3S3(或E)4H3R3;胸腔穿刺抽液,积液中量以上应每周2~3次,每次抽液不超过1000毫升;个别急性及中毒症状严重,胸液较多时酌加强的松,每日30毫克,分3次服。对胸膜炎已转为慢性者,不宜使用激素,免使结核性病变发生扩散。治疗组在对照组基础上予中医辨证用药治疗。结果:治疗组远期疗效62例中治愈24例,显效22例,好转12例,无效4例,总有效率93.5%;对照组远期疗效50例中治愈9例,显效16例,好转13例,无效12例,总有效率76%。[②]

3. 张定华分4型

(1)饮停胁下型 症见胸胁胀痛,肋间饱满,

① 樊瑶.中医治疗急性结核性胸膜炎合并积液46例临床观察[J].中国卫生标准管理,2015,6(30):117-118.
② 陈子昂,等.中西医结合治疗结核性渗出性胸膜炎82例临床观察[J].河北中医,2005,27(4):284-286.

气短息促,甚则不得平卧,苔白或白腻,脉弦数或滑数。治宜攻逐水饮、通阳化浊。方用葶苈大枣泻肺汤或瓜蒌薤白半夏汤:葶苈子、大枣、瓜蒌、薤白、半夏、茯苓、桂枝、白术。

(2)痰热蕴结型 症见胸脘痞满,咳嗽气促,咯痰色黄,舌红或绛,苔黄腻,脉弦滑数。治宜清热涤痰、宽胸散结。方用柴陷汤:黄连、半夏、瓜蒌、枳实、胆南星。

(3)阴虚邪恋型 症见干咳少痰,气喘咽燥,手足烦热,舌红少苔,脉细数。治宜养阴清热、润肺化痰。方用百合固金汤:百合、麦冬、生地黄、熟地黄、白芍、当归、玄参、川贝母。

(4)胸络瘀滞型 症见胸部刺痛,日久不愈或内热烦躁,心悸失眠,舌紫暗,脉弦紧或涩。治宜活血化瘀、行气止痛。方用血府逐瘀汤:桃仁、红花、当归、川芎、牛膝、柴胡、枳壳。

随症加减:兼见口苦纳呆、胁肋胀满,合逍遥散;脾胃虚弱,合六君子汤;邪热袭肺或表邪未尽,合银翘散;盗汗,加牡蛎、浮小麦;胁痛剧,加川楝子、延胡索。临床观察:张定华以上方加减辨证治疗 117 例结核性胸膜炎患者,同时予常规使用抗结核西药。结果:患者均临床症状消失,体温、血沉恢复正常,其中 3 日内热退者 51 例(43.6%),血沉恢复正常 30 例(25.6%),胸水明显减少 20 例(17%)。[①]

4. 许运明分 2 期

(1)停饮期 症见咳唾引痛,胸胁胀满,甚则偏侧胸廓隆起,气喘急促,不能平卧,或仅能偏卧于一侧,舌苔薄白,脉沉弦或滑。治宜泻肺祛饮、疏肝和络。方用椒目瓜蒌汤:葶苈子 15~30 克、椒目 10 克、瓜蒌 10 克、桑白皮 10 克、紫苏子 10 克、法半夏 10 克、白芥子 10 克、茯苓 20~30 克、泽泻 20~30 克、甘草 5 克。随症加减:酌加香附、旋覆花、郁金、丹参、当归、赤芍;有寒热往来者,加柴胡、黄芩。每日 1 剂,水煎服。

(2)吸收期 症见胸水不多,胸胁疼痛,胸闷不舒,呼吸不畅,或有闷咳,舌苔薄,脉弦。治宜疏肝和络。方用香附旋覆花汤:制香附 10 克、旋覆花 10 克、当归 10 克、赤芍 10 克、延胡索 10 克、丝瓜络 10 克、丹参 15 克、郁金 15 克、天仙藤 15 克、泽兰 15 克、甘草 5 克。每日 1 剂,水煎服。

临床观察:许运明等将 87 例结核性渗出性胸膜炎患者分为治疗组 45 例与对照组 42 例。对照组予异烟肼 300 毫克,每日 1 次口服;利福平 450 毫克,每日晨空腹服;链霉素 0.75 克,每日 1 次肌注;强的松 10 毫克,每日 3 次口服;同时配合抽液。治疗组在对照组基础上予中医辨证用药。结果:治疗组治愈 38 例,好转 6 例,无效 1 例,总有效率 97.8%;对照组治愈 26 例,好转 12 例,无效 4 例,总有效率 90.5%。[②]

经 验 方

1. 宣肺逐饮汤加减 僵蚕 10 克、姜黄 10 克、蝉蜕 10 克、大黄 10 克、百部 10 克、茯苓 10 克。随症加减:乏力明显者,加黄芪、党参;内热甚者,加柴胡、知母;胸胁隐痛者,加香附、枳壳;胸胁胀痛者,加白芥子、葶苈子。煎前冷水浸泡 30~60 分钟,水 500 毫升煎至 200 毫升即可,每天 2 次,早晚口服,每日 1 剂。治疗 2 个月。汪晓宇等将 125 例结核性胸膜炎患者随机分为观察组 65 例和对照组 60 例。对照组采用抗结核药物联合胸腔穿刺抽液常规治疗,观察组在对照组基础上给予宣肺逐饮汤加减治疗。结果:两组患者的中医证候积分均较治疗前明显下降($P<0.05$),且观察组低于对照组($P<0.05$);观察组临床总有效率为 92.31%,显著优于对照组的 70.00%,差异有统计学意义($P<0.05$);治疗后两组患者 CRP、红细胞沉降率(ESR)水平及胸膜厚度均较治疗前下降(均 $P<0.05$),且观察组低于对照组($P<0.05$);治疗后两组患者 IgA、IgG、IgM、CD4+、D4+/CD8+水平较治疗前均显著升高(均 $P<0.05$),且

① 张定华.中西医结合治疗结核性胸膜炎 117 例[J].甘肃中医学院学报,1992,9(3):29.
② 许运明,等.中西医结合治疗结核性渗出性胸膜炎 45 例临床观察[J].山西中医,1992,8(6):7-8.

观察组高于对照组（P<0.05）；观察组与对照组均无严重不良反应发生。①

2. 柴胡桂枝干姜汤　牡蛎 30 克、甘草 6 克、瓜蒌根 12 克、干姜 9 克、桂枝 9 克、黄芩 9 克、柴胡 24 克。上述药物煎水去渣，制成 300 毫升。每日 2 次，连续治疗 2 周。彭景钦等将 56 例结核性胸膜炎患者分为对照组和观察组各 28 例。对照组使用西药[异烟肼（H）0.3 克＋利福平（R）0.45 克＋吡嗪酰胺（Z）1.5 克＋乙胺丁醇（E）0.75 克，以半年为期]进行治疗。观察组在对照组基础上应用柴胡桂枝干姜汤进行治疗。分析比较两组的临床疗效。结果：观察组的治疗总有效率为 92.86％，高于对照组的 82.14％（P<0.05）；两组患者治疗后的中医证候积分比较有统计学差异（P<0.05）；两组患者治疗后未出现不良反应。②

3. 柴胡陷胸汤　柴胡 15 克、黄芩 20 克、桔梗 10 克、半夏 10 克、黄连 10 克、枳壳 10 克、葶苈子 30 克、百部 20 克、郁金 10 克、木香 10 克、瓜蒌 30 克、桑白皮 15 克、茯苓 30 克、泽泻 20 克。随症加减：阴虚，加生地黄 15 克、沙参 15 克、麦冬 10 克；阴虚有热，加鱼腥草 10 克；胁痛明显者，加柴胡 10 克、延胡索 10 克。每日 1 剂，水煎取 400 毫升药液，早晚各服 200 毫升。周孝清等将 76 例结核性胸膜炎患者随机分为治疗组与对照组各 38 例。两组均采用 2HREZ/6HR 短程强化抗结核治疗。异烟肼 0.3 克，每日 1 次；利福平 0.45 克，每日 1 次；盐酸乙胺丁醇 0.75 克，每日 1 次，每日清晨顿服；吡嗪酰胺片 0.5 克，每日 3 次；醋酸泼尼松片 30 毫克，每日 1 次，7 天后每周递减 5 毫克，至逐渐停药；超声定位下胸腔穿刺抽液，每周 2～3 次，第 1 次抽液量控制在 600～800 毫升，以后每次抽液量控制在 2 000 毫升以下，直至不宜抽液为止。同时加强营养。治疗组在此基础上加用上方加减，连续服用 2 个月后进行临床疗效评估。结果：治疗 1 个月、2 个月后，治疗组胸腔积液吸收总有

效率明显高于对照组（P<0.05）；治疗组胸膜肥厚粘连发生率明显低于对照组（P<0.05）。柴胡陷胸汤与抗结核药物合用治疗结核性胸膜炎可促进胸水吸收，降低胸膜肥厚发生率，提高临床疗效。③

4. 柴芩清热汤　柴胡 20 克、牡丹皮 20 克、地骨皮 20 克、蒲公英 15 克、黄芩 15 克、薏苡仁 15 克、北沙参 10 克、紫苏梗 10 克、当归 10 克、胡黄连 10 克、赤芍 10 克、生姜 3 克、大枣 2 枚。随症加减：体虚者，加青蒿 15 克；无汗者，加大剂量牡丹皮；汗多者，加大剂量地骨皮；寒热明显者，加大剂量柴胡。每日 1 剂，分早晚 2 次服用。张志杰将 180 例结核性胸膜炎患者随机分为常规治疗组和中医治疗组各 80 例。常规治疗组进行常规化疗，中医治疗组在常规治疗组基础上给予上方加减治疗。结果：中医治疗组显效 38 例，有效 36 例，无效 6 例，总有效率 92.5％；常规治疗组显效 20 例，有效 40 例，无效 20 例，总有效率 75％。④

5. 消饮汤系列方　消饮汤Ⅰ号：葶苈子、云茯苓、桑白皮、青蒿、鳖甲、生地黄、知母、秦艽、柴胡、黄芪、当归、川芎、陈皮、焦白术、泽泻，水煎服，每日 3 次。消饮汤Ⅱ号：黄芩、百部、莪术、海藻、丹参、郁金、益母草、川芎、黄芪、当归、焦白术、陈皮、白芥子、山茱萸、熟地黄。水煎服，每日 3 次。结核性渗出性胸膜炎早期治疗重点清虚热、益气利水，抑制结核性变态反应，促进胸腔积液排出，改善结核中毒症状，予自拟消饮汤Ⅰ号；待胸腔积液清除后以益气清瘀、补肝肾清肺为主，提高细胞免疫力，分解排除胸腔内纤维粘连沉积物，予自拟消饮汤Ⅱ号。中药整体治疗时间为 4～6 个月。孙宇以上述方法治疗 35 例结核性胸膜炎患者，同时予西药抗结核，初治 2HRSZ（E）/4～6HRE；复治予帕司烟肼、利福喷丁、丁醇或丙硫异烟胺口服，具体依每千克体重给药并予左氧氟沙星 0.2～0.4 克每天静滴（儿童除外）；辅以胸腔穿刺，每周 2～3 次。结果：经过治疗后，患者半年治愈显效

① 汪晓宇，等.宣肺逐饮汤加减治疗结核性胸膜炎患者临床观察[J].山东中医杂志，2021，40(9)：948－951，988.
② 彭景钦，等.柴胡桂枝干姜汤加减联合西药治疗结核性胸膜炎临床观察[J].光明中医，2020，5(3)：408－410.
③ 周孝清，等.中西医结合治疗结核性胸膜炎临床观察[J].实用中医药杂志，2017，33(4)：385－386.
④ 张志杰.柴芩清热汤治疗结核性胸膜炎发热的临床疗效观察[J].实用中西医结合临床，2017，17(7)：22－24.

率 22.5%，治愈有效率 74.64%，无效率 2.86%，总治疗有效率为 97.14%。①

6. 活血化瘀方 桃仁 15 克、桔梗 10 克、当归 15 克、赤芍 15 克、红花 15 克、生地黄 10 克、枳壳 10 克、怀牛膝 20 克、柴胡 15 克。每日 1 剂，水煎分 2 次服。冯永真将 92 例结核性胸膜炎患者随机分为研究组与对照组各 48 例。对照组采用抗结核药物化疗联合胸腔穿刺抽液治疗，研究组在对照组基础上加用上方治疗。两组总疗程均为 8 周。结果：研究组显效 23 例，有效 21 例，无效 4 例，总有效率 92%；对照组显效 14 例，有效 23 例，无效 11 例，总有效率 77%。②

7. 自拟方 炙甘草 5 克、大枣 5 枚、白茅根 10 克、丹参 10 克、茯苓 10 克、丝瓜络 10 克、桃仁 10 克、桑白皮 10 克、远志 10 克、瓜蒌皮 10 克、焦山楂 10 克、枳壳 10 克、冬瓜仁 20 克、葶苈子 30 克、牡蛎 30 克、车前子 15 克。随症加减：阴虚有热者，加黄芩 10 克、鱼腥草 10 克；单纯阴虚者，加麦冬 10 克、沙参 15 克、生地黄 15 克；胁痛者，加延胡索 10 克、柴胡 10 克；咳嗽者，加百部 10 克、桔梗 10 克；肝功能异常者，加柴胡 10 克、五味子 10 克、白术 10 克。连续服用 3 个月。活血通络，破气逐瘀，逐水化饮。崔书梅将 127 例结核性胸膜炎患者随机分为研究组 64 例与对照组 63 例。两组均给予盐酸乙胺丁醇、利福平、异烟肼片、吡嗪酰胺片等西药进行常规强化抗结核治疗，同时给予适当的营养支持，并进行胸腔穿刺抽液每周 2～3 次，直至不宜抽液停止，抽液量每次不得 >1 000 毫升。研究组加用上方加减治疗。结果：研究组治愈 33 例，有效 27 例，无效 4 例，总有效率 93.8%；对照组治愈 24 例，有效 26 例，无效 13 例，总有效率 79.4%。③

8. 逐饮汤 党参 12 克、丹参 12 克、川芎 12 克、桃仁 10 克、南沙参 12 克、茯苓 12 克、全当归 9 克、泽泻 15 克、车前子(包)12 克。每日 1 剂，用水煎 3 次后混匀分 2 次口服，每 20 剂为 1 个疗程。王洪元等将 128 例结核性渗出性胸膜炎患者随机分为观察组与对照组各 64 例。两组均常规给予胸腔穿刺抽液治疗。对照组给予西医抗结核药物及激素治疗，观察组在此基础上加服上方。两组患者均治疗 6 个月。结果：观察组患者治疗总有效率与对照组患者相当($P>0.05$)。对照组有效 56 例，总有效率 88%；观察组有效 58 例，总有效率 91%。两组间胸水消退时间比较差异无统计学意义($P>0.05$)。观察组不良反应发生率明显小于对照组($P<0.05$)。中西医结合治疗结核性渗出性胸膜炎临床效果满意，不良反应轻微，可代替激素治疗。④

9. 泻肺消饮汤 葶苈子 20 克、车前子 20 克、茯苓 12 克、泽泻 10 克、桂枝 9 克、大枣 10 枚、丹参 12 克、桃仁 10 克、红花 10 克、薏苡仁 15 克、柴胡 12 克、桑白皮 12 克、甘草 6 克。每日 1 剂，水煎服。泻肺利水，养胃护肝。李宝林将 90 例结核性胸膜炎胸腔积液患者随机分为治疗组与对照组各 45 例。两组均应用 2HRZE/4HR 方案；应用强的松每次 10 毫克，每日 3 次口服，两周后逐渐减量，再应用 2 周后停用，激素应用总时间为 1 个月；在 B 超定位下应用深静脉导管留置胸腔内间断引流，开始每日引流量不超过 600 毫升，待无胸水流出后拔出引流管；加用尿激酶 10 万单位稀释后胸腔注射，每 3 日 1 次，连用 3 次。治疗组在此基础上加用上方治疗。两组观察时间均为 1 个月。治疗 1 个月前后检查胸片及 B 超胸腔探查，同时检测肝功能，统计治疗期间胃肠道反应发生情况，并作临床对比。结果：治疗组治愈 31 例，好转 11 例，无效 3 例，总有效率 93.33%；对照组治愈 27 例，好转 12 例，无效 6 例，总有效率 86.67%。⑤

10. 温阳化湿利水中药方 肉桂 10 克、麻黄 5 克、熟地黄 20 克、白芥子 10 克、茯苓 15 克、白术 15 克、薏苡仁 20 克、葶苈子 10 克、丹参 15 克。每

① 孙宇.中西医结合治疗结核性渗出性胸膜炎的临床观察[J].中国继续医学教育,2016,8(20)：180-181.
② 冯永真.活血化瘀方治疗结核性胸膜炎临床研究[J].现代中西医结合杂志,2015,24(24)：2649-2651.
③ 崔书梅.中西医联合治疗结核性胸膜炎的疗效观察[J].中西医结合心血管病电子杂志,2015,3(36)：179-180.
④ 王洪元,等.中西医结合治疗结核性渗出性胸膜炎疗效观察[J].现代中西医结合杂志,2014,23(27)：2993-2995.
⑤ 李宝林.自拟泻肺消饮汤治疗结核性胸膜炎胸腔积液 45 例[J].中国中医药科技,2013,20(4)：421.

日1剂,水煎取汁400毫升,分早晚2次服。温阳化湿,利水消结。闫宝环等以将90例结核性渗出性胸膜炎患者随机分为治疗组与对照组各45例。对照组予西药基础治疗,治疗组在对照组基础上加用上方治疗。两组均以14天为1个疗程,共治疗4个疗程。每周查超声2次,每半个月查胸片1次。结果:治疗后在观察统计范围内,治疗组患者发热、乏力、咳嗽、胸痛症状改善分别为100%、95.2%、91.7%、90.7%,对照组患者改善分别为87.5%、77.5%、78.9%、81.9%。[1]

11. 胸水汤 旋覆花(包)15克、葶苈子15克、茯苓15克、白茅根15克、制香附10克、生半夏10克、紫苏子10克、陈皮10克、降香10克、炒枳壳10克、薏苡仁20克。随症加减:咳甚者,加浙贝母15克、紫菀15克、款冬花15克;痛剧者,加延胡索30克、桃仁10克、红花10克。行肺气,解肺郁,行水涤痰。韩承镇将61例结核性渗出性胸膜炎患者随机分为观察组31例与对照组30例。两组均予抗痨初、复治方案2H3R3E3Z3/4H3R3、2H3R3E3Z3S3/6H3R3E3。观察组加服上方加减治疗。2周为1个疗程,2个疗程后观察结果。结果:观察组有效率90%,对照组有效率70%,两组比较差异有显著意义(P<0.05)。提示中西药结合治疗结核性渗出胸膜炎的效果优于单纯西药治疗组。[2]

12. 消饮汤 南沙参12克、党参12克、丹参12克、川芎10克、川牛膝10克、桃仁10克、车前子(包)12克、茯苓12克、泽泻15克、全当归9克。每日1剂,水煎3次,混匀分2次口服,20剂为1个疗程,共3个疗程。清肺补脾,活血祛瘀,行气止痛,利水渗湿。李乔等将66例结核性胸膜炎患者随机分为治疗组与对照组各33例。两组均经胸腔B超定位予以胸腔内留置中心静脉导管间断引流,当每天引流量不足50毫升且经B超探测胸腔内无液性暗区时拔出引流管;两组均采用2HLZE/7HL

抗痨方案(L为利福喷丁)。治疗组加服上方。结果:胸腔积液消退时间治疗组为(8.2±1.6)天,在排液总量上治疗组为(3 080±350)毫升,优于对照组。自拟消饮汤配合常规治疗可以显著提高胸腔积液的排出,从中医方面可认为此为其利水之功的体现。[3]

13. 逐饮活血方 葶苈子15克、紫苏子10克、大枣5枚、瓜蒌仁15克、枳壳10克、桃仁10克、红花10克、赤芍10克、当归10克、白术10克、茯苓15克、炙甘草5克。随症加减:痰饮壅盛,胸部满闷,舌苔浊腻者,瓜蒌仁换为全瓜蒌,加薤白、杏仁、桂枝;伴寒热往来,身热起伏者,加柴胡、黄芩;胁肋疼痛较剧者,加丝瓜络、旋覆花、乳香、没药;心下痞满,口苦干呕者,加黄连、干姜;咳嗽气促者,加桑白皮、杏仁、桔梗;大便秘结者,加大黄、杏仁。每日1剂,水煎早晚各服1次。逐水化饮,活血祛瘀。卢利员等将84例结核性胸膜炎患者随机分为治疗组与对照组各42例。对照组采用2HRZE/4HR短程强化抗结核治疗(异烟肼0.3克、利福平0.45克、乙胺丁醇0.75克、吡嗪酰胺1.0克),每日清晨顿服;口服醋酸泼尼松40毫克,每周减5毫克,减完为止。胸腔置管引流:超声定位后胸腔穿刺并留置引流管引流,每1~2天引流1次,每次引流量控制在1 000毫升以下,直至胸腔积液引流不出。嘱患者加强营养,予支持疗法。治疗组在对照组基础上加用上方加减治疗。结果:治疗2个月后,治疗组总有效率为95.2%,对照组总有效率为83.3%。[4]

14. 郭贵才经验方 葶苈子6~9克、大枣6枚、茯苓15克、泽泻10克、白术12克、香附6克、旋覆花(包)10克、当归10克、茜草10克、冬瓜仁10克、芦根10克、黄芩10克。每日1剂,水煎服。利水,健脾,疏肝,清热,活络。郭贵才等以上方治疗25例结核性胸膜炎患者,同时静脉滴注参麦注射液40毫升,每日1次;治疗前查肝肾功能,采用

① 闫宝环,田军彪,等.温阳化湿利水法治疗结核性渗出性胸膜炎研究[J].中国中医基础医学杂志,2013,19(3):299-300,315.
② 韩承镇.胸水汤加西药抗痨化疗治疗结核性渗出性胸膜炎的临床观察[J].中国社区医师(医学专业),2012,14(4):199.
③ 李乔,等.自拟消饮汤对结核性胸膜炎的治疗作用观察[J].中医药临床杂志,2012,24(9):837-838.
④ 卢利员,等.逐饮活血方辅助治疗结核性胸膜炎疗效观察[J].中国中医药信息杂志,2012,19(12):75-76.

抗结核强化治疗,用异烟肼0.3克、利福平0.45克、乙胺丁醇0.75克,口服,每日1次,治疗2周,复查肝功能;再加吡嗪酰胺0.25克,口服,每日3次,治疗2个月;停吡嗪酰胺,再巩固治疗4个月;早期为减少胸膜纤维蛋白的渗出,预防胸膜粘连,给强的松每日30毫克,清晨顿服,当患者胸水消失、胸痛缓解后逐渐减量,1个月后停用。结果:25例患者胸水3~7天完全吸收,3例患者留有局限性胸膜粘连。①

15. 泻肺逐水方　炒葶苈子(布包)15~30克、丹参30克、桃仁10克、杏仁10克、枳壳10克、桔梗10克、茯苓15克、车前子(布包)15克、泽泻15克、炒薏苡仁30克、百部15克、白茅根30克、守宫(冲服)5克。随症加减:高热不退者,加柴胡10~15克、炒黄芩10克、生石膏(打碎)30~60克;低热缠绵者,加青蒿15克、知母10克;胸痛明显者,加郁金15克、制延胡索15克;痰热甚者,加瓜蒌10克、桑白皮10克;痰湿者,加法半夏10克、陈皮10克;脾虚者,加太子参10克、焦白术10克;阴虚者,加沙参15克、麦冬10克、川贝母10克;阳虚者,加桂枝6~9克;出汗多者,加仙鹤草30~60克、煅龙骨(先煎)30克、煅牡蛎(先煎)30克;纳差者,加焦麦芽10克、焦山楂10克、焦神曲10克。每日1剂,水煎分服。泻肺逐饮,和解利水,活血通络。朱安龙等将87例结核性渗出性胸膜炎患者随机分为治疗组47例与对照组40例。对照组予抗结核治疗,选用异烟肼0.3克、利福平0.45克、吡嗪酰胺1.5克,每日1次口服;链霉素0.75克肌注,每日1次;胸腔抽液每周1~2次,每次1000毫升左右,适当使用糖皮质激素。治疗组在对照组基础上加上方加减治疗。两组均以4周为1个疗程,治疗1个疗程后评价疗效。结果:治疗组显效36例,有效8例,无效3例,总有效率为93.62%;对照组显效25例,有效8例,无效7例,总有效率为82.5%。②

16. 十枣汤　大枣、芫花、甘遂、大戟。芫花、甘遂、大戟各等份共研为末,每日1次,每次1克。大枣10枚煎汤清晨空腹服。王玉标选取33例结核性胸膜炎患者,其采用全国统一化疗方案2H3R3E3Z3/4H3R3治疗1个月后胸腔积液在中等量以上,X线或B超检查均形成包裹性胸膜炎,加用上方配合治疗,1个月后胸水明显吸收,服用十枣汤继续化疗3个月后痊愈。③

17. 吴玲焕经验方　葶苈子20克、旋覆花(布包)9克、法半夏12克、茯苓25克、桑白皮15克、薏苡仁30克、陈皮10克、大枣3个、鱼腥草18克、甘草10克。随症加减:患者高热,加青蒿10克、青天葵15克;胸胁痛,加延胡索15克、桃仁10克、红花10克;水肿严重者,加白术15克、桔梗10克、赤小豆15克;自汗者,加浮小麦3克;盗汗者,加煅牡蛎30克、知母15克。每日1剂,水煎取汁分服,治疗2个月后胸水吸收,为防止胸水粘连,另予紫菀30克、枳壳6克。利水逐饮。吴玲焕等将60例结核性胸膜炎患者随机分为治疗组与对照组各30例。两组均采用2HRZE/4HR抗结核及抽放胸水治疗,治疗组在此基础上加用上方加减治疗,对照组选用激素治疗。2HRZE/4HR为WHO建议短程化疗方案(异烟肼600毫克,隔日1次;利福平600毫克,隔日1次;吡嗪酰胺1500毫克,隔日1次;乙胺丁醇1000毫克,隔日1次)。结果:治疗组治愈27例,好转2例,无效1例;对照组治愈9例,好转11例,无效10例。④

18. 于江经验方　葶苈子20克、大枣5枚、桑白皮15克、紫苏子10克、瓜蒌皮15克、百部10克、柴胡10克、赤芍20克、丹参20克、白芍10克、茯苓20克、生甘草5克。随症加减:痰浊偏盛者,加杏仁、薤白;水饮久停难去、体弱食少者,加桂枝、白术;络气不和者,加郁金、川芎。每日1剂,水煎分2次服。泻肺行水,攻逐水饮。于江将70例结核性渗出性胸膜炎患者随机分为治疗组

① 郭贵才,等.中西医结合治疗结核性胸膜炎25例临床观察[J].内蒙古中医药,2011,30(14):16-17.
② 朱安龙.等.中西医结合治疗结核性渗出性胸膜炎47例[J].中国中医急症,2009,18(11):1878-1879.
③ 王玉标.中西医结合治疗难治性结核性胸膜炎33例[J].长春中医药大学学报,2009,25(1):105.
④ 吴玲焕.等.中西医结合治疗结核性胸膜炎30例[J].中国中医急症,2008,17(5):690-691.

与对照组各 35 例。对照组按常规进行 2ERHZ/4RH 方案治疗;经超声波定位后,行胸腔抽液,每次抽取胸水 500～1 000 毫升,每周 2～3 次,直至胸水消失或微量不能抽出为止;行支持、对症处理,但均不应用糖皮质激素。治疗组在对照组基础上加用上方加减治疗。两组均以 7 天为 1 个疗程,2 个疗程后统计疗效。结果:治疗组痊愈 17 例,显效 13 例,好转 3 例,无效 2 例,总有效率 94%;对照组痊愈 10 例,显效 11 例,好转 6 例,无效 8 例,总有效率 77%。①

19. 加味升降散　僵蚕 10 克、姜黄 10 克、蝉蜕 10 克、炙百部 10 克、生大黄(后下)6～10 克、茯苓皮 12 克。随症加减:乏困无力明显者,加黄芪 30 克、黄精 30 克、白术 10 克;午后发热者,加柴胡 10 克、知母 10 克、黄柏 10 克;咳唾引痛明显者,加香附 10 克、川芎 10 克、枳壳 10 克;胸胁胀满不能平卧者,加白芥子 10 克、泽泻 10 克、葶苈子 10 克;纳差,苔厚腻者,加焦麦芽 10 克、焦山楂 10 克、焦神曲 10 克、厚朴 10 克、鸡内金 10 克。魏耕树等将 69 例结核性渗出性胸膜炎患者随机分为治疗组 46 例与对照组 23 例。对照组采用抗结核加小剂量激素治疗,治疗组在对照组基础上加服上方加减治疗。两组均以 21 天为 1 个疗程。结果:治疗组显效 20 例,有效 19 例,无效 7 例,总有效率 85%;对照组显效 6 例,有效 9 例,无效 8 例,总有效率 65%。②

20. 汪建国经验方　葶苈子 30 克、大枣 10枚、百部 20 克、鱼腥草 20 克、半边莲 20 克、瓜蒌皮 20 克、杏仁 10 克、桑白皮 10 克、枇杷叶 10 克、牛膝 6 克、甘遂 5 克。随症加减:寒饮停肺型,加麻黄 10 克、前胡 20 克;饮停胸胁型,加大戟 3 克。每日 1 剂,水煎浓缩,每日 3 次温服。2 个月为 1个疗程。泻肺行水,下气平喘,攻逐水饮。汪建国将 100 例结核性渗出性胸膜炎患者随机分为治疗组与对照组各 50 例。对照组予吡嗪酰胺片 1.5克,每日 1 次;盐酸胺丁醇片 0.5 克,每日 1 次;利福平 0.6 克,每日 1 次;异烟肼片 0.3 克,每日 1次;强的松片 5 毫克,每日 3 次,连用 7 天后改每日 2 次,再用 7 天后改每日 1 次;肌苷片 0.4 克,每日 3 次。4 个月为 1 个疗程。治疗组在对照组基础上加用上方加减治疗。结果:治疗组治愈 39 例,显效 10 例,无效 1 例,总有效率 98%;对照组治愈 26 例,显效 13 例,无效 11 例,总有效率 77%。③

21. 贴胸消水散　甘遂、葶苈子、细辛、川芎、乳香、水蛭。上述各味按 6∶3∶4∶3∶2∶1 比例粉碎成末,分装备用,凉开水调成糊状涂于纱布,成 8 厘米×10 厘米和 3 厘米×3 厘米大小,敷于胸腔积液相对应的背部皮肤和肺俞穴。每次敷贴6 小时后取下。若敷贴部位出现皮肤过敏反应,可提前取下。彭素岚等将 45 例结核性渗出性胸膜炎患者随机分为治疗组 23 例与对照组 22 例。对照组采用常规抗结核治疗加胸穿抽液,治疗组在对照组基础上给予上方外敷。结果:治疗组痊愈 19 例,有效 4 例,总有效率 100%;对照组痊愈16 例,有效 2 例,总有效率 82%。④

22. 利水化瘀方　车前子 15 克、葶苈子 15克、泽泻 15 克、党参 15 克、黄芪 15 克、沙参 15克、麦冬 15 克、枸杞子 15 克、薏苡仁 15 克、桂枝 6克、茯苓 20 克、丹参 20 克、甘草 6 克。随症加减:胸痛者,加瓜蒌仁 15 克、延胡索 12 克;胸闷、气促、咳嗽者,加杏仁 10 克、川贝母 12 克、桑白皮 15克;低热者,加银柴胡 12 克、地骨皮 12 克、知母 10克;热甚者,加黄芩 12 克、连翘 12 克。每日 1 剂,水煎服。气机协调,血脉通畅。陈国桢等将 75 例结核性渗出性胸膜炎患者分为治疗组 43 例与对照组 32 例。两组均先用氧氟沙星 0.2 克静脉滴注,每日 2 次;异烟肼 0.3 克,每日 1 次;维生素 B₆20 毫克,每日 3 次;利福平 0.3 克,每日 1 次;吡嗪酰胺 0.5 克,每日 3 次口吸;胸穿抽液,每周 1～2次,每次 800～1 000 毫升;适当使用糖皮质激素。

① 于江.中西医结合治疗结核性渗出性胸膜炎疗效观察[J].现代中西医结合杂志,2008(31):4827.
② 魏耕树,等.加味升降散治疗结核性渗出性胸膜炎 46 例[J].陕西中医,2007,28(6):682-683.
③ 汪建国.中西医结合治疗结核性渗出性胸膜炎疗效观察[J].光明中医,2006,21(11):64-65.
④ 彭素岚,等.中药外敷法在结核性渗出性胸膜炎中的应用[J].四川中医,2006,24(11):55-56.

治疗组在上述治疗基础上加用上方加减。结果：治疗组显效 35 例，有效 6 例，无效 2 例，总有效率 95％；对照组显效 22 例，有效 4 例，无效 6 例，总有效率 81％。[1]

23. 苓桂术甘汤 茯苓 12 克、桂枝 6 克、白术 10 克、炙黄芪 12 克、丹参 12 克、白芥子 9 克、甘草 6 克。随症加减：咳嗽痰黄者，加杏仁、黄芩；胸胁胀痛者，加柴胡、白芍；邪盛水实者，加大戟、甘遂；阴虚潮热者，加生地黄、牡丹皮。每日 1 剂，水煎服，1 个月为 1 个疗程。健脾益肺，温阳化痰，通络止痛。范黎伟将 60 例结核性包裹性胸膜炎患者随机分为治疗组与对照组各 30 例。两组均予强化抗结核和抗感染治疗，并在 B 超引导下行胸腔穿刺术，抽出积液后胸腔注入异烟肼 200 毫克、丁胺卡那 200 毫克，每周 2 次，1 个月为 1 个疗程。治疗组同时加服上方加减。结果：治疗组治疗 2 个月临床症状减轻 30 例，有效 19 例，显效 10 例，无效 1 例，总有效率 97％；2 个月胸水吸收 30 例中有效 18 例，显效 10 例，无效 2 例，总有效率 93％。对照组治疗 2 个月临床症状减轻 30 例，有效 13 例，显效 8 例，无效 9 例，总有效率 70％；2 个月胸水吸收 30 例中有效 12 例，显效 8 例，无效 10 例，总有效率 67％。[2]

24. 消液汤 陈皮 12 克、百部 12 克、瓜蒌 12 克、车前子 15 克、半夏 15 克、云茯苓 15 克、薏苡仁 15 克、紫苏子 9 克、鱼腥草 30 克。随症加减：痰热蕴结型，加柴胡、夏枯草、黄连；饮流胁下型，加白术、桑白皮、葶苈子；阴虚邪恋型，加沙参、知母、鳖甲。每日 1 剂，水煎 2 次，混匀后早晚空腹服，10 剂为 1 个疗程。平喘散结，利肺解毒，上降下行，水归其道。王兆海等以上方治疗 50 例结核性渗出性胸膜炎患者，同时西药治疗采用 6 个月短程化疗方案，其中采用 2HRSZ/4HR，46 例；2HREZ/4HR，4 例。异烟肼 0.3 克、利福平 0.45 克晨空腹服，每日 1 次；吡嗪酰胺 0.75 克口服，每

日 2 次；乙胺丁醇 0.75 克口服，每日 1 次；链霉素 0.75 克肌注，每日 1 次；鱼肝油丸 1 粒，每日 2 次；中等量以上胸腔积液者加服强的松 10 毫克，每日 3 次，一般不超过 15 天。全部患者均不做抽液治疗。结果：少量胸腔积液者治愈 25 例，好转 1 例，治愈率为 96％，胸水平均消失时间为 19.8 天；中等量以上胸腔积液者治愈 22 例，好转 2 例，治愈率为 92％，胸水平均消失时间为 23.6 天。短程化疗结束后全部治愈，随访 3 年无一例复发。[3]

25. 瓜蒌薤白半夏汤加味 瓜蒌 18 克、薤白 15 克、法半夏 12 克、橘络 9 克、延胡索 9 克、川楝子 9 克、路路通 18 克、茯苓 15 克、香橼皮 15 克。每日 1 剂，水煎服。另用五倍子 10 克研末，用自己的唾液调 2 克，贴敷肚脐。泻肺逐饮，行气止痛。王希明以上法治疗 50 例结核性渗出性胸膜炎患者。结果：显效 38 例，有效 8 例，无效 4 例，有效率为 90％。[4]

26. 葶苈大枣泻肺汤合小陷胸汤 葶苈子 10 克、桂枝 10 克、白术 10 克、泽泻 10 克、半夏 10 克、黄连 10 克、桑白皮 12 克、茯苓 12 克、薏苡仁 12 克、杏仁 12 克、全瓜蒌 20 克、甘草 5 克、大枣 5 枚。随症加减：气虚者，加黄芪 15 克、党参 15 克；潮热者，加鳖甲 12 克；盗汗者，加牡蛎 30 克、浮小麦 10 克；咳嗽者，加百部 10 克、川贝母 12 克。泻肺，消饮，逐水。王晓平以上方加减治疗 48 例结核性胸膜炎患者，同时口服异烟肼、利福平，并肌注链霉素。其中 4 例早期患者应用糖皮质激素；26 例患者除诊断性穿刺抽取少量胸水外，用中药后均未作治疗性穿刺。结果：显效 37 例，好转 9 例，无效 2 例，总有效率 95.83％。胸水消失最快 6 日，最慢 14 日；平均热退时间为 3 日；胸痛消失时间平均 12 日；胸闷、气急消失时间平均 5 日；咳嗽消失时间平均 7 日。[5]

27. 利水化瘀方 葶苈子 15 克、泽泻 15 克、党参 15 克、黄芪 15 克、沙参 15 克、枸杞子 15 克、

① 陈国桢，等.中西医结合治疗结核性渗出性胸膜炎 43 例疗效观察[J].现代中西医结合杂志，2004(11)：1469 - 1470.
② 范黎伟.中西医结合治疗结核性包裹性胸膜炎 60 例[J].现代中西医结合杂志，2004(8)：1031 - 1032.
③ 王兆海，等.中西医结合治疗结核性渗出性胸膜炎临床观察[J].现代中西医结合杂志，2003(24)：2673 - 2674.
④ 王希明.瓜蒌薤白半夏汤加味治疗结核性渗出性胸膜炎[J].河南中医，2003，23(12)：7.
⑤ 王晓平.葶苈大枣泻肺汤合小陷胸汤治疗结核性胸膜炎 48 例[J].中国民间疗法，2002，10(12)：48.

桂枝 6 克、茯苓 20 克、丹参 20 克、车前子 12 克、薏苡仁 12 克、白术 12 克、桃仁 12 克、甘草 10 克。随症加减：胸痛，加瓜蒌仁 15 克、延胡索 12 克；胸闷、气促、咳嗽，加苦杏仁 10 克、川贝母 12 克、桑白皮 15 克；低热，加银柴胡 12 克、地骨皮 12 克；热甚，加黄芩 12 克、连翘 12 克。每日 1 剂，水煎服。协调气机，通畅血脉。欧炯昆等将 109 例结核性渗出性胸膜炎患者分为治疗组 64 例与对照组 45 例。两组均予链霉素 0.75 克肌注，每日 1 次；异烟肼 0.3 克、利福平 0.45 克、吡嗪酰胺 1.5 克，均口服，每日 1 次；胸穿抽液，每周 1～2 次，每次 1 000 毫升左右；适当使用糖皮质激素。治疗组在上述治疗基础上加用上方加减治疗。结果：治疗组显效 55 例，有效 8 例，无效 1 例，总有效率为 98.44％；对照组显效 31 例，有效 6 例，无效 8 例，总有效率为 82.22％。①

28. 加味十枣汤　大枣、大戟、芫花、甘遂等。随症加减：辨证为虚实夹杂者，加生黄芪。大戟、芫花、甘遂、黄芪等各等份，共研细末装胶囊，每粒胶囊含量为 1.0 克。每次服 1～2 粒，每 3 日服 1 次，晨起大枣 10 枚煎汤服药，直至胸腔积液消失，胸腔积液消失后继续抗结核治疗半年。王彩琴等将 68 例结核性胸膜炎胸腔积液患者随机分为治疗组 38 例与对照组 30 例。对照组予异烟肼 0.3 克＋利福平 0.45 克＋链霉素 0.75 克肌注，链霉素皮试阳性改用乙胺丁醇 0.75 克；抽胸水一般 1～2 次，平均 1.6 次，抽水量 1 000 毫升左右。治疗组在对照组（抽胸水平均 1.29 次）基础上加用上方加减治疗。结果：治疗组显效 18 例，有效 17 例，无效 3 例，有效率 92.1％；对照组显效 7 例，有效 13 例，无效 10 例，有效率 66.7％。②

单　方

1. 葶苈大枣泻肺汤和甘遂胶囊　葶苈大枣泻肺汤组成：葶苈子 15 克、大枣 15 枚。甘遂胶囊组成：甘遂末 0.5 克。用法用量：水煎葶苈大枣泻肺汤送服甘遂胶囊，每日 1～2 粒，每日 2 次饭前服。临床应用：邓吉祥以上方配合西药抗结核治疗及糜粥调养治疗 34 例结核性渗出性胸膜炎患者。胸水吸收后，停服中药 15 日，继续西药抗结核治疗 9 个月。结果：显效 20 例，有效 14 例。注意事项：不能久服，水去即止。③

2. 二甘煎剂　组成：甘遂 30 克、甘草 15 克。制备方法：上药加水 500 毫升文火煎至 350 毫升。用法用量：每次空腹口服 50～75 毫升，每日 3 次，3 天为 1 个疗程。可连服 2 个疗程。临床应用：孙卫东以上方治疗 10 例结核性胸膜炎患者，同时予常规抗结核药。结果：显效（服药 6～12 小时自觉憋气症状减轻，小便次数及尿量增加，日尿量达 2 100～2 700 毫升，7 天内胸水全部消退者）9 例，有效 1 例，总有效率 100％。④

中　成　药

血府逐瘀胶囊　组成：柴胡、当归、地黄、赤芍、红花、炒桃仁、麸炒枳壳、甘草、川芎、牛膝、桔梗（天津宏仁堂药业有限公司生产，国药准字 Z12020223）。功效主治：活血化瘀，行气止痛；适用于瘀血痹阻证。用法用量：每次 6 粒，每日 2 次。临床应用：彭海鹰等将 62 例结核性渗出性胸膜炎患者随机分为治疗组 32 例与对照组 30 例。两组西医治疗均予异烟肼每次 0.3 克，每日 1 次；利福平每次 0.45 克，每日 1 次；吡嗪酰胺每次 0.5 克，每日 3 次；盐酸左氧氟沙星每次 0.3 克，每日 1 次，或乙胺丁醇每次 0.75 克，每日 1 次。同时尽快行胸腔细管引流术，充分引流胸腔积液。两组在胸腔积液引流彻底后，治疗组加服血府逐瘀胶囊，治疗 2～3 个月（如服药超过 2 个月胸部 X 线显示无胸膜肥厚、粘连可以停药）；对照

① 欧炯昆，等.中西医结合治疗结核性渗出性胸膜炎 64 例疗效观察[J].新中医，2001，33(3)：44-45.
② 王彩琴，等.加味十枣汤治疗结核性胸膜炎胸腔积液 68 例[J].陕西中医，2001，22(4)：193-194.
③ 邓吉祥.中西医结合治疗结核性渗出性胸膜炎 34 例[J].湖南中医杂志，1993，9(4)：46.
④ 孙卫东.二甘煎剂加抗结核药治疗结核性胸膜炎 10 例[J].中西医结合杂志，1989(2)：117.

组加服强的松每日 30 毫克,根据病情逐渐减量至停用,治疗 1 个月。结果:治疗组显效 19 例,占 59.38%;有效 11 例和效差 2 例,占 40.63%。对照组显效 8 例,占 26.67%;有效 13 例和效差 9 例,占 73.33%。①

结核性盆腔炎

辨 证 施 治

李新华分 2 型

1. 阴虚内热型　药用熟地黄、牡丹皮、山药、山茱萸、枸杞子、菟丝子、牛膝、生鳖甲、生牡蛎。

2. 气滞血瘀型　药用丹参、赤芍、三棱、莪术、牡丹皮、桃仁、牡蛎、夏枯草、海藻、昆布、香附、乌药。

随症加减:小腹冷,加小茴香(炒);腹痛,加延胡索、川楝子。每日 1 剂,水煎服,或每周 3 剂,每晚服 1 次。临床观察:李新华以上方辨证结合西药治疗 92 例结核性盆腔炎患者(中西医结合治疗组),西药予常规抗结核以异烟肼加利福平为主,有肝功能损害者用异烟肼加乙胺丁醇,服 1~1.5 年。另设对照组 32 例单用西药。结果:中西医结合治疗组显效 53 例,有效 33 例,无效 6 例,总有效率 93.5%,优于对照组。②

经 验 方

1. 灌肠方联合八珍汤　灌肠方:丹参、赤芍、透骨草、枳壳、皂角刺、当归、红花、乳香、没药、路路通、蒲公英、延胡索、川楝子等。活血通络,散瘀止痛。每晚睡前清洗外阴后将清洁导尿管轻轻插入肛门内 15 厘米,取 38℃的灌肠液经导尿管缓慢注入,抬高臀部卧床休息,灌肠持续 30 分钟。八珍汤:当归 15 克、党参 15 克、白芍 15 克、白术 15 克、茯苓 15 克、熟地黄 15 克、川芎 6 克、炙甘草 6

克、生姜 3 片、大枣 2 枚。水煎后分早晚 2 次空腹温服,连续治疗 1 个月。李桂秋等将 200 例结核性盆腔炎患者随机分为试验组与对照组各 100 例。两组患者均给予 CT 诊断,对照组仅给予单纯抗结核药物治疗,即异烟肼注射液 0.3 克与硫酸卡那霉素注射液 1.5 克溶于 0.9%氯化钠注射液 300 毫升中静脉注射,每日 1 次,连续治疗 1 个月。试验组在此基础上加用上述方法治疗。结果:试验组患者治疗有效率为 96%,远高于对照组的 81%,差异有统计学意义(P<0.05);试验组患者治疗后不良反应发生率为 9%,远低于对照组的 23%,差异有统计学意义(P<0.05)。③

2. 八珍汤联合妇炎肠疗液　八珍汤:当归 15 克、党参 15 克、白芍 15 克、白术 15 克、茯苓 15 克、熟地黄 15 克、川芎 6 克、炙甘草 6 克、生姜 3 片、大枣 2 枚。将上述诸药盛放于一陶质或瓷质器皿中加水适量(水面没过诸药),用旺火烧开后改用文火煎熬 20 分钟左右,同样再煎制一次,将两次煎制好的药液共置一容器中混匀,分早、晚空腹温服,2 周为 1 个疗程。补气生血,养血益气,气血充沛。妇炎肠疗液:丹参、赤芍、透骨草、枳壳、皂角刺、当归、红花、乳香、没药、路路通、蒲公英、延胡索、川楝子(陕西中医学院附属医院制剂中心制备)。每晚或隔日晚睡前清洗外阴后,将清洁导尿管轻轻插入肛门内 15 厘米以上,取温度保持在 38℃左右的妇炎肠疗液 140 毫升(每袋装)经导尿管缓慢注入,抬高臀部卧床休息,使药液最短保持 30 分钟于肠内,2 个月为 1 个疗程,月经期停用。活血通络,散瘀止痛。杨芳娥等以上述方法治疗 30 例结核性盆腔炎患者,同时依据抗结核药物治疗为主、休息营养为辅的治疗原则予西药治疗。对 6 例经药物治疗包块无明显缩小的患者经剖腹探查,见包块为包裹性积液和干酪样物质,行包裹松解和积液清除,取标本病检。结果:显效 12 例,占 40%;有效 18 例(包括 6 例剖腹探查手术患者),临床总有效率 100%。注意事项:

① 彭海鹰,等.血府逐瘀胶囊对结核性渗出性胸膜炎引起的胸膜肥厚、粘连的疗效观察[J].北京中医,2006,25(10):639-640.
② 李新华.中西医结合治疗结核性盆腔炎 92 例[J].北京中医,1993(2):30-31.
③ 李桂秋,等.结核性盆腔炎的 CT 诊断及中西医综合治疗效果[J].医疗装备,2016,29(5):74-75.

治疗期间禁房事。[1]

淋 巴 结 结 核

概 述

淋巴结结核是由结核杆菌侵犯淋巴结引起的一种慢性特异性感染，全身淋巴结均可以发生。

本病属中医"瘰疬"范畴，因外感疬虫、情志所伤、肝失疏泄、脾失健运、聚湿生痰，或肝郁化火、阴液受损、阴虚火旺、灼津为痰，日久气血两亏，终使瘰疬形成。淋巴结结核，中医辨证多为阴证，属本虚标实之证。(1)硬结期多见2型：①气滞痰凝型，主症为双侧可见单个或多个淋巴结肿大，按之坚实，退至可移，皮肤颜色不变，温度不高，未感到疼痛；兼症为平素性情抑郁，甚至多忧多虑，沉闷欲哭，嗳气纳呆，胸胁胀闷，女性可伴有月经不调，舌苔白腻，脉弦滑或濡缓。②肺肾阴虚型，主症为先天禀赋不足，体质虚弱，渐生结节，经久不变；兼症为骨蒸潮热，盗汗，咳嗽痰少，腰膝酸软，舌质红，苔薄白，脉细。(2)脓肿期多见3型：①痰热互结型，主症为结节渐大与皮肤粘连，按之微痛，触之微热，皮色暗红，触之有波动感；兼症为发热，口渴，烦躁不宁，失眠多梦，咳痰黄稠，舌红，苔黄腻，脉滑数。②阴虚火旺型，主症为结节逐渐增大，与皮肤粘连，皮色转暗红；兼症为午后潮热，盗汗，两颧潮红，心烦失眠，口燥咽干，小便短黄，大便干结，舌质红，少苔，脉细数。③肝郁化火型，主症为肿大的淋巴结进一步增大，相互融合在一起，呈团块状与皮肤粘连，活动性变小，病变部位皮肤变红、温度增高、出现疼痛，触之有波动感；兼症为食欲不振，口苦，咽干，轻度发热，胸胁刺痛，舌质红，苔黄，脉弦数。(3)破溃期多见2型：①气血两虚型，颈部脓肿破溃，日久不愈，局部形成窦道，脓水淋漓不断；兼症为体质羸弱，神疲乏力，面色苍白，气短懒言，语声低微，常自汗，头晕目眩，心悸，舌质淡红，苔薄白，脉细弱。②肝肾阴虚型，脓肿破溃，窦口脓汁稀薄，其中或夹有败絮样物质；兼症为眩晕耳鸣，五心烦热，腰膝酸软，头晕，舌淡，少苔，脉沉细。[2]

辨 证 施 治

1. 邓红霞等分3期

(1)硬结期(肝郁气滞，痰湿凝结证)　症见郁郁寡欢，夜寐梦扰，可触及肿块，边界清，光滑，无压痛，舌淡红，苔薄，脉弦细。治宜疏肝解郁、化痰散结。方用四逆散合消瘰丸加减联合苍黄散结膏外敷。四逆散合消瘰丸加减：夏枯草20克、猫爪草20克、浙贝母10克、玄参10克、柴胡10克、连翘10克、当归10克、白芍10克、陈皮10克、党参30克、黄芪30克、甘草6克。每日1剂，水煎，分2次温服。苍黄散结膏：黄柏100克、香附100克、白芷100克、牡丹皮200克、生石膏250克、赤芍200克、色姜黄200克、生大黄600克、当归200克、苍术100克、猫爪草200克、百部600克、夏枯草200克。硬膏使用前加温软化，趁热敷贴患处。临床观察：邓红霞等以上述方法治疗1例颈淋巴结结核患者，用药3周后复诊，患者自觉肿块较前缩小变软，2个月后复诊，颈部肿块已不能触及，彩超提示最大0.4厘米×0.3厘米。该患者抗结核治疗10个月后停药，1年后电话随访未有复发。

(2)脓肿期(热毒郁闭证)　症见肿块皮肤红肿压痛，波动感，皮肤温度较高，无破溃及流脓，舌质暗红，舌黄腻，脉弦细。治宜清热化痰、托里透脓。方用托里透脓汤配合如意金黄散外敷。托里透脓汤：牡蛎30克、海藻30克、夏枯草30克、猫爪草15克、连翘10克、紫花地丁10克、白芷10克、陈皮10克、法半夏10克、茯苓10克、当归10克、泽泻10克、玄参10克、党参20克、黄芪20克、甘草6克。每日1剂，水煎早晚温服。针灸主穴：消泺(双)、丰隆(双)、合谷(双)、足三里(双)。

---

[1]　杨芳娥,等.抗结核药配八珍汤及中药灌肠治疗结核性盆腔炎30例[J].陕西中医,2007,28(11)：1471－1472.

[2]　周敏,等.基于中医文献检索的颈淋巴结结核中医证候规律分析[J].中华中医药学刊,2013,11(31)：2441－2442.

配穴：臑会（双）、三阴交（双），天突（双）、内关（双）。围刺法，从结节处周围呈 45°刺入，四周各 1 针,针刺均匀刺向结节中心，治疗中患者取俯卧位，将各穴位置选好，皮肤常规消毒后，医者右手持针柄，用速刺按压法将针刺入，深度视患者体质胖瘦而定，直刺 0.2～0.5 毫米，行提插捻转手法；在留针过程中，针刺部位周围皮肤出现红晕，一般留针 30 分钟。10 天为 1 个疗程，每周治疗 2～3 次。临床观察：邓红霞等以上述方法治疗 1 例颈淋巴结核患者，并配合规范抗结核药 HERZ，静滴左氧氟沙星，3 个月肿块渐消。

（3）溃疡期（毒邪内陷、肝肾阴虚证）　症见肿块质中，边界清，光滑，活动可，压痛明显，出现小破溃口，舌淡红，苔少，脉弦细。治宜滋补肝肾、解毒敛疮。方用六味地黄汤加仙方活命饮加减配合益气养阴膏外敷。六味地黄汤加仙方活命饮加减：生地黄 30 克、山茱萸 30 克、黄芪 30 克、夏枯草 15 克、蒲公英 15 克、金银花 15 克、浙贝母 10 克、陈皮 10 克、炒皂角刺 10 克、白芥子 10 克、甘草 6 克。益气养阴膏：沙参 300 克、麦冬 300 克、五味子 100 克、延胡索 100 克、红花 100 克、板蓝根 150 克、田三七 150 克、薏苡仁 200 克、黄连 200 克、大黄 200 克、牡丹皮 200 克。敷患处和足三里穴。外科手术处理脓腐，用红升药线引流化腐生肌，先用 1 号药线顺疮口插入；1 周后，经引流脓腐脱落，肿势渐消，再依次使用 2 号、3 号药线交替使用。临床观察：邓红霞等以上述方法合并西药抗结核药物 HERZ 治疗 1 例颈部淋巴结患者。结果：用药 2 周后复诊，患者自觉肿块明显较前缩小变软，破溃口流脓减少；1 个月后复诊，颈部肿块已不能触及，2 个破溃口已闭合。[1]

2. 雍东播等分 2 型

（1）肺肾阴虚型　症见体质虚弱，颈部渐生结节，经久不变，午后低热，自汗盗汗，干咳，舌质红，苔薄白，脉沉细。方用百地滋阴丸。

（2）气血两虚型　症见病程长，面白少华，精神不振，身体倦怠，纳差，动则出汗，舌质淡，苔薄，脉沉细。方用参芪益肺丸。

临床观察：雍东播等将 50 例颈淋巴结结核患者随机分为治疗组与对照组各 25 例。两组均予化疗，疗程半年，方案 6HR。治疗组在此基础上口服结核灵，每次 2 粒，每日 3 次；并根据上述中医辨证用药。结果：多数症状在 2 周后开始缓解，治疗组 2 周症状缓解率为 20.8%，对照组为 7.8%；4 周时治疗组为 83.3%，对照组为 56.8%。[2]

3. 孔宪华等分 3 期

（1）初期　症见颌下及锁骨上有肿块，皮肤尚无变色，触之坚硬有压痛，或移动，或与周围组织粘连。治宜扶正祛邪、消散。方用消瘰Ⅰ号方：蜈蚣 50 克、全蝎 30 克、乌梢蛇 30 克、夏枯草 50 克、大贝 50 克、地龙 50 克、丹参 30 克、生牡蛎（先煎）30 克、僵蚕 10 克、三棱 15 克、莪术 15 克、透骨草 15 克、郁金 15 克、川厚朴 20 克、当归 20 克、茯苓 20 克、斑蝥（焙干）5 克、生黄芪 15 克、党参 15 克。上药共为细末，每次服 5 克，每日 3 次。注意事项：肝肾功能不良者禁用。外敷方用丁桂散：丁香 15 克、肉桂 15 克、乳香 15 克、没药 15 克、大黄 15 克、胆南星 15 克、独活 15 克、半夏 15 克。上药共为细末，蜜调外敷。

（2）中期　症见肿块红肿，焮热赤痛，活动度不大。治宜扶正祛邪、消痈散肿、托里溃坚。方用消瘰Ⅱ号方：甲片 15 克、炒皂角刺 15 克、当归 15 克、乳香 15 克、没药 15 克、赤芍 15 克、金银花 25 克、天花粉 25 克、白芷 15 克、生黄芪 15 克、党参 15 克、蒲公英 25 克、斑蝥（冲服）5 克。注意事项：对肝肾功能不良者禁用。

（3）后期　症见肿块破溃流脓，形成脓窦或道，经久不愈合。治宜扶正祛邪、补气血、调阴阳、和营卫。方用消瘰Ⅲ号方：生黄芪 30 克、党参 30 克、白术 15 克、炙甘草 15 克、熟地黄 40 克、当归 15 克、白芍 15 克、川芎 15 克、远志 15 克、陈皮 15 克、鹿角胶 15 克、桂枝 15 克、阿胶 20 克、僵蚕 10

① 邓红霞，吴兵兵，等.颈淋巴结结核中医外治法应用体会[J].中医外治杂志，2016，25(3)：59 - 60.
② 雍东播，等.中西医结合治疗颈淋巴结核临床效果观察[J].实用中西医结合临床，2009，9(4)：26 - 27.

克、黄连5克。上药共为细末,炼为蜜丸。每次服1丸,每日3次。

随症加减:恢复期的患者,予外敷红药膏(轻粉15克、银珠15克、玄明粉15克、当归15克、龙骨15克、象皮15克、肉桂粉15克、大黄15克、冰片15克、川黄连15克、土鳖虫15克、珍珠15克、麝香1.5克、血竭25克、黄蜡25克。轻粉、珍珠煅后与土鳖虫、血竭、银珠共为细末,再以香油煎熬约1小时,入黄蜡,顷刻出锅,入冰片,去渣后即成);病已破溃之疮口,窦、道、腐肉不尽者,予外敷五色灵药(食盐25克、黑铅30克、枯白矾100克、枯皂矾100克、水银100克、火硝100克。先将盐、铅熔化,入水银成砂,再入二矾与火硝同炒干,研细入铅、汞,再研,以不见星为度,入罐内用黄泥封固,以炭火炼1小时,停火12小时后,取出备用)。临床观察:孔宪华等以上方配合外敷疗法治疗98例淋巴结结核患者。结果:痊愈81例,显效8例,有效5例,无效4例,总有效率95%。[1]

4. 郭彩霞等分2型

(1)痰火凝结型(混合感染) 症见疮周紫红,脓汁稠厚,局部疼痛,伴有心烦,易怒,口渴,喜饮,尿黄,便干,舌质红,苔黄腻,脉滑或滑细数。治宜清热化痰、排脓消肿。药用夏枯草、玄参、连翘、紫花地丁、浙贝母、猫爪草、天花粉、甘草。

(2)气虚寒凝型 症见疮口灰淡,肉芽苍白或肉外翻,脓汁清稀或夹有败絮,身体瘦无力,畏寒怕冷,舌淡苔白,脉沉细无力等。治宜温阳化痰、托里排脓。药用生黄芪、白芥子、太子参、肉桂、熟地黄、浙贝母、炒皂角刺、甘草。

临床观察:郭彩霞等以上方结合外治法治疗300例破溃性淋巴结结核患者。外治法:(1)引流法,如疮面已红、漫肿波动明显者或刚破溃、口小而引流不畅者,用火针穿刺;(2)药条引流法,根据疮面腐肉的多少,选用不同浓度的丹药,将药末掺于生肌玉红膏纱条塞入疮面或窦道内,隔日换药1次;(3)扩疮引流法,对于疮口较小,后内有

空腔者,在局麻下切开或剪开空腔,剔去腐肉,然后直接敷外用药(煅石膏、红粉,根据比例不同,分别配制成五五丹、七三丹、八二丹、九一丹等)。结果:有效率100%,其中治愈285例,占95%;显效9例,占3%;有效6例,占2%。治愈病例中疗程最短15天,最长3个月,平均52天。[2]

经 验 方

1. 消痰行气散结散 夏枯草10克、猫爪草10克、柴胡12克、香附10克、海藻10克、昆布10克、煅牡蛎10克、浙贝母10克、赤芍10克、玄参10克、甘草3克。每日1剂,采用广州一方制药有限公司生产的颗粒剂,1剂分装2包,早、晚各1包沸水冲服。随症加减:胸胁憋胀感,加川楝子10克;心烦意乱,难以入睡,加郁金10克、酸枣仁10克;发热明显,加栀子10克。配合中医定向透药治疗:取消痰行气散结散10克用蜂蜜调匀,均匀外敷于病变部位,药物厚度1～3毫米,并连接LB-300中医定向透药治疗仪(河南乐邦医疗器械有限公司生产),将贴片贴于外敷药物上,输出波形设定为中频,温度30℃,治疗30分钟。治疗后继续用无菌纱布覆盖1小时后用温水擦拭干净,每日1次。王国卫等将120例气滞痰凝型淋巴结结核患者随机分为对照组和治疗组各60例。对照组(后脱落4例)采用基础抗结核方案2HRZE/8HR,治疗组(后脱落2例)在对照组基础上予消痰行气散结散联合中医定向透药治疗。两组均以1个月为1个疗程,治疗2个疗程。结果:总有效率治疗组为100%,对照组为91.1%,治疗组疗效优于对照组;治疗后治疗组患者的疼痛、低热、乏力缓解率均高于对照组(均$P<0.05$);治疗组CD3＋、CD4＋、CD4＋/CD8＋水平均高于对照组(均$P<0.05$),CD8＋水平低于对照组($P<0.05$);治疗组无复发,对照组复发5例,复发率8.9%,治疗组复发率低于对照组($P<0.05$);不良反应发生

① 孔宪华,等.中药治疗淋巴结结核98例临床观察[J].中国医药学报,1994,9(4):58.
② 郭彩霞,等.中药内外结合治疗300例破溃型淋巴结结核的临床观察研究[J].北京中医杂志,1991(1):25-26.

率治疗组为 6.9%，对照组为 10.7%，两组比较差异无统计学意义（$P>0.05$）。[1]

2. 化痰祛瘀浓煎剂 玄参 15 克、浙贝母 15 克、煅牡蛎 30 克、夏枯草 15 克、猫爪草 20 克、三七 5 克、丹参 15 克、砂仁 10 克、葛根 15 克、羊乳 15 克、党参 15 克、茯苓 15 克、黄芪 30 克。上药加水 400 毫升煎煮、精炼、浓缩而成 50 毫升。每次 25 毫升，每日 2 次，连服 4 周。化痰散结，活血祛瘀。赵有利等将 60 例痰瘀互结证瘰疬患者随机分为治疗组与对照组各 30 例。两组均采用常规抗结核化疗药物（3RHE/6RH）治疗，治疗组另予上方治疗，对照组另予消瘰丸治疗。结果：治疗后治疗组 IFN-γ 水平显著高于对照组。[2]

3. 抗痨浓煎剂 玄参 20 克、夏枯草 10 克、猫爪草 10 克、煅牡蛎 30 克、地榆 15 克、生地黄 20 克、白头翁 10 克、枳实 6 克、白芥子 6 克、炙百部 10 克、生黄芪 20 克、炙黄精 20 克、大枣 40 克、地龙 6 克、甘草 5 克。浓煎，每 2 剂加工为 1 瓶，每瓶 100 毫升，每日早晚各服 1 次，每次 25 毫升。许费昀等将 64 例脓肿型颈淋巴结结核患者随机分为治疗组与对照组各 32 例。两组均予基础抗结核西药治疗，予利福平 0.45 克，每日 1 次；异烟肼每次 0.3 克，每日 1 次；乙胺丁醇 0.75 克，每日 1 次。均口服。治疗组另加用上方。两组均以 14 天为 1 个疗程，2 个疗程后进行疗效评价。结果：治疗组痊愈 5 例，显效 11 例，有效 13 例，无效 3 例，总有效率 90.6%；对照组痊愈 2 例，显效 7 例，有效 12 例，无效 11 例，总有效率 65.6%。[3]

4. 四逆黄荆散加减 柴胡 9 克、白芍 18 克、枳实 9 克、甘草 3 克、黄荆子 12 克。随症加减：兼血热或血瘀者，赤白芍同用，或以赤芍易白芍；邪在胸胁而体弱者，以枳壳易枳实；治疗颈淋巴结核初期，证属痰凝气滞者，加夏枯草、半夏、七叶一

枝花、水红花子；若兼低热，则合消瘰丸（玄参、牡蛎、贝母）加藉草、何首乌。上药煎汤温服。陈源生以上方加减治疗组 1 例结核病患者，疗效满意。[4]

5. 瘰疬消 肉桂 60 克、天南星 80 克、牙皂 20 克、樟脑 2 克、阿魏 10 克。上药共研细末，以适量凡士林调成软膏后制成药贴，凡士林药末比例 8：2，分 15 贴，外敷肿块处，每日 1 次，连续治疗 14 天为 1 个疗程。温阳化痰，理气散结。高宏等以上方治疗 20 例颈部淋巴结肿大患者。结果：临床治愈 2 例，显效 6 例，有效 9 例，总有效率 85%。[5]

6. 消瘰协定方联合狼毒巴布剂外敷 消瘰协定方：黄芩片 10 克、夏枯草 15 克、金银花 10 克、连翘 15 克、浙贝母 10 克、昆布 10 克、猫爪草 20 克、玄参 15 克、海藻 10 克、三棱 10 克、莪术 10 克、白芥子 6 克、牡蛎 20 克。每日 1 剂，水煎分早、晚 2 次口服，3 个月为 1 个疗程，共 2 个疗程。然后在肿大淋巴结处外敷中药狼毒（大狼毒）巴布剂，每 2 天换药 1 次，6 个月为 1 个疗程。收涩敛疮，去腐排脓，生肌活血。江茜等将 106 例颈淋巴结结核患者随机分为治疗组 58 例与对照组 48 例。对照组予常规抗结核治疗，治疗组在对照组基础上加用上述方法治疗。结果：治疗组总有效率为 94.83%，对照组总有效率为 75.00%。[6]

7. 阳和汤加减 熟地黄 30 克、麻黄 3 克、鹿角胶 9 克、白芥子 6 克、肉桂 3 克、炮姜 2 克、生甘草 3 克。随症加减：在淋巴结脓肿破溃后，加黄芪、麦冬。每日 1 剂，用水煎服，早晚分次服用，每次 200 毫升。2 周为 1 个疗程。温阳补血，散寒通滞。黄金鹏等将 79 例颈淋巴结结核患者随机分为治疗组 40 例与对照组 39 例。对照组采用单纯西药抗结核治疗，治疗组在对照组基础上加用上方加减治疗。结果：治疗组总有效率为 100%，对照组总有效率为 89.74%。[7]

[1] 王国卫，梁亚充，等.消痰行气散结散联合中医定向透药治疗气滞痰凝型淋巴结核疗效观察[J].河北中医，2021,43(6)：917-921.
[2] 赵有利，等.化痰祛瘀浓煎剂治疗瘰疬痰瘀互结证 60 例临床研究[J].中医药导报，2017,23(1)：92-95.
[3] 许费昀，等.中西医结合治疗脓肿型颈淋巴结核临床观察[J].实用中医药杂志，2017,33(11)：1293-1295.
[4] 李群堂.陈源生运用草药治疗结核病临床经验[J].中医临床研究，2016,8(11)：70-71.
[5] 高宏，等.瘰疬消湿敷治疗颈部淋巴结肿大 20 例临床观察[J].实用中医内科杂志，2016,30(5)：37-39.
[6] 江茜，周玲霞，等.中药内服外敷治疗颈淋巴结核的疗效观察[J].中国中医药科技，2015,22(6)：660-661.
[7] 黄金鹏，等.阳和汤结合西医疗法治疗颈淋巴结核 40 例临床观察[J].中国农村卫生事业管理，2014,34(5)：605-606.

8. 消瘰汤　猫爪草 20 克、生鳖甲 10 克、黄芪 10 克、生地黄 10 克、当归 10 克、五味子 10 克、夏枯草 10 克、玄参 10 克、海藻 10 克、半夏 10 克、陈皮 6 克。每日 1 剂，水煎服，并予瘰疬宁片（南京市中西医结合医院研制）口服，每次 1.5 克，每日 3 次。丁继果等将 76 例颈部淋巴结结核患者随机分为治疗组 40 例与对照组 36 例。对照组予常规应用抗结核药物至少 2 周，对于合并细菌感染者，联用抗生素；对于结节型患者，采用病灶清除＋区域淋巴结清扫；热性脓肿型采用脓肿切开引流，异烟肼注射剂换药；对窦道型术前常规 76％泛影葡胺造影，术中窦道内注入美蓝，除了窦道切除外，也必须把原发淋巴结及区域淋巴结一并切除；术后继续联用抗结核药物治疗 6～9 个月，化疗方案为 2HRZE/4HR。治疗组在对照组基础上加用上述中药治疗。结果：治疗组痊愈 33 例，有效 6 例，无效 1 例，总有效率 97.5％；对照组痊愈 19 例，有效 9 例，无效 8 例，总有效率 77.8％。①

9. 新加消瘰汤　猫爪草 15 克、玄参 20 克、夏枯草 10 克、白头翁 10 克、百部 10 克、白芥子 10 克、地龙 10 克、生地榆 30 克、生黄芪 40 克、象贝母 10 克、生地黄 30 克、黄精 20 克、梓木草 10 克、煅牡蛎 30 克、枳实 6 克、甘草 6 克。随症加减：脾胃过虚者，去玄参、生地黄，加白术、茯苓、山药；肿核久不消散者，加三棱、莪术、全蝎、蜈蚣。益气化痰，清热解毒。适用于瘰疬（淋巴结结核）中后期及部分耐药复发者（气血亏虚证为主）。②

10. 阳和解凝膏　肉桂、生川乌、生草乌、牛蒡草、荆芥、防风、白芷、凤仙透骨草、乳香、没药、五灵脂、大黄、当归、赤芍、川芎、续断、桂枝、地龙、僵蚕、麝香、苏合香、木香、香橼、陈皮、白蔹、白及。温阳化湿，消肿散结。适用于阳虚痰瘀互结所致的痈疽、瘰疬未溃、寒湿痹痛。③

11. 消瘰膏　内服消瘰膏：夏枯草 1 000 克、海藻 300 克、生黄芪 500 克、皂角刺 300 克、天龙 100 克、蜈蚣 50 条、全蝎 50 克、斑蝥 3 克、炮甲片 50 克、大贝母 200 克、猫爪草 300 克、蜂蜜 2 000 克。将上药中天龙、蜈蚣、全蝎、斑蝥、炮甲片分开单包，置于 60℃烤箱中，烤后分别用小型粉碎机加工成极细末和匀。将夏枯草、生黄芪、海藻、大贝母、皂角刺、猫爪草，以水浸泡，两煎后取汁浓缩，加入药末、蜂蜜文火熬膏成 2 000 克即可。成人每次 15 克（约一汤匙），儿童酌减，开水冲服，每日早晚各 1 次，2 个月为 1 个疗程，可连续服用。化痰解郁，软坚散结，攻毒杀虫。外贴消瘰膏：生半夏 20 克、生胆南星 10 克、甘遂 20 克、硇砂 20 克、麝香 0.5 克、生砒石 10 克、明矾 10 克。上药加工成极细末，取黑药肉熔化后加入药末搅匀，摊于厚纸或布块上［每块厚度约 0.3 厘米、大小（3～5）厘米×（3～5）厘米］，冷却后装塑料袋密封待用，烘化后贴于病变淋巴结的皮肤上，注意膏药温度适宜，勿烫伤皮肤，3～5 天 1 贴。活血祛瘀，散结解毒。内服外用可同时进行。陈福连将 78 例炎症型淋巴结结核患者随机分为治疗组 46 例与对照组 32 例。对照组予西药，治疗组予上述方法治疗。结果：治疗组治愈 33 例，有效 11 例，无效 2 例，总有效率 95.6％；对照组治愈 8 例，有效 14 例，无效 10 例，总有效率 68.7％。④

12. 瘰疬汤联合中药外敷　瘰疬汤：猫爪草 20 克、夏枯草 15 克、玄参 15 克、浙贝母 15 克、连翘 30 克、柴胡 15 克、煅牡蛎 20 克、白芥子 10 克、百部 10 克、青皮 10 克、桃仁 15 克、昆布 15 克、地龙 10 克、甘草 15 克。每日 1 剂，水煎服。随症加减：痰火偏盛者，重用浙贝母，加瓜蒌；阴虚火旺者，重用玄参，加知母；肝气郁结，重用青皮，加香附；肿块坚硬者，重用牡蛎，加三棱；淋巴结已破溃，加黄芪、制何首乌。清热解毒，软坚散结。外敷中药方：露蜂房（瓦焙存性）1 个、血竭 9 克、山慈菇 9 克、明矾 40 克。研成细末，香油调匀，外涂患处，每日 1～2 次；若淋巴结已破溃需常规清创，

---

① 丁继果，钮晓红，等.中西医结合治疗颈部淋巴结结核 40 例临床观察［J］.中医药导报，2012，18（9）：109－110.

② 夏公旭.新加消瘰汤［J］.江苏中医药，2011，43（5）：21.

③ 邵艳新，等.中药在治疗结核病中的作用与临床应用［J］.现代中西医结合杂志，2009（7）：830－832.

④ 陈福连.消瘰膏治疗炎症型淋巴结结核 46 例［J］.中国民族民间医药，2008（3）：23－24.

术后用纱布条蘸药塞入窦道,每日 1 次。陈永学以上述方法治疗 112 例淋巴结结核患者,同时所有病例均口服异烟肼 0.3 克,每日 1 次;乙胺丁醇 0.45 克,每日 1 次;链霉素 0.75 克,肌内注射,每日 1 次。治疗期间每月复查肝功能 1 次,每 15 天或 30 天复诊 1 次。结果:治愈 87 例,占 77.7%;有效 25 例,占 22.3%,总有效率 100%。一般 15 天见效,治愈时间最短 2.5 个月,最长 9 个月,平均 3.5 月。治疗期间有 13 例肝功能 ALT 稍增高,给予保肝药物治疗 1 个月,肝功能恢复正常。5 例出现耳鸣,经停用链霉素,给予三磷酸腺苷等药物治疗后消失,其余未见明显不良反应。[1]

13. 瘰疬内消胶囊联合瘰疬散Ⅰ、Ⅱ号外敷 瘰疬内消胶囊:全蝎 30 克、蜈蚣 30 克、白芥子 90 克、白及 100 克、百部 120 克、夏枯草 90 克、煅牡蛎 90 克、浙贝母 100 克、党参 90 克、地骨皮 60 克。将以上药物筛选晾晒,烘干粉碎过筛,搅拌混匀,再进行灭菌,然后装入胶囊,每粒 0.4 克,每日 2 次,每次 3～4 粒。瘰疬散Ⅰ、Ⅱ号:轻粉、白矾、枯矾、雄黄、麝香等。对患者病变部位在常规消毒下局部麻醉,施行病灶清除术,用刮勺搔刮坏死或病变组织,然后视病情分别埋入药物。对溃疡、瘘孔者清疮后埋入瘰疬散Ⅰ号(用油纱条包裹),包扎伤口,隔日换药 1 次,每 3 次搔刮疮面 1 次;经 3～5 次换药,出现新鲜肉芽组织后,改埋瘰疬散Ⅱ号,换药 5～8 次后,再外用抗炎引流膏 2 次(3 天 1 次),使伤口渐渐愈合;对深部淋巴结包块多、有粘连者,手术清疮后,直接埋入瘰疬散Ⅱ号,后同;对深部瘘管则埋入脱管灵。冯斌等以上述方法治疗 318 例体表淋巴结结核患者,并予西药异烟肼 0.4 克,利福平 0.6 克,均早上空腹顿服;奥复星(氧氟沙星)0.2 克,每日 2 次。每个患者用 2 种抗结核药,异烟肼为首选。临床治愈出院后,继续服用以上药物 3 个月以巩固疗效。结果:用药过程中未发现有不良反应。痊愈 315 例,治愈率 99.06%。[2]

14. 消瘰饮 全蝎 10 克、白僵蚕 10 克、炮山甲片 10 克、夏枯草 10 克、黄药子 10 克、蜈蚣 21 条、皂角刺 4 克、生甘草 6 克。浸泡于 38 度白酒 500 毫升中 1 周即得。每日饮药酒 2 次,每次 10 毫升,连续用药 2～4 个月。龚野儒以上方治疗 86 例淋巴结结核患者,治愈 51 例,有效 26 例,无效 9 例。[3]

15. 托毒散结汤 猫爪草 50 克、鱼腥草 30 克、夏枯草 30 克、黄芪 30 克、甲片 10 克、白芷 10 克、白芥子 10 克、土鳖虫 6 克、当归 20 克。每日 1 剂,水煎服。方慧晓以上方治疗 36 例颈部淋巴结结核患者,同时西药选用抗结核药物,链霉素针每日 1 克,连用 3 周;口服异烟肼片,每日 3 次,每次 0.1 克,连服 3～6 个月;有混合感染者,同时应用青霉素针等。结果:经 8～60 天治疗全部治愈,近期治愈率 100%。随访 25 例,复发 2 例,均在 1 年内复发。[4]

16. 全蝎消瘰方 全蝎 6 克、蜈蚣 2 条、夏枯草 15 克、浙贝母 10 克、皂角刺 10 克、海藻 10 克。随症加减:若皮色转暗、结块变软者,加黄芪 15 克,党参 15 克,柴胡 10 克,甲片 10 克;若结块液化成脓、伤口破溃者,则宜与六味地黄汤或八珍汤交替服用。每日 1 剂,水煎服。适用于结块肿大、质硬、皮色不变者。郭石宏将 72 例颈淋巴结结核患者随机分为治疗组 48 例与对照组 24 例。对照组予口服异烟肼 200 毫克,每日 3 次;利福平 450 毫克,每日 1 次。治疗组予全蝎消瘰方。两组均以 10 日为 1 个疗程,轻症治疗 1～2 个疗程,重症治疗 4 个疗程。结果:治疗组临床治愈 40 例,有效 6 例,无效 2 例,总有效率为 95.8%;对照组治愈 12 例,有效 5 例,无效 7 例,总有效率为 70.8%。[5]

17. 内消丸 夏枯草 30 克、连翘 20 克、生黄芪 20 克、生牡蛎 20 克、丹参 20 克、浙贝母 20 克、僵蚕 10 克、地龙 10 克、当归尾 10 克、生甘草 10 克、桔梗 10 克、玄参 10 克。制成每丸 9 克,每日 2

① 陈永学.瘰疬汤治疗淋巴结结核 112 例[J].山东中医杂志,2008(8):542-543.
② 冯斌,等.中西医结合治疗体表淋巴结结核 318 例疗效分析[J].江西中医药,2005,36(1):38-39.
③ 龚野儒.消瘰饮治疗淋巴结结核 86 例[J].浙江中医杂志,2003(1):29.
④ 方慧晓.中西医结合治疗颈部淋巴结结核 36 例[J].实用中医药杂志,2000,16(6):22.
⑤ 郭石宏.全虫消瘰方治疗颈淋巴结结核 48 例[J].山西中医,2000,16(6):16.

次,每次1丸(儿童剂量减半)。消肿散结。刘定安等将150例颈淋巴结结核患者随机分为中药组30例、中西药组60例和西药组60例。中药组予上方,西药组予INH、RFP,中西药组予上方配合西药。结果:中药组、中西药组和西药组显效率分别为60.4%、76.7%和23%,三组比较有显著性差异($P<0.01$)。①

18. 消结散 夏枯草、七叶一枝花、天葵子、玄参、生牡蛎、陈皮。上药共为细末,成人每次10克,儿童酌减,黄酒冲服,每日1次,10天为1个疗程,破溃者剪除空皮,清去坏死组织,脓腔内用九一丹纱条引流换药。程来志等以上方治疗30例淋巴结结核患者。结果:痊愈(症状体征全部消失,有关化验检查正常)23例,占76.6%;显效(症状消失、肿块缩小2/3以上)5例,占16.6%;有效(症状体征好转,肿块较治疗前缩小)2例,占6.6%;无效(症状和体征较治疗前无变化或加重)0例。②

19. 消瘰方 蜈蚣15克、全蝎15克、炮甲片15克、夜明砂15克、蝉蜕15克、朱砂(忌火煅,并经常复查尿,防止汞中毒)10克。上药共为细末,每服6克,高粱大曲1盅送服;或泡药酒500毫升,每次服10~20毫升。每日2次,儿童减半。解毒散结,软坚消瘤,生肌收敛。杨从鑫等以上方治疗28例颈淋巴结结核患者。结果:治疗后淋巴结肿块全部消失21例,消失时间最短23天,最长者67天,平均45天;7例溃破者,治疗后溃面全部愈合,最短34天,最长74天,平均54天。随访半年,无复发病例。③

20. 张海宏经验方 猫爪草10克、百部15克、黄芩10克、当归10克、赤芍15克、白芍15克、三棱15克、莪术15克、甲片10克、皂角刺10克、青皮9克、陈皮9克、生黄芪30克、夏枯草30克、天花粉9克、生牡蛎15克、浙贝母10克。每日1剂,煎2次,兑和两次药液,分2次服;有全身

结核毒素中毒症状及局部皮色暗红等阴虚火旺型患者,加服六味地黄丸;结核性慢性窦道形成者,局部扩创、高渗盐水换药。张海宏等将136例颈部淋巴结结核患者随机分为中药组50例、中西药组43例和抗TB组43例。中药组予上方治疗,中西药组予中药加抗TB药,抗TB组予抗TB治疗。结果:中药组治愈43例,好转6例,未愈1例;中西药组治愈40例,好转2例,未愈1例;抗TB组治愈16例,好转14例,未愈13例。④

21. 生肌散 制炉甘石15克、乳石10克、滑石粉30克、血珀10克、朱砂3克、冰片0.3克。上药研极细末外用。王本余等将925例溃瘘型淋巴结结核患者随机分为观察组547例与对照组378例。两组均予抗结核药物,疮面在常规消毒下及窦道搔刮术后,外用凡士林油纱条。观察组蘸五五丹(熟石膏、升丹)置入疮面及窦道内,然后用敷料覆盖包扎,每日换药1次;待疮面及窦道净化后,再适当调整换药次数,同时按证选用内服中药汤剂每日1剂。对照组蘸生肌散置入疮面及窦道内,每日换药1次。两组均以1个月为1个疗程。结果:观察组痊愈445例,显效88例,好转14例,无效0例,总有效率100%;对照组痊愈273例,显效54例,好转39例,无效12例,总有效率96.83%。⑤

22. 消瘰散结汤加减 玄参15克、夏枯草15克、猫爪草15克、生牡蛎3克、浙贝母10克、海藻10克、昆布10克、香附10克、青皮10克、柴胡10克、桃仁10克、百部12克。随症加减:食欲不振,加焦麦芽、焦山楂、焦神曲、鸡内金;肿块不消,加甲片、丹参;阴虚口干,加天冬、天花粉;肿块灼热,加连翘、板蓝根。软坚散结,活血化瘀,清肝泻火,解毒抗菌。刘汉兴以上方加减治疗53例淋巴结结核患者。结果:治愈(局部肿块完全消失)38例,好转(局部肿块缩小2/3)13例,无效(局部肿块无改变)2例,总有效率96.2%。⑥

① 刘定安,等.内消丸为主治疗颈淋巴结核90例[J].陕西中医,2000,21(4):151.
② 程来志,等.自拟消结散治疗淋巴结核30例[J].光明中医,2000(1):56.
③ 杨从鑫,等.运用寇瑞庭消瘰方治疗颈淋巴结核28例体会[J].北京中医,1996(6):5.
④ 张海宏,等.中药治疗颈部淋巴结结核136例对照观察[J].甘肃中医学院学报,1996,3(1):27-28.
⑤ 王本余,等.化腐生肌法治疗溃瘘型淋巴结核体会[J].中医药研究,1993(1):33-35,54.
⑥ 刘汉兴.中药治疗淋巴结核53例[J].陕西中医函授,1992(5):33-34.

23. 养胃汤加减 麦冬 6 克、天冬 6 克、百合 8 克、百部 8 克、玉石斛 4 克、青蒿 4 克、桑叶 4 克、牡蛎 10 克。随症加减：脾胃虚弱，加党参 6 克、白术 4 克；肾虚，加枸杞子 4 克、紫河车 3 克；热盛伤阴，加乌梅 10 克、天花粉 4 克、生石膏 8 克、地骨皮 6 克；热伤脉络，迫血妄行，加白茅根 8 克、小蓟 6 克。每日 1 剂，水煎服，1 个月为 1 个疗程。根据体质、X 线片情况行第 2 个疗程，将上药制蜜丸 6 克，早晚各服用 1 丸。贺清义等以上方加减治疗 100 例小儿肺门淋巴结结核，治愈 82 例，好转 13 例，无效 5 例，总有效率为 95%。[①]

24. 成振江经验方 十三味治瘰疬丸：玄参 21 克、天葵子 21 克、连翘 21 克、瞿麦 21 克、海藻 15 克、薄荷 15 克、川贝母 15 克、桔梗 15 克、昆布 15 克、炒黄芩 15 克、麦芽 15 克、栀子 15 克、川黄连 15 克。以上 13 味药共为细末，炼蜜作丸（每丸约重 9 克），每日早饭 2 小时后用温黄酒冲服 1 丸，1 周后再加 1 丸，早晚饭 2 小时后冲服 1 丸，不可间断、以愈为止。九仙红龙丹：樟脑 30 克、银珠 7.5 克、冰片 15 克、广丹 3 克、轻粉 3 克、云木香 3 克、枯矾 3 克、铜绿 3 克、乳香 3 克。以上 9 味药共研细末，用时将其撒在麝香蜈蚣拔毒膏上面贴于患处。贴之未溃可消，已溃可收敛。麝香蜈蚣拔毒膏：土木鳖仁 24 个、蜈蚣 19 条、柳条 32 节、斑蝥 21 个、乳香 9 克、没药 9 克、木香 9 克、黄蜡 9 克、香油 500 毫升、广丹（炒）350 克、麝香（后下）3 克。将以上各药除麝香、广丹外，放入香油内浸泡，浸泡时间为夏 3 天，秋 7 天，冬 10 天。浸泡后先用文火熬至各药焦黑浮起，滤净渣后复入净锅内熬至滴水成珠不散，再下广丹，不停搅动，至白烟将尽，口含米醋喷药中，然后再搅至青烟冒尽为止，膏成后再加入麝香，用布或牛皮纸摊帖。成振江以上述方法治疗 1 例颈淋巴结结核患者，经治 2 个月后颈部结肿均消约 1 半，4 个半月后结肿消失、颈复如初。[②]

25. 孙进生经验方 内服药丸：川牛膝 15 克、轻粉 9 克、血竭 9 克、槐花 30 克、绿豆 30 粒、蜂蜜适量。轻粉热锅轻焙，川牛膝、槐花分别焙后轧碎过箩为末，血竭、绿豆轧碎为末，将上述各药拌匀加蜂蜜制成丸 18～20 粒。儿童可根据年龄适当增加丸数。每日 1 次，每次 1 丸，早上空腹服。根据病情连服 2～3 剂。甲种膏药：一分厚黑膏药 1 张，巴豆 1 瓣。巴豆轧成末，均匀撒在膏药上即成。乙种膏药：一分厚黑膏药 1 张、血竭 3 克、潮脑 3 克。将血竭轧碎后先撒在膏药上，再撒上潮脑 3 克，用前将潮脑点燃，待潮脑、血竭熔化后冷却即可敷用。肿块未溃烂者，先敷用甲种膏药，24 小时后揭下，换敷乙种膏药，促其溃破；已溃烂者敷用乙种膏药，切不可敷用甲种膏药。敷药时间不限，待新鲜肉芽长成时为止。一般 1 周换药 1 次，如分泌物较多可每周 2 次。疏肝解郁，理气化痰，活血化瘀通经。成都市结核病防治所以上述方法治疗 12 例淋巴结结核患者。结果：痊愈（溃疡、瘘管愈合，淋巴肿块吸收消失，一般情况良好）10 例，占 83.3%；显效（溃疡、瘘管愈合，淋巴肿块基本吸收，一般情况良好）2 例，占 16.7%。疗效为 100%。注意事项：孕妇忌服；忌食生葱、豆粉。[③]

26. 李希政经验方 甲片 9 克、蛇蜕 9 克、鱼鳔 30 克、乳香 9 克、没药 9 克、生鸡蛋（去壳，取蛋清和蛋黄，搅拌均匀）5 个、香油 250 毫升。用香油炸药，下药次序为甲片、蛇蜕、鱼鳔、鸡蛋，后炸乳香、没药。药要炸到色黄变焦为度（此时油已基本耗完）。炸后，把诸药混合捣成泥状为 1 剂。每日 3 次，每次服 1 匙。以上剂量于 1 周服完。李希政以上法治疗 28 例颈淋巴结结核患者。结果：25 例中服 1 剂治愈（硬结消散，溃破处瘘管愈合）13 例，服 2 剂 9 例，服 3 剂 6 例。18 例随访半年，7 例随访 1 年，1 例随访 1 年半，均未复发。[④]

① 贺清义，等.中药治疗小儿肺门淋巴结结核 100 例[J].陕西中医,1991,12(1)：15.
② 戴双明，等.成振江老中医治疗颈淋巴结结核经验[J].陕西中医,1991,12(6)：241.
③ 成都市结核病防治所.中医祖传秘方治疗淋巴结结核初步总结[J].成都医药通讯,1977(5)：86-89.
④ 李希政.中药治疗颈淋巴结结核 28 例简介[J].新医药学杂志,1975(9)：12.

单　方

1. 猫眼草　组成：猫眼草。功效：祛痰，平喘，拔毒止痒。用法用量：猫眼草油纱条，隔日换药，1 个月为 1 个疗程。临床应用：闫宝环等将 60 例溃疡型淋巴结结核患者随机分为治疗组与对照组各 30 例。对照组予西药基础治疗，治疗组在对照组基础上加用猫眼草治疗。结果：治疗组总有效率为 93.33%，对照组总有效率为 40.0%，两组疗效比较具有显著性差异（$P < 0.05$）。[①]

2. 抗痨 I 号　组成：全蝎 6 个、蛇蜕 1 克。功效：消炎止痛，杀菌散结，攻毒通络。制备方法：上药为 1 剂量，将药物研成粉，将粉剂 1 剂与 1 个鸡蛋搅匀后用芝麻油炒熟（勿用铁锅炒）。用法用量：每日清晨空腹服食 1 剂，7 天为 1 个疗程（疗程取决于淋巴结恢复正常的时间）。临床应用：孙燕芝等将 92 例颈淋巴结结核患者随机分为治疗组与对照组各 46 例。两组均接受常规抗结核治疗，对照组在此基础上加用上方治疗。结果：治疗组治愈 35 例，显效 11 例，总有效率为 100%；对照组失访 3 例，治愈 9 例，显效 3 例，无效 28 例，恶化 3 例，总有效率为 27.9%。[②]

3. 夏枯草　组成：夏枯草 59 克。功效：抑制结核杆菌生长。用法用量：每日 1 剂，水煎服。临床应用：朱敏等以上药治疗 126 例周围淋巴结结核患者，同时初治患者给予 2HRZE(S)/7HRE 方案，复治患者给予 2HRZES(AK)/1HRZE/9HRE 方案（异烟肼，每日 0.3 克；利福平，每日 0.45～0.6 克；吡嗪酰胺，每日 1.5 克；乙胺丁醇，每日 0.75 克；链霉素，每日 0.75 克；AK 为阿米卡星，每日 0.4 克），共 3 个月；18 例直径大于 2 厘米的结节型淋巴结结核患者在抗结核治疗同时行手术切除；对 49 例脓肿形成及溃破淋巴结患者及时给予手术切排清创，局部伤口用异烟肼及利福平纱条填充，

每日换药 1 次，每次彻底清除创面的腐烂组织，至溃疡口无明显分泌物时改隔天 1 次换药；对位置深、基底宽的结节型及浸润性淋巴结结核患者给予 2% 利多卡因针 5 毫升加异烟肼针 0.1 克常规消毒后注入肿大淋巴结根部行环状封闭，隔日 1 次至淋巴结明显缩小或消失；对 15 例治疗 1 个月后淋巴结结核无明显缩小或中心液化者行病灶淋巴结切除。结果：治愈 113 例，占 89.7%；好转 8 例，占 6.3%；无效 5 例，占 4.0%。总有效率 96%。[③]

4. 民间验方　组成：马钱子 12 克、土黄连 60 克、生鸡蛋 7 个。功效：泻中有补。制备方法：上药加清水 500 毫升，煮沸后用文火煮 1 小时，取出鸡蛋。用法用量：每日早晨吃 1 个鸡蛋，21 天为 1 个疗程。临床应用：韩洪芳等以上方治疗 60 例颈部淋巴结结核患者。结果：痊愈 52 例（86.7%），显效 7 例（11.6%），无效 1 例（0.17%），总有效率 98.3%。疗程最短者 21 天，最长者 63 天，平均 35 天。注意事项：在应用本法治疗时停用其他药物，注意鸡蛋壳破损的不能吃。[④]

5. 猫爪草　组成：猫爪草 30 克。随症加减：如患者体虚，酌情加益气养阴健脾药如黄芪、熟地黄、山药等；如溃疡面感染出现发热，可加清热解毒凉血药。功效：清热解毒，散结消痨。用法用量：开水冲服或水煎服，每日 1 剂；外用白灵药（河北省石家庄市中医院制剂）外敷溃疡面。临床应用：杜文平等以上方治疗 1 例淋巴结结核患者，效果满意。注意事项：服药期间忌食母猪肉、鲫鱼等发物。服药过久或过量可引起多眠好睡、腹胀等不良反应，但停药 5 日后可自行而愈。[⑤]

6. 五五丹　组成：熟石膏、升丹。功效：化腐生肌。用法用量：2 味药各等份共为细末外用。临床应用：王本余等将 925 例溃瘘型淋巴结结核患者随机分为观察组 547 例与对照组 378 例。两组均予抗痨药物，疮面在常规消毒下及窦道搔刮术后，外用凡士林油纱条。观察组蘸五五丹置入

① 闫宝环，等.猫眼草治疗颈部溃疡型淋巴结核的临床观察[J].中药药理与临床，2015，31(2)：170－171.
② 孙燕芝，等.中药抗痨 I 号辅助治疗颈淋巴结核 46 例[J].中国中西医结核杂志，2003，23(11)：814.
③ 朱敏，等.中西医结合治疗周围淋巴结结核疗效观察[J].中国防痨杂志，2003，25(2)：125－126.
④ 韩洪芳，等.民间验方治疗颈部淋巴结核 60 例[J].中国民间疗法，2001，9(6)：55－56.
⑤ 杜文平.猫爪草治疗淋巴结核[J].中国民间疗法，2001，9(12)：47.

疮面及窦道内,然后用敷料覆盖包扎,每日换药1次。待疮面及窦道净化后,再适当调整换药次数,同时按证选用内服中药汤剂,每日1剂。对照组蘸生肌散(制炉甘石15克、乳石10克、滑石粉30克、血珀10克、朱砂3克、冰片0.3克)置入疮面及窦道内,每日换药1次。两者均以1个月为1个疗程。结果:观察组痊愈445例,显效88例,好转14例,无效0例,总有效率100%;对照组痊愈273例,显效54例,好转39例,无效12例,总有效率96.83%。[1]

7. 王钧棠经验方 组成:红粉、轻粉、冰片。制备方法:先将红粉、轻粉研成极细粉末,再掺入提毒散或拔毒生肌散(赋形药)及冰片研匀。用法用量:根据治疗时期分别选配五五药粉(红粉2.5克、轻粉2.5克、赋形药5克)、七三药粉(红粉1.5克、轻粉1.5克、赋形药7克)、八二药粉(红粉1克、轻粉1克、赋形药8克)、九一药粉(红粉0.5克、轻粉0.5克、赋形药9克);浅表已暴露的创面可直接撒药粉,对有潜形空腔或瘘管者,用纸捻蘸药粉纳入疮口中,纸捻插到底部后拔起约2毫米,外留约5毫米,折放在疮口侧方或下方,以利换药或引流,上贴拔毒膏(或凡士林油纱布);一般每日换药1次,起初脓液很多时,可每日换药2次,末期生肌收口时也可隔日换药1次。临床应用:王钧棠以上法治疗71例淋巴结结核患者,效果满意。[2]

中 成 药

1. 瘰疬宁 组成:梓木草、夏枯草(南京市中西医结合医院研制,0.5克×100粒)。临床应用:窦慧等将204例淋巴结结核患者随机分为治疗组与对照组各102例。对照组采用常规抗结核三联西药治疗(异烟肼,每次3片,每天1次;利福平,每次3粒,每天1次,晨起空腹服;乙胺丁醇,每次

3片,每天1次)。治疗组在对照组基础上加用瘰疬宁治疗。治疗4周后比较两组患者外周血T细胞和炎症因子表达水平。结果:治疗后治疗组患者调节性T细胞(Tregs)水平明显低于对照组和本组治疗前(均$P<0.01$),效应性T细胞(Teffs)水平明显高于对照组和本组治疗前(均$P<0.05$)。两组患者治疗后,IL-2、IL-4、IL-10含量组内及组间比较差异均无统计学意义(均$P>0.05$);治疗组治疗后TNF-α、IFN-γ均明显低于本组治疗前($P<0.05$,$P<0.01$)和对照组治疗后($P<0.05$,$P<0.01$)。结论:瘰疬宁可能通过下调调节性T细胞、上调效应性T细胞及降低炎症因子TNF-α和IFN-γ来发挥其治疗淋巴结结核的作用。[3]

2. 肿意膏 组成:天花粉、黄柏、大黄、苍术、陈皮、姜黄、白芷、甘草、天南星等(重庆市中医院制剂室制备)。用法用量:敷药厚度一般为1~2毫米,每日贴敷时间为6~8小时,疗程4周。临床应用:何益平等将80例颈淋巴结结核患者随机分为观察组与对照组各40例。对照组予淋巴结结核常规治疗,观察组在治疗组基础上加用肿意膏治疗。两组患者治疗4周后均随访1年。结果:观察组治愈6例,显效13例,有效17例,无效4例,总有效率90%;对照组治愈3例,显效10例,有效15例,无效12例,总有效率70%。[4]

3. 结核灵 组成:狼毒。功效:破坚散结,逐水,止痛,杀虫。用法用量:每日3次,每次2片。临床应用:周先荣等将90例颈淋巴结结核患者随机分为治疗组与对照组各45例。两组均予抗结核治疗,采用2HRZE/4HRE方案(异烟肼片,每次0.4克,每日1次;利福平,每次0.45克,每日1次;吡嗪酰胺,每次0.50克,每日3次;乙胺丁醇,每次0.75克,每日1次)。以上药均早上空腹服用。治疗组在此基础上加用结核灵治疗。结果:治疗组吸收9例,占20.0%;显效33例,占73.3%;

① 王本余,等.化腐生肌法治疗溃瘘型淋巴结结核体会[J].中医药研究,1993(1):33-35,54.
② 王钧棠.中药外治法治愈淋巴结结核和胸壁结核71例[J].天津中医,1990(2):16-17.
③ 窦慧,等.瘰疬宁对淋巴结结核患者免疫细胞及细胞因子的影响研究——附102例临床资料[J].江苏中医药,2020,52(8):33-36.
④ 何益平,钟骏慧.肿意膏外敷治疗颈淋巴结结核400例临床观察[J].中国药业,2017,26(22):37-39.

有效 2 例,占 4.4%;无效 1 例,占 2.2%。总有效率为 97.8%;对照组吸收 4 例,占 8.9%;显效 18 例,占 40%;有效 12 例,占 26.7%;无效 11 例,占 24.4%。总有效率为 75.5%。①

4. 内消瘰疬丸 1　组成:夏枯草、玄参、大青盐、海藻、浙贝母、薄荷、天花粉、蛤壳(煅)、白蔹、连翘、熟大黄、甘草、地黄、桔梗、枳壳、当归、玄明粉(吉林紫鑫药业股份有限公司生产,国药准字 Z62021226)。用法用量:口服,每日 2 次,每次 9 克,儿童据体重减量,疗程 3 个月。临床应用:张虹妍等将 40 例淋巴结结核患者随机分为治疗组与对照组各 20 例。两组病例抗结核治疗均采用 2S(E)HRZ/7HR 方案,常规剂量;有破溃者病例均每 5 天更换引流条 1 次,并用生理盐水将淋巴结内的坏死物质冲洗干净,然后用异烟肼针(最大量不超过 0.1 克)注射到淋巴结周围;无破溃者,每 5 天用异烟肼针(最大量不超过 0.1 克)注射到淋巴结周围。治疗组在此基础上加用内消瘰疬丸治疗。结果:治疗组显效 1 例,治愈 19 例(占 95%);对照组显效 6 例,治愈 11 例(占 55%)。②

5. 骨痨敌注射液　组成:三七、黄芪、骨碎补、乳香、没药(陕西神果药业集团有限公司生产)。功效主治:益气养血,补肾壮骨,活血化瘀;适用于骨结核、淋巴结结核、肺结核等各种结核病以及瘤型麻风病等证。③

6. 夏枯草胶囊　组成:夏枯草(北京协和康友制药有限公司生产)。功效主治:清火明目,散结消肿;适用于头痛眩晕、瘰疬瘿瘤、乳痈肿痛、甲状腺肿大、淋巴结结核、乳腺增生。④

7. 胆黄片　组成:猪胆汁、黄柏、青黛(西安博森生物制药有限公司生产)。功效主治:清热解毒,祛痰消瘰;适用于阴虚痰火凝结所致瘰疬痰核诸证。⑤

8. 内消瘰疬丸 2　组成:夏枯草、玄参、大青盐、海藻、浙贝母、薄荷、天花粉、蛤壳、白蔹、连翘、大黄、甘草、地黄、桔梗、枳壳、当归、玄明粉(兰州

太宝制药有限公司生产)。功效主治:软坚散结;适用于瘰疬痰核或肿或痛。⑥

9. 猫爪草胶囊　组成:猫爪草(开开援生制药股份有限公司生产)。功效主治:清火散结,消肿;适用于瘰疬、淋巴结结核未溃者、肺结核等。⑦

10. 优福宁胶囊　组成:狼毒提取物(南京同仁堂有限责任公司生产)。主治:适用于各型肺结核,也用于各类结核,尤适用于对某些抗结核药过敏者。⑧

11. 大补阴丸　组成:熟地黄、龟甲、知母、黄柏、猪脊髓。功效主治:滋阴降火;适用于阴虚火旺、潮热盗汗、咳嗽、咯血、耳鸣、遗精,可用于结核病的辅助治疗。⑨

12. 参苓白术散　组成:人参、白术、茯苓、山药、莲子、白扁豆、薏苡仁、砂仁、桔梗、甘草。功效主治:补脾胃益肺;适用于脾胃虚弱,食少便溏,气短咳嗽,肢倦乏力,可用于肺门淋巴结结核的治疗。⑩

13. 防风通圣丸　组成:麻黄、荆芥穗、防风、薄荷、大黄、芒硝、滑石、栀子、石膏、黄芩、连翘、桔梗、当归、白芍、川芎、白术、甘草。功效主治:解表通里,清热解毒;适用于外寒内热,表里俱实,恶寒壮热,头痛咽干,小便短赤,大便秘结,瘰疬初期,风疹湿疮,可用于淋巴结结核早期的治疗。⑪

14. 牛黄醒消丸　组成:牛黄、麝香、乳香、没药、雄黄。功效主治:清热解毒,活血祛瘀,消肿止痛;适用于热毒郁滞,痰瘀互结所致的痈疽发背、瘰疬流注、乳痈乳岩、无名肿毒、淋巴结结核成脓期。⑫

15. 小金丸　组成:制首乌、地龙、木鳖子、当归、五灵脂、乳香、没药、枫香脂、香墨、麝香。功效主治:软坚散结,化瘀止痛;适用于痰气所致的瘰疬、瘿瘤、乳岩、乳癖。⑬

16. 散结灵胶囊　组成:乳香、没药、五灵脂、木鳖子、草乌(甘草金银花炙)、当归、地龙、枫香脂、香墨、石菖蒲。功效主治:行血活血,消肿散结;适用于气滞、痰凝所致的瘰疬、阴疽及淋巴结结核初期的治疗。⑭

① 周先荣,等.结核灵治疗颈淋巴结结核的临床疗效观察[J].临床肺科杂志,2012,17(1):147-148.
② 张虹妍,等.内消瘰疬丸在淋巴结结核治疗中的疗效观察[J].医药论坛杂志,2011,32(8):149-150.
③～⑭ 邵艳新,等.中药在治疗结核病中的作用与临床应用[J].现代中西医结合杂志,2009(7):830-832.

17. 猫爪草胶囊　组成：猫爪草。功效：清热解毒，化瘀消肿。用法用量：猫爪草胶囊 4 粒，每日 3 次，3 个月为 1 个疗程，连续服用 4 个疗程。临床应用：冯蝶仪将 27 例颈淋巴结结核患者随机分为治疗组 17 例与对照组 10 例。对照组给予常规抗结核治疗方案（3HRZE/9HR），治疗组在对照组基础上加服猫爪草胶囊治疗。结果：治疗组 6、9 个月的临床治愈率分别 29％、53％，明显高于对照组的 10％和 30％。[1]

18. 瘰疬膏　组成：夏枯草、玄参、海藻、昆布、乌药、橘核（湖北省武汉市中医院制剂室制作）。功效：清热化痰，行气化滞，软坚散结。用法用量：每次 10 克，每日 3 次，1 个月为 1 个疗程。临床应用：冯骏等以上方治疗 87 例颈淋巴结结核患者，治疗期间停用其他中西药物。结果：临床治愈（结块消散，随访 1 年未复发，结核菌素试验阴性）78 例，显效（结块减少或缩小 60％，结核菌素试验阴性或阳性）9 例，有效（结块减少或缩小 50％，结核菌素试验阳性）0 例，无效（结块无明显缩小或增大，结核菌试验强阳性）0 例。总有效率为 100％，临床治愈率为 89.7％。[2]

肾　结　核

概　述

肾结核是结核分枝杆菌导致的肾脏病变，多见于青壮年，男性多于女性。其主要临床症状表现为尿路刺激症状、患侧腰背部疼痛、血尿、反复低热、盗汗、全身乏力，伴或不伴有附睾及精索肿大增粗、附睾皮肤瘘管等。

本病病程较长，预后一般。其病理演变过程分为二个阶段，即病理肾结核和临床肾结核。人体初次感染结核杆菌后，可以产生无症状的结核杆菌菌血症，并通过血行播散到双侧肾，形成潜伏性感染灶。潜伏病灶最早出现在肾皮质，约 90％侵犯双侧肾。这些早期损害可因用药或自行愈合而完全吸收，只在显微镜下才能查出微小瘢痕，这段结核病演变时期为病理肾结核阶段，可无任何临床症状，但在尿中可查出结核杆菌。若损害进一步发展，进入临床肾结核阶段，这时病灶累及肾髓质，发生组织坏死、干酪样病变、脓肿形成或钙化。病灶可使肾盏肾盂相通，干酪样崩解物排入肾盂成空洞。空洞可局限在肾的一个部分或使全肾受累，发生结核性脓肾，空洞的周围可有钙盐沉积使局部或全部肾发生钙化。在急性粟粒性结核病全身播散时，患者双侧肾可与其他组织同时发生感染，可发生急性粟粒性肾结核，整个肾布满微小的结核病灶，不形成干酪样变和空洞。

肾结核的临床症状很不特异，最常见的症状是肉眼血尿、肉眼脓尿、尿路刺激症状和腰痛，而潮热、畏寒、盗汗、乏力等症状并不常见。约 20％的患者无症状，最可靠的诊断是结核杆菌尿培养，80％～90％的患者可出现阳性。[3]

本病属中医"肾痨"范围，其证治分见于"劳淋""虚劳""腰痛""淋证""血淋""膏淋"等范畴。其病理机制主要在于肾虚与膀胱湿热交蒸，两者又有互为因果的关系。临床上本病初起，常先以尿疼、尿急、尿频或血尿等症状为主，属于下焦湿热证；中期则因肾阴渐耗，阴虚火盛，失于制约，而出现尿浊、腰酸、失眠、头晕、耳鸣、咽干、遗精等肾阴虚证；后期常由于阴损及阳，以致身体虚弱，形寒肢冷、精神疲困、便溏、腰酸困疼、小便淋漓，甚或不禁、失眠、盗汗等肾阴肾阳俱虚证。[4]

辨　证　施　治

1. 王小美分 3 证

（1）膀胱湿热、毒邪下注证　症见发热，体重

① 冯蝶仪.猫爪草胶囊治疗颈淋巴结结核临床分析[J].临床肺科杂志,2007(12)：1394.
② 冯骏,等.瘰疬膏治疗颈淋巴结结核[J].湖北中医杂志,2005,27(10)：42.
③ 王鸿翔.中医肺外结核研究（Ⅰ肾结核篇）[J].科学中国人,2001(10)：58.
④ 苏文海.中医治疗肾结核和腰椎结核的体会[J].陕西新医药,1978(4)：59－60.

减轻,疲乏,厌食,尿频,尤以夜间为甚,尿痛,血尿,苔黄腻,脉濡数。治宜清热利湿、凉血止血。方用八正散合小蓟饮子加减。

(2)肾阴亏耗、阴虚火旺证 症见排尿时呈持续性耻骨上痛,甚则形成尿失禁,尿急,潮热盗汗,眩晕耳鸣,咽干口燥,腰膝酸软,舌红苔少,脉细数或细弦。治宜滋阴降火、清热解毒。方用大补阴丸合二至丸加减。

(3)精气亏损、气不摄血证 症见尿频量少,或小便失禁,尿血不止,并伴有腰酸困痛,面色无华,神疲倦怠,舌淡苔白,脉细弱。治宜补气摄血、扶元固本。方用龟鹿二仙胶合归脾汤加减。[1]

2. 刘永猛分4型

(1)肾阴虚湿热型 症见腰部钝痛有沉重感,尿频尿道涩痛,手足心热,盗汗遗精,形体瘦弱,口干口渴,尿黄短少,舌红苔薄或黄腻,脉细数或濡数。治宜养阴清热、利尿抗痨。药用熟地黄20克、生地黄30克、知母15克、黄柏15克、萹蓄20克、蒲公英30克、鱼腥草30克、白茅根30克、炒侧柏叶15克、滑石15克、甘草6克、功劳叶20克。

(2)肾阴虚、虚火灼络型 症见形体消瘦,两颧发红,腰痛膝软,腰部叩击痛,五心烦热,夜间盗汗,尿血或尿血较多,排尿不畅,少腹拘急硬满疼痛,舌红少苔有裂纹,脉细数。治宜滋肾泻火、凉血活血止血。方用犀角地黄汤合小蓟饮子加减:水牛角(先煎20分钟)50克、生地黄30克、赤芍10克、牡丹皮10克、紫草15克、仙鹤草20克、玄参15克、熟地黄15克、黄柏15克、知母15克、藕节炭20克、山茱萸15克、泽泻10克、炒蒲黄炭(布包煎)10克、阿胶(烊化)20克、炒茜草15克、琥珀(研末吞服)8克、高丽参(另炖服)10克、功劳叶20克、百合20克。

(3)肾阴虚火旺型 症见形体瘦弱,腰部酸软空痛,叩击痛,膝软乏力,头晕耳鸣,五心烦热,颧红盗汗,口渴咽干,时有梦遗,尿黄短,可见镜

下血尿,舌红少苔,脉细数。治宜滋肾降火。方药用知柏地黄汤加味:熟地黄30克、生地黄20克、山茱萸20克、山药20克、泽泻8克、茯苓10克、牡丹皮10克、知母15克、黄柏10克、白茅根30克、墨旱莲30克、女贞子15克、龟板胶(烊化)20克、鹿角胶(烊化)20克、功劳叶20克、百合20克。

(4)肾阴阳两虚型 症见形体消瘦,面色㿠白,肢体浮肿,畏寒怕冷,头晕耳鸣健忘,耳轮瘦瘪,口干口渴,饮水不多,或时手足心热,遗精或滑精,神疲体倦,盗汗自汗,尿频或尿失禁,腰部压痛,叩痛明显,尿血(多为镜下血尿),舌淡红少苔或舌淡苔白,脉沉细弱,尺脉尤甚。治宜滋阴温阳、补肾抗痨。方用左归丸合右归丸加减:熟地黄30克、山茱萸20克、山药20克、枸杞子15克、菟丝子15克、续断15克、盐杜仲15克、鹿角胶(烊化)20克、龟板胶(烊化)20克、当归10克、黄芪30克、牛膝15克、紫河车粉(吞服)6克、沙苑子20克、白茅根30克、知母15克、黄柏10克、肉桂5克、百合20克、功劳叶20克、大枣15克。随症加减:浮肿,加车前子30克、茯苓皮30克、猪苓20克。

临床观察:刘永猛以上方加减辨证治疗35例肾结核患者,结合西药利福平450毫克、异烟肼0.3克、吡嗪酰胺1.0克,每日1次定时口服,2个月后去吡嗪酰胺,继服4个月。结果:35例全部治愈,治愈率为100%。1年半后复发2例,复发率为6%。[2]

3. 苏文海分3证

(1)下焦湿热证 方用龙胆泻肝汤加减:龙胆草、柴胡、黄芩、栀子、甘草、当归、生地黄、木通、泽泻、车前子、牛膝、夏枯草。各药用量随症酌定,水煎服。

(2)肾阴虚证 方用六味地黄丸(或知柏地黄丸)加味:熟地黄、山药、山茱萸、牡丹皮、茯苓、泽泻、牛膝、续断、菟丝子、鹿角霜、鹿角胶、龟甲、

① 王小美.刘光陵,等.中医药治疗肾结核的研究进展[J].中国中医药现代远程教育,2013,11(21):152-154.
② 刘永猛.中西医结合治疗肾结核35例[J].四川中医,2010,28(2):82-83.

蛤蚧(炙)、车前子、白及、百部、焦杜仲、何首乌。各药用量随症酌定,为末,加蜜制成丸药内服。每次9克,每日2～3次。知柏地黄丸:上方加知母、黄柏。滋肾丸:上方加知母、黄柏、肉桂(为知母、黄柏量的十分之一)。上药常与犀黄丸(牛黄2.4克、麝香4.5克、乳香30克、没药30克)合用,每次1.5克,每日2次。

(3) 肾阴肾阳俱虚证 方用济生肾气丸加味:熟地黄、山药、山茱萸、牡丹皮、茯苓、泽泻、肉桂、附子、车前子、牛膝、黄柏、知母、龟板胶、鹿角胶、白及、百部、续断、杜仲、菟丝子、黄芪、薏苡仁、苍术、夏枯草。各药用量随症酌定,为末,加蜜制成丸药内服。每日6克,每日2～3次。[①]

4. 林乾良分5型

(1) 热淋型 症见尿频、尿急、尿痛,伴腰酸楚,或兼小腹胀满与寒热,苔薄白或根腻,脉略数而有力。治宜清利湿热。方用五淋散、八正散或海金沙散。攻下,药用芒硝、大黄、冬葵子;滋阴,药用生地黄、玄参;清热,药用黄芩、栀子、白茅根;活血,药用芍药、牛膝;利尿渗湿,药用泽泻、竹叶、茯苓、榆白皮、车前子、瞿麦、通草、石韦。早期有肾结核症状,方用栀子汤:栀子、生地黄、芍药、通草、石膏、石韦、滑石、黄芩、竹叶、榆白皮。

(2) 血淋(或尿血)型 症见热淋的进一步发展,将出现血尿伴有热淋症状者称血淋,若无则为尿血。方用小蓟饮子加减:导赤散加小蓟、栀子、藕节、滑石、当归、石菖蒲。随症加减:尿血不伴下焦湿热,方用阿胶散;少数内有瘀血者,药用牛膝。清代叶天士用导赤散或加琥珀、赤苓,或加知母、黄柏,治来得心应手,验例颇多。

(3) 肾虚腰痛型 症见腰府酸痛,悠悠不休,少数因血块或脓栓阻塞则有典型肾绞痛;既往史多可询及热淋或血尿,脉多细软,苔薄白或嫩淡。治宜补肾。药用杜仲、续断、桂枝、牛膝。随症加减:阴虚者,加阿胶、石斛、牡丹皮、山茱萸、麦冬;

阳虚者,加鹿茸、附子、肉苁蓉、巴戟天。

(4) 阴疽流注型 方用阳和汤。本方应用时,熟地黄与麻黄剂量约为10:1,此为关键,如无鹿角胶,鹿角霜亦可。外敷可试用泽漆(猫儿眼睛草)、蛋黄油等。

(5) 虚热型 症见除轻度泌尿系症状外,呈现明显的阴虚潮热或身热不扬,口渴唇干,盗汗自汗,舌边红,脉细数。治宜育阴清热。方用六味地黄汤合泻白散。药用竹叶、甘草梢、车前子。[②]

经 验 方

1. 治痨方 冬虫夏草、紫河车、当归、枸杞子、桑寄生、人参、黄芪、茯苓、芡实、红枣。[③]

2. 抗结核利尿汤加减 车前子15克、茯苓10克、生薏苡仁30克、白术12克、泽泻10克、白及20克、百部10克、木通6克、黄芩8克、生地黄12克、当归6克、滑石20克。随症加减:尿血明显,加丹参、荠菜;尿痛明显,加当归、小蓟、白茅根;小便次数10分钟内1次,加大茯苓量;口干明显,加玉竹。联合香药化核膏2张外贴于肾脏对应的体表或疼痛酸困不适处。赵澎涛等以上方治疗10例肾结核患者,并配合西药三联或四联方案用药。结果:治愈9例,明显好转1例。[④]

3. 六味地黄汤加减 熟地黄15克、山药12克、山茱萸10克、茯苓10克、泽泻10克、牡丹皮10克、枸杞子15克、麦冬10克、太子参10克。每日1剂,水煎,分2次服。滋补肾阴,清热降火。毛红兵以上方治疗1例肾结核患者,7剂后患者精神大振,诸症减轻,但仍有血尿;故易熟地黄为生地黄,加地榆炭10克、藕节炭10克,再服7剂后患者尿血消失,诸症悉除。为巩固疗效,仍用原方加熟地黄15克,去生地黄、地榆炭、藕节炭,继服半月,诸症悉除。注意事项:服药期间忌食辛辣燥性之物和烟酒。[⑤]

① 苏文海.中医治疗肾结核和腰椎结核的体会[J].陕西新医药,1978(4):59-60.
② 林乾良.肾结核中医理论初探[J].江苏中医,1962(7):1-3.
③ 邹云翔,等.邹云翔医案选[M].北京:中国中医药出版社,2013:144-146.
④ 赵澎涛,等.自拟抗结核利尿汤治疗肾结核临床观察[J].基层医学论坛,2009,13(S1):19-20.
⑤ 毛红兵.六味地黄汤加减治疗肾结核[J].湖南中医杂志,2004,20(2):53.

4. **自拟方** 柴平汤加减：醋柴胡、苍术、桔梗、厚朴、半夏、砂仁、石菖蒲、藿香、车前子、猪苓、茯苓。健脾燥湿和胃，佐以利水。泻黄散：石膏、藿香、焦栀子、白茅根、木通、香附、焦麦芽、焦山楂、焦神曲、竹叶、生甘草。化热。中药煎剂：党参、白术、云茯苓、当归、青皮、炒白芍、焦麦芽、焦山楂、焦神曲、木香、砂仁、车前子、桔梗。健脾益气，养血和胃，渗湿利水。灌肠方：连翘、蒲公英、败酱草、赤芍、紫草、板蓝根、牡蛎。煎汤灌肠。清热，凉血，解毒。中药方：制附子、肉桂、白术、云茯苓、生姜、桂枝、炒白芍、泽泻、猪苓、车前子等。温阳利水扶本。开始予柴平汤加减；化热者，以泻黄散为主；略好转后口服中药煎剂，同时予以灌肠，根据病情可减少血透次数，可一周 1 次；待体质明显好转后予以中药。若血尿素氮下降不明显，根据患者体质情况，还可用甘遂、大戟、芫花、大枣研末等份冲服，1 日 1 次，每次 3 克，连服 3 日；视大便、尿及电解质情况，随后给十全大补丸 50 克，化汤口服，每日 3 次。此法可反复使用，但必须慎重，同时在十枣汤的用量上随症及因人而异，这时血透次数也可减少。云卫方等将 21 例肾结核尿毒症患者随机分为治疗组 11 例与对照组 10 例。对照组均予异烟肼 0.3 克、利福平 0.45 克、吡嗪酰胺 0.75 克，每日晨 1 次口服；静脉输注全血、脂肪乳及高糖等支持疗法，并维持水电解质酸碱平衡、补钙等对症治疗；维持性血液透析每周 2 次，每次 5 小时。治疗组在对照组基础上加用上述中医疗法治疗。结果：治疗组 1 年存活率 82%，3 年存活率 73%；对照组 1 年存活率 40%，3 年存活率 20%。治疗组效果明显优于对照组。[1]

5. **养阴息痨汤** 黄精 30 克、山茱萸 15 克、黄柏 15 克、连翘 30 克、萱草根 10 克、白及 60 克、墨旱莲 15 克、紫花地丁 60 克、龟甲 15 克。[2]

6. **肾结核特效方** 煅鳖甲 30 克、制龟甲 30 克、冬虫夏草 6 克、盐白术 30 克、功劳叶 30 克、川黄连 6 克、大麦冬 30 克、党参 30 克、北五味 45 克、蒸百部 15 克、干百合 30 克、白及片 9 克、天葵子 30 克。[3]

中 成 药

抗核宁胶囊 组成：马鹿角、瓜蒌、远志、白及、川贝母（中国人民解放军 213 医院制剂）。功效：抑杀结核菌。用法用量：每日口服 10～20 粒。[4]

肠 结 核

概 述

肠结核多由肺结核继发，属中医"虚痨""肠覃"范畴。

辨 证 施 治

1. 詹雅珍等分 2 型

（1）肠胃湿热型 方用温中散寒方：党参 20 克、白术 9 克、茯苓 12 克、橘红 6 克、麦芽 12 克、川附片（先煎 20 分钟）6 克、神曲 9 克、草蔻仁 4.5 克、广木香 4.5 克。

（2）痞结型 方用大承气汤：枳实 15 克、芒硝（冲服）12 克、大黄（后下）10 克、厚朴 12 克。

随症加减：气滞较甚者，加莱菔子、木香、郁金、川楝子；呕吐频繁者，加姜半夏、桔梗。水煎 100 毫升，每日 1 剂，分 2 次分服，15 天为 1 个疗程。临床观察：詹雅珍等将 77 例肠结核病合并肠梗阻患者随机分为中西医结合组 39 例与对照组 38 例。对照组予常规的西医临床治疗，给予患者吸氧（氧流量每分钟 2～4 升），严密检测患者的血压，使其维持在正常水平，给予常规的三联抗结核

① 云卫方，等.中西医结合治疗肾结核尿毒症[J].中国民族医药杂志，1997(2)：21.
②～③ 杨思澍.中国现代名医验方荟海[M].武汉：湖北科学技术出版社，1996.
④ 袁崖娜，等.抗核宁胶囊的体外抗结核菌作用[J].中国药学杂志，2000，35(4)：259.

治疗(异烟肼、利福平和链霉素),共进行 10 个月。中西医结合组在对照组基础上予上方辨证治疗。结果:中西医结合组好转 22 例,显效 14 例,无效 3 例,治疗总有效率为 92.31%;对照组好转 16 例,显效 12 例,无效 10 例,治疗总有效率为 73.68%。[1]

2. 肖幼林分 4 型

(1) 阴虚火旺 症见腹痛时作,大便溏薄,午后潮热,手足心热,盗汗遗精,体形消瘦,两颧妆红,咽干口燥,舌红少苔,脉细数。治宜滋阴降火。方用清肠饮加减:当归、地榆、薏苡仁、黄芩、金银花、玄参、麦冬、生地黄、牡丹皮、白芍、甘草、银柴胡、地骨皮。

(2) 脾肾阳虚 症见五更泄泻,粪便间有黏液或脓,泻前腹部冷痛,便后缓解;食欲不振,神疲乏力,腰膝酸软,四肢不温,舌淡苔白,脉沉迟无力。治宜温肾暖脾、补火助阳。方用四神丸合理中丸加减:吴茱萸、补骨脂、肉豆蔻、人参、白术、肉桂粉、干姜、甘草、诃子。

(3) 气阴两亏 症见腹痛阵阵,大便稀溏或夹黏液脓血,举厕无力;消瘦神疲,盗汗或自汗,头晕耳鸣,面色萎黄,舌淡红苔干,脉细弱无力。治宜滋阴益气、健脾助运。方用五阴煎加减:熟地黄、白芍、山药、扁豆、莲子肉、白术、茯苓、人参、五味子、甘草、砂仁、木香、麦冬、百部。

(4) 气滞血瘀 症见右下腹或脐周钝痛,常有固定性压痛,部分患者可扪及固定性包块;时常便秘,便结时如羊屎状,或泄泻与便秘交替;腹部胀满,纳呆乏力,舌质暗淡,脉弦。治宜行气活血、化瘀通络。方用少腹逐瘀汤加减:小茴香、延胡索、没药、川芎、赤芍、五灵脂、蒲黄、当归、香附、枳壳、百部、红藤、甲片。

临床观察:肖幼林将 24 例肠结核患者随机分为治疗组 15 例与对照组 9 例。两组均按肠结核西医常规治疗,包括抗结核治疗,如 2SHRZ/4H3R3 方案,注意休息与营养,输液维持电解质

与酸碱平衡等。治疗组在上述西药治疗基础上进行中医辨证论治。结果:治疗组痊愈 13 例,好转 1 例,无效 1 例,总有效率为 93.33%;对照组痊愈 6 例,好转 2 例,无效 1 例,总有效率为 88.89%。[2]

经 验 方

1. 附子理中丸 附子、白术、人参、干姜、炙甘草。每次 1 丸,每日 2 次,共服 2 周。温补脾肾。吕瑞萍将 48 例肠结核患者随机分为治疗组与对照组各 24 例。两组均采用休息、营养支持及四联抗结核药物。治疗组在此基础上加用上方治疗。结果:治疗组显效 12 例,有效 8 例,无效 4 例,总有效率 83.3%;对照组显效 10 例,有效 6 例,无效 8 例,总有效率 66.7%。[3]

2. 肠结散汤 黄芪 30 克、当归 30 克、黄精 30 克、黄柏 15 克、败酱草 15 克、地榆 15 克、木香 12 克、陈皮 12 克、吴茱萸 12 克、厚朴 12 克、丹参 10 克、白花蛇舌草 10 克、赤芍 10 克、秦皮 10 克、穿心莲 10 克、白及 10 克、延胡索 10 克、白薇 10 克、地骨皮 10 克、甘草 6 克。每日 1 剂,分早晚 2 次口服,3 个月为 1 个疗程。病情稳定后改用散剂服之。清热解毒,行气活血,祛瘀散结,扶正固本。胡永峰将 72 例混合型肠结核患者随机分为治疗组与对照组各 36 例。对照组均采取规范化抗结核药物治疗,疗程 12 个月,化疗方案为 3HRZS(E)/9HRE,即强化期予异烟肼、利福平、吡嗪酰胺、链霉素(或乙胺丁醇)每日 1 次,共 3 个月;巩固期予异烟肼、利福平、乙胺丁醇每日 1 次,共 9 个月。其间还需一般及对症治疗,以加强营养,控制感染,保持水、电解质及酸碱的平衡;腹泻次数较多适当予止泻剂,腹痛时酌予抗胆碱能药物等。治疗组在对照组基础上加服上方治疗。结果:治疗组痊愈 11 例,显效 15 例,有效 8 例,无效 2 例,愈显率 94.44%;对照组痊愈 8 例,显效 12 例,

① 詹雅珍,等.中西医结合治疗肠结核病合并肠梗阻临床分析[J].中华中医药学刊,2016,34(10):2494-2496.
② 肖幼林.中西医结合治疗肠结核 15 例[J].湖南中医杂志,2000,16(2):40.
③ 吕瑞萍.中西医结合治疗肠结核临床疗效观察[J].中国社区医师(医学专业),2013,15(6):241.

有效 8 例,无效 8 例,愈显率 77.78%。[1]

3. 活血补气润肠剂 川厚朴 15 克、木香 15 克、赤芍 15 克、番泻叶 15 克、乌药 15 克、桃红 15 克、莱菔子 20 克、芒硝(后下)10 克、生大黄 10 克。煎汁 200 毫升,早晚进行胃管注入,注入后夹管 2 小时。冯永亨等以上方治疗 36 例肠结核患者,首先患者禁食禁水,给胃肠减压、补液并纠正水电解质酸碱平衡紊乱;给予中药的同时予 0.2 毫克生长抑素,视症状缓解情况用 3~5 天;经周围静脉给予异烟肼 0.4~0.6 克,对氨基水杨酸钠 8~12 克、利福平 0.45~0.6 克或肌注链霉素 0.75 克。疗效满意。[2]

4. 灌肠方 黄芪 30 克、白术 10 克、木香 9 克、枳壳 10 克、苦参 15 克、黄芩 10 克、白头翁 10 克、蒲公英 10 克、丹参 15 克、当归 12 克、白及 10 克、地榆 20 克。每日 1 剂,每剂加水 500 毫升煎至 100 毫升,晚上睡前保留灌肠,药液温度保持在 37℃左右,接近体温,灌肠时将药液装入生理盐水瓶中连接输液管。患者取左侧卧位,抬高臀部,将取掉针头的静脉输液管缓慢插入肛门 15~25 厘米深度,滴速每分钟 60 滴,尽可能保留药物在肠内 2~4 小时,并嘱适当改变体位(膝胸卧位、倒立等)以求药物与病变部位充分接触,15 天为 1 个疗程。健脾益气,清热解毒,化瘀通络。卓越等将 78 例溃疡性结肠炎患者随机分为治疗组 42 例与对照组 36 例。两组均给予卧床休息和支持治疗,注意调节水、电解质及酸碱平衡,改善营养状况。对照组口服柳氮磺胺吡啶,每日 4 克,分 4 次口服,病情缓解则逐渐减量至维持量,每日 1~2 克,分次口服;口服强的松每日 15~30 毫克,分 3 次口服,1~2 周后剂量递减,每周减少 5 毫克,直至 5 毫克作为维持量。治疗组在对照组基础上加用上方治疗。结果:治疗组治愈 19 例,显效 14 例,有效 7 例,无效 2 例,有效率 95.2%;对照组治愈 7 例,显效 12 例,有效 11 例,无效 6 例,有效率

83.3%。注意事项:治疗中禁食辛辣刺激食品、禁饮酒,生活中规律作息时间,坚持不间断治疗。[3]

5. 周建伟经验方 柴胡 10 克、独活 6 克、升麻 8 克、荆芥 10 克、全蝎 3 克、秦艽 10 克、蜈蚣 1 条。每日 1 剂,水煎服,5 个月为 1 个疗程。祛风杀虫止泻。周建伟将 80 例肠结核患者随机分为治疗组与对照组各 40 例。对照组按照全国结核病标准化疗方案,前 2 个月强化阶段予链霉素、利福平、吡嗪酰胺、异烟肼,巩固阶段予异烟肼、利福平治疗 4 个月,即 2SHRZ/4HR,伴腹泻、发热者则给予静脉补液。治疗组在对照组基础上加用上方治疗。结果:治疗组治愈 34 例,好转 4 例,无效 2 例,总有效率 95%;对照组治愈 16 例,好转 20 例,无效 4 例,总有效率 90%。[4]

6. 真人养脏汤 人参(另煎)5 克、甘草 5 克、附子 15 克、白术 15 克、肉桂 6 克、当归 12 克、木香 12 克、白芍 20 克、大黄 20 克。周安卓以上方治疗 1 例肠结核患者,服 6 剂后,继用上方加肉豆蔻(面煨)12 克、诃子肉 12 克、罂粟壳 5 克,继服 8 剂,诸症悉退;为巩固疗效,上方去附片、大黄,加黄连 10 克、肉苁蓉 10 克,服 6 剂以善其后,经县医院复查肠结核治愈。[5]

7. 张元永经验方 养心汤:黄芪 20 克、白术 20 克、怀山药 12 克、当归 10 克、陈皮 10 克、北沙参 15 克、夏枯草 20 克、玄参 10 克、百部 15 克、白芍 15 克、广木香 10 克、牡蛎 25 克、云茯苓 15 克。每日 1 剂,水煎服,服药 7 剂。自拟方:黄芪 35 克、黄连 6 克、黄芩 9 克、陈皮 10 克、百部 10 克、干姜 5 克、北沙参 15 克、夏枯草 20 克、怀山药 15 克、白参 6 克、川厚朴 6 克、槟榔 10 克。随症加减:服 6 剂后去干姜、白参,加玄参 20 克,服 4 剂,除腹胀隐痛、口干、盗汗自汗;去黄芩、干姜、白参、川厚朴、槟榔,加牡丹皮 10 克、赤芍 15 克、白术 10 克、车前子 15 克、薏苡仁 30 克、当归 10 克,连服 16 剂,以振作精神,消除下肢浮肿热痛。补中益

① 胡永峰.中西医结合治疗混合型肠结核 36 例临床观察[J].四川中医,2012,30(10):90-91.
② 冯永亨,等.中西医结合治疗肠结核病合并肠梗阻 36 例临床分析[J].中国卫生产业,2012,9(8):169.
③ 卓越,等.中西医结合治疗溃疡性结肠炎 42 例临床观察[J].贵州医药,2007,31(11):1013-1014.
④ 周建伟.中西医结合治疗肠结核 40 例[J].湖南中医杂志,2004,20(6):41-42.
⑤ 周安卓.真人养脏汤加减治愈肠结核[J].四川中医,1991(2):23-24.

气汤加减：黄芪 25 克、党参 10 克、白术 10 克、白芍 10 克、炮姜 10 克、广木香 10 克、当归 10 克、升麻 10 克、陈皮 10 克、补骨脂 10 克、扁豆 12 克、地榆 15 克、白花蛇舌草 20 克。健脾益气。服 13 剂。肉苁蓉丸化裁：肉苁蓉 10 克、酸枣皮 10 克、石菖蒲 15 克、菟丝子 15 克、鹿茸(研末冲服)5 克、石斛 15 克、熟地黄 15 克、枸杞子 15 克、磁石 25 克、制附片 10 克、红参 6 克、全蝎 6 克。进 4 剂后加入温补脾胃之品，继续服 22 剂。张元永以上述方法治疗 1 例重症肠结核患者，疗效满意，出院后服香砂六君子丸调养。[1]

8. 五味异功散　党参 15 克、山药 15 克、焦白术 10 克、陈皮 10 克、三棱 10 克、莪术 10 克、扁豆 10 克、炙甘草 5 克、生姜 5 克、广木香 6 克、生黄芪 30 克、茯苓 12 克、大枣 3 枚。每日 1 剂，水煎服。孙德龄等以上方治疗 1 例肠结核患者，服药 25 剂，泄泻停止，精神较佳，食欲增加，无疲劳感，即改为当归生姜羊肉汤调理善后。[2]

9. 少腹逐瘀汤　小茴香、干姜、延胡索、五灵脂、没药、川芎、当归、蒲黄、肉桂、赤芍、鳖甲、龟甲。随症加减：气虚者，加黄芪、党参；阴虚便秘者，加麻子仁、肉苁蓉；潮热盗汗者，加银柴胡、知母、牡蛎；五更泄泻者，加补骨脂、肉豆蔻、五味子、吴茱萸；腹部膨胀者，加莱菔子、厚朴、槟榔；呕吐者，加法半夏、代赭石；湿重者，加苍术。每日 1 剂，水煎服。温通经络，活血祛瘀，散结消癥。谭定全以上方加减治疗 76 例增生型肠结核患者，痊愈 70 例，好转 5 例，无效 1 例。[3]

10. 自拟方　焦白龙 12 克、炒白芍 12 克、茯苓 15 克、煨葛根 6 克、川芎 6 克、川黄柏 6 克、淡附片 6 克、炮姜 3 克、乌梅 9 克、煅牡蛎 18 克、夏枯草 18 克、艾叶 3 克、炙甘草 3 克。每日 1 剂，水煎服。顾丕荣等以上方治疗 1 例肠结核患者，服 3 剂。复诊时泄泻次数减少，腹痛减轻，上方加党参 12 克、山药 15 克，连服 30 剂，诸症皆平，大便结核培养阴性，钡餐摄片提示原结核病灶钙化吸收。随访年余未见复发。[4]

11. 阳和汤　鹿角胶、熟地黄、麻黄、白芥子、炮姜、肉桂、甘草。南通市中医院以上方治疗 1 例肠系膜淋巴结结核患者，服 4 剂后，腹痛较缓和，夜能入寐，局部肿块依然如故。连服 11 剂，腹痛止，肿块缩小 1/2，再服 20 剂，诸症消失而痊愈。[5]

① 张元永.重症肠结核治验 1 例[J].江西中医药,1991,22(4)：34.
② 孙德龄,等.五味异功散加味治肠结核[J].四川中医,1990(1)：32.
③ 谭定全.加味少腹逐瘀汤治疗增生型肠结核 76 例临床观察[J].湖南中医杂志,1989(6)：4-5.
④ 顾丕荣,等.肠结核治验[J].天津中医,1989(5)：39.
⑤ 南通市中医院.阳和汤治愈一例肠系淋巴结核的小结[J].江苏中医,1959(4)：10.

真 菌 性 疾 病

孢子丝菌病

概　述

孢子丝菌病临床表现为原发损害和继发损害。原发损害是在直接感染病菌的皮肤部位出现，多有排泄物和结痂；继发损害在原发损害发生数日或数周后出现，循原发损害的淋巴引流途径在沿四肢上升的方向发生。

经　验　方

1.醋泡方　荆芥 18 克、防风 18 克、红花 18 克、地骨皮 18 克、大枫子 30 克、皂角刺 30 克、明矾 18 克。上药用米醋 1 500 毫升浸泡 3～5 天备用，每日用纱布浸药液湿敷患处，每日 2 次，每次 20 分钟。杨秀荣等以上方配合西药治疗 32 例孢子丝菌病患者，痊愈 24 例，显效 4 例，好转 2 例，无效 2 例，有效率 93.75%。[①]

2.萆薢化毒汤加味　萆薢 20 克、当归尾 15 克、牡丹皮 15 克、怀牛膝 15 克、木瓜 10 克、薏苡仁 15 克、秦艽 10 克、赤芍 12 克、夏枯草 15 克、皂角刺 10 克、紫花地丁 20 克。每日 1 剂，水煎服，分 3 次服。赵艳等以上方治疗 1 例孢子丝菌病患者，并予中药外治，左小指血痂处外敷金黄散，其余结节处外搽艾利克并配合艾灸；西药给予 5% 的

碘化钾口服。经治疗 11 天皮损好转出院。2 个月后随访，患者皮损痊愈。[②]

3.林金长经验方　内服方：陈皮 9 克、半夏 9 克、苍术 9 克、土茯苓 30 克、肉桂 4.5 克、赤芍 15 克、牡丹皮 12 克、当归 15 克、白芷 15 克、甲片 12～15 克、浙贝母 12～15 克、甘草 3 克。随症加减：湿热偏重，去陈皮、半夏、肉桂，加茵陈 15 克、苦参 15 克、黄柏 12 克；热毒偏盛者，去苍术，加金银花 24～30 克、蒲公英 30 克、虎杖 15 克、生地黄 30 克；瘀血偏重，去陈皮、半夏，加丹参 15 克、桃仁 10 克；气虚者，去甲片、白芷，加生黄芪 24～30 克、党参 15～24 克；气血两亏者，加服八珍丸或归脾丸，每次 6～9 克，每日 3 次。每日 1 剂，水煎服，分 2 次服用。外治方：贯众 150 克、黄柏 90 克、土茯苓 200 克、虎杖 150 克、三仙丹 6 克、冰片 12 克、紫草 30 克。除冰片、三仙丹各研极细末后加入外，其余共研极细末备用。用时按 20% 比例加入芝麻油、茶油或凡士林调成糊状或软膏，做创面换药，每日 1 次，直至创面愈合。如果皮损未溃，不必应用。林伟民以上述方法治疗 31 例孢子丝菌病患者，治愈 30 例，有效 1 例，总有效率 100%。[③]

4.龙胆泻肝汤加减　龙胆草 15 克、当归尾 15 克、白芷 15 克、僵蚕 12 克、黄芩 12 克、柴胡 9 克、栀子 10 克、大贝母 10 克、黄药 10 克、昆布 10 克、夏枯草 18 克、连翘 20 克。魏道雷以上方治疗 1 例孢子丝菌病患者，并配合外用九一丹掺疮面，外敷生肌玉红膏，1 日 1 换。疗效满意。[④]

① 杨秀荣,等.特比萘芬口服联合醋泡方外用治疗孢子丝菌病的临床观察[J].内蒙古中医药,2014,33(11)：14.
② 赵艳,艾儒棣,等.中西医结合治愈孢子丝菌病一例报道[J].甘肃中医,2007,20(12)：37-38.
③ 林伟民.中医药治疗孢子丝菌病 31 例疗效观察[J].中医杂志,1996,37(4)：223-224.
④ 魏道雷.龙胆泻肝汤加减治愈孢子丝菌病[J].四川中医,1990(8)：40-41.

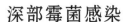

深部霉菌感染

概　述

霉菌亦称真菌,其构造比细菌复杂,已知种类大约有 10 万种,大部分对人类有益,但也有少数霉菌在适宜的条件下可侵犯人体致病。霉菌感染在临床上一般分为表浅感染和深部感染,现在也有称之为"条件感染"或"机会感染"。所谓深部霉菌感染,一般指新型隐球菌、白色念珠菌、孢子丝菌、组织胞浆菌等由于种种原因侵犯深部组织及内脏器官,引起炎症、坏死或脓疡,是临床上比较难于处置的感染症之一。深部霉菌感染与长期使用抗生素、激素与免疫制剂有关,是全身性严重感染疾病。其临床表现缺乏特征,原发病重,感染易被掩盖,与细菌性感染同时存在。

本病属中医"热毒"范畴。吕承全认为深部霉菌病多是在全身慢性疾病的基础上发生的,其内因为久病体衰、正气不足、脾肾阳虚,外因是感受湿浊秽毒之邪,故治疗多以扶正、祛湿毒为主。[①]

经　验　方

1. 苦参黄柏汤　苦参 15～20 克、黄柏 12～25 克、薏苡仁 30 克、苍术 12 克、槟榔片 15 克、广木香 12 克、乌梅 15 克、白芍 15 克、生甘草 9 克。随症加减:腹痛明显者,白芍增至 30 克;腹胀甚者,加大腹皮 30 克;大便带血者,加仙鹤草 30 克。每日 1 剂,浓煎,分 3 次温服。杨代放以上方加减治疗 46 例霉菌性肠炎患者,痊愈 12 例,有效 33 例,无效 1 例,总有效率 97.83%。[②]

2. 清瘟败毒饮加减　生地黄 30 克、黄连 5 克、黄芩 10 克、牡丹皮 6 克、栀子 10 克、竹叶 30 克、水牛角 60 克、玄参 20 克、连翘 15 克、知母 10 克、赤芍 10 克、石膏 25 克、甘草 5 克。每日 1 剂,水煎服。朱锡光等以上方治疗 1 例深部霉菌感染患者,服药 30 剂,患者体温恢复正常,其他症状亦见减轻。[③]

蕈 样 霉 菌 病

概　述

蕈样霉菌病最早在 19 世纪初期被提出,随后在深入研究中将其划分为三个阶段,直到 21 世纪,专家学者将蕈样霉菌病归为皮肤淋巴瘤。但蕈样霉菌病是一种特殊的皮肤淋巴瘤,根据其临床病理形态可分为多种类。[④]

目前临床上根据皮损损害情况和形态将其分为以下三种类型:(1)斑片期,大量出现在躯干部位,以红斑、苔藓化和脱屑为主,部分患者出现瘙痒,病情发展 2～5 年后会进入下一阶段。(2)斑块期,此阶段部分红斑会集中并出现斑块,斑块类似银屑病或者湿疹,瘙痒感强烈。(3)肿瘤期,表现为无痛肿块,出现破裂会有疼痛感,此阶段病变或散至全身。[⑤]

经　验　方

抵当汤加减　水蛭 4 条、桃仁 15 克、赤芍 30 克、三棱 60 克、莪术 30 克、土鳖虫 20 克、蜈蚣 3 条、海藻 20 克、昆布 20 克、山慈菇 30 克、玄参 20 克、牡蛎 30 克、浙贝母 20 克。每日 1 剂,水煎服。陈斌以上方治疗 1 例蕈样霉菌病患者,又经三诊辨证予药,随访至今未复发。[⑥]

①　彭勃.吕承全治疗深部霉菌病的经验[J].中医杂志,1997,38(9):529-530.
②　杨代放.苦参黄柏汤治疗霉菌性肠炎 46 例[J].中国中医急症,2003,12(1):81.
③　朱锡光,等.深部霉菌感染治验一例[J].福建中医药,1984(5):53.
④　黄爱本,刘德纯,林蓁,等.蕈样霉菌病临床病理观察[J].临床军医杂志,2015,43(3):320-321.
⑤　杨丽.巨大瘤块蕈样霉菌病一例[J].华夏医学,2014,27(6):149-150.
⑥　陈斌.中药治愈蕈样霉菌病 1 例报告[J].国医论坛,1990(3):37.

螺 旋 体 病

梅 毒

概 述

梅毒早期主要表现为皮肤黏膜损害,晚期可造成骨骼、眼部、心血管、中枢神经系统等多器官组织的病变。

本病属中医"杨梅疮""杨梅结毒""花柳病"等范畴,是由苍白密螺旋体引起的,以性传播为主要传播途径的一种全身性、慢性传播疾病。临床辨证分为五型。(1)肝经湿热型:多见于一期梅毒,外生殖器疳疮质硬而润,或伴有横痃,杨梅疮多在下肢、腹部、阴部,兼见口苦口干,小便黄赤,大便秘结。治宜清热利湿、解毒驱梅。(2)血热蕴毒型:多见于二期梅毒,周身起杨梅疮,色如玫瑰,不痛不痒,或见丘疹、脓疱、鳞屑,兼见口干咽燥,口舌生疮,大便秘结。治宜凉血解毒、泄热散瘀。(3)毒结筋骨型:见于杨梅结毒,患病日久,在四肢、头面、鼻咽部出现树胶肿,伴关节、骨筋作痛,行走不便,肌肉消瘦,疼痛夜甚。治宜活血解毒、通络止痛。(4)肝肾亏损型:见于三期梅毒脊髓痨者。患病可达数十年之久,逐渐两足瘫痪或痿弱不行,肌肤麻木或虫行作痒,筋骨窜痛;腰膝酸软,小便困难。治宜滋补肝肾、填髓息风。(5)心肾亏虚型:见于心血管梅毒患者,症见心慌气短,神疲乏力,下肢浮肿,唇甲青紫,腰膝酸软,动则气喘。治宜养心补肾、祛瘀通阳。

辨 证 施 治

1. 白翎分 2 型

(1)肝脾两虚型(余毒未清) 方用自拟扶正解毒方:太子参 30 克、白芍 15 克、何首乌 15 克、白鲜皮 15 克、生槐花 15 克、茯苓 10 克、露蜂房 10 克、苍耳子 10 克、全蝎 6 克、雄黄冲剂 0.3 克。每日 1 剂,水煎分 2 次口服,连服 10 日。

(2)毒热深伏型 方用土茯苓汤:土茯苓 60 克、生槐花 30 克、金银花 30 克、生地黄 20 克、泽泻 15 克、赤芍 15 克、黄芩 12 克、露蜂房 12 克、牡丹皮 10 克、大黄 10 克、雄黄粉 0.3 克。每日 1 剂,水煎分 2 次口服,连服 10 天。为防止雄黄蓄积中毒,10 天后停药,10 天再服用。

临床观察:白翎将 122 例梅毒血清抵抗患者随机分为治疗组 66 例与对照组 56 例。对照组予西药,治疗组予上方辨证治疗。结果:治疗组转阴 55 例,总转阴率 83.33%;复发 3 例,复发率 4.55%。对照组转阴 38 例,总转阴率 67.86%;复发 16 例,复发率 28.57%。[①]

2. 陈勇飞等分 2 型

(1)毒热深伏型 症见小便赤黄,大便干结,口苦烦躁,口气秽浊,舌暗红,舌苔黄腻而厚,脉滑数。治宜清湿热、通腑凉血。方用土茯苓汤:土茯苓 36 克、薏苡仁 18 克、生槐花 18 克、泽泻 9 克、金银花 18 克、露蜂房 7.5 克、大黄 6 克、赤芍 9 克、黄芩 7.5 克、生地黄 12 克、牡丹皮 6 克、雄黄粉(冲)0.3 克。每日 1 剂,水煎分 2 次服用,10 天为

① 白翎.梅毒血清抵抗患者经中医辨证治疗的临床效果观察[J].中医中药研究·中国继续医学教育,2017,9(19):171-173.

1 个疗程。服药 1 个疗程后停用雄黄,隔 1 个疗程后再用。

(2)肝脾两虚、余毒未清型 症见身体瘦弱,脉细稍数,乏力气短,少寐,纳差腹胀,口微苦,大便稍结,尿黄,舌微红,苔薄黄腻或薄白。治宜清余毒、补肝脾、扶正气。方用扶正解毒汤:太子参 18 克、苍耳子 6 克、何首乌 9 克、全蝎 3 克、桑寄生 12 克、黄芩 6 克、白芍 9 克、茯苓 6 克、生槐花 9 克、白术 9 克、白鲜皮 9 克、露蜂房 6 克、雄黄(冲)0.3 克。每日 1 剂,水煎分 2 次服用,10 天为 1 个疗程。服药 1 个疗程后停用雄黄,隔 1 个疗程后再用。

临床观察:陈勇飞等以上方辨证治疗 50 例梅毒血清抵抗患者。结果:6 个疗程后 14 例(28.0%)患者血清抗体滴度为 1∶1 阴转;9 个疗程后 32 例(64.0%)患者血清抗体滴度为 1∶1 阴转;11 个疗程后其余 4 例(8.0%)患者血清抗体滴度为 1∶1 阴转。所有患者经 12 个月的随访观察,血清试验检测均无阳性反应。①

3. 姜杰等分 5 期

(1)疳疮期 症见男女前后二阴疳疮显现,四周焮肿色紫红,亮如水晶,溃后腐烂,但无脓水,边周坚硬凸起,中间凹陷成窝,小便黄赤或淋漓;舌质红苔黄,脉弦数或滑数。治宜清血解毒、利水泻火。方用龙胆泻肝汤加减:龙胆草 15 克、土茯苓 30 克、金银花 15 克、生地黄 15 克、栀子 15 克、黄芩 15 克、赤芍 12 克、滑石 20 克、泽泻 15 克、甘草 10 克。

(2)横痃期 发于疳疮之后,症见在胯腹部一侧或两侧出现如杏核之结,可渐大如鸡卵,坚硬不痛,皮核不相亲,很少破溃,口干苦;舌红苔黄腻,脉滑数。治宜清热解毒、泻火散结。方用土茯苓合剂加减:土茯苓 30 克、金银花 20 克、白鲜皮 15 克、生甘草 10 克、生牡蛎 30 克、山慈菇 10 克、栀子 10 克、浙贝母 12 克、玄参 5 克、当归 10 克。

(3)杨梅疮期 病发于感染梅毒后 10 周左右,症见疮前多先有发热,头痛,骨节酸痛或咽痛,2～3 天后出现皮疹,全身症状逐渐消失,疹出形态各异,有色如黄蜡、破烂肉翻的花杨梅;形如赤豆嵌入肉内的杨梅豆;形如风疹的杨梅疹;先起红晕,后起斑节的杨梅斑。皮疹常见于胸部,后见腰腹、四肢屈侧、颜面及颈部,最后见于手足部,不觉痒痛或仅觉微痒;舌红苔黄,脉数。治宜凉血解毒、祛风消斑。方用黄连解毒汤合犀角地黄汤加减:黄连 10 克、黄芩 5 克、黄柏 15 克、水牛角(先煎)40 克、赤芍 12 克、牡丹皮 12 克、生地黄 12 克、蒲公英 15 克、土茯苓 30 克、防风 10 克、蝉蜕 10 克、甘草 10 克。

(4)杨梅结毒期 病发梅毒后期,症见发无定处,可侵犯皮肤,或侵犯脏腑而危及生命,发于皮肤者,疮结逐渐肿起,以后溃破,腐臭不堪;发于头部颠顶,可渐至颅顶塌陷;发于口鼻者,鼻塌唇缺,口鼻相通;发于骨关节,则筋骨疼痛,日轻夜重,可损筋伤骨,愈后僵直,亦可内侵脏腑、骨髓危及生命。治宜解毒化瘀、扶正固本。方用化毒散:大黄、甲片、当归尾、僵蚕、蜈蚣、酒。配服至宝丹,实者可多服,体虚者宜少服;体虚者可用八珍汤。

(5)小儿遗毒期 症见婴儿消瘦,皮肤干枯,貌似老人,口角呈放射性破裂,愈合结疤,手掌足底可有光亮斑片及大水疱,臀部皮肤剥脱,形成烂斑,或鼻孔肿胀,出脓血,呼吸吮乳困难,严重者可致鼻骨塌陷,膝及踝关节附近可发生肿胀和剧痛,引致四肢不能运动。治宜清热解毒、滋补肝肾。方用六味地黄汤配合太乙紫金锭:山慈菇 60 克、五倍子 60 克、千金子霜 30 克、红芽大戟 45 克、朱砂 9 克、雄黄 9 克、麝香 9 克。制成锭剂,每次服 3 克,病重者 6 克。②

经 验 方

1. 金银花汤加土茯苓 金银花 30 克、连翘 30 克、白花蛇舌草 20 克、黄芪 20 克、白鲜皮 20 克、

① 陈勇飞,等.中医辨证治疗梅毒血清抵抗 50 例分析[J].中医临床研究,2012,4(14):15-16.
② 姜杰,等.梅毒的辨证施治与施护[J].长春中医学院学报,2002,18(2):40.

羌活 15 克、北豆根 10 克、当归 20 克、黄芪 20 克、鱼腥草 20 克、土茯苓 40 克。随症加减：若四肢乏力，腰膝酸软者，加山茱萸 15 克、杜仲 20 克；若湿热下注者，加泽泻 15 克、黄柏 20 克。水煎服，每日 2 次口服，7 天为 1 个疗程，治疗 8 个疗程。田子卉等将 50 例梅毒患者随机分为对照组和试验组各 25 例。对照组采取苄星青霉素臀部肌肉注射，每次 240 万单位，第 1～4 周，每周 1 次，第 5 周开始每周 2 次，共连续治疗 8 周。试验组在常规治疗的基础上使用金银花汤联合大剂量土茯苓。比较患者外周血内 T 淋巴细胞及血清白介素因子水平。结果：试验组患者治疗后 Th1 以及 Th1/Th2 指标高于对照组患者，Th2 指标低于对照组患者，差异有统计学意义（均 $P<0.05$）；试验组患者治疗后患者 IL-2、IL-8、IL-10 指标低于对照组患者，差异有统计学意义（均 $P<0.05$）。[①]

2. 桑螵蛸散合"肾四味"加减　桑螵蛸 10 克、益智仁 10 克、乌药 10 克、补骨脂 10 克、菟丝子 10 克、淫羊藿 10 克、枸杞子 10 克、党参 10 克、黄芪 20 克、茯苓 15 克、煅龙骨 30 克、煅牡蛎 30 克、神曲 10 克、生白术 10 克、山药 30 克、石菖蒲 10 克、远志 10 克、当归 10 克、茯神 15 克、甘草 6 克。王传兰等以上方治疗 1 例神经梅毒尿失禁患者，服药半个月，小便能控制，略频，继续服用半个月，小便正常，随诊半年无复发。[②]

3. 清血祛毒汤　土茯苓 30 克、黄芩 12 克、黄连 12 克、黄柏 12 克、栀子 12 克、泽泻 12 克、生地黄 12 克、当归 10 克、白花蛇舌草 12 克、怀山药 12 克、蒲公英 12 克、甘草 9 克。每日 1 剂，水煎服，每日 2 次，每次 300 毫升。清热凉血，解毒祛邪。方丹萍将 70 例早期梅毒患者随机分为治疗组与对照组各 35 例。对照组予西药治疗，治疗组在对照组基础上加用上方。结果：治疗组治愈 15 例，有效 16 例，无效 4 例，总有效率 88.6%；对照组治愈 9 例，有效 13 例，无效 13 例，总有效率 62.9%。[③]

4. 金银花汤　金银花 25 克、白花蛇舌草 30 克、白鲜皮 12 克、土茯苓 15 克、北豆根 6 克、羌活 12 克、当归 15 克、连翘 20 克、黄芩 12 克、鱼腥草 25 克、黄芪 30 克。随症加减：腰膝酸软、四肢乏力，加杜仲、山茱萸；小便淋漓不净，湿热下注，加黄柏、泽泻；头晕头痛，耳鸣，加枸杞子、菊花。水煎服，早晚各 1 次，温服。7 天为 1 个疗程，治疗时间为 3 个疗程。抗纤维化。陈海挺等将 120 例梅毒患者随机分为治疗组与对照组各 60 例。对照组单用青霉素，治疗组在对照组基础上配合上方加减。结果：治疗组显效 52 例，有效 3 例，无效 5 例，PRP 转阴为 91.67%；对照组显效 25 例，有效 17 例，无效 18 例，PRP 转阴为 70%。[④]

5. 托里消毒散加减　熟地黄 15 克、黄芪 15 克、金银花 15 克、土茯苓 15 克、人参 10 克、川芎 10 克、当归 10 克、白芍 10 克、白芷 10 克、白术 10 克、桔梗 10 克、皂角刺 10 克、甘草 15 克。每日 1 剂，水煎服，15 天为 1 个疗程。贾亚利将 42 例梅毒患者随机分为治疗组与对照组各 21 例。对照组予西药治疗，治疗组予上方。结果：治疗组治愈 6 例（28.6%），显效 7 例（33.3%），好转 5 例（23.8%），无效 3 例（14.3%），有效 13 例（61.9%）；对照组治愈 5 例（23.8%），显效 7 例（33.3%），好转 6 例（28.6%），无效 3 例（14.3%），有效 12 例（57.1%）。[⑤]

6. 陈信生经验方　生黄芪 30 克、土茯苓 30 克、生地黄 15 克、白花蛇舌草 15 克、山药 15 克、蒲公英 15 克、五灵脂 15 克、山茱萸 10 克、甘草 6 克。陈信生等将 68 例梅毒血清固定患者随机分为治疗组 36 例与对照组 32 例。对照组予头孢曲松钠静脉滴注或肌内注射，治疗组采用上方口服。结果：治疗后两组有效率差异无显著性意义；治疗后治疗组 CD3+、CD4+、CD4+/CD8+ 均有提高，CD8+ 有所下降，治疗前后比较，差异均有非

① 田子卉，等.金银花汤联合大剂量土茯苓对梅毒患者外周血淋巴细胞以及血清白介素因子的影响研究［J］.中国中医药现代远程教育，2021,19(24)：95-96.
② 王传兰，等.桑螵蛸散合"肾四味"加减治疗神经梅毒尿失禁体会［J］.实用中医药杂志，2018,34(11)：1405-1406.
③ 方丹萍.清血祛毒汤治疗早期梅毒患者 35 例［J］.中国中医药科技，2018,25(6),913-914.
④ 陈海挺，等.金银花汤联合青霉素治疗梅毒效果观察［J］.中国性科学，2016,25(4)：92-94.
⑤ 贾亚利.托里消毒散加减干预梅毒血清固定效果［J］.中国乡村医药杂志，2013,20(18)：44-45.

常显著性意义($P<0.01$);对照组治疗前后各指标均无明显差异($P>0.05$);两组治疗后各指标分别比较,差异均有非常显著性意义($P<0.01$)。[1]

7. 解毒汤加减　土茯苓 50 克、紫花地丁 10 克、金银花 10 克、白鲜皮 10 克、甘草 10 克、白花蛇舌草 20 克、百部 20 克、野菊花 20 克。随症加减:硬下疳者,加黄柏 10 克、龙胆草 6 克;全身出疹、色暗红,加水牛角 20 克、生石膏(先煎)40 克;腹股沟有硬结者,加甲片 20 克、皂角刺 20 克;掌跖鳞屑多、色红者,加生地黄 30 克、丹参 20 克;扁平湿疣者,加浙贝母 10 克、黄柏 10 克。每日 1 剂,水煎服,连服 30 剂;后每月初服 7 剂,每日 1 剂,半年后停药。甘娟等将 78 例梅毒患者随机分为治疗组与对照组各 39 例。对照组予西药治疗;治疗组在对照组基础上配合上方加减治疗。结果:治疗组临床治愈 36 例,临床治愈率 92.30%,梅毒血清反应素抗体转阴率 86.9%;对照组临床治愈 28 例,临床治愈率 71.79%,梅毒血清反应素抗体转阴率 66.6%。[2]

8. 驱梅饮　生北黄芪 30 克、土茯苓 30 克、生地黄 15 克、山茱萸 10 克、白花蛇舌草 15 克、淮山药 15 克、蒲公英 15 克、五灵脂 15 克、甘草 6 克。每日 1 次,60 天为 1 个疗程。补脾益肾,利湿解毒。陆原等将 68 例梅毒血清固定患者随机分为治疗组 36 例与对照组 32 例。对照组予西药;治疗组予上方。结果:治疗组显效 15 例(41.67%),无效 21 例(58.33%);对照组显效 13 例(40.63%),无效 19 例(59.37%)。两组治愈率均不理想。治疗组在治疗结束时前后自身对比外周血 T 细胞 CD3、CD4、CD8 及 NK 细胞百分率、CD4/CD8 有显著性差异,而对照组在治疗结束时前后自身对比则无显著性差异;组间比较也有显著性差异。驱梅饮可以有效地提高梅毒血清固定患者的外周血 CD3、CD4 T 细胞及 NK 细胞的百分比,可以作为早期梅毒血清固定的辅助治疗。[3]

9. 驱梅方　北黄芪 20 克、白术 15 克、熟地黄 15 克、山茱萸 10 克、白花蛇舌草 15 克、土茯苓 30 克、淮山药 15 克、蒲公英 15 克、玄参 15 克、甘草 6 克。每日 1 次,60 天为 1 个疗程,月经期或感冒等情况酌情停药。益气养血,利湿解毒。陈红君等将 36 例梅毒血清固定患者随机分为中药组、西药组与对照组各 12 例。中药组口服驱梅方;西药组口服胸腺肽片;对照组予维生素 C 片。结果:中药组治愈 3 例,显效 4 例,好转 3 例,无效 2 例,总有效率 58.33%;西药组治愈 2 例,显效 5 例,好转 2 例,无效 3 例,总有效率 58.33%;对照组治愈 0 例,显效 2 例,好转 6 例,无效 4 例,总有效率 16.67%。[4]

10. 自拟方　桔梗解毒汤:土茯苓 30 克、桔梗 12 克、川芎 10 克、黄芪 30 克、芍药 15 克、当归 6 克、木通 12 克、生大黄 6 克、防风 10 克、生甘草 5 克。搜风解毒散:土茯苓 30 克、薏苡仁 15 克、金银花 30 克、防风 10 克、木瓜 9 克、白鲜皮 15 克、皂角刺 6 克。蛇床子散:蛇床子 15 克、百部 12 克、硫黄 10 克、雄黄 10 克、苦参 10 克、明矾 10 克。桔梗解毒汤、搜风解毒散,交替使用,每日各 1 剂,每 6 剂为 1 个疗程,一般连用 4～6 个疗程。配以蛇床子散煎后,先熏后洗 7～10 天。杨素兰等以上方治疗 16 例梅毒患者。结果:显效 9 例,有效 5 例,无效 2 例,总有效率 87.5%。[5]

11. 九龙丹　红升丹 15 克、生西庄(生大黄)15 克、上梅片(天然冰片)1.5 克、正元寸(麝香)0.3 克。上药共研细末,米糊为丸 200 粒。成人初期梅毒每次 2～3 粒,每日 2 次,连服 2 日半;成人中晚期梅毒每次 3～4 粒,每日 2 次,连服 2 日半;未成年者每次 1～2 粒,每日 1 次,连服 3～4 日。如患者体壮,反应轻微,可再服 1 次(4～5 天);体弱者应酌情减量。服用时用温开水吞下,不可咬破。余老五以上方配合加味搜风解毒汤、化毒丹、生肌散等辅佐方治疗 45 例梅毒患者,第 1 个疗程结束后,血清反应转阴率为 71%,到第 2 个疗程结束

① 陈信生,等.中西药干预梅毒血清固定临床研究[J].新中医,2012,44(1):83-84.
② 甘娟,等.解毒汤配合苄星青霉素治疗梅毒 78 例疗效观察[J].中国实用医药,2011,6(35):1-3.
③ 陆原,等.驱梅饮对早期梅毒血清固定影响的临床研究[J].现代医院,2011,11(5):24-26.
④ 陈红君,等.中药疗法对梅毒血清固定的干预研究[J].右江民族医学院学报,2008,30(4):633-634.
⑤ 杨素兰,等.中医药治疗梅毒 16 例[J].辽宁中医杂志,2002,29(12):737.

后,血清转阴率为 88.8％。①

单　方

1. 土茯苓　组成：土茯苓 60 克。功效：健脾胃，祛风湿。用法用量：每日 1 剂，水煎服，30 天为 1 个疗程，每 3 个月做血清 TRUST 检查，未阴转再予 1 个疗程。临床应用：谢小玲等将 42 例梅毒血清抵抗患者随机分为治疗组与对照组各 21 例。对照组单用青霉素治疗，治疗组在对照组基础上加用土茯苓。结果：治疗组血清反应素阴转数 13 例，总有效率为 61.90％，复发 2 例，复发率 9.52％；对照组血清反应素阴转数 5 例，总有效率为 23.81％，复发 6 例，复发率 28.57％。②

2. 梅毒将军丸　组成：公猪肉丝 250 克、净轻粉 12 克、芝麻油 500 毫升。制备方法：先将公猪肉丝揉成泥状，再把净轻粉研成细末如面，然后把轻粉和公猪肉丝混合均匀，用手团成绿豆或红豆大小的丸，再把这些丸放入香油内炸焦，直至黄色为止。用法用量：早期梅毒只需给半个疗程，晚期的局部损害严重者 1 个疗程即愈（10 天为 1 个疗程）。成人每次服 7 丸，每日 1 次，早晨空腹时服，用白开水送下。小儿 10～15 岁者每日 1 次，每次 5 丸；1～9 岁者每日 1 次，每次 3～4 丸，服法同上。临床应用：李淑玉等以上方治疗 120 多例梅毒患者，疗效满意。注意事项：炸时不要过火（变成黑色），也不要太嫩，因为焦成黑色会减低效力，太嫩时去不了轻粉的毒性。服后微觉身上不舒，但不需治疗，经 10 余分钟即复正常。孕妇、幼产褥期妇女禁用。③

中 成 药

凉血败毒汤颗粒冲剂　组成：土茯苓 150 克、桔梗 10 克、川芎 10 克、黄芪 30 克、赤芍 15 克、当归 10 克、木通 6 克、生大黄 10 克、防风 6 克、生甘草 15 克（广东一方制药厂生产）。功效：清热泻火，凉血解毒。用法用量：每次 2 包，每日 2 次，早晚餐后开水冲服，连服 30 日，临床应用：陈昌鹏等将 68 例早期梅毒患者随机分为治疗组 45 例与对照组 23 例。对照组口服阿奇霉素胶囊 500 毫克，每日 1 次，共 20 日；治疗组在对照组的基础上配合使用凉血败毒汤颗粒冲剂。结果：治疗组临床治愈 44 例，治愈率 97.78％；对照组临床治愈 18 例，治愈率 78.26％。④

钩端螺旋体病

概　　述

钩端螺旋体病是致病性钩端螺旋体所引起的自然疫源性、急性传染病。临床表现为高热畏寒，全身酸痛，显著乏力，眼结膜充血，腓肠肌捏痛，腹股沟或腹下淋巴结肿痛等。

本病属中医“温病”范畴，常见临床辨证分型有以下五型。（1）偏热型：阳明胃热偏盛，发病较急，开始即头痛身疼，恶寒发热，或但热不寒，或热多寒少，口渴思饮，心烦，尿黄，自汗或无汗；苔白薄干燥或微腻，脉象洪数或弦数。治以苦寒清热为主，佐以淡渗，参以芳香。（2）偏湿型：偏于太阴脾湿，发病多较缓。头重头昏，身痛，恶寒发热或寒多热少，无汗或汗后变热，腿软无力，胸闷不饥，口不渴或不思饮，间有呕吐腹泻；舌苔白润或厚腻，脉濡细、濡数或濡缓。治以淡渗利湿为主。（3）伏暑型：卫分症状为畏寒显著，发热，口渴；脉浮而不洪，苔薄白。气分症状为壮热，大汗，口渴，大便秘，小便少黄，神旺面赤；脉洪数，苔黄。营分、血分症状为衄血，烦躁不语；脉滑数或沉数，舌质深红，苔黄。（4）湿温型：畏寒，发热不扬，朝轻

①　毛惠人.中医秘方九龙丹治疗梅毒 45 例疗效报告[J].江西中医药,1960(10)：18－21.
②　谢小玲,等.土茯苓治疗梅毒血清抵抗 21 例疗效观察[J].实用中西医结合临床,2014,14(9)：36－37.
③　李淑玉,等.中医秘方“梅毒将军丸”[J].中级医刊,1959(3)：15－16.
④　陈昌鹏,等.中西医结合治疗早期梅毒 45 例疗效观察[J].中医杂志,2004,45(10)：763－764.

暮重,头痛如劈,腰腿困痛,头昏如蒙,口渴饮少,口腻无味,胸闷不饥,腹痛,腹胀,溏泄稀便,小便少黄,神倦少气,面黄无泽;脉濡数或浮数,苔白腻或黄腻,中心厚浊。治宜清热利湿。(5)温燥型:症多急起,衄血或咯血,口渴,口苦,干咳,少痰,烦躁不安,面赤眼红,夜多谵语或抽搐掣疭,胸腹灼热,少汗,下肢反凉,大便秘,小便少黄,脉象滑数或沉数,苔黄干或燥黄,舌质红。治宜滋阴润燥。

辨 证 施 治

1. 孙捷分 3 型

(1)热毒夹湿型　症见发热,微恶寒,头痛,面红目赤,全身酸痛,腓肠肌疼痛,乏力,或鼻衄,痰中带血,或咯血;舌红,苔白腻或黄腻,脉数或濡数。治宜清热解毒、利湿。方用银翘散加减:金银花 15～30 克、连翘 12 克、芦根 12 克、竹叶 12 克、木瓜 12 克、桔梗 12 克、滑石 18 克、薏苡仁 18 克、通草 6 克、甘草 3 克。每日 1 剂,水煎服。

(2)湿热弥漫三焦型　症见身热不扬,汗出热不解,或午后热盛,面垢,目赤,头重如裹,身困肢倦,胸闷脘痞,恶心,纳差,腓肠肌疼痛,甚则不能站立、行走,尿少色黄,大便稀溏;舌红,苔黄厚腻,脉滑数。治宜清利湿热、宣通三焦。方用三仁汤加味:杏仁 12 克、栀子 12 克、白豆蔻仁 6 克、通草 6 克、薏苡仁 15 克、滑石 15 克、半夏 9 克、厚朴 9 克、独活 9 克、生地黄 15 克、竹叶 15 克、木瓜 15 克。每日 1 剂,水煎服。

(3)余邪未尽,气阴两伤型　症见身热已退,倦怠乏力,口渴不欲饮,胸闷,饥不欲食;舌苔薄腻,脉细缓。治宜益气养阴、清除余邪。方用沙参麦冬汤加减:沙参 12 克、麦冬 12 克、党参 12 克、玉竹 12 克、扁豆 12 克、生地黄 15 克、薏苡仁 15 克、滑石 15 克、栀子 9 克、甘草 3 克。每日 1 剂,水煎服。

临床观察:孙捷以上方辨证治疗 47 例钩端螺旋体病患者,较重者配合西医抗感染治疗(青霉素80 万单位,肌内注射,每日 3 次),同时用激素治疗。结果:主要症状、体征全部消失者 30 例,主要症状消失,体征明显减轻者 17 例。[1]

2. 刘瑞国分 3 型

(1)暑伤卫气型　症见恶寒或寒战,发热汗出,口渴,头身及小腿肌肉疼痛,咳嗽,咽红;舌白苔黄,脉浮数。治宜清暑解表、分利湿热。方用银翘散合白虎汤加减:金银花 12 克、连翘 12 克、石膏 30 克、知母 10 克、薏苡仁 15 克、黄芩 10 克、滑石 10 克、芦根 30 克。随症加减:表证重,口不渴,减石膏、知母,加荆芥、秦艽,酌加防己、茯苓皮、木通。

(2)湿热交阻型　症见发热较高,头痛,全身及小腿疼痛,面目及肌肤黄染;舌红或绛,脉洪数或滑数。治宜清热利湿、解毒。方用茵陈蒿汤合甘露消毒丹加减:茵陈 30 克、石膏 30 克、生地黄 30 克、滑石 30 克、大黄 10 克、栀子 10 克、木通 10 克、连翘 10 克、白豆蔻 10 克。随症加减:热甚,加黄柏、龙胆草;小便短、腹泻,去大黄,加泽泻、通草;腹痛,加郁金、枳壳。

(3)暑热伤肺型　症见发热,烦渴,咳嗽,胸痛,全身酸痛,胸闷,痰中带血或咯血;舌质红,苔黄,脉细数。治宜清暑涤热、凉血解毒。方用犀角地黄汤加味:犀角(水牛角代,磨汁冲服)1 克、生地黄 15 克、牡丹皮 10 克、川贝母 10 克、白及 10 克、杏仁 10 克、藕节 10 克。随症加减:口渴甚,重用犀角(水牛角代),加天花粉;热势不高,仅见咳嗽、咯血、胸闷时,用泻白散(地骨皮、桑白皮、炙甘草)加入黄芩、天花粉、白茅根、焦栀子、川贝母、白及、枇杷叶;血止,咳嗽,身无热,可予紫菀、沙参、麦冬、阿胶、川贝母等;恢复期,如湿伤脾阳者,用六君子汤加减(党参、白术、茯苓、炙甘草、陈皮、半夏、生姜、大枣);胃阴受损,宜用薛氏参麦汤(西洋参、麦冬、石斛、木瓜、生甘草、生谷芽、鲜莲子)。

临床观察:刘瑞国以上方加减辨证治疗 30 例钩端螺旋体病患者,其中暑伤卫气型 26 例,住院短的 2 天,平均住院时间 3 天;湿热交阻型 1 例,住院时间 6 天;暑热伤肺型 3 例,平均住院时

① 孙捷.中西医结合治疗钩端螺旋体病 47 例[J].陕西中医,1991,12(11):485－486.

间5天。[1]

3. 李启义等分2型

(1)流感伤寒型 症见邪在卫气。治宜清暑、透表、化湿。方用银翘散或清络饮加减。随症加减：伴气分热盛，高热口渴者，加生石膏、知母；扶正养阴，加沙参、玉竹；恶心，苔厚腻者，加苍术、薏苡仁、蔻仁。

(2)肺出血型 症见暑热伤肺，肺络受损。治宜清热泻火解毒、凉血止血。轻症，方用白虎汤加味；重症，方用清瘟败毒饮、清营汤、犀角地黄汤加减。随症加减：胸闷、咳嗽、气逆，加川贝母、瓜蒌皮、蛇胆、陈皮；咳血者，加仙鹤草、海浮石、白茅根；高热、咳喘、神昏者，加紫雪丹、安宫牛黄丸。

临床观察：李启义等以上方加减辨证治疗16例钩端螺旋体病患者，全部痊愈。平均退热时间2.3天，平均痊愈时间8.75天。[2]

4. 陈芝高分6型

(1)暑温型 症见发热，头痛，头晕，口渴，目赤，怠倦，小腿痛，尿黄或短，或畏寒，身痛，面赤，呕吐；脉弦滑、弦数、软数，舌苔多黄，或黄白相兼。方用桑菊银翘合剂、加味黄芩汤（黄芩、白芍、甘草、佩兰、青蒿、白茅根、芦根、竹叶、竹茹、滑石、连翘、金银花、天花粉、南豆花、丝瓜络）、加味清解汤（薄荷、蝉蜕、甘草、石膏）、清络饮、吴氏竹叶石膏汤；大便秘结者，方用凉膈散加减；三焦热炽者，方用黄连解毒汤加减。

(2)湿温型 症见发热，畏寒，头痛，身痛，全身疲乏，腹痛，便溏，尿少，目赤，小腿疼痛，或有下肢痛，汗出，胸痞，口或渴或不渴；脉弦缓、软缓、缓滑。方用黄芩汤加佩兰、藿香、竹茹、青蒿、连翘、滑石、金银花、扁豆花、丝瓜络、土茵陈，甘露消毒丹亦可应用。

(3)湿痹型 症见发热，畏寒，头痛，周身骨痛，小腿痛，下肢痛，不能下地走路或步行困难，尿少，目赤，怠倦，大便或溏；脉或缓或滑，舌苔或白或腻或黄，湿郁化热，则口渴，苔黄，脉弦而数。治

宜化湿、清热、透络。方用黄芩汤加佩兰、桑枝、蚕沙、薏苡仁、茵陈、竹叶、白茅根、丝瓜络。

(4)暑瘵型 症见发热，头痛，头晕，目赤，咳嗽，咯血，小腿疼痛，口渴，尿少，或有畏寒；脉弦滑或弦数，舌苔黄或黄白。轻症，方用白茅根汤、苇茎汤、清络饮、黄芩汤；重症，方用黄连解毒汤或合犀角地黄汤。随症加减：酌加竹茹、玄参、大小蓟、墨旱莲、紫珠草等凉血止血之品。

(5)热疫型 症见头剧痛，身壮热，呕吐，目赤，小腿痛，尿黄少，或有畏寒，面赤，口渴；脉弦数，或滑数，舌苔黄腻而厚，或黄白而粗。治宜清热解毒、彻火下降。方用黄连解毒汤、竹叶石膏汤、凉膈散加减。随症加减：酌加桑叶、菊花、青蒿、夏枯草、石决明等清肝火治头痛药物。

(6)瘟黄（阳黄）型 症见发热，目黄，身黄，黄如橘子色，尿少，眼红，小腿痛，行路困难，甚或不能行路，或有畏寒，头痛，周身不适；脉滑数，或缓滑，舌苔黄，或灰腻，或黄白。方用茵陈蒿汤、栀子柏皮汤、黄连解毒汤等方加减。

临床观察：陈芝高以上方辨证治疗71例钩端螺旋体病患者，全部痊愈，痊愈天数最少3天，最多37天，平均9.2天。[3]

5. 米伯让等分4型

(1)伏暑型

① 卫分症状 症见畏寒或寒战，发热，出汗或无汗，头痛较重，全身痛，腰背痛，大小腿痛，口渴，微咳，白痰，食减，大便正常或略干，小便正常或略黄，神色正常或面色略红；脉多浮数，苔薄白或中心略黄，少数舌尖红。轻症，方用桑菊饮：霜桑叶9克、菊花9克、连翘9克、桔梗9克、杏仁9克、薄荷6克、生甘草6克、鲜芦根15~30克。水煎服，每日服2~3次。或方用银翘解毒丸，每次服10~20克，每日服3~4次。重症，方用银翘散（汤）：金银花15~30克、连翘15~30克、鲜芦根15~30克、淡竹叶9克、荆芥穗9克、牛蒡子9克、淡豆豉9克、薄荷9克、桔梗9克、生甘草6克。

① 刘瑞国.辨证治疗钩端螺旋体病30例临床体会[J].江西中医药,1987(1):38-39.
② 李启义,等.中药治疗钩端螺旋体病16例[J].湖北中医杂志,1985(3):31-32.
③ 陈芝高.钩端螺旋体病71例的治疗体会[J].新中医,1973(1):28-30.

水煎服,每日服 2～3 次。

②气分症状 症见大多上述卫分症状未罢而壮热已起,朝轻暮重,出汗或大汗,口渴引饮,气粗似喘,不欲食,咽喉疼痛,烦躁少寐,大便秘结,小便少黄,神清,面色潮红,眼红气粗,脉象滑数或洪数,舌苔白厚或黄干。轻症,方用银翘散加生石膏 12 克、知母 9 克、鲜白茅根 60～120 克。重症,方用白虎汤:生石膏 24～36 克、知母 12 克、生甘草 6 克、粳米 15 克,加栀子 9 克、黄芩 9 克、金银花 15～30 克、连翘 15～30 克、鲜白茅根 12 克。轻者日服 1 剂,重者日服 2 剂。热结胃肠者,先用白虎汤加味,如不效,方用增液承气汤:玄参 3 克、麦冬 24 克、生地黄 24 克、大黄 9 克、芒硝 4.5 克;或方用调胃承气汤:芒硝 9 克、大黄 12 克、甘草 9 克。湿热合邪者,方用银翘散加薏苡仁 18 克、通草 6 克、滑石 18 克;不效者,可用竹叶石膏汤:竹叶 9 克、生石膏 12～24 克、沙参 9 克、麦冬 9 克、生甘草 6 克、半夏 9 克、粳米 15 克,加薏苡仁、通草、滑石。

③营分血分症状 症见鼻衄或阴道出血(非月经),且烦躁不寐,夜多谵语,胸腹灼热,下肢或凉,时汗时闭,口渴少饮,大便秘,小便少黄;脉滑数或沉数,苔白厚或黄干,舌质深红色。兼卫分者,方用银翘散加牡丹皮 9 克、玄参 15 克、麦冬 15 克,重用鲜白茅根 12 克;气血两燔者,方用白虎汤加生地黄 24 克、黄芩 9 克、栀子 9 克、金银花 15～30 克、连翘 15～30 克,重用鲜白茅根 12 克。

(2)湿温型 症见畏寒,发热不扬,朝轻暮重,头痛如劈,腰腿困痛,头昏如蒙,口渴饮少,口腻无味,胸闷不饥,腹痛,腹涨,溏泄稀便,小便少黄,神倦少气,面黄无泽,脉濡数或浮数,苔白腻或黄腻,中心厚浊。治宜清热利湿。方用三仁汤:薏苡仁 30 克、滑石 30 克、杏仁 25 克、半夏 25 克、白豆蔻 10 克、通草 10 克、竹叶 10 克、厚朴 10 克。

(3)温燥型 多急起,症见血痰或咯血,口渴,口苦,干咳,少痰,躁烦不安,面赤眼红,夜多谵语或抽搐瘈疭,胸腹灼热,少汗,下肢反凉,大便

秘,小便少黄;脉象滑数或沉数,苔黄干或燥黄,舌质红。轻症兼卫分者,方用银翘散加牡丹皮、玄参、麦冬,重用白茅根。气血两燔者,方用白虎汤加生地黄、黄芩、栀子、金银花、连翘,重用鲜白茅根。重症,方用清燥救肺汤:沙参 9 克、生甘草 9 克、枇杷叶 9 克、生石膏 30 克、阿胶 12 克、麦冬 15 克、杏仁 9 克、胡麻仁 9 克、霜桑叶 9 克、知母 12 克、生地黄 24 克、黄芩 9 克。随症加减:咳痰重者,加川贝母 9 克、瓜蒌 9 克。

(4)湿毒型 症见病起即见耳下肿痛,或病后旬日寒热再起,耳下肿痛,脉浮数,苔厚白或黄,舌尖红。治宜清热解毒。方用银翘散加玄参 9 克、马勃 9 克、知母 9 克、黄芩 9 克。或方用普济消毒散:连翘 15～30 克、薄荷 9 克、马勃 9 克、牛蒡子 9 克、荆芥穗 9 克、僵蚕 9 克、玄参 15 克、金银花 15～30 克、板蓝根 9 克、桔梗 9 克、甘草 6 克、升麻 6 克、柴胡 6 克、黄连 9 克、黄芩 9 克。

临床观察:米伯让等以上方加减辨证治疗 94 例钩端螺旋体病患者,36 例采血作特异性化验诊断,除 1 例仍为阳性外,35 例均达痊愈。痊愈率为 98.94%。退热时间,最短 1 日,最长 10 日,近半数于 2 日内降至常温,平均 3.3 天。60% 病例于 4 日内症状基本消失。[1]

6. 何久仁等分 2 型

(1)偏热型 方用清瘟败毒饮合银翘散加减:生石膏 25 克、金银花 25 克、川黄连 5 克、栀子 15 克、黄芩 15 克、知母 15 克、玄参 15 克、连翘 15 克、淡豆豉 15 克、鲜芦根 50 克、鲜竹叶 20 克。随症加减:如口不甚渴,无汗或少汗,表证未解者,前六味可酌减,加芥穗、薄荷、牛蒡子,再佐以宣化淡渗之品,如杏仁、滑石、薏苡仁、通草;如初起舌质深红、苔白薄干燥者,加黄芩、天花粉、冬瓜仁、竹茹;咳血痰或鼻衄者,加白茅根 50 克、生桑皮 15 克。

(2)偏湿型 方用三仁汤合藿朴夏苓汤加减:杏仁 15 克、薏苡仁 15 克、法半夏 15 克、藿香 15 克、厚朴 10 克、淡竹叶 10 克。随症加减:如汗

① 米伯让,等.中医治疗钩端螺旋体病 94 例初步探讨[J].中医杂志,1965(8):11 - 17.

出热不退,或午后热甚,或脉濡数者,酌加金银花、连翘、滑石、芦根,并适当配入苦寒清热之剂;舌苔白腻滑润或白厚而不渴者,加佩兰、苍术;小便短黄或腹泻便溏者,加通草、泽泻。

临床观察:何久仁等以上方加减辨证治疗 51 例钩端螺旋体病患者。结果:5 天痊愈者 22 例,5～6 天痊愈者 20 例,7～10 天痊愈者 8 例,11 天以上痊愈者 1 例,平均痊愈 53 天。①

经 验 方

1. 清瘟败毒饮化裁 生石膏 50 克、水牛角 30 克、生地黄 30 克、赤芍 15 克、牡丹皮 15 克、连翘 15 克、玄参 15 克、知母 15 克、生栀子 15 克、黄连 6 克、黄芩 10 克、黄柏 10 克、淡竹叶 10 克。随症加减:咳嗽咯血者,加白茅根 15 克、浙贝母 15 克、杏仁 10 克;伴黄疸者,加茵陈 30 克、郁金 10 克、生大黄 6～10 克。每日 1 剂,水煎分 2 次服用。清热解毒,凉血泻火。叶爱玉将 24 例钩端螺旋体病患者随机分为治疗组 14 例与对照组 10 例。对照组予绝对卧床休息,给以足够的蛋白质、高热量饮食及维生素,维持水电解质平衡,加强支持疗法及对症处理;青霉素 G 治疗,成人 40 万单位,每 6～8 小时肌内注射 1 次,或至热退 3 天,疗程为 5～7 天,感染症状重者,可增剂量为 80 万单位,4～6 小时肌内注射 1 次。体温下降酌情减量,一般过程为 3～5 天。治疗组在对照组的基础上加用上方加减。结果:治疗组治愈 12 例,死亡 2 例;对照组治愈 8 例,死亡 2 例。②

2. 白虎汤 生石膏、知母、金银花、连翘、板蓝根、鲜荷叶、生地黄、沙参、麦冬、六一散。随症加减:舌苔黄腻者,加藿香、蔻仁;口渴喜饮者,加石斛、天花粉、玄参;头痛如劈者,加羌活、川芎、白芷;壮热不退者,加服紫雪丹。清热生津。江忠远以上方加减治疗 23 例钩端螺旋体病患者,除使用

少量西药镇静剂,2 例高热患者采用物理降温外,均以中药治疗为主,不使用任何抗生素,患者全部痊愈。平均疗程 8 天。③

3. 清瘟败毒饮化裁 水牛角 30 克、生石膏 30 克、生地黄 30 克、土茯苓 30 克、薏苡仁 30 克、黄连 6 克、知母 10 克、黄芩 10 克、栀子 10 克、牡丹皮 10 克、赤芍 10 克。随症加减:湿热并重,加白豆蔻仁;湿重于热,加茵陈、金钱草;热入营血(肺出血型),加大黄、藕节、血余炭;热入心包,肝风内动(脑膜炎型),加安宫牛黄丸、紫雪丹;高热烦躁,加青蒿、天花粉;恶心呕吐,加藿香、白豆蔻。每日 1 剂,病情重者日服 2～3 剂,水煎,分 2 次服。清热解毒,凉血救阴。适用于温热致病的气血两燔阶段。刘功钦以上方加减治疗 68 例钩端螺旋体病患者。结果:痊愈 68 例(其中 3 例中西医结合痊愈)。症状、体征于 4～5 天消失者 18 例,6～7 天消失者 42 例,8～9 天消失者 8 例。④

4. 钩体方 金银花 30 克、连翘 30 克、黄芩 18 克、白茅根 30 克、栀子 15 克、淡竹叶(或竹叶)12 克、藿香(或佩兰)12 克、芦根 30 克、通草 9 克。随症加减:鼻衄、咯血明显者,去藿香,加藕节 45 克、茜草炭 15 克;黄疸者,加茵陈 30 克、枳壳 12 克、郁金 12 克;烦躁不安或呕吐者,轻度,加竹茹 12 克、淡豆豉 9 克,仍不止者,可用冬眠灵 25～50 毫克(1 次量,儿童酌减)。以上为成年人 1 日剂量,老年、儿童及体弱者酌减。金银花、连翘、白茅根、芦根的剂量必要时可用至 60 克,黄芩必要时可用至 30 克。每剂加水 500 毫升,煎沸半小时,取煎液,药渣加水 200 毫升,煎沸半小时。药渣煎两次。合并 3 次煎液,加冷开水至 600 毫升。发热期间,每隔 4 小时服 1 次,成人每次 100 毫升。退热后,可每隔 6 小时服 1 次,每次 150 毫升,连服 3～5 天,以巩固疗效。清热除湿,解毒。赵立勋以上方加减治疗 310 例钩端螺旋体病患者,均治愈,平均治疗时间 4.15 天。⑤

① 何久仁,等. 治疗钩端螺旋体病 51 例临床观察报告[J].中医杂志,1962(10):10 - 15.
② 叶爱玉.中西医结合治疗钩端螺旋体病 14 例[J].浙江中医杂志,2008,43(8):454.
③ 江忠远.中药治疗 23 例钩端螺旋体病的体会[J].湖北中医杂志,2000,22(2):28.
④ 刘功钦.清瘟败毒饮化裁治愈钩端螺旋体病 68 例[J].广西中医药,1987,10(3):6 - 9.
⑤ 赵立勋.应用清热除湿法治疗钩端螺旋体病 310 例疗效小结[J].成都中医药大学学报,1980(4):49 - 50.

中 成 药

1. 静脉注射剂　组成：金银花、九里光。制备方法：将金银花、九里光制成每毫升含生药金银花1克、九里光2克的静脉注射液。用法用量：每日静脉滴注250毫升。临床应用：曾勇以上方治疗55例钩端螺旋体病患者，并每天口服金银花20克、九里光（干品）40克，配合西医的支持和对症处理。结果：患者全部痊愈，主要症状5～6天全部消失。[①]

2. 九里光和金银花　注射剂组成：每毫升含九里光生药10克、金银花挥发油适量。片剂组成：每片含九里光1.5克、金银花0.5克。用法用量：根据病情轻重缓急分别选用以下剂型。静脉注射剂每支20毫升，每次用量40～80毫升，每日1～2次，也可加入5%葡萄糖注射液中静脉滴注，不与其他药物配伍；肌内注射剂每支2毫升，每次注射2～4毫升，每日4～6次；口服片剂，每次服10片，每日4次。以上均为成人用量，儿童酌减。一般在体温降至正常、症状与体征减轻3天后减量，5～6天后停药。临床应用：张先勇以上方治疗109例钩端螺旋体病患者，并配合对症治疗。结果：痊愈105例，痊愈率为96.3%；死亡4例。[②]

鼠　咬　热

概　述

鼠咬热是一种由家鼠或其他啮齿动物咬伤所致的急性传染病，临床表现为突然寒战高热，伴头痛，肌肉及全身大关节疼痛，鼠咬伤处肿痛等。鼠咬热根据病原体分为两型：(1) 小螺菌型，分布于世界各地，以亚洲为多，我国有散在病例报道，多在长江以南。鼠类是传染源，咬过病鼠的猫、猪及其他食肉动物也具有感染性，人被这些动物咬伤后得病，人群对本型普遍易感，以居住地卫生情况差的婴幼儿及实验室工作人员感染机会为多。(2) 念珠状链杆菌型，传染源是野生或实验室饲养的鼠类等啮齿动物，人被病鼠咬伤或食入被病原菌污染的食物而发病。我国至今无此型鼠咬热的报道。

经　验　方

1. 普济消毒饮加味　黄芩10克、黄连10克、升麻10克、僵蚕10克、柴胡10克、牛蒡子15克、板蓝根15克、野菊花15克、玄参15克、蒲公英15克、连翘15克、陈皮6克、桔梗6克、薄荷6克、马勃6克、甘草6克。每日1剂，水煎服，渣再煎服，7天为1个疗程。叶仕宏以上方治疗7例鼠咬热患者，均治愈。[③]

2. 五味消毒饮合黄连解毒汤加味　蒲公英15克、金银花15克、野菊花15克、紫花地丁12克、连翘12克、黄芩12克、栀子12克、赤芍12克、七叶一枝花10克、延胡索10克、黄连8克、甘草5克。每日1剂，水煎服，并配合外用天仙子30克，采醋调匀敷于患处，连用6剂。清热解毒，泻火退热，活血止痛。罗次星以上述方法治疗1例鼠咬热患者，诸症消失。[④]

3. 金九地黄汤　金银花50克、鲜九里光100克、柴胡20克、生地黄20克、牡丹皮10克、赤芍15克。每日1～2剂，水煎服。谢克难以上方治疗1例鼠咬热患者，1剂病情平稳，2剂热势渐减，诸症缓解，4剂后体温恢复正常，凡服7剂，痊愈出院，随访3个月正常。[⑤]

① 曾勇.金银花、九里光治疗钩端螺旋体病55例[J].中医杂志,1984(8)：48.
② 张先勇.九里光和金银花防治钩端螺旋体病效果观察[J].中医杂志,1982(4)：57.
③ 叶仕宏.普济消毒饮治疗小螺菌性鼠咬热7例报告[J].中国热带医学,2001,1(1)：43.
④ 罗次星.鼠咬热[J].山东中医杂志,1996,15(1)：41-42.
⑤ 谢克难.自拟金九地黄汤治疗鼠咬热2例[J].中医杂志,1989(4)：23.

消化系统疾病

肝 脏 疾 病

自身免疫性肝炎

辨 证 施 治

1. 钱金花等分 3 型

（1）脾虚湿滞型　方用黄芪建中汤加减：黄芪 50 克、桂枝 20 克、白术 20 克、当归 20 克、白芍 30 克、生姜 15 克、炙甘草 10 克、大枣 20 克、柴胡 10 克、厚朴 20 克、茵陈 30 克、栀子 20 克、茯苓 20 克、桃仁 10 克、红花 10 克。

（2）气滞血瘀型　方用逍遥散合桃红四物汤加减：柴胡 15 克、当归 20 克、白芍 15 克、白术 15 克、茯苓 15 克、生姜 15 克、薄荷 10 克、炙甘草 10 克、熟地黄 20 克、川芎 20 克、桃仁 20 克、红花 10 克、茵陈 30 克、栀子 20 克。

（3）肝肾阴虚型　方用一贯煎加减：北沙参 20 克、麦冬 20 克、生地黄 20 克、当归 20 克、枸杞子 20 克、川楝子 10 克、茵陈 30 克、栀子 20 克、女贞子 10 克、墨旱莲 10 克、桃仁 10 克、红花 10 克。

临床观察：钱金花以上方辨证治疗 93 例免疫性肝炎患者，治疗 15 日后复查肝功能，80% 以上患者 AST、ALT、谷氨酰转肽酶（GGT）下降＞50%，最高总有效率 86.49%。[①]

2. 郭艳玲分 4 型

（1）湿热蕴结型　治宜清利湿热。药用薏苡仁 30 克、茵陈 30 克、山药 15 克、黄芪 10 克、防风 10 克、五味子 10 克、白术 10 克、栀子（炒）10 克、白芍 10 克、甘草 8 克、大黄 8 克、柴胡 6 克。随症加减：阳黄身热，加茵陈 12 克、栀子 9 克、大黄 9 克。

（2）气滞血瘀型　治宜舒肝理气通补。药用香附 10 克、陈皮 10 克、枳实 10 克、防风 10 克、赤白芍 10 克、茵陈 10 克、五味子 10 克、丹参 10 克、甘草 8 克、川芎 6 克、鳖甲粉 6 克、柴胡 6 克。随症加减：血虚、血瘀，加熟地黄 15 克、当归 15 克、白芍 10 克、桃仁 9 克、红花 6 克。

（3）肝肾阴虚型　治宜补肾固精。药用郁金 10 克、茵陈 10 克、当归 10 克、麦冬 10 克、白芍 10 克、防风 10 克、沙参 10 克、生地黄 10 克、川楝子 10 克、五味子 10 克、郁金 10 克、甘草 8 克。

（4）肝郁脾虚型　治宜健脾疏肝。药用扁豆 15 克、山药 15 克、防风 10 克、茯苓 10 克、郁金 10 克、当归 10 克、茵陈 10 克、白芍 10 克、五味子 10 克、白术 10 克、甘草 8 克、柴胡 6 克。随症加减：头痛目眩，口燥咽干，加生姜 15 克、薄荷 6 克、炙甘草 6 克。

以上各方均每日 1 剂，水煎 400 毫升，早晚口服。临床观察：郭艳玲将 60 例自身免疫性肝炎患者随机分为治疗组与对照组各 30 例。对照组予西药，治疗组根据上方加减予中医辨证施治。结果：治疗组显效 15 例，有效 9 例，无效 6 例，总有效率 80%，优于对照组 60%，肝功能指标改善治疗组同样优于对照组。[②]

3. 李超分 3 型

（1）肝胆湿热型　症见胁痛口干，口苦，胸闷纳呆，疲乏无力，恶心厌油腻，小便短赤，或目黄，

① 钱金花，等.自身免疫性肝炎的中医辨证治疗用药特点及疗效[J].中华中医药学刊,2017,35(10)：2651－2653.
② 郭艳玲.辨证治疗自身免疫性肝炎随机平行对照研究[J].实用中医内科杂志,2014,28(5)：42－44.

或大便干燥；舌质红，苔黄腻，脉弦滑数。治宜清热利湿。药用茵陈 30 克、栀子 10 克、大黄 10 克、丹参 10 克、泽泻 10 克、柴胡 10 克、黄芩 10 克、车前子 10 克、牡丹皮 10 克、白花蛇舌草 30 克。

（2）肝郁脾虚型　症见胸胁胀痛，神疲纳少，大便时干时溏，或见胃脘痞闷，或月经不调；舌质淡，苔薄白，脉弦滑或弦细。治宜疏肝健脾。药用柴胡 10 克、当归 12 克、白芍 10 克、白术 10 克、茯苓 12 克、薄荷 10 克、甘草 10 克、丹参 15 克、白花蛇舌草 30 克、山药 12 克。

（3）肝阴不足久病入络型　症见胁肋隐痛，绵绵不休，遇劳加重，或痛处固定，或见颈胸部血痣，口干咽燥，心烦不安；舌质红或有瘀斑少苔，脉弦细数或细涩。治宜养阴柔肝活络。药用沙参 10 克、麦冬 10 克、生地黄 15 克、枸杞子 10 克、当归 12 克、丹参 10 克、鸡血藤 12 克、郁金 10 克、白花蛇舌草 30 克。随症加减：若有头晕气短乏力者，加黄芪 15 克、党参 10 克；若胁下有痞块者，加甲片 15 克、桃仁 10 克、赤芍 10 克。

临床观察：李超以上方加减辨证治疗 7 例自身免疫性肝炎患者。结果：经治疗后 1 年内症状显著改善，全部肝功指标完全恢复正常，维持至少 6 个月以上，共 5 例；症状改善，治疗头 2 个月期间，全部肝功能至少改善 50%，以后继续下降，但至 1 年时，AST 和 ALT 仍不能降至完全正常，共 2 例。[①]

经 验 方

1. 青甘二仙汤　青风藤 30 克、生甘草 15 克、金樱子 15 克、芡实 15 克、菟丝子 15 克、巴戟天 10 克、北沙参 15 克、麦冬 15 克、天冬 15 克、生地黄 15 克、生黄芪 20 克、沙苑子 15 克、仙鹤草 15 克、牡丹皮 15 克、黄连 6 克、红花 15 克、丹参 15 克、夏枯草 15 克、水蛭 5 克。每日 1 剂，水煎服，每日 3 次，每次 100 毫升，饭后半小时服。补益肝肾，提

高机体免疫。薛海岩将 70 例 I 型自身免疫性肝炎肝肾阴虚证患者随机分为对照组与试验组各 35 例。对照组予复方甘草酸苷片（美能）与熊去氧胆酸胶囊（优思弗），试验组予上方。两组均连续服用 3 个月。结果：试验组总有效率 85%，对照组总有效率 73%；在降低总胆红素（TBIL）方面试验组药物优于对照组药物；试验组药物降低免疫球蛋白克（IgG）的效果优于对照组药物；中医证候疗效，试验组总有效率 88%，对照组总有效率 76%，均未出现不良反应。[②]

2. 疏肝健脾汤　柴胡 21 克、延胡索 15 克、香附 15 克、青皮 15 克、黄芪 20 克、炒白术 20 克、茯苓 15 克、豆蔻 10 克、砂仁 10 克、薄荷 10 克、藿香 10 克、陈皮 10 克、建曲 10 克、青风藤 30 克、白芍 15 克、生晒参 10 克、甘草 15 克、黄芩 10 克、野菊花 15 克、鸡血藤 10 克。随症加减：肤目黄染者，加茵陈 15～30 克、赤芍 15～30 克；牙龈出血者，加侧柏叶 15～30 克、白茅根 15～30 克；纳差者，加生山楂 15 克、稻芽 15 克；眠差者，加柏子仁 15～30 克、夜交藤 15～30 克；皮肤晦暗，有蜘蛛痣者，加丹参 15 克、红花 15 克。每日 1 剂，每次 100 毫升，每日 3 次饭后半小时服用。疏肝健脾益气。徐宁宁将 68 例 1 型自身免疫性肝炎肝郁脾虚证患者随机分为试验组与对照组各 34 例。对照组予复方甘草酸苷片（美能）每次 50 毫克，每日 3 次；熊去氧胆酸胶囊（优思弗）每日每千克体重 10 毫克，分次口服。试验组予上方加减。治疗 12 周后观察结果。结果：试验组显效 19 例，有效 7 例，无效例数 6 例；对照组显效 9 例，有效 16 例，无效 8 例；试验组总有效率（81.26%）高于对照组（75.76%）。[③]

3. 滋补肝肾方　茵陈 30 克、垂盆草 15 克、丹参 15 克、墨旱莲 15 克、女贞子 15 克、当归 15 克、炒白芍 15 克、山茱萸 15 克、山药 15 克、生地黄 15 克、牡丹皮 10 克、甘草 6 克。每日 1 剂，常规水煎过滤得 300 毫升汤汁，早晚 2 次分服。李小丹将

① 李超.中药治疗自身免疫性肝炎 7 例［J］.实用中医内科杂志，2002，16（4）：227－228.
② 薛海岩.青甘二仙汤治疗 1 型自身免疫性肝炎肝肾阴虚证的临床研究［D］.成都：成都中医药大学，2018.
③ 徐宁宁.疏肝健脾汤治疗 1 型自身免疫性肝炎肝郁脾虚证的临床研究［D］.成都：成都中医药大学，2018.

114 例肝郁脾虚型自身免疫性肝炎患者随机分为治疗组与对照组各 57 例。对照组给予异甘草酸镁治疗,治疗组在对照组基础上加用上方。结果:治疗组显效 26 例,有效 22 例,无效 9 例,总有效率 84.21%;对照组显效 19 例,有效 18 例,无效 20 例,总有效率 64.91%。①

4. 健脾清化方 泽泻 15 克、生黄芪 20 克、草决明 20 克、赤芍 20 克、荷叶 20 克。配制成等量颗粒剂冲服,每日 1 次,6 周为 1 个疗程。祛湿化痰,理气化瘀。刘光伟等将 67 例自身免疫性肝炎患者随机分为对照组 33 例与治疗组 34 例。对照组予基础保肝及对症支持治疗,治疗组在对照组基础上加用上方。治疗组治疗前后 CD_4^+、CD_{28}^- 亚群较治疗前下降明显,与对照组治疗后比较差异有统计学意义(均 $P<0.05$),对照组 CD_4^+、CD_{28}^- 治疗前后无明显差异。②

5. 秦艽鳖甲散 秦艽 10 克、鳖甲 15 克、地骨皮 15 克、柴胡 10 克、青蒿 15 克、当归 15 克、知母 15 克、丹参 15 克、赤芍 15 克。随症加减:身目发黄,加金钱草 30 克、茵陈 20 克、虎杖 15 克;纳差,加焦神曲 20 克、焦山楂 20 克、佩兰 10 克、石斛 15 克;乏力,加党参 10 克、黄芪 20 克。每日 1 剂,水煎液 300 毫升,分早晚 2 次口服。滋阴退热,养血疏肝,清热利湿,凉血祛瘀。杨涛莲等以上方加减治疗 23 例 Ⅰ 型自身免疫性肝炎患者,所有患者均治疗 6 个月,在治疗疗程内不再应用保肝降酶、退黄、激素以及免疫调节药物。结果:临床基本治愈 6 例,显效 9 例,有效 6 例,无效 2 例,有效率为 91.3%。③

6. 自拟方 黄芪 30 克、白术 10 克、生地黄 15 克、山茱萸 10 克、白芍 15 克、柴胡 10 克、当归 10 克、郁金 10 克、茯苓 15 克、薏苡仁 15 克、女贞子 30 克、牡丹皮 10 克、茜草 15 克、秦艽 10 克、五味子 10 克、陈皮 6 克、山药 15 克。随症加减:黄疸,加茵陈 10 克、大黄 10 克;关节疼痛,加威灵仙 30 克;干燥综合征,加麦冬 15 克;甲状腺机能亢进症,加昆布 15 克。每日 1 剂,水煎,取汁 400 毫升,分早晚 2 次服用。益气健脾,养阴疏肝,活血化瘀,解毒化湿。任方元等以上方加减治疗 13 例 Ⅰ 型自身免疫性肝炎患者,并配合予胸腺肽注射液 80 毫克加入 5% 葡萄糖注射液 100 毫升中静脉滴注,每日 1 次;α-甘草酸二铵注射液 150 毫克加入 5% 葡萄糖注射液 250 毫升中静脉滴注,每日 1 次。结果:临床治疗 3 月末,患者肝功能指标得到明显的改善,肝纤维化指标得到明显改善,血 IgG、IgA 和 IgM 得到不同程度的改善,其中,IgG 下降明显,治疗前后比较差异有统计学意义,而 IgA 和 IgM 水平降低不明显,治疗前后比较差异无统计学意义;患者 T 细胞亚群变化明显,治疗前后比较差异有统计学意义。在治疗过程中,有 3 例患者出现白细胞计数减少,最低水平为 2.5×10^9/升,未停药,在加用升白细胞药物治疗 2 周后恢复正常;有 3 例患者出现口干、视物模糊、嗜睡,未出现其他严重的不良反应。④

7. 小柴胡汤 柴胡 10 克、黄芩 10 克、赤芍 10 克、白芍 10 克、党参 12 克、半夏 10 克、枳壳 10 克、大枣 5 枚、白术 15 克、甘草 10 克。随症加减:黄疸重者,加虎杖 10 克、金钱草 5 克;热重者,加黄连、栀子;血瘀,加当归。每日 1 剂,分 3 次服用。甘霞等将 80 例自身免疫性肝炎患者随机分为试验组与对照组各 40 例。对照组采用激素治疗,口服泼尼松;试验组在对照组的基础上采取上方加减治疗。结果:治疗前两组患者 ALT、AST、TBIL、IgG 没有统计学差异($P>0.05$),治疗后试验组 ALT、AST、TBIL、IgG 值优于对照组。⑤

8. 逍遥散合桃红四物汤加味 柴胡 15 克、茯苓 20 克、白术 15 克、熟地黄 20 克、川芎 15 克、当

① 李小丹.滋补肝肾方联合异甘草酸镁治疗肝郁脾虚型自身免疫性肝炎近期疗效及对患者血清趋化因子和 GGT、IgG4 水平的影响[J].现代中西医结合杂志,2018,27(33):3699-3702.
② 刘光伟,等.健脾清化方对自身免疫性肝炎患者外周血调节性 T 细胞亚群的干预作用[J].时珍国医国药,2017,28(4):836-837.
③ 杨涛莲,等.秦艽鳖甲散治疗 Ⅰ 型自身免疫性肝炎 23 例[J].河南中医,2017,37(4):633-635.
④ 任方元,等.中西医结合治疗 Ⅰ 型自身免疫性肝炎患者临床疗效研究[J].实用肝脏病杂志,2016,19(5):549-552.
⑤ 甘霞,等.小柴胡汤加减治疗肝郁脾虚型自身免疫性肝炎的临床疗效分析[J].中国医药指南,2016,14(21):198-199.

归 20 克、白芍 15 克、桃仁 15 克、红花 10 克、郁金 15 克、香附 15 克、炙甘草 10 克、生姜 10 克、薄荷 10 克、茵陈 30 克、栀子 15 克、枳壳 15 克。每日 1 剂,水煎 100 毫升,每日 2 次饭后口服,治疗 12 周后停药。疏肝理气,活血化瘀。李方仁将 107 例气滞血瘀型自身免疫性肝炎患者随机分为试验组 54 例与对照组 53 例。对照组予复方甘草酸苷片 75 毫升,每日 3 次,饭后口服;试验组予上方治疗。治疗 12 周后观察结果。结果:对照组总显效率 26.00%,总有效率 70.00%;试验组总显效率 53.85%,总有效率 82.69%。[1]

9. 柔肝化纤颗粒 黄芪 45 克、薏苡仁 45 克、牡蛎 30 克、泽兰 30 克、鳖甲 30 克、黄精 20 克、枸杞子 20 克、虎杖 20 克、橘红 10 克、鸡内金 15 克、大枣 15 克、牡丹皮 12 克。随症加减:气虚乏力,重用黄芪,加党参、白术;畏寒、肢冷、舌淡,加附子、肉桂;心悸不宁,脉细弱,加熟地黄;痰瘀互结,苔白腻,加白芥子、胆南星、苍术;食欲不振,加山楂、神曲、鸡内金;畏寒肢肿胀,舌淡白,脉沉细,加黄芪、附子、肉桂、泽泻;阴伤较甚,头晕目眩,舌光无苔,脉象细数,加生地黄、北沙参、枸杞子、石斛。每日 1 剂,浓煎 100 毫升早晚温服。柔肝健脾补肾,通利三焦。黄晶晶等将 40 例自身免疫性肝炎患者随机分为治疗组与对照组各 20 例。对照组单用泼尼松片及常规西医治疗;治疗组在对照组基础上加用上方加减。两组治疗后主要肝功能指标 TBIL、ALT、AST、GGT 明显下降,Alb 上升,与本组治疗前比较,差异有显著性意义($P<0.05$);治疗后两组比较,除 GGT 外差异有显著性意义($P<0.05$)。两组治疗后 Glo、IgA、IgM、IgG 明显下降,与治疗前比较,差异均有显著性意义($P<0.05$)。两组治疗后 PTs、PTA 明显改善,与治疗前比较,差异均有显著性意义($P<0.05$);治疗后组间比较,差异有显著性意义($P<0.05$)。两组治疗后 PCⅢ、Ⅳ-C、LN、HA 明显改善,与治疗前比

较,差异均有显著性意义($P<0.05$);治疗后两组比较,差异均有显著性意义($P<0.05$)。[2]

10. 愈黄方 大黄、栀子、连翘、茜草、赤芍、茵陈、苍术。每日 1 剂,共 300 毫升,分 2 次服用。清热解毒,通利三焦湿热。李培根将 80 例自身免疫性肝炎患者随机分为治疗组与对照组各 40 例。对照组予强的松片,每日 30 毫克;硫唑嘌呤 50 毫克,每日 2 次。治疗组在对照组基础上加用上方。结果:治疗 3 个月后,愈黄方对肝功能的改善明显优于对照组,且能明显改善肝脏纤维化指标。[3]

11. 滋水清肝饮 熟地黄 20 克、山茱萸 15 克、山药 15 克、茯苓 10 克、泽泻 10 克、牡丹皮 10 克、当归 10 克、柴胡 10 克、白芍 10 克、栀子 10 克、酸枣仁 15 克、女贞子 10 克、墨旱莲 10 克。每日 1 剂,水煎服,早晚分服。滋补肝肾,养阴疏肝。王庆艳等以上方治疗 1 例自身免疫性肝炎并干燥综合征患者,7 剂后患者自觉症状减轻,双下肢水肿(±),28 剂后患者症状明显好转,双下肢水肿(一),查肝功能正常,病情好转出院。[4]

12. 三物黄芩汤加味 苦参 30 克、黄芩 10 克、生地黄 15 克、薏苡仁 20 克、郁金 10 克、全瓜蒌 15 克、甘草 30 克、石见穿 15 克、赤芍 60 克、稀莶草 15 克、茜草 15 克。每日 1 剂,水煎服。史文丽以上方治疗 1 例自身免疫性肝病患者,服药 22 剂后,原方减为苦参 10 克、甘草 15 克、赤芍 30 克,加糯稻根 30 克。服 30 剂后,坚持服用 3 个月,随访 1 年,并口服保肝降酶美能片、水飞蓟素胶囊和熊去氧胆酸胶囊,复查肝功能始终正常。[5]

13. 加味麻黄连翘赤小豆汤 麻黄、连翘、茵陈、白术、大黄、三七、丹参、大腹皮、赤小豆、路路通。水煎取汁 300 毫升,每次 100 毫升,每日 3 次口服。清热祛湿,活血解毒,理气通腹。卢秉久等将 90 例慢性乙型肝炎合并免疫性肝炎患者随机分为观察组 60 例与对照组 30 例。对照组予甘草

① 李方仁.逍遥散合桃红四物汤加味治疗气滞血瘀型自身免疫性肝炎的临床研究[D].沈阳:辽宁中医药大学,2015.
② 黄晶晶,等.柔肝化纤颗粒治疗自身免疫性肝炎临床观察[J].新中医,2014,46(3):68-70.
③ 李培根.愈黄方治疗自身免疫性肝炎 40 例临床观察[J].中医临床研究,2013,5(6):75-76.
④ 王庆艳,等.滋水清肝饮治疗自身免疫性肝炎并干燥综合征 1 例[J].吉林中医药,2012,32(5):533.
⑤ 史文丽.三物黄芩汤在自身免疫性肝病中的临床新用[J].中医杂志,2010,51(S2):110-111.

酸二铵、左旋门冬酰氨钾镁、促肝细胞生长素治疗;观察组在对照组基础上加用上方。两组疗程均为1个月。结果:观察组显效40例,有效18例,无效2例。对照组显效10例,有效14例,无效6例。[①]

14. 调免Ⅰ号　生地黄15克、赤芍15克、川芎9克、当归12克、黄芪15克、垂盆草30克、灵芝15克。每日1剂,分2次服。化瘀补虚,解毒养阴。张玮等将24例自身免疫性肝炎患者随机分为治疗组与对照组各12例。对照组口服强的松龙,每日30～40毫克;硫唑嘌呤50毫克,每日2次。1个月后改为强的松龙,每日20毫克;硫唑嘌呤50毫克,每日2次,继服2个月。治疗组予上方,3个月为1个疗程。结果:治疗组临床基本治愈4例(33.33%),显效4例(33.33%),好转3例(25.00%),无效1例(8.33%),总有效率91.66%;对照组临床基本治愈2例(16.67%),显效3例(25.00%),好转6例(50.00%),无效1例(8.33%),总有效率91.66%。两组比较差异无显著性意义。[②]

15. 六味地黄汤　熟地黄、淮山药、山茱萸、茯苓、牡丹皮、泽泻。每日1剂,水煎服。抗衰老,抗疲劳,抗低温,耐缺氧,具有促皮质激素样作用,可以抑制产生亢进的活性自由基。陈静将60例自身免疫性肝炎患者随机分为治疗组与对照组各30例。两组均口服甲基强的松龙,治疗组另加服上方。结果:治疗组的症状体征、肝功能、免疫功能的改善,明显优于对照组。[③]

单　方

1. 茵栀黄汤加减　组成:茵陈30克、栀子15克、大黄10克。随症加减:热重于湿,加茯苓30克、郁金15克;湿重于热,原方减为茵陈25克、栀子10克,去大黄,加玉米须20克、藿香15克、厚

朴10克;皮肤瘙痒者,加地肤子10克、防风8克;恶心呕吐者,加竹茹10克、半夏10克;寒湿困脾型,去栀子、大黄,加黑栀子10克、泽泻15克、茯苓10克、甘草8克、附子10克;恶心呕吐者,加藿香10克、半夏10克。功效:利湿退黄,清热通腑。用法用量:每日1剂,水煎服,每日3次(早中晚服用),每次100毫升。临床应用:尹小娟等将78例自身免疫性肝炎患者随机分为治疗组与对照组各39例。对照组口服熊去氧胆酸胶囊;治疗组在对照组基础上加用上方加减。1个月为1个疗程,治疗1个疗程。结果:治疗组显效22例,有效15例,无效2例,总有效率94.87%;对照组显效14例,有效16例,无效9例,总有效率76.91%。[④]

2. 茵栀黄汤　组成:茵陈30克、栀子15克、大黄15克。功效:清热解毒,利湿退黄。用法用量:每日1剂,水煎分服。临床应用:卢薇晖等将76例伴有白细胞明显减少自身免疫性肝炎患者随机分为对照组与治疗组各38例。两组均实施心理护理,常规治疗;对照组予西药;治疗组在对照组的基础上加用上方。结果:总有效率治疗组为92.11%,对照组为73.68%。[⑤]

单纯性脂肪肝

概　述

单纯性脂肪肝即非酒精性脂肪肝(NAFLD),是一种排除酒精或其他明确的损肝因素所致,病变主体在肝小叶,以弥漫性肝细胞大泡性脂肪变性和脂肪贮积为病理特征的临床病理综合征。非酒精性单纯性脂肪肝是非酒精性脂肪性肝病的一种类型,如未得到及时治疗,可能发展为非酒精性脂肪性肝炎及其相关肝硬化。

本病属中医"肝癖"范畴,因肝失疏泄、脾失健

① 卢秉久,等.加味麻黄连翘赤小豆汤治疗慢性乙型肝炎合并免疫性肝炎临床观察[J].中华中医药学刊,2007,25(10):2018－2019.
② 张玮,等.调免Ⅰ号治疗自身免疫性肝炎的临床观察[J].上海中医药杂志,2002(10):13－15.
③ 陈静.六味地黄汤治疗自身免疫性肝炎的临床观察[J].中成药,2001,23(3):188－190.
④ 尹小娟,等.茵栀黄汤加减联合熊去氧胆酸治疗自身免疫性肝炎临床疗效及对肝纤维化的影响[J].四川中医,2018,36(5):105－108.
⑤ 卢薇晖,等.茵栀黄汤为主治疗伴有白细胞明显减少自身免疫性肝炎38例[J].浙江中医杂志,2017,52(8):572－573.

运,痰浊瘀积于肝,是以胁胀或痛,或乏力、纳差、右胁下肿块为主要表现的积聚类疾病。临床辨证分五型。(1)湿浊内停型。主症见右胁肋胀满;次症见形体肥胖,周身困重,倦怠,胸脘痞闷,头晕,恶心;舌淡红,白腻,脉弦滑。(2)肝郁脾虚型。主症见右胁肋胀满或走窜作痛,每因烦恼郁怒诱发;次症见腹胀,便溏,腹痛欲泻,乏力,胸闷,善太息;舌淡边有齿痕,苔薄白或腻,脉弦或弦细。(3)湿热蕴结型。主症见右胁肋胀痛;次症见恶心,呕吐,黄疸,胸脘痞满,周身困重,纳呆;舌质红,苔黄腻,脉濡数或滑数。(4)痰瘀互结型。主症见胁下痞块或右胁肋刺痛;次症见纳呆,胸脘痞闷,面色晦暗;舌淡暗有瘀斑,苔腻,脉弦滑或涩。(5)脾肾两虚型。主症见右胁下隐痛;次症见乏力,腰膝酸软,夜尿频多,大便溏泄;舌淡,苔白,脉沉弱。主症1项和次症2项,参考舌脉,即可诊断。[①]

辨 证 治 疗

1. 谷诺诺等分4型

(1)膏脂内蕴,肝郁脾虚型 症见胁肋胀痛,胸闷腹胀,倦怠乏力,四肢酸困,时有烦躁易怒和嗳气;舌质暗红,苔薄白,脉弦细。治宜疏肝健脾。方用降脂方合柴胡疏肝散及四君子汤加减:柴胡、白芍、川芎、枳壳、陈皮、甘草、香附、党参、白术、茯苓、白扁豆、砂仁、薏苡仁等。

(2)痰湿内蕴,日久化热型 症见两胁胀闷,时或隐痛,胸闷神疲,头蒙乏力,腹胀恶心,口淡不渴,纳差,大便稀溏;舌质胖大,边有齿痕,苔白腻,脉濡缓。痰湿内蕴,日久化热,而见前症加身热、口干口苦口黏、尿赤便秘,舌苔转为舌红、苔黄厚腻,脉弦滑数。治宜化痰祛湿、清热利湿。方用降脂方合涤痰汤及龙胆泻肝汤化裁:茯苓、太子参、陈皮、胆南星、半夏、竹茹、枳实、石菖蒲、龙胆草、黄芩、车前草、生地黄、泽泻。

(3)气滞血瘀,痰瘀互结型 症见右胁刺痛,痛有定处,入夜尤甚,纳差乏力,脘腹痞满,肝区胀闷疼痛,肝脾肿大变硬;舌质紫暗,有瘀点瘀斑,脉涩。治宜活血祛瘀、通络化痰。方用降脂方合旋覆花汤及血府逐瘀汤加减:旋覆花、生地黄、桃仁、红花、当归、赤芍、桔梗、枳壳、柴胡、川芎、牛膝、桑白皮、紫苏、陈皮等。

(4)病久证重,肝肾不足型 症见两胁隐痛,绵绵不休,遇劳则甚,头晕眼花,眩晕心悸,腰酸乏力,手足心热;舌干红,苔薄少津或无苔,脉细弦而弱。素体阳虚者多出现阳虚浊音症状,畏寒肢冷,腰酸乏力,性欲下降,便溏气短;舌胖大,边有齿痕,苔白滑,脉细弱。治宜养肝益肾、补益精血,或温肾化饮、益肝祛湿。前者方用降脂方合左归丸加减,后者方用降脂方合四君子汤、真武汤加减。药用山药、熟地黄、山茱萸、枸杞子、牛膝、菟丝子、龟板胶、鹿角胶,或用党参、白术、茯苓、白芍、生姜。[②]

2. 代三红分4型

(1)湿浊内停型 症见右胁肋不适或胀闷,形体肥胖,周身困重,倦怠乏力,胸脘痞闷,头晕恶心,食欲不振;舌淡红,苔白腻,脉弦滑。治宜祛湿化浊。方用胃苓汤加减:苍术10克、厚朴10克、白术10克、猪苓10克、泽泻10克、生姜10克、红枣10克、陈皮5克、甘草5克、桂枝5克。

(2)肝郁脾虚型 症见右胁肋胀满或走窜作痛,每因烦恼郁怒诱发,腹胀便溏,腹痛欲泻,倦怠乏力,抑郁烦闷,时欲太息;舌淡,边有齿痕,苔薄白或腻,脉弦或弦细。治宜疏肝健脾。方用逍遥散加减:当归10克、芍药10克、茯苓10克、白术(炒)10克、柴胡10克、牡丹皮5克、栀子(炒)5克、甘草(炙)5克。

(3)湿热蕴结型 症见右胁肋胀痛,胸脘痞满,周身困重,食少纳呆;舌质红,苔黄腻,口黏或口干口苦,脉濡数或滑数。治宜清热化湿。方用三仁汤合茵陈五苓散加减:杏仁10克、白蔻仁10克、薏苡仁10克、厚朴10克、通草10克、滑石10

① 中华中医药学会脾胃病分会.非酒精性脂肪性肝病中医诊疗专家共识意见(2017)[J].中医杂志,2017,58(19):1706-1710.
② 谷诺诺,等.杨倩治疗非酒精性脂肪肝经验[J].中华中医药杂志,2017,32(10):4509-4511.

克、制半夏10克、茵陈10克、茯苓5克、猪苓5克、泽泻5克、白术5克、金钱草5克、生甘草5克。

（4）痰瘀互结型 症见右胁下痞块，右胁肋刺痛，纳呆厌油，胸脘痞闷，面色晦滞；舌淡暗，边有瘀斑，苔腻，脉弦滑或涩。治宜活血化瘀、祛痰散结。方用血府逐瘀汤合二陈汤加减：赤芍10克、川芎10克、桃仁10克、红花10克、当归10克、柴胡10克、枳壳10克、桔梗5克、甘草5克、丹参5克、制半夏5克、陈皮5克、茯苓5克。

随症加减：湿热偏盛者，加茵陈、黄连；潮热烦躁者，加银柴胡、地骨皮、牡丹皮；肝区痛甚者，加郁金、延胡索；乏力气短者，加黄芪、太子参、炒白术；食少纳呆者，加山楂、鸡内金、炒谷麦芽；口干、舌红少津者，加葛根、玄参、石斛等。每3日服2剂，每日2次，3个月为1个疗程。临床观察：代三红以上方辨证治疗516例非酒精性脂肪肝患者，四种类型的治愈率均85%以上。[①]

3. 林艳等分5型

（1）肝气郁滞型 症见两胁不舒，或胀或痛，嗳气吞酸，脘腹胀满，食欲不振；舌苔薄白，舌质淡红，脉弦。治宜疏肝解郁、理气和胃。方用柴胡疏肝散加减：柴胡、枳壳、白芍、海藻、佛手、香橼、当归、郁金、香附、川楝子、半夏等。

（2）湿热内蕴型 症见胁肋胀痛，腹胀不适，胸脘痞闷，口苦恶心，身重乏力，便溏，纳呆，烦躁难眠，小便黄赤；舌质红，苔黄或腻，脉弦滑数。治宜疏肝利胆、清热化湿。方用龙胆泻肝汤加减：黄芩、枳壳、郁金、柴胡、茵陈、龙胆草、半夏、栀子等。

（3）痰湿内阻型 症见胁下痞块，胸腹胀满，食少痰多，恶心呕吐，体胖嗜睡，肢体困重；舌淡胖，苔白腻，脉濡缓或沉滑。治宜燥湿健脾、理气化痰。方用平胃散加减：陈皮、厚朴、苍术、白术、泽泻、白芥子、薏苡仁、半夏、砂仁、佩兰等。

（4）瘀血阻滞型 症见胁下痞块，固定不移，胀痛或刺痛，入夜尤甚，脘闷食少，肌肤不泽，面暗

或发青；舌苔薄，舌质暗或有瘀斑，脉弦细或涩。治宜活血化瘀、通络止痛。方用膈下逐瘀汤加减：桃仁、川楝子、延胡索、五灵脂、丹参、川芎、草决明、山楂、当归、鳖甲、牡丹皮、赤芍、大黄等。

（5）肝肾阴虚型 症见两胁不适，头晕目眩，腰膝酸软，烦热口干，甚则潮热盗汗，急躁易怒，失眠多梦；舌苔少而干，舌质红，脉细数。治宜滋阴补肾、养血柔肝。方用一贯煎加减：沙参、枸杞子、当归、川楝子、麦冬、白芍、生牡蛎、山药、山茱萸、丹参、生地黄等。

临床观察：林艳等以上方辨证治疗112例脂肪肝患者，连续服药2个月，总有效率为92.86%。[②]

4. 刘晓平分4型

（1）肝郁气滞型 症见为胁肋胀痛，胸闷不舒，倦怠乏力，嗳气腹胀；舌质暗红，苔薄白，脉弦细。治宜疏肝健脾、理气活血。方用逍遥散加减：柴胡10克、当归10克、白术10克、郁金10克、川楝子10克、佛手10克、白芍15克、延胡索15克、丹参15克、茯苓15克。随症加减：久郁化火、口苦重者，加牡丹皮10克、栀子10克、黄连6克。

（2）肝肾阴虚型 症见胁肋隐痛，脘腹胀满，倦怠乏力，眩晕心悸，手足心热；舌质红，苔白腻，脉沉细。治宜滋肝补肾、理气化湿。方用六味地黄汤加减：生地黄10克、山茱萸10克、泽泻10克、当归10克、郁金10克、厚朴10克、山药15克、茯苓15克、白芍15克、枸杞子15克。随症加减：病久体虚者，加用党参10克、何首乌10克、黄芪15克。

（3）痰湿阻络型 症见胸胁疼痛，腹部胀满，食少纳呆，倦怠思睡；舌质淡，苔白腻，脉弦滑。治宜理气化痰、祛湿泄浊。方用涤痰汤加减：法半夏10克、陈皮10克、竹茹10克、石菖蒲10克、厚朴10克、郁金10克、苍术10克、泽泻10克、茯苓15克、胆南星6克。随症加减：食少纳呆、脘腹胀满者，加用山楂10克、鸡内金10克、木香10克、大腹皮10克。

① 代三红.中医辨证治疗非酒精性脂肪肝516例[J].陕西中医,2011,32(11)：1478-1479.
② 林艳,等.辨证治疗脂肪肝112例[J].中国中医急症,2007,16(8)：1000-1001.

（4）气血瘀滞型　症见胁下胀痛或刺痛，多呈固定性，厌食干呕，脘腹胀满，肝脾肿大；舌暗红，边有瘀点或瘀斑，脉弦细或涩。治宜活血化瘀、软坚散结。方用血府逐瘀汤加减：柴胡10克、当归10克、桃仁10克、川牛膝10克、赤芍10克、枳壳10克、延胡索10克、郁金10克、生地黄15克、香附15克。随症加减：胁肋痛甚者，加佛手10克、青皮10克、没药10克；肝脾肿大者，加鳖甲15克、炮甲片15克。[1]

经　验　方

1. 调脂降浊汤　荷叶15克、焦山楂12克、薏苡仁15克、决明子15克、泽泻12克、柴胡6克、焦白术12克。健脾除湿，行气降浊。[2]

2. 逍遥理气方加味　柴胡12克、郁金10克、木香8克、厚朴8克、当归6克、茯苓6克、山楂6克、海藻6克、瓜蒌6克。每日1剂，水冲服（散装颗粒剂）。疏肝运脾，理气导滞；适用于肝脾气滞证非酒精性单纯性脂肪肝。崔翔等将70例非酒精性单纯性脂肪肝（肝脾气滞证）证候患者随机分为治疗组36例与对照组34例。对照组采用水飞蓟宾胶囊口服；治疗组采用上方内服。结果：治疗组证候总有效率为88.9％，对照组为70.1％。[3]

3. 复方降脂颗粒　绞股蓝、虎杖、茵陈、丹参、干荷叶。健脾，祛痰，除湿，活血，清热。潘洁露等以上方治疗224例非酒精性脂肪肝患者，CT肝脾密度比值、体质量指数（BMI）明显降低。[4]

4. 祛湿化瘀方　茵陈15克、生栀子9克、虎杖12克、田基黄12克、姜黄9克。每日1剂，水煎服，共煎药液约200毫升，分早晚2次饭后半小时服。清热利湿解毒，活血散瘀。李红山等将164例痰瘀互结型非酒精性脂肪性肝炎患者随机分为试验组与对照组各82例。试验组予上方；对照组给予多烯磷脂酰胆碱胶囊，每次456毫克，每天3次。连续服用24周。结果：试验组中医证候改善总有效率为86.11％，对照组为57.53％。[5]

5. 芳香消脂方　藿香梗10克、田基黄15克、八月札10克、六月雪10克、白芍10克、茵陈10克、当归10克、茯苓10克。每日1剂，水煎取汁400毫升，分早、晚温服。芳香化湿，疏肝理气。钱涯邻将120例NAFLD患者随机分为治疗组75例与对照组45例。治疗组予上方；对照组给予多烯磷脂酰胆碱胶囊，每粒228毫克，每次4粒，每日3次。两组均以1个月为1个疗程，共治疗3个疗程。结果：治疗组临床治愈43例，显效16例，有效13例，无效3例，总有效率96％；对照组临床治愈20例，显效10例，有效6例，无效9例，总有效率80％。[6]

6. 清热健脾活血方　白术20克、丹参30克、郁金15克、白芍20克、茵陈20克、秦艽15克、黄芪20克、虎杖15克、当归15克、淫羊藿12克、泽泻15克、姜黄20克、柴胡15克。水煎150毫升，每日2煎，成袋装（协定处方），早晚各1次服用，12周为1个疗程。清热健脾，活血降脂。陈劲松等以上方治疗56例湿热内蕴型NAFLD患者，总有效率为76.77％。注意事项：治疗期间要求低脂饮食，限甜食，忌肥肉。[7]

7. 青矾散、碧玉散合白金丸加减　青黛（包）10克、明矾3克、草决明15克、生山楂15克、醋柴胡10克、郁金10克、丹参12克、泽兰12克、六一散15克（包）。关幼波以上方治疗非酒精性脂肪肝患者，疗效满意。[8]

8. 降脂益肝汤　泽泻20～30克、生首乌15～

① 刘晓平.脂肪肝中医辨治四法[J].中西医结合肝病杂志,2005,15(5)：306-307.
② 车军勇,邵铭,等.邵铭论治非酒精性脂肪肝经验撷粹[J].中医药临床杂志,2017,29(11)：1811-1813.
③ 崔翔,等.逍遥理气方治疗非酒精性单纯性脂肪肝(肝脾气滞证)证候疗效分析[J].中国中西医结合消化杂志,2016,24(9)：681-683.
④ PAN J L, et al. The Efficacy and Safety of Traditional Chinese Medicine (Jiang Zhi Granule) for Nonalcoholic Fatty Liver: A Multicenter, Randomized, Placebo-Controlled Study[J]. Evid-Based Complementary and Alternative Medicine, 2013：965723.
⑤ 李红山,等.祛湿化瘀方治疗痰瘀互结型非酒精性脂肪性肝炎临床观察[J].中华中医药学刊,2013,31(8)：1764-1767.
⑥ 钱涯邻.芳香消脂方治疗非酒精性脂肪肝疗效观察[J].中国中医药信息杂志,2011,18(12)：81.
⑦ 陈劲松,等.清热健脾活血方治疗湿热内蕴型非酒精性脂肪肝的疗效观察[J].北京中医药,2008,27(11)：868-869.
⑧ 赵伯智.关幼波肝病医案解读[M].北京：人民军医出版社,2006.

20 克、草决明 15～20 克、黄精 15～20 克、丹参 15～30 克、虎杖 12～15 克、生山楂 30 克、大荷叶 15 克。随症加减：腹胀明显，加炒莱菔子；恶心重，加半夏；右胁疼痛，加白芍、龙胆草；服药后大便每日超过 3 次者，减少虎杖、生何首乌用量；服药后吐酸水者，加海螵蛸或生山楂减量。每日 1 剂，水煎服。蒋森将 169 例脂肪肝患者随机分为治疗组 100 例与对照组 69 例。对照组予肌醇片 500 毫克，复方胆碱片 2 片，维生素 C 300 毫克，维生素 B$_1$ 30 毫克，每日 3 次；治疗组予上方加减。两组疗程均为 4 个月。结果：治疗 4 个月后治疗组与对照组临床治愈分别为 56、16 例，显效 34、18 例，有效 6、19 例，无效 4、16 例，总有效率为 96%、76.8%，两组比较有显著性差异($P<0.05$)。治疗组降血脂、肝脏回缩、肝功能恢复正常均优于对照组($P<0.01～0.05$)。注意事项：超肥胖体质者嘱适当少饮食尤其是动物脂肪摄入量。[①]

9. 马子知经验方　去脂汤：明矾 6 克、青黛 6 克、山楂 15 克、草决明 15 克、浙贝母 15 克、泽泻 12 克、郁金 12 克、丹参 12 克、焦槟榔 12 克。随症加减：脾肿大，加泽兰；肝胆湿热，加龙胆草、苦丁茶；大肠湿热，加白头翁、大黄；肝肾虚弱，加枸杞子、黄精；脾虚，加苍术、党参。每日 1 剂，水煎 2 次，分 2 次服。化脂散：明矾 45 克、青黛 45 克、滑石 45 克、郁金 45 克、浙贝母 45 克。共研细末，装 1 号胶囊，每次 3 粒，每日 3 次，饭后服。去脂汤 45 天为 1 个疗程，连服 3 个疗程，每 1 个疗程间隔 5 天，病情缓解后改服化脂散。除痰去淤。马子知以上法治疗 32 例脂肪肝患者。结果：治愈 8 例，显效 8 例，好转 16 例。[②]

10. 自拟方　柴胡 6 克、三棱 6 克、莪术 6 克、枳实 10 克、党参 10 克、鳖甲(先煎)10 克、当归 12 克、云茯苓 12 克、川楝子 12 克、赤芍 15 克、白术 15 克、生山楂 30 克。随症加减：肝经有热者，加栀子、牡丹皮；肝阴虚者，加女贞子、墨旱莲；兼呕者，加竹

茹、陈皮；纳呆厌食者，加砂仁、焦麦芽、焦山楂、焦神曲；胁痛者，加郁金、香附；腹胀者，加大腹皮、木香；肝阳上亢者，加龙骨、牡蛎、草决明；失眠者，加远志、炒枣仁。宋福印等以上方加减治疗 45 例脂肪肝患者。结果：显效 34 例(75.6%)，好转 8 例(17.77%)，无效 3 例(6.66%)，总有效率 93.3%。[③]

11. 复肝降脂汤　陈皮 10 克、虎杖 10 克、法半夏 12 克、白芥子 6 克、茯苓 15 克、赤芍 15 克、泽泻 15 克、丹参 20 克、山楂 20 克、川大黄 3 克。随症加减：气虚痰湿较重，苔厚腻者，加党参、白术、黄芪、瓜蒌；肝胆湿热，口苦胁痛者，加茵陈、草决明、金钱草、夏枯草；肝肾不足，下肢酸软者，加桑寄生、首乌、川续断、牛膝、二至丸；瘀血明显者，加鸡内金、泽兰、蒲黄、红花；肝脾肿大，加甲片、牡蛎。每日 1 剂，水煎 2 次，分早晚服。杨环以上方加减治疗 41 例慢性肝炎合并脂肪肝患者。结果：痊愈 8 例，显效 19 例，有效 12 例，无效 2 例，总有效率为 95%。注意事项：嘱患者适当控制脂肪与糖类的摄入。[④]

12. 大黄䗪虫丸　大黄、土鳖虫、水蛭、牛膝、桃仁、杏仁、虻虫、生地黄、赤芍、黄芩、蛴螬、甘草、干漆。做成丸剂，每丸 9 克，每日服 3 次，每次 1 丸。随症加减：腹胀、纳差明显，舌淡胖，苔厚腻者，用二陈汤加减煎水化服。任昌伟等以上方治疗 70 例肥胖性脂肪肝患者。结果：治愈 42 例(60%)，显效 17 例(24.3%)，有效 7 例(10%)，无效 4 例，总有效率 94.3%。[⑤]

13. 韩建平等经验方　柴胡 15 克、当归 15 克、鸡血藤 15 克、黄芪 30 克、茵陈 30 克、白术 10 克、牛膝 10 克、泽泻 10 克、山楂 10 克、枸杞子 10 克、淫羊藿 10 克、枳壳 10 克、青皮 10 克、丹参 30 克、生大黄(后下)9 克。随症加减：属肝郁气滞者，加川楝子、延胡索、郁金；属痰湿内阻者，加礞石、皂角刺。脾肾得健，瘀血去，湿得化，腑气通。韩建平等以上方加减治疗 33 例脂肪肝患者，服药

① 蒋森.降脂益肝汤治疗脂肪肝 100 例疗效观察[J].黑龙江中医药,1992(1):13-15.
② 马子知.32 例肝炎后脂肪肝治疗小结[J].河北中医,1992,14(3):19.
③ 宋福印,等.中药治疗脂肪肝 45 例[J].陕西中医,1991,12(3):103.
④ 杨环.复肝降脂汤治疗慢性肝炎合并脂肪肝 41 例[J].陕西中医,1991,12(9):396-397.
⑤ 任昌伟,等.大黄䗪虫丸治疗肥胖性脂肪肝[J].四川中医,1990(10):32.

1～4月不等,脂肪肝消失 25 例(76%),好转 3 例(9%),无效 5 例(15%),总有效率 85%。[1]

14. 林少玉经验方 党参 20 克、黄芪 20 克、白术 10 克、茯苓 10 克、炙远志 10 克、川楝子 10 克、枸杞子 10 克、当归 15 克、酸枣仁 15 克、麦冬 15 克、广木香 9 克、炙甘草 5 克。同时用一枝黄花 20 克、田基黄 20 克,泡开水当茶饮。补益心脾,补肝肾滋阴清热。林少玉以上方治疗 1 例心脾两虚兼肝肾阴虚型脂肪肝患者,服药 56 剂,痊愈,随访 2 年半未复发。[2]

15. 瓜蒌瞿麦丸合缩泉丸加味 补骨脂 10 克、菟丝子 10 克、覆盆子 10 克、石斛 12 克、怀山药 20 克、茯苓 12 克、台乌药 10 克、益智仁 10 克、枸杞子 20 克、白术 10 克、藿香 10 克、茵陈 12 克、赤芍 12 克、板蓝根 15 克。每日 1 剂,水煎 2 次,分 2 次服。黄日廉等以上方治疗 1 例糖尿病性脂肪肝患者,服药剂后,诸症逐渐减轻,皮下注射普通胰岛素由每日 60 单位逐减为每日 30 单位,治疗 20 天后,渴饮、饥饿消失,尿量亦恢复正常;治疗 1 个半月,尿糖±～++,尿酮阴性,空腹血糖 138 毫克%,SGPT230 单位,血清总胆固醇 260 毫克%,三酰甘油 235 毫克%,AFP20 毫克/毫升;肝脏超声检查肝脏较前明显缩小,同位素扫描未见放射性缺损区。[3]

单 方

1. 绿茶 组成:绿茶。用法用量:每日 700 毫升,连续饮用 12 周。临床应用:坂田龙一郎等以上方治疗 17 例 NAFLD 患者,可显著升高肝脾 CT 比值,降低血清 ALT 水平及 8-异前列腺素分泌。[4]

2. 甘草 组成:甘草提取物。临床应用:Hajiaghamohammadi A A 等以上方治疗 44 例 NAFLD 患者,能显著降低患者 ALT、AST 活性。[5]

3. 绞股蓝 组成:绞股蓝水提取物。用法用量:每日 80 毫升。临床应用:Chou S C 等以上方治疗 56 例 NAFLD 患者,4 个月后患者 BMI、AST、碱性磷酸酶(ALP)、胰岛素和胰岛素抵抗指数(HOMA - IR)较安慰剂均显著降低。[6]

中 成 药

1. 绿茶儿茶素片 组成:绿茶(日本 TaiyoKagaku 株式会社的商业产品)。用法用量:每日 600 毫克。临床应用:福泽吉中等以上方治疗 26 例 NASH 患者,疗程 6 个月。结果:绿茶儿茶素治疗可显著降低 NASH 患者 BMI、内脏脂肪、皮下脂肪面积比及高敏 C-反应蛋白,升高肝脾 CT 比值。[7]

2. 壳脂胶囊 组成:龟甲、制首乌、丹参、茵陈、怀牛膝(每粒 0.25 克,福瑞公司生产)。功效:补益肝肾,活血通络,清利湿热。用法用量:每日 3 次,每次 5 粒,三餐后温水送服,24 周为 1 个疗程。临床应用:杨跃武等将 60 例非酒精性脂肪肝患者随机分为治疗组与对照组各 30 例。对照组予血脂康,每日 2 次,每次 2 粒;治疗组予壳脂胶囊。结果:治疗组临床基本治愈 17 例,显效 8 例,有效 3 例,无效 2 例,总有效率 93.3%;对照组临床基本治愈 12 例,显效 11 例,有效 5 例,无效 2 例,总有效率 93.3%。[8]

① 韩建平,等.中药治疗脂肪肝初探——附 33 例疗效观察[J].天津中医,1988(5):32.
② 林少玉.脂肪肝治验[J].四川中医.1986(8):26.
③ 黄日廉,等.中西医结合治疗糖尿病性脂肪肝一例报告[J].贵州医药,1982(3):28,34.
④ SAKATA R, NAKAMURA T, et al. Green tea with high - density catechins improves liver function and fat infiltration in non - alcoholic fatty liver disease (NAFLD) patients: a double - blind placebo - controlled study[J]. International journal of molecular medicine, 2013, 32(5): 989 - 994.
⑤ HAJIAGHAMOHAMMADI A A, et al. The efficacy of licoriceroootex tract in decreasing transaminase activities in non - alcoholic fatty liver disease: a randomized controlled clinical trial[J]. Phytotherapy Research, 2012, 26(9): 1381 - 1384.
⑥ CHOU S C, et al. The add - on effects of Gynostemma pentaphyllum on nonalcoholic fatty liver disease[J]. Alternative therapies in Health and Medicine, 2006, 12(3): 34 - 39.
⑦ FUKUZAWA Y, et al. Effects of green tea catechins on nonalcoholic steatohepatitis(NASH)patients[J].Journal of Functional Foods, 2014, 9: 48 - 59.
⑧ 杨跃武,杨宏志,等.壳脂胶囊治疗非酒精性脂肪肝的随机对照研究.实用医学杂志[J].2014,30(4):638 - 640.

3. 柔肝颗粒 组成：茵陈、决明子（清炒）、大黄（酒炖）、泽泻、猪苓、山楂、苍术（麸炒）、白术（麸炒）、陈皮、瓜蒌、女贞子（酒蒸）、墨旱莲、枸杞子、小蓟、柴胡（醋炙）、甘草。功效：清热利湿，化浊解毒，祛瘀柔肝。用法用量：口服，每日 3 次，每次 8 克。临床应用：林雨冬等将 120 例 NAFLD 患者随机分为治疗组与对照组各 60 例。对照组给予水飞蓟宾胶囊，每次 2 粒，每日 3 次；治疗组给予化滞柔肝颗粒。结果：治疗组临床痊愈 30 例，显效 20 例，有效 6 例，无效 4 例，总有效率 93.3％；对照组临床痊愈 16 例，显效 16 例，有效 16 例，无效 12 例，总有效率 80％。①

4. 水飞蓟宾胶囊 组成：水飞蓟宾（每粒 35 毫克，天津天士力制药股份有限公司）。功效：抗脂质过氧化，清除肝细胞内的活性氧自由基，维持细胞膜稳定性，促进肝细胞膜修复再生。用法用量：口服，每日 3 次，每次 105 毫克。临床应用：林艳等将 62 例 NAFL 患者随机分为治疗组与对照组各 31 例。对照组予护肝片；治疗组予水飞蓟宾胶囊。结果：治疗组总有效率为 90.3％，对照组总有效率为 74.2％。②

5. 当飞利肝宁胶囊 组成：水飞蓟、当归囊（每粒 0.25 克，四川美大康药业股份有限公司生产）。功效：清热解毒，化湿利胆。用法用量：口服，每次 4 粒，每日 3 次，12 周为 1 个疗程。临床应用：李朝敏等将 227 例湿热内蕴型 NAFLD 患者随机分为治疗组 113 例与对照组 114 例。对照组予当飞利肝宁胶囊模拟剂，服用方式同治疗组；治疗组予当飞利肝宁胶囊。结果：治疗组临床痊愈 11 例，显效 23 例，有效 52 例，无效 27 例；对照组临床痊愈 3 例，显效 15 例，有效 45 例，无效 51 例。③

6. 强肝胶囊 组成：茵陈、板蓝根、当归、白芍、丹参、郁金、黄芪、党参、泽泻、黄精、地黄、山药、山楂、六神曲、秦艽、甘草。功效：清热利湿，补脾养血，益气解郁。用法用量：每次 5 粒，每日 2 次，每服 6 日休息 1 日继服，3 个月为 1 个疗程。临床应用：张玮等以上方治疗 60 例非酒精性脂肪肝湿热蕴结症患者，临床治愈率为 26.67％，有效率为 75.00％。注意事项：治疗期间要求低脂饮食。④

7. 血脂康胶囊 组成：红曲（0.3 克/粒，北大维信生物科技有限公司生产）。功效：健脾消食活血，温化湿痰，化浊降脂。用法用量：每日 2 次，每次 2 粒，连服 6 个月。临床应用：陈黎等以上方治疗 48 例 NAFLD 患者，治疗后胰岛素抵抗指标及血脂、转氨酶水平下降，部分患者的肝组织学指标改善，未发现肝毒性。⑤

8. 复方玉苓胶囊 组成：柴胡、三七、女贞子、苍术、淡豆豉、白矾、败酱草（0.3 克/粒，上海方心科技研究所生产）。功效：疏肝利胆，清热通下，通便泄浊降脂。用法用量：每日 3 次，每次 3 粒。临床应用：唐红敏等将 70 例非酒精性单纯性脂肪肝患者随机分为观察组与对照组各 35 例。对照组予胆宁片，每日 3 次，每次 5 片；观察组予复方玉苓胶囊。3 个月为 1 个疗程。结果：观察组临床总有效率为 85.8％，对照组为 65.7％（$P<0.05$）。⑥

9. 护肝片 组成：柴胡、茵陈、板蓝根、绿豆、猪胆汁（黑龙江省五常葵花药业有限公司生产）。功效：疏肝理气，健胃消食，降酶祛脂。用法用量：口服，每日 3 次，每次 4 片。临床应用：朱小玉等将 82 例 NAFLD 患者随机分为对照组 40 例与治疗组 42 例。对照组予血脂康，口服每次 2 粒，每日 2 次；治疗组予护肝片。30 日为 1 个疗程，连用 3 个疗程。结果：治疗组治愈 9 例，显效 14 例，有效 15 例，无效 4 例，总有效率 90.4％；对照组治愈 5 例，显效 12 例，有效 14 例，无效 9 例，

① 林雨冬,等.化滞柔肝颗粒治疗非酒精性脂肪肝的临床研究[J].实用临床医药杂志,2013,17(3):75-77.
② 林艳,等.水飞蓟宾胶囊治疗非酒精性脂肪性肝病的疗效观察[J].吉林医药学院学报,2013,34(1):12-14.
③ 李朝敏,李明权,等.当飞利肝宁胶囊治疗非酒精性单纯性脂肪肝患者 113 例临床研究[J].中医杂志,2012,53(1):38-41.
④ 张玮,等.强肝胶囊治疗非酒精性脂肪肝湿热蕴结症的临床观察[J].上海中医药杂志,2007,41(4):26-27.
⑤ 陈黎,等.血脂康胶囊治疗合并高脂血症的非酒精性脂肪性肝病[J].中成药,2007,29(3):326-329.
⑥ 唐红敏,蔡定芳,等.复方玉苓胶囊治疗非酒精性单纯性脂肪肝临床研究[J].上海中医药杂志,2006,40(6):31-32.

总有效率 77.5%。[1]

10. 胆宁片 组成:生大黄、虎杖、青皮、白茅根、陈皮、郁金、山楂(每片含生药 4.45 克,上海和黄药业有限公司生产)。功效:疏肝利胆,清热泄浊通利。用法用量:口服,每日 3 次,每次 5 片。临床应用:季光等将 135 例 NAFLD(湿热型)患者随机分为治疗组 102 例与对照组 33 例。对照组予优思弗 250 毫克,每日 3 次口服;治疗组予胆宁片。疗程 24 周。结果:治疗组临床治愈 10 例,显效 53 例,有效 28 例,无效 11 例,总有效率 89.22%;对照组临床治愈 3 例,显效 11 例,有效 14 例,无效 5 例,总有效率 84.85%。[2]

酒精性脂肪肝

概　述

酒精性脂肪肝属中医"伤酒""酒癖""胁痛"范畴。症状可见胸膈痞满、食欲不振,胁肋胀闷不舒或隐痛,呕恶、吐酸等,多为酒食伤脾,聚湿生痰,脾病及肝,病位多在肝脾,肝郁脾虚、湿热互结是其主要证型。临床辨证分为五型。(1)脾虚痰湿型:表现为胸胁隐痛,腹胀不适,脘闷便溏,面色萎黄,神疲纳呆,头晕恶心;舌质淡红、苔白腻,脉濡缓。治宜健脾祛湿、化瘀通络。(2)肝郁气滞型:表现为两胁隐隐胀痛,胁下痞块,腹胀不舒,善太息,口苦便干;舌质淡红或红,苔薄,脉弦滑。治宜疏肝理气、活血祛瘀。(3)湿热蕴结型:表现为胁下胀满或疼痛,口苦,恶心呕吐,食后作胀,嗳气不爽;腹部胀满,或大便秘结或溏垢;舌质红,苔黄腻,脉弦滑。治宜清热利湿。(4)肝阴不足型:表现为胁肋灼痛,头晕耳鸣,两目干涩,面部烘热,五心烦热,潮热盗汗,口咽干燥,或见手足蠕动;舌红少津,脉弦细数。治宜补益肝肾。(5)气滞血瘀型:表现为肝区刺痛,胁下痞块,面色晦滞或黧黑,口唇紫暗;舌质紫暗或有瘀点,妇女经闭或夹有血块,脉沉细涩。治宜活血化瘀、软坚散积。

辨 证 施 治

1. 周爱华分 4 型

(1)湿热内蕴型 方用涤痰汤加减:法半夏 10 克、制胆南星 10 克、决明子 10 克、生甘草 15 克、泽泻 20 克、葛根 10 克、丹参 10 克、桃仁 20 克、三七 10 克、蒲公英 10 克、枳实 10 克。

(2)痰瘀互结型 方用苓桂术甘汤加减:茯苓 10 克、泽泻 10 克、苍术 10 克、桂枝 10 克、荷叶 10 克、山楂 20 克、甘草 10 克、决明子 15 克、丹参 10 克、桃仁 10 克、川芎 10 克。

(3)肝郁气滞型 方用柴胡疏肝散加减:柴胡 10 克、白芍 10 克、枳壳 10 克、甘草 10 克、香附 20 克、川芎 10 克、决明子 10 克、葛根 10 克、葛花 10 克、丹参 30 克、桃仁 15 克、三七 10 克。

(4)脾失健运型 药用党参 10 克、黄芪 15 克、茯苓 10 克、苍术 20 克、半夏 10 克、枳壳 15 克、郁金 10 克、丹参 10 克、赤芍 20 克、葛根 15 克、砂仁 10 克。

临床观察:周爱华以上方辨证治疗 145 例酒精性脂肪肝患者。结果:显效 100 例,有效 32 例,无效 13 例,总有效率 91.03%。[3]

2. 韩斌分 3 型

(1)瘟疫热毒型 症见大热烦渴,舌绛唇焦,头痛如劈,热迫血熽,脉细而数。方用清瘟败毒饮加减:生石膏 20 克、生地黄 12 克、知母 10 克、赤芍 12 克、桔梗 12 克、黄芩 10 克、莪术 12 克、玄参 12 克、连翘 12 克、甘草 12 克。随症加减:形体肥胖者,加三棱 12 克、莪术 12 克;痰湿重者,加明矾、浙贝母;血脂高者,加生山楂、决明子。

(2)气血瘀滞型 症见胸闷,两胁胀痛,全身乏力,口干苦。方用金铃子散加减:川楝子 12 克、

① 朱小玉,等.护肝片治疗非酒精性脂肪肝 42 例临床观察[J].北京医学,2006,28(8):489-490.
② 季光,等.胆宁片治疗非酒精性脂肪性肝病(湿热型)的临床研究[J].中国中西医结合杂志,2005,25(6):485-488.
③ 周爱华.中医辨证治疗酒精性脂肪肝 145 例临床观察[J].中国民族民间医药,2014,23(19):70-71.

延胡索 12 克、柴胡 12 克、郁金 12 克、川芎 12 克、枳壳 12 克、香附 12 克、三棱 12 克、莪术 12 克、丹参 20 克、生山楂 20 克、金钱草 15 克。配合每日静脉点滴复方甘草酸苷注射液 40 毫升。

（3）气阴两虚型　症见面色苍白，神疲乏力，肌黄体瘦；舌淡紫，少苔，脉细涩。方用生脉散、归脾汤加减：太子参 20 克、麦冬 12 克、五味子 12 克、黄芪 20 克、白术 12 克、炙甘草 6 克、生地黄 12 克、丹参 30 克、百合 12 克、草决明 12 克、明矾 12 克。

临床观察：韩斌以上方加减辨证治疗 126 例酒精性脂肪肝患者。结果：临床治愈 54 例，显效 31 例，好转 23 例，无效 18 例，总有效率 84.3%。[①]

3. 陈玉分 5 型

（1）寒湿困脾型　症见形体肥胖，胁下隐痛，胸闷气短，头晕恶心，脘腹痞满，纳呆便溏，体倦乏力，面色萎黄，面目虚浮；舌体胖，舌苔润，脉细。方用补中益气汤或参苓白术散加减。

（2）湿热蕴结型　症见胁下胀满或疼痛，口苦，恶心呕吐，食后作胀，嗳气不爽，腹部胀满，或大便秘结或溏垢；舌质红，苔厚腻或兼灰黑，脉弦或弦数。方用加味温胆汤或龙胆泻肝汤加减。

（3）痰瘀互结型　症见胁下满胀，形体肥胖，嗜睡，肢体沉重，大便溏而不爽；舌质胖嫩，边有齿痕，舌苔白腻或薄白，脉弦滑。方用二陈汤加减。

（4）肝阴不足型　症见胁肋灼痛，头晕耳鸣，两目干涩，面部烘热，五心烦热，潮热盗汗，口咽干燥，或见手足蠕动；舌红少津，脉弦细数。药用枸杞子、桑椹子、女贞子、墨旱莲、冬虫夏草、龟甲、龟板胶、鳖甲、薏仁、桑寄生、白芍、决明子、桑叶、菊花、夏枯草、生地黄、熟地黄、天冬、赤芍、牡丹皮。

（5）气滞血瘀型　症见肝区刺痛，胁下痞块，面色晦滞或黧黑，口唇紫暗；舌质紫暗或有瘀点，妇女经闭或夹有血块，脉沉细涩。方用膈下逐瘀汤、失笑散。[②]

4. 朱均权分 4 型

（1）脾虚痰湿型　症见胸胁隐痛，腹胀不适，脘闷便溏，面色萎黄，神疲纳呆，头晕恶心；舌质淡红，苔白腻，脉濡缓。治宜健脾祛湿、化瘀通络。方用香砂六君汤加减：党参、白术、茯苓、半夏、陈皮、山楂、葛根、葛花、甘草、丹参、赤芍、红花、三七。

（2）湿毒内蕴型　症见胸胁胀痛，脘腹痞闷，面有油脂，困倦乏力，恶心呕吐，口干口苦，小便黄浊，便秘或秽而不爽；舌红，苔黄腻，脉弦滑。治宜祛湿泄毒、理气化瘀。方用涤痰汤加减：半夏、制胆南星、决明子、山楂、蒲公英、枳实、泽泻、葛根、葛花、甘草、丹参、桃仁、三七。

（3）肝郁气滞型　症见两胁隐隐胀痛，胁下痞块，腹胀不舒，善太息，口苦便干；舌质淡红或红，苔薄，脉弦滑。治宜疏肝理气、活血祛瘀。方用柴胡疏肝散加减：柴胡、白芍、枳壳、甘草、香附、川芎、决明子、山楂、葛根、葛花、丹参、桃仁、三七。

（4）痰瘀互结型　症见右胁刺痛，胁下肿块，推之不移，体胖腹胀，纳差乏力；舌质暗红或有瘀点，苔薄，脉弦涩。治宜化痰祛瘀、软坚散积。方用消瘰丸合化积丸加减：牡蛎、玄参、浙贝母、三棱、莪术、山楂、槟榔、海浮石、水蛭、鸡内金、瓜蒌、葛根、桃仁、三七。

以上各方均水煎分 2 次服，3 个月为 1 个疗程，连服 2 个疗程。临床观察：朱均权以上方辨证治疗 59 例酒精性脂肪肝患者。结果：治愈 29 例，有效 25 例，无效 5 例，总有效率 91.5%。[③]

5. 庄千友分 4 型

（1）湿热淤结型　症见胸胁胀痛，口苦纳呆，呃恶腹胀，小便短赤，大便秘结；舌红，苔黄腻，脉滑数。方用茵陈蒿汤合导痰汤加减：茵陈 10 克、炒栀子 10 克、制大黄 10 克、半夏 10 克、茯苓 12 克、牡丹皮 12 克、赤芍 12 克、陈皮 6 克、胆南星 5 克、山楂 20 克、枳实 8 克、甘草 3 克。随症加减：形体肥胖，加三棱、莪术；痰湿重，加明矾、浙贝母；

① 韩斌.辨证论治酒精性脂肪肝 126 例[J].内蒙古中医药,2014,33(12):17.
② 陈玉.酒精性肝病的中医治疗[J].光明中医,2007,22(11):32 - 33.
③ 朱均权.辨证治疗酒精性脂肪肝 59 例[J].浙江中医杂志,2007,42(9):512.

三脂高者,加山楂、草决明。

（2）痰湿阻滞型　症见脘腹胀满,纳呆胁下胀闷,小便清长,大便溏泻;舌淡胖,苔白腻,脉濡缓。方用苍附导痰汤合五苓散加减:苍术10克、香附10克、半夏10克、桂枝10克、泽泻10克、白术10克、厚朴6克、陈皮6克、茯苓12克、明矾12克、山楂30克、甘草3克。随症加减:体胖重,加茯苓至30克、泽泻20克;三脂高,加草决明30克,便溏时,暂不要加入。

（3）气血瘀滞型　症见身疲乏力,胸胁胀满,善太息;舌紫暗,脉弦细涩。方用柴胡疏肝散加减:柴胡6克、川芎6克、陈皮6克、赤芍10克、枳实10克、香附10克、三棱10克、莪术10克、海藻10克、昆布10克、丹参20克、山楂30克、草决明（炒）30克、甘草3克。随症加减:胁痛甚,加郁金;瘀血重,加当归、土鳖虫、水蛭。

（4）气阴两虚、瘀血阻络重型　症见面色苍白,神疲乏力,肌黄体瘦;舌淡紫,少苔,脉细涩。方用六味地黄汤合一贯煎加减:太子参10克、百合10克、麦冬10克、生地黄15克、丹参15克、赤芍15克、牡丹皮15克、山茱萸15克、淮山药15克、山楂20克、草决明20克、大豆30克、水蛭(研吞)2克。随症加减:头晕乏力,加高丽参、五味子。

临床观察:庄千友以上方加减辨证治疗187例酒精性脂肪肝患者。结果:临床治愈67例,显效49例,好转43例,无效28例,总有效率85%。[1]

6.袁静分3型

清肝煎:生山楂30克、丹参30克、茯苓15克、泽泻15克、半枝莲15克、白蔻仁10克、佩兰10克。

（1）湿热阻滞型　症见肝区疼痛,纳谷不香,口苦枯腻,恶心呕吐,身目发黄,小便黄赤;舌质红,苔黄腻,脉弦滑。治宜清热利湿。方用基本方加茵陈15克、栀子10克、赤小豆15克、败酱草10克。

（2）痰湿困脾型　症见脘腹满闷,肢体困倦,头晕头重,形体肥胖;舌质淡,舌体胖大,苔白厚腻,脉濡或沉细。治宜化痰祛湿、醒脾降浊。方用基本方加薏苡仁18克、藿香10克、陈皮12克、半夏12克、草蔻仁6克。

（3）瘀水交阻型　症见面色黎黑,肝脾肿大,顽固性腹胀,腹水形成;舌质暗或有瘀斑瘀点,苔白,脉细涩。治宜化瘀利水、补肝益肾。方用基本方加半边莲15克、水仙花子12克、枳实15克、牵牛子10克、枸杞子30克、太子参30克。

临床观察:袁静将66例酒精性肝病患者随机分为治疗组45例与对照组21例。对照组予肝泰乐每次200毫克,每日3次;复方丹参片每次4片,每日3次;维生素C每次200毫克,每日3次;如伴有腹水形成,血浆白蛋白低下者可适当予以安体舒通、双氢克尿噻、白蛋白等对症治疗。治疗组予中医辨证分型治疗。以上两组均以30天为1个疗程,可连续治疗3个疗程。结果:治疗组痊愈26例,显效14例,无效5例,总有效率88.9%;对照组痊愈6例,显效8例,无效7例,总有效率66.7%。[2]

7.崔闽鲁分3型

清肝解酒饮(基础方):茵陈20克、葛根20克、铁观音茶20克、白茅根20克、茯苓15克、佩兰10克、山楂15克。

（1）湿热郁蒸、肝胃不和型　症见右胁疼痛,纳呆脘痛,恶心呕苦,面红耳赤,口干苦,溲黄腥臭,目黄身黄;舌红、苔黄腻,脉弦数。治宜清肝和胃、利湿解酒。方用基础方加蒲公英15克、大黄6克、栀子10克。每日1剂,水煎,早晚分服,服6周。

（2）湿困脾胃、肝气郁结型　症见右胁隐胀痛,脘胀纳呆,酒后易呕痰涎或水,时腹泻,乏力肢困,头蒙重,神呆健忘,面容虚浮,酒后尿混浊;舌体胖大,舌苔厚腻,脉细。治宜疏肝健脾、化浊解酒。方用基础方加半夏10克、白术15克、厚朴10克、草决明15克。每日1剂,水煎,早晚分服,服

①　庄千友.辨证论治酒精性脂肪肝187例[J].陕西中医,1999,20(4):155-156.
②　袁静.清肝煎治疗酒精性肝病45例[J].中医药研究,1999,15(2):14-15.

6周。

（3）湿瘀夹阻、肝脾两虚型　症见右胁疼痛、面色黧黑，酒徒面容，鼻及颊毛细血管扩张明显、脾肿大、蜘蛛痣、肝掌、消瘦腹胀、纳呆腹泻；舌质暗或夹瘀、苔少、脉弦细或涩。治宜疏理肝脾、利湿化瘀。方用基础方加赤芍12克、当归10克、桃仁10克、红花8克、土鳖虫6克、高丽参（另炖）3克。每日1剂，水煎，早晚分服，服6周。

临床观察：崔闽鲁将57例酒精性肝病患者随机分为治疗组42例与对照组15例。对照组服肝太乐0.2克，维生素C 0.2克，山楂精降脂片2片，每日3次；治疗组予中医辨证分型治疗。所有病例每周随诊1次，30天后复查肝功能、肝B超。结果：治疗组临床治愈22例，显效15例，无效5例，总有效率88.1%；对照组临床治愈4例，有效4例，无效7例，总有效率53.3%。①

经　验　方

1. 利湿化瘀疏肝方　泽泻30克、决明子30克、山楂30克、黄芩20克、葛根20克、柴胡15克、枳壳15克、丹参15克、郁金15克、黄芪10克、莱菔子10克、大黄5克。每日1剂，分早晚各150毫升冲服。清热利湿泄浊，活血化瘀，疏肝理脾。郝毅等将60例酒精性脂肪肝患者随机分为治疗组与对照组各30例。对照组予易善复胶囊口服，每次2粒，每日3次；治疗组予上方治疗。60天为1个疗程。结果：治疗组总有效率93.3%，对照组总有效率80%。②

2. 四君子汤　太子参15克、白术15克、茯苓10克、甘草10克。每日1剂，煎汤，早晚服用，30天为1个疗程。虞海红等将286例酒精性脂肪肝患者随机分为治疗组146例与对照组140例。对照组予肌苷片，每次200毫克，每日3次；治疗组予上方。两组疗程都是90天。结果：治疗组显效

96例，有效28例，无效22例，总有效率84.9%；对照组显效67例，有效26例，无效47例，总有效率66.4%。③

3. 柴胡陷胸汤加味　醋柴胡12克、枳壳10克、酒黄芩10克、法半夏10克、全瓜蒌20克、黄连6克、炒扁豆12克、葛花15克、草决明15克、荷叶15克、虎杖10克、丹参15克、泽兰10克、生山楂10克。每日1剂，每剂煎成300毫升，分装2袋，早晚各150毫升。湿毒清，瘀血去，痰浊化，气血同调，痰瘀并治。刘丽花等将108例酒精性脂肪肝患者随机分为对照组36例与治疗组72例。对照组予护肝片1.2克，每日3次；绞股蓝总甙片60毫克，每日3次；治疗组予上方。3个月为1个疗程。结果：治疗组显效55例，有效14例，无效3例，总有效率95.8%；对照组显效8例，有效17例，无效11例，总有效率69.4%。④

4. 解醒汤　葛花9克、葛根15克、枳椇子15克、绵茵陈15克、茯苓12克、杭白芍12克、生白术10克、焦神曲10克、泽泻10克、决明子10克、莱菔子10克、郁金10克。随症加减：脘闷腹胀、苔白腻者，加八月札20克、枳壳10克、厚朴10克；气虚者，加炒太子参30克、山药20克；舌红、苔黄腻者，加过路黄30克、虎杖15克、制大黄10克；黄疸显著者，加田基黄30克、垂盆草20克；腰酸、舌红少津液者，加石斛15克、制首乌15克、枸杞子20克；胁胀心烦、面暗者，加佛手10克、绿萼梅10克、丹参20克。隔日1剂，水煎2次，餐后服。杜旦锋将65例酒精性脂肪肝患者随机分为治疗组32例与对照组33例。对照组予水飞蓟素，每次2粒，每日3次；治疗组予上方加减。疗程均为2个月。结果：治疗组痊愈21例，显效8例，无效3例，总有效率90.63%；痊愈16例，显效7例，无效10例，总有效率69.7%。⑤

5. 解酒护肝饮　柴胡15克、香附15克、郁金15克、川楝子15克、茵陈20克、青蒿15克、虎杖

① 崔闽鲁.清肝解酒饮治疗酒精性肝病临床研究[J].中医杂志.1998.39(1)：32-33.
② 郝毅,等.利湿化瘀疏肝方治疗酒精性脂肪肝30例临床观察[J].中国中药,2014,12(34)：262-263.
③ 虞海红,等.四君子汤加减治疗酒精性脂肪肝286例[J].浙江中医药大学学报,2010,34(5)：729-730.
④ 刘丽花,等.从痰湿论治酒精性脂肪肝72例[J].北京中医药,2009,28(8)：612-614.
⑤ 杜旦锋.解醒汤治疗酒精性脂肪肝32例[J].浙江中医杂志,2008,43(1)：38.

15克、葛根20克、丹参15克。水煎至200毫升,分早晚分服,每次100毫升,疗程6周。护酒肝,解酒毒,改善肝功能。李有田等将62例酒精性脂肪肝患者随机分为治疗组32例与对照组30例。对照组予8%肝安注射液250毫升,每日1次,连用6周;治疗组予上方。结果:治疗组显效17例,有效14例,无效1例,总有效率98.1%;对照组显效7例,有效16例,无效7例,总有效率69.8%。①

6. 化痰消脂益肝汤 葛根10克、苍术15克、茯苓15克、薏苡仁15克、山楂15克、绞股蓝20克、六月雪20克、平地木20克、砂仁(后下)6克。每日1剂,水煎服。化痰利湿解酒毒,理气消瘀和肝络。沈国良等将248例酒精性脂肪肝患者随机分为治疗组与对照组各124例。对照组予肝得健胶囊456毫克,每日3次口服;治疗组予上方。结果:治疗组临床治愈90例,好转29例,未愈5例,总有效率95.9%;对照组临床治愈38例,好转72例,未愈14例,总有效率88.7%。②

7. 柴胡舒肝散 柴胡10克、枳壳10克、香附10克、川芎10克、郁金10克、赤芍12克、白芍12克、生山楂15克、丹参15克、草决明15克、黄芪20克。每日1剂,水煎服,分2次服,连服1个月后,休息1周,再服1个月为1个疗程。潘志坚等以上方治疗60例酒精性脂肪肝患者。结果:临床治愈32例,显效8例,有效18例,无效2例,总有效率96.7%。③

8. 酒肝康汤 葛根30克、柴胡15克、丹参30克、山楂30克、泽泻30克、草决明30克、白芥子15克。随症加减:胁痛明显者,加郁金10克;腹胀者,加川厚朴10克;纳差者,加鸡内金15克、生麦芽15克;恶心者,加姜半夏10克;体虚明显者,加黄芪15克。每日1剂,水煎服。侯留法等将53例酒精性脂肪肝患者随机分为治疗组32例与对

照组21例。对照组予服复方胆碱片,每次2片,每日3次;维生素C每次300毫克,每日3次。治疗组予上方加减。结果:治疗组痊愈20例,显效6例,有效4例,无效2例,有效率93.75%;对照组痊愈6例,显效3例,有效6例,无效6例,有效率71.43%。④

9. 降脂汤 陈皮15克、法半夏15克、泽泻15克、草决明15克、白芍15克、茯苓10克、山楂24克、丹参30克、大黄(先下)6克。随症加减:气虚者,加党参、黄芪;阴虚者,加枸杞子、生地黄;血瘀者,加桃仁、红花。每日1剂,水煎服。健脾化痰,活血化瘀,升清降浊。鞠庆等以上方加减治疗45例酒精性脂肪肝患者。结果:显效32例,有效10例,无效3例,总有效93.3%。⑤

10. 软肝化脂汤 丹参30克、山楂30克、葛根30克、鳖甲15克、茯苓15克、柴胡12克、白芍12克、胆南星12克、半夏10克、竹茹10克、枳实10克、陈皮6克。每日1剂,水煎分早午间服用,每隔3天给患者自血光量子治疗1次。陈关良将56例酒精性脂肪肝患者随机分为治疗组36例与对照组20例。对照组予非诺贝特每日2次,每次100~200毫克;ATP每日3次,每次20~40毫克;同时予对症治疗。治疗组予上述方法治疗。1个月为1个疗程。结果:治疗组痊愈25例,好转10例,无效1例,总有效率97.2%;对照组痊愈5例,好转9例,无效6例,总有效率70%。⑥

11. 葛花汤 葛花20克、连翘12克、虎杖9克、菖蒲5克、砂仁3克、生甘草24克。随症加减:体态丰腴、头身困重、脘腹胀满、舌质淡胖有齿痕者,加白芍15克、薏苡仁30克、清半夏10克、荷梗15克;心烦易怒、胁痛溲赤、舌红苔黄者,加栀子12克、龙胆草6克、车前子10克;面色黧黑、见肌肤甲错、蛛纹丝缕者,加桃仁15克、莪术15克、丹参30克、五灵脂12克;有黄疸者,

① 李有田,等.自拟解酒护肝饮治疗酒精性肝病32例[J].吉林大学学报,2004,30(6):967-969.
② 沈国良,等.化痰消脂益肝汤治疗酒精性脂肪肝124例[J].中国中医药信息杂志,2004,11(11):1000-1001.
③ 潘志坚,等.柴胡疏肝散治疗酒精性脂肪肝60例[J].实用中医药杂志,2001,17(11):22-23.
④ 侯留法,等.酒肝康汤治疗酒精性脂肪肝32例[J].河南中医,1997,17(4):225-226.
⑤ 鞠庆,等.降脂汤治疗酒精性脂肪肝45例[J].实用中医药杂志,1997(6):17.
⑥ 陈关良.中药配合自血光量子治疗酒精性脂肪肝36例[J].实用中医药杂志,1997(6):21.

加茵陈 24 克、升麻 9 克、生大黄 3 克。每日 1 剂,水煎服。高荣慧以上方加减治疗 82 例酒精性肝损伤患者。结果:显效 24 例,好转 39 例,无效 17 例,死亡 2 例。①

12. 加味温胆汤　枳实 10 克、清半夏 10 克、黄连 10 克、云茯苓 15 克、陈皮 12 克、竹茹 12 克、桃仁 12 克、柴胡 12 克、赤芍 12 克、白芍 12 克、丹参 30 克、山楂 30 克、鳖甲 24 克。每日 1 剂,水煎分 2 次服,1 个月为 1 个疗程。解酒泻毒,理气运脾,活血化瘀。贾秀琴以上方治疗 38 例酒精性脂肪肝患者,1 个疗程后患者的症状体征均有明显改善,无疲劳感,食欲增加,无明显的腹胀及恶心呕吐,肝区疼痛及肝大消失率 53.42%,总改善率 92.3%。②

13. 解酒保肝汤　枳椇子 15 克、山楂 30 克、泽泻 15 克、猪苓 15 克、鸡内金 15 克、神曲 10 克、柴胡 15 克、栀子 15 克、黄芩 15 克、白芍 15 克、砂仁 10 克、郁金 20 克、甘草 5 克。每日 1 剂,水煎分 2 次服。王天舒等以上方治疗 23 例酒精性脂肪肝患者。结果:痊愈 8 例,好转 12 例,无效 2 例,总有效率 91.3%。③

中 成 药

酒肝消脂冲剂　组成:葛根、柴胡、山楂、丹参、泽泻、草决明、白矾(河南省奥林特制药厂生产)。功效:解酒疏肝,清热化痰。用法用量:每次 10 克,每日 3 次,口服。临床应用:侯留法等将 152 例酒性脂肪肝患者随机分为治疗组 102 例与对照组 50 例。对照组予东宝肝泰片,每次 3 片,每日 3 次,口服;治疗组予酒肝消脂冲剂。所有患者以 45 天为 1 个疗程。结果:治疗组基本痊愈 64 例,显效 18 例,有效 13 例,无效 7 例,总有效率 93%;对照组基本痊愈 18 例,显效 22 例,有效 5 例,无效 5 例,总有效率 90%。④

药 物 性 肝 炎

概　述

药物性肝损伤(DILI)是指由各类处方或非处方的化学药物及其代谢产物乃至辅料等所诱发的肝损伤。DILI 是最常见和最严重的药物不良反应(ADR)之一,重者可致急性肝衰竭(ALF)甚至死亡,迄今仍缺乏简便、客观、特异的诊断指标和特效治疗手段。引起药物性肝炎的常见药物包括非甾体抗炎药(NSAID)、抗感染药物(含抗结核药物)、抗肿瘤药物、中枢神经系统用药、心血管系统用药、代谢性疾病用药、激素类药物等。中医药对药物性肝损伤并未有明确的辨证分型。就具体药物引起的药物性肝炎,可采用不同的治疗方法。

经　验　方

1. 茵陈蒿汤　茵陈 30 克、青蒿 10 克、板蓝根 15 克、水牛角 15 克、牡丹皮 10 克、虎杖 15 克、栀子 10 克、清半夏 10 克、陈皮 15 克、郁金 10 克、赤芍 10 克、当归 10 克、柴胡 6 克、土茯苓 10 克、车前子 10 克、白茅根 20 克、三七 6 克、黄芪 20 克、甘草 10 克、延胡索 10 克、夏枯草 10 克、青黛 10 克。每日 1 剂,水煎服,取汁 400 毫升,分 2 次温服。清热利湿,清营凉血,理气,化瘀,退黄。许杏梅等将 60 例药物性肝炎患者随机分为治疗组和对照组各 30 例。对照组每日静脉注射门冬氨酸钾镁注射液 10 毫升和苦参注射液 150 毫克,治疗组在对照组治疗基础上加用茵陈蒿汤。1 周为 1 个疗程,共 4 个疗程。结果:治疗组有效率为 93%,对照组为 73%,治疗组有效率明显高于对照组($P<0.05$)。⑤

① 高荣慧.葛花汤治疗酒精性肝损伤 82 例[J].中国民间疗法,1996(4):41.
② 贾秀琴.加味温胆汤治疗酒精性脂肪肝 38 例[J].中西医结合肝病杂志,1996,6(2):34-35.
③ 王天舒,等.解酒保肝汤治疗酒精性脂肪肝临床观察[J].中国中西医结合杂志,1995(7):439-440.
④ 侯留法,等.酒肝消脂冲剂治疗酒性脂肪肝[J].中西医结合肝病杂志,2003,23(6):413.
⑤ 许杏梅,等.茵陈蒿汤治疗药物性肝炎高胆红素血症疗效观察[J].现代中西医结合杂志,2015,24(6):621-623.

2. 龙胆泻肝汤加减　龙胆草 10 克、黄芩 10 克、栀子 10 克、当归 20 克、生地黄 20 克、柴胡 10 克、甘草 10 克、瓜蒌 30 克、大黄 5 克、泽泻 20 克、车前子 10 克。随症加减：黄疸重者，加红花、赤芍；腹胀甚者，加香橼、香附；口干者，加天花粉、石斛。水煎取汁 300 毫升，早晚分服。泻肝补肝，火降热清，湿浊得消。魏晓冬等将 60 例药物性肝炎肝胆湿热证患者随机分为对照组与治疗组各 30 例。对照组采用护肝宁片，每次 1.4 克，每日 3 次；治疗组采用上方加减。4 周为 1 个疗程。结果：治疗组痊愈 21 例，显效 4 例，有效 4 例，无效 1 例，总有效率 96.67%；对照组痊愈 18 例，显效 3 例，有效 3 例，无效 6 例，总有效率 80.00%。[1]

3. 茵陈五苓散　茵陈 20 克、猪苓 9 克、泽泻 9 克、白术 10 克、桂枝 10 克、茯苓 20 克。随症加减：低热明显者，加黄芩 15 克、板蓝根 30 克、柴胡 15 克；胸痛，胁痛明显者，加赤芍 20 克、郁金 15 克、丹参 30 克；病程较长，体质困乏明显者，加黄芪 20 克、五味子 20 克。每日 1 剂，水煎服早晚服用。保肝，降酶，退黄，抗肝纤维化。郭晓阳等将 50 例抗结核药物所致的肝损害患者随机分为治疗组 30 例与对照组 20 例。两组均采用正规抗结核病药物治疗；对照组加用肝泰乐（0.3 克）注射液 4 毫升加入葡萄糖注射液静滴，每日 1 次；治疗组在对照组基础上加用上方加减。结果：治疗组临床治愈 15 例，显效 14 例，无效 1 例，总有效率 96.7%；对照组临床治愈 8 例，显效 9 例，无效 3 例，总有效率 85%。[2]

4. 肝复康　柴胡 30 克、牡丹皮 15 克、赤芍 15 克、白芍 15 克、枳壳 12 克、茯苓 15 克、白术 15 克、川芎 10 克、炒麦芽 30 克、葛根 15 克、升麻 15 克、甘草 12 克。随症加减：兼气阴两虚者，加黄芪 30 克、生地黄 15 克；兼湿热中阻者，加金钱草 30 克、茵陈 30 克；兼痰浊壅肺、瘀血阻络者，加全瓜蒌 30 克、丹参 30 克、三棱 15 克、莪术 15 克；兼脾肾阳虚者，加鹿角霜 15 克、桂枝 9 克。每日 1 剂，水煎 2 次取汁 400 毫升，分 2 次温服。疏肝理脾，调和气血，通瘀化痰，清热利湿，解毒透邪。付月箫等将 82 例药物性肝损伤患者随机分为治疗组 42 例与对照组 40 例。两组患者入院经确诊后立即停用所有肝损伤药物，均给予维生素 C、维生素 B6、甘利欣、阿托莫兰、思美泰等治疗；治疗组在此基础上加服上方加减。结果：治疗组痊愈 20 例，好转 18 例，治愈好转率 90.48%；对照组痊愈 12 例，好转 14 例，治愈好转率 65%。[3]

5. 舒肝汤　柴胡 12 克、连翘 12 克、赤芍 12 克、红花 6 克、板蓝根 12 克。每日 1 剂，水煎服。劳献宁等将 170 例药物性肝炎患者随机分为治疗组与对照组各 85 例。对照组予护肝片；治疗组在对照组基础上加用上方。治疗 1 周后观察两组患者的临床疗效，肝功能变化。结果：治疗组临床治愈 52 例，显效 20 例，有效 6 例，无效 7 例，总有效率 91.76%；对照组临床治愈 39 例，显效 11 例，有效 5 例，无效 30 例，总有效率 64.70%。[4]

6. 知柏地黄汤加味　生地黄 20 克、山药 20 克、茯苓 20 克、丹参 20 克、熟地黄 15 克、茵陈 15 克、知母 12 克、黄柏 12 克、牡丹皮 12 克、虎杖 12 克、柴胡 12 克、赤芍 12 克、泽泻 10 克、山茱萸 10 克、五味子 10 克、甘草 6 克。随症加减：纳呆、便溏者，去生地黄，加白术、生麦芽；肝区疼痛者，加郁金、香附；寐差者，加合欢花；咽痛者，去熟地黄，加夏枯草。每日 1 剂，水煎分服。清热泻火，解毒祛湿，活血化瘀，滋肾养肝，补肺健脾。郝小萍等将 63 例抗结核药物所致肝损害患者随机分为治疗组 31 例与对照组 32 例。对照组予肝安注射液 500 毫升、凯茜莱注射液 0.2 克、5% 葡萄糖注射液 250 毫升静脉滴注，每日 1 次；口服联苯双脂滴丸 15 毫克、脂可康片 2 片，每日 3 次。治疗组在对照

① 魏晓冬，刘铁军，等.龙胆泻肝汤加减治疗药物性肝炎肝胆湿热证 30 例临床观察[J].吉林中医药，2008，28(1)：28 - 29.
② 郭晓阳，等.茵陈五苓散加减治疗抗结核药物性肝损害 50 例[J].陕西中医，2007，28(5)：553 - 554.
③ 付月箫，等.中西医结合治疗药物性肝损伤临床研究[J].中国中医急症，2006，15(8)：850 - 851.
④ 劳献宁，等.中药治疗药物性肝炎的疗效观察[C]//中国中西医结合学会.首届国际中西医结合肝病学术会议论文汇编.[出版者不详]，2005：156.

组基础上加用上方加减。14 天为 1 个疗程,每个疗程结束复查 ALT、AST,4 个疗程后评定疗效。结果:治疗组痊愈 28 例,显效 1 例,无效 2 例,有效率 93.55%;对照组痊愈 11 例,有效 13 例,无效 8 例,有效率 75%。①

7. 月华丸 沙参 10～15 克、麦冬 9～15 克、百合 9～15 克、天冬 9～15 克、生地黄 15～30 克、熟地黄 15～50 克、百部 9～15 克、川贝母 6～15 克、阿胶 10～15 克、茯苓 15～25 克、怀山药 15～50 克。随症加减:阴虚火旺型,加知母 20～25 克、黄柏 10～15 克、地骨皮 10～20 克、银柴胡 15～20 克;气阴两虚型,加太子参 10～20 克、党参 15～20 克、黄芪 10～30 克、炙甘草 6～15 克;阴阳两虚型,加人参 5～10 克、蜜黄芪 15～30 克、紫河车 10～20 克、鹿角 5～10 克、龟甲 10～20 克。每日 1 剂,水煎分 2 次服用。李鲁铭将 80 例药物性肝炎患者随机分为中药组与对照组各 40 例。两组均统一采用国际标准化疗方案(2HRSZ/4HR),中药组在此基础上加用上方加减。结果:中药组无不良反应者 36 例(90%),肝功能异常者 4 例(10%),其 ALT、AST、GGT,3 项均异常;对照组无不良反应者 9 例(2.5%),肝功能异常者 31 例(77.5%),ALT、AST、GGT 均异常,TB、DB 异常各 10 例。②

8. 消黄汤 茵陈 25 克、赤芍 40 克、当归 15 克、丹参 30 克、柴胡 12 克、郁金 12 克、云茯苓 15 克、泽泻 12 克、猪苓 15 克、白茅根 30 克。每日 1 剂,水煎服。赵玉巧将 87 例药物致淤胆型肝炎患者随机分为治疗组 48 例与对照组 39 例。对照组予强的松片,每日 45 毫克,分 3 次口服,如有效,至黄疸消退一半时减量,直至减完,同时加用一般保肝药;治疗组予上方口服。结果:治疗组痊愈 40 例,显效 3 例,有效 3 例,无效 2 例,总有效率 95.6%;对照组痊愈 11 例,显效 5 例,有效 4 例,无效 19 例,总有效率 51.3%。③

单　　方

五味子煎剂 组成:五味子。功效:收敛固涩,益气生津,补肾宁心。用法用量:口服,每日 2 次。临床应用:冷玉杰将 60 例药物性肝损伤患者随机分为治疗组与对照组各 30 例。对照组予西利宾胺片,每次 100 毫克,每日 3 次;治疗组在对照组基础上加用上方。30 天为 1 个疗程,治疗 2 个疗程。结果:治疗组显效 16 例,有效 10 例,无效 4 例,总有效率 86.67%;对照组总有效率显效 13 例,有效 9 例,无效 8 例,总有效率 73.33%。④

中　成　药

复方柳菊片、复方五仁醇配合养阴软肝胶囊 复方柳菊片组成:旱柳草、野菊花、白花蛇舌草。复方五仁醇组成:五味子仁、白芍、茵陈。养阴软肝胶囊组成:北沙参、枸杞子、麦冬、川楝子、五味子、当归、地黄、党参、桂枝、人参。用法用量:口服,4 周为 1 个疗程。临床应用:成三树等将 60 例老年药物性肝损伤患者随机分为治疗组与对照组各 30 例。对照组予维生素、氨基酸、肝泰乐等基本治疗药物,治疗组在此基础上加用中药复方柳菊片、复方五仁醇胶囊、养阴软肝颗粒。结果:总有效率治疗组为 97%,对照组为 83%。⑤

肝　硬　化

概　　述

肝硬化是由不同病因引起的慢性、进行性、弥漫性的肝脏病变,其病理特点是肝细胞变性和坏死,纤维组织弥漫增生,从而使肝脏正常结构发生

① 郝小萍,等.知柏地黄汤为主治疗抗结核药物所致肝损害 31 例——附单纯护肝西药治疗 32 例对照[J].浙江中医杂志,2005(1):24.
② 李鲁铭.中药月华丸对预防抗痨药引起的药物性肝炎的影响[J].中国中西医结合杂志,2003,23(3):233-234.
③ 赵玉巧.中药消黄汤治疗药物致淤胆型肝炎 48 例[J].河南医药信息,2002,10(21):10.
④ 冷玉杰.中药五味子煎剂与药物性肝损伤治疗的相关性研究[J].中医药信息,2015,32(6):53-55.
⑤ 成三树,等.老年药物性肝损伤的中药治疗分析[J].医学理论与实践,2013,26(13):1736-1737.

紊乱,致使肝脏变形、变硬,故而命名为肝硬化,或肝炎后早期肝硬化。肝硬化的起病及其过程非常缓慢,可能潜伏数年之久。在早期,由于功能代偿充沛,病情不活动时临床表现往往不明显,症状也缺乏特征性,仅有恶心、呕吐、消化不良、右上腹痛、大便不规则而无明显体征,称为功能代偿期;在晚期,由于代偿功能减退,出现腹水、浮肿、黄疸、食管静脉曲张、发热、出血、营养显著不良、肝性昏迷等表现,称为功能失代偿期。虽言如此,但也必须承认,本病的临床症状与病理改变并不一定平行,病理上确定有肝硬化的患者可以不出现任何症状,而且即使出现一些早期症状,也缺乏诊断上的特征性,因此单纯依靠临床症状作出肝硬化的早期诊断是相当困难的。

本病属中医"癥瘕""积聚""膨胀""单腹胀""黄疸"诸范畴。辨证分型如下。

早期肝硬化功能代偿期:(1)肝郁气滞型。胸满胁痛,腹胀纳呆,似撑似窜,心胸不畅,或大便不调;舌淡或边尖红,脉弦或弦细或沉细。治宜舒肝理气。(2)气滞血瘀型。肝脾区压痛或肝脾肿大,时觉刺痛,按之觉硬,脘腹痞胀,食后加重,食少乏力;或口苦尿赤,大便秘结或不爽,或见鼻衄、面色暗黑或萎黄;唇色紫暗或舌边红而有瘀点、瘀斑,苔黄厚或糙,脉弦细或弦涩。治宜理气活血、柔肝消痞。(3)肝郁阴虚型。面色晦暗无华,右胁隐痛,头昏眩晕,耳鸣心悸,睡眠不宁,腰膝酸楚或及于背,遗精,烦躁善怒,面烘口干;唇舌俱红,少苔,脉细数或虚数。治宜疏肝养肝。(4)肝郁脾虚型。面色少华,两胁固定性疼痛,食少腹胀,食后尤甚,大便溏薄,气短乏力,胸闷嗳气;舌淡或胖,或有紫斑,苔薄白或腻,脉弦缓或沉弦。治当疏肝健脾、扶土抑木。(5)瘀血内阻型。右胁下刺痛或胀痛,日轻夜重,剧痛时常以硬物抵支,面色晦暗,血缕明显,蟹爪纹络,腹部青筋暴露,或腹痛攻冲,鱼际殷红,出血倾向,肝脾肿大,有蜘蛛痣,大便色黑,唇色紫暗;舌紫暗或有瘀点,脉涩或沉弦。治宜活血化瘀。(6)湿热内蕴型。面色晦黄,甚则黄疸,下肢困沉,胸闷胁痛,纳呆恶心,腹胀,或脘胁痞满,口干口苦,大便不爽,小便黄短,

谷丙转氨酶升高等;舌红或干,舌苔黄腻,脉弦数或滑数。治宜清热化湿。(7)肝胆郁热型。胁痛时剧时缓,胸闷脘痞,情志抑郁,或烦躁易怒,口干口苦,头昏目涩或目赤,小便黄赤,或有轻度肝脾肿大,或见黄疸,谷丙转氨酶明显增高;舌质红,苔干或黄腻,脉弦数。治宜泻肝清热。(8)脾气虚弱型。胀满不重,早宽暮重,食欲不振,倦怠乏力,声音低怯,面目虚浮,大便溏泄,面色萎黄;舌淡苔薄,脉细软弱。治宜补气健脾。(9)肝肾阴虚型。头晕疲倦,面色晦暗,胁肋隐痛,肝脾肿大,五心烦热,失眠多梦,口燥心烦,两颧潮红,腰酸腿软;舌红绛少津或中有裂纹、苔少或无苔,脉弦细数。治宜滋补肝肾。(10)气阴两虚型。面色晦暗,头晕耳鸣,咽干口燥,两胁固定性疼,骨蒸渐热,乏力,食少腹胀,体瘦神疲,或见衄血;舌暗红或少苔,或见龟裂及苔剥,或舌淡而光,脉细软数。治宜补气养阴。(11)气血俱虚型。面色苍白,精神疲惫,气短懒言,心悸,食欲不振,胁肋困痛,肝脾肿大,四肢麻木,神怯健忘,少寐怔忡,伴贫血,血清总蛋白明显下降;苔白,脉细弱。治宜益气养血柔肝、止痛。(12)脾肾阳虚型。形寒,怯冷,面色黧黑,精神疲惫,腰膝酸软,饮食少思,腹胀便溏,或黄疸晦暗,阳痿;舌淡胖或边有齿痕或紫暗,脉沉细或迟。治宜温运脾肾元阳。(13)阳虚水泛型。胸腹膨胀,周身浮肿,下肢尤甚,按之如泥,凹而不起,肢体怕冷,脐平尿少,两胁症块;舌质胖大,齿痕明显,苔见白腻或薄白水滑,脉虚大或沉紧。治宜温阳利水。(14)脾肾气虚,肝血瘀积,湿热蕴结并重之证。面色晦暗不泽,形瘦乏力,纳呆腹胀,肝脾肿大、质硬,疼痛不移,尿黄,或有黄疸,或下肢轻度浮肿,或有轻度腹水、蜘蛛痣、肝掌;舌质淡红,或紫暗有瘀斑瘀点,苔黄或腻,脉沉等。治宜活血祛瘀、补气利湿。

辨 证 施 治

1. 黄世杰等分2型

(1)脾肾阳虚型 药用茯苓12克、泽泻10克、白术15克、党参15克、炮附子3克、车前子12

克、猪苓 15 克、莪术 3 克、干姜 6 克。每日 1 剂，水煎后服用。

（2）湿热蕴结型　药用茯苓 12 克、厚朴 12 克、黄连 6 克、茵陈 15 克、泽泻 10 克、二丑各 12 克、枳实 10 克、黄芩 15 克、栀子 15 克、猪苓 15 克。每日 1 剂，水煎后服用。

配合中药外敷：甘草、大黄、厚朴、黄芪、沉香。取中药粉 12 克，采用食醋进行调和，将其敷于患者肚脐后覆盖上纱布并用胶布进行固定，为使药物达到热敷的效果，将热水袋置于药物上方，每日 1 次，每次 12 小时。并予中药灌肠：大黄 12 克、厚朴 24 克、桃仁 15 克、枳实 12 克。以水煎后加入食醋，每日进行 1 次。临床观察：黄世杰等将 80 例乙肝后肝硬化腹水患者随机分为 A 组与 B 组各 40 例。A 组予西药常规治疗，使用拉夫嘧啶等抗病毒的药物，主要以保肝、补充白蛋白、利尿等对症进行治疗，控制患者液体量的输入，注意患者的日常饮食。B 组患者在 A 组的基础上加入中医辨证施治及配合治疗。两组患者的疗程均为 30 天。结果：A 组显效 13 例，有效 18 例，总有效率 92.50%；B 组显效 25 例，有效 12 例，总有效率 77.50%。[1]

2. 黎均铭分 5 型

（1）脾虚湿滞型　方用参苓白术散：党参 15 克、茯苓 20 克、白术 15 克、陈皮 10 克、甘草 5 克、砂仁 10 克、薏苡仁 30 克、郁金 15 克、莪术 15 克、丹参 25 克。

（2）脾肾阳虚型　方用真武汤合理中丸：制附子 10 克、茯苓 20 克、白术 15 克、白芍 20 克、党参 15 克、干姜 8 克、厚朴 12 克、淫羊藿 10 克、甘草 5 克、大腹皮 15 克。

（3）湿热蕴结型　方用十枣汤：芫花 6 克、甘遂 15 克、大戟 12 克、大枣 10 枚、车前子 18 克、泽泻 15 克、茯苓 20 克。

（4）肝脾血瘀型　方用桃红四物汤合柴胡疏肝散：桃仁 12 克、红花 10 克、桂枝 6 克、甘草 5

克、芒硝 10 克、大黄 10 克、柴胡 12 克、赤芍 20 克、枳实 15 克、木香 15 克。

（5）肝肾阴虚型　方用香砂六君汤合一贯煎：生地黄 20 克、沙参 15 克、枸杞子 15 克、麦冬 15 克、当归 10 克、川楝子 12 克、甘草 5 克、木香 15 克、砂仁 10 克、党参 15 克、茯苓 20 克。

临床观察：黎均铭以上方辨证治疗 80 例肝硬化腹水患者，每日 1 剂，水煎 600 毫升，早晚口服，连续治疗 10 天为 1 个疗程。结果：显效 36 例，有效 35 例，无效 9 例，总有效率 88.75%。[2]

3. 郭秀珍分 6 证

（1）气滞湿阻证　症见腹大胀痛，按之不坚，胁下疼痛，纳呆嗳气，小便短少，大便不畅；舌苔白腻，脉弦。治宜调畅气机，淡渗利湿。方用胃苓汤加减：苍术 10 克、陈皮 10 克、泽泻 10 克、白术 15 克、厚朴 6 克。

（2）湿热蕴结证　症见腹胀如鼓，按之坚满，胁肋灼痛，烦热口苦，胸闷纳呆，小便短赤，大便秘结；舌苔黄腻，脉弦滑或脉弦滑数。治宜清热利湿、理气行水。方用茵陈蒿汤合栀子柏皮汤加减：茵陈 10 克、栀子 10 克、黄柏 10 克、牡丹皮 10 克、苍术 10 克、泽泻 10 克、枳壳 10 克、防己 10 克、大黄 6 克、厚朴 6 克、黄芩 15 克、白术 15 克、猪苓 15 克、茯苓 15 克、垂盆草 15 克、金钱草 15 克。

（3）肝脾血瘀证　症见腹大坚满，按之坚硬，腹壁青筋怒张，胁腹疼痛，肋下积块，小便自利，大便色黑，面色晦暗或黧黑，头颈胸腹红点赤缕，朱砂掌；唇色紫褐，舌质暗，或有紫斑，脉细虚或芤。治宜活血化瘀、行气利水。方用膈下逐瘀汤合失笑散加减：生地黄 10 克、当归 10 克、赤芍 10 克、桃仁 10 克、生蒲黄 10 克、五灵脂 10 克、苍术 10 克、泽兰 10 克、茜草 10 克、川芎 6 克、牡丹皮 6 克、红花 6 克、三棱 6 克、三七（研末吞服）3 克、水蛭 3 克。

（4）寒湿困脾证　症见腹大如鼓，按之如囊

① 黄世杰，等. 分析中医综合疗法治疗乙肝后肝硬化腹水的临床效果[J]. 中国妇幼健康研究，2017，28(S2)：416-417.
② 黎均铭. 辨证分型治疗肝硬化腹水 80 例临床观察[J]. 实用中医内科杂志，2016，30(1)：19-20.

裹水，胸腹胀满，头重身困，纳呆乏力，怯寒肢冷，尿少足肿，大便溏薄；苔白腻而滑，脉濡或弦迟。治宜温阳散寒、行气利湿。方用五苓散加减：桂枝 10 克、白术 10 克、泽泻 10 克、猪苓 15 克、茯苓 15 克。

（5）肝肾阴虚证 症见腹胀如鼓，甚至青筋暴露，形体消瘦，面色黧黑，唇紫口燥，潮热心烦，失眠多梦，手足心热，小便短赤；舌质红绛少津，脉弦细数。治宜滋肾柔肝、养阴祛瘀。方用一贯煎合六味地黄丸加减：生地黄 15 克、沙参 10 克、麦冬 10 克、枸杞子 10 克、当归 10 克、芍药 10 克、川楝子 10 克、玉竹 9 克、牡丹皮 9 克、茜草 9 克、知母 9 克、白薇 9 克、鳖甲（先煎）20 克。

（6）脾肾阳虚证 症见腹部胀满，午后尤甚，脘闷纳呆，怯寒肢冷，神疲乏力，少气懒言，小便清白或夜尿繁多，大便溏薄，下肢浮肿，腰膝疲软，阳痿早泄，妇女月经稀少；舌质淡胖边有齿痕、苔白腻，脉沉弱。治宜健脾益肾、温阳利水。方用五苓散合附子理中丸加减：猪苓 10 克、茯苓 10 克、泽泻 15 克、桂枝 6 克、人参 6 克、甘草 6 克、附子 6 克、干姜 3 克。

临床观察：郭秀珍以上方辨证治疗 58 例肝硬化腹水患者，每日 1 剂，水煎服。结果：显效 21 例，好转 32 例，无效 5 例，总有效率 91.38％。[1]

4. 程莉分 2 型

（1）肝郁血瘀型 症见胁下疼痛，腹胀乏力，口苦纳呆，腹大坚满，腹壁青筋暴露，便血，小便不利，蜘蛛痣，肝掌；舌下静脉增粗或舌质暗红，或舌质有瘀斑瘀点，脉细涩。治宜活血化瘀、软坚消瘀散结、疏肝理气。方用桃红四物汤加减，或用当归补血汤。倦怠无力、全身浮肿、舌苔白腻、腹胀者，予以补脾祛湿，用党参、黄芪、白术、茯苓、枳壳、陈皮、香附等。药用黄芪 30 克、白术 10 克、茯苓 20 克、党参 10 克、当归 10 克、丹参 10 克、茵陈 30 克、赤芍 30 克、山楂 20 克、槟榔 15 克、半枝莲 15 克、鳖甲 15 克、金钱草 15 克、车前子 15 克。随症加减：瘀血舌紫红，加丹参 30 克、益母草 20 克、川

芎 10 克、王不留行 15 克；恶心、呕吐，加半夏 10 克、生姜 10 克；肝区胀痛者，加延胡索 10 克、香附 10 克；胸闷气短者，加郁金 10 克、枳壳 10 克、桑白皮 10 克；黄疸者，加龙胆草 15 克、茵陈 15 克、大黄 15 克；转氨酶高者，加白花蛇舌草 15 克、板蓝根 15 克、玄参 15 克、垂盆草 20 克、马鞭草 20 克。每日 1 剂，水煎服，1 个月为 1 个疗程。

（2）气血水淤积，肝肾脾三脏受损型 症见腹胀满如鼓，青筋显露，纳差，形体消瘦，精神疲乏，胸满腹胀，气逆难以平卧，下肢逆冷，小便黄赤，短少，大小便秘结，唇干，面色晦暗；舌红苔黄糙，脉弦数。治宜行气利水活血、疏肝健脾益肾、利湿消肿清热。方用健脾逐水方加减，或活血利水汤。药用炒白术 30 克、茯苓 15 克、西洋参 15 克、生姜皮 10 克、炒苍术 20 克、陈皮 10 克、枳实 10 克、沉香 10 克、厚朴 10 克、柴胡 10 克、莱菔子 10 克、商陆 10 克、陈葫芦 10 克、大腹皮 15 克、冬瓜皮 15 克、大黄 10 克、槟榔 10 克。随症加减：神疲乏力、舌淡苔白，加黄芪 30 克、当归 20 克、熟地黄 20 克、枸杞子 15 克、阿胶 15 克；纳差、舌苔白腻，加砂仁 3 克、豆蔻 10 克；舌苔黄腻，加蒲公英 20 克、栀子 10 克、龙胆草 15 克；腹胀舌红少津，加鳖甲 10 克、龟甲 10 克、北沙参 15 克、白芍 20 克、麦冬 15 克、女贞子 20 克；腹胀舌质胖淡，加山茱萸 15 克、巴戟天 15 克、菟丝子 10 克、淫羊藿 15 克、白茅根 10 克、干姜 10 克、肉桂 10 克、附子 10 克；腹胀腹水量多者，重用五皮散，加麻黄 10 克、猪苓 10 克，改茯苓为茯苓皮 15 克；尿少浮肿，加猪苓 10 克、泽泻 10 克、肉桂 10 克、桑白皮 10 克；便秘者，加大黄 10 克；身热口干舌红绛，加生石膏 20 克、芦根 15 克；夜热早凉，加地骨皮 15 克、青蒿 10 克～20 克；痰稠色黄，加半夏 10 克、天南星 6～10 克、瓜蒌 10～15 克、陈皮 15 克、桑白皮 15 克；鼻出血、黑便，加牡丹皮 10 克、仙鹤草 20 克、炒蒲黄 10 克。每日 1 剂，水煎服，1 个月为 1 个疗程。

临床观察：程莉以上方加减辨证治疗 82 例肝硬化腹水患者。结果：显效 48 例，有效 27 例，无

---

[1] 郭秀珍.中西医结合治疗肝硬化腹水临床观察[J].山西中医，2012,28(5)：26,43.

效 7 例,总有效率 91.5%。①

5. 王红永分 4 证

参苓白术散(基本方):太子参 15 克、白术 20 克、云茯苓 15 克、炒薏苡仁 24 克、砂仁 10 克、甘草 6 克、桔梗 10 克、山药 24 克、炒扁豆 24 克、陈皮 10 克。每日 1 剂,水煎 3 服。

(1)气郁证　症见腹胀,纳减,胁痛,生气后加重,常有反复精神刺激史,腹水量时多时少,肝功能异常常有反复,肠鸣,便溏或偶有秘结;舌质红,苔薄黄,脉弦。方用基本方加枳壳 10 克、延胡索 24 克、川楝子 10 克、炒麦芽 30 克。

(2)水湿内停证　症见腹胀,纳减,便溏,神疲乏力,腹水甚,下肢水肿,脾大,或有肝大,肝功能不正常,总蛋白降低,球、白蛋白比例倒置;舌淡体胖大,苔白厚,脉沉无力。方用基本方加大腹皮 30 克、泽兰 10 克、桂枝 10 克、泽泻 30 克。

(3)气滞血瘀证　症见腹胀,纳减,或有便溏,胁痛,肝大,脾大,黄疸,蜘蛛痣,面色灰暗,腹水量中等,腹壁静脉显露,上消化道静脉曲张;舌质紫暗,苔白厚或薄黄,脉细涩。方用基本方加制龟甲 20 克、制鳖甲 20 克、甲片 15 克、泽兰 30 克、丹参 12 克。

(4)肝肾阴虚证　症见腹胀,纳减,肝萎缩,脾大,蜘蛛痣,肝掌,腹水,头晕目眩,耳鸣,腰膝酸软,五心烦热,语言低沉,多梦眠差;舌红少苔或无苔,脉沉细无力。方用基本方加枸杞子 15 克、天冬 18 克、蝉蜕 15 克、制黄精 30 克。

临床观察:王红永以上方辨证治疗 60 例肝硬化患者。结果:痊愈 18 例,好转 28 例,无效 6 例,恶化 8 例,总有效率 76.67%。②

6. 刘鲁明分 4 型

(1)气滞血瘀型　症见腹大如鼓,按之坚紧,脘腹胀满,嗳气纳差,胸腹青筋暴露,四肢瘦削,肌肤甲错,胁肋刺痛,固定不移,肝大而坚,压之痛甚,面色紫暗,胸、脘有血痣;舌质紫绛,脉弦。治宜疏肝理气、活血化瘀。方用血府逐瘀汤化裁:

柴胡 15 克、茵陈(后下)30 克、青皮 12 克、当归 15 克、赤芍 30 克、桃仁 10 克、川楝子 15 克、延胡索 12 克、鳖甲(先煎)30 克、泽泻 30 克、防己 30 克、怀牛膝 15 克。

(2)脾肾阳虚型　症见腹大胀满,入夜尤甚,面色萎黄,神疲怯寒,肢冷喜暖,下肢水肿,小便短少,大便软溏,口淡纳呆,脘腹痞满;舌质淡,苔白,脉沉细。治宜温补脾肾、益气行水。方用桂附苍防黄精汤:肉桂 12 克、附子 10 克、焦白术 15 克、焦苍术 5 克、防己 30 克、黄精 30 克、茯苓 30 克、黄芪 30 克、怀牛膝 15 克、党参 15 克、当归 15 克、泽泻 30 克、猪苓 30 克、大腹皮 30 克。

(3)湿热蕴结型　症见腹大坚满,叩之如鼓,膜胀疼痛,白睛深黄,皮色苍黄,胃脘痞满,纳差,口干苦不思饮水,大便溏泄不爽,小便短少、赤涩;舌质红,苔黄腻,脉弦滑。治宜清热解毒、利湿退黄。方用茵陈四苓散加味:茵陈 30 克、大黄(后下)6 克、栀子 12 克、茯苓 30 克、泽泻 30 克、猪苓 30 克、白茅根 15 克、板蓝根 15 克、鸡内金 30 克、枳壳 12 克、炒莱菔子 30 克、陈皮 10 克、建曲 15 克。

(4)肝肾阴虚型　症见腹大而软,状如蛙腹,胃脘痞满,不思饮食,食后腹胀,肋下有痞块,右胁隐痛或胀痛,面色晦暗,口舌发紫,心烦失眠,头晕耳鸣,潮热盗汗,夜半咽干,手足心热,神疲倦怠,四肢消瘦,血痣赤缕,手掌红赤,或鼻衄齿衄;舌质红绛,苔剥或无苔,脉沉细数。治宜滋阴利水。方用一贯煎或六味地黄汤加减:生地黄 15 克、沙参 15 克、枸杞子 15 克、生山药 15 克、麦冬 12 克、泽泻 30 克、茯苓 30 克、黄精 30 克、牡丹皮 15 克、砂仁 10 克、川楝子 15 克、当归 12 克、白茅根 15 克。

临床观察:刘鲁明以上方辨证治疗 172 例肝硬化腹水患者,并配合辅助治疗,重度腹水者加用西药利尿剂;低血浆蛋白严重时给予白蛋白、血浆或鲜血静脉滴注;饮食宜清淡、富营养、易消化,忌食辛辣刺激及硬而不易消化之品,严禁房事,避免情志抑郁和动怒,保持心情舒畅等。结

① 程莉.活血化瘀健脾逐水法治疗肝硬化腹水[J].光明中医,2009,24(7):1268-1269.
② 王红永.参苓白术散加减治疗肝硬化 60 例疗效观察[J].四川中医,2008,26(2):56-57.

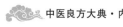
果：显效76例,好转54例,无效42例,总有效率75.6％。①

7.冯自铭分2型

(1)气结血瘀型　症见面色鳌黑,皮肤见蛛纹丝缕,肌肤甲错,青筋暴露,腹内积块;舌暗青紫,或有瘀点瘀斑,脉涩。治宜活血化瘀、软坚消积。药用丹参、桃仁、三七、茜草根、当归、红花、赤芍、郁金、泽泻、鳖甲、龟甲。

(2)湿热内蕴型　症见烦热,口苦,渴而不欲饮,小便黄涩,黄疸面黄色鲜明;舌红苔黄腻,脉弦滑或弦数。治宜清热利湿。药用鸡骨草、垂盆草、田基黄、茵陈、败酱草、虎杖、白背叶根、白花蛇舌草、蒲公英、板蓝根。②

8.梁保丽等分5型

(1)肝郁脾虚型　症见面色萎黄,胸胁胀满,脘腹痞满,食少纳呆,善太息,时有腹泻;舌淡,苔白,脉弦。治宜疏肝健脾、活血化瘀。方用逍遥丸加减:柴胡10克、枳壳10克、白术10克、白芍10克、鳖甲10克、丹参10克、郁金10克、茯苓10克、当归10克、车前草15克、薄荷3克、生姜3片。随症加减:中气不足,食欲不振者,加薏苡仁、黄芪、党参,可配用香砂六君子丸;阳虚肢冷者,加附子、桂枝。

(2)气滞血瘀型　症见胁下痞块,胀痛或刺痛,面色晦暗,脘腹胀满,食欲不振;舌质紫暗兼瘀点瘀斑,脉象沉细或弦涩。治宜活血理气、消积散结。方用血府逐瘀汤加减:赤芍15克、当归15克、丹参15克、桃仁9克、红花9克、水蛭9克、土鳖虫9克、枳壳9克、大腹皮9克、柴胡9克。

(3)湿热蕴结型　症见身黄目黄,口干口苦,食少纳呆,腹胀满,厌油腻,溲赤便干;舌红,苔黄厚腻,脉弦滑或滑数。治宜清热利胆、泻火解毒。方用龙胆泻肝汤加减:龙胆草15克、栀子12克、黄芩12克、柴胡12克、生地黄12克、泽泻12克、木通12克、当归12克、车前子15克。随症加减:便秘、腹胀满者,加大黄、芒硝;目黄、溲黄、发热、

口渴者,加茵陈、黄柏。

(4)肝肾阴虚,瘀血内结型　症见面色灰暗或黝黑,头晕目眩,体倦乏力,五心烦热,耳鸣,心烦易怒,腰膝酸软,两胁隐痛;舌红少苔,脉弦细。治宜益肾养肝、活血化瘀。方用六味地黄或一贯煎和膈下逐瘀汤。随症加减:津伤口干,重用石斛,加天花粉、芦根、知母;午后有热,酌加银柴胡、鳖甲、地骨皮、白薇、青蒿,兼见两颧红赤者,加龟甲、鳖甲、牡蛎。

(5)脾肾阳虚型　症见面色枯黄,神疲气怯,口淡不渴,腹胀便溏,小便夜多,畏寒肢冷;舌淡胖边有齿痕,苔白水滑,脉沉细弱。治宜温肾健脾、行气化瘀。方用济生肾气丸加减:熟地黄24克、山茱萸12克、山药12克、牡丹皮9克、泽泻9克、茯苓9克、制附子6克、肉桂6克、车前子15克、牛膝12克、桃仁12克、红花12克。随症加减:纳呆腹胀,食后尤甚者,加黄芪、山药、薏苡仁、扁豆;畏寒神疲,面色清灰,脉弱无力,酌加淫羊藿、巴戟天、仙茅。③

9.罗国钧分2期

(1)代偿期　治宜益气健脾、疏肝利胆、养血活血、清热解毒。药用黄芪、党参、柴胡、茯苓、白术、山药、当归、白芍、川芎、丹参、茵陈、黄芩、白花蛇舌草、蒲公英、焦山楂。

(2)失代偿期　治宜益气养阴、行气利水、活血祛瘀、滋肾健脾。药用黄芪、生地黄、麦冬、白芍、当归、茯苓、猪苓、泽泻、车前子、大腹皮、枳实、柴胡、丹参、益母草、枸杞子。

随症加减:兼胆囊炎、胆石症,加金钱草、金银花、连翘、郁金;兼肝癌,加半枝莲、炒莪术;兼糖尿病,加天花粉、山茱萸、熟地黄、天冬、麦冬、玉竹;兼冠心病,加瓜蒌、薤白、川芎、红花、桂枝;兼高血脂,加决明子、焦山楂、桑寄生、制首乌;兼有支气管炎者,加紫菀、款冬花、杏仁、紫苏子等。临床观察:罗国钧以上方加减辨证配合西药治疗43例老年肝硬化患者。西药予维生素、肝太乐、肌苷

①　刘鲁明.辨证分型治疗肝硬化腹水172例疗效观察[J].四川中医,2007,25(7):59-60.
②　冯自铭.肝硬化中医辨证治疗[J].光明中医,2006,21(3):18-19.
③　梁保丽,等.肝硬化的中医辨证治疗[J].河北医药,2005,27(1):17-18.

等;失代偿期,在限水限钠同时,配合西药利尿剂、氨基酸、白蛋白等。结果:基本痊愈2例,显效11例,好转21例,无效4例,死亡5例。[①]

10. 赵新敏等分2型

(1)肝脾不足型 症见面色少华,神疲乏力,头昏目眩,纳差腹胀,肝区不适或劳累后疼痛,大便不调,或见尿少肢肿;舌苔薄白、质淡红,脉细弦。治宜健脾养肝、活血和络。方用归芍六君子汤加减:党参、白术、黄芪、当归、白芍、陈皮、丹参、郁金、麦芽、白花蛇舌草。

(2)肝肾阴虚型 症见面色晦滞或黧黑,口干,右胁隐痛,寐差梦多,腰膝酸软,齿衄、鼻衄;舌质红、苔薄,脉细数。治宜滋肾养肝、和营消瘀。方用一贯煎合六味地黄丸加减:生地黄、熟地黄、北沙参、女贞子、枸杞子、当归、丹参、绿萼梅、楮实子。

随症加减:兼湿热者,选加茵陈、蒲公英、夏枯草、藿香梗、白豆蔻仁;气滞者,选加柴胡、枳壳、大腹皮;阳虚者,选加制附子、肉桂、淫羊藿;热伤血络者,酌加牡丹皮、茜草、水牛角片;纳差,加鸡内金、焦山楂;瘀著,加鬼箭羽、莪术;腹水者,酌加赤茯苓、猪苓、泽兰、车前子、马鞭草。对腹水量多,腹胀势急者,加用短程、小剂量西药利尿剂。另各型均配用中成药乌鸡白凤丸和大黄䗪虫丸。临床观察:赵新敏等以上方加减辨证治疗50例肝炎后肝硬化患者。结果:显效22例,有效22例,无效5例,死亡1例,总有效率88%。[②]

11. 傅静芬等分3型

(1)轻、中度黄疸 治宜清热利湿解毒。方用肝炎Ⅰ号:茵陈30克、当归6克、黄芩12克、车前子12克、黄柏10克、龙胆草10克、郁金10克、川楝子10克、茯苓10克、山药10克、焦麦芽10克、焦山楂10克、焦神曲10克。每日1剂,分2～3次,1～2个月为1个疗程。

(2)重度黄疸 治宜清热利湿解毒。方用肝炎Ⅲ号:赤芍60克、栀子30克、大黄30克。每日1剂,分2～3次口服,一般4周左右为1个疗程。

(3)无黄疸 治宜扶正化瘀、清理余邪。方用肝炎Ⅱ号:丹参30克、当归10克、赤芍10克、白芍10克、白术10克、郁金10克、川楝子10克、黄精15克、茯苓15克、茵陈15克、鳖甲15克、山楂15克、龙胆草12克。每日1剂,分2次口服,2～3个月为1个疗程。

随症加减:肝昏迷者,加用牛黄注射液,每日8毫升,分2次肌内注射,少数灌服牛黄丸,每日1～2丸;消化道出血者,加用云南白药,每日8克,口服,疗程1周左右。临床观察:傅静芬等以上方加减辨证配合西药治疗107例肝炎后肝硬变患者。结果:显效13例(12.15%),好转58例(54.21%),无效9例(8.41%),死亡27例(25.23%)。总有效率66.36%。[③]

12. 刘益椿分6型

(1)脾肾湿热型 症见口苦咽干,纳呆,欲吐,全身困倦,肝大有压痛;舌红,苔黄,脉沉弦。治宜健脾和胃、清热利湿。方用自拟肝炎1号方:党参20克、茵陈20克、虎杖20克、五味子40克、黄芩15克、白术15克、藿香15克、佩兰15克。

(2)肝胆湿热型 症见两胁作痛,小便赤,大便干,身体渐胖;舌红,苔黄厚,脉滑。治宜清热平肝、燥湿利胆。方用自拟肝炎2号方:丹参30克、五味子30克、当归20克、柴胡5克、龙胆草15克、牡丹皮15克、泽兰15克、山楂15克。

(3)肝肾阴虚型 症见腰酸腿软,头晕疲倦,失眠多梦,肝区隐痛,肝脾肿大,肝功能长期不正常;舌净无苔,脉沉细弦。治宜滋补肝肾。方用自拟肝炎3号方:北沙参30克、五味子30克、黄芪60克、女贞子15克、川续断15克、首乌15克、当归15克。

(4)肝胃不和型 症见恶心欲吐,食后胃脘胀闷,两肋窜痛,大便不畅,肝功能长期不正常,肝脏损伤重;舌淡,苔白厚,脉沉弦滑。治宜疏肝和胃。方用自拟肝炎4号方:旋覆花15克、藿香15

① 罗国钧.老年肝硬化的中西医结合治疗——附43例小结[J].山西中医,1992,8(6):4-6.
② 赵新敏,等.扶正化瘀治疗肝炎后肝硬化50例[J].江苏中医,1988(6):4-6.
③ 傅静芬,等.自拟中药方为主治疗107例肝炎后肝硬变的疗效观察[J].中西医结合杂志,1988,8(4):230.

克、佩兰 15 克、香附 15 克、丹参 30 克、五味子 30 克、土茯苓 30 克、当归 20 克。

(5) 气滞血瘀型 症见右肋灼痛,左肋坠痛,肝脾肿大,面部色素沉着,尿少或有腹水,肝功能异常;舌暗苔白,脉沉弦。治宜活血化瘀、疏肝理气。方用自拟肝炎 5 号方:黄芪 60 克、丹参 30 克、当归 20 克、红花 10 克、桃仁 10 克、紫河车 15 克、五味子 15 克、泽兰 15 克、车前草 15 克。

(6) 脾肾两虚型 症见纳呆,午后腹胀,下肢浮肿,乏力,大便溏薄,小便少,肝脾肿大,质地硬,肝功能异常;舌淡,苔薄白,脉沉细。治宜健脾补肾。方用自拟肝炎 6 号方:当归 20 克、党参 20 克、菟丝子 20 克、白术 15 克、五味子 15 克、香附 15 克、三棱 10 克、莪术 10 克。

临床观察:刘益椿以上方治疗 250 例慢性肝炎、肝硬化患者。其中慢迁肝 150 例,治愈 124 例,好转 16 例,总有效率为 93.34％;慢活肝 90 例,治愈 65 例,好转 18 例,总有效率为 93.33％;肝硬化 40 例,治愈 4 例,好转 4 例,总有效率 80％。[①]

13. 张旭东分 4 型

三甲复肝丸:制鳖甲 150 克、炮甲片 150 克、龟甲 150 克、阿胶 150 克、怀山药 150 克、当归 150 克、生黄芪 150 克、薏苡仁 150 克、茯苓 150 克、鸡内金 100 克、沉香 75 克。上药研末,白蜜适量为丸。每丸重 9 克,每日服 2 丸,用汤药送下。辨证施用辅用汤剂,一般使用 1 个月即停用。

(1) 肝郁气滞型 方用三甲复肝丸。辅用逍遥散加减:柴胡 12 克、白芍 12 克、当归 12 克、佛手 12 克、枳壳 10 克、青皮 10 克、香附 10 克、麦芽 20 克、薄荷 20 克、青皮 6 克、陈皮 6 克、甘草 5 克。

(2) 血瘀水阻型 方用三甲复肝丸。辅用大黄䗪虫丸加减:大黄 10 克、土鳖虫 10 克、黄芪 10 克、桃仁 10 克、杏仁 10 克、生地黄 12 克、泽兰 12 克、赤芍 12 克、泽泻 12 克、通草 6 克。

(3) 湿热留滞型 方用三甲复肝丸。辅用茵陈四苓散合三仁汤加减:茵陈 15 克、茯苓 15 克、泽泻 15 克、薏苡仁 15 克、杏仁 10 克、厚朴 10 克、白豆蔻 5 克、通草 8 克、竹叶 8 克、滑石 20 克。

(4) 肝肾阴虚型 方用三甲复肝丸。辅用六味地黄丸加减:熟地黄 15 克、怀山药 15 克、茯苓 15 克、玉竹 15 克、枸杞子 15 克、泽泻 15 克、山茱萸 12 克、牡丹皮 10 克、猪苓 10 克、白茅根 20 克。

临床观察:张旭东以上方辨证治疗 40 例肝硬化患者,配合西药治疗,对少数进食少、营养状况差者,适当予白蛋白、血浆、氨基酸等静脉滴注;个别重症腹水患者酌情配合选用双氢克尿噻、安体舒通、速尿等利尿剂。结果:显效 24 例(60％),好转 10 例(25％),无效 6 例(15％)。[②]

14. 俞金秀分 6 型

(1) 气滞血瘀型 症见症积肿块,按之质硬,痛而不移,面色晦暗,脘腹胀满,纳少乏力,或身有瘀点、瘀斑,或胸腹壁青筋暴露,舌质暗红或有青紫斑点,脉弦涩。治宜通瘀行气、软坚散结。方用膈下逐瘀汤化裁:桃仁、三棱、莪术、赤芍、白芍、鳖甲、郁金、党参、茵陈、青皮、生牡蛎、山楂。每日 1 剂,水煎 2 次,分 2 次服。临床观察:俞金秀以上方治疗 22 例肝硬变患者。结果:显效 6 例,好转 14 例,无效 2 例,总有效率 90％。

(2) 肝郁脾虚血瘀型 症见胸胁疼痛,精神抑郁,腹胀便溏,神疲肢软,面色萎黄;舌质淡或兼紫暗,脉弦而无力。治宜疏肝健脾、活血化瘀。方用逍遥散加减:柴胡、茯苓、香附、郁金、枳壳、当归、赤芍、白芍、白术、丹参、桃仁、红花。每日 1 剂,水煎 2 次,分 2 次服。临床观察:俞金秀以上方治疗 32 例肝硬变患者。结果:显效 6 例,好转 22 例,无效 3 例,恶变 1 例,有效率为 87％。

(3) 湿热内蕴血瘀型 ① 热偏重。症见胸胁疼痛,大便不爽或热臭,口苦口干,小便黄,烦渴喜饮;舌苔黄腻或黄白相兼,脉弦数或濡数。治宜清热利湿、疏肝利胆、活血化瘀。方用茵陈蒿汤加减:茵陈、栀子、大黄、茯苓、泽泻、车前子、半枝莲、丹参、赤芍、郁金、虎杖、川黄连。② 湿偏重。

① 刘益椿.辨证治疗慢性肝炎、肝硬化 250 例[J].陕西中医,1987,8(5):209-210.
② 张旭东.三甲复肝丸为主治疗肝硬化——附 40 例临床观察[J].湖南中医杂志,1987(3):11-13.

症见胸胁疼痛,渴不喜饮,身重便溏;苔白厚腻,脉濡缓。治宜清热燥湿、化浊活血。方用茵陈五苓散合平胃散加减:苍术、厚朴、藿香梗、白豆蔻仁、黄芩、薏苡仁、茵陈、丹参、郁金、赤芍、茯苓、泽泻、益母草。③ 湿热并重。具有以上二项特点,治疗方药仿上药增减。以上均每日 1 剂,水煎 2 次,分 2 次服。临床观察:俞金秀以上方辨证治疗 23 例肝硬变患者。结果:好转 18 例,无效 2 例,恶变 3 例,有效率为 78%。

(4)热毒炽盛血瘀型 症见发病急剧,或黄疸色深,神昏谵语,高热烦躁或衄血便血,或瘀斑瘀点;舌红绛,苔黄燥,脉弦数或弦滑数。治宜清热解毒、凉血化瘀。方用犀角散加减:犀角(水牛角代,冲服)1 克、生地黄、牡丹皮、赤芍、连翘、板蓝根、竹叶、黄连、菖蒲、玄参、白茅根、桃仁、丹参。

(5)脾肾阳虚血瘀型 症见腹大胀满,午后尤甚,面色㿠白,脘闷纳呆,神倦怯寒,或下肢浮肿,小便短少;舌质淡,脉沉无力。治宜温补脾肾、通阳利水、化瘀通络。方拟真武汤合逐瘀汤加减:连皮苓、黄芪、附片、泽泻、桂枝、白术、茵陈、大腹皮、赤芍、丹参、菟丝子。

(6)肝肾阴虚血瘀型 症见胁肋隐痛,面色晦暗或两颧潮红,或头昏失眠多梦,口燥心烦,目涩视物模糊,或大便秘结;舌红少津或中有裂纹,脉弦细。治宜滋肾柔肝、养阴化瘀。方用一贯煎合膈下逐瘀汤:生地黄、沙参、赤芍、白芍、川楝子、郁金、鳖甲、牡丹皮、黄芪、丹参、茵陈、白花蛇舌草。随症加减:如见腹大胀满,小便不利,加茯苓皮、大腹皮。每日 1 剂,水煎 2 次,分 2 次服。临床观察:俞金秀以上方治疗 13 例肝硬变患者。结果:好转 9 例,无效 2 例,恶变 2 例,有效率为 60%。[1]

15. 蒋森分 6 型

益气化积解毒汤(基本方):黄芪 20～30 克、丹参 20～30 克、白术 12～15 克、茯苓 12～15 克、郁金 12～15 克、当归 12～15 克、生地黄 12～15 克、泽兰叶 15～20 克、鸡内金(研末,冲服)15～20

克、板蓝根 15～20 克、败酱草 15～20 克、黄精 15～20 克。水煎服;另紫河车研为末,装入空心胶囊中,每次服 2～5 克,每日服 2 次。

(1)肝经湿热型 症见皮肤发黄色泽鲜明,胁下胀痛,口苦口干,纳呆恶心,尿黄赤,大便秘结或溏滞不爽;舌尖边红、苔黄腻,脉弦滑或弦数。方用基本方减黄芪、紫河车,加茵陈、金钱草、蒲公英、连翘。

(2)脾虚湿盛型 症见面色萎黄,纳呆,食后腹胀,大便溏薄,四肢困倦,下肢浮肿,或有轻度腹水;舌淡胖大,边有齿痕,苔白腻,脉沉无力。麝浊、麝絮均有明显异常。方用基本方加苍术、薏苡仁。

(3)气血双虚型 症见面色苍白,精神疲惫,气短懒言,心悸,食欲不振,胁肋困痛;舌淡苔白,脉象细弱。方用基本方加人参(或党参)、阿胶。

(4)肝血癥积型 症见面色黧黑,胁下癥积,质地坚硬,刺痛不移,鼻衄、齿衄或呕血,有蜘蛛痣、肝掌,腹壁静脉怒张,有时大便色黑;舌质紫暗或有瘀点、瘀斑。方用基本方加鳖甲、三七参(冲服)、土鳖虫。

(5)肝肾阴虚型 症见头晕目眩,失眠健忘,五心烦热,腰膝酸软,胁下灼热疼痛,男子遗精,女子月经失调;舌质红绛、少苔或无苔,脉细数。方用基本方减黄芪、紫河车,加生地黄、沙参、鳖甲、牡丹皮。

(6)脾肾阳虚型 症见面色黧黑,形寒怯冷,精神疲惫,腰膝酸软,食少,腹胀便溏,男子阳痿;舌淡或紫暗,脉沉无力。方用基本方加制附子、鹿角胶、淫羊藿。

临床观察:蒋森以上方加减辨证治疗 96 例早期肝硬化患者。结果:治愈 40 例,显效 28 例,有效 19 例,无效 9 例,总有效率为 91.7%[2]

16. 朱良春等分 4 型

(1)肝郁脾虚型 症见按之则痛,胃纳减少,腹胀便溏,四肢倦怠乏力,面浮而色晦黄,入暮足

① 俞金秀.活血化淤治疗肝硬变 90 例[J].湖北中医杂志,1983(2):51-53.
② 蒋森.益气化积解毒汤治疗 96 例早期肝硬化的体会[J].吉林中医药,1982(1):21-24.

胫微肿；舌色暗红不泽，舌体较胖或边有齿印，脉象虚弦，重按无力。治宜疏肝益脾、活血消癥。方用复肝丸：紫河车60克、红参须60克、土鳖虫60克、炮甲片60克、参三七60克、片姜黄60克、广郁金60克、生鸡内金60克。共研为极细粉末，水泛为丸。每次3克，每日3次，食后开水送下，或以汤药送服，1个月为1个疗程。配合逍遥散、异功散、当归补血汤加减。药用柴胡、当归、白芍、党参、黄芪、白术、丹参、炙甘草、广郁金、广陈皮、茯苓。

（2）肝胆湿热型　症见肝脾俱肿，胁痛脘痞，头眩口苦，纳减腹胀，心烦易怒，溺短而黄，大便秘结或溏滞不爽，并可出现黄疸；苔黄厚腻，脉多弦数。治宜清肝利胆、泄热渗湿。方用龙胆泻肝汤、茵陈蒿汤加减：龙胆草、茵陈、柴胡、栀子、当归、黄芩、大黄、玄参、白花蛇舌草、虎杖、金钱草、车前草。

（3）脾肾阳虚型　症见脾肿大较肝肿大为甚，恶寒怯冷，腰膝酸软，面黄无华，精神萎顿，饮食少思，腹胀便溏；舌淡胖嫩或淡紫，脉多沉弦而细。治宜温补脾肾、益气化瘀。方用复肝丸配合景岳右归丸、当归补血汤加减：制附子、肉桂、鹿角胶（或鹿角片）、菟丝子、淫羊藿、黄芪、当归、党参、白术、茯苓、甘草。

（4）肝肾阴虚型　症见脾肿明显，肝大不著，面色黧晦，红丝缕缕，胁痛腰酸，鼻衄或齿龈渗血，咽喉干燥，夜寐梦多；舌红绛少苔，或苔薄中剥，脉象弦细而数。治宜滋肾柔肝、养阴和络。方用一贯煎加减：北沙参、生地黄、枸杞子、天冬、麦冬、生白芍、川楝子、绿萼梅、女贞子、墨旱莲、玄参、甘草。随症加减：兼心阴虚而心悸心烦者，加丹参、龟甲、酸枣仁；阴虚阳亢、热伤阳络、出血较甚者，加阿胶、水牛角、牡丹皮；齿衄不止，可用鲜地骨皮60克煎汤含漱。

临床观察：朱良春等以上方加减辨证治疗60余例早期肝硬化患者，疗效满意。[1]

17. 张翰清等分2型

（1）肝郁脾疸型　症见面色苍黄少华，两胁固定性疼痛，食少腹胀，气短乏力，大便溏薄；舌质淡红或边有瘀斑，脉沉弦少力。治宜疏肝健脾、活血化瘀。方用归芍六君子汤加味：当归、白芍、党参、白术、茯苓、陈皮、半夏、丹参、姜黄、牡蛎、柴胡、厚朴、延胡索、甘草。

（2）气阴两虚型　症见面色晦暗，头晕耳鸣，咽干口燥，两胁固定性疼，手足心热，酸软，乏力，食少腹胀，或兼见齿衄、鼻衄；舌质暗红少苔，或见龟裂及花剥苔，脉弦细数。治宜育阴健脾、活血化瘀。方用四君子汤合一贯煎加减：党参、白术、茯苓、甘草、生地黄、当归、麦冬、枸杞子、川楝子、丹参、鳖甲、牡蛎、延胡索、厚朴。

随症加减：兼见黄疸或有湿热症状，加茵陈、碧玉散；热毒症状者，加板蓝根、蒲公英、金银花、连翘（酌选1～2味）；虚弱症状，加女贞子、墨旱莲、五味子；气虚夹瘀者，加人参、党参、丹参、桃仁、红花、琥珀；血脂升高者，加泽泻、郁金、何首乌、生山楂；白蛋白低者，重用补气健脾药，如人参、黄芪、山药、黄精等；肝脾肿大，兼服丸药（三棱、莪术、丹参、鳖甲各等分，炼蜜为丸，每丸9克），每日2次。临床观察：张翰清等以上方加减辨证治疗10例早期肝硬化（4例肝郁脾虚型，6例气阴两虚型）患者，均明显好转。[2]

经 验 方

1. 茵陈术附汤合温胆汤加减　茵陈20克、白术20克、黄芪30克、肉桂2克、竹茹9克、陈皮10克、甘草6克、制附子10克、防己10克、干姜3克、半夏9克、枳实6克、茯苓20克。每日1剂，水煎服。曹琪将96例乙肝所致肝硬化腹水患者随机分为治疗组与对照组各48例。对照组予常规药物治疗，予恩替卡韦0.5毫克，每日1次，饭后2小时空腹服用；为患者补充血白蛋白，根据其病

① 朱良春，等."复肝丸"治疗早期肝硬化的临床体会[J].上海中医杂志，1980(6)：10-12.
② 张翰清，等.中医药治疗肝炎后肝硬化的临床体会[J].天津医药，1978(1)：15-17.

情使用速尿、复方甘草酸苷、安体舒通等药物进行治疗。治疗组在对照组的基础上加用上方。结果：治疗组显效 22 例,有效 24 例,无效 2 例,总有效率 95.8%;对照组显效 16 例,有效 20 例,无效 12 例,总有效率 75%。[1]

2. 温阳消饮汤　生地黄 15 克、山药 15 克、山茱萸 9 克、附子 6 克、桂枝 6 克、牛膝 15 克、茯苓 15 克、泽泻 15 克、车前子 15 克、牡丹皮 9 克、泽兰 15 克。随症加减:胁肋胀痛,加片姜黄 9 克、没药 6 克;黄疸,加茵陈 15 克、黄柏 9 克;纳少,加鸡内金 9 克、焦神曲 9 克。每日 1 剂,水煎后分早、晚温服,1 周为 1 个疗程,连续治疗 2 个疗程。温肾化气,利水消肿。姚耀等将 102 例肝硬化合并肝肾综合征患者随机分为治疗组与对照组各 51 例。患者入院后均予预防感染、热量摄入、利尿、常规限钠、保肾、输白蛋白(血浆)、保肝等常规治疗。对照组患者予前列地尔;观察组在对照组治疗基础上加用上方加减。结果:观察组的有效率 88.23%,明显高于对照组的 70.59%,两组比较差异有统计学意义。[2]

3. 加味胃苓汤　郁金 9 克、陈皮 12 克、茯苓 12 克、黄芪 15 克、泽泻 6 克、白术 12 克、白芍 6 克、猪苓 12 克、木香 12 克、厚朴 12 克、蒲公英 9 克、大腹皮 6 克、黄连 6 克。水煎 120 毫升,每日 1 次口服。气机调畅,纳运协调。赵利等将 64 例肝硬化患者随机分为研究组与对照组各 32 例。对照组限制水盐摄入,根据肝功能给予甘草甜素类药物,以及还原型谷胱甘肽等药物静脉滴注;螺内酯片 50～100 毫克,每日 1 次,口服;呋塞米 20～40 毫克,每日 1 次,口服;白蛋白注射液 10 克或血浆 200 毫升静脉滴注,每周 1～2 次;用头孢曲松钠或喹诺酮类抗生素抗感染。共用药 4 周。若有合并症发生,根据具体情况做相应处理。研究组用上方治疗。两组均以治疗 3 个月为 1 个疗程,2

个疗程后观察疗效。结果:研究组显效 18 例,有效 12 例,无效 2 例,总有效率 93.8%;对照组显效 13 例,有效 13 例,无效 6 例,总有效率 81.3%。[3]

4. 中药外敷方联合穴位注射　外敷方:大黄、黄柏、没药、桃仁、商陆、三棱、砂仁。上药各等分为细末,过 100 目筛,以醋及茶水调糊状,敷于上下腹部除外神阙穴处,覆盖全腹为宜,通过医用胶带和纱布固定腹部已敷好的中药。每日 1 次,每次保留 4～6 小时,连续外敷 7～10 天为 1 个疗程。穴位注射:选择足三里及蠡沟穴,注射器垂直刺入穴位 1～1.5 厘米,注射 0.5～1 毫升参麦注射液。每日 1 次,连续注射 7～10 天为 1 个疗程。刘小群等以上述方法治疗 30 例乙肝后肝硬化腹水患者,疗效满意。[4]

5. 赤芍承气汤合消胀散　赤芍承气汤:厚朴 30 克、赤芍 60 克、生大黄 15 克、枳实 30 克、玄明粉 10 克。每日 1 剂,煎汁 300 毫升,早晚分服。利水,消胀。消胀散:厚朴、甘遂、莱菔子、薄荷、沉香、牵牛子、三棱。上药混合研成粉末,加白醋调匀,在脐周外敷,每次 4～6 小时,每日 1 次。张伟将 94 例肝硬化腹水患者随机分为观察组与对照组各 47 例。对照组予西药螺内酯片每次 60 毫克,口服,每日 2～3 次;托拉塞米每次 10 毫克,口服,每日 1 次。观察组在对照组基础上加用上述中医疗法治疗。两组均持续治疗 1 个月。结果:观察组显效 31 例,有效 12 例,无效 4 例,总有效率 91.49%;对照组显效 20 例,有效 14 例,无效 13 例,总有效率 72.34%。[5]

6. 活血化瘀方　莪术 30 克、桃仁 15 克、红花 15 克、土鳖虫 6 克、水蛭 6 克、甲片 6 克。随症加减:疲倦乏力、形体消瘦,加服四物汤;口苦、舌苔黄腻,加黄柏、大黄、黄芩、栀子、茵陈、土茯苓、龙胆草(剂量视患者症状严重情况而定);呃逆嗳气,加味柴胡、枳壳、郁金;纳差,同时服用四君子汤。

① 曹琪.茵陈术附汤合温胆汤加减方治疗乙型病毒性肝炎所致肝硬化腹水的疗效分析[J].当代医药论丛,2019,17(13):124-125.
② 姚耀,等.自拟温阳消饮汤对脾肾阳虚证肝硬化合并肝肾综合征患者肝肾功能保护、血流动力学指标及外周血肿瘤坏死因子-α、一氧化氮、可溶性细胞黏附因子-1 的影响[J].世界中医药,2019,14(7):1748-1752.
③ 赵利,等.加味胃苓汤治疗肝硬化腹水临床观察[J].实用中医药杂志,2019,35(7):791-792.
④ 刘小群,等.中药外敷联合穴位注射治疗乙肝后肝硬化腹水的中医护理[J].世界最新医学信息文摘,2019,19(16):202.
⑤ 张伟.赤芍承气汤口服联合消胀散外敷治疗肝硬化腹水临床观察[J].光明中医,2019,34(14):2181-2183.

每日 1 剂,小火水煎熬制成汤剂,早晚 2 次分开服用,6 周为 1 个疗程,连续服用 2 个疗程。熊艳将 94 例肝硬化患者随机分为观察组和对照组各 47 例。对照组予西医抗病毒、保肝等对症治疗,持续 12 周;观察组在对照组基础上予上方加减。结果:观察组显效 28 例,有效 18 例,无效 1 例,总有效率 97.87%;对照组显效 18 例,有效 16 例,无效 13 例,总有效率 72.34%。①

7. 茯苓桂枝白术甘草汤联合针灸及中药敷脐 茯苓桂枝白术甘草汤:茯苓 30 克、白术 30 克、桂枝 15 克、甘草 10 克。每日 1 剂,水煎服,取汁 300 毫升,分早中晚 3 次服用,连续治疗 1 个月。健脾,温阳,渗湿。针灸透穴疗法:主穴为中脘透水分,水分透气海,气海透中级,并配穴肝俞、脾俞、肾俞、三焦俞、三阴交、足三里、复溜,选用 0.35 毫米×75 毫米无菌针具透穴,针水分透气海、气海透中级时需针感直放射至前阴;配穴则选取 0.35 毫米×40 毫米无菌针具,根据穴位进针不同长度,肝俞、脾俞、肾俞、三焦俞斜刺 0.5～0.8 寸,足三里则直刺 1～2 寸,三阴交直刺 1～1.5 寸,复溜则直刺 0.6～1 寸,以平针法针刺,并留针半个小时,隔日针灸,连续治疗 1 个月。中药敷脐:芒硝 10 克、甘遂 6 克、牵牛子 6 克、冰片 6 克、麝香 1 克。将药物研磨成粉末以面粉与白醋调和成糊状敷于患者脐部,以保鲜膜覆盖,并固定好,每日 1 次,连续敷 1 个月。何成邦等将 84 例肝硬化腹水患者随机分为治疗组与对照组各 42 例。两组均叮嘱患者卧床休息,保证足够热量,并限制患者钠、水的摄入,维持患者水、电解质、酸平衡,保护患者肝脏功能,根据患者并发症综合病情处理。对照组予螺内酯片、呋塞米片等西医常规药物治疗,连续治疗 1 个月;观察组在对照组基础上加用上述中医组合疗法。结果:观察组治疗有效率高达 97.62%,显著高于对照组 83.33%(P<0.05)。②

8. 柴胡桂枝汤化裁 柴胡 15 克、桂枝 10 克、法半夏 9 克、黄芩 10 克、白芍 10 克、大枣 10 克、生姜 10 克、甘草 6 克。随症加减:胁下刺痛不移、舌有瘀斑者,加丹参、延胡索、茜草;胁下积块肿大者,加牡蛎、鳖甲、海螵蛸;肝郁明显者,加郁金、栀子、香附;体虚湿困者,加干姜、砂仁、木香;不寐者,加酸枣仁、夜交藤。每日 1 剂,水煎服,取汁 400 毫升,分早晚 2 次温服,30 天为 1 个疗程。调和营卫,和解少阳,疏利三焦。颜幸杰等将 172 例代偿期乙肝肝硬化患者随机分为治疗组与对照组各 86 例。对照组采用口服恩替卡韦分散片治疗;治疗组在对照组基础上予上方加减。结果:治疗组显效 47 例,好转 34 例,无效 5 例,总有效率 94.2%;对照组显效 38 例,好转 29 例,无效 19 例,总有效率 77.9%。③

9. 当归芍药散 当归 20 克、赤芍 20 克、生白芍 20 克、生白术 20 克、川芎 10 克、泽泻 10 克、生白术 10 克、茯苓 30 克、制鳖甲 30 克、生牡蛎 30 克。随症加减:湿热郁结型,加茵陈 20 克、白花蛇舌草 20 克。每日 1 剂,水煎服。刘礼剑等将 50 例肝硬化患者随机分为观察组 30 例与对照组 20 例。对照组予以常规的维持水电解质平衡、防治并发症以及纠正低蛋白血症等治疗;观察组在对照组的基础上加用上方加减。两组均连续治疗 1 个月。结果:观察组总有效率为 86.67%,高于对照组的 60.00%,差异有统计学意义(P<0.05)。④

10. 茵芍二黄汤 茵陈 45 克、赤芍 45 克、黄芩 30 克、生地黄 30 克、秦艽 20 克、茜草 20 克、稀莶草 15 克。每日 1 剂,水煎服,分 2 次服。刘全忠等将 60 例原发性胆汁性肝硬化患者随机分为治疗组和对照组各 30 例。对照组予牛磺熊去氧胆酸胶囊;治疗组在对照组治疗基础上加用上方。两组疗程均为 24 周。结果:治疗组在改善临床症状,降低 TBIL、ALP、GGT、ALT、AST、TBA 疗效指标方面优于对照组。⑤

① 熊艳.中医活血化瘀法治疗肝硬化代偿期的可行性分析及临床价值[J].光明中医,2018,33(8):1137-1138.
② 何成邦,等.茯苓桂枝白术甘草汤联合针灸及中药敷脐治疗肝硬化腹水疗效及安全性观察[J].四川中医,2018,36(11):100-103.
③ 颜幸杰,等.柴胡桂枝汤化裁治疗代偿期乙肝肝硬化临床观察[J].广西中医药大学学报,2017,20(4):18-20.
④ 刘礼剑,谢胜,等.基于"肠-肝轴"肠道菌群调节观察当归芍药散加味治疗肝硬化的临床疗效[J].世界中医药,2017,12(8):1789-1792.
⑤ 刘全忠,等.茵芍二黄汤治疗原发性胆汁性肝硬化 60 例[C]//第二十九届全国中西医结合消化系统疾病学术会议论文集.[出版者不详],2017:844-846.

11. 黄芪五苓散加减　桂枝 15 克、猪苓 15 克、白术 15 克、泽泻 15 克、茯苓 15 克、黄芪 30 克。随症加减：热重，加蒲公英 10 克、板蓝根 15 克；阳虚，加杜仲 6 克、肉桂 6 克；阴虚者，用玉竹 15 克、女贞子 15 克、墨旱莲 15 克；血瘀严重者，用赤芍 15 克、丹参 10 克；湿热严重，用垂盆草 15 克、茵陈 15 克。将以上药材进行混合后放置在 1 000 毫升水中进行煎服，当汁液为 500 毫升时便可服用，每日 2 次，早晚各 1 次。1 个月为 1 个疗程，连续治疗 3 个疗程。钟燕斌等将 86 例肝硬化患者随机分为观察组与对照组各 43 例。对照组采用西医治疗，静脉滴注 250 毫升 15‐AA 复方氨基酸；100 毫升生理盐水和 1.2 克还原型谷胱甘肽针混合后，行静脉滴注；将促肝细胞生长素 12 微克加入至 100 毫升的 5% 葡萄糖注射液中，行静脉滴注。上述用药均每日 1 次。服用 20 毫克呋塞米片，每日 1 次；同时口服 20 毫克螺内酯片，每日 3 次；当患者白蛋白不足每升 30 克时，需将人血白蛋白补充至每升 30 克。观察组在对照组基础上加用上方加减。结果：观察组总有效率显著高于对照组，观察组的下肢水肿、尿少、腹胀、乏力发生率显著低于对照组，差异均有统计学意义（$P < 0.05$）。[1]

12. 李梅经验方　栀子、木通、泽泻、黄芩、柴胡、车前子、龟甲、甘草、生地黄、牡蛎、当归。每日 1 剂，加入清水中煎汁 400 毫升，分为 2 次口服。李梅将 63 例代偿期肝硬化患者随机分为参照组 30 例和研究组 33 例。参照组用维生素 C、维生素 E 以及贺普丁进行治疗；研究组予上方治疗。结果：研究组显效 21 例，有效 11 例，无效 1 例，总有效率 96.98%；参照组显效 15 例，有效 8 例，无效 7 例，总有效率 76.67%。[2]

13. 龙胆泻肝汤合三甲散　龙胆草、栀子、黄芩、木通、泽泻、车前子、柴胡、甘草、当归、生地黄、炮甲片、牡蛎、龟甲。将上述药材洗净后用清水煎煮，去渣取汁，每次 200 毫升，每日 2 次口服。针刺疗法：取期门穴、阳陵泉穴、肝俞穴、足三里穴、支沟穴、中脘穴进行针刺，留针 30 分钟，每日 1 次。赵冰清将 68 例代偿期肝硬化患者随机分为观察组和对照组各 34 例。对照组予西药取口服维生素 E 丸并静滴维生素 C 的方法治疗，治疗组按上述方法治疗。结果：观察组显效 20 例，有效 12 例，无效 2 例，总有效率 94.1%；对照组显效 16 例，有效 12 例，无效 6 例，总有效率 82.4%。[3]

14. 自拟方　猪苓 10 克、白术 15 克、槟榔 15 克、党参 20 克、泽泻 20 克、茯苓 20 克、山楂 20 克、滑石 20 克、阿胶 20 克、丹参 25 克、生黄芪 30 克。随症加减：阳虚，加肉桂 6 克、附片 8 克；阴虚，加北沙参 9 克、山药 12 克；出血，加炒槐花 9 克、仙鹤草 12 克；湿热黄疸，加制大黄 6 克、金钱草 12 克、茵陈 18 克。每日 1 剂，水煎服。顾冲等将 100 例肝硬化腹水患者随机分为对照组和观察组各 50 例。对照组予用呋塞米、螺内酯、心得安等药物治疗，观察组予上方加减治疗。结果：观察组显效 33 例，有效 15 例，总有效率为 96.0%，高于对照组的 78.0%。[4]

15. 肥气丸　厚朴 45 克、干姜 45 克、槟榔 45 克、肉桂 45 克、黄连 45 克、枳实 45 克、丹参 60 克、白术 60 克、青皮 60 克、陈皮 60 克、甲片 90 克、三棱 90 克、莪术 90 克。随症加减：肝蕴热毒证，加水牛角 30 克；血瘀阻络证，加田三七粉 6 克、阿胶 10 克；水瘀搏结证，加大黄 15 克、大腹皮 30 克；气水互结证，加木香 10 克、大白 10 克、二丑各 10 克；肝肾阴虚证，加首乌 30 克、乌梅 10 克；脾肾阳虚证，加桂枝 15 克、附片 15 克、海龙 6 克、海马 6 克。每日 1 剂，水煎服，分早晚 2 次，1 个月为 1 个疗程，连用 6 个疗程。疏肝理气，活血消积，软坚散结。何基赞等将 230 例肝硬化患者随机分为观察组和对照组各 115 例。所有患

① 钟燕斌，等.黄芪五苓散加减治疗肝硬化的临床疗效及对肝损伤的保护作用[J].陕西中医，2017，38(11)：1501‐1503.
② 李梅.代偿期肝硬化的中医治疗及应用效果评定[J].中国医药指南，2017，15(30)：197‐198.
③ 赵冰清.应用中医综合疗法治疗代偿期肝硬化的效果分析[J].当代医药论丛，2015，13(2)：23‐24.
④ 顾冲，等.中医辨证为主治疗肝硬化腹水临床观察[J].中医临床研究，2015，7(7)：73,75.

者均给予常规抗病毒、保肝和相应支持治疗，观察组在此基础上予上方加减。结果：观察组显效41例，有效58例，无效16例，总有效率86.09%；对照组显效33例，有效42例，无效40例，总有效率65.22%。[1]

16. 加减当归芍药汤 赤芍30克、当归15克、白术12克、茯苓12克、炙鳖甲10克、茵陈15克、广郁金12克、枸杞子15克、丹参20克、地龙10克、大枣5枚。随症加减：乏力、便溏明显，加党参15克、升麻10克；皮肤瘙痒，加茜草10克、凌霄花12克；胁痛明显，加川楝子6克、延胡索12克。每日1剂，水煎早晚服用。调肝养血、健脾渗湿。叶小丹等将63例肝郁脾虚型原发性胆汁性肝硬化患者随机分为对照组31例与治疗组32例。对照组口服UDCA（优思弗每粒250毫克），每次1粒，每日2次；治疗组在对照组基础上加服上方加减。两组均以6周为1个疗程。结果：治疗组治愈3例，显效27例，有效2例，无效0例；对照组治愈1例，显效19例，有效10例，无效1例。[2]

17. 化浊解毒软肝方 田基黄12克、茵陈15克、虎杖15克、绞股蓝12克、黄连10克、黄柏15克、鳖甲15克、甲片15克、当归12克、白芍30克、红景天15克。分早、晚2次空腹各温服1袋。湿浊化、热毒清，阴血复，气血调畅，肝得滋养，肝复如常。靳红燕等将60例原发性胆汁性肝硬化患者随机分为对照组与治疗组各30例。对照组每日口服熊去氧胆酸每千克体重15毫克，治疗组在对照组基础上加服上方。结果：治疗组显效14例，有效13例，无效3例，总有效率90.0%；对照组显效8例，有效10例，无效12例，总有效率60.0%。[3]

18. 加味茵陈蒿汤 茵陈30克、金钱草30克、白茅根30克、丹参30克、鳖甲20克、炒白术15克、鬼箭羽15克、大黄10克、栀子10克、甘草

10克、僵蚕5克。每日1剂，分2次服用，以200毫升开水冲兑中药免煎颗粒。与熊去氧胆酸间隔1小时服用。清利湿热，健脾利湿，活血化瘀。郑颖俊等将60例原发性胆汁性肝硬化患者随机分为对照组和治疗组各30例。对照组患者口服熊去氧胆酸胶囊；门诊患者联合口服复方甘草酸苷片（美能）和多烯磷脂酰胆碱胶囊（易善复），住院患者则将60毫升美能加入10%葡萄糖注射液250毫升中静脉滴注，将还原型谷胱甘肽（古拉定）1.2克加入10%葡萄糖注射液250毫升静脉滴注，每日1次，出院后改为口服。治疗组在对照组基础上加服上方。结果：治疗结束时，治疗组疗效优于对照组，肝功能指标、免疫指标下降亦优于对照组。[4]

19. 软肝散 鸡内金150克、鳖甲150克、参三七150克、红花150克、紫河车150克、高丽参150克。上药共研为极细粉末，每日3次，每次3克，饭后开水送下。高艳将71例早期肝硬化患者随机分为治疗组35例与对照组36例。对照组予西医常规治疗，治疗组在对照组基础上加服上方。结果：治疗组显效28例，好转5例，无效2例，总有效率94.3%；对照组显效24例，好转4例，无效8例，总有效率77.8%。[5]

20. 邓红英经验方 柴胡、党参、白术、茯苓、枳实、青皮、当归、白芍、砂仁、湘曲、茜草、白茅根、鳖甲、地龙、甘草。200毫升开水冲后，分2次温服。疏通脉络，健脾养肝，凉血活血，软坚散结。邓红英将120例肝纤维化与肝硬化患者随机分为观察组90例和对照组30例。对照组采用口服阿德福韦酯片，每日1次，每次10毫克；观察组采用上方口服。结果：观察组纳差、乏力、胁痛、腹胀等临床症状改善情况明显优于对照组；观察组肝脏纤维化指标HA、LN、PCⅢ、Ⅳ-C明显低于对照组，差异均有统计学意义（$P<0.05$）。[6]

① 何基赞，等.中医古方"肥气丸"加减治疗肝硬化115例临床观察[J].中国医药指南，2014，12(24)：277-278.
② 叶小丹，朱肖鸿，等.中西医结合治疗肝郁脾虚型原发性胆汁性肝硬化患者的疗效观察[J].中医药学报，2013，41(4)：116-117.
③ 靳红燕，李佃贵，等.化浊解毒软肝方联合熊去氧胆酸治疗原发性胆汁性肝硬化[J].医学研究与教育，2013，30(1)：57-61.
④ 郑颖俊，等.加味茵陈蒿汤联合熊去氧胆酸治疗原发性胆汁性肝硬化的临床研究[J].中西医结合肝病杂志，2012，22(2)：89-91.
⑤ 高艳.软肝散治疗早期肝硬化的疗效观察[J].时珍国医国药，2011，22(7)：1800-1801.
⑥ 邓红英.中医治疗肝纤维化和肝硬化的临床诊治体会[J].中国当代医药，2011，18(2)：85.

21. **四逆散合四君子汤** 柴胡 10 克、赤芍 10 克、枳壳 10 克、党参 15 克、茯苓 15 克、白术 10 克、山药 10 克、桃仁 10 克、鳖甲 10 克、炙甘草 6 克。随症加减：黄疸者，加茵陈 20 克；口干、舌红、少苔(肝肾阴虚)者，去党参，加太子参 30 克、麦冬 10 克、五味子 10 克、石斛 10 克；合并肝性脑病者，加石菖蒲 10 克、郁金 10 克。周小军等将 80 例肝硬化腹水患者随机分为治疗组 41 例与对照组 39 例。对照组给予休息、低盐饮食，常规用还原型谷胱甘肽护肝；适当配合利尿剂，采用螺内酯和呋塞米(按 100∶40 比例)联合应用以利尿，从低量开始逐渐增加至最佳疗效；白蛋白低于每升 30 克者适当输白蛋白或血浆；有感染者加强抗感染治疗；腹水量过多，有压迫症状者可行腹穿，每次抽出腹水一般不超过 1 000 毫升，最多不超过 3 000 毫升。治疗组在对照组基础上加用上方加减。两组疗程均为 1 个月。结果：治疗组总有效率 92.68%，对照组总有效率 74.36%。治疗组疗效优于对照组。[①]

22. **灌肠方 1** 大黄 30 克、赤芍 30 克、生地黄 30 克、生牡蛎 30 克、茯苓 30 克、桃仁 30 克、川芎 15 克、黄连 15 克、厚朴 15 克。浓煎至 200 毫升，灌注前患者先排空大小便，使用前药液及过滤好的清水先加温至 37℃，患者取左侧卧位，双膝稍屈曲，臀部垫高，液体石蜡油润滑导管后，探头外管插入直肠 10 厘米，然后插入内管 50 厘米，先用过滤好的清水 5 000 毫升清洗肠腔，再缓慢灌入药液，保留药液。隔天 1 次。何润明等将 60 例肝硬化患者随机分为治疗组与对照组各 30 例。对照组予复方氨基酸注射液(15AA)250 毫升加复合水溶性维生素制剂 10 毫升、5%葡萄糖注射液 250 毫升加还原型谷胱甘肽 1.5 克，静脉滴注，每日 1 次；治疗组在对照组基础上加用灌肠方。结果：治疗组总有效率 87%，优于对照组 70%。[②]

23. **灌肠方 2** 金银花 30 克、大黄(后下)20 克、蒲公英 60 克、虎杖 20 克、煅牡蛎(先煎)30 克、白花蛇舌草 50 克、丹参 30 克、马齿苋 30 克、乌梅 30 克、败酱草 20 克、黄连 10 克。1 剂浓煎取汁 200～300 毫升，分两次应用，使用时预温至 40℃，即时保留灌肠，操作前令患者排尽大便，插管时，应试探性操作，不要用力过猛，以免伤害肠管或引起疼痛，一般灌肠时应行骨盆高位灌肠，嘱患者先转向左侧，再转向右侧，增加药液与肠管接触范围，促进药物吸收，保留时间 4 小时左右，每日 2 次。刘海玲等将 80 例肝硬化自发性细菌性腹膜炎患者分为对照组与治疗组各 40 例。对照组在一般保肝、支持、利尿等对症治疗的基础上采用静脉滴注头孢他啶 3.0 克加入生理盐水 100 毫升，每日 2 次；治疗组在对照组基础上加用上方。两组疗程均为 2 周。结果：治疗组治愈 26 例，好转 10 例，无效 4 例，总有效率 90%；对照组治愈 18 例，好转 12 例，无效 10 例，总有效率 75%。[③]

24. **滋肾化纤饮** 枸杞子 15 克、楮实子 15 克、沙苑子 15 克、女贞子 12 克、墨旱莲 12 克、三七参 10 克、炒水蛭 6 克、橘络 10 克、小蓟 15 克、胡黄连 12 克、败酱草 20 克、柴胡 6 克、炒山药 30 克、鸡内金 15 克、西红花(冲服)1 克。每日 1 剂，水煎服，每服 3 剂停 1 日。孙建光将 80 例早期肝硬化患者随机分为治疗组 50 例与对照组 30 例。对照组予大黄䗪虫胶囊，每粒 0.4 克，口服，每次 4 粒，每日 2 次；治疗组予上方。结果：治疗组显效 12 例，有效 28 例，无效 10 例，总有效率 80%；对照组显效 4 例，有效 14 例，无效 12 例，总有效率 60%。[④]

25. **柔肝抑纤饮** 鸡血藤 20 克、当归 12 克、白芍 15 克、牛膝 12 克、三七粉(冲服)3 克、小蓟 15 克、鳖甲(先煎)15 克、鸡内金 15 克、枸杞子 15 克、水红花子 15 克、茵陈 15 克、生甘草 3 克、薏苡仁 30 克、土鳖虫 6 克、皂角刺 9 克、大枣 5 枚。随

① 周小军,等.疏肝健脾法治疗肝硬化腹水的临床疗效观察[J].中国中医急症,2010,19(11):1851-1852.
② 何润明,等.泻下攻积、清热解毒类中药灌肠治疗肝硬化 60 例[J].陕西中医,2009,30(9):1117-1118.
③ 刘海玲,等.中药灌肠联合抗生素治疗肝硬化自发性细菌性腹膜炎 40 例[J].现代中医药,2009,29(4):12-14.
④ 孙建光.滋肾化纤饮治疗早期肝硬化 50 例临床观察[J].山东中医药大学学报,2006,30(1):50-52.

症加减：胁痛,加延胡索12克、马鞭草15克、威灵仙12克;黄疸,加竹叶9克、羚羊角粉(冲服)1克、栀子9克;脾大,加莪术9克、甲片(先煎)15克、三棱15克;齿衄、鼻衄,加茜草12克、紫珠草9克、藕节炭12克;腹胀,加木香9克、白豆蔻9克;纳差,加炒莱菔子15克、木瓜9克;转氨酶升高,加败酱草15克、虎杖15克。水煎2次共兑450~500毫升,早晚分2次空腹温服,每服6剂停1天,每2个月为1个疗程,6个月为1个总疗程。补血活血,清热滋阴。王伟芹等以上方治疗60例早期肝硬化患者。结果:临床显效18例,有效26例,无效16例,总有效率73.33%。①

26.鳖甲软肝煎　鳖甲30克、人参20克、桃仁20克、丹参12克、柴胡12克、白芍12克、茯苓20克、虎杖20克、六里雪30克。王占海等将71例肝炎后肝硬化患者随机分为治疗组36例与对照组35例。对照组予用肝复乐片,治疗组予上方。结果:治疗组显效19例,好转13例,无效4例,总有效率88.9%;对照组显效13例,好转13例,无效9例,总有效率79.3%。②

27.软肝散联合通络软肝汤　自拟软肝散:鳖甲、甲片、鸡内金、土鳖虫。按比例研末,每次3克,每日3次开水冲服。通络软肝汤:柴胡、桂枝、当归、白花蛇舌草、赤芍、白芍、丹参、三棱、莪术、猪苓、虎杖、牡蛎。每日1剂,水煎,分3次服。王士军等以上方治疗23例肝硬化患者,总有效率91.3%。③

28.消痞软肝汤　黄芪15克、白术15克、泽兰15克、枸杞子15克、川贝母15克、丹参20克、沙参20克、当归10克、鳖甲10克、龟甲10克、姜黄10克。每日1剂,水煎服。史健将122例肝硬化患者随机分为治疗组59例与对照组63例。对照组予消痞软肝汤;治疗组在对照组基础上加用

大黄蟅虫丸。结果:治疗组总有效率89.83%,与对照组(总有效率77.78%)无显著性差异。④

29.加味佛手散　当归30~60克、川芎20克、黄芪20克、薏苡仁20克、泽兰叶20克、郁金20克、柴胡10克、三七粉(冲)3克。每日1剂,水煎分2次饭后服。毕德忠等将158例早期肝硬化患者随机分为治疗组104例与对照组54例。对照组予肌苷口服液20毫升,维生素C 0.5克,每日3次口服;治疗组予上方。结果:治疗组总有效率91.3%,与对照组总有效率57.4%比较有显著性差异。⑤

30.黄芪山甲汤　生黄芪、甲片、莪术、炒白术、炒山药、醋柴胡、土鳖虫、生甘草。每日1剂,水煎3次,三汁合一,分3次饭后温服。祛瘀生新,调整机体免疫功能。张义才等将89例早期肝硬化患者随机分为治疗组66例与对照组23例。对照组予肌苷片、维生素B₆、维生素C、肝太乐,每日3次口服;治疗组予上方治疗。结果:治疗组总有效率97.0%,与对照组总有效率56.5%比较有显著性差异。⑥

31.二参二仁甲味汤　太子参20克、丹参30克、制鳖甲30克、桃仁12克、北五味子10克、核桃仁2个、红糖50克。随症加减:肝区不舒、胁痛,加柴胡12克、白芍24克;脘腹胀满,加鸡矢藤30克、佛手12克;伴腹水者,加腹水草15克、大腹皮15克;甲、乙型肝炎未愈者,加茵陈或败酱草。取水煎汤300毫升,每次150毫升,每日2次,沸水化开,兑服,3个月为1个疗程。瘀积消散血络通利,百脉调和。张伯华等以上方加减治疗21例肝硬变患者。结果:显效8例,有效11例,无效2例,总有效率为90.4%。⑦

32.柔肝汤　生黄芪30克、女贞子30克、生牡蛎30克、沙参20克、半边莲20克、枸杞子15

①　王伟芹,等.柔肝抑纤饮治疗早期肝硬化60例疗效观察[J].山东中医药大学学报,2004,28(3):198-200.
②　王占海,等.鳖甲软肝煎治疗肝炎后肝硬化36例临床观察[J].浙江中西医结合杂志,2003,13(2):78,80.
③　王士军,等.自拟软肝散加通络软肝汤治疗肝硬化23例[J].吉林中医药,2002,22(5):11.
④　史健.肝硬化与"瘀血"的相关性临床分析[J].医学研究通讯,2002,31(6):52-53.
⑤　毕德忠,等.加味佛手散治疗104例早期肝硬化的临床观察[J].吉林中医药,2001(6):24.
⑥　张义才,等.黄芪山甲汤治疗早期肝硬化66例[J].中医研究,2001,14(5):26-27.
⑦　张伯华,等.二参二仁甲味汤治疗肝硬变21例[J].四川中医,1995(4):24.

克、丹参 15 克、牡丹皮 10 克、桃仁 10 克、水红花子 10 克、炒甲片 10 克、川厚朴 10 克。随症加减：黄疸湿热偏重，加金钱草、茵陈；黄疸寒湿偏重，加桂枝、猪苓；气虚，重用黄芪；肝郁脾虚，加柴胡、郁金、白术；血虚，加当归、三七。每 2 日 1 剂，水煎服，煎药时先用冷水浸泡 1 小时，再煎 1 小时，每晚服半剂，3 个月为 1 个疗程。张友以上方加减治疗 31 例肝硬化（代偿期）患者。结果：显效 13 例，有效 15 例，无效 3 例，总有效率为 90.3%。①

33. 益气活血方　黄芪 30 克、白术 30 克、车前子（包）30 克、鳖甲 30 克、牡蛎 15 克、赤芍 15 克、丹参 15 克、当归 12 克、桃仁 12 克、泽兰 22 克、泽泻 20 克、茯苓 10 克、甘草 5 克。随症加减：纳呆，加鸡内金、砂仁；脘腹胀满，加香附、大腹皮；胁痛，加柴胡、延胡索；阴虚，加生地黄、北沙参；阳虚，加补骨脂、淫羊藿；有出血倾向，加水牛角、茜草。每日 1 剂，水煎 2 次，分 2 次服，大量腹水加西药利尿剂。益气健脾，活血利水。许尤琪等以上方加减治疗 42 例肝炎后肝硬化患者。结果：显效 20 例，有效 18 例，无效 4 例，总有效率 90.5%。②

34. 黄狗胆丸 2 号　黄狗胆 3 个、人参 30 克、三七 30 克、土鳖虫 30 克、当归 30 克、郁金 30 克、三棱 30 克、莪术 30 克、荜澄茄 30 克、红花 30 克、陈皮 30 克、香附 30 克、昆布 30 克、海藻 30 克、丹参 30 克、黄芪 30 克、茯苓 30 克、泽泻 30 克、猪苓 30 克、白术 30 克、赤芍 30 克、龟板胶 30 克、川厚朴 30 克、甘草 30 克、炮甲片 60 克、黄精 60 克、益母草 60 克、鸡内金 60 克、青皮 60 克、大麦芽 60 克、制鳖甲 90 克、砂仁 15 克、炼熟蜂蜜 1 185 克。制为蜜丸，每丸 10 克，每日 2 次口服，每次 1 丸，3 个月为 1 个疗程。曹书和将 80 例肝硬化患者随机分为治疗组 50 例与对照组 30 例。对照组予中西药（如肝泰乐、肌苷、能量合剂、B 族维生素、维生素 C、肝氨注射液等）；治疗组予黄狗胆丸 2 号，

若出现特殊病情，如感冒发热，吐衄便血，顽固性腹水可对症处理。结果：治疗组痊愈 29 例，好转 15 例，无效 6 例，总有效率 88%；对照组痊愈 12 例，好转 10 例，无效 8 例，总有效率 66.6%。③

35. 益气活血汤　党参 15 克、茯苓 15 克、炙甘草 6 克、白术 12 克、桃仁 12 克、土鳖虫 12 克、大黄 9 克、黄芪 30 克、丹参 30 克。随症加减：有腹水或水肿者，加桂枝 9 克、泽泻 20 克、猪苓 20 克；黄疸重者，加栀子 15 克、茵陈 30 克；腹泻较剧者，去大黄；胁痛甚者，加白芍 24 克、柴胡 15 克。每日 1 剂，水煎 2 次，分 2 次服，3 个月为 1 个疗程。益气健脾，破血下瘀。梁金秋以上方加减治疗 24 例肝硬化患者。结果：显效 5 例，有效 16 例，无效 3 例，总有效率为 87.5%。④

36. 消臌灵　柴胡 10 克、石斛 10 克、鳖甲胶（烊化）10 克、党参 10 克、当归 15 克、益母草 15 克、丹参 15 克、茯苓 15 克、商陆 15 克、郁金 15 克、生地黄 20 克、生甘草 8 克、大枣 5 枚。将以上药物（除鳖甲胶）煎煮 2 次。第 1 次煎 1.5 小时，第 2 次煎 1 小时，2 次滤液混合后烊化加入鳖甲胶，浓煎至 200 毫升备用。每日 2 次，每次服 100 毫升，30 天为 1 个疗程。疏肝解郁，补脾益气，活血化瘀，滋阴养血，逐水祛湿。李争等以上方治疗 30 例肝硬化患者。结果：痊愈 9 例，显效 12 例，有效 8 例，无效 1 例，总有效率为 96.7%。⑤

37. 活血化瘀胶囊　丹参、桃仁、红花、阿魏、鳖甲、当归、水蛭、土鳖虫、延胡索、柴胡、莪术、五灵脂、川芎、大黄、黄芪。上药研为细末，装胶囊，每粒 0.5 克，每次服 6～8 粒，每日 3 次。随症加减：脾虚较甚者，加服参苓白术片，每次 5～8 片，每日 3 次；肝肾阴虚者，加服六味地黄丸，每次 6～9 克，每日 3 次。住院患者病情好转或肝功能恢复正常或明显好转出院后再继服 1～2 个疗程，以巩固疗效。活血化瘀，益气扶脾，行气止痛，软坚散积。康纪年等以上方治疗 17 例肝硬化患者，

① 张友.柔肝汤治疗肝硬化（代偿期）31 例临床观察[J].北京中医,1994(3)：42-43.
② 许尤琪,俞荣青.益气活血治疗肝炎后肝硬化临床观察[J].实用中医内科杂志,1993,7(1)：18-19.
③ 曹书和.黄狗胆丸 2 号治疗肝硬化 50 例疗效观察[J].北京中医,1993(4)：54.
④ 梁金秋.益气活血汤治疗肝硬化[J].四川中医,1991(3)：28-29.
⑤ 李争,等."消臌灵"治疗肝硬化的临床研究[J].河南中医,1991,11(5)：18.

3个月为1个疗程。结果：显效5例,有效9例,无效3例,总有效率82.4%。①

38. 加减薏苡败酱汤　太子参15克、赤芍15克、败酱草20克、薏苡仁12克、泽泻12克、云茯苓12克、黄芩10克、牡丹皮10克、柴胡10克、瓜蒌皮10克。随症加减：热甚者,加生地黄12克、麦冬10克;寒甚者,加附子8克、桂枝6克;气虚者,加白术10克、怀山药15克。每日1剂,水煎2次,分2次服,7天为1个疗程。健脾利湿,清热解毒,化浊分清。何子胥等以上方加减治疗38例肝硬化并发原发性腹膜炎患者。结果：有效28例,无效10例,总有效率为73.7%。②

39. 芪茜汤　黄芪20克、红花20克、茜草15克、炒白术15克、莪术30克、白矾2克、姜黄6克、生甘草12克。每日1剂,水煎2次,分2次服。活血祛瘀,益气健脾,消坚祛湿。高荣慧等将106例早期肝硬化患者随机分为住院组30例、门诊组48例与对照组28例。对照组予葡萄糖醛酸内脂0.2克,每日3次;肌苷口服液20毫升,每日3次;维生素C 0.2克,每日3次。住院组及门诊组予上方。三组均于服药后1.5个月复查1次,3个月为1个疗程。结果：住院组显效17例,好转8例,改善3例,无效2例;门诊组显效20例,好转15例,改善7例,无效6例;对照组显效1例,好转5例,改善9例,无效13例。③

40. 消癥丸　土鳖虫100克、炮甲片100克、水蛭75克、大黄50克。上药共研细末,水泛为丸,每服5克,日服2～3次,温开水送服,有条件者可装胶囊服,每服3克,日服3次。一般2个月为1个疗程。复查肝功能及超声波,如1个疗程未愈,可进行第2、第3个疗程。随症加减：黄疸较重,加用茵陈50克、赤芍50克,煎水送服消癥丸;小便少,加用玉米须50克、琥珀10克,水煎服;大便秘结,加用牵牛子15克、商陆10克,水煎服;有出血倾向,停服消癥丸,改服云南白药,血止

后,休息1周,继服消癥丸;白细胞、血小板减少,加服参芪膏;血清总蛋白低,或白蛋白与球蛋白比例倒置,加用黄芪、黄精、山药,煎水送服消癥丸;病情严重、发热、大便秘、小便少,表现为阴虚热毒,加用清热解毒活血化瘀药(金银花20克、连翘20克、丹参20克、板蓝根30克、大黄10克、当归15克、赤芍15克、土鳖虫15克、三棱15克、莪术15克、鳖甲15克、广木香15克、炮甲片12克、红花6克)水煎服,待热退,大小便好转后,再继服消癥丸;邪实正虚,加用健脾利水活血化瘀药(白术12克、陈皮12克、炮甲片12克、茯苓15克、泽泻15克、川厚朴15克、土鳖虫15克、广木香15克、大腹皮20克、车前子20克、丹参20克、鳖甲20克、茵陈30克)水煎服,待饮食增加,大便好转后,仍继服本丸。王健中以上方加减治疗40例早期肝硬化患者。结果：临床治愈11例,基本治愈13例,好转12例,无效4例,总有效率为90%。④

41. 扶正活血化瘀汤　黄芪15～30克、太子参(或沙参)15～30克、丹参15～30克、鳖甲15～30克、莪术6～10克、炒鸡内金6～10克、当归(或何首乌)10～15克、白芍15克、泽兰10克。随症加减：夹湿,加白术、茯苓、薏苡仁;肝热,加栀子、牡丹皮、板蓝根;小便短黄或黄疸,加茵陈、田基黄、车前子(或车前草);食欲不振,加白术、山楂、麦芽;腹胀欲吐,加青皮、陈皮、半夏;胁痛,加川楝子、延胡索、郁金;胁胀,加瓜蒌皮、香附;肝阴虚,加枸杞子、黄精、桑椹子;肾阴虚,加龟甲、女贞子、山茱萸;转氨酶过高,偏于虚者,加五味子,偏于湿热加龙胆草(或鸡骨草)。2个月为1个疗程,连续服3个疗程,其中前2个疗程每日1剂,水煎2次,分2次服,第3个疗程隔日1剂,水煎服。林似波等以上方治疗64例早期肝硬化患者。结果：治愈27例,显效28例,有效8例,无效1例,总有效率为98.4%;服药后食少、腹胀、乏力、肝区痛胀、肝肿大、面色晦滞、蜘蛛痣

①　康纪年,等.活血化瘀胶囊治疗肝硬化的体会[J].四川中医,1990(1)：30-31.
②　何子胥,等.中药治疗肝硬化并发原发性腹膜炎38例临床观察[J].湖南中医杂志,1989(6)：3-4.
③　高荣慧,等.芪茜汤治疗早期肝硬化106例的临床观察[J].辽宁中医杂志,1989(12)：13-14.
④　王健中.消癥丸治疗早期肝硬化40例临床观察[J].河北中医,1987(3)：3-4.

等体征与症状均有明显好转或消失,肝功能改善或正常。[1]

42.周金福经验方 茵陈 30 克、金银花 30 克、败酱草 15 克、丹参 15 克、泽兰叶 15 克、车前子(包煎)15 克、五灵脂 8 克、木通 4 克、郁金 10 克、茯苓 10 克、炒白术 10 克。每日 1 剂,水煎 2 次,分 2 次服。周金福以上方治疗 1 例肝硬化患者,经治 2 个月,服药 60 余剂,诸恙悉平,肝功能恢复正常,肝脏肋下 1 厘米,剑下 4 厘米、质Ⅰ°+,以后间断服药半年,随访 2 年未见复发。[2]

43.自拟方 制附子 10 克、党参 30 克、茯苓 12 克、白术 12 克、桂枝 10 克、杭白芍 15 克、甘草 6 克、柴胡 15 克、红花 10 克、川芎 10 克、车前子 15 克、丹参 30 克。每日 1 剂,水煎 2 次,分 2 次服。李如雪等以上方治疗 1 例肝硬化患者,连服 10 剂,附子加至 20 克,患者间断服此方 160 余,附子用量渐加至 60 克。患者皮下出血消失,腹胀大减,青筋显露消失,目黄尿黄转正常,饮食增加等。但右胁下胀痛,下肢浮肿未除。仍按上方又间断服药 130 余剂,附子用量渐加至 100 克。腹胀、胁痛、下肢浮肿基本消失,面色转为正常,判若两人。B 超检查肝厚度 11 厘米,肋下可见,剑下 1 厘米;脾厚 4 厘米,无腹水。血液化验血清黄疸指数 10 单位,血小板每立方毫米 10 万。停药 1 年后随访,基本痊愈。[3]

44.活血化瘀复肝汤 生地黄 18 克、杭白芍 18 克、赤芍 18 克、丹参 18 克、生山药 24 克、天花粉 15 克、牛膝 15 克、生黄芪 30 克、玉竹 12 克、知母 12 克、桃仁 12 克、白术 12 克、麦冬 9 克、郁金 9 克、三棱 6 克、莪术 6 克、苏木 6 克、炒麦芽 18 克。随症加减:腹胀,加厚朴 15 克、莱菔子 15 克;浮肿尿少有腹水者,去天花粉、生地黄、麦冬,加萹蓄 15 克、汉防己 12 克、大腹皮 30 克、生姜皮 30 克、赤小豆 30 克、麻黄 6 克;有黄疸者,加茵陈 30 克、焦栀子 9 克;鼻衄、齿龈出血,去三棱、莪术、桃仁,加

墨旱莲 15 克、仙鹤草 30 克、三七粉(冲服)6 克。每日 1 剂,水煎 2 次,早晚分服,恢复期用大黄䗪虫丸。刘光汉以上方加减配合西药治疗 55 例肝硬化患者。西药予肝乐或肝泰乐、维生素 C、维生素 E、B 族维生素,10％葡萄糖注射液静滴等;有腹水用安体舒通,每 6～8 小时 20～40 毫克,用至腹水消失再逐渐减量而停药;发热用金霉素 0.6 克加 5％葡萄糖注射液 500 毫升静滴。结果:治愈 42 例,显效 9 例,无效 4 例,总有效率为 92.72％。[4]

45.大黄䗪虫丸 大黄 420 克、生地黄 300 克、桃仁(去皮)120 克、赤芍 120 克、杏仁(去皮炒)120 克、黄芩 60 克、水蛭(沙烫)60 克、煅干漆 30 克、土鳖虫 30 克、甘草 90 克、虻虫 45 克、干蛴螬 45 克。上药共研细末,炼蜜为丸,每丸重 3 克,每日 2 次,每次 1 丸,早晚温开水送下,可渐增至每日 2～3 次,每次 1～2 丸。活血化瘀,软坚通络。刘光汉以上方治疗 27 例肝硬化患者。结果:显著进步 11 例,进步 16 例。注意事项:初服时有轻度腹泻,孕妇体弱,腹泻及有出血倾向者忌用。[5]

46.甘遂联合复肝汤 (1)甘遂相关制剂。膨症丸:生甘遂 180 克、黄芩 30 克、广木香 30 克、砂仁 30 克。每次 6～9 克。制甘遂:与其他药物配成汤剂同煎(复肝汤消水方),每次 3～9 克;或口服制甘遂面 1.5～4.5 克。服用膨症丸或口服制甘遂面,每周 1 次,早晨禁食空腹,1 次服下,制甘遂与其他药物配成汤剂同煎可按一般中药汤剂服法每日服用。(2)复肝汤系列方。通治方:茵陈 15 克、水红花子 15 克、茯苓 15 克、大豆黄卷 15 克、广郁金 6 克、广木香 6 克、人参 6 克、厚朴 6 克、白术 9 克、神曲 9 克、甘草 3 克。消水方:茵陈 15 克、水红花子 15 克、半边莲 15 克、茯苓 15 克、广郁金 6 克、广木香 6 克、人参 6 克、白术 9 克、大戟 9 克、泽泻 9 克、神曲 9 克、厚朴 9 克、甘草 3 克。化积方:茵陈 15 克、鳖甲 15 克、水红花子 15 克、茯苓 15 克、广郁金 6 克、广木香 6 克、莪术 6 克、

① 林似波,等.全国第二届活血化瘀研究学术会议论文摘要汇编[C].1986,68.
② 周金福.肝硬化治验[J].江苏中医杂志,江苏中医杂志,1986(4):19.
③ 李如雪,等.肝硬化治疗一得[J].河南中医,1983(2):40-41.
④ 刘光汉.中西医结合治疗肝硬化 55 例疗效观察[J].陕西新医药,1979,8(1):17-18.
⑤ 刘光汉.大黄䗪虫丸治疗肝硬化 27 例疗效观察[J].陕西新医药,1975(2):57.

延胡索 6 克、人参 6 克、当归 9 克、白术 9 克、神曲 9 克、厚朴 9 克。止血方：茵陈 15 克、制鳖甲 15 克、茯苓 15 克、地黄炭 15 克、广郁金 6 克、广木香 6 克、人参 6 克、三七面冲 1.5 克、仙鹤草 9 克、阿胶 9 克、白术 9 克、神曲 9 克、厚朴 9 克。以上四方均每日 1 剂，水煎 2 次，分 2 次服。除药物治疗外，还采取营养疗法，食用高蛋白、高碳水化合物、低脂肪食物，有腹水水肿的患者忌食盐碱以限制钠的摄入，并适当限制饮水量。赵恩俭以上方辨证治疗 185 例肝硬化患者。结果：进步 169 例（包括治愈 5 例），未效 12 例，恶化 1 例，死亡 3 例；其中单用甘遂治疗腹水 33 例，14 例消失，用甘遂联合复肝汤治疗的 77 例中有 57 例腹水消失。①

单　方

甲参汤　组成：鳖甲、丹参。功效：祛病除邪，活血化瘀。用法用量：每日 1 剂，水煎服。临床应用：祝海娟将 80 例代偿期肝硬化患者随机分为对照组和观察组各 40 例。对照组予维生素 C 注射液进行静脉滴注，每日 1 次；口服维生素 E 丸 100 毫克，葡醛内酯片 0.1 克，每日 3 次。观察组予上方。结果：观察组显效 27 例，好转 10 例，无效 3 例，总有效率 92.5%；对照组显效 18 例，好转 11 例，无效 11 例，总有效率 72.5%。②

中　成　药

1. 复方鳖甲软肝片　组成：鳖甲、赤芍、三七、冬虫夏草（每片 0.5 克，内蒙古福瑞制药有限责任公司生产）。用法用量：每日 3 次，每次 4 片。临床应用：高晓红等将 60 例无抗病毒指征的早期肝硬化患者随机分为治疗组与对照组各 30 例。两组均服用保肝药物，治疗组加服复方鳖甲软肝片。疗程为 6 个月。结果：治疗组显效率 40%，有效率 50%；对照组显效率和有效率分别为 10%、60%。③

2. 保肝精　组成：胡桃仁 6 克、青菇 6 克、大枣 20 克、山楂 10 克、活性酸乳粉 15 克、香蕉粉 1 克、糊精适量（山西省中医研究所制剂室制作）。功效：补气养血，滋阴补肾，健脾利湿，活血化瘀。用法用量：每次 20 克，每日 2 次，口服。临床应用：曹月英等将 149 例慢性肝炎肝硬化患者随机分为治疗组 98 例与对照组 51 例。对照组予强肝无糖颗粒剂，治疗组在对照组的基础上加用保肝精。8 周为 1 个疗程。结果：治疗组显效 80 例，有效 13 例，无效 5 例，总有效率 94.9%；对照组显效 22 例，有效 17 例，无效 12 例，总有效率 76.47%。④

① 赵恩俭.治疗 185 例肝硬化观察报告[J].中医杂志,1958(4)：260－262.
② 祝海娟.观察自拟甲参汤治疗代偿期肝硬化的临床效果[J].世界最新医学信息文摘,2016,16(101)：150,152.
③ 高晓红,等.复方鳖甲软肝片治疗无抗病毒指征早期肝硬化的临床研究[J].延安大学学报：医学科学版,2009,7(3)：14－16.
④ 曹月英,等.保肝精治疗慢性肝炎肝硬化临床观察[J].中国中西医结合杂志,1993,13(8)：483－484.

食 管 疾 病

胃食管反流病

概　述

胃食管反流病是指胃内容物反流入食管，引起反酸、烧心、反胃为主要症状的一种疾病。临床上胃食管反流病分为非糜烂性反流病、反流性食管炎和 Barrett 食管三种类型。非糜烂性反流病是指存在反流相关症状，但内镜下未见食管黏膜破损和 Barrett 食管。反流性食管炎是指内镜下可见食管远段黏膜破损。Barrett 食管是指食管远段的鳞状上皮被杜上皮取代。Barrett 食管具有发生食管腺癌和贲门腺癌的高危因素。

本病属中医"吐酸""食管瘅"等范畴。早在《素问·至真要大论》中就已认识到"诸呕吐酸……皆属于热""热客于胃……呕酸善饥"。本病的病位在食管和胃，与肝胆脾肺关系密切，其基本病机为肝胆失于疏泄，胃失和降，胃气上逆。在疾病过程中可产生气、血、火、痰、食、湿、虚等病理变化，使病情缠绵难愈。中医中药对改善胃食管反流病的临床症状有良好的疗效。

辨 证 施 治

1. 李军祥等分 6 证

（1）肝胃郁热证　方用柴胡疏肝散合左金丸加减。

（2）胆热犯胃证　方用小柴胡汤合温胆汤加减。

（3）中虚气逆证　方用旋覆代赭汤合六君子汤加减。

（4）气郁痰阻证　方用半夏厚朴汤加减。

（5）瘀血阻络证　方用血府逐瘀汤加减。

（6）寒热错杂证　方用黄连汤。[①]

2. 张声生等分 5 型

（1）肝胃郁热证　方用柴胡疏肝散合左金丸加减。

（2）胆热犯胃证　方用龙胆泻肝汤合温胆汤加减。

（3）中虚气逆证　方用六君子汤合四逆散加减。

（4）气郁痰阻证　方用旋覆代赭汤合半夏厚朴汤加减。

（5）瘀血阻络证　方用血府逐瘀汤加减。[②]

经 验 方

1. 柴胡疏肝散合旋覆代赭汤加减　北柴胡 10 克、川芎 10 克、枳壳 10 克、白芍 15 克、赭石（先煎）30 克、煅龙骨（先煎）20 克、煅牡蛎（先煎）20 克、旋覆花（布包煎）10 克、法半夏 10 克、香附 10 克、陈皮 10 克、生姜 10 克、炙甘草 5 克。随症加减：易怒重者，加川楝子 10 克、合欢皮 15 克；反酸明显者，加海螵蛸 15 克、浙贝母 15 克；胸痛明显，加延胡索 10 克、广木香 10 克；咽部梗阻明显，加苍术 10 克、厚朴 10 克；失眠多梦，加夜交藤 30

① 李军祥，等.消化系统常见病胃食管反流病中医诊疗指南（基层医生版）[J].中华中医药杂志,2020,35(6)：2995-2998.
② 张声生，等. 中华脾胃病学[M]. 北京：人民卫生出版社,2016：303-304.

克、珍珠母 30 克；心悸心慌，加琥珀 10 克、柏子仁 20 克；大便秘结者，加生大黄 5 克、厚朴 15 克。孙叙敏等将 200 例胃食管反流病患者分为观察组和对照组各 100 例。对照组口服奥美拉唑肠溶片，每次 20 毫克，每天 1 次；氟哌噻吨美利曲辛片，每次 1 片，每天 2 次；达立通颗粒，每次 1 袋，每天 3 次。观察组口服奥美拉唑肠溶片同对照组，并内服柴胡疏肝散合旋覆代赭汤加减，每日 1 剂，分早晚 2 次温服。两组疗程均为 8 周。结果：观察组的主要症状综合疗效为临床痊愈 50 例，显效 28 例，有效 10 例，无效 2 例，对照组分别为 39 例、29 例、12 例、8 例，两组差异有统计学意义（$P<0.05$）；观察组的中医证候疗效为临床痊愈 48 例，显效 29 例，有效 10 例，无效 3 例，对照组分别为 33 例、30 例、15 例和 10 例，两组比较差异有统计学意义（$P<0.01$）；观察组的内镜疗效为痊愈 49 例，显效 27 例，有效 10 例，无效 4 例，对照组分别为 37 例、28 例、12 例、11 例，两组比较差异有统计学意义（$P<0.05$）。[①]

2. 柴芍六君汤　瓦楞子 30 克、白术 15 克、茯苓 15 克、鱼骨 15 克、党参 15 克、柴胡 10 克、白芍 10 克、厚朴 10 克、甘草 6 克。随症加减：瘀血显著，加郁金 15 克、丹参 15 克、三棱 10 克；汗多，加浮小麦 30 克；失眠，加牡蛎 30 克、龙骨 30 克；舌尖红，加栀子 10 克；便血，加槐花 15 克、白及 15 克；便干咽痛，加土牛膝 15 克、木蝴蝶 15 克；便稀咽痛，加火炭母 15 克、岗梅 15 克；大便秘结、排便无力，加白术 35 克、肉苁蓉 15 克、枳壳 15 克；排便不畅、便量不定，加枳壳 15 克、大腹皮 15 克、合欢皮 10 克；大便黏滞、排便费力，加槟榔 15 克、厚朴 15 克。所有药物均以水煎煮，取 300 毫升药汁分 2 次温服（早午饭后 2 小时用），每日 1 剂，8 周为 1 个疗程。益气健脾。刘芳以上方加减治疗 55 例反流性食管炎患者。结果：胃镜下总有效率为 87.27%，临床总有效率（症状＋胃镜）为 92.73%。[②]

3. 旋覆代赭汤合左金丸　旋覆花 12 克、代赭石 12 克、法半夏 6 克、甘草 6 克、吴茱萸 3 克、黄连 6 克、干姜 6 克、党参 12 克。每日 1 剂，分 2 次服，治疗 4 周。王其进等将 120 例胃食管反流病患者随机分为治疗组与对照组各 60 例。对照组予兰索拉唑胶囊；治疗组予旋覆代赭汤合左金丸。结果：治疗组显效 32 例，有效 22 例，无效 6 例，总有效率为 90.00%；对照组显效 31 例，有效 21 例，无效 8 例，总有效率为 86.66%，临床总有效率为 86.66%，两组无显著性差异。[③]

4. 黄芪建中汤　黄芪 15 克、白芍 15 克、炙甘草 6 克、桂枝 6 克、胶饴（烊化冲服）15 克、大枣 3 枚、生姜 3 片。随症加减：呕吐清涎，加法半夏 12 克、干姜 3 克；吐酸，去胶饴，加吴茱萸 3 克、煅瓦楞子（先煎）15 克、海螵蛸（先煎）15 克、蒲公英 15 克；腹胀痞满，加枳实 10 克、白术 12 克；纳呆，加砂仁（后下）6 克、炒谷芽 9 克、炒麦芽 9 克。每日 1 剂，水煎分早中晚 3 次温服，治疗 4 周。温中健脾，促进胃肠动力，和胃降逆，抑制胃酸分泌。游绍伟等将 58 例脾胃虚寒型反流性食管炎患者随机分为中药组 39 例与西药组 19 例。西药组予西药；中药组予黄芪建中汤。结果：中药组显效 13 例，有效 23 例，无效 3 例，总有效率 92.3%；西药组显效 5 例，有效 9 例，无效 5 例，总有效率 73.7%。[④]

5. 疏肝降逆汤　柴胡 10 克、白芍 10 克、枳实 10 克、半夏 10 克、木香 10 克、海螵蛸 15 克、代赭石 30 克。随症加减：兼见口干、口苦、大便秘结，酌加黄连 6～10 克、蒲公英 15～30 克、生大黄 6～10 克。每日 1 剂，水煎分早晚 2 次温服。疏肝理气，和胃降逆。翟兴红等将 107 例胃食管反流病患者随机分为中药组 77 例与西药组 30 例。西药组予西药；中药组予疏肝降逆汤。结果：中药组显效 26 例（33.8%），有效 45 例（58.4%），无效 6 例（7.8%）；西药组显效 8 例（26.7%），有

① 孙叙敏，等.柴胡疏肝散合旋覆代赭汤加减治疗伴焦虑、抑郁的胃食管反流病的临床疗效［J］.中国实验方剂学杂志，2021，27（8）：88-93.
② 刘芳.柴芍六君汤加减治疗反流性食管炎肝郁脾虚型患者的疗效观察［J］.中药材，2017，40（10）：2469.
③ 王其进，吴仕文，等.中药复方旋覆代赭汤合左金丸干预胃食管反流病的疗效［J］.世界华人消化杂志，2010，18（26）：2812.
④ 游绍伟，等.黄芪建中汤治疗老年脾胃虚寒型反流性食管炎 39 例临床观察［J］.四川中医，2006，24（1）：60.

效 13 例(43.3％)，无效 9 例(30.0％)，总有效率为 70.0％。两组总有效率比较差异有显著性(P<0.01)。[1]

6. 四逆散加减 柴胡 15 克、枳实 12 克、白芍 20 克、甘草 6 克。随症加减：肝胃不和，加陈皮、法半夏、沉香(冲服)、香附、炒莱菔子；脾胃湿热，加竹茹、黄连、栀子、白蔻仁(后下)、薏苡仁；脾胃虚弱，加黄芪、党参、白术、肉桂、大枣；兼血瘀，加丹参、牡丹皮、川芎、甲片(先煎)、土鳖虫。每日 1 剂，水煎分 3 次服，连服 10～15 剂。在较长时间服用汤药取得明显疗效后，还须把上方 4～5 剂，研为细末，每次服 9 克，每日 2 次，温开水送服，治疗 2 个月。宣达郁滞。高成芬等以上方加减治疗 63 例反流性食管炎患者。结果：显效 29 例，有效 23 例，无效 11 例，临床总有效率为 82.53％。[2]

7. 四金丹合剂加减 柴胡 12 克、枳实 12 克、砂仁 12 克、木香 12 克、黄连 12 克、丹参 30 克、白芍 30 克、煅瓦楞子 30 克、檀香 6 克、吴茱萸 6 克、甘草 6 克。随症加减：烧心反酸甚者，加海螵蛸 12 克、牡丹皮 12 克；疼痛不适者，加延胡索 12 克、川楝子 12 克；嗳气呃逆者，加代赭石 30 克、旋覆花(包煎)10 克；恶心呕吐者，加半夏 12 克、藿香 12 克、陈皮 12 克；吞咽困难者，加郁金 12 克、瓜蒌 30 克。每日 1 剂，水煎 2 次，取汁 600 毫升。分 3 次饭前温服，6 周为 1 个疗程。疏肝清热，行气降逆，化瘀止痛，升清降浊。彭暾以上方治疗 80 例反流性食管炎患者。结果：痊愈 21 例，占 26.2％；好转 52 例，占 65％；无效 7 例，占 8.8％。总有效率 91.2％。[3]

8. 消噎汤加减 紫苏梗 10 克、法半夏 10 克、川楝子 10 克、枳壳 15 克、瓦楞子粉 15 克、代赭石 15 克、白术 12 克、蒲公英 15～30 克。随症加减：痰凝明显，加陈皮、前胡；肝郁者，加柴胡、郁金；寒热错杂，加黄连、吴茱萸；津亏，加沙参、石斛；瘀

阻，加丹参、三七。水煎 400 毫升，每日 1 剂，分 2 次服，1 周为 1 个疗程，一般服用 2 个疗程。侯冬梅等以上方治疗 38 例反流性食管炎患者，结果：治愈 11 例，显效 16 例，有效 8 例，无效 3 例，总有效率 92.1％。[4]

单 方

和中健脾方 组成：白术 9 克、枇杷叶 9 克、桔梗 1 克(上海中医药大学附属上海市中医医院药剂科代煎)。功效：和中健脾。用法用量：每次 1 袋(每袋 100 毫升)，早、晚饭后 45 分钟服用。临床应用：杨芸峰等将 92 例胃食管反流病患者分为中药组和对照组各 46 例。对照组予奥美拉唑胶囊及和中健脾方安慰剂治疗，中药组予和中健脾方及奥美拉唑安慰剂治疗。结果：中药组、对照组总有效率分别为 88.37％、80.95％；组间临床疗效比较，中药组优于对照组(P<0.05)。[5]

中 成 药

食管康颗粒 组成：人参 6 克、延胡索 6 克、郁金 3 克、黄连 6 克、旋覆花 6 克、半夏 6 克、代赭石 3 克、吴茱萸 3 克、丹参 6 克、白芍 6 克、炙甘草 3 克。功效：健脾益气，疏肝和胃。用法用量：将按照规定剂量的中药颗粒剂倒入容器内，加热水(水温为 80℃～100℃)300 毫升，充分搅拌。每次 150 毫升，每日 2 次。早晚餐后半小时服用，疗程为 8 周。临床应用：田晶晶等将 60 例反流性食管炎患者随机分为治疗组和对照组各 30 例。对照组予西药，治疗组予食管康颗粒。结果：治疗组和对照组的症状总有效率分别为 90％、73.3％，病理有效率分别为 86.67％、70％，复发率分别为 6.7％、16.67％，两组比较均有显著

① 瞿兴红，等.中医辨证论治胃食管反流病的临床观察[J]. 中国中西医结合杂志，2004，24(11)：1014.
② 高成芬，等.四逆散治疗反流性食管炎 63 例疗效观察[J]. 四川中医，2002，20(12)：29.
③ 彭暾.四金丹合剂治疗反流性食管炎 80 例[J].四川中医，2001，19(1)：39.
④ 侯冬梅，等. 消噎汤治疗反流性食管炎 38 例[J]. 陕西中医，1999，20(9)：385.
⑤ 杨芸峰，等.和中健脾方治疗胃食管反流病的随机、双盲、双模拟临床研究[J].上海中医药杂志，2018，52(3)：39.

差异(均 $P<0.05$)。[1]

癔球症

概　述

癔球症,又称为咽球综合征或咽喉神经症等,是功能性食管疾病的一种。患者感觉咽部或咽部以下有球状物阻塞或局部紧缩,但与吞咽动作无关,而且进食通畅。人群中约46%以上有过一次以上的癔球感觉,大多数患者为中年女性。本病预后良好。

本病属中医"梅核气"范畴。早在《灵枢·邪气脏腑病形》中就有类似症状的记载:"胆病者,善太息,口苦,呕宿汁,心下澹澹,恐人将捕之,嗌中吤吤然,数唾。"其中"嗌中吤吤然"即言喉中有异物梗阻。"梅核气"最早见于宋代医家朱肱所著的《南阳活人书》,其云"梅核气……塞咽喉,如梅核絮样,咯不出,咽不下"。本病病位在咽喉,病变脏腑在肝、脾,与肺、胃、肾密切相关。气郁痰凝、痰气互结于咽喉是癔球症的基本病机,多属标实或本虚标实之证。中医药对癔球症有良好的疗效。

辨证施治

张声生分6证

(1)肝郁气滞证　方用柴胡疏肝散加减。

(2)痰气交阻证　方用半夏厚朴汤加减。

(3)痰瘀互结证　方用血府逐瘀汤加减。

(4)肝郁脾虚证　方用逍遥散合旋覆代赭汤加减。

(5)阴虚痰结证　方用麦门冬汤合百合固金汤加减。

(6)阳虚痰凝证　方用阳和汤加减。[2]

经　验　方

1. 下气汤　半夏15克、茯苓15克、白芍15克、苦杏仁15克、浙贝母10克、橘皮10克、甘草10克、五味子5克。每日1剂,水煎服,每日3次。徐家新等将110例癔球症患者随机分为治疗组56例和对照组54例。对照组予西药,治疗组予下气汤。结果:治疗组显效17例,有效35例,无效4例,总有效率92.9%;对照组显效15例,有效22例,无效17例,总有效率68.5%。两组总有效率比较差异有显著性意义($P<0.05$)。[3]

2. 加味四七汤　法半夏、茯苓、厚朴、紫苏梗、橘红、青皮、枳实、砂仁、制南星、神曲、白豆蔻、槟榔、生姜。每日1剂,水煎3次,分3次服,1周为1个疗程,连服3个疗程。辛香散结,行气开郁,降逆化痰。孙辞仙等以上方治疗30例梅核气患者。结果:痊愈18例,有效8例,无效4例,总有效率86.67%。[4]

3. 柴芍莱菔汤　柴胡6克、桔梗6克、陈皮12克、半夏12克、当归12克、香附12克、甘草12克、薄荷12克、莱菔子15克、白芍15克。随症加减:咽堵拘紧者,重用香附;夜寐不宁者,加酸枣仁15克、柏子仁15克;脾虚者,加白术12克、茯苓12克、白扁豆12克、焦麦芽12克、焦山楂12克、焦神曲12克;肝郁气滞,重用陈皮、半夏,加郁金。每日1剂,水煎服,6剂为1个疗程,一般服药2~3个疗程,严重者服药5~6个疗程。疏肝解郁,理气化痰。刘金霞以上方加减治疗193例梅核气患者。结果:痊愈69例,显效60例,好转56例,无效8例,总有效率95.8%。[5]

4. 五花饮　绿梅花8克、厚朴花6克、佛手花6克、炙甘草6克、旋覆花10克、合欢花10克、竹沥10克、半夏10克、紫苏梗10克。随症加减。每

① 田晶晶,等.基于气机升降理论观察食管康颗粒治疗反流性食管炎疗效观察[J].云南中医中药杂志,2015,36(8):24.
② 张声生.中华脾胃病学[M].北京:人民卫生出版社,2016:340.
③ 徐家新,等.下气汤治疗癔球症56例疗效观察[J].新中医,2012,44(1):24.
④ 孙辞仙,等.加味四七汤治疗梅核气30例[J].新中医,2005,37(12):67.
⑤ 刘金霞.柴芍莱菔汤治疗梅核气193例[J].陕西中医,2001,22(12):726.

日1剂，水煎2次口服，半个月为1个疗程。疏肝解郁，利气散结。陆昌明以上方加减治疗60例梅核气患者。结果：临床治愈11例，显效18例，有效24例，无效7例，总有效率88.33%。[1]

5. 宣郁散结汤　紫苏梗10克、厚朴10克、半夏15克、陈皮15克、潞党参30克、川贝母6克、甲片6克、焦山楂20克。随症加减：肝郁甚，加柴胡、白芍；瘀滞明显，加赤芍、地龙；夜难安寐，加炙远志、龙骨；便秘，加枳实、生大黄；气虚，加黄芪；阴虚，加麦冬、石斛。每日1剂，水煎服，一般服药最少3剂，最多9剂，平均12剂。王忠全以上方加减治疗100例梅核气患者。结果：治愈68例，好转30例，无效2例。[2]

6. 五花解郁汤　绿梅花5克、佛手花5克、川厚朴花5克、白残花5克、玫瑰花5克。随症加减：咽痛者，加玄参10克、山豆根10克、木蝴蝶5克；呃逆者，加公丁香6克、柿蒂10克；呕吐者，加制半夏10克、姜竹茹10克、生姜3片；胸闷者，加全瓜蒌15克、广郁金10克；嗳气者，加降香5克、枳实15克；纳呆者，加白术10克、扁豆15克、神曲15克；失眠者，加合欢皮10克、夜交藤30克。每日1剂，水煎服。周荣卿以上方加减治疗100例梅核气患者。结果：显效54例，有效28例，无效18例，总有效率82%。[3]

7. 白梅利咽汤　生白芍9克、绿萼梅4.5克、南沙参10克、川百合9克、白桔梗4.5克、嫩射干4.5克、生甘草3克。随症加减：肝旺头晕目眩者，加稽豆衣、白蒺藜等；肝气郁结胸闷气逆者，加广郁金、佛手花、野蔷薇花、炒枳壳等；心悸失眠者，加茯神、五味子、炙远志、合欢花等；痰黏喉头咯吐不爽者，加牛蒡子、象贝母、地枯萝等；阴虚咽干少津者，加天花粉、京玄参等；脾虚湿重纳呆者，去甘草，加焦白术、淮山药、采云曲等。每日1剂，

水煎，分2次服，2周为1个疗程。张剑华以上方加减治疗54例梅核气患者。结果：显效21例，占38.9%；有效28例，占51.8%；无效5例，占9.3%；总有效率90.7%。[4]

单　方

二花一子饮　组成：金银花10克、绿梅花10克、大海子10克。制备方法：将以上3味药放入保温杯中余泡20分钟后饮用。用法用量：每日饮用4～5次，杯中水饮后可再加入泡后服。临床应用：毕士佐以上方治疗67例梅核气患者。结果：痊愈46例，好转15例，无效6例。[5]

中　成　药

1. 半夏厚朴汤加味方　组成：半夏30克、佛手15克、厚朴15克、茯苓30克、生姜15克、紫苏叶15克（天江制药厂生产的免煎颗粒，专利号200510122924.X）。用法用量：每次1袋，每日3次。临床应用：卜平等将95例梅核气患者随机分为治疗组46例和对照组49例。对照组予慢严舒柠，治疗组予半夏厚朴汤加味方免煎颗粒。两组均以连续用药1周为1个疗程。结果：两组治愈率分别为15.2%和12.2%，显效率分别为50.0%和28.5%，好转率分别为26.1%和42.8%，总有效率分别为91.3%和83.7%。治疗组显效率优于对照组。[6]

2. 二四胶囊　组成：柴胡、法半夏、厚朴、牛蒡子、丹参、甘草、葛根、薄荷、桔梗、牛膝（泸州医学院附属第二中医医院制剂室生产，每粒0.4克）。功效：化痰开窍，行气散结，疏肝理气。用法用量：每次4粒，每日3次，口服。临床应用：

① 陆昌明.五花饮治疗梅核气60例[J].浙江中医杂志,2000,35(1)：17.
② 王忠全.宣郁散结汤治疗梅核气100例[J].云南中医中药杂志,1996,17(5)：72.
③ 周荣卿.五花解郁汤治疗梅核气100例[J].四川中医,1996,14(10)：28.
④ 张剑华.白梅利咽汤治疗梅核气54例[J].上海中医药杂志,1992,26(1)：20.
⑤ 毕士佐,等.二花一子饮治疗梅核气[J].四川中医,1993(3)：29.
⑥ 卜平,等.半夏厚朴汤加味治疗癔球症46例临床观察[J].中医杂志,2009,50(4)：314.

毕旭新等将150例梅核气患者随机分为治疗组90例和对照组60例。对照组予慢咽舒宁颗粒,治疗组予二四胶囊。两组疗程均为4周。结果:治疗组痊愈率为40.0%,显效率为42.3%;对照组痊愈率为31.7%,显效率为26.7%。两组比较,差异均有显著性意义($P<0.05$)。[1]

3. **胃苏颗粒** 组成:紫苏梗、香附、陈皮、佛手。功效主治:畅通气机;适用于气滞型胃脘病。用法用量:每次5克,每日3次,7天为1个疗程。临床应用:冯勤以上方治疗38例梅核气患者。结果:显效19例,有效15例,无效4例,有效率为89.47%。注意事项:服药期间忌烟、酒及辛辣食物,避免过度紧张、疲劳,保持精神愉快。[2]

① 毕旭新,等. 二四胶囊治疗梅核气90例[J].时珍国医国药,2007,18(11):2830.
② 冯勤.胃苏颗粒治疗梅核气38例[J].浙江中西医结合杂志,2002,12(1):60.

胃十二指肠疾病

功能性消化不良

概　　述

功能性消化不良(functional dyspepsia，FD)是指具有慢性消化不良症状，但其临床表现不能用器质性、系统性或代谢性疾病等来解释的一类疾病，其病因尚不明确。主要表现为上腹部疼痛、上腹部烧灼感、餐后饱胀、早饱、恶心、呕吐及嗳气等。根据其主要临床表现，罗马Ⅳ诊断标准将FD分为餐后不适综合征和上腹痛综合征两大类。FD是临床常见病，30%～50%的消化不良患者属于FD。15%～20%的FD患者会有持续症状，50%的症状消退，剩余30%～35%的患者症状波动。虽然FD症状迁延反复会影响患者的生活质量，但并不增加患者发生胃癌的风险，预后良好。

根据其临床表现，本病多属中医"胃(脘)痛""胃痞"范畴。病因多为感受外邪、饮食不节、情志失调、劳倦过度、先天禀赋不足等多种因素共同作用。《三因极一病证方论·九痛叙论》言："饮食劳逸，触忤非类，使脏气不平，痞隔于中，食饮遁疰，变乱肠胃，发为疼痛。"《景岳全书·心腹痛》云："胃脘病证，多有因食、因寒，因气不顺者，然因食因寒，亦无不皆关于气。盖食停则气滞，寒留则气凝。"本病病位在胃，与肝脾关系密切。初起以寒凝、食积、气滞、痰湿等为主，尚属实证；邪气久羁，耗伤正气，则由实转虚，或虚实并见。日久郁而化热，亦可表现为寒热互见。久病入络则变生瘀阻。总之，脾虚气滞，胃失和降为功能性消化不良基本病机，贯穿于疾病的始终。病理表现多为本虚标实，虚实夹杂，以脾虚为本，气滞、血瘀、食积、痰湿等邪实为标。中医药治疗FD具有良好的临床疗效。

辩　证　施　治

1. 张声生分5型

(1)脾虚气滞型　症见胃脘痞闷或胀痛，纳呆，嗳气，疲乏，便溏，舌淡，苔薄白，脉细弦。治宜健脾和胃、理气消胀。方用香砂六君子汤加减：人参、白术、茯苓、半夏、陈皮、木香、砂仁、炙甘草。随症加减：饱胀不适明显者，加枳壳、大腹皮、厚朴。

(2)肝胃不和型　症见胃脘胀满或疼痛，两胁胀满，每因情志不畅而发作或加重，心烦，嗳气频作，善叹息，舌淡红，苔薄白，脉弦。治宜理气解郁、和胃降逆。方用柴胡疏肝散加减：陈皮、柴胡、川芎、香附、枳壳、芍药、甘草。随症加减：嗳气频作者，加半夏、旋覆花、沉香。

(3)脾胃湿热型　症见脘腹痞满或疼痛，口干或口苦，口干不欲饮，纳呆，恶心或呕吐，小便短黄，舌红，苔黄厚腻，脉滑。治宜清热化湿、理气和中。方用连朴饮加减：制厚朴、川黄连、石菖蒲、制半夏、香豉、焦栀子、芦根。随症加减：上腹烧灼感明显者，加海螵蛸、凤凰衣、煅瓦楞子；大便不畅者，加瓜蒌、枳实。

(4)脾胃虚寒(弱)型　症见胃脘隐痛或痞满，喜温喜按，泛吐清水，食少或纳呆，疲乏，手足不温，便溏，舌淡，苔白，脉细弱。治宜健脾和胃、温中散寒。方用理中丸加减：人参、干姜、白术、甘草。随症加减：上腹痛明显者，加延胡索、荜茇、蒲黄；纳呆明显者，加焦麦芽、焦山楂、焦神曲、莱菔子。

(5)寒热错杂型　症见胃脘痞满或疼痛，遇冷加重,口干或口苦,纳呆,嘈杂,恶心或呕吐,肠鸣,便溏,舌淡,苔黄,脉弦细滑。治宜辛开苦降、和胃开痞。方用半夏泻心汤加减:半夏、黄芩、干姜、人参、炙甘草、黄连、大枣。随症加减:口舌生疮者,加连翘、栀子等;腹泻便溏者,加附子、肉桂。[1]

2. 吕林等分3型

(1) 脾虚气滞型　症见胃脘部胀满不适,食后腹胀加重,食少纳呆,恶心欲呕,嗳气反酸,烧心感或灼热感,大便稀溏或排便无力,疲倦乏力,口淡不渴,舌淡苔白,脉细弱。方用中药复方颗粒剂Ⅰ号方:党参15克、白术15克、茯苓15克、炙甘草5克、砂仁(后下)8克、枳实15克。

(2) 脾虚湿阻型　症见胃脘部胀满不适,食后腹胀加重,食少纳呆,疲乏无力,肢体困重,大便稀溏,舌淡红或胖大,苔薄或薄腻,脉濡。方用中药复方颗粒剂Ⅱ号方:党参15克、白术15克、茯苓15克、炙甘草5克、砂仁(后下)8克、苍术10克、陈皮10克。

(3) 脾阳虚型　症见胃脘部胀满不适,喜温喜按,遇冷即发或加重,畏寒,肢冷,大便清稀,完谷不化,口流清涎,舌淡苔白,脉弱。方用中药复方颗粒剂Ⅲ号方:党参15克、白术15克、茯苓15克、炙甘草5克、砂仁(后下)8克、制附片10克、干姜5克。

以上各方均每日3次,每次1袋,冲服。临床观察:吕林等将70例功能性消化不良餐后不适综合征患者随机分为治疗组45例与对照组25例。对照组予安慰剂,治疗组予上方辨证施治。两组治疗时间均为4周。结果:与对照组比较,治疗后治疗组近端与远端胃容积比率在最大饱足感、餐后90分钟显著增大($P<0.05$),在餐后30分钟显著减小($P<0.01$),治疗组近端胃排空率和远端胃排空率在餐后30、60、90、120分钟均有明显升高($P<0.05$,$P<0.01$);与治疗前比较,治疗组近端胃与远端胃面积比率在最大饱足感时增大($P<0.05$),在餐后60分钟减小($P<0.01$),而近端胃与远端胃容积比率在最大饱足感时增大($P<$

0.01),餐后30分钟减少($P<0.01$),治疗组近端胃排空率和远端胃排空率在餐后30、60、90、120分钟显著升高($P<0.05$,$P<0.01$)。[2]

3. 许卫华等分4型

(1) 湿热壅滞型　症见胃脘痞满,舌苔黄腻,身重困倦,食少纳呆,大便黏滞不爽,小便黄赤,嗳气或恶心欲吐。方用泻心汤合旋覆代赭汤加减。每日服2次,28天为1个疗程。

(2) 脾虚气滞型　症见胃脘胀满,疲乏无力,面色不华,食欲不振,食后加重,大便稀溏,舌淡苔白,脉沉细。方用香砂六君子汤合枳术丸加减。每日服2次,28天为1个疗程。

(3) 肝胃气滞型　症见胃脘胀满疼痛,因情志因素加重,攻窜作痛,不思饮食,喜太息,精神抑郁,舌苔薄白,脉弦。方用柴胡疏肝散加减。每日服2次,28天为1个疗程。

(4) 肝胃郁热型　症见胃脘痞满胀痛,灼热,嘈杂泛酸,口干口苦,烦躁易怒,便秘,舌红苔黄,脉弦数。方用左金丸合化肝煎加减。每日服2次,28天为1个疗程。

临床观察:许卫华等将251例FD患者随机分为治疗组123例和对照组128例。对照组予中药模拟剂,治疗组按上述中医辨证治疗。结果:脾虚气滞证治疗组14天、28天有效率显著高于对照组(63.13%、41.9%;80.0%、41.9%)。脾虚气滞证、湿热壅滞证、肝胃气滞证、肝胃郁热证中治疗组与对照组28天治疗前后症状积分均显著改善($P<0.05$),但除脾虚气滞证外,其他各证型治疗组和对照组之间疗效无差异。[3]

经 验 方

1. 和胃汤加减　北柴胡10克、香附10克、延胡索10克、荜澄茄10克、枳壳10克、麸炒白术15克、厚朴10克、砂仁6克、陈皮10克、广藿香10克、炒山楂10克、炒神曲15克、炙甘草5克、乌贼

① 张声生.功能性消化不良中医诊疗专家共识意见[J].中华中医药杂志,2017,32(6):2595.
② 吕林,唐旭东,等.四君子汤对功能性消化不良餐后不适综合征患者胃液体食物分布的影响[J].中华中医药杂志,2015,30(12):4318.
③ 许卫华,姚树坤,等.功能性消化不良中医辨证论治的临床疗效观察[J].中国中西医结合消化杂志,2013,21(5):225.

骨 30 克。上述中药常规煎煮 3 次，取浸膏，加辅料，经干法制造成颗粒。李晓玥等将 126 例 FD 患者随机分为对照组 62 例和观察组 64 例。观察组予和胃汤加减，每次 10 克，每天 3 次；对照组口服安慰剂颗粒，每次 10 克，每天 3 次。两组疗程均为 4 周。结果：观察组的总有效率为 89.47%，高于对照组的 26.79%（$P<0.01$）。[1]

2. 加味四逆散　柴胡 12 克、枳实 12 克、白术 18 克、白芍 10 克、陈皮 12 克、大腹皮 20 克、石菖蒲 10 克、郁金 12 克、茯神 20 克、甘草 6 克。每日 1 剂，早晚分 2 次口服。席玉红等将 96 例 FD 患者随机分为治疗组与对照组各 48 例。对照组予西药，治疗组予加味四逆散。结果：治疗组总有效率为 93.75%，对照组总有效率为 77.08%（$P<0.05$）。治疗组在胃动素、促胃液素及胃排空试验方面明显优于对照组（$P<0.05$）。汉密顿抑郁量表积分改善，治疗组优于对照组（$P<0.05$）。[2]

3. 加味半夏泻心汤　半夏 10 克、干姜 10 克、黄芩 10 克、黄连 8 克、党参 12 克、炙甘草 6 克、大枣 12 克。随症加减：腹胀、嗳气者，加枳实、厚朴；情绪抑郁者，加郁金、合欢花；便秘者，加大黄、火麻仁、郁李仁；以腹痛为主者，加炒白芍、醋延胡索；舌苔厚腻者，加砂仁、白术。每日 1 剂，水煎 2 次，共取汁 300 毫升，早饭前及睡前 2 次温服。寒热平调，消痞散结。李欣等将 112 例 FD 患者随机分为治疗组 60 例和对照组 52 例。对照组予马来酸曲美布汀；治疗组予半夏泻心汤加减。结果：治疗组和对照组的总有效率分别为 93.33%、75.00%，差异有统计学意义（$P<0.01$）。治疗组在疗效改善方面明显优于对照组。[3]

中　成　药

1. 舒肝片　组成：砂仁、豆蔻、延胡索、陈皮、木香、茯苓、川楝子、沉香、白芍、片姜黄、枳壳、厚朴（北京同仁堂科技发展股份有限公司制药厂生产）。功效：改善患者饱胀，胃脘痛，嗳气及恶心呕吐症状。用法用量：每次 4 片，每日 2 次。临床应用：万辉勤将 60 例 FD 肝胃不和证患者随机分为治疗组与对照组各 30 例。对照组予吗丁啉片，治疗组予舒肝片。两组均以 2 周为 1 个疗程。结果：治疗组显效率为 66.7%，总有效率为 96.7%。对照组显效率为 33.3%，总有效率为 63.3%（$P<0.01$）。治疗组对餐后饱胀不适、早饱感、上腹痛、上腹烧灼感的治疗效果要明显优于对照组（$P<0.05$），两组治疗前后均无不良反应。[4]

2. 开胸顺气胶囊　组成：牵牛子、槟榔、陈皮、木香、厚朴、三棱、莪术、猪牙皂（浙江维康药业有限公司生产）。功效：疏肝理气，行气化积。用法用量：每次 3 粒，每日 2 次。临床应用：檀心广将 112 例符合 FD 罗马Ⅲ诊断标准的患者随机分为治疗组与对照组各 56 例。对照组予西药，治疗组予开胸顺气胶囊。两组均以 2 周为 1 个疗程。结果：治疗组显效 33 例，有效 16 例，无效 7 例，总有效率 87.5%；对照组显效 26 例，有效 13 例，无效 17 例，总有效率 69.6%。[5]

3. 藿香正气软胶囊　组成：藿香、紫苏叶、白芷、厚朴、腹皮、半夏、陈皮、茯苓（天津中新药业达仁堂制药厂生产）。功效：芳香化湿，理气畅中。用法用量：每次 0.45 克，每日 3 次，餐前服用，中西药间隔半小时服用。临床应用：苑珍珍等将 120 例符合 FD 罗马Ⅲ诊断标准及中医湿阻中焦证患者随机分为试验组与对照组各 60 例。对照组予多潘立酮，治疗组在对照组基础上加用藿香正气软胶囊。两组均以 4 周为 1 个疗程。结果：总有效率试验组为 91.67%，对照组为 78.33%，试验组总有效率明显高于对照组（$P<0.05$）。[6]

4. 降逆除胀胶囊　组成：枳壳、陈皮、青皮、

① 李晓玥,等.和胃汤加减治疗功能性消化不良肝胃不和证的临床观察[J].中国实验方剂学杂志,2021,27(22):113-118.
② 席玉红,党中勤,等.加味四逆散对功能性消化不良伴抑郁状态的干预作用[J].中国实验方剂学杂志,2014,20(3):202.
③ 李欣,魏玮,等.半夏泻心汤加减治疗功能性消化不良 60 例临床观察[J].中华中医药杂志,2013,28(4):876.
④ 万辉勤.舒肝片治疗功能性消化不良 60 例疗效观察[J].中国中医基础医学杂志,2012,18(12):1394.
⑤ 檀心广.开胸顺气胶囊治疗功能性消化不良疗效分析[J].中草药,2011,42(10):2078.
⑥ 苑珍珍,曹泽伟,等.藿香正气软胶囊治疗功能性消化不良的疗效观察[J].辽宁中医杂志,2011,38(3):494.

木香、焦鸡内金、白术、旋覆花、代赭石(广州市中西医结合医院制剂,粤药制字 Z03021810)。功效:健脾益气,降逆除胀。用法用量:口服,每次6粒,每日3次,4周为1个疗程。临床应用:黄各宁将70例FD脾胃气虚证患者随机分为治疗组与对照组各35例。对照组予吗丁啉,治疗组予降逆除胀胶囊。结果:两组治疗后症状总分均较治疗前明显下降($P<0.01$),两组总有效率分别为治疗组 88.57% 和对照组 85.71%($P>0.05$),但治疗组的临床治愈率为 22.86%,优于对照组 5.71%($P<0.05$)。治疗组和对照组的胃排空总有效率分别为 68.57% 和 71.42%($P>0.05$)。①

5. 四磨汤口服液　组成:木香、枳壳、乌药、槟榔(湖南汉森制药有限公司生产)。功效:破滞降逆,顺气扶正。用法用量:每次2支,每日3次,饭前30分钟口服。临床应用:梁汝坚等将90例FD患者随机分成治疗组与对照组各45例。对照组予西药,治疗组予四磨汤口服液。结果:治疗组与对照组有效率分别为 91% 和 87%。两组临床疗效比较差异无显著性($P>0.05$),治疗组无明显不良反应。②

6. 消痞颗粒　组成:地枯萝、生白术、紫苏梗、香附、砂仁、黄芩、广郁金、延胡索(每包相当于生药28克)。功效:健脾助运,理气疏肝。用法用量:每次1包,每日3次。临床应用:张亚声将71例FD患者随机分为治疗组36例和对照组35例。对照组予西沙必利,治疗组予消痞颗粒。结果:治疗组临床治愈9例,显效26例,有效20例,无效5例,总有效率 91.67%。对照组临床治愈3例,显效2例,有效12例,无效13例,总有效率 74%,两组比较有显著性差异($P<0.05$)。③

7. 归脾合剂　组成:当归、远志、黄芪、党参、白术、甘草、茯苓、木香、龙眼肉、酸枣仁(上海雷允上药业有限公司生产)。功效:益气健脾,养血安神。用法用量:每日3次,每次10毫升,口服,连服8周。临床应用:郑嘉岗等将120例符合FD罗马Ⅱ诊断标准伴抑郁症(心脾两虚证)的患者随机分为A组、B组和C组各40例。A组予吗丁啉,B组予归脾合剂,C组予吗丁啉及归脾合剂。结果:治疗8周后消化道症状改善的总有效率,C组为 87.5%,B组为 85.0%,均明显高于A组的 57.5%($P<0.01$,$P<0.05$);C组和B组间虽无明显差异($P>0.05$),但两组显效率存在明显差异($P<0.05$)。B组和C组治疗后汉密尔顿抑郁量表评分均较治疗前有显著性改变,而A组则无改变。④

8. 六味安消胶囊　组成:土木香、大黄、诃子、山奈、寒水石(煅)、碱花(贵州信邦制药股份有限公司生产)。功效:宽中理气,润肠通便。用法用量:每日3次,每次3粒,餐后服用。临床应用:六味安消临床研究协作组将99例符合罗马Ⅱ诊断标准的功能性消化不良患者随机分为试验组50例和对照组49例。对照组予以莫沙比利,试验组予以六味安消胶囊。两组均以2周为1个疗程。结果:试验组治疗前症状总积分为(26.48 ± 1.46)分,治疗后14天降至(18.54 ± 1.31)分,两者间差异有统计学意义($P<0.01$),随访后28天为(16.96 ± 1.49)分,与14天比较差异无统计学意义($P>0.05$);对照组治疗前总积分为(26.32 ± 1.34)分,治疗后14天降至(16.33 ± 1.71)分,两者间差异有统计学意义($P<0.01$),随访后28天为(16.07 ± 1.62)分,与14天比较差异无统计学意义($P>0.05$)。两组随访后28天与治疗后14天总积分比较差异均无统计学意义($P>0.05$),表明两种药物治疗后均无复发倾向。从基线期和治疗后生活质量问卷差值比较可见,在生活质量的每一个方面,试验组分数均比对照组显著下降。在日常活动方面两组间差异有统计学意义($P<0.05$)。⑤

9. 康尔胃2号颗粒　组成:厚朴10克、枳实10克、法半夏12克、蒲公英30克、黄连6克、党

① 黄各宁.降逆除胀胶囊治疗功能性消化不良临床研究[J].新中医,2011;43(10):33.
② 梁汝坚,等.四磨汤口服液治疗功能性消化不良45例[J].实用医学杂志,2008,24(6):1051.
③ 张亚声.消痞颗粒治疗功能性消化不良的临床研究[J].中成药,2007,29(12):1733.
④ 郑嘉岗,等.归脾合剂治疗功能性消化不良伴抑郁症的临床观察[J].上海中医药杂志,2007,41(8):33.
⑤ 六味安消临床研究协作组.六味安消胶囊治疗功能性消化不良的多中心随机对照临床研究[J].中华消化杂志,2006,26(1):42.

参 15 克、紫苏梗 10 克、黑老虎 15 克。用法用量：每次 1 包，每日 2 次，早、晚饭前 30 分钟口服。临床应用：宁为民将 160 例符合 FD 诊断及中医辨证为脾虚或气滞证的患者随机分为治疗组 86 例与对照组 74 例。对照组用多潘立酮，治疗组用康尔胃 2 号颗粒。两组疗程均为 4 周。结果：治疗组治愈率为 31.4%，总有效率为 84.9%，复发率为 23.3%；对照组治愈率为 14.9%，总有效率为 77.0%，复发率为 52.7%。两组近期疗效和远期疗效比较均有显著性差异（$P<0.05$ 和 $P<0.01$）。[1]

10. 胃痛宁胶囊 组成：青蒿、茵陈、薏苡仁、藿香、木香、槟榔、厚朴、蒲公英（河北医科大学中医药研究院制剂室制成，每粒 0.45 克）。用法用量：每次 5 粒，每日 3 次。功效：和胃降逆，化湿气浊毒。临床应用：赵军艳将 110 例湿热蕴结型 FD 患者随机分为治疗组 60 例与对照组 50 例。对照组予吗丁啉，治疗组予胃痛宁胶囊。两组均以 4 周为 1 个疗程。结果：治疗组临床治愈 9 例，显效 26 例，有效 20 例，无效 5 例，总有效率 91.67%；对照组临床治愈 3 例，显效 2 例，有效 12 例，无效 13 例，总有效率 74%。两组比较有显著性差异（$P<0.05$）。[2]

11. 理气复胃口服液 组成：熟大黄、炒莱菔子、木香、枳实、陈皮、白术、法半夏（四川正大药物研究所提供，批号 010723）。功效：行气导滞，除湿运脾。用法用量：口服，每日 3 次，每次 20 毫升。临床应用：荣晓凤等将 60 例 FD（气滞食积证）患者随机分为治疗组和对照组各 30 例。对照组予莫沙必利片，治疗组予理气复胃口服液。结果：治疗组显效率 60%，总有效率 97%；对照组显效率 63%，总有效率 96%。两组治疗后均有明显疗效，组间比较无显著差异（$P>0.05$）。[3]

12. 健功合剂 组成：柴胡 10 克、郁金 10 克、枳壳 10 克、茯苓 10 克、厚朴 10 克、党参 15 克、莱菔子 15 克、鸡内金 15 克、白术 20 克、制半夏 6 克（江苏省建湖县中医院制剂室制成合剂，每毫升含生药 2.33 克）。功效：疏肝理气解郁，健脾和胃降逆。用法用量：每次 20 毫升，每日 3 次，每次餐前 0.5 小时口服。临床应用：祁宏等将 223 例符合 FD 罗马 Ⅱ 诊断标准的患者随机分为治疗组 119 例与对照组 104 例。对照组予西药，治疗组予健功合剂。两组疗程均为 4 周。结果：治疗组显效 69 例，有效 44 例，无效 6 例，总有效率 95.0%；对照组显效 38 例，有效 49 例，无效 17 例，总有效率 83.7%。两组总有效率经检验差异有显著性（$P<0.01$）。[4]

13. 和胃合剂 组成：莪术 15 克、蒲公英 15 克、茯苓 12 克、陈皮 12 克、黄芪 12 克、白术 10 克、黄连 6 克（上海中医药大学附属曙光医院制剂室制成，每瓶 100 毫升）。用法用量：每次 30 毫升，早、中、晚饭前各服 1 次，40 天为 1 个疗程。临床应用：吴洵邦将 73 例功能性消化不良患者随机分为治疗组 43 例和对照组 30 例。对照组予西沙比利，治疗组予和胃合剂。结果：治疗组显效 31 例，有效 7 例，无效 5 例，总有效率 88.4%；对照组显效 19 例，有效 7 例，无效 4 例，总有效率 86.7%。[5]

14. 消胀片 组成：木香、莪术、厚朴。功效：行气止痛，消胀除满。用法用量：每次 5 片，每日 3 次，餐前 15～30 分钟服。临床应用：龚雨萍等将 87 例 FD 患者随机分为治疗组 57 例和对照组 30 例。对照组予西沙必利，治疗组予消胀片。两组均以 4 周为 1 个疗程。结果：治疗组总有效率为 94.6%，对照组总有效率为 70%，两组有效率比较有显著性差异（$P<0.05$）。治疗组对餐后饱胀、上腹胀满、早饱、厌食、弥漫的或烧灼样的上腹疼痛、嗳气等症疗效明显优于对照组。[6]

① 宁为民.康尔胃 2 号治疗功能性消化不良的临床疗效和治疗机理研究[J].中国中医基础医学杂志,2005,11(7)：524.
② 赵军艳.胃痛宁胶囊治疗功能性消化不良 60 例临床观察[J].中医杂志,2005,46(6)：436.
③ 荣晓凤,等.理气复胃口服液治疗功能性消化不良 Ⅱ 期临床试验[J].中国新药与临床杂志,2005,24(5)：388.
④ 祁宏,等.健功合剂治疗功能性消化不良的临床观察[J].中国中西医结合杂志,2003,25(3)：215.
⑤ 吴洵邦.和胃合剂治疗功能性消化不良 43 例临床观察[J].新中医,1999,31(2)：13.
⑥ 龚雨萍,等.消胀片治疗功能性消化不良近期疗效观察[J].江苏中医,1995,16(12)：38.

慢性萎缩性胃炎

概　述

慢性萎缩性胃炎（chronic atrophic gastritis，CAG）是慢性胃炎的一种类型，系指胃黏膜上皮遭受反复损害导致固有腺体的减少，伴或不伴纤维替代、肠腺化生和（或）假幽门腺化生的一种慢性胃部疾病。CAG 病理特征表现为胃黏膜的慢性萎缩性病变，出现胃腺化生、萎缩、异型增生。在胃镜下可见到胃黏膜色泽变淡，皱襞变细而平坦，黏液减少，黏膜变薄，部分黏膜血管显露，或可伴有黏膜颗粒或结节状等表现。不同内镜表现和病理组织学结果的患者症状无特异性，且症状的严重程度与内镜所见和病理组织学分级无明显相关性。CAG 常合并肠化，少数出现上皮内瘤变，经历长期的演变，少数病例可发展为胃癌。CAG 患者可表现为上腹痛、饱胀、嗳气等非特异性消化不良症状，部分患者也可无任何症状。多数 CAG 患者病情稳定，但少数患者可逐步进展为胃癌。

本病属中医"胃脘痛""吐酸""痞满""嘈杂"等范畴，病因与脾胃虚弱、情志失调、饮食不节、药物、外邪[幽门螺杆菌（Hp）感染]等多种因素有关，以上因素损伤脾胃，致运化失司，升降失常，而发生气滞、湿阻、寒凝、火郁、血瘀等，表现为胃痛、胀满等症状，可分为本虚和标实两个方面。本虚主要表现为脾气（阳）虚和胃阴虚，标实主要表现为气滞、湿热和血瘀。脾虚、气滞是疾病的基本病机，血瘀是久病的重要病机，在胃黏膜萎缩发生发展乃至恶变的过程中起着重要作用。《临证指南医案》言"盖胃者汇也，乃冲繁要道，为患最易……初病在经，久痛入络，以经主气，络主血……凡气既久阻，血亦应病，循行之脉络自痹"。《卫生宝鉴》有"凡人脾胃虚弱或饮食过度，不能克化，至成积聚结块"的理论。中医中药对改善 CAG 表现出的慢性消化不良等症状有良好的治疗疗效，有关逆转萎缩和肠化的作用还有待进一步研究证实。

辨 证 施 治

1. 李军祥等分 6 证

（1）肝胃气滞证　症见胃脘胀满或胀痛，胁肋胀痛，症状因情绪因素诱发或加重，嗳气频作，胸闷不舒，舌质淡红，苔薄白或白，有齿痕，脉弦细。治宜疏肝理气、和胃降逆。方用柴胡疏肝散加减：柴胡、白芍、枳壳、川芎、香附、陈皮、佛手、紫苏梗、甘草。随症加减：偏寒者，加高良姜（或荜茇）；偏热者，加川黄连（或栀子）；嗳气者，加柿蒂；胀甚者，加广木香、厚朴、砂仁；吞酸者，加选海螵蛸、煅瓦楞子、浙贝母；痛甚者，加延胡索。

（2）肝胃郁热证　症见胃脘饥嘈不适或灼痛，心烦易怒，嘈杂反酸，口干口苦，大便干燥，舌质红苔黄、脉弦或弦数。治宜清肝泄热、和胃止痛。方用化肝煎合左金丸加减：牡丹皮、栀子、青皮、陈皮、泽泻、浙贝母、白芍、黄连、吴茱萸、延胡索、甘草。随症加减：嘈杂泛酸明显者，加海螵蛸、煅瓦楞子；嗳气频繁者，加旋覆花、广郁金；烦躁易怒者，加龙胆草。

（3）脾胃虚寒证　症见胃脘胀满或隐痛，胃部喜按或喜暖，食少纳呆，大便稀溏，倦怠乏力，气短懒言，食后脘闷，舌质淡，脉细弱。治宜温中健脾、和胃止痛。方用黄芪建中汤加减：生黄芪、桂枝、白芍、生姜、大枣、茯苓、陈皮、法半夏、广木香、砂仁、炙甘草。随症加减：胃脘怕冷明显者，加良附丸（或干姜）、肉桂；大便稀溏者，加炮姜、炒扁豆、炒薏苡仁；食后腹胀者，加枳实、佛手；泛吐清水者，加姜半夏、草豆蔻；纳呆食少者，加炒焦麦芽、炒焦山楂、炒焦神曲。

（4）脾胃湿热证　症见胃脘痞胀或疼痛，口苦口臭，恶心或呕吐，胃脘灼热，大便黏滞或稀溏，舌质红，苔黄厚或腻，脉滑数。治宜清热化湿、和中醒脾。方用连朴饮加减：黄连、厚朴、法半夏、石菖蒲、茯苓、陈皮、芦根、蒲公英、生薏苡仁、甘草。随症加减：胃痛甚者，加延胡索、川楝子、郁金；大便不爽者，加苍术、白术；恶心呕吐者，加枳实、竹茹、生姜；纳呆者，加鸡内金、谷芽、麦芽。

（5）胃阴不足证 症见胃脘痞闷不适或灼痛，饥不欲食或嘈杂，口干，大便干燥，形瘦食少，舌红少津，苔少，脉细。治宜养阴和胃、理气止痛。方用一贯煎合芍药甘草汤加减：北沙参、麦冬、生地黄、枸杞子、当归、白芍、香橼皮、佛手、鸡内金、甘草。随症加减：嘈杂似饥，饥不欲食者，加左金丸；口干甚、舌红赤者，加天花粉、石斛；大便干结者，加枳实、全瓜蒌、火麻仁；纳呆者，加谷芽、麦芽、乌梅、山楂。

（6）胃络瘀阻证 症见胃脘痞满或痛有定处，胃痛拒按，黑便，面色暗滞，舌质暗红或有瘀点、瘀斑，脉弦涩。治宜理气活血、化瘀止痛。方用失笑散合丹参饮加减：五灵脂、蒲黄、丹参、檀香（后下）、砂仁、三七粉（冲服）、延胡索、郁金、枳壳、甘草。随症加减：胃痛明显者，加延胡索；大便色黑者，加白及、血余炭。[①]

2. 邱志楠等分 2 型

（1）脾虚胃蕴湿热型 症见胃脘胀痛，痛无定时，纳呆口苦，恶心，呕吐，大便溏烂，舌红、苔黄腻，脉濡数。方用健胃汤加减：藿香 15 克、党参 15 克、白术 15 克、茯苓 15 克、蒲公英 20 克、炙甘草 10 克、黄连 6 克。每日 1 剂，水煎服。

（2）脾胃阴虚型 症见胃脘疼痛，纳呆或饥不思食，口燥咽干，烦躁失眠，舌红、少苔，脉细数。方用健胃汤加减：藿香 15 克、党参 15 克、白术 15 克、茯苓 15 克、蒲公英 20 克、炙甘草 10 克、白芍 15 克、沙参 30 克。每日 1 剂，水煎服。

临床观察：邱志楠等将 172 例 CAG 患者随机分为治疗组 96 例与对照组 76 例。对照组予西药，治疗组予中医辨证予药。结果：治疗组胃镜总有效率为 91.23%，明显高于对照组的 70.9%（P＜0.01）。[②]

经 验 方

1. 六君子加减 生黄芪 15 克、党参 10 克、炒白术 10 克、茯苓 10 克、陈皮 10 克、清半夏 5 克、制香附 15 克、三七粉 3 克、炙甘草 5 克。随症加减：上腹疼痛者，酌加延胡索 10 克、郁金 10 克；食后胀满不通者，酌加焦槟榔 10 克、厚朴 10 克；反酸、烧心者，酌加煅瓦楞子（先煎）30 克、海螵蛸 30 克；有活动性炎症者，酌加蒲公英 10 克；有糜烂性炎症者，酌加白及 10 克；萎缩，酌加莪术 10 克、丹参 10 克；肠上皮化生，酌加土鳖虫 6 克、五灵脂 10 克。邓鑫等将 123 例 CAG 伴肠上皮化生脾胃虚弱证患者，采用区组随机方法，将患者以 2∶1 的比例分入治疗组 82 例和对照组 41 例。治疗组患者予六君子加减方治疗，对照组患者予硒酵母片和吉法酯片治疗。两组疗程均为 6 个月。结果：治疗组患者治疗后胃黏膜炎症、萎缩、肠上皮化生积分均较治疗前明显降低（P＜0.05）；对照组患者治疗后胃黏膜炎症、萎缩、肠上皮化生积分均较治疗前降低，但差异无统计学意义（P＞0.05）。治疗后两组比较差异无统计学意义（P＞0.05）。治疗组胃黏膜病理改善总有效率为 67.07%，对照组为 58.54%，两组比较差异无统计学意义（P＞0.05）。中医症状缓解总有效率治疗组为 95.12%，对照组为 53.66%，治疗组明显优于对照组（P＜0.05）。[③]

2. 蜥蜴胃康基本方 宁夏密点麻蜥、太子参、黄芪、石斛、乌梅、炒白芍、半枝莲、蛇莓、三七、枳壳、甘草。每日 1 剂，水煎 3 次浓缩为 200 毫升，饭后 2 小时服用，每日 3 次。气阴双补，气血生化有源，毒瘀得散，黏膜得养，胃黏膜萎缩得消。李卫强等将 89 例 CAG（气阴不足、毒瘀交阻证）患者随机分为治疗组 45 例和对照组 44 例。对照组口服养胃颗粒，治疗组口服蜥蜴胃康基本方。结果：治疗组临床痊愈 27 例，有效 15 例，无效 3 例，总有效率 93.33%；对照组临床痊愈 11 例，有效 21 例，无效 12 例，总有效率为 72.73%。[④]

3. 升阳益胃汤 黄芪 30 克、半夏 15 克、党参 10 克、炙甘草 10 克、白芍 30 克、防风 6 克、羌活 6

① 李军祥,等.慢性萎缩性胃炎中西医结合诊疗共识意见(2017 年)[J].中国中西医结合消化杂志,2017,26(2)：121-131.
② 邱志楠,等.健胃汤治疗慢性萎缩性胃炎 96 例疗效观察[J].新中医,1998,30(2)：26.
③ 邓鑫,张学智,等.六君子加减方治疗慢性萎缩性胃炎伴肠上皮化生脾胃虚弱证随机对照临床研究[J].中国中西医结合杂志,2021,41(8)：901-906.
④ 李卫强,等.蜥蜴胃康基本方治疗慢性萎缩性胃炎气阴不足、毒瘀交阻证临床研究[J].时珍国医国药,2017,28(1)：128.

克、独活 6 克、陈皮 30 克、茯苓 15 克、泽泻 30 克、柴胡 6 克、生白术 30 克、黄连 10 克、三棱 10 克、莪术 10 克。采取康仁堂颗粒剂,温水 200 毫升冲服,早晚各 1 次。白玉茹等将 78 例 CAG 患者随机分为治疗组和对照组各 39 例。对照组予胃复春片,治疗组予升阳益胃汤。结果:治疗组总有效率为 89.75%,明显优于对照组的 66.67%;治疗组患者中医证候总有效率 87.18%,与对照组中医证候总有效率 64.10% 相比,差异具有统计学意义;两组患者治疗后主要症状积分、病理积分及胃镜下征象积分与治疗前相比,差异均具有统计学意义,且治疗组优于对照组。[①]

4. 脾胃培源方 炙黄芪 15 克、党参 10 克、桂枝 6 克、白芍 15 克、白术 10 克、刘寄奴 6 克、山药 15 克、青皮 10 克、陈皮 10 克、当归 10 克、香附 10 克、莪术 8 克、炙甘草 6 克。每日 1 剂,水煎 2 遍,各取汁 150 毫升兑匀,分 2 次温服。温中健脾,理气活血,固本培源。李学军等将 60 例脾胃虚弱型 CAG 患者随机分为治疗组和对照组各 30 例。对照组予胃复春,治疗组予脾胃培源方。两组均以 3 个月为 1 个疗程。结果:治疗组临床总有效率为 96.67%,对照组总有效率为 76.67%,治疗组优于对照组,差异有统计学意义($P < 0.05$)。两组治疗后病理量化积分均下降,与治疗前比较,差异有统计学意义($P < 0.05$),但治疗组与对照组比较疗效相当,差异无统计学意义($P > 0.05$)。[②]

5. 安中复元方 生黄芪 9 克、炒白术 9 克、云茯苓 9 克、生蒲黄(包)18 克、法半夏 6 克、莪术 9 克、延胡索 12 克、川郁金 12 克、赤芍 9 克、白芍 9 克、黄连 3 克、吴茱萸 1.5 克、芙蓉叶 18 克、白英 15 克。每日 1 剂,水煎服,取汁 200~250 毫升,每日 2 次口服。健脾益气,祛瘀化痰。刘晏等将 100 例 CAG 患者随机分为治疗组和对照组各 50 例。对照组予胃复春,治疗组予安中复元方。结果:

治疗组总有效率为 76%,对照组总有效率为 44% ($P < 0.05$)。病理复查,治疗组临床总有效率为 78%,对照组临床总有效率为 48%($P < 0.001$)。[③]

6. 藤莪清瘀方 藤梨根 90~180 克、莪术 21 克、田基黄 30 克、白花蛇舌草 30 克、延胡索 21 克、紫苏梗 9 克、薏苡仁 30 克。随症加减:嘈杂、泛酸、胃灼热感、口苦,加栀子 9 克、黄连 3 克、海螵蛸 30 克;嗳气,加枳实 9 克、旋覆花 9 克、枇杷叶 15 克;胁痛,加柴胡 9 克、白芍 9 克;便秘,加虎杖 30 克、生首乌 30 克;便溏,加苍术 9 克、莲子 15 克、山药 30 克。李昊等将 61 例老年慢性萎缩性胃炎患者随机分为治疗组 31 例和对照组 30 例。对照组予胃复春,治疗组予藤莪清瘀方。结果:总有效率治疗组为 96.77%,对照组为 70.00%,两组比较差异有统计学意义($P < 0.05$);胃镜病理学检查总有效率治疗组为 87.10%,对照组为 53.33%,两组比较差异有统计学意义($P < 0.01$);中医证候总有效率治疗组为 96.78%,对照组为 66.67%,两组比较差异有统计学意义($P < 0.01$)。[④]

7. 小归芍方 黄连 6 克、半夏 12 克、瓜蒌 30 克、当归 12 克、白芍 20 克、川芎 10 克、茯苓 20 克、白术 15 克、泽泻 6 克。每日 1 剂,分 2 次服,早、晚饭后 2 小时服用。适用于慢性萎缩性胃炎。相聪坤等将 119 例 CAG 患者随机分为治疗组 60 例和对照组 59 例。对照组予胃复春,治疗组予小归芍方。两组均以 3 个月为 1 个疗程。结果:治疗组和对照组的中医证候总有效率分别为 91.67%、62.71%,两组比较差异有非常显著性($P < 0.01$);治疗组和对照组的病理疗效总有效率分别为 61.67%、33.90%,两组比较有显著性差异($P < 0.05$);治疗组和对照组的胃镜疗效总有效率分别为 68.33%、40.68%,两组比较有显著性差异($P < 0.01$)。[⑤]

8. 健脾化瘀解毒方 黄芪 30 克、人参 30 克、

① 白玉茹,代二庆,等.升阳益胃汤治疗慢性萎缩性胃炎癌前病变的临床观察[J].中药药理与临床,2016,32(4):105.
② 李学军,等.脾胃培源方对脾胃虚弱型慢性萎缩性胃炎的临床疗效及理化指标的影响[J].中国中西医结合消化杂志,2016,24(7):541.
③ 刘晏等.安中复元方治疗慢性萎缩性胃炎合并肠化的临床观察[J].中成药,2015,37(12):2605.
④ 李昊,等.藤莪清瘀方治疗老年慢性萎缩性胃炎临床研究[J].中华中医药杂志,2014,29(7):2383.
⑤ 相聪坤,等.小归芍方治疗慢性萎缩性胃炎的临床观察[J].河北中医药学报,2009,24(2):19.

土茯苓 20 克、白术 15 克、天南星 15 克、莪术 15 克、三七 10 克、白芍 15 克、丹参 15 克、蒲公英 20 克、白花蛇舌草 20 克、甘草 6 克。每日 1 剂，分 2 次温开水冲服。3 个月为 1 个疗程。何善明等将 120 例 CAG 伴异型增生的患者随机分为治疗组和对照组各 60 例。对照组予胃复春，治疗组予健脾化瘀解毒方。结果：治疗组临床总有效率为 91.7%，胃镜及病理改变总有效率为 88.3%，对照组临床总有效率为 66.7%，胃镜及病理改变总有效率为 60.0%。两组各项指标比较，差异有显著性意义（$P<0.05$）。[①]

单　方

郁金颗粒　组成：郁金。用法用量：每次 1 克，每日 2 次，冲服。临床应用：戴金锋等将 175 例慢性萎缩性胃炎（或有肠化）患者随机分为 A 组 58 例、B 组 66 例和 C 组 51 例。A 组予郁金颗粒及叶酸，B 组予三七粉及叶酸，C 组予叶酸。结果：A 组治疗后异型增生的改善率明显高于 C 组（$P<0.05$），而 B 组与 C 组的异型增生改善率相近（$P>0.05$）；A 组胃黏膜萎缩的改善率明显高于 C 组（$P<0.05$），而 B、C 组胃黏膜萎缩改善率无统计学差异（$P>0.05$）；B 组患者萎缩进展率高于 A 组（$P<0.05$）；三组之间肠化、急慢性炎症的改善率、稳定率及进展率均无明显统计学差异。[②]

中 成 药

1. 摩罗丹　组成：白芍、白术、百合、川芎、当归、地榆、茯苓、鸡内金、九节菖蒲、麦冬、蒲黄、三七、石斛、乌药、玄参、延胡索、茵陈、泽泻（中国河北邯郸制药有限公司生产）。功效：和胃降逆，健脾消胀，通络定痛。用法用量：饭后口服，每日 3 次，每次 9 克。临床应用：唐旭东等将 196 例萎缩

性胃炎患者随机分为治疗组 130 例和对照组 66 例。对照组予以叶酸，治疗组予以摩罗丹。两组均以 6 个月为 1 个疗程。结果：两组异型增生有效率分别为治疗组 24.6% 和对照组 15.2%，两组萎缩有效率分别为治疗组 34.6% 和对照组 24.3%，两组肠化有效率分别为治疗组 23.0% 和对照组 13.6%，组间比较均无差异。但在改善胃痛、胃闷、嗳气和纳呆方面，治疗组优于对照组。[③]

2. 参芪健胃颗粒　组成：党参、当归、白术、山楂、茯苓、黄芪、甘草、桂枝、紫苏梗、陈皮、白芍、土木香、海螵蛸、蒲公英（江苏中兴药业有限公司提供，每袋 16 克）。用法用量：饭前开水冲服，每次 16 克，每日 3 次。临床应用：张淼等将 142 例符合西医诊断的慢性萎缩性胃炎、中医辨证脾胃虚寒证患者随机分为试验组和对照组各 71 例。对照组予温胃舒胶囊及参芪健胃颗粒模拟剂，试验组予参芪健胃颗粒及温胃舒胶囊模拟剂。结果：试验组总有效率为 93.94%，对照组总有效率为 88.41%，两组比较差异无统计学意义（$P>0.05$）。[④]

3. 清化饮　组成：茵陈 110 克、苍术 66 克、黄连 33 克、厚朴 66 克、赤芍 10 克、藿香 100 克、白豆蔻 33 克、薏苡仁 220 克（福建中医药大学附属第二人民医院制剂室生产和提供，闽药制字 Z05104030）。制备方法：上述药物稀释成加 8 倍量水浸泡 0.5 小时后煎煮 3 次，第 1 次 1.5 小时，第 2 次 1 小时，第 3 次 0.5 小时，合并煎液，滤过。滤液在 60℃～70℃减压浓缩至 1 000 毫升，分装灭菌。用法用量：每次 30 毫升，每日 2 次，饭前 30 分钟服用。临床应用：黄铭涵等将 80 例 CAG 脾胃湿热证患者随机分成治疗组 42 例和对照组 38 例。对照组予胃复春片，治疗组予清化饮。结果：治疗组与对照组中医证候总有效率分别为 90.2%、80.60%，治疗组总有效率明显优于对照组（$P<0.01$）；治疗组和对照组的病理总有效率分别

① 何善明等.健脾化瘀解毒法治疗慢性萎缩性胃炎不典型增生的临床研究[J].新中医,2008,40(2)：35.
② 戴金锋,吕宾,等.郁金及三七治疗慢性萎缩性胃炎的多中心随机临床研究[J].现代中医临床,2017,24(6)：15.
③ 唐旭东,等.摩罗丹治疗慢性萎缩性胃炎伴异型增生的随机双盲临床试验[J].中国中西医结合杂志(英文版),2016,22(1)：9.
④ 张淼,孙兴华,等.参芪健胃颗粒治疗慢性萎缩性胃炎的临床研究[J].中国临床药理学杂志,2016,32(16)：1460.

为82.9%、58.3%,治疗组的组织学改善疗效优于对照组($P<0.05$)。[1]

4. 莪连颗粒　组成:党参、白术、茯苓、陈皮、半夏、砂仁、黄连、蒲公英、白花蛇舌草、当归、丹参、莪术(上海中医药大学附属曙光医院院内制剂)。用法用量:每次2袋(24克)或1袋(12克),每日3次。临床应用:顾志坚等将90例脾虚瘀热型慢性萎缩性胃炎伴肠化生患者随机分为治疗A组、治疗B组与对照C组各30例。A组予莪连颗粒,每次2袋;B组予莪连颗粒,每次1袋;C组予胃复春片。三组均以12周为1个疗程。结果:(1)最终完成试验者80例,A组28例,B组26例,C组26例;(2)全分析集(FAS)中,各组临床疗效分别为96.67%、93.33%和66.67%,组间临床疗效比较,差异有统计学意义($P<0.05$),A组、B组分别与C组比较,差异均有统计学意义(均$P<0.05$)。符合方案分析集(PPS)中,各组临床疗效分别为96.43%、96.15%和66.67%;组间临床疗效比较,差异有统计学意义($P<0.05$),A组、B组分别与C组比较,差异均有统计学意义(均$P<0.05$)。[2]

5. 和胃口服液　组成:太子参、白术、柴胡、紫苏梗、木香、枳壳、山楂、神曲、鸡内金、蒲公英、甘草(杭州市第三人民医院制剂中心提供)。功效:益气健脾,理气和胃。用法用量:口服,每次50毫升,每日2次,3个月为1个疗程。临床应用:傅志泉等将214例CAG脾胃虚弱证患者随机分为治疗组118例与对照组96例。对照组予胃复春片,治疗组予和胃口服液。结果:治疗组痊愈11例,显效44例,有效52例,无效11例,总有效率90.68%;对照组痊愈3例,显效28例,有效43例,无效22例,总有效率77.08%。[3]

6. 胃复春　组成:红参、枳壳、香茶菜(浙江省杭州市胡庆余堂制药厂生产)。功效:益气健脾,活血解毒。用法用量:每日3次,每次4粒。临床应用:赵红等将248例经胃镜和胃黏膜活检病理学确诊的萎缩性胃炎或萎缩性胃炎伴异型增生或肠化的患者随机分为治疗组144例和对照组104例。治疗组予以胃复春,对照组予以维酶素。两组均以6个月为1个疗程。结果:临床症状疗效比较,总有效率治疗组为93.7%,对照组为60.5%;胃镜检查疗效比较,总有效率治疗组为75.7%,对照组为54.9%;Hp转阴比较,转阴率治疗组为76.6%,对照组为61.3%。[4]

消化性溃疡

概　述

消化性溃疡(peptic ulcer, PU)是指在各种致病因子的作用下,消化道黏膜发生炎症与坏死性病变,病变深达黏膜肌层,其中以胃溃疡和十二指肠球部溃疡最常见。PU发病具有慢性、复发性和周期性的特点。节律性上腹痛是典型消化性溃疡的主要症状,其他还可见嗳气、反酸、胃部烧灼感、恶心呕吐等症状。上消化道出血、消化道穿孔、幽门梗阻和胃癌是PU的主要并发症。无并发症的PU一般预后良好。

根据其临床症状,本病属中医"胃痛""胃痞""嘈杂""吐酸"等范畴。发病原因多为长期的饮食不节或精神刺激。情志不畅,伤及于肝,肝气郁滞,横逆犯胃,胃失和降;肝气乘脾,脾失运化,湿浊内生或湿浊化热,湿热上泛,胃气上逆,并可进一步气郁化火而伤阴,气滞寒凝而伤阳,或由气滞血脉瘀阻而形成血瘀疼痛。本病病位在胃,但与肝、脾关系密切。《医学正传·胃脘痛》中云:"致病之由,多由纵恣口腹,喜好辛酸,恣饮热酒煎煿,复餐寒凉生冷,朝伤暮损,日积月深……故胃脘疼痛。"《沈氏尊生书·胃痛》中云:"胃痛,邪干胃脘病也……唯肝气相乘为尤甚,以木性暴,且正克也。"

① 黄铭涵,林平,等.清化饮对脾胃湿热型慢性萎缩性胃炎的疗效及机制研究[J].时珍国医国药,2015,26(10):2444.
② 顾志坚,林江,等.莪连颗粒治疗脾虚瘀热型慢性萎缩性胃炎伴肠化生临床随机对照研究[J].上海中医药杂志,2015,49(4):40.
③ 傅志泉,等.和胃口服液治疗慢性萎缩性胃炎118例[J].中医杂志,2009,50(9):816.
④ 赵红,等.胃复春治疗慢性萎缩性胃炎癌前病变144例[J].临床药学,2004,13(8):70.

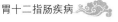

中医中药对改善PU临床症状具有良好的疗效。

辨 证 施 治

1. 张声生等分6证

（1）肝胃不和证　症见胃脘胀满或疼痛，两胁胀满，每因情志不畅而发作或加重，心烦，嗳气频作，善叹息，舌淡红，苔薄白，脉弦。治宜疏肝理气、和胃止痛。方用柴胡疏肝散加减：柴胡、香附、川芎、陈皮、枳壳、白芍、炙甘草。随症加减：心烦易怒者，加佛手、青皮；口干者，加石斛、沙参；畏寒者，加高良姜、肉桂；反酸者，加浙贝母、瓦楞子。

（2）脾胃虚寒证　症见胃脘隐痛，喜温喜按，得食痛减，四肢倦怠，畏寒肢冷，口淡流涎，便溏，纳少，舌淡或舌边齿痕，舌苔薄白，脉虚弱或迟缓。治宜温中健脾、和胃止痛。方用黄芪建中汤加减：黄芪、白芍、桂枝、炙甘草、生姜、饴糖、大枣。随症加减：胃寒重者，胃痛明显者，加吴茱萸、川椒目、制附片；吐酸、口苦者，加砂仁、藿香、黄连；肠鸣腹泻者，加泽泻、猪苓；睡眠不佳者，加生龙骨、生牡蛎。

（3）脾胃湿热证　症见脘腹痞满或疼痛，口干或口苦，口干不欲饮，纳呆，恶心或呕吐，小便短黄，舌红，苔黄厚腻，脉滑。治宜清利湿热、和胃止痛。方用连朴饮加减：黄连、厚朴、石菖蒲、半夏、淡豆豉、栀子、芦根。随症加减：舌红苔黄腻者，加蒲公英、黄芩；头身困重者，加白扁豆、苍术、藿香；恶心偏重者，加橘皮、竹茹；反酸者，加瓦楞子、海螵蛸。

（4）肝胃郁热证　症见胃脘灼热疼痛，口干口苦，胸胁胀满，泛酸，烦躁易怒，大便秘结，舌红，苔黄，脉弦数。治宜清胃泄热、疏肝理气。方用化肝煎合左金丸加减：陈皮、青皮、牡丹皮、栀子、白芍、浙贝母、泽泻、黄连、吴茱萸。随症加减：口干明显者，加北沙参、麦冬；恶心者，加姜半夏、竹茹；舌苔厚腻者，加苍术；便秘者，加枳实。

（5）胃阴不足证　症见胃脘痛隐隐，饥而不欲食，口干渴，消瘦，五心烦热，舌红少津或舌裂纹无苔，脉细。治宜养阴益胃。方用益胃汤加减：沙参、麦冬、冰糖、生地黄、玉竹。随症加减：若情志不畅者，加柴胡、佛手、香橼；嗳腐吞酸、纳呆者，加麦芽、鸡内金；大便臭秽不尽者，加黄芩、黄连；胃刺痛、入夜加重者，加丹参、红花、降香；恶心呕吐者，加陈皮、半夏、苍术。

（6）胃络瘀阻证　症见胃脘胀痛或刺痛，痛处不移，夜间痛甚，口干不欲饮，可见呕血或黑便，舌质紫暗或有瘀点、瘀斑，脉涩。治宜活血化瘀、行气止痛。方用失笑散合丹参饮加减：生蒲黄、五灵脂、丹参、檀香、砂仁。随症加减：呕血、黑便者，加三七、白及、仙鹤草；畏寒重者，加炮姜、桂枝；乏力者，加黄芪、党参、白术、茯苓、甘草。[①]

2. 赵州凤分5型

疏肝养胃汤（基本方）：柴胡10克、白芍10克、白术10克、白及15克、海螵蛸15克、浙贝母15克、延胡索15克、茯苓30克、太子参30克、炙甘草5克。

（1）脾胃虚寒型　症见胃脘冷痛，或胃痛隐隐，喜暖喜按，遇冷痛甚，得热痛减，纳差便溏，倦怠乏力，舌淡苔白，脉沉细。方用基本方加黄芪、高良姜、附子。每日1剂，水煎400毫升，分2次口服。

（2）气滞血瘀型　症见胃脘刺痛，痛处拒按，疼痛日久，舌紫暗，脉弦涩。方用基本方加川芎、香附、五灵脂、蒲黄。每日1剂，水煎400毫升，分2次口服。

（3）胃阴不足型　症见胃脘灼痛，或胃痛隐隐，口燥咽干，纳少便秘，舌红少津，脉细数。方用基本方加沙参、麦冬、天花粉。每日1剂，水煎400毫升，分2次口服。

（4）寒热错杂型　症见胃脘胀痛，嗳腐吞酸，胃脘灼热，腹胀肠鸣，大便溏薄，舌苔白黄，脉弦数。方用基本方加黄连、半夏、干姜。每日1剂，水煎400毫升，分2次口服。

---

① 张声生，王垂杰.消化性溃疡中医诊疗专家共识意见（2017）［J］.中华中医药杂志，2017，32（9）：4089.

（5）湿热中阻型　症见胃脘胀痛痞满，口黏纳呆，泛酸嘈杂，头身重困，大便灼热不爽，舌苔黄腻，脉滑数。方用基本方加黄连、藿香、佩兰、厚朴。每日1剂，水煎400毫升，分2次口服。

临床观察：赵州凤将120例消化性溃疡患者随机分为治疗组80例与对照组40例。对照组予奥美拉唑胶囊；治疗组予疏肝养胃汤。结果：治疗组治愈58例，显效7例，有效5例，无效10例，有效率为87.5%；对照组治愈16例，显效9例，有效6例，无效9例，有效率为77.5%。治疗组疗效明显优于对照组（P＜0.05）。①

经 验 方

1. 加味小建中汤　仙鹤草30克、桂枝12克、白芍24克、海螵蛸15克、黄连3克、吴茱萸6克、大枣9枚、炙甘草12克、饴糖15克、生姜15克。随症加减：若见胃十二指肠出血、柏油样大便者，加白及30克；胃痛明显者，桂枝加至15克，白芍增至30克；遇情绪不舒胃痛加重者，加柴胡12克、香附9克；面色萎黄，精神疲乏，畏冷，脉细弱者，加黄芪15克、党参15克；呕酸甚者，海螵蛸增至30克，加煅瓦楞子15克。将上述中药加清水浸泡40分钟，文火煎煮1小时，取水煎液约100毫升，分早晚2次温服，每日1剂。温中补虚，散寒通脉，柔肝缓急，消疡止痛。奚胜艳等将82例消化性溃疡患者随机分为中药组62例和西药组20例。西药组口服奥美拉唑肠溶胶囊，中药组口服加味小建中汤。两组均以30天为1个疗程。结果：中药组治愈36例，占58.1%；有效23例，占37.1%；无效3例，占4.8%；总有效率95.2%。西药组治愈5例，占25.0%；有效11例，占55.0%；无效4例，占20.0%；总有效率80.0%。中药组疗效优于西药组（P＜0.05）。②

2. 护膜愈疡汤　海螵蛸30克、连翘25克、茯苓25克、党参20克、神曲20克、炒莱菔子20克、牡丹皮15克、赤芍15克、砂仁15克、枳壳12克、青皮12克、厚朴10克、槟榔10克、三七参（冲服）5克、甘草5克。随症加减：疼痛明显，加玄胡15克；大便艰涩，加代赭石25克；口干，加天花粉12克；失眠多梦，加珍珠母60克；药后腹泻，加肉桂3克。头煎加水1000毫升煎煮30～40分钟，取汁300毫升左右；二煎加水600毫升煎煮30分钟左右，取汁300毫升左右。两煎相混，分早、晚2次服。邵启峰将140例消化性溃疡患者随机分为治疗组74例与对照组66例。对照组予西药，治疗组予护膜愈疡汤。两组均以4周为1个疗程。结果：治疗组临床治愈54例，显效14例，有效4例，无效2例，总有效率97.30%；对照组临床治愈24例，显效18例，有效14例，无效10例，总有效率84.85%。两组综合疗效比较差异显著（P＜0.01）。治疗组1年复发率18.52%，对照组1年复发率58.33%，两组复发率比较差异显著（P＜0.01）。③

3. 加味半夏泻心汤　黄芩10克、黄连3克、半夏6克、干姜3克、木香6克、砂仁4克、白芍15克、蒲公英12克、三七粉（冲服）2克、白及10克、海螵蛸10克。随症加减：湿热重者，黄连加至10克，加川厚朴10克、枳实6克；脾胃虚寒重者，黄芩减至3克，黄连减为1克，干姜加至6克，加吴茱萸5克；肝胃气滞者，加醋柴胡10克、乌药10克；伴有痰食者，加浙贝母10克、橘红10克、焦麦芽10克、焦山楂10克、焦神曲10克；伴瘀血刺痛者，加炒延胡索12克、五灵脂9克；有压痛者，加瓜蒌实15克，即是与小陷胸汤合用。每日1剂，水煎2次各取汁250毫升混匀，分早、中、晚3次口服。辛开苦降，和胃降逆，理气化瘀，开结散痞，寒热并调。张林军将100例胃溃疡患者随机分为治疗组与对照组各50例。对照组给予法莫替丁，治疗组口服加味半夏泻心汤。两组均以6周为1个疗程。结果：治疗组治愈36例，显效7例，有效4例，无效3例，总有效率94%；对照组

① 赵州凤.疏肝养胃汤治疗消化性溃疡80例[J].河南中医,2008,28(9):52.
② 奚胜艳,钱林超,等.加味小建中汤治疗消化性溃疡62例[J].中医杂志,2013,54(8):703.
③ 邵启峰.护膜愈疡汤治疗消化性溃疡74例疗效观察[J].山西中医,2009,25(2):11.

治愈 20 例,显效 11 例,有效 5 例,无效 14 例,总有效率 72%。[1]

4. 溃疡宁汤　仙人掌 15 克、丹参 20 克、黄芪 20 克、海螵蛸 10 克、白及 10 克、延胡索 10 克、象贝母 10 克、甘草 10 克、三七粉(冲服)3 克。每日 1 剂,水煎分 2 次服。清热和胃,止痛止血,行气活血,祛瘀生新。严付红将 95 例消化性溃疡患者随机分为治疗组 60 例与对照组 35 例。对照组予雷尼替丁,治疗组予溃疡宁汤。两组均以 6 周为 1 个疗程。结果:治疗组内镜下溃疡愈合 36 例,显效 9 例,有效 8 例,无效 7 例,总有效率为 88.3%;对照组内镜下溃疡愈合 17 例,显效 3 例,有效 4 例,无效 11 例,总有效率为 68.6%。治疗组内镜下有效率明显优于对照组(P<0.05)。治疗组中医证候临床治愈 38 例,显效 9 例,有效 8 例,无效 5 例,总有效率 91.7%;对照组中医证候临床治愈 18 例,显效 3 例,有效 4 例,无效 10 例,总有效率 82.9%。治疗组中医证候疗效优于对照组(P<0.05)。[2]

5. 生肌愈疡散　黄芪 30 克、海螵蛸 25 克、瓦楞子 30 克、五倍子 10 克、白及 25 克、白芍 25 克、甘草 15 克、延胡索 20 克、黄连 20 克。随症加减:出血较重者,加三七 25 克、花蕊石 25 克、山茱萸 25 克,研粉,每次 5 克,每日 3 次口服。上药研末混匀制成散剂,每日服 3 次,每次 20 克,于饭前或饭后半小时温开水送服。补脾益气,活血行气,理气止痛,止血生肌,制酸敛疮。李凤英将 126 例消化性溃疡患者随机分为治疗组 64 例与对照组 62 例。对照组予西药,治疗组予生肌愈疡散。两组均以 30 天为 1 个疗程。结果:胃镜检查中药组和西药组的总有效率分别为 93.7% 和 74.2%,两者比较有显著性差异(P<0.05)。[3]

6. 消疡汤　党参 18 克、白术 12 克、茯苓 15 克、柴胡 10 克、白芍 15 克、乳香 10 克、蒲公英 25 克、海螵蛸 12 克、浙贝母 8 克、甘草 10 克。随症加减:偏于脾胃虚弱者,加黄芪、怀山药;偏于肝气郁结者,加佛手、川楝子;偏于气滞者,加木香、枳壳;偏于血瘀者,加三棱、莪术;偏于热郁者,加黄连;偏于寒湿者,加干姜。每日 1 剂,水煎服;上药中海螵蛸、浙贝母研末与汤剂兑服,余药水煎,每剂煎 2 次,每次煎 15~20 分钟,取汁合匀,分 3 次饭前服用。促进脾胃功能的恢复,提高机体的免疫力,保护胃黏膜屏障。邓建云将 80 例消化性溃疡随机分为中药组与西药组各 40 例。西药组予西药,中药组予消疡汤。结果:中药组治愈 33 例(82.5%),好转 6 例(15%),无效 1 例(2.5%),总有效率 97.5%;对照组治愈 27 例(67.5%),好转 6 例(15%),无效 7 例(17.5%),总有效率 82.5%。[4]

7. 疏肝理脾愈疡汤　黄芪 30 克、白芍 30 克、当归 15 克、炒枳实 15 克、海螵蛸 20 克、白及 20 克、炒柴胡 12 克、皂角刺 12 克、五灵脂 12 克、蒲黄 12 克。随症加减:气滞腹胀者,加厚朴 15 克、大腹皮 15 克;兼热者,加蒲公英 20 克、黄连 6 克、生大黄 2 克;兼寒者,加荜澄茄 12 克、公丁香 6 克;兼胃阴虚者,加天花粉 15 克、石斛 15 克;恶心、嗳气频频者,加藿香 15 克、旋覆花 15 克;黑便者,加茜草 15 克;夜间痛甚者,加延胡索 15 克、九香虫 21 克。2 日 1 剂,水煎服,每次服 100 毫升,每日 3 次,于餐前或餐后 2 小时服用。疏肝理脾和胃,行气化瘀,益气和血,生肌敛疮。张晋云等将 160 例消化性溃疡患者随机分为治疗组 120 例与对照组 40 例。对照组予西药,治疗组予疏肝理脾愈疡汤。两组均以 4~8 周为 1 个疗程。结果:治疗组治愈 62 例,有效 51 例,无效 7 例,总有效率 94%;对照组治愈 10 例,有效 20 例,无效 10 例,总有效率 75%。[5]

8. 健脾化瘀汤　桂枝 6 克、白芍 30 克、枳实 10 克、党参 15 克、茜草 15 克、蒲公英 30 克、茯苓 15 克、莪术 5 克、白及 10 克、墨旱莲 15 克、大枣 12 克、炙甘草 10 克。清水约 1 500 毫升,煎汁约 600 毫升,分早晚空腹服,每日 1 剂。王凌将 248

① 张林军.运用加味半夏泻心汤治疗胃溃疡的经验[J].四川中医,2007,25(4):55.
② 严付红.溃疡宁治疗消化性溃疡疗效观察[J].辽宁中医杂志,2006,33(2):187.
③ 李凤英.生肌愈疡散治疗消化性溃疡疗效观察[J].辽宁中医杂志,2005,32(1):46.
④ 邓建云.自拟消疡汤治疗消化性溃疡 40 例临床观察[J].四川中医,2003,21(7):35.
⑤ 张晋云,等.疏肝理脾愈疡汤治疗消化性溃疡 120 例[J].四川中医,2002,20(3):33.

例消化性溃疡患者随机分为治疗组 128 例与对照组 120 例。对照组用法莫替丁,治疗组用健脾化瘀汤。两组均以 4 周为 1 个疗程。结果:中药组治愈 109 例(85.16%),好转 18 例(14.06%),无效 1 例(0.78%),总有效率为 99.22%;对照组治愈 61 例(50.83%),好转 33 例(27.50%),无效 26 例(21.67%),总有效率为 78.33%。①

中 成 药

1. 荆花胃康胶丸　组成:土荆芥、水团花(福建中特制药有限公司生产)。用法用量:每次 2 粒,每日 3 次,6 周为 1 个疗程。临床应用:窦艳等将 181 例 Hp 阳性消化性溃疡患者分为中药组 131 例与三联组 50 例。三联组予西药,中药组服用荆花胃康胶丸。结果:中药组第 1 周上腹痛缓解率为 70.22%,高于三联组的 49.0%(P<0.05);第 2 周后两组上腹痛缓解率相近,均高于 90%。中药组溃疡愈合 86 例,愈合率为 65.6%;三联组溃疡愈合 28 例,愈合率 56%,中药组高于三联组,两组比较差异有统计学意义(P<0.05)。②

2. 胃苏冲剂　组成:香附、紫苏梗、佛手(扬子江制药厂生产)。功效:理气消胀,和胃止痛。用法用量:每日 3 次,每次 15 克,15 天为 1 个疗程,连续服 3 个疗程。临床应用:刘建新等将 121 例消化性溃疡患者随机分为治疗组 63 例与对照组 58 例。对照组服用法莫替丁片,治疗组服用胃苏冲剂。结果:治疗组临床治愈 46 例,好转 12 例,无效 5 例,总有效率 92%;对照组临床治愈 42 例,好转 12 例,无效 4 例,总有效率 93.1%。③

3. 三七胃痛丸　组成:三七、海螵蛸、白及、延胡索、莪术、制没药、草果(河南省汝阳县中医院监制生产,每包含生药量 10 克)。功效:痛定胀除,酸消血止,标本兼治。用法用量:每次 1 包,每日 3 次,饭前半小时服。临床应用:康存战等将

150 例消化性溃疡患者随机分为治疗组、中药组与西药组各 50 例。治疗组予三七胃痛丸,中药组予胃苏颗粒,西药组予雷尼替丁片。三组均以 4 周为 1 个疗程。结果:从三组患者胃镜检查结果比较,治疗组治愈 47 例,有效 2 例,无效 1 例,总有效率为 98%;中药组治愈 31 例,有效 9 例,无效 10 例,总有效率为 80%;西药组治愈 33 例,有效 12 例,无效 5 例,总有效率为 90%。治疗组的治愈率明显高于中、西药组(P<0.01)。三组患者止痛疗效比较,治疗组疼痛消失 46 例,显效 4 例;中药组疼痛消失 22 例,显效 17 例,有效 11 例;西药组疼痛消失 24 例,显效 18 例,有效 8 例。治疗组的疼痛消失率明显高于中、西药组(P<0.01)。三组患者 1 年后溃疡的复发情况比较,治疗组复查 47 例,复发 12 例(25.5%);中药组复查 31 例,复发 18 例(58.1%);西药组复查 33 例,复发 19 例(57.6%)。治疗组溃疡的复发率明显低于中药组及西药组(P<0.01)。④

4. 溃康宁胶囊　组成:黄芪、陈皮、姜半夏、白豆蔻、香附、丹参、白及、白芷、黄连、吴茱萸、海螵蛸、浙贝母、煅瓦楞子、延胡索(河南省安阳市中医院制剂室生产)。功效:健脾和胃,生肌敛溃,制酸止痛。用法用量:每次 1.2 克,每日 3 次。临床应用:汤建光等将 200 例消化性溃疡患者随机分为治疗组 106 例与对照组 94 例。对照组口服法莫替丁,治疗组口服溃康宁胶囊。两组均以 4 周为 1 个疗程。结果:治疗组治愈 96 例,有效 7 例,无效 3 例,总有效率为 97.1%;维持治疗者 54 例,1 年后随访复发者 12 例,复发率 22.2%,对照组治愈 76 例,有效 6 例,无效 12 例,总有效率为 87.2%;维持治疗者 47 例,1 年后随访复发者 29 例,复发率 61.7%。两组总有效率、复发率比较有显著性差异(P<0.05)。⑤

5. 健胃愈疡片　组成:柴胡、党参、白芍、延胡索、白及、珍珠层粉、青黛、甘草。功效:疏肝健

①　王凌.健脾化瘀汤治疗消化性溃疡 128 例临床观察[J].中医杂志,2001,42(8):478.
②　窦艳,等.荆花胃康胶丸治疗幽门螺杆菌相关性消化性溃疡的疗效和安全性[J].中国新药杂志,2004,13(7):650.
③　刘建新,等.胃苏冲剂治疗消化性溃疡的临床研究[J].山东医药,2003,43(29):26.
④　康存战,等.三七胃痛丸治疗消化性溃疡 50 例[J].中国中西医结合杂志,2003,23(11):870.
⑤　汤建光,等.中药溃康宁胶囊治疗消化性溃疡 106 例临床观察[J].中医杂志,2002,43(1):36.

脾,解痉止痛,止血生肌。用法用量:每日 4 次,每次 6 片。临床应用:蔡粉妹将 56 例消化性溃疡患者随机分为治疗组与对照组各 28 例。对照组予法莫替丁,治疗组予健胃愈疡片。结果:在溃疡愈合方面治疗组总有效率为 92.8%,对照组为 60.7%($P<0.01$);疼痛缓解时间方面,治疗组为(3.5 ± 2.6)天,对照组为(9.2 ± 6.5)天($P<0.01$)。[①]

6. 胃复胶囊 组成:海螵蛸、三七、延胡索、白及、砂仁、厚朴、木香、高良姜(山东华鲁制药有限公司生产)。功效:行气止痛,温中散寒,生肌制酸和胃。用法用量:每日 4 次,每次 4 粒。1 个月为 1 个疗程,治疗 1~2 个疗程。临床应用:贾陆等以上方治疗 72 例消化性溃疡患者。结果:临床痊愈 51 例,显效 7 例,有效 12 例,无效 2 例,总有效率 97.2%。[②]

胃 下 垂

概 述

胃下垂是由于膈肌悬力不足,胃膈韧带、胃肝韧带及胃脾韧带松弛,或腹内压降低,腹肌松弛,导致胃的纵轴向下延长,站立时胃下缘抵达盆腔,胃小弯切迹最低点降到两髂骨嵴连线水平以下。临床上以中上腹部胀满不适,多在餐后、站立及劳累后加重为特征。本病预后良好。

中医学无胃下垂之病名,但根据其主要临床特征,属中医"痞满""胃脘痛""胃缓"等范畴。《灵枢·本脏》云:"脾应肉,肉䐃坚大者胃厚;肉䐃么者胃薄。肉䐃小而么者胃不坚;肉䐃不称身者胃下,胃下者下管约不利。肉䐃不坚者,胃缓。"胃下垂以脾气虚弱或脾阳虚损,中气下陷,升举无力为基本病理,可伴有痰饮内阻,气滞中焦,夹滞夹瘀等邪实之候,故本病多为本虚标实之证,与肝、脾、肾等脏腑有关。脾胃阳气虚弱或胃阴不足为病之本;气机郁滞或痰瘀内结,为病之标。中医中药对改善胃下垂的临床症状有一定的疗效。

辨 证 施 治

1. 唐旭东等分 4 证

(1)脾虚气陷证 脘腹重坠作胀,食后、站立或劳累后加重,不思饮食,面色萎黄,精神倦怠,舌淡,有齿痕,苔薄白,脉细或濡。治宜健脾益气、升阳举陷。方用补中益气汤(《内外伤辨惑论》)加减:黄芪、炙甘草、人参、当归、橘皮、升麻、柴胡、白术等。随症加减:脘腹胀满,加木香、佛手、香橼以行气消胀;大便溏薄,加山药、白扁豆、莲子以益气健脾;恶心呕吐,加旋覆代赭汤以降逆止呕;有寒象者,加附子(先煎)、肉桂以温中散寒。

(2)胃阴不足证 脘腹痞满,隐隐坠胀疼痛,舌质红或有裂纹,少津少苔,饥不欲食,口干咽燥,纳呆消瘦,烦渴喜饮,大便干结,脉细或细数。治宜滋阴润燥、养阴益胃。方用益胃汤(《温病条辨》)加减:北沙参、麦冬、生地黄、玉竹等。随症加减:兼气滞,加枳壳以行气;气虚,加党参、黄芪以补气;兼血瘀,加桃仁、红花以活血;兼肠燥便秘,加郁李仁、火麻仁以润肠。

(3)脾肾阳虚证 脘腹坠胀冷痛,喜温喜按,遇冷或劳累后加重,畏寒肢冷,得温痛减,食后腹胀,倦怠乏力,食欲不振,大便溏薄,或完谷不化,腰膝冷痛,舌淡,边有齿痕,苔薄白,脉沉细或迟。治宜温阳散寒、补益脾肾。方一用附子理中汤(《三因极一病证方论》)加减:炮附子(先下)、人参、干姜、白术、炙甘草等。方二用补中益气汤(《内外伤辨惑论》)合附子理中汤(《三因极一病证方论》)加减:黄芪、炙甘草、人参、当归、橘皮、升麻、柴胡、白术、干姜、炮附子(先下)等。随症加减:兼食滞者,加麦芽、谷芽、神曲、莱菔子健脾消食;血瘀者,加莪术、丹参、桃仁、赤芍、蒲黄活血化瘀。

① 蔡粉妹.健胃愈疡片治疗消化性溃疡临床疗效观察[J].中成药,2000,22(2):175.
② 贾陆,等.胃复胶囊治疗消化性溃疡 72 例[J].山东中医药杂志,2000;19(8):472.

（4）脾虚饮停证　脘腹坠胀不舒,胃内振水声或水在肠间辘辘有声,呕吐清水痰涎,头晕目眩,心悸气短,舌淡胖有齿痕,苔白滑,脉弦滑或弦细。治宜健脾和胃、温化痰饮。方用小半夏汤合苓桂术甘汤加减(《金匮要略》):茯苓、桂枝、白术、姜半夏、生姜、炙甘草等。随症加减:脾虚甚,加党参、山药以健脾;血虚,加当归、熟地黄以补血。①

2. 杨银良等分4型

益胃汤:炙黄芪20克、焦白术20克、柴胡15克、鸡内金15克、枳壳6克、升麻3克。

（1）脾虚气陷型　症见脘腹胀满,食后、站立或劳累后加重,平卧可减轻,食少纳呆,形体消瘦,面色萎黄,精神倦怠,头晕气短,大便稀溏,或伴有脱肛、崩漏、肾下垂等,舌质淡有齿痕,苔薄白,脉虚弱无力或濡细。方用益胃汤加党参30克、白扁豆30克。每日1剂,水煎服。

（2）脾虚饮阻型　症见脘腹胀满不舒,呕吐清水痰涎,伴头晕目眩,喜暖,食少便溏,或脘腹有振水声,肠鸣辘辘,舌质淡体胖大有齿痕,苔滑腻,脉沉细或滑。方用益胃汤加茯苓15克、桂枝10克。每日1剂,水煎服。

（3）胃阴不足型　症见脘腹胀满,隐隐作坠疼痛,口干舌燥,烦渴喜饮,嗳气呃逆,嘈杂不饥,或胃中灼热,舌质红或有裂纹,少津少苔,脉沉细数。方用益胃汤加沙参15克、麦冬15克。每日1剂,水煎服。

（4）肝胃不和型　症见脘腹胀满连及两胁,遇情绪波动则加剧,心烦易怒,失眠多梦,善叹息,大便不调,舌淡红,苔薄白,脉弦细。方用益胃汤加白芍15克、玫瑰花15克。每日1剂,水煎服。

临床观察:杨银良等将100例胃下垂患者随机分为治疗组和对照组各50例。对照组予吗丁啉,治疗组予自拟益胃汤加减辨证治疗。两组均以4周为1个疗程。结果:治疗组临床治愈40例,好转9例,无效1例,总有效率98%;对照组治愈15例,好转18例,无效17例,总有效率66%。②

3. 范鲁分5型

（1）脾虚肝郁型　症见脘腹胀闷痞满,胁肋胀痛,嗳气频繁,活动脘腹坠痛,郁怒,食后胀痛尤甚,气短乏力,面色微黄,舌淡苔白,脉沉弦无力。治宜益气健脾、疏肝理气。方用补中益气汤合四逆散加减:人参9克、黄芪25克、白术15克、陈皮12克、赤芍12克、白芍12克、枳实15克、当归10克、柴胡6克、升麻6克、佛手10克、紫苏梗10克、甘草6克。每日1剂,水煎服,服药15天为1个疗程,用药1～3个疗程。临床观察:范鲁以上方治疗322例胃下垂患者。结果:治愈276例,显效38例,无效8例。

（2）脾虚下陷型　症见胃脘痞满坠胀,食后有增,肢体倦怠,食少便溏,面色萎黄,心悸气短,形体消瘦,淡苔白,脉沉弱。治宜益气健脾、升阳举陷。方用补中益气汤加减:黄芪30克、人参9克、白术15克、紫苏梗10克、当归9克、陈皮10克、砂仁6克、升麻6克、柴胡6克、山药30克、枳实10克、莲子15克、莪术6克、甘草6克。每日1剂,水煎服,服药15天为1个疗程,用药1～3个疗程。临床观察:范鲁以上方治疗217例胃下垂患者。结果:治愈183例,显效31例,无效3例。

（3）气虚血瘀型　症见脘腹疼痛固定不移,食后坠胀,卧则有减,纳呆乏力,气短肢倦,大便干结,舌质暗,舌尖有瘀点,脉沉弱或涩。治宜益气逐瘀。方用补中益气汤合失笑散加减:黄芪30克、党参20克、白术15克、桂枝6克、五灵脂10克、蒲黄10克、莪术10克、枳实10克、当归10克、桃仁10克、肉苁蓉10克、砂仁6克、柴胡6克、甘草6克。随症加减:气虚血瘀甚者,去五灵脂,加人参9克、甲片(研末冲服)4克。每日1剂,水煎服,服药15天为1个疗程,用药1～3个疗程。临床观察:范鲁以上方治疗118例胃下垂患者。结果:治愈98例,显效16例,无效4例。

（4）脾肾两虚型　症见脘腹隐痛喜温,肠鸣晨泄,神疲肢倦,腰膝酸软,腹胀食后为甚,舌质暗

① 世界中医药学会联合会.胃缓(胃下垂)中医临床诊疗指南[J].中医杂志,2020,61(22):2010-2015.
② 杨银良,等.益胃汤治疗胃下垂50例疗效观察[J].四川中医,2006,24(11):74.

淡,舌胖边有齿痕,脉沉缓无力。治宜健脾益气、温补脾肾。方用参苓白术散合四神丸加减:人参9克、白术15克、砂仁6克、茯苓15克、山药30克、莲子15克、补骨脂10克、五味子10克、吴茱萸3克、菟丝子15克、黄芪20克、炮姜6克、肉豆蔻(煨)6克、莪术6克、升麻6克。每日1剂,水煎服,服药15天为1个疗程,用药1~3个疗程。临床观察:范鲁以上方治疗110例胃下垂患者。结果:治愈84例,显效21例,无效5例。

(5)气阴两虚型 症见胃脘烦闷口干,饥而不欲食,食后坠痛,头晕气短乏力,舌红苔少,脉细数。治宜补气养阴益胃。方用生脉散合益胃汤加减:人参9克、麦冬10克、石斛10克、生地黄15克、沙参9克、三棱6克、五味子6克、赤芍12克、白芍12克、枳实10克、山药30克、鸡内金10克、蒲公英15克、柴胡6克、甘草6克。每日1剂,水煎服,服药15天为1个疗程,用药1~3个疗程。临床观察:范鲁以上方治疗57例胃下垂患者。结果:治愈3例,显效17例,无效7例。

随症加减:若证兼湿热,加黄连、薏苡仁;兼食滞,加鸡内金、枳实;合并溃疡,加白及、海螵蛸。活血化瘀药当归、赤芍、山楂、莪术、桃仁、五灵脂、甲片可随时选用。[①]

4. 师贵良等分4型

标证为主阶段

(1)肝郁气滞型 症见胃脘胀满,嗳气不舒,喜叹息,嘈杂呕逆,舌苔薄白,脉细弦。治宜疏肝理气、和胃化滞。药用柴胡10克、青皮10克、川楝子10克、吴茱萸10克、半夏10克、姜竹茹10克、香橼皮15克、麦芽10克。每日1剂,水煎服。连用15~20天。

(2)胃滞留饮型 症见胃脘胀满不舒,呕吐清水痰涎,头晕目眩,肠鸣辘辘,舌质淡苔滑,脉沉无力。治宜温阳化饮。药用桂枝10克、茯苓15克、炒白术12克、干姜10克、半夏10克。每日1剂,水煎服。连用15~20天。

(3)寒湿困脾型 症见形寒肢冷,脘腹胀满,大便溏稀,小便清长,舌质淡苔薄白,脉沉细无力。治宜温中祛湿。药用附子10克、干姜10克、厚朴10克、丁香6克、草豆蔻12克、苍术10克。每日1剂,水煎服。连用15~20天。

(4)瘀阻胃络型 症见脘腹坠胀疼痛,面色晦暗,皮肤甲错,舌质紫暗或有瘀斑,苔薄白,脉细涩。治宜活血化瘀。药用丹参30克、檀香10克、五灵脂10克、蒲黄10克、延胡索10克、川楝子10克。每日1剂,水煎服。连用15~20天。

本证为主阶段

治宜升阳举陷。药用(1)补中益气丸,每服1丸,每日3次;(2)枳壳30克,苍术30克。每日1剂,沸水泡冲饮用。连用2~3个月。

临床观察:师贵良等以上方辨证治疗53例胃下垂患者。结果:痊愈32例,显效11例,好转8例,无效2例,总有效率为96.2%。[②]

经 验 方

1. 舒肝健胃汤 柴胡12克、香附12克、白芍10克、郁金10克、白术10克、枳壳10克、川芎10克、升麻9克、甘草6克。随症加减:思虑过度者,加合欢皮、酸枣仁;湿热重者,加防己、关木通;痰多者,加瓜蒌、泽泻;血瘀者,加桃仁、赤芍、丹参;体倦乏力者,加黄芪、党参;食滞纳呆者,加莱菔子、布楂叶;疼痛较甚者,加川楝子、延胡索;嗳气较频者,加沉香、旋覆花。每日1剂,水煎,早晚2次服,20天为1个疗程。疏肝理气,健脾和胃。李喜明等以上方加减治疗80例胃下垂患者。结果:治愈45例,好转29例,无效6例,治愈率56.25%,总有效率92.5%。[③]

2. 外敷方 黄芪24克、升麻18克、附子20克、五倍子18克、蓖麻子30克。前4味药共捣烂,过120目筛,以蓖麻子仁捣烂和之,另加少量芝麻油和匀备用。取百会、鸠尾、胃俞、脾俞穴外

① 范鲁.运用中医辨证施治法则治疗胃下垂824例分析[J].青岛医药卫生,1997,29(2):37.
② 师贵良,等.标本分治治疗胃下垂53例临床观察[J].山西中医,1996,12(5):10.
③ 李喜明,等.自拟疏肝健胃汤治疗胃下垂80例临床观察[J].宜春学院学报,2008,3(6):73.

敷,24 小时换药 1 次,10 次为 1 个疗程。随症加减:伴恶心呕吐,加内关穴;上腹痛甚,加中脘穴;下腹痛甚,加三阴交穴;便秘,加支沟穴。胃肠留饮得行得化,失和之肝胃得以调和,下陷之中气得以升提而诸症皆息。赵会芬等以上方加减治疗 27 例胃下垂患者。结果:治愈 14 例,占 51.85%;有效 11 例,占 40.74%;无效 2 例,占 7.41%。总有效率为 92.59%。①

3. 健脾胃汤 党参 12 克、炒麦芽 12 克、白术 15 克、茯苓 15 克、紫河车 6 克、陈皮 9 克、甘草 9 克、砂仁 8 克、山药 20 克、广木香 10 克、乌梅 10 克、炒鸡内金 10 克。随症加减:腹部胀痛,嗳气频频,加枳壳、降香;气血两亏,加当归,重用紫河车;有胃窦炎、肠炎,加黄连、蒲公英,重用乌梅;溃疡者,加瓦楞子、白芍。上述紫河车焙干研碎吞服,每日 3 次,其他药物水煎,分 2 次饭前半小时服,每日 1 剂,10 天为 1 个疗程。升阳举陷。鲍黎明以上方加减治疗 56 例胃下垂患者。结果:显效 29 例;有效 22 例;无效 5 例,总有效率 91%。②

4. 补中益气汤 人参、黄芪、炒白术、陈皮、当归、升麻、柴胡、炙甘草、生姜、大枣。益气升阳,调补脾胃。林贞鼎等以上方治疗 30 例胃下垂患者。结果:23 例患者转为正常,无重度胃下垂患者。其中以中青年患者(55 岁以下)改善最为明显,3 个月后 3 例中度下垂患者均在 60 岁以上。③

5. 温脾阳通脐方 云茯苓 15 克、桂枝 10 克、白术 15 克、干姜 5～10 克、厚朴 5～10 克、枳实 5～10 克、大黄 3～10 克、甘草 6～10 克。随症加减:气虚者,加黄芪 15 克、党参 20 克;胃阳虚者,加制附子 5～10 克;湿盛者,加薏苡仁 30 克、白扁豆 10 克、藿香 10 克、佩兰 10 克;胃阴虚者,加麦冬 10 克、石斛 10 克;食滞纳呆者,加炒莱菔子 30 克、焦麦芽 30 克、焦山楂 30 克、焦神曲 30 克、鸡内金 10 克;胃脘疼痛者,加白芍 20 克、延胡索 10 克;肝郁气滞者,加乌药 10 克、香附 10 克;瘀血者,加丹参 15 克、桃仁 10 克、红花 10 克。每日 1 剂,水煎服,早晚各服 1 次,2 个月为 1 个疗程。宋世祥以上方加减治疗 30 例胃下垂患者。结果:痊愈 7 例,显效 17 例,好转 4 例,无效 2 例。④

中 成 药

和胃祛瘀汤 组成:陈皮 15 克、半夏 10 克、茯苓 15 克、莱菔子 15 克、焦槟榔 20 克、枳壳 30 克、九香虫 6 克、刺猬皮 10 克、莪术 10 克、鸡内金 10 克、竹茹 10 克、甘草 10 克(天津市宝坻区中医医院煎药机煎煮装袋)。功效:化瘀散结,和胃补中,降逆行气,降胃气,升胃体。用法用量:每日 1 剂,每剂 2 袋,每袋 200 毫升。每日 2 次,每次 1 袋。服药 1 个月为 1 个疗程,共治疗 2 个疗程。临床应用:何海波等将 120 例胃下垂患者随机分为治疗组、西药对照组和中药对照组各 40 例。治疗组服用和胃祛瘀汤,西药对照组服用莫沙必利,中药对照组服用补中益气汤(黄芪 30 克、党参 15 克、白术 15 克、炙甘草 15 克、当归 15 克、陈皮 10 克、升麻 10 克、柴胡 10 克)。结果:总有效率治疗组为 84.6%,中药对照组为 57.8%,西药对照组为 47.3%,三组结果比较差异有统计意义($P<0.05$),治疗组疗效优于中药对照组和西药对照组。⑤

① 赵会芬,等.中药外敷治疗胃下垂[J].中医外治杂志,2001,10(5):31.
② 鲍黎明.健脾汤治疗胃下垂 56 例[J].安徽中医学院院报,1995,14(1):29.
③ 林贞鼎,等.中药治疗胃下垂 30 例初步 X 线观察[J].福建医药杂志,1994,16(4):95.
④ 宋世祥.用温脾阳和通脐法治疗胃下垂 30 例[J].张家口医学院报,1993,10(2):96.
⑤ 何海波,等.和胃祛瘀法治疗胃下垂疗效观察[J].医学理论与实践,2016,29(11):1462.

肠 道 疾 病

溃疡性结肠炎

概　述

溃疡性结肠炎(ulcerative colitis，UC)是一种由遗传背景与环境因素相互作用而产生的疾病，呈慢性的炎性反应状态，病变呈连续性，可累及直肠、结肠的不同部位，具体病因尚未明确，临床以发作、缓解和复发交替为特点，是常见的消化系统疑难病。据推测中国 UC 患病率为 11.6/10 万。UC 主要累及直肠、结肠黏膜和黏膜下层，临床主要表现为腹痛、腹泻、黏液脓血便等。内镜下特征性表现为持续性、融合性的结肠炎性反应和直肠受累，黏膜血管纹理模糊、紊乱或消失，严重者可见黏膜质脆、自发性出血和溃疡形成。其肠外表现包括皮肤黏膜损害、关节损害、眼部病变、肝胆疾病、血栓栓塞性疾病等，并发症包括了中毒性巨结肠、肠穿孔、下消化道大出血、上皮内瘤变和癌变等。UC 缺乏诊断的金标准，主要结合临床、内镜和组织病理学表现进行综合分析，在排除感染性和其他非感染性结肠炎的基础上做出诊断。广泛性结肠炎或左半结肠炎患者，从最初症状出现后的第 8 年起，每 1～2 年(高风险者)或者每 3～4 年(低风险者)行肠镜检查以监测肠癌的发生。

根据 UC 黏液脓血便的临床表现及反复发作、迁延难愈的病情特点，属中医"久痢"范畴。《诸病源候论·痢疾病》中云："痢由脾弱肠虚……肠虚不复，故赤白连滞……血痢者，热毒折入血，入大肠故也"，强调了脾虚热毒致病。《类证治裁》中云："症由胃腑湿蒸热壅，致气血凝结，夹糟粕积

滞，进入大小腑，倾刮脂液，化脓血下注"，提出了湿热下注大肠，气血瘀滞为病。中医认为本病多因外感时邪、饮食不节(洁)、情志内伤、素体脾肾不足所致，基本病理因素有气滞、湿热、血瘀、痰浊等。本病病位在大肠，涉及脾、肝、肾、肺诸脏。湿热蕴肠，气滞络瘀为基本病机，脾虚失健为主要发病基础，饮食不调常是主要发病诱因。本病多为本虚标实之证，活动期以标实为主，主要为湿热蕴肠，气血不调；缓解期属本虚标实，主要为正虚邪恋，运化失健，且本虚多呈脾虚，亦有兼肾亏者。中医药治疗本病具有较好的疗效。

辨 证 施 治

1. 张声生等分 7 证

(1) 大肠湿热证　症见腹泻，便下黏液脓血，腹痛，里急后重，肛门灼热，腹胀，小便短赤，口干，口苦，舌质红，苔黄腻，脉滑。治宜清热化湿、调气和血。方用芍药汤加减：白芍、黄连、黄芩、木香、炒当归、肉桂、槟榔、生甘草、大黄。随症加减：脓血便明显，加白头翁、地锦草、马齿苋；血便明显，加地榆、槐花、茜草。

(2) 热毒炽盛证　症见便下脓血或血便，量多次频，腹痛明显，发热，里急后重，腹胀，口渴，烦躁不安，舌质红，苔黄燥，脉滑数。治宜清热祛湿、凉血解毒。方用白头翁汤加减：白头翁、黄连、黄柏、秦皮。随症加减：血便频多，加仙鹤草、紫草、槐花、地榆、牡丹皮；腹痛较甚，加徐长卿、白芍、甘草；发热者，加金银花、葛根。

(3) 脾虚湿蕴证　症见黏液脓血便，白多赤少，或为白冻，腹泻便溏，夹有不消化食物，脘腹胀满，腹部隐痛，肢体困倦，食少纳差，神疲懒言，舌

质淡红,边有齿痕,苔薄白腻,脉细弱或细滑。治宜益气健脾、化湿和中。方用参苓白术散加减:党参、白术、茯苓、甘草、桔梗、莲子肉、白扁豆、砂仁、山药、薏苡仁、陈皮。随症加减:大便白冻黏液较多者,加苍术、白芷、仙鹤草;久泻气陷者,加黄芪、炙升麻、炒柴胡。

(4)寒热错杂证 症见下痢稀薄,夹有黏冻,反复发作,肛门灼热,腹痛绵绵,畏寒怕冷,口渴不欲饮,饥不欲食,舌质红,或舌淡红,苔薄黄,脉弦或细弦。治宜温中补虚、清热化湿。方用乌梅丸加减:乌梅、黄连、黄柏、桂枝、干姜、党参、炒当归、制附子。随症加减:大便稀溏,加山药、炒白术;久泻不止者,加石榴皮、诃子。

(5)肝郁脾虚证 症见情绪抑郁或焦虑不安,常因情志因素诱发大便次数增多,大便稀烂或黏液便,腹痛即泻,泻后痛减,排便不爽,饮食减少,腹胀,肠鸣,舌质淡红,苔薄白,脉弦或弦细。治宜疏肝理气、健脾化湿。方用痛泻要方合四逆散加减:陈皮、白术、白芍、防风、炒柴胡、炒枳实、炙甘草。随症加减:腹痛、肠鸣者,加木香、木瓜、乌梅;腹泻明显者,加党参、茯苓、山药、芡实。

(6)脾肾阳虚证 症见久泻不止,大便稀薄,夹有白冻,或伴有完谷不化,甚则滑脱不禁,腹痛喜温喜按,腹胀,食少纳差,形寒肢冷,腰酸膝软,舌质淡胖,或有齿痕,苔薄白润,脉沉细。治宜健脾补肾、温阳化湿。方用附子理中丸合四神丸加减:制附子、党参、干姜、炒白术、甘草、补骨脂、肉豆蔻、吴茱萸、五味子。随症加减:腰酸膝软,加菟丝子、益智仁;畏寒怕冷,加肉桂;大便滑脱不禁,加赤石脂、禹余粮。

(7)阴血亏虚证 症见便下脓血,反复发作,大便干结,夹有黏液便血,排便不畅,腹中隐隐灼痛,形体消瘦,口燥咽干,虚烦失眠,五心烦热,舌红少津或舌质淡,少苔或无苔,脉细弱。治宜滋阴清肠、益气养血。方用驻车丸合四物汤加减:黄连、阿胶、干姜、当归、地黄、白芍、川芎。随症加减:大便干结,加麦冬、玄参、火麻仁;面色少华,

加黄芪、党参。[1]

2.吴娅妮分4型

加味半夏泻心汤(基本方):半夏9克、干姜9克、黄芩9克、黄连6克、党参15克、甘草6克、大枣9克。

(1)肠道湿热型 症见腹痛腹泻,伴里急后重,泻下赤白黏冻,泻而不爽,肛门灼热,口苦口臭,脘痞呕恶,小便短赤,舌苔黄腻,脉滑数。方用基本方加败酱草15克、薏苡仁20克、熟薏苡仁20克、白头翁15克、炒谷芽20克、炒麦芽20克、茯苓15克、川黄柏9克、焙车前子(包)15克。

(2)肝气郁滞型 症见腹泻,腹痛,脓血黏液便,多因精神刺激后病情加重,伴有胸脘满闷,嗳气,苔薄白,脉弦细。方用基本方加醋柴胡9克、广郁金15克、白芍20克、茯苓15克、川楝子12克、延胡索9克、陈皮6克。

(3)脾虚湿阻型 症见大便溏泄,清冷,甚则完谷不化,纳呆胸闷,食后腹胀,面色萎黄,乏力,舌质淡,苔腻或白,脉细弱。方用基本方加炙绵芪20克、炒白术15克、防风15克、薏苡仁20克、熟薏苡仁20克、怀山药15克、炒扁豆10克、赤茯苓15克。

(4)脾肾两虚型 症见肠鸣腹泻或便中夹有黏液或黏液血便,多在五更时泻,泻后则安,形寒肢冷,腹中冷痛,面色白,腰膝酸软,健忘,舌淡苔白,脉沉细无力。方用基本方加白术12克、白芍12克、黄芪20克、补骨脂12克、肉豆蔻9克、吴茱萸6克、炙甘草6克、木香6克。

临床观察:吴娅妮将120例轻中度溃疡性结肠炎患者随机分为治疗组65例与对照组55例。对照组予西药;治疗组予中医辨证分型予药,并配合灌肠(川黄柏15克、马齿苋30克、败酱草30克、石榴皮30克)。结果:治疗组疗效优于对照组(87.7%,72.7%),两组比较有统计学差异($P<$0.05);治疗组中,肠道湿热(36.9%)、脾虚湿阻(29.2%)两型疗效优于肝气郁滞(15.4%)及脾肾两虚(6.2%)两型($P<$0.05);对照组中各证型间

① 张声生,沈洪.溃疡性结肠炎中医诊疗专家共识意见(2017)[J].中华中医药杂志,2017;32(8):3585.

疗效未见明显差异($P>0.05$)。随访 2 年发现治疗组的复发率为 15.9%，显著低于对照组的 65.0%（$P<0.01$）。[1]

经 验 方

1. 健脾补督汤　党参 30 克、生黄芪 30 克、白术 20 克、茯苓 15 克、山药 20 克、白扁豆 30 克、炒白芍 15 克、当归 10 克、鹿茸 5 克、菟丝子 20 克、熟地炭 15 克、佛手 10 克、黄连 6 克、木香 10 克、炒枳壳 10 克、白及 10 克、三七粉 5 克、防风 10 克、麦芽 20 克、甘草 6 克。随症加减：热重者，黄连改为 10 克，加白头翁 10 克；出血多者，加仙鹤草 30 克、桔梗 10 克。每日 1 剂，分 2 次煎煮，每次 300 毫升，混合均匀后于早晚 2 次分服。杨颖等将 120 例缓解期溃疡性结肠炎患者随机分为对照组和观察组各 60 例。对照组予美沙拉嗪肠溶片，观察组在对照组的基础上加用健脾补督汤加减治疗。两组疗程均为 5 周。结果：观察组临床痊愈 16 例，显效 30 例，有效 11 例，无效 3 例，总有效率为 95.00%；对照组临床痊愈 7 例，显效 23 例，有效 19 例，无效 11 例，总有效率为 81.67%。观察组疗效明显优于对照组（$P<0.05$）。[2]

2. 甘草泻心汤　炙甘草 12 克、干姜 9 克、半夏 9 克、党参 9 克、黄芩 9 克、大枣 6 克、黄连 3 克。随症加减：大便伴脓液者，加薏苡仁 15 克、苍术 9 克；腹痛甚者，加延胡索 15 克、徐长卿 10 克；里急后重者，加炒枳壳 9 克、槟榔 6 克。每日 1 剂，水煎 400 毫升，分早晚 2 次温服，2 个月为 1 个疗程。平调寒热，和胃消痞，消补兼施。陈浩等将 88 例 UC（寒热错杂型）患者随机分为观察组与对照组各 44 例。对照组予美沙拉嗪缓释颗粒，观察组在对照组基础上加用甘草泻心汤。结果：观察组完全缓解 10 例，显效 18 例，有效 14 例，无效 2 例，

总有效率 95.45%；对照组完全缓解 3 例，显效 14 例，有效 17 例，无效 10 例，总有效率 77.27%。[3]

3. 薏苡附子败酱散　薏苡仁 30 克、制附子 6 克、败酱草 15 克、白芍 15 克、制乳香 6 克、制没药 6 克、生甘草 6 克。每日 1 剂，水煎 100 毫升服用。周志军等将 80 例 UC 患者随机分为中西医结合治疗组和对照组各 40 例。对照组予西药灌肠，中西医结合治疗组在对照组基础上加用薏苡附子败酱散。两组均以 10 天为 1 个疗程。结果：两组治疗后 ESR 均较治疗前降低，便常规中 RBC 和 WBC 阳性例数均较治疗前减少，且以中西医结合治疗组的变化较对照组更显著（$P<0.05$）。中西医结合治疗组治疗总有效率明显高于对照组（92.5% vs 75.0%，$P<0.05$）。[4]

4. 健脾化湿汤　党参 15 克、白术 12 克、茯苓 12 克、淮山药 15 克、薏苡仁 15 克、白扁豆 9 克、马齿苋 15 克、石榴皮 15 克、甘草 6 克。随症加减：兼有腹痛者，加白芍 9 克、延胡索 15 克；兼有小腹胀满，加大腹皮 15 克；兼有黏液便、里急后重、下利不爽，加槐花 9 克、地榆 15 克、蒲公英 15 克；兼久泻不止，加葛根 9 克、诃子 9 克；兼五更泄、腰膝酸软者，加附子 9 克、补骨脂 15 克；兼便中带血，加金银花 9 克、败酱草 15 克、白及 6 克、三七 6 克、茜草；兼有大便夹不消化食物，加神曲、枳实。每日 1 剂，水煎 300 毫升，分早晚 2 次餐后温服，8 周为 1 个疗程。清热解毒，涩肠止泻。刘玉婷等将 65 例脾虚湿热型 UC 患者随机分为治疗组 32 例与对照组 33 例。对照组予健脾化湿汤；治疗组予健脾化湿汤，并配合清肠栓。结果：治疗组临床治愈 1 例，显效 12 例，有效 17 例，无效 0 例，总有效率 100%；对照组临床治愈 0 例，显效 9 例，有效 16 例，无效 5 例，总有效率 83.33%。[5]

5. 清肠消溃汤　白头翁 15 克、白术 20 克、败酱草 15 克、赤芍 15 克、黄连 6 克、黄芩 6 克、苍术

① 吴娅妮.加味半夏泻心汤内服结合灌肠防治溃疡性结肠炎 120 例[J].辽宁中医杂志,2007;34(9):1195.
② 杨颖,臧宾宾,等.健脾补督汤联合美沙拉嗪对缓解期溃疡性结肠炎患者的临床疗效[J].中成药,2021,43(11):3023-3027.
③ 陈浩,曾莉,等.甘草泻心汤联合美沙拉嗪对溃疡性结肠炎的疗效及对血清炎症指标的影响[J].中药材,2017,40(2):475.
④ 周志军,王威.薏苡附子败酱散对脾肾阳虚型溃疡性结肠炎患者的临床疗效观察_附 80 例报告[J].中国中西医结合急救杂志,2017,24(4):419.
⑤ 刘玉婷,郝微微,等.健脾化湿汤联合清肠栓对脾虚湿热型溃疡性结肠炎患者生存质量的影响[J].南京中医药大学学报,2015,31(6):517.

15 克、地榆 15 克、川厚朴 12 克。随症加减：腹痛、腹胀明显，加白芍 12 克、木香 10 克；便血明显者，加白及 15 克、白蔹 15 克。每日 1 剂，煎汁 400 毫升，分 2 次服用，30 天为 1 个疗程。清热燥湿，凉血止痢，调气和血，敛疮止痛。黎人铨等将 65 例溃疡性结肠炎患者随机分为治疗组 33 例和对照组 32 例。对照组给予美沙拉嗪肠溶片；治疗组给予清肠消溃汤，并配合灌肠方（蒲公英 20 克、苦参 20 克、地榆 15 克、白及 15 克、诃子 10 克、生甘草 10 克、云南白药 2～4 克）。结果：治疗组痊愈 5 例，显效 14 例，有效 10 例，无效 4 例，总有效率 87.9％；对照组痊愈 1 例，显效 12 例，有效 10 例，无效 10 例，总有效率 68.7％。①

6. 中医序贯治疗方 （1）清肠化湿方：黄连 6 克、黄芩 10 克、白头翁 10 克、地榆 10 克。每日 1 剂，水煎服。（2）扶正清肠方：炙黄芪 20 克、炒白术 10 克、白及 6 克、白芷 10 克、炒白芍 20 克。每日 1 剂，水煎服。（3）灌肠方：黄柏 30 克、石菖蒲 20 克、苦参 10 克、地榆 30 克。每晚睡前灌肠 1 次。第 1 阶段：予清肠化湿方配合灌肠方，诱导病情缓解并维持治疗 1 周后进入第 2 阶段治疗；第 2 阶段：予扶正清肠方，如遇病情复发，加用灌肠方。陆玥琳等将 204 例活动期 UC 患者随机分为试验组 111 例与对照组 93 例。对照组予美沙拉嗪肠溶片；试验组予中医序贯治疗。两组均以 24 周为 1 个疗程。结果：随访半年，完成随访者共 105 例，试验组复发率为 8.1％，对照组复发率为 23.3％，两组相比有统计学差异（P＜0.05）。②

7. 芍药汤合痛泻要方 白芍 30 克、槟榔 15 克、黄芩 15 克、黄柏 15 克、白头翁 10 克、黄连 10 克、当归 10 克、陈皮 10 克、防风 10 克、白术 10 克、木香 12 克、甘草 6 克。随症加减：脘痞纳呆、湿重于热者，加佩兰、厚朴；身热，加金银花、蒲公英、白花蛇舌草；便血，加仙鹤草、侧柏叶、白及；脘腹痛甚，加延胡索、枳实。每日 1 剂，水煎 2 次，分

早、晚服。胡响当等将 70 例溃疡性结肠炎患者随机分为治疗组和对照组各 35 例。对照组予柳氮磺吡啶，治疗组予芍药汤合痛泻要方。两组均以 4 周为 1 个疗程，每疗程间休息 2 天，共观察 3 个疗程。结果：治疗组显效 10 例，有效 23 例，无效 2 例，显效率为 28.6％，总有效率 94.3％；对照组显效 4 例，有效 22 例，无效 9 例，显效率为 11.4％，总有效率 73.3％。两组比较治疗组疗效明显优于对照组（P＜0.05）。③

中 成 药

1. 结肠清热丸 组成：金银花 30 克、黄连 10 克、天花粉 15 克、槐花 15 克、白及 15 克、皂角刺 20 克、当归 10 克、乳香 10 克、没药 10 克、白芷 10 克、川贝母 10 克、甲片 10 克、甘草 10 克等（河南省中医院制剂室制备，豫药制字 Z20120100）。功效：清热解毒，燥湿行滞，消肿排脓，活血止痛。用法用量：每日 3 次，每次 10 克，餐前服用。临床应用：杨娅娟等将 108 例活动期 UC 患者随机分为观察组和对照组各 54 例（观察组脱失 3 例，剔除 1 例，最后完成 50 例；对照组脱失 2 例，剔除 3 例，最后完成 49 例）。两组患者的基础治疗为美沙拉嗪肠溶片，若症状控制不佳则改为醋酸泼尼松片。观察组口服结肠清热丸，对照组口服结肠清热丸模拟药。两组疗程均为 12 周，并进行 3 个月随访。结果：观察组的临床有效率为 94.00％，高于对照组的 77.55％（P＜0.05）；观察组的临床缓解率为 82.00％，高于对照组的 61.22％（P＜0.05）；观察组的内镜应答率为 96.00％，高于对照组的 79.59％（P＜0.05）；观察组的黏膜愈合率为 90.00％，高于对照组的 79.59％（P＜0.05）。④

2. 白芍七物颗粒剂 组成：大腹皮 10 克、木香 10 克、当归 10 克、黄连 3 克、黄芩 10 克、黄柏 6 克、白芍 10 克（专利号 201210087608.3）。用法用

① 黎人铨,张全鹏,等.中药内服加灌肠治疗活动期溃疡性结肠炎 33 例[J].中国实验方剂学杂志,2012,18(2):233.
② 陆玥琳,沈洪,等.中医序贯疗法对溃疡性结肠炎维持缓解的疗效观察[J].南京中医药大学学报,2011,27(2):118.
③ 胡响当,等.芍药汤合痛泻要方治疗湿热内蕴型溃疡性结肠炎 35 例[J].中医杂志,2009,50(3):235.
④ 杨娅娟,席作武,等.结肠清热丸联合西医常规疗法治疗溃疡性结肠炎活动期大肠湿热证的临床观察[J].中国实验方剂学杂志,2021,27(9):112-117

量：150 毫升温开水兑药行保留灌肠 2 小时，15 日为 1 个疗程，连续 4 个疗程。临床应用：杨周雨等将 79 例大肠湿热型溃疡性结肠炎患者随机分为研究组 40 例与对照组 39 例。对照组予西药，治疗组予白芍七物颗粒剂。结果：研究组临床有效率 92.5%（痊愈 12 例，显效 15 例，有效 10 例，无效 3 例）明显高于对照组 69.23%（痊愈 3 例，显效 10 例，有效 14 例，无效 12 例），两组相比，有统计学差异（$P<0.05$）。[1]

3. 复方苦参结肠溶胶囊　组成：苦参、地榆、青黛、白及、生甘草（北京中惠药业有限公司生产，0.4 克/粒，每粒含生药 0.96 克）。用法用量：口服，每次 4 粒，每日 3 次。临床应用：全战旗等将 160 例 UC 湿热内蕴证患者随机分为试验组 120 例与对照组 40 例。试验组实际完成 100 例，对照组实际完成 36 例。试验组给予复方苦参结肠溶胶囊及艾迪莎颗粒模拟剂，对照组给予艾迪莎及复方苦参结肠溶胶囊模拟剂。两组均以 8 周为 1 个疗程。结果：试验组、对照组在临床总有效率（92.0%，83.3%）、中医证候疗效总有效率（91.7%，85.0%）、肠镜下病变改善总有效率（92.0%，83.3%）、镜下组织学评估病变改善率（66.7%，52.0%）及 UC 活动指数（1.03±1.87，1.78±2.18）方面比较差异均无统计学意义（均 $P>0.05$）；但试验组在降低中医证候积分、改善黏液脓血便及大便臭秽单项中医症状的作用方面更显著（$P<0.05$）。[2]

4. 溃结灵颗粒　组成：救必应、火炭母、地榆、三七（广州中一药业有限公司制备，每包 5 克）。功效：清热利湿，凉血解毒，理气活血，祛瘀止痛。用法用量：每日 3 次，每次 5 克，温水冲服。临床应用：常东等将 60 例活动期 UC（大肠湿热证）患者随机分为治疗组与对照组各 30 例。对照组予柳氮磺胺吡啶片，治疗组在对照组基础上加用溃结灵颗粒。结果：治疗组中医证候疗效、肠

黏膜疗效高于对照组（$P<0.05$）。治疗组和对照组在改善腹泻、腹痛、腹胀、脓血便、黏液便、里急后重症状方面，两组自身比较治疗后较治疗前均有明显改善（$P<0.01$，$P<0.05$）。两组间比较治疗组在改善腹泻、腹痛、腹胀、里急后重方面较对照组作用明显（$P<0.01$，$P<0.05$）。而对于改善脓血便、黏液便症状方面两组间的差异无显著性意义（$P>0.05$）。两组治疗后嗜酸性粒细胞浸润明显减少（$P<0.05$，$P<0.01$）。对于细胞脱颗粒，治疗组治疗后有明显下降（$P<0.05$），对照组治疗后无明显变化（$P>0.05$）。治疗组治疗后患者的 B 淋巴细胞明显下降（$P<0.01$），外周血总 T 细胞和 Ts 明显上升（$P<0.01$）。对照组治疗前后对比差别无显著性意义（$P>0.05$）。[3]

5. 清肠栓　组成：马齿苋、三七、青黛、五倍子。功效：清热化湿，活血祛瘀。用法用量：每晚临睡前使用，每次 1 支，平卧后（先排尽大便并清洁肛门）纳肛，留置时间不得少于 2 小时，2 个月为 1 个疗程。临床应用：龚雨萍等将 94 例肠道湿热型 UC 患者随机分为治疗组和对照组各 47 例。对照组予柳氮磺胺吡啶栓，治疗组予清肠栓。结果：综合疗效总有效率治疗组为 91.49%，对照组为 87.23%，两组比较综合疗效差异无统计学差异（$P>0.05$）；中医证候疗效总有效率治疗组为 97.87%，对照组为 91.48%，治疗组中医证候疗效优于对照组（$P<0.05$）；随访 1 年，治疗组复发率为 9.30%，低于对照组的 26.83%；两组均未发生不良反应。[4]

6. 黄连吴茱萸葛根苦参口服液　组成：黄连、吴茱萸、葛根、苦参、肉豆蔻、芡实、金樱子、白芍、党参、蒲公英、败酱草、连翘、甘草。功效：益脾肾之气，涩肠止泻，消瘀排脓，缓急止痛。用法用量：煎成汤剂 200 毫升。早晚温服 100 毫升。临床应用：段迎喜等将 100 例溃疡性结肠炎随机

① 杨周雨，何永恒.白芍七物颗粒剂对老年大肠湿热型溃疡性结肠炎患者血清 IFN - γ、TNF - α、IL - 8 水平的影响[J].中国老年学杂志，2016；36(20)：5070.
② 全战旗，等.复方苦参结肠溶胶囊治疗湿热内蕴型溃疡性结肠炎多中心、随机、双盲、对照研究[J].中国中西医结合杂志，2011；31(2)：172.
③ 常东，等.溃结灵颗粒配合柳氮磺胺吡啶治疗大肠湿热型溃疡性结肠炎 30 例[J].辽宁中医杂志，2007；34(11)：1566.
④ 龚雨萍，等.清肠栓治疗溃疡性结肠炎的随机对照研究[J].上海中医药大学学报，2007；21(6)：33.

分至治疗组 52 例和对照组 48 例。对照组予固肠止泻丸,治疗组予黄连吴茱萸葛根苦参口服液。结果:治疗组痊愈 20 例,显效 15 例,有效 14 例,无效 3 例,总有效率为 94.23%;对照组痊愈 15 例,显效 12 例,有效 13 例,无效 8 例,总有效率为 83.33%($P<0.05$)。①

克 罗 恩 病

概　述

克罗恩病(Crohn's disease, CD)是一种病因尚不明确的慢性非特异性肠道炎症,可以发生于消化道的任何部位,以回肠末端多见。CD 发病高峰年龄为 18~35 岁,男性略多于女性(男:女约为 1.5:1)。临床表现呈多样化,包括消化道表现、全身性表现、肠外表现及并发症。消化道表现主要有腹泻和腹痛,可有血便;全身性表现主要有体质量减轻、发热、食欲不振、疲劳、贫血等,青少年患者可见生长发育迟缓;其他可有皮肤、黏膜、关节、眼、肝胆等肠外表现。CD 的诊断需结合临床表现、内镜、影像学和组织病理学等检查结果进行综合分析。并发症常见的有瘘管、腹腔脓肿、肠狭窄和梗阻、肛周病变(肛周脓肿、肛周瘘管、皮赘、肛裂等),较少见的有消化道大出血、急性穿孔,病程长者可发生癌变。

根据 CD 的主要临床表现,本病属中医"腹痛""泄泻""积聚""肠结"等范畴。中医认为本病是由于感受外邪、饮食劳倦、情志内伤、素体虚弱等,导致脾胃受损、运化失司、湿热蕴结肠道、气滞血瘀而成。初起时以邪实为主,多见湿热、气滞。湿热者进一步发展,可出现生风动血、伤阴;气滞者既可郁而化火,还可导致血瘀之证。病久迁延可致脾胃虚弱,或脾肾两虚,亦可出现正虚血瘀、虚实夹杂之证候表现。病变脏腑,以脾胃为主,日

久累及肝肾。中医药治疗 CD 的临床研究还处于起步阶段,对于诱导和维持缓解、改善症状有一定作用,确切疗效还有待进一步的研究。

辨 证 施 治

张声生等分 7 证
(1)湿热内蕴证　方用葛根芩连汤或者白头翁汤加减。
(2)脾胃虚弱证　方用参苓白术散加减。
(3)寒热错杂证　方用乌梅丸加减。
(4)肝郁脾虚证　方用痛泻要方加减。
(5)脾肾阳虚证　方用理中汤合四神丸加减或真人养脏汤加减。
(6)气滞血瘀证　方用膈下逐瘀汤加减。
(7)阴血亏虚证　方用驻车丸加减。②

经 验 方

1. 加减乌梅丸　乌梅 30 克、炮姜 8 克、炒黄连 6 克、制附子 6 克、炒党参 15 克、炒黄柏 10 克。随症加减:湿热重者,加制大黄 10 克、茜草 10 克、紫草 8 克;寒湿重者,去黄柏,制附子增至 10 克;腹痛肠鸣者,加白术 20 克、白芍 15 克、防风 5 克、陈皮 10 克、木香 10 克;里急后重、便脓血者,加白头翁 30 克、地榆炭 15 克、秦皮 10 克;腹中肿块者,加三棱 10 克、莪术 10 克。每日 1 剂,水煎分服。4 周为 1 个疗程,连续服用 2 个疗程。沈畅将 56 例 CD 患者随机分成治疗组与对照组各 28 例。对照组口服柳氮磺胺吡啶,治疗组服用加减乌梅丸治疗。结果:治疗组临床治愈 7 例,有效 20 例,无效 1 例,总有效率 96.43%;对照组临床治愈 10 例,有效 16 例,无效 2 例,总有效率 92.85%。③

2. 三棱丸　三棱 10 克、莪术 10 克、苍术 10 克、炒白术 10 克、黄连 3 克。以上中药以水共煎,煎至 200 毫升,每日 1 剂,分早晚各 1 次口服。徐

① 段迎喜,等.黄连吴茱萸葛根苦参为主方治疗慢性溃疡性结肠炎[J].中国中医基础医学杂志,2006;12(12):953.
② 张声生.中华脾胃病学[M].北京:人民卫生出版社,2016:460.
③ 沈畅.加减乌梅丸治疗克罗恩病 28 例观察[J].浙江中医杂志,2017;52(1):23.

速等将 36 例 CD 并具有肠道纤维化狭窄症体征和中医辨证为气滞血瘀证的患者随机分成治疗组与对照组各 18 例。对照组予硫唑嘌呤,治疗组在对照组的基础上加用三棱丸。两组均以 4 个月为 1 个疗程。结果:治疗组 CD 疾病活动指数(CDAI)、血小板计数及 D-二聚体的治疗前后变化均优于对照组,具有统计学差异;治疗组内镜下纤维化改善率与对照组比较差异无统计学意义。[1]

3. **阳和汤** 熟地黄 30 克、麻黄 2 克、鹿角胶(烊化)9 克、白芥子 6 克、肉桂 3 克、生甘草 3 克、炮姜炭 2 克。水煎 400 毫升,早晚分服。王彦斐等将 60 例脾肾阳虚证的 CD 患者随机分为对照组和观察组各 30 例。对照组予美沙拉嗪缓释片,观察组予美沙拉嗪缓释片联合阳和汤。两组均治疗 24 周并随访 24 周。结果:观察组有效 25 例,部分有效 5 例,无效 0 例;观察组有效 17 例,部分有效 13 例,无效 0 例。[2]

4. **柴胡桂枝汤** 白芍 18 克、党参 15 克、桂枝 12 克、柴胡 12 克、黄芩 9 克、半夏 9 克、甘草 6 克、大枣 5 枚、生姜 3 片。以上药物加 800 毫升水浸泡 25 分钟,煮沸后文火半小时,取汁后再加水 600 毫升,煮沸后文火半小时并取汁,分早晚 2 次进行温服,连续治疗 4 周。增强机体免疫功能,调节免疫反应,提高机体抗感染能力。李国年将 30 例克罗恩病患者随机分为观察组和对照组各 15 例。对照组予柳氮磺胺吡啶,观察组在对照组基础上加用柴胡桂枝汤。结果:观察组显效 6 例,有效 8 例,无效 1 例,总有效率 93.3%;对照组显效 5 例,有效 6 例,无效 4 例,总有效率 73.3%。[3]

5. **扶正化瘀祛湿方** 肉桂 3 克、党参 10 克、茯苓 10 克、苍术 10 克、甘草 9 克、三七 3 克、丹参 15 克、延胡索 10 克、当归 10 克、枳壳 10 克、川芎 6 克、黄芩 10 克、桃仁 10 克、补骨脂 10 克、白豆蔻 10 克、制香附 10 克。随症加减:脾虚者,加高良姜 10 克、白扁豆 10 克、白术 10 克;肾虚甚,加附

片 9 克、益智仁 10 克;湿热甚者,加黄连 3 克、败酱草 10 克;久泻不止,加诃子 10 克、石榴皮 15 克。每日 1 剂,水煎,分 2 次服。清热解毒,利咽养胃,滋阴润肺,健脾消食,活血化瘀。王峰等将 22 例 CD 患者随机分为对照组和观察组各 11 例。对照组采用美沙拉嗪,观察组在对照组基础上联合自拟扶正化瘀祛湿方。两组均以 28 天为 1 个疗程,治疗 6 个疗程。结果:观察组临床缓解率为 81.82%,高于对照组的 54.55%($P < 0.05$);观察组内镜下缓解率和组织学缓解率分别为 72.73%、63.64%,均显著高于对照组的 45.46%、27.28%(均 $P < 0.05$)。[4]

中 成 药

1. **黄芩汤颗粒** 组成:黄芩 20 克、白芍 10 克、甘草 6 克、大枣 10 克(广东一方制药厂生产)。功效:清脏腑热,清热燥湿,调气和血。用法用量:每日 1 次,每次 1 包,4 周为 1 个疗程。临床应用:王声勇等将 72 例克罗恩病患者随机分为常规治疗对照组和观察组各 36 例。对照组口服柳氮磺胺吡啶,观察组在对照组基础上加用黄芩汤颗粒。结果:观察组显效 17 例,好转 16 例,无效 3 例,总有效率 91.7%;对照组显效 13 例,好转 15 例,无效 8 例,总有效率 77.8%。[5]

2. **溃克灵** 组成:猴头菌、黄连、半枝莲、苍术、厚朴、白芍、马齿苋、土茯苓、槐花。功效:益气补脾,清热燥湿,行气化瘀。用法用量:每日 100 毫升。临床应用:邓健敏等将 40 例 CD 病患者随机分为观察组 22 例和对照组 18 例。对照组予西药,观察组予溃克灵、5-氨基水杨酸或柳氮磺胺吡啶。结果:治疗后两组患者的简化 CDAI 评分均较治疗前明显降低($P < 0.01$),但组间比较无显著差异($P > 0.05$);治疗后肝肾功能相关指标与治疗前比较两组患者均无显著差异($P > 0.05$)。本研究提示

① 徐速,曾莉,等.三棱丸方对克罗恩病肠纤维化中血小板活化治疗作用的研究[J].陕西中医,2017;38(2):144.
② 王彦斐,等.阳和汤治疗脾肾阳虚型克罗恩病临床疗效观察[J].山东中医药大学学报,2017;41(2):138.
③ 李国年.柴胡桂枝汤治疗克罗恩病的临床效果探讨[J].基层医学论坛,2017;21(7):858.
④ 王峰,等.自拟扶正化瘀祛湿方联合美沙拉嗪治疗克罗恩病的临床疗效研究[J].中国社区医师,2016;32(33):104.
⑤ 王声勇,朱燕俐,等.黄芩汤颗粒剂对克罗恩病的免疫调节作用研究以及临床疗效分析[J].中国中西医结合消化杂志,2016;24(4):314.

溃克灵可能具有一定治疗 CD 的作用。[1]

3. 参苓白术丸　组成：党参、白术、茯苓、甘草、陈皮、山药、扁豆、薏苡仁、桔梗、砂仁（天津中新药业集团股份有限公司乐仁堂制药厂生产，国药准字 Z12020352）。功效：补气健脾，渗湿止泻。用法用量：每日 2 次，每次 6 克。临床应用：郑小兰等将 80 例难治性 CD 患者随机分为治疗组与对照组各 40 例。对照组给予甲氨蝶呤，治疗组在对照组基础上加用参苓白术丸。两组均以 8 周为 1 个疗程。结果：治疗组显效 21 例，有效 15 例，无效 4 例，总有效率 90%；对照组显效 13 例，有效 12 例，无效 15 例，总有效率 62%。[2]

肠易激综合征

概　　述

肠易激综合征（irritable bowel syndrome，IBS）是一种以腹痛、腹胀、腹部不适伴排便习惯和（或）大便性状改变为主要临床表现的功能性肠病。IBS 在各个年龄段均有发病，以中青年更为常见。女性 IBS 患病略高于男性，男女患病率比在 1∶2 左右。IBS 按照大便性状分为腹泻型、便秘型、混合型和不定型四种临床类型，我国以腹泻为主型。IBS 属于功能性肠病，缺乏实验室检查可发现的能解释症状的器质性病变。其发病呈持续性或反复发作，常由饮食不节、情绪波动等因素诱发或加重。除肠道症状，IBS 还常伴随头痛、心悸、尿频等肠外症状，部分病人尚有不同程度的心理精神异常表现，如焦虑、抑郁、紧张等。本病预后良好，但可明显影响生活质量。

根据 IBS 的临床表现与特征，可以归属到中医"泄泻""便秘"等范畴，与"大肠泄""气秘""痛泄"关系最为密切，与"郁证"也有一定联系。《灵枢·邪气脏腑病形》言："大肠病者，肠中切痛而鸣濯濯，冬日重感于寒，即泄，当脐而痛，不能久立。"情志失调导致肝木乘脾是 IBS 发病的主要病机。叶桂云："肝病必犯土，是侮其所胜也，克脾则腹胀，便或溏或不爽。"脾气虚弱是导致 IBS 发生的另一个重要病机。如张景岳所云"凡遇怒气便做泄泻者，必先以怒时夹食，致伤脾胃，故但有所犯，即随触而发，此肝脾两脏病也。盖以肝木克土，脾气受伤而然。使脾气本强，即有肝邪，未必能入，今即易伤，则脾气非强可知矣……"因此，疏肝健脾法是 IBS 的主要治则。中药治疗 IBS 已取得了良好的临床疗效。本章节主要涉及腹泻型肠易激综合征的中医药治疗，便秘型肠易激综合征的中医药治疗可参见"便秘"一节。

辩　证　施　治

1. 时昭红等分 3 证

（1）肝郁脾虚证　治宜疏肝健脾。方用腹泻 1 号方（痛泻要方加味）。

（2）脾虚湿盛证　治宜健脾祛湿。方用腹泻 2 号方（参苓白术散加减）。

（3）脾肾阳虚证　治宜温补脾肾。方用腹泻 3 号方（附子理中丸加减）。

临床观察：时昭红等将 60 例腹泻型肠易激综合征（IBS－D）患者随机分为试验组 30 例、对照 1 组 15 例及对照 2 组 15 例。试验组予中医辨证予药，并配合马来酸曲美布汀胶囊模拟药；对照 1 组予中药颗粒模拟药和马来酸曲美布汀胶囊模拟药；对照 2 组予中药颗粒模拟药和马来酸曲美布汀胶囊。三组均以 8 周为 1 个疗程。结果：试验组总有效率为 79.31%，对照 1 组为 33.33%，对照 2 组为 71.43%，试验组和对照 2 组的总体疗效优于对照 1 组（$P<0.01$）；试验组和对照 2 组患者的治疗前后生存质量量表积分比较差异皆有统计学意义（$P<0.05$）。[3]

[1]　邓健敏，等.溃克灵治疗克罗恩病 22 例[J].河南中医，2015；35（5）：1172.
[2]　郑小兰，等.甲氨蝶呤联合参苓白术丸治疗难治性克罗恩病疗效观察[J].现代中西医结合杂志，2015；24（31）：3458.
[3]　时昭红，等.中医病证结合治疗腹泻型肠易激综合征有效性的临床研究[J].时珍国医国药，2017；28（10）：2437.

2. 张声生等分4证

(1) 肝郁脾虚证　症见腹痛即泻,泻后痛缓(常因恼怒或精神紧张而发作或加重),少腹拘急,肠鸣矢气,便下黏液,情志抑郁,善太息,急躁易怒,纳呆腹胀,舌苔薄白,脉弦或弦细。方用痛泻要方加减:党参20克、白术15克、白芍15克、陈皮10克、防风10克、白扁豆10克、芡实10克、绿萼梅10克、甘草6克。

(2) 脾虚湿阻证　症见经常餐后即泻,大便时溏时泻,夹有黏液,食少纳差,食后腹胀,脘闷不舒,腹部隐痛喜按,腹胀肠鸣,神疲懒言,肢倦乏力,面色萎黄,舌质淡,舌体胖有齿痕,苔白腻,脉细弱。方用参苓白术散加减:党参20克、白术15克、茯苓15克、砂仁6克、桔梗6克、白扁豆20克、莲子肉15克、薏苡仁30克、草豆蔻10克、佩兰10克。

(3) 脾胃湿热证　症见泄泻腹痛,泄下急迫,泄而不爽,便色黄而臭,便有黏液,舌苔黄腻,胸闷不舒,烦渴引饮,自汗,小便短赤,肛门灼热,脉濡数或滑数。方用葛根芩连汤加减:葛根10克、黄芩10克、黄连6克、甘草6克、苦参9克、秦皮10克、炒莱菔子10克、薏苡仁30克、白花蛇舌草30克。

(4) 脾肾阳虚证　症见晨起腹泻,完谷不化,腹部冷痛,形寒肢冷,腰膝酸软,舌淡胖,苔白滑,脉沉细。方用四神丸合理中丸:吴茱萸4克、肉豆蔻10克、补骨脂10克、五味子10克、黄连3克。

以上各方均每日1剂,每剂400毫升,于早餐后1小时及晚餐后1小时温服。临床观察:张声生等将360例腹泻型肠易激综合征患者随机分为中药组和西药组各180例。西药组予匹维溴铵,中药组予中医辨证给药。两组均以4周为1个疗程。结果:中药组在腹痛程度积分、排便满意度积分、生活干扰积分以及IBS病情变化积分4个方面总积分优于西药组($P<0.01$,$P<0.05$);总体疗效上,中药和西药治疗组总有效率分别为93.8%、81.3%($P<0.01$);单项症状腹痛评价,中药组和西药组总有效率分别为86.1%、70.3%($P<0.01$);大便性状疗效评价,治疗后中药组在每天排便的最多次数、10天中排便急迫感的天数和大便性状分型三方面均优于西药组($P<0.01$,$P<0.05$)。[1]

经 验 方

1. 参苓四逆汤　茯苓15克、党参15克、柴胡15克、炒枳实10克、防风10克、白术10克、白芍12克、桔梗6克、陈皮6克、甘草6克。随症加减:肝郁脾虚甚者,加乌梅10克;久泻不止甚者,加黄芪30克;脾阳不足者,加肉豆蔻10克。每日1剂,浓煎,分2次服用。疗程为28天。王佳伟等将92例腹泻型IBS患者随机分为观察组和对照组各46例。两组均予益生菌,观察组加用参苓四逆汤加减治疗,对照组加用匹维溴铵片治疗。结果:对照组显效25例,有效10例,无效11例,总体效率为76.09%;观察组显效30例,有效8例,无效8例,总体效率82.61%。观察组疗效明显优于对照组($P<0.05$)。[2]

2. 健肠Ⅰ号方　炒白术10克、炒白芍15克、淮山药15克、炒防风10克、泽泻10克、炒陈皮10克、炒白扁豆10克、黄连5克、干姜6克、乌药10克、乌梅10克。每日1剂,水煎,分早、晚饭后30分钟温服。补脾泻肝,清热利湿,收涩止泻。葛飞等将124例门诊IBS-D患者随机分为治疗组和对照组各62例。对照组给予匹维溴铵片剂,治疗组用中药健肠Ⅰ号方。两组均以4周为1个疗程。结果:治疗组痊愈30例,好转18例,显效10例,无效4例,总有效率94.0%;对照组痊愈20例,好转17例,显效7例,无效18例,总有效率71%。[3]

3. 益肠止泻方　人参10克、黄芪15克、黄连5克、白术15克、茯苓15克、莲子15克、山药15克、白扁豆20克、乌药10克、陈皮15克、佩兰10克、炒薏苡仁15克。随症加减:肝郁者,加柴胡

① 张声生,等.中医药辨证治疗腹泻型肠易激综合征多中心随机对照研究[J].中国中西医结合杂志,2010,30(1):9.
② 王佳伟,刘玉美,等.参苓四逆汤联合益生菌对腹泻型肠易激综合征患者的临床疗效[J].中成药,2021,43(6):1679-1681.
③ 葛飞,季瑜,等.健肠Ⅰ号方治疗腹泻型肠易激综合征及其机制探讨[J].南京中医药大学学报,2016,32(3):213-216.

10克、防风10克、郁金10克;脾阳虚者,加补骨脂10克、肉豆蔻10克;湿化热者,去炒薏苡仁,加生薏苡仁30克、秦皮10克。每日1剂,水煎煮,分早晚2次服用。健脾益气,燥湿和中。敖丽丽等将100例IBS-D患者随机分为对照组和观察组各50例。对照组予西药,治疗组在对照组基础上加用益肠止泻方。两组均以4周为1个疗程。结果:治疗组痊愈12例,显效20例,有效16例,无效2例,总有效率98%;对照组痊愈6例,显效16例,有效17例,无效11例,总有效率78%。[①]

4. 息风化湿方　白芍、钩藤、白蒺藜、木香、黄连、黄芩、干姜、陈皮、防风、白术、败酱草、石榴皮、生甘草。每日1剂,水煎服,早晚分服,4周为1个疗程。柔肝息风,清热化湿。奚肇宏等将165例IBS-D患者随机分为治疗组83例和对照组82例。对照组予以马来酸曲美布汀胶囊,治疗组予以息风化湿方。结果:治疗组治愈13例,显效41例,有效24例,无效5例,总有效率94%;对照组治愈7例,显效20例,有效33例,无效22例,总有效率73.2%。[②]

5. 四逆当归方汤　当归10克、白芍15克、茯苓12克、白术12克、泽泻10克、川芎6克、柴胡10克、枳实6克、炙甘草6克。煎取300毫升,分为2袋,每袋150毫升,每次1袋,每日早晚各1次温服。健脾疏肝,养血理肠。张艳霞等将120例IBS-D患者随机分为治疗组和对照组各60例。对照组口服得舒特,治疗组口服四逆当归方汤。两组均以4周为1个疗程,间隔1周后,继服第2个疗程。结果:治疗组治愈21例,显效18例,有效14例,无效7例,总有效率88.33%;对照组治愈16例,显效12例,有效13例,无效19例,总有效率68.33%。[③]

6. 抑肝扶脾汤　炒白芍、炒白术、炒黄连、吴茱萸、升麻炭、合欢皮。提取至每剂300毫升,每

日1剂,分2次饭前温服。抑肝扶脾,缓急止痛,祛湿止泻。陈明显等将116例IBS-D患者随机分为治疗组和对照组各58例。对照组给予匹维溴铵,治疗组予以抑肝扶脾汤。结果:治疗组与对照组的IBS症状尺度表总有效率分别为82.76%和77.59%,差异无统计学意义(P>0.05);治疗组和对照组的大便性状总有效率分别为81.03%和72.41%,差异有统计学意义(P<0.05);治疗组在10天中排便的急迫天数短于对照组(P<0.05);两组IBS生活质量问卷总积分、中医证候总有效率(分别为84.48%和70.69%)及中医证候总积分方面均有改善,且治疗组优于对照组(P<0.05)。[④]

7. 肠激灵　白芍15克、白术15克、防风10克、陈皮10克、延胡索15克、合欢皮15克、党参20克、茯苓15克、柴胡10克、木香10克。温开水冲服,每日1剂,分2次服用。黄绍刚等将80例IBS-D患者随机分为治疗组54例和对照组26例。对照组予西药,治疗组予肠激灵。两组均以4周为1个疗程。结果:治疗组总有效率为83.33%,对照组为61.54%,治疗组疗效显著优于对照组(P<0.05);治疗组及对照组各症状均较治疗前显著改善,差异均有统计学意义(P<0.05或P<0.01);除腹痛和情绪不安外,治疗组各症状均较对照组显著改善(P<0.05)。在随访过程中,治疗组的疗效均较对照组好(P<0.05);治疗组大部分症状改善均比对照组显著(P<0.05)。在生存质量方面,治疗组在治疗后及随访过程中,大部分评分与治疗前比较有统计学意义(P<0.05或P<0.01),且大部分评分显著优于对照组(P<0.05)。[⑤]

8. 调肝运脾方　白芍10克、炒党参15克、炒白术10克、炮姜5克、茯苓12克、防风10克、陈皮6克、川黄连3克、煨木香10克、肉豆蔻5克、木瓜15克、炒建曲15克。每日1剂,分2次煎

① 敖丽丽,等.益肠止泻方治疗腹泻型肠易激综合征50例[J].中国实验方剂学杂志,2015,21(2):213.
② 奚肇宏,田耀洲,等.息风化湿方治疗腹泻型肠易激综合征的临床观察[J].南京中医药大学学报,2015,31(4):331.
③ 张艳霞,等.四逆当归方对腹泻型肠易激综合征患者VIP,SS,MOT含量的影响[J].辽宁中医杂志,2015,42(11):2146.
④ 陈明显,等.抑肝扶脾汤治疗腹泻型肠易激综合征的随机对照临床研究[J].中国中西医结合杂志,2014,34(6):656.
⑤ 黄绍刚,等.中药复方肠激灵治疗腹泻型肠易激综合征随机对照临床研究[J].广州中医药大学学报,2013,30(2):152.

服。调肝运脾。叶柏等将 96 例 IBS－D 患者随机分为治疗组和对照组各 48 例。对照组给予得舒特,治疗组给予调肝运脾方。两组均以 28 天为 1 个疗程。结果:治疗组治愈 8 例,显效 17 例,有效 18 例,无效 4 例,总有效率 91.49％;对照组治愈 4 例,显效 9 例,有效 20 例,无效 13 例,总有效率 71.74％。[1]

9. 安肠宁腑汤 白术 12 克、白芍 15 克、防风 6 克、陈皮 12 克、木香 10 克、砂仁 6 克、柴胡 9 克。每日 1 剂,水煎 2 次兑匀,早晚分次温服,每次 200 毫升于饭前 0.5 小时口服。张晓园将 94 例 IBS－D 且辨证为肝郁脾虚证患者随机分为治疗组 49 例和对照组 45 例。对照组予以匹维溴铵片,治疗组予以安肠宁腑汤。两组均以 4 周为 1 个疗程。结果:治疗组痊愈 26 例,显效 8 例,有效 12 例,无效 3 例,总有效率 93.88％;对照组痊愈 13 例,显效 5 例,有效 21 例,无效 6 例,总有效率 86.67％。[2]

10. 疏肝理脾方 炒白术 15 克、炒白芍 12 克、陈皮 9 克、茯苓 9 克、柴胡 9 克、升麻 6 克、防风 6 克。每日 1 剂,水煎服,分 2 次服,3 个月为 1 个疗程。泻肝补脾,肝脾和调,运健湿除。朱瑞华将 86 例 IBS－D 患者随机分为治疗组和对照组各 43 例。对照组给予匹维溴铵片,治疗组给予疏肝理脾方。结果:治疗组临床痊愈 12 例,显效 21 例,有效 7 例,无效 3 例,总有效率 93.02％;对照组临床痊愈 5 例,显效 10 例,有效 15 例,无效 13 例,总有效率 69.77％。[3]

11. 疏肝饮 炒白术 15 克、炒防风 6 克、炒白芍 12 克、陈皮 9 克、柴胡 6 克。每剂制成 2 袋,每袋 150 毫升,每次 1 袋,每日 2 次,口服。疏肝健脾,缓急止痛。潘相学等将 45 例 IBS－D 患者随机分为中药组 30 例和对照组 15 例。对照组予得舒特,中药组予疏肝饮。两组均以 8 周为 1 个疗

程。结果:治疗组显效 7 例,有效 18 例,无效 5 例,总体效率 83.3％;对照组显效 1 例,有效 11 例,无效 3 例,总体效率 80％。[4]

中 成 药

痛泻宁颗粒 组成:白芍、白术、薤白、青皮(重庆华森制药有限公司研制,每袋 5 克)。功效:柔肝缓急止痛,疏肝行气消胀,理脾运湿调便。用法用量:每日 3 次,每次 1 袋,温水冲服。临床应用:痛泻宁颗粒研究协作组将 360 例 IBS－D 患者随机分为治疗组 240 例与对照组 120 例。对照组予以痛泻宁模拟剂,治疗组予以痛泻宁颗粒。结果:对腹泻的疗效,治疗组与对照组比较,愈显率(痊愈率＋显效率)分别为 56.23％比 23.89％[全分析集(FAS)]和 57.50％比 25.00％[符合方案集(PP)],总有效率分别为 85.11％比 44.25％(FAS)和 86.88％比 46.30％(PP)。两组腹泻疗效差异有统计学意义($P < 0.05$),表明治疗组的疗效优于对照组,FAS 与 PP 结论一致;对腹痛的疗效,治疗组与对照组比较,愈显率分别为 46.20％比 16.81％(FAS)和 47.50％比 17.59％(PP);总有效率分别为 82.07％比 41.59％(FAS)和 83.75％比 43.52％(PP)。两组相比,治疗组疗效优于对照组,差异有统计学意义($P < 0.05$)。[5]

便 秘

概 述

便秘(constipation)是消化系统常见疾病,全球的患病率已超过 10％,我国患病率为 10％～

① 叶柏,陈静,等.调肝运脾方治疗腹泻型肠易激综合征临床研究[J].南京中医药大学学报,2013,29(4):314.
② 张晓园.安肠宁腑汤治疗腹泻型肠易激综合征 49 例[J].南京中医药大学学报,2013,29(6):599.
③ 朱瑞华.疏肝理脾方对肠易激综合征患者的心理干预及临床疗效分析[J].中国中医基础医学杂志,2013,19(10):1210.
④ 潘相学,谢建群.疏肝饮治疗肠易激综合征的临床疗效观察[J].上海中医药大学学报,2006,20(4):48.
⑤ 痛泻宁颗粒研究协作组.痛泻宁颗粒治疗腹泻型肠易激综合征的随机、双盲、安慰剂对照多中心临床试验[J].中华消化杂志,2010,30(5):327.

15%。便秘以排便困难、排便次数减少、排便不尽感和粪便干结等为主要表现，多伴有腹胀、肛门坠胀感等。根据病因可以将便秘分为器质性便秘、功能性便秘(functional constipation，FC)和药物性便秘，临床上以 FC 最为常见。虽然 FC 是一种良性疾病，但其可以明显影响患者的生活质量，而且也是引起急性心肌梗死、肝性脑病、脑血管意外等疾病的诱发因素，长期便秘也是引起结直肠恶性肿瘤发生的危险因素。

本病属中医"大便难""不便""阳结""阴结""脾约""不更衣"等范畴。便秘的病因主要有饮食不节、情志失调、久坐少动、劳倦过度、年老体虚、病后产后、药物所致等，部分患者与先天禀赋不足有关。"大肠者，传导之官，变化出焉"，故本病病位主要在大肠。"魄门亦为五脏使"，故本病病机上又与肺、脾、胃、肝、肾等脏腑功能失调密切相关。病性可概括为寒、热、虚、实四个方面，如《诸病源候论·大便病诸候》所言："大便难者，由五脏不调，阴阳偏有虚实，谓三焦不和，则冷热并结故也。五脏三焦既不调和，冷热壅涩，结在肠胃之间，其肠胃本实，而又为冷热之气所结聚不宣，故令大便难也。"虽然便秘病因病机错综繁杂，但其基本病机总不离大肠通降不利、传导失司。中医药治疗 FC 具有良好的临床疗效。

辨 证 施 治

1. 张声生等分 7 型

(1) 热积秘型　症见大便干结，腹胀或腹痛，口干，口臭，面赤，小便短赤，舌红苔黄，脉滑。治宜清热润下。方用麻子仁丸：火麻仁、芍药、杏仁、大黄、厚朴、枳实。随症加减：大便干结难下者，加芒硝、番泻叶；热积伤阴者，加生地黄、玄参、麦冬。

(2) 寒积秘型　症见大便艰涩，腹中拘急冷痛，得温痛减，口淡不渴，四肢不温，舌质淡暗，苔白腻，脉弦紧。治宜温通导下。方用温脾汤：大黄、人参、附子、干姜、甘草、当归、芒硝。随症加

减：腹痛如刺，舌质紫暗者，加桃仁、红花；腹部胀满者，加厚朴、枳实。

(3) 气滞秘型　症见排便不爽，腹胀、肠鸣，胸胁满闷，呃逆或矢气频，舌暗红，苔薄，脉弦。治宜行气导滞。方用六磨汤：槟榔、沉香、木香、乌药、枳壳、大黄。随症加减：忧郁寡言者，加郁金、合欢皮(花)；急躁易怒者，加当归、芦荟。

(4) 气虚秘型　症见排便无力，腹中隐隐作痛，喜揉喜按，乏力懒言，食欲不振，舌淡红、体胖大或边有齿痕，苔薄白，脉弱。治宜益气运脾。方用黄芪汤：炙黄芪、麻子仁、陈皮、白蜜。随症加减：乏力汗出者，加党参、白术；气虚下陷脱肛者，加升麻、柴胡；纳呆食积者，加莱菔子。

(5) 血虚秘型　症见大便干结，排便困难，面色少华，头晕，心悸，口唇色淡，舌质淡，苔薄白，脉细弱。治宜养血润肠。方用润肠丸：当归、生地黄、火麻仁、桃仁、枳壳。随症加减：头晕者，加熟地黄、桑椹子、天麻；气血两虚者，加黄芪、生白术。

(6) 阴虚秘型　症见大便干结如羊矢，口干欲饮，手足心热，形体消瘦，心烦少眠，舌质红有裂纹，苔少，脉细。治宜滋阴润燥。方用增液汤：玄参、麦冬、生地黄。随症加减：大便干结者，加火麻仁、杏仁、瓜蒌仁；口干者，加玉竹、石斛；烦热少眠者，加女贞子、墨旱莲、柏子仁。

(7) 阳虚秘型　症见大便干或不干，排出困难，畏寒肢冷，面色白，腰膝酸冷，小便清长，舌质淡胖，苔白，脉沉细。治宜温阳泻浊。方用济川煎：当归、牛膝、肉苁蓉、泽泻、升麻、枳壳。随症加减：腹中冷痛者，加肉桂、小茴香、木香；腰膝酸冷者，加锁阳、核桃仁。[①]

2. 李向顺分 5 型

(1) 肺气郁闭型　症见便秘，咳嗽，吐痰，喘憋，舌质淡，苔白腻，脉沉滑。治宜宣降肺气、润肠通便。药用炒紫苏子 10 克、枳壳 10 克、瓜蒌仁 10 克、炒杏仁 10 克、紫菀 10 克、桑白皮 15 克、桔梗 12 克、甘草 6 克。

(2) 中气亏虚，升降失调型　症见大便不畅，

① 张声生，沈洪.便秘中医诊疗专家共识意见_2017[J].北京中医药，2017；36(9)：771.

临厕努挣乏力,大便并不干硬,伴头晕倦怠,口淡乏味,舌淡苔白,脉弱无力。治宜健脾益气。药用党参 30 克、黄芪 45 克、炒白术 30 克、陈皮 15 克、升麻 3 克、当归 12 克、砂仁 6 克、薏苡仁 15 克、甘草 3 克。

（3）津血亏虚型　症见形体消瘦,肌肤粗糙,大便干燥,口干,头晕目眩,舌红少津,脉细弱。治宜滋阴养血、润肠通便。药用当归 12 克、熟地黄 30 克、白芍 15 克、麦冬 20 克、玄参 15 克、何首乌 15 克、柏子仁 10 克、郁李仁 10 克、枳壳 12 克、甘草 3 克。

（4）脾肾两虚型　症见恶寒肢冷,大便秘结,头晕心悸,肢体水肿,小便短涩,口干不欲饮,舌苔白滑,脉沉迟。治宜健脾益肾温阳、散结润肠通便。药用肉苁蓉 15 克、巴戟天 10 克、桂枝 9 克、白术 10 克、猪苓 12 克、杭白芍 12 克、甘草 3 克、桑椹子 15 克、何首乌 30 克。

（5）胃肠积热型　症见便秘,脘腹胀满疼痛,口臭,口舌生疮,舌苔黄燥,脉洪大。治宜通腑泄热。药用枳实 10 克、大黄 9 克、川厚朴 10 克、生地黄 10 克、麻仁 10 克、当归 15 克、甘草 6 克。

以上各方均每日 1 剂,水煎服。临床观察:李向顺将 480 例老年性便秘患者随机分为治疗组和对照组各 240 例。对照组予通便灵,治疗组中医辨证予药。结果:治疗组临床治愈 118 例,显效 89 例,有效 30 例,无效 3 例,总有效率 98.75%;对照组临床治愈 40 例,显效 56 例,有效 102 例,无效 42 例,总有效率 82.5%。[1]

经　验　方

1. 理气通便方　厚朴 10 克、枳实 10 克、火麻仁 15 克、郁李仁 10 克、瓜蒌仁 15 克、炒莱菔子 10 克、柴胡 9 克、白芍 12 克、陈皮 9 克、芒硝(冲服)3 克。每日 1 剂,水煎取汁 200 毫升,分早晚 2 次餐前服用。刘启鸿等将 60 例气滞型慢传输型便秘

患者随机分为中药治疗组和西药对照组各 30 例。中药治疗组予理气通便方治疗,西药对照组予枸橼酸莫沙必利片与小麦纤维素颗粒治疗。两组均治疗 4 周。结果:中药治疗组显效 19 例,有效 9 例,无效 2 例,总有效率为 93.33%;西药对照组显效 4 例,有效 22 例,无效 4 例,总有效率为 86.67%。中药治疗组的总有效率显著高于西药对照组(P＜0.01)。[2]

2. 疏肝理气润肠方　柴胡 10 克、厚朴 10 克、当归 10 克、枳壳 15 克、槟榔 15 克、火麻仁 15 克、郁李仁 15 克、白芍 12 克、郁金 12 克、炙甘草 6 克。每日 1 剂,水煎服,每次 200 毫升,每日 2 次。疏肝理气,润肠通便。徐义勇等将 60 例便秘型肠易激综合征患者随机分为中药治疗组和西药对照组各 30 例。西药对照组予西沙必利,中药治疗组予疏肝理气润肠方。两组均以 4 周为 1 个疗程。结果:中药治疗组临床痊愈 11 例,显效 12 例,有效 6 例,无效 1 例,总有效率 96.67%;西药对照组临床痊愈 9 例,显效 11 例,有效 7 例,无效 3 例,总有效率 90%。[3]

3. 健脾润肠通秘汤　黄芪 30 克、白术 15 克、当归 12 克、火麻仁 12 克、郁李仁 12 克、柏子仁 12 克、杏仁 12 克、枳壳 10 克、肉苁蓉 15 克、白芍 20 克、柴胡 12 克。常规水煎,分 2 次服用。周兵等将 84 例中老年功能性便秘患者随机分为治疗组和对照组各 42 例。对照组予麻仁润肠软胶囊,治疗组予健脾润肠通秘汤。两组均以 3 周为 1 个疗程。结果:治疗组临床痊愈 12 例,显效 16 例,有效 11 例,无效 3 例,总有效率 92.85%;对照组临床痊愈 6 例,显效 12 例,有效 13 例,无效 11 例,总有效率 76.19%。[4]

4. 调肝理脾通腑方　柴胡 12 克、白芍 30 克、枳壳 30 克、厚朴 15 克、干姜 10 克、半夏曲 15 克、生白术 15 克、陈皮 10 克、槟榔 30 克、甘草 6 克。每日 1 剂,水煎 400 毫升,早晚分 2 次口服。调肝

① 李向顺.老年习惯性便秘 240 例辨证治疗体会[J].黑龙江中医药,2008(3):11.
② 刘启鸿,柯晓,等.基于"脑-肠-菌"轴观察理气通便方对气滞证慢传输型便秘患者的影响[J].中华中医药杂志,2021,36(6):3324-3328.
③ 徐义勇,等.疏肝理气润肠法治疗便秘型肠易激综合征的疗效及其调节胃肠激素的研究[J].时珍国医国药,2014,25(9):2192.
④ 周兵,等.健脾润肠通秘汤治疗中老年功能性便秘[J].中国实验方剂学杂志,2012,18(11):26.

理脾通腑。刘阳等将 100 例便秘型肠易激综合征患者随机分为治疗组和对照组各 50 例。对照组予聚乙二醇 4 000,治疗组予调肝理脾通腑方。两组均以 1 个月为 1 个疗程。结果:治疗组症状改善积分优于对照组(P<0.05),治疗组腹痛发生次数、排便性状异常比率、排便通过异常比率、排便时腹胀或胃胀有效率高于西药组(P<0.05)。①

5. 增水行舟方 肉苁蓉 20 克、何首乌 20 克、阿胶(烊化)15 克、枳实 10 克、当归 15 克、牛膝 10 克、杏仁 12 克、瓜蒌仁 12 克、玄参 10 克。水煎取汁 200 毫升,早晚各 100 毫升,温服。补肝肾,生精血,润下而不伤正,通便尚可滋阴。杨铁峥将 64 例老年功能性便秘患者随机分为中药治疗组和对照组各 32 例。对照组予聚乙二醇粉剂,中药治疗组予增水行舟方。两组均以 14 天为 1 个疗程。结果:中药治疗组治愈 27 例,显效 4 例,有效 1 例,总有效率 96.88%;对照组治愈 20 例,显效 7 例,有效 3 例,总有效率 84.38%。②

6. 润通散 火麻仁 15 克、瓜蒌 15 克、胡黄连 10 克、木香 6 克、甘草 6 克。随症加减:燥热内结者,加大黄(后下)10 克;阳虚甚者,加肉苁蓉 12 克、枸杞子 12 克;合并纳差、黏液便者,加麦芽 15 克、谷芽 15 克、槟榔 10 克;胸胁胀闷者,加柴胡 12 克、郁金 10 克。每日 1 剂,水煎服,分早、晚 2 次内服。廖学运等将 86 例便秘患者随机分为治疗组 50 例和对照组 36 例。对照组予乳果糖口服液,治疗组予润通散。两组均以 2 周为 1 个疗程。结果:治疗组痊愈 12 例,显效 19 例,有效 16 例,无效 3 例,总有效率 94%;对照组痊愈 5 例,显效 11 例,有效 12 例,无效 8 例,总有效率 77.78%,组间疗效比较有统计学意义(P<0.05)。③

中 成 药

1. 清肠通便胶囊 组成:洗碗叶、地蜈蚣、钩藤、马蹄香、草果(昆明中一堂制药有限公司生产,0.3 克/粒)。功效主治:清热通便,行气止痛;适用于热结气滞所致大便秘结。用法用量:每次 3 粒,每日 2～3 次,温开水送服。临床应用:刘征堂等将 96 例老年便秘患者随机分为治疗组和对照组各 48 例。对照组予以乳果糖,治疗组予以清肠通便胶囊。结果:治疗组临床痊愈 16 例,显效 18 例,有效 8 例,无效 6 例,总有效率 87.5%;对照组临床痊愈 10 例,显效 16 例,有效 12 例,无效 10 例,总有效率 79.2%。④

2. 黄杏润肠片 组成:大黄、炒枳实、槟榔、炒白芍、苦杏仁(去皮)、制厚朴(上海中医药大学附属曙光医院制剂科制备,沪药制字 Z05100880)。功效主治:畅调气机,消食导滞,润肠通便;适用于气机不畅、胃肠积热兼津液亏少的便秘。用法用量:每日 2 次,每次 6 克。临床应用:黄仁燕等将 90 例轻中度慢传输型便秘患者随机分为治疗组和对照组各 45 例。对照组予当归龙荟,治疗组给予黄杏润肠片。两组均连续治疗 3 周。结果:治疗组痊愈 0 例,显效 27 例,有效 16 例,无效 2 例,总有效率 95.6%;对照组痊愈 0 例,显效 19 例,有效 23 例,无效 3 例,总有效率 93.3%。⑤

3. 三参滋胃饮 组成:三参 25 克、苦参 15 克、丹参 20 克、川楝子 15 克、木香 10 克、砂仁 10 克[吉林大学白求恩医学部第一医院中药制剂室提供,吉药监制字(2000)第 0032 号]。功效:益气养阴,健脾滋胃润肠通便。用法用量:水煎至约 200 毫升,分为早晚服。临床应用:何滨等将 64 例老年 FC 患者随机分为治疗组 33 例和对照组 31 例。对照组予果导片,治疗组予三参滋胃饮。两组均以 4 周为 1 个疗程。结果:两组患者便秘症状均较治疗前改善(P<0.05),治疗组对排便费力程度、排便阻塞感和大便性状的改善均优于对照组(P<0.05)。治疗组复发率为 24.2%,明显低于对照组 58.1%(P<0.05)。两组患者治疗前后

① 刘阳,等.中医治疗便秘型肠易激综合征临床疗效观察[J].中华中医药杂志,2010,25(11):1913.
② 杨铁峥.增水行舟法治疗老年功能性便秘 64 例临床疗效观察[J].中国老年学杂志,2008,28(10):1025.
③ 廖学运,等.润通散治疗功能性便秘 50 例疗效观察[J].四川中医,2007,25(7):66.
④ 刘征堂,等.清肠通便胶囊治疗老年便秘实热证 48 例临床疗效观察[J].中华中医药杂志,2017,32(12):5694.
⑤ 黄仁燕,郑德,等.黄杏润肠片治疗轻中度慢传输型便秘 45 例临床观察[J].中医杂志,2016,57(24):2121.

血尿粪常规、肝肾功能均无异常。[1]

4. 芪黄通秘软胶囊 组成：黄芪、何首乌、当归、肉苁蓉、黑芝麻、核桃仁、熟大黄、决明子、枳实、苦杏仁、桃仁(神威药业有限公司生产,0.5克/粒)。功效主治：益气养血,润肠通便;适用于习惯性便秘、老年性便秘等属于气血两虚、大肠失润者。用法用量：每日2次,每次3粒,餐后半小时服用。临床应用：姜海等将240例功能性便秘患者随机分为试验组和对照组各120例。对照组予西药及模拟剂,试验组予芪黄通秘软胶囊,同时服用麻仁软胶囊模拟剂。结果：意向性治疗分析(ITT)显示试验组总有效率为89.47%,高于对照组81.90%($P<0.05$);符合方案集分析(PP)显示试验组总有效率为92.73%,高于对照组84.07%($P<0.05$)。对于中医虚秘证候疗效评价,ITT显示试验组总有效率为88.60%,显著高于对照组82.76%($P<0.01$);PP也显示试验组的总有效率为91.82%,显著高于对照组84.96%($P<0.01$)。[2]

5. 四磨汤口服液 组成：木香、枳壳、乌药、槟榔。功效：顺气降逆,解除郁滞。用法用量：每日3次,每次20毫升。临床应用：陈佩文等将270例老年便秘患者随机分为观察组、对照1组和对照2组各90例。观察组用四磨汤口服液,对照1组用当归龙荟丸,对照2组用聚乙二醇粉剂。结果：观察组痊愈61例,有效28例,无效1例,总有效率98.9%;对照1组痊愈58例,有效25例,无效7例,总有效率92.2%;对照2组痊愈50例,有效29例,无效11例,总有效率87.8%。[3]

6. 秘通 组成：生白术、枳实、炙黄芪、玄参、郁李仁、杏仁、桃仁、生车前子、炒莱菔子、蜂蜜(江西中医学院附属医院制剂室提供,500毫升/瓶)。功效：运气健脾,润肠通便。用法用量：制成煎膏剂,每日2次,每次30毫升,早、晚空腹口服。临床应用：姜国平等将90例便秘患者随机分为中药

治疗组60例与西药对照组30例。西药对照组予枸橼酸莫沙必利片,中药治疗组予秘通。两组均以4周为1个疗程。结果：中药治疗组临床痊愈12例,显效24例,有效20例,无效4例,总有效率99.3%;西药对照组临床痊愈0例,显效9例,有效13例,无效8例,总有效率73.3%。差异有显著性($P<0.05$)。[4]

7. 四逆散 组成：柴胡15克、枳实15克、白芍15克、甘草15克(北京中日友好医院制剂室制备,200毫升/包)。用法用量：每次1包,每日2次,连续服用7天。临床应用：金朝辉以上方治疗36例功能性便秘患者(FC组),另设正常对照组22例。结果：治疗前FC组全结肠通过时间和左半结肠及乙状结肠直肠通过时间均较正常对照组明显延长($P<0.05$);四逆散干预后FC组全结肠、左半结肠、乙状结肠直肠通过时间明显缩短($P<0.05$)。[5]

放射性肠炎

概　述

放射性肠炎(radiation enteritis,RE)是继发于腹腔、盆腔和腹膜后的恶性肿瘤,经放射治疗后出现的肠道损害,常累及小肠、结肠和直肠,可发生在治疗中或治疗后。临床上本病以累及直肠和乙状结肠多见,并以腹痛、腹泻、脓血便、肠道狭窄、肠梗阻、瘘管形成、低热为其特征。放射性肠炎预后好坏取决于照射剂量、剂量率以及在体内的分布。2/3的轻症患者可在4~18个月内好转或痊愈。患者若失治误治,可出现中毒性巨结肠、肠穿孔、脓毒血症等并发症,应及时行外科手术治疗。严重的肠道放射性损伤的病死率为22%。

根据放射性肠炎的临床症状,可将其归属于

① 何滨,等.中药三参滋胃饮治疗老年功能性便秘的疗效[J].中国老年学杂志,2014,34(24)：7107.
② 姜海,等.芪黄通秘软胶囊治疗功能性便秘的期临床观察[J].中国临床药理学杂志,2011,27(2)：100.
③ 陈佩文,等.四磨汤口服液治疗老年性便秘疗效观察[J].江西医药,2008,43(1)：33.
④ 姜国平,等.运脾润肠法对慢传输型功能性便秘胃肠激素的影响[J].世界华人消化杂志,2007,15(5)：537.
⑤ 金朝辉,等.功能性便秘患者结肠通过时间及四逆散干预的临床研究[J].中国中西医结合杂志,2006,26(10)：896.

中医"便血""泄泻""痢疾""腹痛"等范畴。本病病位在肠腑,本为正虚癌毒之体,复受放射线之热毒侵犯,正气虚弱,热毒蕴结,湿浊壅滞,气滞络瘀,蕴积肠腑,是本病的基本病机。中药治疗以清热解毒、补虚除湿、涩肠止泻立法。应当内外并重,内治应注重行气、调血、通滞,外治强调生肌敛疡,行中药灌肠局部治疗,使药物直达病所。

辨 证 施 治

1. 张声生分6证

(1)湿热内蕴证 症见腹痛,腹泻,便下黏液脓血,舌质红,苔黄腻,肛门灼热,里急后重,身热,小便短赤,口干口苦,口臭,脉滑数。治宜清热化湿、调气行血。方用葛根芩连汤或白头翁汤加减:黄连、黄芩、白头翁、木香、炒当归、炒白芍、生地榆、白豉、肉桂(后下)、秦皮、生甘草。中成药选用香连丸,口服,每次3~6克,每日2~3次,小儿酌减;槐角丸,口服,每次3~6克,每日2~3次;芩连胶囊,口服,每次2~4粒,每日3次。

(2)脾胃虚弱证 症见不思饮食,大便溏泻,四肢乏力,舌苔白腻,形体消瘦,面色萎黄,精神萎靡,不思饮食,睡卧不宁,脉象细缓。治宜健脾益气、化湿助运。方用参苓白术散加减:党参、茯苓、炒白术、山药、炒薏苡仁、砂仁、陈皮、桔梗、木香、黄连、地榆、炙甘草。中成药选用参苓白术丸,口服,每次6克,每日3次;补脾益肠丸,口服,每次6克,每日3次,儿童酌减,重症加量或遵医嘱。

(3)脾阳不足证 症见大便溏薄,黏液白多赤少,或为白冻,舌质淡红,边有齿痕,苔白腻,腹痛隐隐,脘腹胀满,食少纳差,肢体倦怠,神疲懒言,脉细弱或细滑。治宜温阳健脾、养血止血。方用黄土汤加减:甘草、干地黄、白术、附子、阿胶、黄芩、灶心黄土。中成药选用理中丸,口服,每次3克,每日3次。

(4)肝脾不和证 症见腹痛即泻,泻后痛减,常因情志或饮食因素诱发大便次数增多,大便稀溏,或黏液便,情绪抑郁或焦虑不安,嗳气不爽,食少腹胀,舌质淡红,苔薄白,脉弦或弦细。治宜疏肝理气、健脾和中。方用痛泻要方合四逆散加减:陈皮、炒白术、炒白芍、防风、炒柴胡、炒枳实、党参、茯苓、炙甘草。

(5)肾阳虚衰证 症见久泻不止,夹有白冻,甚则完谷不化,滑脱不禁,形寒肢冷,腹痛喜温喜按,腹胀,食少纳差,腰酸膝软,舌质淡胖,或有齿痕,苔薄白润,脉沉细。治宜健脾补肾、温阳化湿。方用真人养脏汤合椿根皮散加减:党参、焦白术、炒白芍、炒当归、肉豆蔻、肉桂、炙甘草、木香、河子、罂粟壳、炒椿根皮。中成药选用附子理中丸,口服,每次3克,每日3次;四神丸,口服,每次3克,每日3次。

(6)阴虚火旺证 症见排便困难,粪夹少量黏液脓血,舌红少津,少苔或无苔,腹中隐隐灼痛,午后低热,盗汗,口燥咽干,头晕目眩,心烦不安,脉细数。治宜滋阴清肠、养血宁络。方用知柏地黄汤加减:知母、黄柏、熟地黄、山药、山茱萸、泽泻、茯苓、牡丹皮。中成药选用知柏地黄丸,口服,每次8克,每日3次。

随症加减:大便脓血较多者,加败酱草、秦皮、槐角;腹痛较甚者,加徐长卿、延胡索;便血明显者,加仙鹤草、紫草、槐花、地榆;大便白冻黏液较多者,加苍术、薏苡仁;伴发热者,加金银花、葛根;畏寒怕冷者,加干姜;里急后重,加槟榔、炒枳壳;久泻气陷者,加炙升麻、柴胡、荷叶;久泻不止者,加赤石脂、石榴皮、诃子;排便不畅、便夹脓血者,加制大黄。[①]

经 验 方

1. 肠癖方 半枝莲30克、白花蛇舌草30克、黄芪15克、白术15克、茯苓15克、乌梅15克、薏苡仁15克、地榆炭12克、蒲黄炭12克、白芍12克、太子参10克、神曲10克、葛根10克、黄芩10克、石榴皮10克、防风10克、三七粉6克、甘草5

---

① 张声生.中华脾胃病学[M].北京:人民卫生出版社,2016:535.

克、女贞子 2 克。随症加减：口干、腹泻频繁者，加天花粉、石斛；面色苍白、心悸乏力、失眠不寐者，加当归、熟地黄或夜交藤、酸枣仁；腹胀明显者，加木香、枳壳、厚朴、乌药；腹痛严重者，加血藤、赤芍；乏力纳差甚者，加淮山药、山楂、鸡内金；体虚外感者，加荆芥、防风。每日 1 剂，水煎服，于早晚饭后温服。贺美波等将 86 例放射性肠炎患者随机分为观察组和对照组各 43 例。对照组予左氧氟沙星片联合盐酸洛哌丁胺，观察组在对照组的基础上加用肠癖方加减。结果：观察组显效 26 例，有效 14 例，无效 3 例，总有效率万 93.02%；对照组显效 16 例，有效 16 例，无效 11 例，总有效率为 74.42%。组间疗效比较两组总有效率有统计学意义（$P < 0.05$）。[1]

2. 加味葛根芩连汤　葛根 15 克、黄芩 10 克、白芍 10 克、炒白术 10 克、防风 10 克、诃子 10 克、陈皮 6 克、炙甘草 6 克、黄连 5 克、石榴皮 1 摊。每日 1 剂，水煎 2 次，早晚温服。泻火解毒，清热化湿。王立颖等将 70 例湿热型放射性肠炎患者随机分为中药组和西药组各 35 例。西药组予蒙脱石散，中药组予加味葛根芩连汤。两组均以 14 天为 1 个疗程。结果：中药组痊愈 10 例，显效 18 例，有效 5 例，无效 2 例，总有效率 94.29%；西药组痊愈 5 例，显效 12 例，有效 10 例，无效 8 例，总有效率 77.14%。[2]

3. 肠复康方　金银花 20 克、连翘 15 克、败酱草 30 克、苦参 15 克、黄柏 15 克、苍术 30 克、白术 30 克、薏苡仁 30 克、金钱草 30 克、车前草 30 克、仙鹤草 30 克、乌药 15 克、麦芽 30 克。每日 1 剂，加水约 400 毫升，煎至约 300 毫升，平均分为 2 份，早晚 2 次口服。清利湿热，调理气机。王云启等将 116 例放射性肠炎湿热蕴结证患者随机分为观察组和对照组各 58 例。对照组予黄连素，观察组予肠复康方。两组均以 2 周为 1 个疗程。结果：观察组治愈 15 例，显效 31 例，有效 10 例，稳定 2 例，无效 0 例，总有效率 96.5%；对照组治愈 7 例，显效 14 例，

有效 20 例，稳定 11 例，无效 6 例，总有效率 70.7%。[3]

4. 扶正解毒汤　蒲公英 10 克、野菊花 10 克、马齿苋 10 克、苦参 10 克、黄连 10 克、丹参 10 克、五味子 10 克、地榆 10 克、槐花 20 克、西洋参 10 克、黄芪 10 克、女贞子 10 克、枸杞子 10 克、八味锡类散（后下）1 克。随症加减：合并血便、脓血便、黏液便者，加三七粉（后下）6 克；贫血者，加阿胶 10 克。用煎药机将中药双煎取汁 100 毫升，患者睡前取侧卧位，用灌肠器由肛门一次灌入（灌肠管插入肛门 15～20 厘米），翻身几次使中药充分与整个肠管黏膜接触。中药保留时间越长越好，每日 1 次，1 周为 1 个疗程，连续 2～4 周，症状偏重者可再巩固 2～4 周。李春耕等以上方治疗 90 例放射性肠炎患者。结果：治愈 86 例，好转 3 例，无效 1 例，有效率为 98.9%。[4]

5. 泄泻方加减　白茯苓 30 克、党参 15 克、炒白术 15 克、陈皮 10 克、砂仁 10 克、泽泻 15 克、白头翁 15 克、炒麦芽 20 克、神曲 15 克、黄连 6 克、炙甘草 10 克。随症加减：腹痛较重者，加延胡索 20 克、乌药 15 克；黄色黏液便明显，加杭白芍 15 克、黄芩 10 克；白色黏液便明显，加苍术 15 克、木香 10 克；便血明显，加阿胶（烊化）10 克、槐花 15 克；恶心呕吐者，加半夏 10 克、生姜 10 克；大便滑泻，加肉豆蔻 10 克、诃子 10 克；久泻不愈者，加黄芪 20 克、升麻 10 克。上药以凉水浸泡 15 分钟后煎煮 40 分钟，每日 1 剂，分 2 次温服。迅速改善临床症状，改善肠黏膜病理变化，提高患者生存质量；适用于治疗放射性肠炎。郭峰等将 87 例放射性肠炎患者随机分为治疗组 45 例和对照组 42 例。对照组予西药，治疗组予泄泻方加减。两组均以 14 天为 1 个疗程。结果：治疗组痊愈 10 例（22.22%），显效 23 例（51.11%），有效 8 例（17.77%），无效 4 例（8.88%），总有效率 91.1%；对照组痊愈 3 例（7.14%），显效 10 例（23.80%），有效 17 例（40.47%），无效 12 例（28.57%），总有效率 71.4%。组间疗效

① 贺美波,等.肠癖方加减联合常规治疗对宫颈癌放疗致放射性肠炎患者的临床疗效[J].中成药,2021,43(10)：2694-2698.
② 王立颖,等.加味葛根芩连汤对急性放射性肠炎患者 WBC、PLT 及免疫学指标的影响[J].四川中医,2017,35(5)：140.
③ 王云启,等.肠复康方治疗放射性肠炎湿热蕴结证临床观察[J].湖南中医药大学学报,2014,34(6)：35.
④ 李春耕,等.扶正解毒汤灌肠治疗放射性肠炎 90 例[J].河南中医,2013,33(6)：918.

比较有统计学意义（$P<0.05$）。[1]

6. 放疗缓解汤　炒白术 15 克、炒陈皮 9 克、炒白芍 12 克、防风 6 克、桔梗 6 克、葛根 15 克、白及 12 克、茯苓 12 克、炙甘草 6 克、木香 3 克、大黄炭 6 克、龙骨 30 克、炒酸枣仁 15 克、合欢花 12 克。每日 1 剂，水煎至 200 毫升，早、晚分 2 次温服。肝气和顺，脾气健运，神有所养，不止痛而痛自止，不止泻而泻自停。吕文增将 104 例放射性肠炎患者随机分为治疗组 32 例、对照组 36 例和中西医结合组 36 例。治疗组予放疗缓解汤，对照组用谷参肠安胶囊，中西医结合组服放疗缓解汤加谷参肠安胶囊。三组均以 3 周为 1 个疗程。结果：治疗组显效 21 例，有效 9 例，进步 2 例，无效 0 例，总有效率 93.75％；对照组显效 16 例，有效 10 例，进步 4 例，无效 6 例，总有效率 72.22％；中西医结合组显效 24 例，有效 10 例，进步 1 例，无效 1 例，总有效率 94.44％。[2]

7. 白头翁汤合槐花散加减　白头翁 12 克、黄连 9 克、槐花 12 克、枳壳 9 克、荆芥穗 9 克、侧柏炭 9 克、炒白术 12 克、生白芍 12 克。随症加减：湿热蕴结型，加薏苡仁 15 克、黄柏 9 克、秦皮 9 克；便血多者，加金银花炭 12 克、白及 15 克；脾胃虚弱型，加太子参 12 克、白茯苓 15 克、苍术 9 克、广木香 6 克；脾肾阳虚型，加补骨脂 12 克、党参 15 克、黄芪 12 克、肉豆蔻 9 克；便血明显或者便次明显增多者，加中药保留灌肠（蒲公英 30 克、槐角 15 克、石榴皮 15 克、防风 9 克、黄连 9 克、枳壳 9 克），每晚 1 次或者隔日 1 次。每日 1 剂，水煎服，2 周为 1 个疗程。郭峰等以上方加减治疗 48 例放射性肠炎患者。结果：治愈 31 例，好转 12 例，未愈 5 例，总有效率为 86％。[3]

单　方

槐绛方　组成：蛋黄油 10 克、血余炭 5 克、槐花炭 5 克。功效：抑菌，抗炎，止血。用法用量：加水 800 毫升，煎煮至 400 毫升。每日 1 剂，取 200 毫升，分早晚 2 次口服；余下 200 毫升用于保留灌肠，每日 1 次，每次 30 分钟。临床应用：运强等将 84 例放射性肠炎患者随机分为观察组和对照组各 42 例。对照组予西药灌肠，观察组予槐绛方。结果：观察组总有效率为 95.24％，对照组总有效率为 76.19％，观察组总有效率明显高于对照组（$P<0.05$）。两组治疗后总症状积分均明显降低，观察组治疗后黏液脓血便、腹痛、腹泻、里急后重、乏力及总症状积分显著低于对照组（$P<0.05$）。观察组治疗后 CRP、NO、MDA 水平显著低于对照组，而 SOD 水平高于对照组（$P<0.05$）。[4]

预　防　用　药

1. 清热补益方　组成：炙黄芪 15 克、党参 10 克、当归 9 克、白术 12 克、柴胡 10 克、升麻 5 克、陈皮 5 克、炙甘草 10 克、黄连 5 克。用法用量：每日 1 剂，水煎，分 2 次服。临床应用：邹雨荷等将 125 例行根治性放射治疗的宫颈癌、结直肠癌患者分为中西医结合组 45 例、中药组 40 例和对照组 40 例。中西医结合组予谷氨酰胺及清热补益方，中药组予清热补益方，对照组不加任何预防用药。结果：三组间急性放射性肠炎发生率为中西医结合组 13.3％，中药组 32.5％，对照组 55％，差异有统计学意义（$P<0.05$ 或 0.01）。[5]

2. 参苓白术散加减　组成：黄芪 30 克、党参 30 克、茯苓 30 克、山药 30 克、白花蛇舌草 30 克、七叶一枝花 30 克、半枝莲 30 克、白术 10 克、薏苡仁 50 克、陈皮 5 克、黄连 3 克、藿香 15 克、佩兰 15 克。随症加减：腹痛者，加乌药 15 克；大便带黏液，加白头翁 20 克；大便有脓血，加槐花 30 克、仙鹤草 15 克。功效：标本兼顾，攻补同施，脾胃调和，清升浊降，泄泻得止。用法用量：水煎成 300

① 郭峰，等.泄泻方加减对放射性肠炎的临床观察［J］.西北国防医学杂志,2010,31(6)：416.
② 吕文增.中药放疗缓解汤治疗放射性肠炎 32 例临床观察［J］.四川中医,2005,23(2)：47.
③ 郭峰，等.中医治疗放射性肠炎 48 例临床观察［J］.甘肃医药,1997(Z1)：185.
④ 运强，等.中药槐绛方对放射性肠炎患者 CRP 水平及抗自由基能力的影响［J］.临床和实验医学杂志,2014,13(24)：2018.
⑤ 邹雨荷，等.谷氨酰胺联合清热补益中药预防急性放射性肠炎的临床观察［J］.广东医学院学报,2007,25(5)：553.

毫升,每日1剂,上、下午各服150毫升。临床应用:胡跃然等将56例拟行放射治疗的妇科肿瘤患者随机分为观察组30例和对照组26例。两组均予放射治疗,观察组在此基础上加用参苓白术散加减。结果:观察组大便每日3～4次者5例(16.7%),黏液便3例(10.0%),下腹痛3例(10.0%);对照组大便每日3～4次者21例(80.8%),黏液便12例(46.2%),下腹痛11例(42.3%),两组比较有非常显著性差异($P<0.01$)。1年后经纤维结肠镜检查发现观察组发生放射性肠炎13例(43.3%):Ⅰ度10例,Ⅱ度2例,Ⅲ度1例;对照组发生放射性肠炎25例(96.2%):Ⅰ度8例,Ⅱ度8例,Ⅲ度9例。两组患者放射性肠炎发生率比较有非常显著性差异($P<0.01$)。[1]

3. RP-Ⅱ灌肠方　组成:甘草、白术、防风、黄芪、白芍、丹参、延胡索、黄芩(总生药量为1.0克/毫升)。制备方法:水剂制成后分装在胶囊内,每个胶囊含水剂15毫升。用法用量:每次在腔内放疗时,每当完成放置施源器于腔内后,先经肛门内灌入RP-Ⅱ胶囊1个,药物经挤压进入直肠腔内停留并马上进行本次的放疗剂量。次日至1周内,每天于排大便前或后由患者按上法自行灌注RP-Ⅱ胶囊1个,即每周6次,直至完成腔内放疗为止。临床应用:陈昆田等将600例拟行放疗的妇科肿瘤患者随机分为给药组500例和对照组100例。对照组予蒸馏水灌肠,给药组予RP-Ⅱ灌肠方。结果:两组在放疗期间出现的近期放射性肠炎的发生率有明显差异,给药组发生率为1.2%,对照组发生率为37%($P<0.01$)。[2]

① 胡跃然,等.盆腔肿瘤放疗中用参苓白术散防治放射性肠炎[J].实用癌症杂志,2004,19(3):317.
② 陈昆田,等.中药RP-Ⅱ灌肠预防放射性肠炎_附妇癌500例临床疗效分析[J].广东医学,1998,19(8):631.

胆 道 疾 病

急 性 胆 囊 炎

概 述

急性胆囊炎是由化学刺激和细菌感染及慢性胆囊炎急性发作引起的疾病。临床表现症状一般为右上腹部呈持续性、膨胀性疼痛,或疼痛阵阵加剧,右肩胛下区有放射性疼痛,恶心呕吐,黄疸深重,畏寒发热,甚者高热寒战,烦躁,脱水及电解质紊乱感染性休克等,苔黄腻,舌质红,脉弦滑数。

本病多属中医"结胸""肝胃气痛""胃脘痛""胆心痛""黄疸""胆胀"等范畴。其病理特点是湿热阻滞,热(胀)毒蕴结。临床辨证分型与治则如下。(1)蕴热型:相当于急性单纯性胆囊炎、早期化脓性胆管炎。主要症状为右上腹胀痛或阵发性腹痛增剧,并向右侧肩背部放射。伴有畏寒发热,黄疸不甚,胸胁痞满,饮食减少,嗳气泛恶,口苦,尿微黄,大便干燥,苔薄黄腻,脉象弦数等。治宜清热利湿、疏肝利胆、通腑止痛。(2)肝胆湿热型:相当于急性胆囊炎合并局限性腹膜炎、慢性胆囊炎急性发作等。症状特点为右胁或右上腹部持续性剧痛,寒热往来,压痛明显,局部腹肌紧张,脘腹痞胀,口苦咽干,小便黄浊或赤涩,便秘,黄疸,舌红苔黄腻,脉弦数等。治宜清胆利湿、通腑行气、解郁止痛。同时可根据病情配合西药综合治疗。(3)火毒蕴结型:相当于坏死性胆囊炎,重度急性梗阻型,化脓性胆囊炎,急性胆囊炎合并弥漫性腹膜炎等。症状特点以发热为主,起病急骤,右胁或右上腹部持续灼痛引及肩背,腹壁紧张,明显压痛及反跳痛,胆囊肿大,全身晦黄,高热寒战,

心烦苦满,口干味苦,便秘尿色如茶而量少,舌红绛或有芒刺,苔黄腻或黄糙,脉弦滑数。甚者高热神昏、躁狂不安,呼吸急促、血压下降等。治宜清热泻火、利胆解毒,并辅以西药综合疗法。(4)肝郁气滞型:主要症状为右胁胀痛,胸闷不舒,嗳气太息,每因情绪变动而增减。或恶心呕吐,或大便不爽,苔薄白或白腻,脉弦或弦细等。治宜疏肝解郁、行气通腑、止痛。

辨 证 施 治

1. 叶旭霞等分 4 型

大柴胡汤加减(基本方):柴胡 15 克、黄芩 12 克、芍药 9 克、半夏 9 克、生姜 15 克、枳实 9 克、大枣 4 枚、大黄(后下)6 克。

(1)气郁型 症见右上腹及胃脘部胀痛明显,疼痛每因情志变化而改变,时而钝痛或者窜痛、绞痛,痛及肩背,胸脘痞满,嗳气则舒,或兼微热,食量减少,苔薄白脉弦,莫菲氏征阳性。治宜疏肝利胆、理气止痛。方用基本方加青皮、香附、延胡索、川楝子、佛手、厚朴。

(2)湿热型 症见右胁肋或右上腹疼痛,阵发加剧,压痛拒按,口苦咽干,恶心呕吐,恶寒发热,小便黄赤,大便秘结或持续性溏泻,或兼黄疸,舌苔黄腻,脉弦滑数,莫菲氏征阳性,或兼右上腹肌紧张,或 B 超示胆囊内有结石直径小于 1 厘米。治宜清热利湿、利胆通腑。方用基本方加龙胆草、茵陈、滑石(包煎),大黄增至 15 克。随症加减:有结石,加金钱草、海金沙(包煎)、鸡内金。

(3)血瘀型 症见右上腹刺痛或绞痛,拒按,疼痛部位固定,痛处可见包块,痛久不已,状如针刺,舌紫暗可见青紫瘀点,脉细涩。治宜活血化

瘀、利胆止痛。方用基本方减芍药、半夏、生姜,加桃仁、红花、赤芍、丹参、五灵脂、蒲黄。

(4)脓毒型 症见右上腹持续性剧痛,可触及包块,腹肌紧张,压痛,高热烦躁,神昏谵语,甚或衄血、便血、全身血斑,舌红绛,苔黄燥,溲黄便结。治宜清热泻火、凉血解毒。方用基本方加生地黄、金银花、茵陈、牡丹皮、玄参、连翘,大黄加至15克。病情危重者手术处理。

以上各方均每日1剂,水煎分2次温服,7天为1个疗程。临床观察:叶旭霞等将196例急性胆囊炎患者随机分为治疗组146例和对照组50例。对照组予西药,治疗组予中医辨证予药。结果:总有效率治疗组为88.36%,对照组为72.0%,两组总有效率比较具有明显差异性(P<0.05);复发率治疗组为10.27%,对照组为26.0%,两组复发率比较差异性明显(P<0.05)。①

2. 良方分3型

(1)气滞型 症见胁脘隐痛,闷胀痛或窜痛,并牵引肩背,伴恶心呕吐,口苦咽干,寒热往来,食少腹胀,发热不重,苔薄白,脉弦紧。治宜疏肝理气、清热止痛。药用茵陈30克、龙胆草12克、柴胡20克、黄芩15克、木香12克、延胡索10克、白芍15克、生大黄12克、郁金12克、香附12克。每日1剂,水煎服。

(2)湿热型 症见右上腹持续胀痛,偶有阵发,寒热往来,或身热不扬,头昏目眩,身倦无力,心烦呕恶,口渴不欲饮,多有目黄、身黄、黄如橘子色,尿黄浊,便秘,舌红,苔黄腻,脉弦滑数。治宜清利湿热、疏肝理气。药用金银花30克、连翘15克、板蓝根30克、生大黄(后下)12克、黄芩15克、法半夏10克、木香10克、牡丹皮10克、赤芍10克。每日1剂,水煎服。

(3)实火型 症见右上腹持续性胀痛,痛剧而拒按,上腹痞闷,高热气粗,口苦心烦,或有呕恶,便秘尿赤,舌质红,苔黄燥,脉弦数。治宜清肝泻火、利湿通下。药用生大黄(后下)12克、龙胆

草10克、败酱草30克、芒硝(冲服)10克、生石膏30克、栀子10克、茵陈30克。每日1剂,水煎服。②

3. 邓庆华等分3型

四逆清胆汤(基本方):柴胡15克、枳实20克、白芍15克、龙胆草10克、陈皮10克、川芎20克、香附15克、佛手15克、郁金20克、炙甘草15克。

(1)肝胆湿热型 症见右胁疼痛,口干口苦,胸闷纳呆,恶心呕吐,兼见心烦易怒,目赤身黄,大便秘结,小便黄赤,舌红苔黄腻,脉弦数。方用基本方,重用龙胆草至15克,加炒黄芩20克、栀子20克、炒川楝子25克、大黄15克、车前子12克、木通10克、当归15克、地黄15克、泽泻15克、延胡索15克。

(2)肝气郁结型 症见右胁胀痛为主,右侧肩胛下区放射性疼痛,走窜不定,纳差嗳气,舌质淡,苔薄白,脉弦。方用基本方加青皮10克、九香虫6克、甘松6克。随症加减:若见发热恶寒、心烦、舌红苔黄、脉弦数等肝郁化火征象,酌加炒川楝子25克、栀子20克、牡丹皮15克、延胡索15克、金钱草12克。

(3)肝阴不足型 症见胁肋隐隐作痛,心烦口干,头晕目眩,舌红少苔,脉弦细数。方用基本方去龙胆草,加枸杞子10克、地黄15克、麦冬15克、沙参15克、炒川楝子25克、墨旱莲10克。随症加减:伴有胆囊结石者,酌加金钱草、海金沙、鸡内金。

以上方药,先用冷水浸泡30分钟后,煮沸15分钟,取汁600毫升,分早、中、晚3次口服,2日1剂,3剂为1个疗程,连服1~3个疗程。临床观察:邓庆华等以上方加减辨证治疗64例胆囊炎患者。结果:治愈17例,好转39例,未愈8例,总有效率87.5%。③

4. 黄曼分4型

(1)饮食停滞型 症见右上腹疼痛,脘腹胀满,嗳腐吞酸,呕吐物中含不消化食物,大便秘结,

① 叶旭霞,文国匡.大柴胡汤加减治疗急性胆囊炎146例临床观察[J].国医论坛,2014,29(1):8-9.
② 良方.急性胆囊炎分三型辨治[N].中国中医药报,2013-05-03(005).
③ 邓庆华,高于英.自拟四逆清胆汤治疗胆囊炎64例[J].中国民间疗法,2013,21(1):33-34.

舌质红,舌苔厚腻,脉滑。治宜通腹泻下、消食导滞。方用大承气汤加减:大黄、芒硝、枳实、厚朴、木香、香附、金钱草、鸡内金、山楂、莱菔子、砂仁、蒲公英、甘草。临床观察:黄曼以上方治疗1例胆囊内多发性结石胆囊炎患者,连服5剂,诸症均除。

(2)肝气郁结型 症见上腹部阵发性胀痛,痛无定处,每因情志不遂而疼痛加重,胸闷气短,不思饮食,呕恶,嗳气频作,口苦,便秘,时有发热,舌质红,舌苔薄白或微黄,脉弦。治宜通腑泻下、疏肝理气。方用大承气汤加减:大黄、芒硝、枳实、厚朴、金钱草、青皮、川楝子、制香附、郁金、柴胡、白芍、蒲公英、甘草。临床观察:黄曼以上方治疗1例胆囊内多发性结石胆囊炎患者,连服3剂,症状消失。

(3)肝胆湿热型 症见右上腹硬满疼痛拒按,口苦咽干,不思饮食,恶心呕吐,发热,身黄,目黄,尿黄,便秘,舌质红,苔黄腻,脉滑数。治宜通腑泻下、清热利湿。方用大承气汤加减:大黄、枳实、厚朴、青皮、制香附、茵陈、栀子、金钱草、木通、泽泻、车前子、郁金、清半夏、蒲公英。临床观察:黄曼以上方治疗1例胆囊结石合并胆总管结石胆囊炎患者,1剂后大便通畅,继服2剂后体温降至正常。

(4)气滞血瘀型 症见胁肋痛处固定,夜间加重,大便秘结,不思饮食,特别厌油腻食物,舌质紫暗,脉沉涩。治宜通腑泄热、理气活血。方用大承气汤加减:大黄、制香附、青皮、木香、金钱草、鸡内金、茜草、旋覆花、郁金、桃仁、延胡索、当归尾、红花、蒲公英。临床观察:黄曼以上方治疗1例胆囊颈部结石嵌顿胆囊炎患者,服1剂后,诸症状减轻,继服2剂后,胁腹痛消失。[①]

5.周云分3型

(1)肝胆湿热型 症见右胁肋,右上腹疼痛,阵发加剧,拒按,身有寒热或但热不寒,溲黄便结,或兼目黄肤黄,舌苔黄腻,脉弦滑数,查莫菲氏征阳性,或兼右上腹肌紧张。治宜清化湿热、利胆通

腑。方用大柴胡汤加减:柴胡、黄芩、枳实、厚朴、法半夏、白芍、生大黄、金钱草、海金沙。随症加减:黄疸重者,加茵陈、青蒿;伴恶心呕吐者,加黄连、生姜;热盛,酌加金银花、虎杖;大便不通,加芒硝(冲),另用皮硝(或芒硝)30～60克外敷痛处,每日1次,至疼痛缓解而不拒按为止;疼痛较甚者,加服金胆片,每次4片,每日3次;伴有胆石症者,加服利胆化石丸(浙江省衢州市衢江区人民医院协定方),每次5克,每日3次。

(2)肝郁气滞型 症见右胁肋,右上腹胀痛,痛及肩背,胸脘痞满,嗳气则舒,或兼微热,舌苔薄白,脉弦紧。治宜疏肝利胆、理气止痛。方用柴胡疏肝散加减:醋柴胡、白芍、青皮、枳壳、香附、木香、延胡索、川楝子、金钱草。随症加减:右胁痛甚,加姜黄、郁金;气郁甚者,加佛手、绿萼梅;病久屡发,加三棱、莪术;便秘,加大黄、枳实;舌苔白腻者,加炒苍术、陈皮、制厚朴;疼痛较甚者,加服金胆片,每次4片,每日3次;伴有胆石症者,加服利胆化石丸(浙江省衢州市衢江区人民医院协定方),每次5克,每日3次。

(3)肝郁脾虚型 症见右胁肋,右上腹胀痛,疼痛时发,病程较久,食少神倦,食后脘腹痞胀,便溏,面色萎黄少华,舌苔薄白,舌质偏淡,脉细弦濡。治宜疏肝利胆、健脾和胃。方用逍遥散加减:醋柴胡、炒白芍、炒白术、炒当归、茯苓、香附、陈皮、炙甘草。随症加减:头昏沉重、腹胀便溏甚者,加炒山药、煨木香、炒党参;久痛不已,状如针刺者,加红花、赤芍、丹参;疼痛较甚者,加服金胆片,每次4片,每日3次;伴有胆石症者,加服利胆化石丸(浙江省衢州市衢江区人民医院协定方),每次5克,每日3次。

以上各方均水煎取汁,每日2次温服,1周为1个疗程。临床观察:周云以上方加减辨证治疗80例急性胆囊炎(含慢性胆囊炎急性发作)患者。结果:临床治愈50例,显效18例,有效10例,无效2例。[②]

① 黄曼.大承气汤加减在急性胆囊炎急性发作治疗中的应用[J].光明中医,2012,27(9):1863-1864.
② 周云.中医辨证治疗胆囊炎80例[J].中国中医急症,2010,19(6):1031-1032.

6.林婕分 2 型

(1)肝郁气滞型　症见右胁部胀满或胀痛,痛及肩背,脘腹胀满,胸闷嗳气,口苦,叹气,嗳气则舒,舌红苔薄白,脉弦。治宜疏肝利胆、理气解郁。方用自拟消炎利胆汤加减:金钱草 30 克、海金沙 9 克、延胡索 9 克、川楝子 9 克、木香 6 克、姜黄 9 克、虎杖 15 克、柴胡 12 克、白芍 12 克、甘草 5 克。随症加减:痛甚者,加郁金 9 克;苔厚腻者,加苍术 9 克、白术 9 克、川朴 9 克;便秘者,加大黄 6 克;有结石者,加鸡内金 9 克。

(2)肝胆湿热型　症见右胁部胀满或胀痛,脘腹胀满,口苦口臭,面黄小便黄赤,大便秘结,或寒热往来,舌红苔黄腻,脉弦滑或数。治宜疏肝利胆、清热化湿。方用自拟消炎利胆汤加减:金钱草 30 克、海金沙 9 克、延胡索 9 克、川楝子 9 克、木香 6 克、姜黄 9 克、虎杖 15 克、柴胡 12 克、白芍 12 克、甘草 5 克。随症加减:湿热甚者,加石膏 15 克、知母 9 克、茵陈 18 克、栀子 9 克;大便不通,加大黄 6 克;口干口渴喜饮者,加沙参 15 克、麦冬 15 克、石斛 15 克。

以上各方均每日 1 剂,水煎服,煎 2 次分服,14 天为 1 个疗程。临床观察:林婕以上方治疗 62 例急性胆囊炎患者。结果:治愈 14 例,显效 30 例,有效 15 例,无效 3 例。[①]

7.肖跃敏等分 2 型

(1)肝气郁结型　症见胁痛以胀痛为主,走窜不定,疼痛每因情志变化而增减,胸闷气短,饮食减少,嗳气频作,苔薄,脉弦。治宜疏肝理气。方用柴胡疏肝散加减:柴胡 12 克、香附 10 克、枳壳 15 克、陈皮 12 克、川芎 10 克、芍药 10 克、甘草 10 克。随症加减:胁痛甚者,加青皮 10 克、川楝子 12 克、郁金 15 克;气郁化火,症见胁肋掣痛,心急烦躁,口干口苦,尿黄便秘,舌红苔黄,脉弦数,去川芎,加牡丹皮 12 克、栀子 10 克、黄连 6 克、川楝子 12 克、延胡索 10 克。

(2)肝胆湿热型　症见胁痛口苦,胸闷纳呆,恶心呕吐,目赤或目黄,身黄,小便黄赤,舌苔黄腻,脉弦滑数。治宜清热利湿。方用龙胆泻肝汤加减:龙胆草 10 克、栀子 12 克、黄芩 15 克、木通 10 克、泽泻 12 克、车前子 10 克。可酌加川楝子 10 克、青皮 10 克、郁金 15 克、半夏 10 克。随症加减:发热、黄疸者,加茵陈 30 克、黄柏 12 克;湿热煎熬,结成砂石,阻滞胆道,症见胁肋剧痛,连及肩背者,加金钱草 30 克、海金沙 20 克、郁金 15 克;热盛伤津,大便秘结,腹部胀满者,加大黄 10 克、芒硝 12 克。

以上各方均每日 1 剂,水煎服。10 天为 1 个疗程,一般治疗 1～2 个疗程。临床观察:肖跃敏等以上方加减辨证治疗 42 例急性胆囊炎患者。结果:治愈 25 例,显效 10 例,好转 7 例,总有效率为 100％。[②]

8.傅志雄等分 3 型

(1)肝郁气滞型　症见右上腹痛,痛引两胁,有时向右肩背放射,口苦,呕吐,低热,舌淡红边有齿印,苔薄白或薄黄腻,脉弦。药用柴胡、黄芩、大黄、法半夏、延胡索、郁金、川楝子。

(2)湿热内蕴型　症见右上腹剧痛,痛引肩背,恶心呕吐,口干口苦,发热恶寒,黄疸,上腹拒按,尿短黄,大便干结,舌红、苔黄腻,脉数。药用柴胡、黄芩、大黄、法半夏、茵陈、厚朴、栀子、金钱草。

(3)脓毒炽盛型　症见寒战高热,右上腹痛拒按,可扪及包块,全身发黄,恶心呕吐,大便秘结,小便短黄,烦躁甚则神昏谵语,舌红绛,苔黄燥,脉弦数。药用柴胡、黄芩、大黄、法半夏、白花蛇舌草、败酱草、蒲公英、芒硝、厚朴。

以上各方均每日 1 剂,水煎服。临床观察:傅志雄等以上方辨证并配合西药治疗 114 例急性胆囊炎患者。结果:治愈 82 例,好转 17 例,无效 15 例,总有效率为 86.8％。[③]

9.黄鹰等分 2 型

(1)肝胆湿热型　症见右上腹持续性疼痛,手不可近,伴发热,口苦,呕吐或黄疸,舌苔黄腻,

① 林婕.自拟消炎利胆汤治疗急性胆囊炎 62 例[J].福建中医药,2008,39(6):37-38.
② 肖跃敏,等.辨证治疗急性胆囊炎 42 例[J].吉林中医药,2007,27(8):31.
③ 傅志雄,等.114 例急性胆囊炎中医治疗观察[J].新中医,2001,33(2):25-26.

脉弦。方用龙胆泻肝汤加减：龙胆草 15 克、炒栀子 10 克、黄芩 12 克、柴胡 12 克、生地黄 15 克、泽泻 10 克、车前草 10 克、当归 10 克、木通 10 克、党参 20 克、白术 10 克、甘草 5 克。

（2）肝郁气滞型　症见右胁胀痛伴脘部痞闷，嗳气频作，口苦，纳呆，舌苔白腻或薄黄，脉弦。方用柴胡疏肝散加减：柴胡 10 克、白芍 12 克、枳壳 10 克、香附 10 克、川芎 6 克、郁金 10 克、陈皮 6 克、炙甘草 5 克、党参 20 克、白术 10 克。

以上各方均每日 1 剂，水煎分 2 次服。临床观察：黄鹰等将 80 例老年性胆囊炎患者随机分为治疗组与对照组各 40 例。对照组予 0.2% 氧氟沙星 100 毫升，静滴，每日 2 次；白霉素 0.4 克加入 250 毫升 5% 的葡萄糖盐水中静滴，每日 1 次；复方氨基酸 250 毫升静滴，每日 1 次；舒胆通片每次 40 毫克，每日 3 次。治疗组在对照组基础上加用中医辨证治疗。两组均以 10 天为 1 个疗程。结果：治疗组痊愈 27 例，显效 7 例，有效 4 例，无效 2 例，总有效率 95%；对照组痊愈 20 例，显效 4 例，有效 8 例，无效 8 例，总有效率 80%。[1]

10. 何勤泉分 5 型

大柴胡汤加减（基本方）：柴胡 15 克、枳实 15 克、郁金 15 克、延胡索 15 克、黄芩 12 克、木香 12 克、川楝子 12 克、半夏 10 克、金钱草 30 克、白芍 30 克、生大黄 6 克、甘草 6 克。

（1）胆道湿热型　症见口苦，小便黄赤，舌苔黄腻，脉弦滑数，或身目俱黄。治宜清热除湿、利胆止痛。方用基本方加虎杖 30 克、茵陈 30 克、龙胆草 10 克、栀子 10 克。

（2）肝气郁结型　症见嗳气腹胀，苔薄，脉弦。治宜疏肝利胆、理气止痛。方用基本方加青皮 12 克、香附 12 克，去大黄。

（3）蛔虫梗阻型　症见钻顶样阵痛，呕吐蛔虫。治宜安蛔利胆止痛。方用基本方加乌梅 30 克、使君子 15 克。

（4）瘀血停着型　症见痛如针刺固定，舌质紫暗，脉沉涩。治宜祛瘀利胆、通络止痛。方用基本方加乳香 6 克、没药 6 克，将生大黄改为酒炒大黄 10 克。

（5）肝阴不足型　症见口干咽燥，舌红少苔，脉弦细数。治宜养阴柔肝、利胆止痛。方用基本方加枸杞 15 克、沙参 20 克，去生大黄。

以上各方均每日 1 剂，饭前空服。临床观察：何勤泉以上方辨证并配合西药治疗 102 例急性胆囊炎患者，西医予阿托品 0.5 毫克肌注，每 8 小时 1 次；氨苄青霉素 6 克（氨苄青霉素过敏者除外）加入糖水同甲硝唑 1 克静脉点滴，每日 1 次，禁食者酌情输液支持。结果：治愈 52 例，显效 47 例，无效 3 例。[2]

11. 曾亚庆分 3 型

（1）肝郁气滞型　症见右上腹胀痛或窜痛，胸闷嗳气，腹痛拒按，恶心食少，舌尖微红，苔薄白，脉弦紧。方用大承气汤加蒲公英、金钱草、三七、香附、郁金。

（2）肠胃实热型　症见脘腹满痛拒按，大便燥结，有痞、满、燥、实四症，口苦口干，尿短赤，舌苔黄厚，脉洪数或弦数。方用大承气汤加蒲公英、金钱草、三七、金银花、连翘。

（3）湿热蕴结型　症见右上腹胀痛，拒按，多伴有黄疸，胸闷，恶心呕吐，发热，大便秘结小便短赤，舌红，苔黄腻，脉弦滑数。方用大承气汤加蒲公英、金钱草、三七、茵陈、栀子。

以上各方均每日 2 剂，每 6 小时 1 次，每次 250 毫升。随症加减：若大便已通，则去芒硝、大黄，改为每日 1 剂；腹痛缓解，血象恢复正常后，酌服消炎利胆片、逍遥丸以巩固。临床观察：曾亚庆以上方辨证治疗 75 例急性胆囊炎患者，总有效率 97%。[3]

12. 刘宝林等分 3 型

（1）气滞型　症见发热，右上腹及胁肋部胀痛，钝痛，痛处走窜，胸闷，纳差，嗳气，黄疸不甚，舌质红，舌苔白，脉弦。治宜疏肝行气、清热利湿、

① 黄鹰,等.中西医结合治疗老年性胆囊炎 40 例[J].湖南中医药导报,1999,5(10)：25 - 26.
② 何勤泉.中西医结合治疗急性胆囊炎 102 例[J].四川中医,1998,16(6)：28.
③ 曾亚庆.大承气汤加味治疗急性胆囊炎 75 例[J].福建中医药,1992,23(1)：31 - 32.

通腑。方用大柴胡汤加减：柴胡 10 克、枳实 10 克、制半夏 10 克、栀子 10 克、郁金 10 克、生大黄（后下）10 克、黄芩 15 克。随症加减：热重者，加金银花、蒲公英；痛甚，加延胡索、青皮；有结石者，加金钱草、滑石；吐蛔虫者，加使君子、川楝子。

（2）湿热型　症见发热甚，右上腹及肋部疼痛剧烈，呈灼痛或刀割样痛，目黄，口苦，呕吐，小便黄赤，舌质红，舌苔黄腻，脉弦滑数。治宜清热利湿、通腑行气。方用龙胆泻肝汤合茵陈蒿汤化裁：茵陈 30 克、栀子 10 克、大黄（后下）10 克、龙胆草 10 克、黄芩 10 克、柴胡 6 克、香附 10 克。随症加减：热重者，加金银花、蒲公英；痛甚，加延胡索、青皮；有结石者，加金钱草、滑石；吐蛔虫者，加使君子、川楝子。

（3）正虚邪陷型　症见面色苍白，神情淡漠，甚则昏不知人，肌肤湿冷，四末不温，脉微弱。治宜益气回阳救逆、清利湿热。方用人参四逆汤合茵陈蒿汤化裁：人参（另焗）5～10 克、制附子 5～10 克、干姜 3 克、茵陈 20 克、栀子 10 克、龙胆草 5 克、大黄（后下）5 克、黄芩 10 克、甘草 5 克。

以上各方均每日 1 剂，水煎 2 次，分 2 次服。临床观察：刘宝林等以上方辨证并配合西药、针刺与穴位给药治疗 81 例急性胆道感染患者。结果：显效 28 例，好转 34 例，无效 6 例，死亡 3 例。[①]

13. 牟吉荣等分 2 型

（1）肝胆湿热型　症见右胁疼痛，甚则剧痛难忍，痛引肩背，或恶寒发热，口苦口渴，或恶心呕吐，厌食油腻，或小便黄赤，大便秘结，或身目发黄，舌质红，舌苔黄腻或薄黄，脉弦滑或弦数。治宜疏肝利胆、清热通腑。方用大柴胡汤合茵陈蒿汤加减：柴胡、黄芩、半夏、大黄、枳壳、茵陈、栀子、蒲公英、白芍、甘草。

（2）肝郁气滞型　症见右胁胀痛，胸闷不舒，嗳气太息，每因情志变动而增减，或恶心呕吐，或大便不畅，舌苔薄白或白腻，脉弦或弦细。治宜疏肝解郁、行气通腑。方用柴胡疏肝散加味：柴胡、枳壳、白芍、川芎、甘草、制香附、青皮、陈皮、郁金、广木香、大黄。

以上各方均每日 1 剂，水煎 2 次，分 2 次服。临床观察：牟吉荣等以上方辨证治疗 154 例胆囊炎患者。结果：显效 125 例，占 81.2%；有效 26 例，占 16.8%；无效 3 例，占 2%。总有效率为 98%。[②]

14. 刘景新分 3 型

（1）气滞型　症见右胁痛（多为轻度或短暂的隐、钝痛），常有口苦咽干，不思饮食，无明显寒热往来，尿清长或色微黄，舌薄白或微黄。治宜疏肝理气止痛。方用加味小柴胡汤（方 1）：柴胡、半夏、木香、枳壳、制大黄、广郁金、生甘草。

（2）湿热型　症见右胁持续性剧痛，寒热往来，身黄，小便黄浊或赤涩，便秘，舌红苔黄腻，脉弦数。治宜疏肝理气、清胆利湿。方用加味小柴胡汤（方 2）：柴胡、苦参、黄芩、半夏、茵陈、茯苓、郁金、栀子、甘草。

（3）脓毒型　症见起病急骤，右胁持续灼痛，伴有高热畏寒，神昏谵语，全身晦黄，尿色如茶而量少，大便燥结，舌质红绛，苔黄干或有芒刺，脉弦滑数或滑数。治宜疏肝理气、清胆泻火。方用加味小柴胡汤（方 3）：柴胡、苦参、黄芩、半夏、木香、郁金、龙胆草、生大黄、生甘草、蒲公英、紫花地丁。

均每日 1 剂，水煎 2 次，分 2 次服。临床观察：刘景新以上方辨证治疗 80 例胆道感染患者，并配合西药，口服硫酸镁，配合输液，纠正水电解质紊乱及酸碱平衡。湿热型加用 15% 苦参注射液，每次 250～500 毫升，每日 2 次。必要时做胃肠减压，或手术治疗。脓毒型病例应积极配合西医抢救措施，伴有休克者以早期手术治疗为宜。结果：痊愈 70 例，好转 8 例，转院 1 例，死亡 1 例。非手术治疗 77 例；手术治疗 3 例，其中治愈 2 例，死亡 1 例。[③]

15. 王文济等分 3 型

（1）肝胆气滞型　症见右上腹或中上腹部阵发性疼痛，或持续性隐痛，有时可牵制右肩背，或

---

① 刘宝林,等.中医为主治疗急性胆道感染 81 例[J].广西中医药,1990,13(3)：8.
② 牟吉荣,刘普希.疏通清利法治疗胆囊炎 154 例[J].辽宁中医,1989(9)：21.
③ 刘景新.中西医结合治疗胆道感染 80 例小结[J].吉林中医,1985(6)：16.

伴有低热、腹部胀满、嗳气泛恶、口苦便秘,脉弦或弦细,苔厚腻或黄腻。治宜疏肝利胆、泄热燥湿。① 偏湿重者,方用三金汤合平胃散加减:金钱草30~60克、广郁金15~30克、生鸡内金9克、苍术9克、制川厚朴4.5克、新会皮6克、赤苓9克、炒延胡索9克、佛手片4.5克、制香附12克、制半夏6克、车前草15克。随症加减:便秘者,加生大黄4.5~9克、玄明粉4.5~9克。② 偏热重者,方用三金汤加味:金钱草30~60克、广郁金15~30克、生鸡内金9克、柴胡4.5克、黄芩9克、白芍9克、枳壳6克、延胡索9克、川楝子9克、制香附12克、制川厚朴4.5克、制半夏6克。随症加减:黄疸者,加茵陈30~60克、生栀子9克、生大黄4.5~9克;谷丙转氨酶高者,加田基黄30克、蒲公英30克。

(2)湿热阻滞型 症见右上腹或中上腹部持续性疼痛,可有阵发性剧痛,拒按,伴有腹胀嗳气,寒战发热,恶心呕吐,口苦溲赤,或出现黄疸,舌苔白腻或黄腻,脉弦或弦数。治宜疏肝利胆、清热化湿。方用三金汤合大柴胡汤加减:金钱草30~60克、广郁金15~30克、生鸡内金9克、柴胡4.5~9克、黄芩6~9克、白芍9克、制半夏6克、青皮6克、陈皮6克、生大黄4.5~9克、赤茯苓9克、车前子(包煎)15克、炒枳实9克。随症加减:黄疸,加平地木30克、黄柏9克、虎杖15克、茯苓9克。

(3)脓毒蕴结型 症见右上腹部持续性疼痛阵发性加剧,腹部胀满,腹壁紧张,可具明显压痛及反跳痛,寒战高热,呼吸急促,血压下阶,巩膜皮肤多数可见黄疸,溲赤便结,并伴有嗳气、泛恶、呕吐,脉弦数,苔黄腻,舌光滑无苔。治宜泻火清热、利胆解毒。方用三金汤合黄连解毒汤加减:金钱草30~60克、广郁金15~30克、生鸡内金9克、川黄连3~4.5克、黄芩6~9克、黄柏9克、生栀子9克。随症加减:热重者,加柴胡、龙胆草、金银花、连翘、蒲公英、紫花地丁;黄疸者,加茵陈、平地木;便秘者,加生大黄、玄明粉。

临床观察:王文济等以上方加减辨证治疗119例胆道感染患者,疗效满意。[①]

16. 钱元龙分3型

(1)肝胆气滞型 症见为右上腹胀痛或阵发性胀痛增剧,且向右侧肩背部放射,或畏寒发热,胸胁痞满,食欲呆钝,嗳气作恶,情绪多抑郁,舌苔白腻或薄黄腻,脉弦紧或弦数。方用清胆消炎汤:柴胡15克、黄芩15克、广郁金15克、生大黄(后下)9克、制香附9克、枳壳9克、广木香9克、川楝子12克、马齿苋30克、金钱草30克。

(2)湿热蕴结型 症见右上腹持续性疼痛,拒按,或阵发性加剧,局部腹肌紧张或腹壁摸到肿大胆囊,胸腹痞胀,但热不寒,困倦乏力,口苦咽干,渴不多饮,尿短赤,大便干结,或有黄疸,舌苔黄腻,脉弦数或弦滑。方用利胆排石汤:茵陈18克、炒车前草(包煎)12克、柴胡12克、瓜蒌皮15克、黄芩15克、黄柏15克、生大黄(后下)12克、芒硝(冲服)12克、姜黄9克、金钱草30克。

(3)肝胆火毒型 症见病势急重,寒战高热,心烦苦满,耳鸣目眩,口干味苦,便秘尿赤,或黄疸色鲜明,舌苔多黄腻或黄糙,舌质红,脉数疾,甚则神昏谵语。方用清火解毒汤:黄连6克、黄芩15克、龙胆草9克、金银花30克、连翘30克、大红藤30克、生大黄(后下)12克、泽泻12克、焦栀子12克、生甘草6克。

以上各方均每日1剂,水煎2次,分2次服。随症加减:疼痛剧烈,加延胡索、青皮;胸腹气胀,加木香、莱菔子;湿重者,加川厚朴、苍术;尿短赤,加木通、滑石;恶心呕吐者,加半夏、竹茹;有瘀证者,加赤芍、牡丹皮、桃仁。临床观察:钱元龙以上方辨证并配合西药治疗99例急性胆囊炎患者,西药治疗为一般不禁食,对无食欲而反复呕吐者,给予适量输液,补充维生素、葡萄糖,纠正水电解质及酸碱盐平衡。发热高,血象偏高者可适当加用抗生素。疼痛剧烈,加用硫酸阿托品0.5~1毫克,加盐酸氯丙嗪25~50毫克穴位注射。取穴肝俞或胆俞,以压痛敏感为准。结果:治愈60例,好

① 王文济,等.三金汤加味治疗胆道感染119例[J].上海中医药杂志,1980(6):29.

转 36 例,无效 3 例。①

经 验 方

1. 大柴胡汤　柴胡 15 克、黄芩 15 克、生姜 15 克、芍药 10 克、法半夏 15 克、茵陈 30 克、枳实 15 克、金钱草 30 克、甘草 6 克、蒲公英 20 克、生大黄 10 克。随症加减:临床症状较为严重者,加郁金 9 克,生大黄减为 6～9 克;黄疸者,加虎杖 15 克、茵陈 9 克。每日 1 剂,早晚用水煎服,每剂 2 次口服。清热利湿,行气利胆。周浩将 40 例老年急性胆囊炎肝胆湿热型患者随机分为治疗组与对照组各 20 例。对照组予西药,治疗组在对照组的基础上联合大柴胡汤加减。结果:治疗组痊愈 12 例,显效 4 例,有效 2 例,无效 2 例,总有效率 90.0%;对照组痊愈 7 例,显效 5 例,有效 2 例,无效 6 例,总有效率 70.0%。②

2. 大柴胡汤　柴胡 45 克、大黄 15 克、甘草 15 克、黄芩 10 克、枳实 10 克、法半夏 10 克、郁金 10 克、厚朴 10 克、乌梅 10 克、赤芍 30 克。随症加减:身热者,加石膏、蒲公英、金银花;胁痛者,加川楝子、延胡索;黄疸者,加栀子、茵陈;湿重于热者,加佩兰。每日 1 剂,取水煎服法,分早晚 2 次口服。和解少阳,内泄热结。柯立新以上方加减治疗 35 例急性胆囊炎患者,并配合平衡针针刺,选择左侧腹痛穴、头痛穴为主穴;发热者加腕痛穴;恶心、呕吐者加胃痛穴;选择 25～40 毫米以一次性无菌不锈钢毫针作针刺治疗,针刺前做好皮肤常规消毒,并于上述穴位采取一步到位的手法,以患者自觉局部酸、麻、胀为宜,每日 1 次。结果:总有效率 94.29%,其中痊愈 17 例(48.57%),好转 16 例(45.71%),无效 2 例(5.71%),且所有患者均未出现不良反应。③

3. 清化利胆汤　柴胡 20 克、黄芩 15 克、栀子 10 克、金钱草 30 克、鸡内金 10 克、延胡索 12 克、芍药 15 克、乌梅 20 克、枳实 15 克、大黄 9 克、青皮 12 克、陈皮 12 克、清半夏 10 克、竹茹 15 克。每日 1 剂,水浓煎至 200 毫升,早晚分服。清热利湿,行气利胆。王晓光等将 84 例急性胆囊炎(胆腑郁热证)患者随机分为治疗组与对照组各 42 例。对照组采用西医常规治疗,治疗组在对照组基础上加用自拟清化利胆汤治疗。结果:治疗组痊愈 20 例,显效 12 例,有效 7 例,无效 3 例,总有效率 92.86%;对照组痊愈 11 例,显效 13 例,有效 8 例,无效 10 例,总有效率 76.19%。④

4. 大柴胡汤加味　柴胡 9 克、白芍 9 克、枳实 9 克、大枣 9 克、延胡索 9 克、黄芩 9 克、生大黄(后下)3 克、法半夏 6 克、木香 6 克、生姜 6 克。随症加减:严重者,生大黄加至 6～9 克,加郁金 9 克;黄疸者,加茵陈 9 克、虎杖 15 克。每日 1 剂,水煎早晚各 1 次。14 天为 1 个疗程。朱文博将 100 例老年急性胆囊炎患者随机分为治疗组与对照组各 50 例。对照组采用抗生素治疗,治疗组采用大柴胡汤加味治疗。结果:治疗组有效 48 例,无效 2 例,总有效率 96%;对照组有效 40 例,无效 10 例,总有效率 80%。⑤

5. 龙胆泻肝汤　生姜 6 克、栀子 10 克、半夏 10 克、柴胡 10 克、龙胆草 10 克、大黄 10 克、黄芩 10 克、泽泻 12 克、车前子 12 克、白芍 15 克、延胡索 15 克。每日 1 剂,水煎服,早晚分服。止痛祛瘀,通经活络,清利肝胆。曾庆源将 136 例急性胆囊炎患者随机分为治疗组 73 例与对照组 63 例。对照组予常规西医治疗,治疗组在对照组基础上予龙胆泻肝汤。结果:治疗组胃灼热、恶心、肩背疼痛及口苦症状积分优于对照组($P<0.05$);治疗组中性粒细胞占百分比、白细胞计数降低幅度显著大于对照组($P<0.05$)。⑥

6. 疏肝利胆汤加减　柴胡 15 克、黄芩 15 克、

① 钱元龙.中西医结合治疗胆道感染 217 例小结[J].江苏医药,1977(4):6.
② 周浩.大柴胡汤治疗老年急性胆囊炎肝胆湿热型临床观察[J].光明中医,2019,34(9):1349-1351.
③ 柯立新.大柴胡汤配合平衡针治疗急性胆囊炎的探究实践[J].临床医药文献电子杂志,2019,6(46):158.
④ 王晓光,张科.清化利胆汤治疗急性胆囊炎(胆腑郁热证)的临床观察[J].中国中医急症,2018,27(10):1819-1821.
⑤ 朱文博.大柴胡汤加味治疗老年急性胆囊炎疗效观察[J].山西中医,2017,33(7):7-8.
⑥ 曾庆源.龙胆泻肝汤对急性胆囊炎患者治疗效果的影响[J].中医临床研究,2017,9(20):54-55.

木香15克、姜半夏12克、赤芍15克、生大黄(后下)12克、枳实15克、厚朴15克。随症加减:胆结石者,加金钱草30克、海金沙15克;湿热腹痛加重,黄疸明显者,加蒲公英20克、茵陈20克、延胡索30克;阴虚明显者,加生地黄20克;高热者,柴胡用至30克,加生石膏30克。每日1剂,水煎服,每日2次,根据大便次数,调整生大黄用量,每日2~3次大便,质烂不稀为度。7天为1个疗程。疏利肝胆,行气止痛。姜莉萍等将72例急性胆囊炎患者随机分为治疗组与对照组各36例。对照组予静脉注射头孢噻肟钠3.0克加入0.9%氯化钠注射液250毫升,每日2次静滴;0.5%甲硝唑250毫升,每日2次静脉滴,并根据病情适当给予654-2,胃复安止呕。治疗组在对照组基础上加用疏肝利胆汤加减。结果:治疗组临床治愈26例,有效8例,无效2例;对照组临床治愈15例,有效12例,无效9例。①

7. 柴金利胆汤加味 蒲公英30克、金钱草30克、白芍15克、郁金12克、延胡索12克、柴胡12克、栀子10克、黄芩10克。随症加减:恶心呕吐者,加黄连5克、法半夏10克;伤阴者,加石斛15克、生地黄20克;大便秘结,加大黄10克。每日1剂,分2次温服。通腑利胆,清热利湿,疏肝理气。杨清清将83例急性胆囊炎患者随机分为中医组42例与西医组41例。西医组予西药,中医组在西医组基础上加用柴金利胆汤加味。结果:中医组痊愈29例,好转11例,无效2例,总有效率95.24%;西医组痊愈10例,好转21例,无效10例,总有效率75.61%。②

8. 金铃子散合小柴胡汤 延胡索20克、川楝子15克、柴胡15克、黄芩10克、制半夏10克、枳实10克、郁金10克、茵陈12克、栀子10克、甘草10克、大枣10枚。每日1剂,水煎服。疏肝利胆,清热除湿止痛。匡凤明等将120例急性胆囊炎患者随机分为治疗组和对照组各60例。两组均给予西医常规疗法,治疗组加用金铃子散合小柴胡汤加减。两组均以7天为1个疗程。结果:治疗组治愈46例,显效7例,有效4例,无效3例,总有效率95%;对照组治愈41例,显效4例,有效5例,无效10例,总有效率83.3%。③

9. 开泄复方 薤白25克、瓜蒌25克、黄芩15克、川楝子15克、茵陈12克、枳实12克、郁金12克、栀子12克、生大黄5克、半夏10克。每日1剂,水煎分服。狄建新将85例肝胆湿热型AC患者随机分为观察组42例与对照组43例。对照组予西药,观察组在对照组基础上加用开泄复方。结果:观察组痊愈28例,显效10例,有效3例,无效1例,总有效率97.62%;对照组痊愈17例,显效14例,有效5例,无效7例,总有效率83.75%。④

10. 龙胆泻肝汤 龙胆草6克、生甘草6克、当归8克、黄芩9克、车前子9克、木通9克、栀子9克、柴胡10克、泽泻12克、生地黄20克。每日1剂,早晚各1次,2周为1个疗程。理气和中,清利肝胆,通经活络,止痛祛瘀。姜凯等将70例急性胆囊炎患者随机分为治疗组与对照组各35例。对照组予西药,治疗组在对照组基础上加用龙胆泻肝汤。结果:治疗组显效17例,有效6例,无效4例,总有效率88.57%;对照组显效12例,有效10例,无效9例,总有效率74.28%。⑤

11. 加味甘遂承气汤 甘遂5~10克、大黄(酒洗)60克、枳实(炙)40克、制厚朴125克、芒硝60克。随症加减:恶寒发热重者,加人工牛黄(分2次兑服)3~5克、熊胆粉(分2次兑服)2克;黄疸者,加茵陈90克、栀子14克、金钱草100克,加水2200毫升,先煮茵陈,取1000毫升,纳二味,煮取600毫升,去滓,分3次服。若服中药泻下较甚,可提前减少甘遂和芒硝的剂量,或可停用。每日1剂,加水2000毫升,先煮枳实、厚朴,取1000毫升,去滓,内大黄,更煮,取400毫升,去滓,纳甘遂、芒硝,小火煎一二沸。分2~3次服。泻下通

① 姜莉萍,等.中西医结合治疗急性胆囊炎36例[J].云南中医中药杂志,2017,38(1):34-35.
② 杨清清.柴金利胆汤加味治疗急性胆囊炎42例效果评价[J].中国医药指南,2017,15(26):190-191.
③ 匡凤明,孔庆莉.金铃子散合小柴胡汤加减治疗急性胆囊炎60例观察[J].实用中医药杂志,2016,32(2):120-121.
④ 狄建新.开泄复方治疗肝胆湿热型急性胆囊炎42例[J].西部中医药,2015,28(8):84-86.
⑤ 姜凯,等.龙胆泻肝汤对急性胆囊炎患者治疗效果的临床研究[J].辽宁中医杂志,2015,42(6):1255-1257.

腑,清肝利胆。张强等将120例急性胆囊炎患者随机分为治疗组与对照组各60例。对照组予西药,治疗组予加味甘遂承气汤。结果:治疗组治愈32例,显效20例,有效3例,无效5例,总有效率91.67%;对照组治愈19例,显效17例,有效10例,无效14例,总有效率76.67%。[1]

12. 中药方 龙胆草10克、大黄10克、栀子10克、川楝子10克、柴胡10克、木通10克、茵陈15克、当归15克、黄芩15克、生地黄15克、半夏15克、枳壳15克、延胡索15克、厚朴15克、白芍15克、车前子12克、生姜6克。每日1剂,分2次服用。加依尔别克以上方并配合西药治疗61例急性胆囊炎患者,西药予头孢噻肟钠3克,与0.9%氯化钠注射液100毫升混合静脉滴注,每日2次;采用0.5%甲硝唑250毫升静脉滴注,每日2次,持续治疗1周。生活质量明显提高。[2]

13. 利胆疏肝汤 柴胡15克、木香15克、枳壳10克、姜黄10克、金钱草30克、茵陈15克、龙胆草15克、蒲公英20克、黄柏10克、当归15克、大黄5克。随症加减:右胁下痛甚者,加延胡索15克、川楝子10克;腹胀满者,加陈皮15克、焦麦芽15克、焦山楂15克、焦神曲15克;发热重者,加金银花20克、连翘15克。水煎30分钟,取液100毫升,经胃管注入后夹闭胃管,2小时后再开放胃管。每日1剂,每日2次灌注。待病情缓解可进食后改为水煎口服,每日1剂,每日2次。1周为1个疗程。疏肝清热利胆,理气排石止痛。袁小利以上方加减并配合西药治疗60例急性胆囊炎患者,2周后观察疗效。结果:临床症状完全消失22例,经用药后疼痛缓解30例,经治无效、转外科手术8例。总有效率86.7%。[3]

14. 大柴胡汤合大承气汤加减 柴胡15克、黄芩15克、芍药12克、半夏9克、大黄(后下)15克、芒硝(溶服)12克、枳实15克、厚朴12克、生姜15克、大枣5枚。随症加减:伴发热者,加黄柏12

克、滑石15克;伴黄疸者,加茵陈15克、黄芩12克;伴肾砂者,加金钱草15克、海金沙15克;伴恶心、呕吐者,加藿香12克、苍术12克。每日1剂,水煎600毫升后去渣再煎至400毫升,分早晚2次温服。7天为1个疗程。抗感染,解热镇痛,解痉止痛,保肝利胆。徐喜玲将72例急性胆囊炎患者随机分为治疗组与对照组各36例。对照组予抗生素,治疗组在对照组基础上加用大柴胡汤合大承气汤加减。结果:治疗组治愈20例,显效10例,有效5例,无效1例;对照组治愈14例,显效8例,有效6例,无效8例。[4]

15. 清胆汤加减 柴胡10克、黄芩10克、金钱草25克、木香10克、白芍25克、甘草5克、郁金10克、茵陈20克、败酱草20克。随症加减:大便秘结者,加大黄10克、芒硝10克;疼痛甚者,加延胡索15克、川楝子15克;身热者,加金银花20克、连翘15克、蒲公英25克;胀满甚者,加厚朴10克、陈皮10克;恶心呕吐者,加半夏10克、竹茹15克、藿香15克;遇冷痛重,肢冷畏寒者,加干姜10克、桂枝10克;得食则痛甚,嗳腐吞酸,加神曲15克、麦芽15克、山楂15克;合并结石者,加威灵仙15克、鸡内金10克、海金沙15克;刺痛,痛处固定,入夜尤甚者,加当归10克、川芎10克、桃仁10克、红花10克;而口身黄,小便黄,厌油者,加栀子10克、龙胆草10克;如蛔虫所致者,加乌梅15克、苦楝皮10克、使君子10克;纳少体倦,头重昏蒙舌苔腻者,加苍术15克、砂仁10克、茯苓15克、半夏10克、藿香15克、佩兰15克。每日1剂,水煎至300毫升,分早晚服,7天为1个疗程。宋晓刚将80例急性胆囊炎患者随机分为治疗组与对照组各40例。对照组予西药,治疗组予自拟清胆汤加减。结果:治疗组痊愈13例,好转24例,无效3例,总有效率93%;对照组痊愈5例,好转25例,无效10例,总有效率75%。[5]

16. 金铃四逆散加减方 柴胡20克、枳实20

① 张强,等.加味甘遂承气汤治疗急性胆囊炎120例临床观察[J].新中医,2015,47(11):92-94.
② 加依尔别克.观察中西医结合治疗急性胆囊炎的疗效[J].中西医结合心血管病杂志,2014,2(15):27-28.
③ 袁小利.利胆疏肝汤治疗急性胆囊炎60例[J].陕西中医学院学报,2014,37(2):44-45.
④ 徐喜玲.大柴胡汤合大承气汤加减治疗急性胆囊炎36例疗效观察[J].中医临床研究,2013,5(4):61-62.
⑤ 宋晓刚.自拟清胆汤治疗急性胆囊炎40例[J].中国现代药物应用,2013,7(14):156-157.

克、白芍 30 克、茵陈 30 克、郁金 15 克、大黄 10 克、川楝子 12 克、延胡索 15 克、栀子 15 克。随症加减:有结石者,加金钱草 30 克、鸡内金 15 克、芒硝(分冲)9 克;呕吐,加竹茹 15 克、半夏 12 克、生姜 10 克。解热,镇痛;适用于急性胆囊炎。顾学林将 100 例急性胆囊炎患者随机分为治疗组与对照组各 50 例。对照组予西医常规治疗;治疗组在对照组的基础上加用金铃四逆散加减方。结果:治疗组治愈 40 例,显效 6 例,有效 2 例,无效 2 例,总有效率 96%;对照组治愈 35 例,显效 3 例,有效 3 例,无效 9 例,总有效率 82%。①

17. 柴金利胆汤加味 柴胡 12 克、延胡索 12 克、郁金 12 克、黄芩 10 克、栀子 10 克、白芍 15 克、金钱草 30 克、蒲公英 30 克。随症加减:伴恶心呕吐者,加法半夏 10 克、黄连 5 克;大便秘结者,加大黄(后下)10 克;伤阴者,加生地黄 20 克、石斛 15 克。每日 1 剂,水煎,分 2 次温服。连续服用 1 周。疏肝理气,通腑利胆,清热利湿。熊飞霞将 50 例急性胆囊炎患者随机分为治疗组与对照组各 25 例。对照组予西药,治疗组在对照组基础上加用柴金利胆汤加味。结果:治疗组痊愈 18 例,好转 4 例,无效 3 例,总有效率 88.0%;对照组痊愈 10 例,好转 6 例,无效 9 例,总有效率 64.0%。②

18. 大柴胡汤合茵陈蒿汤加味 柴胡 15 克、黄芩 10 克、半夏 15 克、赤芍 15 克、白芍 30 克、大黄 12 克、枳实 10 克、栀子 15 克、茵陈 30 克、郁金 12 克。随症加减:高热者,柴胡用至 30 克、黄芩用至 15 克,加白花蛇舌草 30 克;恶心呕吐明显者,加竹茹 15 克、生姜 15 克;疼痛剧烈者,白芍用至 60 克,加延胡索 10 克、川楝子 15 克;伴胆结石者,加金钱草 30 克、海金沙 30 克、牡蛎 30 克、鸡内金 15 克;舌红口干渴者,加生地黄 30 克。上方每日 1 剂,加水急火煎汁 200～300 毫升,分 2 次饭前温服。调整大黄用量,使大便次数控制在每日 2～4 次。疏转肝胆气机,祛邪。赵春明将 102

例急性胆囊炎患者随机分为治疗组 62 例与对照组 40 例。对照组予西药,治疗组在对照组基础上加用大柴胡汤合茵陈蒿汤加味。结果:治疗组治愈 43 例,显效 11 例,有效 7 例,无效 1 例,总有效率 98.4%;对照组治愈 22 例,显效 7 例,有效 6 例,无效 5 例,总有效率 87.5%。③

19. 大柴胡汤加减 柴胡 15 克、枳实 15 克、法半夏 15 克、黄芩 15 克、郁金 15 克、延胡索 15 克、大黄(后下)10 克、甘草 10 克、白芍 30 克。随症加减:黄疸,加茵陈 30 克、栀子 10 克;胆石症,加金钱草 30 克、鸡内金 15 克;便秘,加玄明粉(冲服)10 克;热象明显,加蒲公英 20 克。每日 1 剂,水煎取汁分 2 次服。疏肝理气,清热利湿,通腑利胆。林健祥等将 86 例急性胆囊炎患者随机分为治疗组与对照组各 43 例。两组均采用头孢哌酮钠注射液 3 克加入 0.9%氯化钠注射液 250 毫升静滴,每日 2 次;甲硝唑注射液 100 毫升静滴,每日 2 次;肌注山莨菪碱注射液 10 毫克解痉止痛。腹痛剧烈时肌注曲马多注射液 100 毫克。发热、呕吐严重、不能进食者予加强补液支持治疗,必要时予以胃肠减压。治疗组在此基础上加用大柴胡汤加减。结果:治疗组治愈 26 例,好转 14 例,无效 3 例,总有效率 93.02%;对照组治愈 19 例,好转 14 例,无效 10 例,总有效率 76.74%。④

20. 清热解毒汤加减 蒲公英 30 克、紫花地丁 30 克、金银花 30 克、连翘 15 克、金钱草 30 克、贯众 10 克。随症加减:体温高者,加柴胡、栀子、黄芩;兼有湿邪者,加苍术、茯苓、龙胆草;便秘者,加生大黄、朴硝;疼痛甚者,加延胡索、川楝子、制乳香、制没药;呕吐者,加姜半夏、陈皮、竹茹;纳差,加焦麦芽、焦山楂、焦神曲;气滞腹胀痛,加香附、木香、郁金;黄疸,加茵陈;久治未愈者,加当归、赤芍、桃仁;体虚,加党参、黄芪。每日 1 剂,水煎分服。邓光辉以上方加减治疗 20 例急性胆囊炎患者。结果:治愈 15 例,显效 4 例,无效 1 例。

① 顾学林.金铃四逆散加减方治疗急性胆囊炎 50 例[J].中国中医急症,2011,20(8):1315 - 1316.
② 熊飞霞.柴金利胆汤加味治疗急性胆囊炎 25 例[J].河南中医,2010,30(6):584.
③ 赵春明.大柴胡汤合茵陈蒿汤加味为主治疗急性胆囊炎 62 例[J].光明中医,2010,25(4):640 - 641.
④ 林健祥,等.中西医结合治疗急性胆囊炎 43 例[J].中国中医急症,2009,18(7):1159 - 1160.

疗程最短 3 天,最长半个月。①

21. 大黄牡丹皮汤加减 大黄 12 克、牡丹皮 12 克、桃仁 12 克、玄明粉(分 2 次冲服)10 克、冬瓜子 10 克。随症加减:若发热甚者,加蒲公英 40 克、金银花 30 克、连翘 15 克、柴胡 10 克;右胁痛剧者,加延胡索 15 克、川楝子 12 克、枳壳 12 克、赤芍 12 克;恶心呕吐甚者,加黄连 10 克、竹茹 10 克、半夏 10 克;有黄疸者,加茵陈 30 克、郁金 15 克;伴有胆石症者,加金钱草 30 克、海金沙 20 克、鸡内金(冲服)30 克;若绞痛难以忍受者,加西药;若呕吐较剧脱水者,给予补液。每剂煎 2 次,每 6 小时服 1 次,7 天为 1 个疗程,一般 1～3 个疗程。曹金婷以上方加减治疗 44 例急性胆囊炎患者,结果:治愈 30 例,显效 10 例,无效 4 例。②

22. 茵陈柴黄清胆汤 柴胡 10 克、大黄(后下)10 克、黄芩 10 克、茵陈 15 克、金银花 15 克、金钱草 15 克、半夏 10 克、白芍 15 克、延胡索 15 克、生姜 6 克。每日 1 剂,水煎取汁 300 毫升,分早晚 2 次口服。周仕昌将 100 例急性胆囊炎患者随机分为治疗组与对照组各 50 例。对照组予西药;治疗组在对照组基础上加用自拟茵陈柴黄清胆汤。结果:治疗组痊愈 41 例,好转 5 例,无效 4 例,总有效率 92%;对照组痊愈 29 例,好转 13 例,无效 8 例,总有效率 84%。③

23. 柴芍夏芩汤 柴胡 18 克、白芍 9 克、半夏 9 克、黄芩 9 克、枳实 9 克、郁金 9 克、大黄 9 克、生姜 12 克。随症加减:舌红口渴者,加天花粉、生石膏;热重者,加金银花、紫花地丁;食欲不振者,加鸡内金、焦麦芽、焦山楂、焦神曲;如有结石,加金钱草、海金沙。以上方药均水煎,分早晚 2 次服用,每日 1 剂,7 天为 1 个疗程,伴有胆囊结石者继续治疗 3 个疗程。疏肝理气,清热利湿,通腑利胆。秋增超以上方加减治疗 120 例急性胆囊炎患者,结果:治愈 52 例,显效 38 例,好转 21 例,无效

9 例,总有效率为 92.5%。④

24. 自拟利胆汤加味 柴胡 10～15 克、姜半夏 12～15 克、黄芩 15 克、黄连 5～8 克、全瓜蒌 20～30 克、蒲公英 30～50 克、生甘草 6～10 克、生姜 20 克、大枣 20 克。随症加减:黄疸,加茵陈、虎杖;有结石、息肉,加鸡内金、金钱草。每日 1 剂,水煎分 3 次口服。严重病例每日 2 剂,每 4 小时 1 次分服。3 日为 1 个疗程。湿热蠲除,郁结消散,气机调畅,胆腑通降。杨雪峰等以上方并配合西药治疗 260 例急性胆囊炎患者,西药予头孢哌酮 2～3 克加入 0.9%氯化钠注射液 250 毫升,每日 2 次静脉滴注;丁胺卡那霉素 0.4 克加入 5%葡萄糖注射液 250 毫升,每日 1 次静脉滴注;0.5%灭滴灵注射液 100 毫升,每日 2 次静脉滴注;山莨菪碱 10 毫克或阿托品 0.5 毫克肌内注射。结果:治愈 206 例,有效 54 例。⑤

25. 金钱柴芍汤 金钱草 30～60 克、柴胡 12～18 克、白芍 15～30 克、半夏 10～15 克、黄芩 15～30 克、郁金 10～15 克、大黄 10～30 克、枳实 5～10 克、金银花 30～60 克、龙胆草 10～15 克、延胡索 10～15 克、甘草 5～10 克。随症加减:伴结石者,加海金沙(包)30 克、鸡内金 30 克。每日 1 剂,水煎服,7 天为 1 个疗程,伴有胆囊结石者,继续治疗 3 个疗程。疏肝利胆,清利湿热,兼以化石。田河水以上方加减治疗 178 例急性胆囊炎患者。结果:治愈 115 例,显效 31 例,好转 24 例,无效 8 例,总有效率 95.5%。⑥

26. 龙胆泻肝汤加减 龙胆草 10～15 克、栀子 10 克、黄芩 10 克、柴胡 10 克、生地黄 10 克、当归 10 克、车前子 10 克、木通 10 克、甘草 6 克、川楝子 10 克、枳壳 10 克、厚朴 10 克。随症加减:恶心、呕吐者,加制半夏 12 克、生姜 12 克;大便秘结者,加大黄 6 克;有胆囊结石者,加海金沙 15 克、车前草 15 克。每日 1 剂,水煎服。泻肝胆湿热,行气

① 邓光辉.清热解毒汤治疗急性胆囊炎 20 例[J].中国现代药物应用,2009,3(14):155.
② 曹金婷.大黄牡丹皮汤治疗急性胆囊炎 44 例[J].河南中医,2008,28(2):16.
③ 周仕昌.自拟茵陈柴黄清胆汤治疗急性胆囊炎 50 例[J].光明中医,2008,23(10):1592.
④ 秋增超.自拟柴芍夏芩汤治疗急性胆囊炎 120 例[J].陕西中医,2008(5):551－552.
⑤ 杨雪峰,等.中西医结合治疗急性胆囊炎 260 例[J].河北中医,2007,29(12):1105.
⑥ 田河水.金钱柴芍汤治疗急性胆囊炎 178 例[J].中国民间疗法,2007,15(11):25.

止痛。冷方德以上方加减治疗 30 例急性胆囊炎患者。结果：治愈 25 例，好转 4 例，无效 1 例。①

27. 疏肝利胆汤　川楝子 15 克、柴胡 10 克、大黄 10 克、枳实 5 克、黄芩 10 克、半夏 10 克、芍药 10 克、鸡内金 10 克、生姜 15 克、金银花 15 克。随症加减：伴有黄疸者，加郁金、茵陈；疼痛剧烈者，加香附、延胡索；有结石者，加金钱草、海金沙；大便秘结者，重用大黄，并加用芒硝。水煎服，每日 3 次，每次 100 毫升。外解少阳，内泄热结。白崇峻以上方加减治疗 83 例急性胆囊炎患者。结果：治愈 59 例，有效 17 例，无效 7 例。②

28. 延胡楝子汤　炒延胡索 30 克、川楝子 15 克、栀子 10 克、蒲公英 20 克、白芍 20 克、炒枳壳 15 克、过路黄 30 克、广郁金 15 克、广木香 10 克、制半夏 10 克、青皮 10 克、川芎 15 克、生大黄 6 克、甘草 10 克。随症加减：湿热重者，加茵陈 30 克、黄芩 10 克；热毒重者，加连翘 30 克、板蓝根 30 克、牡丹皮 15 克；夹瘀血者，加桃仁 12 克、赤芍 30 克；胁痛甚者，加五灵脂 20 克、高良姜 10 克；呕吐严重者，加竹茹 15 克、旋覆花 10 克。每日 1 剂，水煎取 400 毫升，早晚 2 次分服。清热利胆，理气降逆，排脓止痛。王卫平等将 48 例急性无结石性胆囊炎患者随机分为治疗组与对照组各 24 例。对照组予西药，治疗组在对照组基础上加用延胡楝子汤。结果：治疗组治愈 18 例，好转 6 例，总有效率 100%；对照组治愈 10 例，好转 12 例，无效 2 例，总有效率 91.67%。③

29. 加味蒿芩清胆汤　青蒿 10 克、黄芩 15 克、枳壳 10 克、竹茹 10 克、半夏 10 克、陈皮 10 克、茯苓 15 克、滑石 30 克、生甘草 7.5 克、青黛（布包）0.2 克、柴胡 10 克、大黄（后下，大便稀者同煎）5 克、龙胆草 10 克、车前子 10 克、茵陈 20 克。每日 1 剂，每剂水煎 2 次合并一起，分上、下午 2 次饭前服用。和解少阳，利胆清湿热，疏肝和胃。马

建民以上方治疗 28 例急性胆囊炎或慢性胆囊炎急性发作患者。结果：显效 24 例，好转 3 例，无效 1 例。④

30. 栀子茵陈汤　栀子 15 克、茵陈 30 克、车前子 10 克、柴胡 12 克、香附 10 克、枳壳 10 克、白芍 10 克、郁金 10 克、石菖蒲 12 克、牡丹皮 12 克、赤芍 12 克、制延胡索 12 克、甘草 6 克。将上述药物浸泡 1～2 小时，文火煎沸 20 分钟，煎成药液 500 毫升，分 2 次服，每日 1 剂，5 剂为 1 个疗程。清肝胆实火，利郁结之湿热，凉血活血止痛。张荣光等以上方治疗 38 例急性胆囊炎患者。结果：经治疗 1 个疗程痊愈 16 例，其余 22 例治疗 2 个疗程后痊愈 18 例，余 4 例主要症状基本消失。⑤

31. 大柴胡汤加味　柴胡 15～30 克、淡黄芩 12 克、姜半夏 12～20 克、白芍 35 克、郁金 15 克、枳实 12 克、生大黄 6～12 克、鸡内金 12 克、片姜黄 12 克。随症加减：高热者，加生石膏 45 克、柴胡用至 30 克；恶心呕吐严重者，加姜竹茹 15 克、姜半夏用至 20 克；有胆结石者，加金钱草 30 克、海金沙 15 克；有脂肪肝，加虎杖 15 克；舌红阴伤明显者，加生地黄 30 克。每日 1 剂，加水煎服，取汁 200 毫升，分 2 次温服。根据大便次数，调节生大黄用量，使每天有 2～3 次大便，质烂不稀为度。疏利肝胆，缓急止痛。孙纪峰将 120 例急性胆囊炎患者随机分为治疗组 80 例与对照组 40 例。对照组予西药，治疗组在对照组基础上加用大柴胡汤加味。结果：治疗组治愈 58 例，显效 14 例，有效 7 例，无效 1 例；对照组治愈 21 例，显效 8 例，有效 6 例，无效 5 例。⑥

32. 二黄郁金汤　生大黄（后下）9～15 克、黄芩 12 克、郁金 12 克、芒硝 10 克、赤芍 10 克、柴胡 10 克、川楝子 10 克。随症加减：瘀血重者，加桃仁、红花；热毒盛者，加石膏、栀子；寒热往来者，重用黄芩、柴胡；胁肋撑胀者，加香附、青皮；黄疸明

① 冷方德.龙胆泻肝汤加减治疗急性胆囊炎 30 例[J].中国中医急症,2006,15(4):425.
② 白崇峻.疏肝利胆汤治疗急性胆囊炎 83 例[J].河南中医,2006,26(5):50.
③ 王卫平,等.延胡楝子汤治疗急性无结石性胆囊炎 24 例[J].中国中医急症,2006,15(7):789.
④ 马建民.加味蒿芩清胆汤治疗胆囊炎 28 例临床观察[J].黑龙江中医药,2006(2):22-23.
⑤ 张荣光,等.栀子茵陈汤治疗急性胆囊炎[J].中国乡村医药杂志,2005,12(10):44-45.
⑥ 孙纪峰.大柴胡汤加味为主治疗急性胆囊炎疗效观察[J].四川中医,2005,23(11):52-53.

显者,加茵陈、田基黄;有胆囊结石者,加金钱草、鸡内金。每日1剂,水煎2次共取汁500毫升,分2次温服,共治疗7天。杜炳会以上方加减治疗36例急性胆囊炎患者。结果:治愈24例,显效7例,有效3例,无效2例,总有效率94.44%。①

33. 柴平二丁半钱汤 柴胡10克、紫花地丁15克、蒲公英15克、半枝莲15克、金钱草20克、黄芩12克、苍术8克、厚朴12克、陈皮10克、郁金10克、甘草6克。随症加减:胁痛重,加青皮10克、白芍15克;瘀血重者,加桃仁10克;胁痛放射臂部者,加海金沙15克;便秘者,加大黄8克。每日1剂,水煎服,早、中、晚分服,10天为1个疗程。叶昌琼以上方加减治疗46例急性胆囊炎患者。结果:痊愈35例,显效6例,有效3例,无效2例,总有效率为95.6%。②

34. 柴胡利胆汤 柴胡10克、郁金10克、黄芩15克、茵陈30克、大黄10克、甘草6克、金钱草30克、延胡索15克、枳壳15克、蒲公英20克。随症加减:内热炽盛者,加黄连、栀子;湿重者,加薏苡仁、厚朴;呕吐甚者,加半夏、竹茹;腹痛甚者,加白芍;胆道蛔虫者,加乌梅、槟榔。每日1剂,水煎分2次服,症重痛者每日2剂,每6小时服药1次,1周为1个疗程。消炎利胆,清热解毒,通腑泻浊。李志文以上方并配合西药治疗30例急性胆囊炎患者。结果:显效21例,有效7例,无效2例,总有效率达93.3%。③

35. 大柴胡汤加减 大黄10~20克、金钱草30~60克、枳实10~15克、柴胡12~15克、黄芩10~15克、广木香6~15克、半夏10~12克、白芍15~20克、甘草3~6克。随症加减:呕吐者,加竹茹、生姜;大便干结者,加芒硝;黄疸者,加茵陈、虎杖;口渴者,加芦根、石斛。每日1剂,水煎分2次服;严重者每日2剂,分4次服或鼻饲。3天为1个疗程。清热解毒,通腑利胆,行气止痛。李文

辉将60例急性胆囊炎患者随机分为治疗组与对照组各30例。对照组予氨苄青霉素5克,青霉素640万单位,加0.9%氯化钠注射液250毫升,每日1次静滴;0.2%甲硝唑注射液250毫升,每日1次静滴;阿托品0.5毫克肌注或合用非那根25毫克肌注;50%硫酸镁10毫升口服。治疗组在对照组基础上(不使用硫酸镁)加用大柴胡汤加减。结果:治疗组治愈26例,有效3例,无效1例。对照组治愈24例,有效4例,无效2例。④

36. 柴平汤加减 柴胡15克、黄芩15克、半夏12克、陈皮10克、苍术12克、厚朴15克、枳实12克、白芍15克、延胡索12克、香附10克、金钱草30克、大黄10克。随症加减:气滞重,加木香12克、郁金12克;湿热重,加茵陈30克、栀子15克;热毒重,加蒲公英30克、龙胆草15克。每日1剂。水煎2次400毫升,早晚空腹分服。巩秉真等以上方加减治疗106例急性胆囊炎患者。结果:治愈70例,显效18例,有效11例,无效7例,总有效率93.3%。⑤

37. 大柴胡汤化裁 柴胡10克、郁金10克、枳实10克、黄芩10克、生大黄(后下)20克、蒲公英20克、虎杖15克、赤芍15克、白芍15克、半夏10克、生甘草6克。随症加减:蛔虫梗阻者,加川椒6克、乌梅15克;胆结石者,加海金沙10克、鸡内金10克;疼痛甚者,加川楝子10克、延胡索10克;黄疸,加茵陈30克、平地木12克;便结不畅者,加瓜蒌仁15克。每日1剂,水煎服,7日为1个疗程。谢洪敢以上方加减治疗46例急性胆囊炎患者。结果:临床治愈30例,显效14例,无效2例,总有效率95.7%。⑥

38. 大柴胡汤加减 柴胡12~18克、大黄9~18克、白芍10~30克、枳实9克、黄芩10克、半夏10克、郁金10克、木香10克、延胡索15克、生姜12克。随症加减:湿热重,加茵陈、龙胆草;热毒

① 杜炳会.二黄郁金汤治疗急性胆囊炎36例[J].中国中医急症,2005,14(10):939.
② 叶昌琼.柴平二丁半钱汤治疗急性胆囊炎46例[J].吉林中医药,2004,24(11):24.
③ 李志文.柴胡利胆汤急性胆囊炎30例临床观察[J].中药材,2004,27(5):389-390.
④ 李文辉.中西医结合治疗急性胆囊炎30例报告[J].甘肃中医,2003,16(11):28-29.
⑤ 巩秉真,等.柴平汤加减治疗急性胆囊炎106例临床观察[J].现代中医药,2003(4):35-36.
⑥ 谢洪敢.大柴胡汤化裁治疗急性胆囊炎[J].中国乡村医药杂志,2003,10(8):27.

重,加金银花、蒲公英;兼瘀血,加赤芍、川芎。每日 1 剂,水煎服,7 天为 1 个疗程。清泄胆腑湿热,疏肝理气止痛。王峰等以上方加减治疗 158 例急性胆囊炎患者。结果:临床治愈 124 例,显效 12 例,有效 17 例,无效 7 例,总有效率 95.57%。①

39. 四逆散合小陷胸汤加味 柴胡、白芍、枳实、甘草、黄连、半夏、瓜蒌。随症加减:气滞胁胀痛,加延胡索、川楝子、香附;血瘀刺痛,加蒲黄、五灵脂;心烦易怒,加龙胆草、栀子;口苦便秘,加大黄、芒硝、茵陈、黄芩;伴肝胆结石,加鸡内金、金钱草、海金沙、茵陈、大黄。每日 1 剂,水煎服。疏肝解郁,消积导滞,缓急止痛,清利肝胆湿热。朱大明以上方加减治疗 80 例急性胆囊炎患者。结果:治愈 60 例,好转 16 例,无效 4 例,总有效率 95%。②

40. 消炎利胆汤加减 柴胡 9 克、枳壳 10 克、陈皮 6 克、川楝子 10 克、郁金 10 克、茯苓 10 克、泽泻 12 克、竹茹 10 克、龙胆草 12 克、白芍 10 克、甘草 6 克、香附 12 克、栀子 12 克、黄芩 9 克。随症加减:伴大便秘结,加大黄 6 克;伴胆道蛔虫,加乌梅 10 克;伴胆囊结石,加海金沙 15 克、鸡内金 15 克。每日 1 剂,水煎服。清热化湿通腑,理气止痛降逆。张玉申将 60 例急性胆囊炎患者随机分为治疗组与对照组各 30 例。对照组采用西医常规疗法,卧床休息,禁食,腹胀严重者行胃肠减压术;补液纠正酸碱平衡及水电解质紊乱;解痉止痛,应用有效抗生素。治疗组在对照组基础上加用消炎利胆汤加减。结果:治疗组治愈 22 例,显效 6 例,有效 2 例,无效 1 例;对照组治愈 18 例,显效 5 例,有效 2 例,无效 4 例。③

41. 英军三金汤 蒲公英 20 克、大黄 3~10 克、郁金 10 克、金钱草 30 克、鸡内金 20 克、青皮 10 克、陈皮 10 克、山楂 15 克、车前子(包煎)15 克。每日 1 剂,水煎服,7 天为 1 个疗程。王慎明

以上方治疗 126 例胆囊炎患者。结果:痊愈 48 例,有效 63 例,无效 15 例,总有效率 88.09%。④

42. 虎军三金汤 虎杖 10 克、大黄 3~9 克、郁金 10 克、金钱草 30 克、鸡内金 10 克、青皮 10 克、陈皮 10 克、山楂 15 克、白茅根 15 克。每日 1 剂,水煎服,5 天为 1 个疗程。丁始阳等以上方治疗 248 例胆囊炎患者。结果:痊愈 96 例,有效 124 例,无效 28 例。⑤

43. 加味麻杏石甘汤 麻黄 6 克、北杏仁 10 克、生石膏 40 克、生甘草 8 克。随症加减:壮热面红,口苦且见舌红苔黄腻,脉滑数者,加全瓜蒌 30 克、石斛 30 克、蒲公英 20 克、柴胡 15 克;发热缠绵反复,或低热,且见舌淡红苔白腻,脉濡数者,加陈皮 10 克、法半夏 10 克、茯苓 15 克、柴胡 5 克。每日 1 剂,水煎,2 次分服,7 天为 1 个疗程,可持续治疗 2 个疗程。邓文以上方加减治疗 25 例急性胆囊炎发热患者。结果:显效 15 例,好转 6 例,无效 4 例,总有效率 84%。⑥

44. 自拟清肝利胆汤 龙胆草 5 克、焦栀子 5 克、黄芩 10 克、柴胡 3 克、车前子 10 克、茯苓 10 克、姜半夏 10 克、竹茹 6 克、炒枳壳 10 克、瓜蒌仁 10 克、茵陈 10 克、炒麦芽 10 克、生甘草 3 克。随症加减:纳差乏力,加太子参 10 克、淮山药 10 克、山楂肉 10 克、生谷芽 10 克,减龙胆草、焦栀子、车前子、竹茹、姜半夏;胁部疼痛,加当归 10 克、橘络 10 克、赤芍 10 克。每日 1 剂,水煎服。杨建华以上方加减治疗 66 例急性胆囊炎患者。结果:治愈 57 例,显效 6 例,有效 3 例,愈显率 95.45%。⑦

45. 胆舒散 龙胆草 9 克、青蒿 15 克、柴胡 15 克、黄芩 12 克、牡丹皮 15 克、金钱草 30 克、败酱草 30 克、茵陈 30 克、陈皮 15 克、木香 12 克、川楝子 15 克、大黄 10 克。随症加减:热甚者,加栀子、金银花、白花蛇舌草;高热,加生石膏、知母;恶心

① 王峰,等.大柴胡汤加减治疗急性胆囊炎 158 例[J].光明中医,2002,17(102):58.
② 朱大明.四逆散合小陷胸汤加味治疗急性胆囊炎 80 例[J].四川中医,2002,20(1):38-39.
③ 张玉申.中西医结合治疗急性胆囊炎临床观察[J].辽宁中医学院学报,2002,4(3):221.
④ 王慎明."英军三金汤"治疗胆囊炎 126 例[J].新疆中医药,2002,20(6):85-86.
⑤ 丁始阳,等.虎军三金汤治疗胆囊炎 248 例[J].山东中医杂志,2001,20(10):608-609.
⑥ 邓文.加味麻杏石甘汤治疗急性胆囊炎发热 25 例[J].实用中医药杂志,2001,17(5):10.
⑦ 杨建华.清肝利胆汤治疗急性胆囊炎 66 例[J].中国中医急症,2001,10(5):307-308.

呕吐,加清半夏、代赭石、旋覆花;痛甚,加延胡索。每日1剂,水煎服。白满江将30例急性胆囊炎患者随机分为治疗组18例与对照组12例。对照组予消炎利胆片,治疗组予胆舒散。结果:治疗组治愈14例,好转3例,未愈1例,总有效率94.5%;对照组治愈7例,好转3例,未愈2例,总有效率83.3%。①

46.小柴胡汤加减 柴胡12~18克、黄芩15克、半夏15克、郁金10克、木香9~18克、大黄6~18克、香附15克、延胡索15克、白芍10~25克、枳壳15克、厚朴15克。随症加减:湿热重,加茵陈、栀子;热毒重,加蒲公英、金银花、板蓝根;夹瘀血,加桃仁、赤芍、红花。每日1剂,水煎服,7天为1个疗程。高双等以上方加减治疗316例治疗急性胆囊炎患者。结果:临床治愈215例,显效53例,有效25例,无效23例。②

47.金胆汤 柴胡10克、郁金10克、黄芩10克、茵陈30克、大黄10克、生甘草6克、金钱草45克、赤芍30克、木香10克、枳壳10克、虎杖10克。随症加减:内热炽盛者,加黄连、栀子;热重,加金银花、紫花地丁(或生石膏);呕吐重者,加姜半夏、竹茹;腹痛重者,加芒硝、延胡索,将赤芍改白芍;血虚者,去大黄,加当归;气虚者,去大黄,加黄芪、党参;胆道蛔虫者,加乌梅、槟榔。每日1剂,水煎2次服,或胃管注入。症重痛甚者每日2剂,每6小时服药1次,10天为1个疗程,一般1~2个疗程。消炎,利胆,解毒,清热,通腑泻浊。吕桂芹以上方加减并配合西药治疗38例急性胆囊炎患者。结果:治愈31例,好转5例,无效2例。③

48.清胆通腑汤 黄芩10克、栀子15克、蒲公英20克、虎杖30克、柴胡10克、炒白芍15克、郁金12克、木香10克、生大黄10克、玄明粉15克、甘草5克。每日1剂,水煎服,重症每日2剂,

头二煎混合和匀,6小时服1次。邵美兰以上方治疗32例急性胆囊炎患者。结果:治愈23例,显效6例,无效3例,总有效率为91%。④

49.疏利化痰汤 柴胡12克、大黄6克、法半夏12克、枳壳10克、竹茹10克、郁金10克、木香10克、金钱草30克。随症加减:湿热重者,加川连、金银花;痛甚者,加金铃子散、白芍,木香加至15克;脾虚者,加白术;伴有结石者,增加金钱草、大黄用量。每日1剂,水煎服,7天为1个疗程,一般治疗1~4个疗程。疏肝利胆,化痰散结,理气止痛。顾家咸以上方加减治疗120例急性胆囊炎患者。结果:治愈89例,好转20例,无效11例,总有效率达90.8%。⑤

50.大承气汤加减 生大黄10克、芒硝10克、枳实10克、厚朴15克。随症加减:热甚,加金银花30克、柴胡20克;痛剧,加延胡索20克、川楝子15克;黄疸,加茵陈30克、车前子30克;呕吐,加半夏15克;合并结石,加金钱草20克、鸡内金20克。每日1剂,水煎服。段成林以上方加减治疗54例胆系感染(包括急性胆囊炎、胆管炎、慢性胆囊炎急发作及胆石症)患者。结果:痊愈38例,好转16例,总有效率达100%。⑥

51.柴胡三黄汤 柴胡15克、黄芩12克、大黄9克、黄连9克、枳实9克、半夏10克、白芍18克、蒲公英20克、金银花15克、川楝子10克、延胡索10克、鸡内金9克、青皮9克、生甘草6克。随症加减:如伴有黄疸者,加茵陈30克、栀子10克;伴有结石者,加金钱草30克、海金沙20克。每日1剂,水煎分2次温服,10剂为1个疗程。泄热消痞,疏肝利胆,行气止痛。张培芳等以上方加减治疗58例急性胆囊炎患者。结果:临床治愈32例,好转22例,无效4例,总有效率为93%。⑦

52.柴胡茵陈汤 柴胡15克、黄芩15克、枳

① 白满江.胆舒散治疗急性胆囊炎30例[J].中国中医急症,2000,9(2):85.
② 高双,等.小柴胡汤加减治疗急性胆囊炎316例[J].光明中医,2000,15(89):31-32.
③ 吕桂芹.金胆汤为主治疗急性胆囊炎38例[J].天津中医,2000,17(4):48.
④ 邵美兰.清胆通腑汤治疗急性胆囊炎32例[J].江苏临床医学杂志,1999,3(2):204.
⑤ 顾家咸."疏利化痰汤"治疗急性胆囊炎120例[J].江苏中医,1998,19(7):22.
⑥ 段成林.大承气汤加减治疗胆系感染54例[J].中国民间疗法,1998,(4):37.
⑦ 张培芳,等.柴胡三黄汤治疗急性胆囊炎58例[J].国医论坛,1998,13(1):35.

壳 15 克、郁金 15 克、白芍 15 克、茵陈 20 克、大黄 10 克、木香 12 克。随症加减：热象重,加金银花、连翘;湿重,加苍术、藿香;疼痛重,加延胡索、川楝子;呕吐,加半夏、竹茹、生姜;便秘重,加大大黄用量,改为后下;纳少乏力,加党参、白术、茯苓、大枣;胆囊肿大,加芒硝、厚朴;胆道蛔虫,加雷丸、槟榔、川楝子。病情重者每日 1 剂,分 2~3 次服;病情轻者 2 日 1 剂,每日服 2 次。清利湿热,疏肝利胆,行气止痛。钟成林以上方加减治疗 43 例胆囊炎患者。结果：全部有效。症状和阳性体征完全消失 29 例,症状消失或基本消失,阳性体征未完全消失 14 例,3 个月内复发 1 例。①

53. 柴胡利胆 Ⅰ 号 柴胡 15 克、赤白芍各 15 克、黄芩 9 克、芍药 9 克、半夏 9 克、鸡内金 9 克、川楝子 9 克、大黄(后下)9 克、枳实 9 克、延胡索 9 克、郁金 20 克、金钱草 20 克、山楂 20 克、甘草 6 克。随症加减：寒热往来明显者,重用柴胡;口苦明显,加大黄芩用量;呕吐明显,加大半夏用量,酌加生姜;腹痛明显,加大延胡索用量;大便秘结,重用枳实、大黄;皮肤黄染,重用金钱草、茵陈。王伟等以上方加减治疗 210 例急性胆囊炎患者。结果：痊愈 202 例,好转 8 例。②

54. 虎军二金汤 虎杖 10 克、川大黄 3~9 克、郁金 10 克、鸡内金 10 克、青皮 10 克、陈皮 10 克、山楂 15 克、白茅根 15 克。每日 1 剂,水煎服,5 天为 1 个疗程。刘士杰以上方治疗 124 例急性胆囊炎患者。结果：痊愈 48 例,有效 62 例,无效 14 例。③

55. 柴胡清胆汤 柴胡 10 克、制半夏 10 克、黄芩 12 克、茵陈 12 克、黄连 10 克、蒲公英 15 克、广木香 10 克、广郁金 10 克、枳壳 10 克、玄明粉(冲服)10 克、生大黄(后入煎)10 克。每日 1 剂,水煎服。疏肝理气,清热化湿,通里攻下。林宗广将 50 例急性结石性胆囊炎患者随机分为治疗组 30 例与对照组 20 例。对照组予抗生素,治疗组予

柴胡清胆汤。结果：治疗组治愈 30 例;对照组治愈 19 例,无效 1 例。④

56. 茵陈夏黄汤 半夏 10 克、黄芩 10 克、郁金 10 克、枳壳 10 克、大黄 10 克。随症加减：纳差腹胀者,加藿香 12 克、炒莱菔子 18 克;疼痛甚者,加延胡索 10 克、川楝子 10 克、香附 10 克;唇缘或舌有瘀斑者,加桃仁 10 克、当归尾 9 克;发热者,加金银花 30 克、板蓝根 12 克;便秘者,加芒硝(冲服)6 克、大黄加至 15 克;呕吐者,加陈皮 6 克、竹茹 10 克;气虚者,去大黄,加黄芪 15 克、生地黄 15 克、茯苓 10 克;湿热重者,去半夏、白芍、郁金,加金钱草 30 克、栀子 10 克。水煎成 200~300 毫升,每次服 80~100 毫升,每日 2~3 次,连续服药 10 天。清热利湿,疏肝利胆,理气止痛。张立成以上方并配合西药治疗 27 例老年急性胆囊炎患者。结果：临床痊愈 13 例,显效 5 例,有效 6 例,无效 3 例。⑤

57. 柴胡疏肝散加味 柴胡 12 克、白芍 15 克、枳壳 12 克、甘草 6 克、川芎 10 克、香附 10 克、大黄 10 克、郁金 12 克、金银花 15 克。随症加减：痛甚者,加青皮 10 克、川楝子 18 克、延胡索 10 克;有黄疸者,加茵陈 30 克;恶寒发热者,加黄芩 10 克、栀子 10 克;合并结石者,加金钱草 30 克、鸡内金 10 克。每日 1 剂,水煎服,分 2 次服,5 天为 1 个疗程,服 2 个疗程。疏肝理气,清热利胆。于群以上方加减治疗 74 例胆囊炎患者。结果：治愈 62 例,好转 11 例,无效 1 例,总有效率 98.6%。⑥

58. 通胆汤 大黄(后入)9 克、柴胡 15 克、生牡蛎 45 克、金钱草 30 克、黄芩 12 克、半夏 15 克、川楝子 10 克、紫花地丁 15 克、连翘 12 克、生麦芽 18 克。随症加减：上腹撑胀明显者,加青皮 9 克;疼痛剧烈者,加醋炙延胡索 10 克;黄疸明显者,加茵陈 30 克、田基黄 30 克;高热者,加金银花 24 克、栀子 9 克。每日 1 剂,水煎 400 毫升,早晚 2

① 钟成林.柴胡茵陈汤治疗胆囊炎 43 例[J].四川中医,1998,16(9)：18.
② 王伟,等.急性胆囊炎的 B 超诊断 210 例及中药治疗观察[J].中国民间疗法,1997(1)：37-38.
③ 刘士杰.虎军二金汤治疗胆囊炎 124 例[J].江西中医药,1996(2)：49.
④ 林宗广.柴胡清胆汤治疗急性结石性胆囊炎疗效对比观察[J].中医药研究,1994(6)：33-34.
⑤ 张立成.茵陈夏黄汤为主治疗老年急性胆囊炎 27 例[J].安徽中医学院学报,1994,13(4)：15.
⑥ 于群.柴胡疏肝散加味治疗胆囊炎 74 例小结[J].湖南中医杂志,1994,10(5)：64-65.

次温服。清热利湿解毒。戴维葆以上方加减治疗42例急性胆囊炎患者。结果：显效31例,有效8例,无效3例。[1]

59.解郁通胆汤　金钱草35克、陈皮20克、赤芍20克、柴胡12克、枳实15克、郁金15克、大黄(后下)15克。随症加减：疼痛重者,加川楝子15克、延胡索15克；恶心呕吐重者,加姜半夏12克、竹茹15克；胁胀重者,加木香7.5克、青皮15克；大便干结者,加厚朴12克、芒硝15克；属湿热型者,加龙胆草20克、茵陈20克、黄芩15克,柴胡可加至20克；兼有瘀证者,加丹参15克、桃仁12克；合并胆石症者,加海金沙(包煎)15克、鸡内金15克、金钱草可加至50克。每日1剂,水煎2次,分2次服。疏肝利胆,行气解郁,通滞止痛,清热化石。冷长春以上方并配合西药治疗42例胆道感染患者。结果：治愈11例,好转27例,无效4例。总有效率为90.5%,排石率77.2%。[2]

60.金铃泻肝汤　川楝子15克、三棱9克、莪术9克、乳香12克、没药12克、甘草3克、龙胆草12克、生大黄10克。随症加减：发热,加柴胡10克、黄芩10克；黄疸,加茵陈30克；呕吐,加半夏10克；胆结石,加金钱草30克。每日1剂,水煎2次,分2次服。清利湿热,舒肝利胆,行气止痛。杜俊宝以上方加减治疗150例胆系感染患者。结果：痊愈130例,好转20例,有效率100%。[3]

61.清肝利胆汤　金钱草40克、虎杖根30克、生大黄10克、焦栀子10克、淡黄芩10克、柴胡10克、郁金10克、炒枳壳10克、炒白芍12克、生姜3片、大枣15克。随症加减：肝胆郁滞重者,去黄芩、焦栀子,加香附、青皮；湿热重者,加茵陈；胁痛重者,加醋炒延胡索、川楝子；呕吐,加黄连、姜半夏。每日1剂,水煎2次,分2次服。清肝胆湿热,疏肝解郁,理气止痛。韩铭德以上方加减治疗36例以湿热蕴结所致急性胆道感染患者。结

果：治愈23例,占63.89%；好转10例,占27.78%；无效3例。总有效率91.67%。[4]

62.五草消炎汤　金钱草30克、夏枯草30克、败酱草30克、白芍30克、龙胆草20克、黄芩20克、通草15克、柴胡15克、大黄(后下)10克、法半夏10克、木香(后下)10克。随症加减：气滞型,加枳壳18克、川楝子15克、青皮12克；湿热型,加茵陈30克、金银花30克、连翘20克、车前子(包煎)15克、滑石18克、杏仁10克、白豆蔻仁10克、茯苓20克、薏苡仁15克；实火型,加栀子12克、芒硝(或玄明粉,冲服)9克,大黄增加至15克；呕吐严重者,加竹茹5克；高热者,加生石膏30克；食欲不振者,加藿香10克、佩兰10克、鸡内金12克。每日1剂,分2次服。清热解毒,疏肝利胆,行气止痛,平逆止呕。陈伯儒以上方加减治疗33例急性胆囊炎患者。结果：痊愈28例,显效3例,无效2例。[5]

63.清热通腑汤　柴胡10克、金银花30~50、蒲公英30~50克、青连翘15~30克、枳实10~15克、川大黄10~15克、赤芍30~40克、皮硝10克、茵陈30克、生甘草9克。随症加减：里热炽盛者,加黄连；肝胆湿热重者,加生栀子、龙胆草、芦荟；腹满者,加川厚朴、广木香；湿偏重者,去大黄、皮硝,加薏苡仁、苍术、白术；恶心呕吐者,加姜半夏、淡竹茹；血虚者,加当归、黄芪；气偏虚者,加黄芪、潞党参；阳虚欲脱者,去大黄、皮硝,加人参、附子；腹泻者,去大黄、皮硝,加炒白芍、茯苓、黄芩、潞党参、干姜；痛剧者,加白芍、延胡索、香附；两胁窜痛,加川楝子；有胆结石者,加鸡内金、焦山楂、炒麦芽；脾虚者,加潞党参、炒白术。每日1剂,水煎2次,分2次服。王承训等以上方加减治疗500例急性胆道感染患者,病情危急,或呕吐严重,先给予抗生素、输液治疗。结果：治愈218例,显效198例,好转68例,无效16例。[6]

① 戴维葆.通胆汤治疗急性胆囊炎42例[J].山东中医杂志,1993,12(2)：17.
② 冷长春.解郁通胆汤为主治疗胆道感染42例[J].陕西中医,1991,(9)：400.
③ 杜俊宝.金铃泻肝汤治疗胆系感染150例[J].辽宁中医,1991,(4)：27.
④ 韩铭德.清肝利胆汤治疗急性胆道感染36例疗效观察[J].河北中医,1990(2)：6.
⑤ 陈伯儒.五草消炎汤治疗急性胆囊炎33例[J].广西中医药,1989,12(1)：20.
⑥ 王承训,等.急性胆道感染500例临床观察[J].上海中医药杂志,1989(6)：11.

64. **大承气汤加味** 大黄、枳实、厚朴、芒硝（冲服）。随症加减：疼痛剧烈，加延胡索、郁金、木香；发热，加金银花、连翘、柴胡；黄疸，加茵陈、栀子、木通、龙胆草；气血虚弱，加人参、黄芪。对轻、中型患者，每日1剂，水煎2次，分3次服。重型患者，每日2剂，水煎2次，分4～6小时服1次，连服2日，停药3日，5天为1个疗程。孙思宏以上方并配合西药治疗128例急性胆系感染患者。结果：治愈81例，占63％；好转38例，占26％；无效14例，占11％。总有效率为89％。无效14例均转手术治疗获愈。[①]

65. **清热利胆汤** 金银花30克、蒲公英30～50克、连翘30克、茵陈30克、赤芍30克、柴胡10克、黄芩10克、姜半夏10克、川大黄10克、生甘草9克。随症加减：热甚者，加黄连、栀子；肝胆实热者，加龙胆草、芦荟、栀子；腹满燥实者，加川厚朴、枳实、皮硝；大便干燥者，加皮硝；疼痛甚者，将赤芍改用白芍，再加九香虫、延胡索；湿偏重者，加苍术、薏苡仁；气虚者，去川大黄，加黄芪、潞党参；血虚者，去川大黄，加当归。每日1剂，水煎2次，分2次服。病重痛甚者每日服2剂，每6小时服药1次。10天为1个疗程，一般3～4疗程。清热利胆，通腑泄浊、解毒止痛。王承训等以上方加减治疗250例急性胆囊炎患者。结果：治愈96例，占38.4％；显效106例，占42.4％；好转38例，占15.2％；无效10例，总有效率96％。[②]

66. **三仁汤** 杏仁10克、薏苡仁10克、厚朴10克、半夏10克、竹叶10克、白豆蔻仁7克、通草5克、滑石35克。随症加减：寒热往来，口苦者，加柴胡、黄芩；胁痛，加延胡索、郁金；腹胀呕吐者，加藿香、佩兰；黄疸，加茵陈；厌食油腻，加山楂、麦芽、神曲；大便艰难，加枳实。每日1剂，水煎2次，分2次服。清热化湿，疏肝利胆。曾春等以上方加减治疗38例胆道感染患者。结果：痊愈15例，好转23例。[③]

67. **大柴胡汤加减** 柴胡、黄芩、半夏、郁金、木香、枳壳、大黄、玄明粉、茵陈、败酱草、延胡索、甘草、栀子。随症加减：热重，加板蓝根、金银花、连翘、龙胆草；痰湿内阻，加厚朴、苍术、陈皮；热化伤阴，去半夏，加生地黄、玄参、麦冬；脾虚明显，去玄明粉、大黄，加党参、白术、陈皮；气滞血瘀，去玄明粉，加当归、桃仁、赤芍、红花；因胆道蛔虫者，加服乌梅丸；便秘，重用大黄、玄明粉；痛甚者，加川楝子、制乳香、制没药；呕吐，去甘草，加竹茹。每日1剂，水煎2次，分2次服。清解湿热，疏利肝胆。毕庆丰等以上方加减治疗54例急性胆囊炎患者。结果：平均治愈时间11天，有效率88％。[④]

68. **大黄雪金汤** 生大黄10克、郁金10克、积雪草20克、川楝子12克、山楂12克。随症加减：肝郁气滞型，生大黄减至7克（病后期减至4～5克），加香附10克、玫瑰花8克、枳壳8克；湿热瘀阻型而有黄疸者，积雪草加至30克，加白花蛇舌草30克、鸭跖草30克；热郁化火型，生大黄加至12克，加蒲公英20克、连翘15克、黄芩10克；胁痛剧烈而出现黄疸者，郁金加至15克；大便不实，可用制大黄。每日1剂，水煎2次，分2次服。清热利湿，攻下祛瘀，利胆和胃。陈树庄以上方加减治疗60例急性胆囊炎患者。结果：痊愈43例，显效8例，有效6例，无效6例。[⑤]

69. **胆囊1号方** 茵陈、郁金、龙胆草、皂角刺、柴胡、生大黄、天花粉、黄芩、金银花、七叶一枝花、生乳香、生没药、青皮、青木香。共研粗末，混合均匀，每次取400克，头煎加水2500毫升，煎取1500毫升；二煎加水2000毫升，煎取1500毫升，灌装250毫升玻璃瓶内备用。每次用250毫升作直肠点滴，每日2～3次。急性症状控制后改为口服。随症加减：高热寒战者，加用安宫牛黄散（或紫雪散）5支，加水稀释灌肠，每日2～3次；中度发热患者，加热可平注射液2毫升，棉花塞鼻或临时肌注2～4毫升；右（中）上腹疼痛剧烈绞痛者，电

① 孙思宏.泻法治疗急性胆系感染128例临床观察［J］.吉林中医药，1988(2)：12.
② 王承训，等.清热利胆汤治疗急性胆囊炎250例临床观察［J］.中西医结合杂志，1988(2)：112.
③ 曾春，等.三仁汤治疗胆道感染［J］.四川中医，1988，(9)：27.
④ 毕庆丰，等.中医药治疗急性胆囊炎54例［J］.吉林中医药，1987(5)：12.
⑤ 陈树庄.大黄雪金汤治疗急性胆囊炎60例［J］.湖北中医杂志，1987(2)：17.

针刺内关、足三里、胆囊穴,延胡索乙素注射液120毫克肌注,复方当归注射液2毫升作腹部阿是穴皮内注射;伴恶心呕吐者,针刺内关,胃脘部拔火罐;胆道蛔虫病者,配合口服乌梅汤。李栩堂等以上述方法治疗80例急性胆囊炎患者。结果:痊愈75例,占93.7%;无效者5例,其中1例化脓性胆囊炎转外科手术治疗,2例改用庆大霉素静脉点滴治疗而愈,2例改用庆大霉素静脉点滴无效,又加用氨苄青霉素静脉点滴治愈。①

70. 蒿芩清胆汤加味　青蒿10克、半夏10克、柴胡10克、黄芩15克、茯苓15克、枳壳9克、竹茹9克、滑石30克、陈皮6克、大黄(后下)6克、甘草5克、青黛(布包)0.2克、龙胆草10克、车前子(包煎)10克、绵茵陈20克。每日1剂,清水煎2次合并一起,分上、下午2次饭前服。清泄湿热,疏肝利胆,和胃止呕。陈泮朝等以上方治疗48例急性胆囊炎和慢性胆囊炎急性发作患者。结果:显效40例,好转6例,无效2例。46例治疗后均获得近期疗效,有效率95.8%。显效者一般服药1~2剂,症状开始减轻。服药剂数在9·~24剂。②

71. 方药　(1)通腑合剂:生大黄(后下)30克、厚朴30克、枳实(或枳壳)30克、芒硝(冲)30克、莱菔子30克。水煎至200毫升,保留灌肠,必要时次日再灌1次,患者不禁食,但忌食脂质或低脂半流质。(2)大柴胡汤加减:柴胡10克、黄芩10克、制香附10克、广郁金10克、枳实(或枳壳)10克、芒硝(冲服)10克、金钱草30克、蒲公英30~45克、生大黄(后下)10~20克。随症加减:高热,加金银花30克、焦栀子(或白花蛇舌草30克)10克;恶心呕吐,加姜半夏10克、姜竹茹10克、青皮7克、陈皮7克;黄疸,加茵陈30克、海金沙30克,或岩白草30克、田基黄30克;湿重,加苍术10克、厚朴10克;腹痛剧烈,加延胡索10克、川楝子10克,或赤芍10克、白芍10克;慢性

胆囊炎反复发作,加失笑散(包煎)10克;并发胰腺炎,加黄连10克。每日1剂,水煎2次,分2次服。朱广根以上方并配合西药治疗144例急性胆囊炎、慢性胆囊炎急性发作等患者。结果:临床症状和体征消失、实验室检查恢复正常或基本正常140例,无效4例(中转手术治疗),实际有效率为97.2%。③

72. 大黄金钱汤　金钱草50克、大黄25~50克、茵陈25克、木香20克、郁金20克、黄芩25克。随症加减:便溏、腹痛减轻后,大黄减10克;呕吐重者,加竹茹、半夏、代赭石;腹痛剧烈者,加延胡索、蒲黄、五灵脂;黄疸者,茵陈加量至50克,加滑石、栀子。每日1剂,水煎服。张景祥等以上方并配合西药治疗41例胆道感染(急性胆囊炎、慢性胆囊炎急性发作及其他并发感染)患者,全部治愈。④

73. 茵钱丹参龙胆煎　茵陈30克、金钱草30克、紫丹参30克、龙胆草9克。随症加减:腹痛甚者,加延胡索9克、徐长卿30克;腹胀甚者,加枳壳9克、郁金9克、木香9克;便秘难下者,加生大黄9克;发热胸闷,加柴胡6克、黄芩9克、川厚朴9克;恶心呕吐者,加制半夏9克、青皮6克、陈皮6克。每日1剂,水煎2次,分早晚2次温服。清热消炎,祛湿利尿,利胆退黄。陈荣杓以上方加减治疗68例急慢性胆囊炎患者。结果:51例康复,总有效率75%。⑤

74. 加减大柴胡汤　柴胡、黄芩、半夏、枳实、大黄、白芍、老姜、大枣、延胡索、川楝子、甘草。随症加减:疼痛剧烈,伴呕吐黄色苦水,去甘草、大枣,加竹茹、代赭石、滑石;黄疸明显,伴有大便不利者,去老姜、大枣,加茵陈、栀子、泽泻;若大便秘结不通,加大黄;疼痛时作时止,闻甘更甚,烦渴吐者,去甘草,加使君子、苦楝子、槟榔。每日1剂,水煎2次,分2次服。清利湿热,利胆和胃,通腑止疼。黄银富等以上方加减治疗40例急性胆囊

① 李栩堂,等.胆囊Ⅰ号煮散剂直肠点滴治疗急性胆囊炎80例[J].中国医药学报,1987(4):3.
② 陈泮朝.蒿芩清胆汤加味治疗胆囊炎48例[J].江苏中医杂志,1987(5):8.
③ 朱广根.大承气汤灌肠为主治疗急性胆系感染144例疗效观察[J].上海中医药杂志,1984(9):14.
④ 张景祥,等.大黄金钱汤治疗胆道感染疗效观察[J].吉林中医药,1981(3):33.
⑤ 陈荣杓.茵钱丹参龙胆煎剂治疗急慢性胆囊炎[J].中草药通讯,1977(3):43.

炎患者。结果:痊愈 35 例,占 87.5%;好转 5 例,占 12.5%。有效率 100%。①

75. 左金丸及玄金散　黄连、吴茱萸、川楝子、延胡索。随症加减:若病体偏热者,加重黄连用量;若病体偏寒者,加重吴茱萸用量;呕吐,加半夏、陈皮;调气,加香附、郁金、橘络、台乌药;或有寒热,加柴胡、葛根;病久体虚,加补气养血药。每日 1 剂,水煎 2 次,分 2 次服。任继然等以上方加减治疗 3 例急性胆囊炎患者,均愈。②

单　方

1. 龙爪菊　组成:鲜龙爪菊叶 30 克。功效:清热解毒,抗肿瘤。用法用量:用 1 年以上的鲜龙爪菊叶 30 克洗净,加适量的白糖捣碎调匀。晨起刷牙之后,将捣碎调匀之龙爪菊泥空腹服下,再口服温开水 150～200 毫升。1～2 小时之后再进食,每日 1 次,7 天为 1 个疗程。临床应用:刘红琳等以上方治疗 60 例急性胆囊炎患者。结果:临床症状减轻,食欲增加。症状消失时间最短的 7 天,最长 28 天。7 天内治愈 12 例,14 天治愈的 36 例,28 天内治愈的 12 例,总有效率 100%。③

2. 大黄　组成:大黄 15 克。功效:疏肝利胆,通下腑实。用法用量:加水 150 毫升,煎 10～15 分钟。待药凉后空腹服下,每日 4～6 次,根据大便次数酌情调整剂量,大便以每日 5～7 次为宜,5～7 天为 1 个疗程,一般 1～2 个疗程,个别体质较差的患者,同时给予输液及支持疗法。临床应用:薄克平等以上方治疗 30 例胆系感染患者。结果:治愈 8 例,显效 14 例,有效 6 例,无效 2 例。④

3. 芍药甘草汤加减　组成:白芍 60～90 克、甘草 15～30 克。随症加减:伴畏冷发热,加龙胆草、黄芩、柴胡;伴便秘,加大黄、生地黄、玄参;痛

剧,加郁金、川楝子、延胡索;口苦口干,加天花粉、牡丹皮;纳少,加麦芽、山楂;恶心呕吐,加藿香、竹茹、半夏;腹胀,加厚朴、枳壳;伴胆道蛔虫,加乌梅丸;伴黄染,加茵陈、栀子。用法用量:每日 1 剂,水煎分 2 次温服,5 剂为 1 个疗程。临床应用:陈敏以上方加减治疗 36 例胆囊炎患者。结果:痊愈 26 例,好转 8 例,无效 2 例。⑤

4. 大黄附子汤加减　组成:生大黄 10 克、制附子 15 克、细辛 2 克。随症加减:寒战者,附子、细辛量可加倍;黄疸者,加茵陈;气滞者,加枳实、郁金;呕吐者,加制半夏、陈皮、吴茱萸、黄连;胀甚者,加六神曲、炙鸡内金;另可随证加入川楝子、延胡索、金钱草、蒲公英、虎杖之品,然柴胡为必用之品。用法用量:每日 1 剂,水煎服。临床应用:徐国墙以上方加减治疗 25 例急性胆囊炎患者。结果:治愈 16 例,好转 7 例,无效 2 例。⑥

5. 大黄芍药汤　组成:生大黄 30～45 克、白芍 30～60 克。功效:清热化湿,通腑攻下,缓急止痛。用法用量:每日 1 剂,煎服,少量频服,服至排便 3～5 次,腹痛缓解后再酌情减量。胡长健等以上方治疗 12 例急性胆囊炎患者。结果:疼痛、腹胀消失 9 例,占 75%;疼痛缓解者 2 例,占 16.6%;无效 1 例,占 8.4%;总有效率 19.6%。疼痛、腹胀消失一般需要 1 天左右,时间最短者 1 时。⑦

6. 单味大黄煎剂　组成:大黄 30～60 克。功效:利胆,解痉,抗炎,降血脂,驱蛔虫。随症加减:大便困难,则配合清洁灌肠;如恶心呕吐,则一面继续服大黄,一面用针灸或注灭吐灵;腹痛严重,则配注阿托品。用法用量:水煎,每 1～2 小时服 1 次,直至排便 5～6 次,腹痛等症状减轻后逐渐减量。临床应用:焦东海以上方加减治疗 10 例急性胆囊炎患者,1 天半后腹痛及腹部体征明显减轻,2～3 天腹痛及腹部体征消失(癌症 1 例除

① 黄银富,等.加减大柴胡汤治疗急性胆囊炎四十例[J].福建中医药,1961(3):4-6.
② 任继然,等.治疗急性胆囊炎三例介绍[J].上海中医药杂志,1957(8):24.
③ 刘红琳,等.龙爪菊治疗急性胆囊炎[J].吉林中医药,1999(2):43.
④ 薄克平,等.大黄治疗胆系感染 30 例观察[J].实用中医药杂志.1998,14(12):14.
⑤ 陈敏.大剂量芍药甘草汤为主治疗胆囊炎 36 例[J].实用中医药杂志,1995(4):10.
⑥ 徐国墙.大黄附子汤辨治急性胆囊炎的体会——附 25 例临床小结[J].天津中医,1994,11(5):17.
⑦ 胡长健,等.大黄芍药汤治疗急性胆囊炎 12 例[J].河北中医,1989(2):16.

外),2 天后体温恢复正常,3～4 天后白细胞计数恢复正常。①

中 成 药

1. 双柏散 组成:大黄、侧柏叶、黄柏、泽兰、薄荷(广州中医药大学第一附属医院院内制剂,每包 100 克)。功效:清热解毒,化瘀止痛。用法用量:每次 100 克用水和蜜混匀,外敷胆囊区,每次 7 小时,每日 2 次,7 天为 1 个疗程。临床应用:王百林等将 86 例急性胆囊炎患者随机分为治疗组与对照组各 43 例。对照组予西药,治疗组在对照组基础上加用双柏散。结果:治疗组显效 31 例,有效 10 例,无效 2 例;对照组显效 21 例,有效 11 例,无效 11 例。②

2. 金丹王合剂 组成:丹参 10 克、王不留行 10 克、茵陈 10 克、厚朴 10 克、金钱草 30 克、蒲公英 30 克、山药 30 克(批号 20040516、20050108)。功效:疏肝利胆,清热利湿,健脾和胃,活血化瘀。用法用量:每日 3 次,每次 50 毫升。临床应用:吴玲等将 80 例急性胆囊炎患者随机分为治疗组与对照组各 40 例。对照组予消炎利胆片,治疗组予金丹王合剂。两组均以 7 日为 1 个疗程。结果:治疗组痊愈 18 例,好转 20 例,无效 2 例,总有效率 95%;对照组痊愈 9 例,好转 26 例,无效 5 例,总有效率 85%。③

3. 急胆止痛散 组成:柴胡 10 克、茵陈 30 克、延胡索 12 克、黄芩 10 克、熊胆粉 2 克、金钱草 30 克、虎杖 15 克、麝香 0.2 克、生甘草 6 克(0.5 克/粒,每瓶 42 粒)。制备方法:柴胡、茵陈、黄芩、金钱草、虎杖、甘草用水提法制成水提液,进而浓缩成膏,再经烘干制粒。熊胆粉、麝香、延胡索则直接烘干后研成细粉,两者相混灭菌后装入胶囊。用法用量:每次 2 粒,每日 3 次,连服 2 周为 1 个疗程。临床应用:李海华等将 205 例急性胆囊炎患者随机分为治疗组 105 例与对照组 100 例。对照组予消炎利胆片,治疗组予急胆止痛散。结果:治疗组治愈 35 例,显效 42 例,有效 20 例,无效 8 例;对照组治愈 23 例,显效 39 例,有效 21 例,无效 17 例。④

4. 利胆胶囊 组成:柴胡、黄芩、枳实、虎杖、栀子、郁金、大黄(每粒胶囊含生药 5 克)。功效:疏肝利胆,清热解毒。制备方法:柴胡、黄芩、枳实、虎杖、栀子、郁金、大黄按 1∶1.5∶1∶1.5∶2∶1∶1 的比例,经煎煮,醇沉,制浸膏,烘干为粉,过筛装入胶囊。用法用量:每次 4 粒,每日 2 次口服。临床应用:周萍等将 60 例急性胆囊炎患者随机分为治疗组 40 例与对照组 20 例。对照组予金胆片,治疗组予利胆胶囊。两组均以 10 天为 1 个疗程。结果:治疗组治愈 8 例,显效 20 例,有效 8 例,无效 4 例,总有效率 90%;对照组治愈 2 例,显效 8 例,有效 6 例,无效 4 例,总有效率 80%。⑤

5. 精黄片 组成:大黄(0.25 克/片,相当于大黄生药 1 克)。功效:通里攻下,清热利湿,理气活血。用法用量:每次 10 片,每 1～2 小时 1 次,每日 5～7 次,直至腹痛等症状减轻后才减量;如有呕吐则呕出多少再补服多少。严重者加用针灸,肌内注射阿托品或杜冷丁。如发热在 39℃ 以上,或白细胞计数在 20×10^9/升以上,或伴有并发症,则加用抗生素。待体征消失、实验室检查恢复正常后,精黄片减至 3 片,每日 2 次。临床应用:沈学敏等将 62 例急性胆囊炎患者随机分为精黄片组 30 例与西药组 32 例。西药组予西药,精黄片组予精黄片。结果:两组均有效。发热和腹痛消失时间精黄片组分别为(109.82±66.19)小时、(57.29±34.25)小时,西药组分别为(149.44±77.07)小时、(82.39±57.27)小时。精黄片组疗效优于西药组。⑥

① 焦东海.单味大黄治疗急性胆囊炎(附 10 例报告)[J].陕西中医,1980,(3):13.
② 王百林,等.双柏散治疗急性胆囊炎的临床疗效观察[J].广州中医药大学学报,2012,29(1):15-18.
③ 吴玲,等.金丹王合剂治疗急性胆囊炎 40 例[J].陕西中医,2009,30(1):29-31.
④ 李海华,等.急胆止痛散治疗急性胆囊炎的临床观察[J].中国全科医学,2005,8(8):669-670.
⑤ 周萍,等.利胆胶囊治疗急性胆囊炎 40 例临床观察[J].河南中医药学刊,2002,17(6):39.
⑥ 沈学敏,等."精黄片"治疗急性胆囊炎的临床观察[J].上海中医药杂志,1998(4):31.

6. 胆宁胶囊 组成：黄柏、广郁金、猪胆汁（南京中医药大学顾武军教授研制，每粒胶囊含生药 0.25 克）。功效：清热，利胆，化湿，通腑。制备方法：将黄柏与广郁金按 2：1 混合，用新鲜猪胆汁浸泡 48 小时，烘干，研末，灭菌后装入胶囊。用法用量：口服，每次 4 粒，每日 2 次。临床应用：龙期伯等将 90 例急性胆囊炎（湿热型）患者随机分为治疗组 42 例与对照组 48 例。对照组予消炎利胆片，治疗组予胆宁胶囊。结果：治疗组治愈 8 例，显效 28 例，有效 4 例，无效 2 例；对照组治愈 5 例，显效 29 例，有效 5 例，无效 9 例。[1]

7. 利胆排石冲剂 组成：龙胆草 7.5 克、茵陈 7.5 克、炒枳壳 7.5 克、生大黄 2.5 克。功效：清泄湿热，解毒利胆。用法用量：急性胆囊炎患者，每 4～6 小时服 1 次，每次服 1.5 包；慢性胆囊炎及（或）合并胆石症患者，每日 4 次，每次 1 包；胆石症患者，每日 3 次，每次 1 包。30 日为 1 个疗程，每个疗程后，可间隔 3～5 天，再继续第 2 个疗程，直至临床症状消除止。临床应用：张笑平以上方治疗 15 例急性胆囊炎患者。结果：痊愈 13 例，进步 2 例，有效率为 100％。[2]

8. 舒胆片 组成：大黄、木香、郁金、栀子、厚朴、枳壳、芒硝（汉中中药厂生产）。功效：消炎，利胆，排石。用法用量：片剂，成人每次服 6～12 片，每日 3 次。重症患者每 6 小时服 1 次，并可酌情增加剂量。若腹泻重者则减少用量，达到大便变稀，每日 2～3 次为宜。临床应用：雷明新等以上方治疗 203 例胆道感染急性发作期患者，少数重症患者加用抗生素并给予输液支持等治疗，疼痛剧烈者给予针刺止痛或给予解痉止痛剂应用。结果：单纯应用舒胆片治疗者 188 例，治愈 168 例，好转 15 例，无效中转手术 5 例。加用抗生素者 15 例，治愈 9 例，无效中转手术 6 例。[3]

9. 新癀片 组成：三七粉、人工牛黄、珍珠层粉、肿节风、肖梵天花、西药消炎止痛等药物（每片 0.35 克）。功效主治：消炎，止痛，解热，抗癌；适用于急性单纯性阑尾炎、急性胆囊炎、风湿性关节炎（包括类风湿关节炎）等炎症，以及烫伤、灼伤及手术后的抗感染。用法用量：口服，每次服 2～4 片，每日 3 次，小儿酌减，饭后温开水送服。外用，用冷开水调化涂于患处。临床应用：厦门市新癀片协作组以上方治疗 30 例急性胆囊炎患者，有效率 93.3％。注意事项：孕妇忌服。[4]

急性梗阻性化脓性胆囊炎

概　述

急性梗阻性化脓性胆囊炎，是胆系病中的一个严重病症，多是因结石或蛔虫所致的胆道梗阻而发生的急性化脓性炎症。临床症状以疼、热、黄、厥为主要特征。"疼"即剧烈的胆绞痛；"热"即畏寒发热或寒热往来；"黄"即巩膜、皮肤黄染；"厥"即中毒性休克。

本病从证候看，属中医"黄疸""胆胀""痛证""结胸"等范畴。其病理特点是肝胆气滞郁结，湿热内闭，瘀腐厥逆等。辨证分型与治则如下：（1）湿热型（湿火型）多为胆道感染恶性发作，并发细菌感染阶段。右上腹或脘部持续性绞痛，疼则拒按，可触及腹中包块或肿大的胆囊，发热恶寒或寒热往来，口苦咽干，全身黄染，便秘难下，小便浓或短涩，舌红，苔黄腻，脉弦数。治宜清热解毒、利湿止痛、通腑利胆为主；（2）脓毒型（湿火型）为湿热型病情进一步恶化发展至最重、最危险的阶段。右上腹部或脘部持续性绞痛引及肩背，腹壁拘急，有明显压痛及反跳痛，可触及肿大胆囊，皮肤发黄，巩膜黄染，高热寒战，烦躁不安，神昏谵语，呼吸急促，血压下降，口渴咽干，大便燥结，小便黄赤浑浊，舌质红绛，苔黄燥或灰黑或有瘀斑，脉弦滑数

① 龙期伯,等.胆宁胶囊治疗急性胆囊炎(湿热型)42 例临床观察[J].江苏中医,1997,18(12)：10－11.
② 张笑平.利胆排石冲剂治疗胆囊炎胆石症 158 例[J].辽宁中医杂志,1986,(12)：17－18.
③ 雷明新,等.舒胆片治疗胆道感染 203 例疗效观察[J].陕西中医,1985,6(8)：343.
④ 厦门市新癀片协作组.新癀片临床验证初步报告[J].中草药通讯,1977(2)：32－34,49.

或沉细弱。治宜泻火解毒,清热利湿,攻下通腑为主。因本病具有发病急、来势凶险、发展快、并发症多、死亡率高的特点。故应密切配合西医抗休克、抗感染,以及纠正水电解质紊乱、解痉止痛及手术等综合疗法。其治疗结果比单纯中药、西药治疗都好。

经 验 方

1. 茵陈蒿汤合大柴胡汤　茵陈蒿汤:茵陈18克、栀子9克、生大黄9克。先将茵陈加入1 000毫升水中,煎至500毫升时,再放入栀子、生大黄,煎至250毫升时,去渣。每日1剂,分2次口服。大柴胡汤加减:金钱草15克、丹参15克、柴胡10克、黄柏10克、茵陈10克、郁金10克、大黄10克、延胡索10克、栀子10克、木香10克、甘草6克。随症加减:湿重,加藿香15克、佩兰15克;呕吐,加竹茹15克、法夏10克;热重,加蒲公英15克、黄连10克。每日1剂,内服。张耀等将98例老年急性梗阻性化脓性胆管炎患者随机分为治疗组与对照组各49例。对照组予常规西医治疗,给予患者非手术治疗,如抗感染、抗休克、胃肠减压、解痉止痛、护肝、消炎等治疗,或在患者手术治疗前后给予上述非手术治疗,即协助患者取左侧卧位,在超声引导下,将引流针刺入胆管,并通过导丝置入胆管腔内,接着应用缝线将引流管固定在皮肤上。治疗组在对照组的基础上加用茵陈蒿汤联合大柴胡汤,并配合针灸治疗:双侧足三里为主,以三阴交、阳陵泉等穴为辅,留针15～20分钟,每次行针5分钟,每日1～2次。结果:观察组患者的血清丙氨酸氨基转移酶(44.08±15.70)单位/升、天门冬氨酸氨基转移酶(39.65±11.30)单位/升、血清总胆红素(26.08±7.23)微摩尔/升、血清直接胆红素(14.65±2.80)微摩尔/升以及腹膜炎发生率、肾功能衰竭发生率、肺部感染发生率、血淀粉酶升高率、死亡率较对照组患者的血清丙

氨酸氨基转移酶(67.40±15.40)单位/升、天门冬氨酸氨基转移酶(39.65±11.30)单位/升、血清总胆红素(66.20±10.40)微摩尔/升、血清直接胆红素(32.23±7.50)微摩尔/升以及腹膜炎发生率、肾功能衰竭发生率、肺部感染发生率、血淀粉酶升高率、死亡率明显降低,差异具有统计学意义(P<0.05)。[1]

2. 消炎利胆汤　大黄15克、白芍15克、枳壳15克、柴胡10克、金钱草10克、茵陈15克、栀子15克、黄芩15克、威灵仙10克、厚朴10克、延胡索10克、鸡内金10克、甘草10克。药材加水煎煮至400毫升,分早晚服用,每日1剂,连服14天。王楠等将94例急性梗阻性化脓性胆管炎患者随机分为治疗组与对照组各47例。两组均予胆道解除手术治疗,引流胆汁,减轻胆管内压力,解除胆管梗阻。对照组加用西医常规治疗;治疗组在对照组基础上予消炎利胆汤。结果:治疗组血清IL-10高于对照组,IL-6、PCT、TNF-α低于对照组(P<0.05)。治疗组躯体功能、认知功能、社会功能、情绪功能、角色功能评分均高于对照组(P<0.05)。[2]

3. 排石汤　柴胡9克、郁金9克、枳实9克、黄芩9克、半夏9克、木香9克、连翘9克、大黄9克、芒硝(冲服)9克、茵陈15克、金钱草30克。若病症表现为脓毒症时,则以犀角地黄汤或清营汤加减。每日1剂,水煎2次分服。王兴伦等以上方治疗72例急性梗阻性化脓性胆管炎患者,并配合以下疗法。(1)针刺:体针取阳陵泉、胆俞、胆囊穴;耳针取肝、胆、胰、交感等穴;电针取日月、期门等穴。(2)西药:补液扩容,纠正水与电解质紊乱,腹痛剧烈用阿托品、杜冷丁等解痉止痛药,有微循环障碍用654-2,能量合剂,中毒症状严重应用广谱抗生素,必要时用肾上腺皮质激素、升压药等控制感染、抗休克。结果:治愈63例,死亡9例。[3]

4. 攻下利胆汤　大黄30克、芒硝20克、茵陈20克、金钱草30克、虎杖20克、栀子12克、黄芩

① 张耀,姜志容,等.中西医结合治疗老年急性梗阻性化脓性胆管炎临床观察[J].中华中医药学刊,2019,37(01):230-232.
② 王楠,赵佳.自拟消炎利胆汤对急性梗阻性化脓性胆管炎肝功能和炎症因子的影响[J].中国中医急症,2018,27(4):657-659.
③ 王兴伦,等.中西医结合治疗AOSC72例观察[J].天津中医,1991(5):6-7.

12克、连翘30克、枳实10克、柴胡12克、郁金15克、冬瓜仁15克、白芍20克、薏苡仁20克。每日1剂，水煎2次，2次分服。呕吐严重者给予鼻饲。刘全义等以上方治疗35例急性梗阻性化脓性胆管炎患者，并配合西药，抗休克、抗感染、纠正酸中毒等综合治疗。必要时予解痉止痛药。若48小时内病情无好转或继续加重者，应立即中转手术治疗。结果：痊愈27例，好转5例，无效3例。[1]

5. **大承气汤** 大黄(后下)60克、枳实12克、厚朴12克、郁金12克、龙胆草15克、太子参15克、黄芩15克、金银花30克、木香9克、芒硝(冲服)30克。每日1～2剂，水煎2次分服。彭必富等以上方治疗并配合西药1例急性梗阻性化脓性胆管炎患者，3剂后，黄疸消退，腑气通畅，体温、血象下降。遂改疏肝理脾之剂，治疗1周，痊愈。[2]

6. **茵陈胆道汤** 栀子15克、柴胡15克、黄芩15克、木香15克、枳壳15克、大黄15克、金钱草15克、茵陈30克。针剂静滴，每千克体重1毫升，并以容积1∶8比例用5%葡萄糖注射液稀释，以每分钟70～90滴速度滴入。刘永健等将28例急性梗阻性化脓性胆管炎患者随机分为实验组15例与对照组13例。对照组予葡萄糖注射液静脉滴注，对照组予茵陈胆道汤针剂静滴。结果：实验组与对照组胆汁中胆酸浓度均较治疗前明显降低，两组胆汁中的磷脂及胆固醇浓度在注药前及注药期间均无明显变化。对照组在治疗期间，胆汁成石指数(L.I.)较前明显增高，平均胆汁L.I.>1($P<0.02$)；而实验组治疗期间胆汁的平均L.I.虽稍有增高，但其胆汁L.I.仍<1($P>$0.05)亦无明显变化。[3]

7. **利胆排石汤** 广木香、川厚朴、枳壳、枳实、郁金、栀子、茵陈、大黄、芒硝(冲服)。每日1～2剂，水煎2次，每剂浓煎150～200毫升，分2次服，4～6小时1次或由胃管注入。雷明新等将133例急性梗阻性化脓性胆管炎患者随机分为非手术组54例、手术组44例与验证组35例。手术组予手术。非手术组予上方并配合输液、控制感染、抗休克、保护内脏、支持等综合措施；联合应用针刺电针：注射阿托品，654-2，部分口服33%硫酸镁，吸入亚硝酸异戊酯等。验证组在非手术组基础上联合手术。在进行非手术疗法过程中，抗休克等措施应与利胆排石同时进行。结果：手术组死亡10例，死亡率22.7%。非手术组治愈35例，中转手术17例治愈，死亡2例。验证组治愈33例，其中3例以后择期进行了手术，死亡2例。[4]

8. **胆道排石汤6号加减** 虎杖50克、木香25克、枳壳25克、大黄(后下)25克、延胡索25克、茵陈50克、栀子20克、芒硝(冲服)15克。随症加减：热深厥深瘀重者，加人参15克、麦冬50克、五味子25克，亦可加当归、红花；高热神昏者，加犀角(水牛角代)1.5克(或白虎汤方剂)；腹痛便闭者，可服巴豆散80克。每日1剂，水煎2次，取药液200毫升，若病情稳定1剂可分2次服。服药呕吐者，少量多次内服，亦可加降逆止呕药。李淑叶等以上方治疗36例急性梗阻性化脓性胆管炎患者，并配合外敷中药、穴位电针与穴位电极板治疗、胆囊穿刺置管引流与总攻治疗。结果：痊愈31例，好转2例，死亡3例。其中总攻9例，胆囊穿刺置管6例。择期手术21例。[5]

9. **利胆排石汤** 柴胡12克、黄芩12克、厚朴12克、延胡索12克、郁金12克、川楝子12克、大黄12克、金银花30克、大青叶30克、知母20克、金钱草20克、茵陈20克、槟榔20克、芒硝(冲服)10克。每日1～2剂，水煎2次分服。姚开炳以上方治疗43例急性梗阻性化脓性胆管炎患者，并配合以下疗法。(1)抗休克：补充水分、电解质、碱性溶液，以维持有效循环及纠正水电解质失衡和酸中毒，并应用广谱抗生素，大剂量激素及维生素。休克重者，输新鲜血液，适时应用有效升压药，以维持收缩压在90毫米汞柱，防止主要脏器

① 刘全义，等.中西医结合治疗急性梗阻性化脓性胆管炎35例[J].河南中医，1991，11(4)：34.
② 彭必富，等.大承气汤重用大黄治验[J].四川中医，1986(7)：43.
③ 刘永健，等."茵陈胆道汤"制剂对胆石症病人T管胆汁成石性影响的初步观察[J].湖南医学院学报，1985(4)：391-394.
④ 雷明新，等.中西医结合治疗急性梗阻性化脓性胆管炎的探讨[J].陕西新医药，1982(2)：16.
⑤ 李淑叶，等.急性梗阻性化脓性胆管炎辨证论治体会——附92例临床分析[J].新中医，1981(12)：24-27.

供血不足。(2)"小总攻":口服利胆排石汤 200 毫升,针刺(或电针)胆囊穴、足三里、期门、日月(服中药 1 小时半后进行);针刺后半小时顿服 50%硫酸镁 40～60 毫升。结果:近期治愈 39 例,死亡 4 例,非手术治疗 3 例中有 28 例排出结石。[①]

单　方

1. 茵陈蒿汤　组成:茵陈 20 克、栀子 10 克、生大黄 10 克。用法用量:用 1 000 毫升水将茵陈煎至 500 毫升,然后再将栀子和生大黄加入,煎药至 250 毫升左右。每日分 2 次进行口服,如果患者无法进行口服则利用胃管灌入,连续使用 2 周。临床应用:周新锋等将 100 例老年急性梗阻性化脓性胆管炎患者随机分为治疗组与对照组各 50 例。对照组予常规的经皮肝穿刺胆道引流治疗方案,患者取平卧位或者左侧卧位,按照预先设计好的路线在 B 超引导下进行经皮肝脏穿刺,将胆道引流针穿刺进入胆管,使引流管通过导丝放入胆管腔内 25 毫米左右,然后将引流管利用缝合的方法固定在皮肤,外接引流袋进行低位引流。在手术后进行常规治疗和护理,首先保证手术后禁食,对患者进行补液和止血,解痉与镇痛,并进行相应的营养支持,然后给予患者抗生素进行治疗,头孢哌酮舒巴坦,每日使用 3.0 克,每 12 小时进行静脉滴注 1 次,分 3 次使用。治疗组在对照组基础上加用茵陈蒿汤。结果:治疗组治愈 18 例,显效 27 例,无效 5 例,总有效率 90.00%;对照组治愈 12 例,显效 24 例,无效 14 例,总有效率 72.00%。[②]

2. 巴豆　组成:巴豆。功效:解痉,舒张,导泻。制备方法:去外壳取仁,切成 1/3～1/2 个米粒般大小的颗粒,不去油。用法用量:温开水生吞服。每次 150～200 毫升,2 小时后重复给药 1 次,一般在 12 小时内可给药 3～4 次,次日酌情 1～2 次。临床应用:刘武荣以上方治疗 17 例急性重症胆管炎患者,并配合清热利胆方(茵陈 60 克、栀子 20 克、大黄 15 克、木香 15 克)、西药抗感染。结果:非手术治疗成功 15 例,中转手术治疗 2 例,死亡 0 例。[③]

慢 性 胆 囊 炎

辨 证 施 治

1. 魏开建分 4 证

(1)肝胆湿热证　症见胁肋持续性胀痛或钝痛,口苦黏腻,恶心呕吐,胸闷不舒,腹胀,纳食欠佳,大便溏结不调,小便短赤,或伴发热恶寒,身目黄染,舌红,苔黄厚腻,脉滑弦数。治宜疏肝利胆、清热利湿。药用龙胆草 15 克、黄芩 15 克、栀子 12 克、藿香 12 克、薏苡仁 12 克、延胡索 12 克、苍术 9 克、蒲公英 30 克、败酱草 30 克、茵陈 9 克、甘草 3 克。随症加减:湿热盛者,加黄柏、苦参、白花蛇舌草;若胁痛较甚者,加郁金、蒲黄、川楝子;肠胃积热、腹胀不舒、大便秘结者,加大黄。

(2)肝气郁结证　症见胁肋隐痛或胀痛,时作时止,嗳气频频,得嗳气而胀痛稍舒,或疼痛因情绪抑郁愤怒时加剧,喜叹气,脘腹满闷,厌食油腻,恶心呕吐,舌质淡红,舌苔薄白或腻,脉弦。治宜疏肝解郁、理气止痛。药用柴胡 15 克、枳壳 15 克、延胡索 15 克、败酱草 30 克、蒲公英 30 克、泽泻 15 克、广藿香 9 克、黄芩 12 克、龙胆 15 克、白芍 15 克、川芎 15 克、甘草 3 克。随症加减:气郁化火,加牡丹皮、栀子、夏枯草;胁肋隐痛、遇劳加重、心烦眩晕,气郁日久化火伤阴,加枸杞子、天麻、墨旱莲、女贞子;胃失和降,伴有恶心呕吐者,加生姜、半夏、陈皮。

(3)肝络瘀阻证　症见胁肋疼痛如刺,固定不移,按之痛甚,面色晦暗,女子可见痛经,经色暗黑,或有血块,舌质紫暗,苔薄,脉沉细涩。治宜疏肝理气、活血化瘀、通络止痛。药用丹参 9 克、川

① 姚开炳.中西医结合治疗急性梗阻性化脓性胆管炎的再探讨(附 43 例分析)[J].山东医药,1980(8):4-6.
② 周新锋,等.老年急性梗阻性化脓性胆管炎中西医结合治疗效果[J].中华中医药学刊,2018,36(7):1664-1667.
③ 刘武荣.巴豆治疗急性重症胆管炎疗效观察[J].湖北中医杂志,1986(5):15.

芎 12 克、茵陈 9 克、败酱草 30 克、蒲公英 30 克、延胡索 12 克、龙胆草 15 克、广藿香 9 克、薏苡仁 24 克、甘草 6 克。随症加减，胆中有结石，加金钱草、鸡内金、郁金、海金沙；疼痛明显，正气未衰者，加莪术、三棱、水蛭。

（4）肝肾阴虚证　症见胁肋隐痛绵绵，口燥咽干，五心烦热，失眠多梦，耳鸣健忘，或午后低热，头晕目眩，腰膝酸软，五心烦热，颧红，夜间盗汗，舌红少苔，脉细弦数。治宜滋补肝肾、柔肝养阴。药用生地黄 15 克、沙参 15 克、白芍 15 克、麦冬 15 克、川楝子 15 克、龙胆草 15 克、蒲公英 30 克、败酱草 30 克、延胡索 12 克、甘草 3 克。随症加减：虚汗或汗多者，加地骨皮；心烦失眠明显，加夜交藤、酸枣仁、牡丹皮、栀子；烦热而渴，加知母、石膏。[1]

2. 张声生等分 6 证

（1）肝胆气滞证　症见右胁胀痛或隐痛，疼痛因情志变化而加重或减轻，厌油腻，恶心呕吐，脘腹满闷，嗳气频作，舌质淡红，舌苔薄白或腻，脉弦。治宜疏肝利胆、理气解郁。方用柴胡疏肝散加减：柴胡、香附、川芎、枳壳、白芍、黄芩、金钱草、郁金、青皮、甘草。

（2）肝胆湿热证　症见胁肋疼痛，或胀痛或钝痛，口苦咽干，身目发黄，身重困倦，脘腹胀满，小便短黄，大便不爽或秘结，舌质红，苔黄或厚腻，脉弦滑数。治宜清热利湿、利胆通腑。方用龙胆泻肝汤加减：龙胆草、黄芩、栀子、泽泻、柴胡、车前子、大黄（后下）、甘草、金钱草。

（3）胆热脾寒证　症见胁肋疼痛，或胀痛或紧痛，恶寒发热，口干口苦，恶心欲呕，腹部胀满，大便溏泄，肢体疼痛，遇寒加重，舌质淡红，苔薄白腻，脉弦滑。治宜疏利肝胆、温寒通阳。方用柴胡桂枝干姜汤加减：柴胡、桂枝、干姜、黄芩、天花粉、生牡蛎、白术、郁金、金钱草、炙甘草。

（4）气滞血瘀证　症见右胁疼痛，胀痛或刺痛，口苦咽干，胸闷，善太息，右胁疼痛夜间加重，

大便不爽或秘结，舌质紫暗，苔厚腻，脉弦或弦涩。治宜理气活血、利胆止痛。方用血府逐瘀汤加减：当归、生地黄、桃仁、红花、枳壳、柴胡、川芎、川楝子、郁金、鸡骨草、延胡索、五灵脂、甘草。

（5）肝郁脾虚证　症见右胁胀痛，情志不舒，腹胀便溏，倦怠乏力，腹痛欲泻，善太息，纳食减少，舌质淡胖，苔白，脉弦或弦细。治宜疏肝健脾、柔肝利胆。方用逍遥散加减：当归、白芍、柴胡、茯苓、白术、甘草、陈皮、郁金、金钱草。

（6）肝阴不足证　症见右胁部隐痛不适，两目干涩，头晕目眩，心烦易怒，肢体困倦，纳食减少，失眠多梦，舌质红，苔少，脉弦细。治宜养阴柔肝、清热利胆。方用一贯煎加味：生地黄、沙参、麦冬、当归、枸杞子、川楝子、郁金、鸡骨草。[2]

3. 张妍翎分 4 型

（1）肝气郁结型　症见右胁痛以胀痛为主，走窜不定，疼痛每因情志而增加，胸闷气短，纳呆食少，嗳气频作，舌苔黄，脉弦细。治宜疏肝理气、健脾和胃。方用柴胡疏肝散加减：柴胡 15 克、白芍 15 克、赤芍 15 克、当归 15 克、郁金 10 克、川楝子 10 克、香附 10 克、炒枳壳 10 克、木香 10 克、砂仁 10 克、虎杖 10 克、焦麦芽 10 克、焦山楂 10 克、焦神曲 10 克、甘草 6 克。

（2）气滞血瘀型　症见胁痛以刺痛为主，疼痛有定处，入夜更甚，恶心，嗳气，纳差，舌紫暗，脉沉涩。治宜疏肝理气、活血化瘀、清热利胆。方用柴胡疏肝散合活血化瘀药物加减：柴胡 15 克、白芍 15 克、当归 15 克、赤芍 15 克、丹参 30 克、郁金 10 克、香附 10 克、青皮 10 克、象贝母 10 克、虎杖 10 克、没药 10 克、炒枳壳 10 克、白术 10 克、茯苓 10 克、甘草 6 克。

（3）肝胆湿热型　症见胁肋疼痛，痞满，口苦，恶心呕吐，倦怠，目赤身黄，尿赤便干，舌苔黄腻，脉弦数。治宜清泄肝胆湿热、理气和胃、化瘀止痛。方用大柴胡汤加减：柴胡 15 克、白芍 15 克、郁金 15 克、香附 15 克、虎杖 15 克、茵陈 15

① 江洁敏，魏开建.魏开建教授治疗慢性胆囊炎临床经验总结［J］.亚太传统医药,2018,14(8)：134－135.
② 张声生,等.胆囊炎中医诊疗共识意见(2011 年,海南)［J］.中国中西医结合杂志,2012,32(11)：1461－1465.

克、金钱草 30 克、滑石 10 克、炒枳壳 10 克、生大黄（后下）10 克、厚朴 10 克、海金沙（包）10 克、鸡内金 10 克、木香 10 克、焦麦芽 10 克、焦山楂 10 克、焦神曲 10 克、甘草 6 克。

（4）肝阴不足型　症见上腹部隐痛，腹胀，纳呆，面色萎黄，呃逆，口苦，心中烦热，头晕目眩，舌红、少苔，脉细弱而数。治宜滋阴柔肝、理气活血、清利湿热。方用一贯煎加减：沙参 15 克、麦冬 15 克、白芍 15 克、川石斛 15 克、生地黄 10 克、玄参 10 克、川楝子 10 克、郁金 10 克、佛手 10 克、虎杖 10 克、茵陈 10 克、炙甘草 6 克。

以上各方均每日 1 剂，水煎服。临床观察：张妍翎以上方辨证治疗 48 例慢性胆囊炎患者。结果：痊愈 9 例，有效 31 例，无效 8 例，总有效率 83.3%。[1]

4. 欧阳沙飞等分 5 型

（1）肝胆郁滞型　症见右胁下胀痛，痛及肩背，胸脘痞闷，嗳气则舒，或兼发热，舌质淡红，舌苔薄白，脉弦。治宜疏肝利胆、理气解郁。方用柴胡疏肝散加减：柴胡 12 克、白芍 15 克、枳壳 15 克、香附 15 克、郁金 15 克、延胡索 15 克、金钱草 15 克、茵陈 15 克、青皮 10 克、川楝子 10 克、大黄 6 克、甘草 6 克。

（2）肝胆湿热型　症见右胁下疼痛，阵发性加剧，拒按，身有寒热或但热不寒，小便黄，大便不畅或秘，或兼目黄、肤黄，舌质红，舌苔黄腻，脉滑数。治宜清利肝胆、通导腑气。方用大柴胡汤加减：柴胡 10 克、黄芩 10 克、枳实 10 克、厚朴 10 克、白芍 15 克、金钱草 15 克、海金沙 15 克、茵陈 15 克、大黄 8 克。随症加减：兼有黄疸者，加茵陈用至 30 克；伴恶心呕吐者，加陈皮 10 克、黄连 6 克、生姜 3 片；热盛者，加金银花 15 克、青蒿 10 克、板蓝根 30 克、蒲公英 15 克。

（3）瘀血阻络型　症见右胁下疼痛如刺，痛处不移，入夜更甚，口苦，伴有不思饮食，舌质紫暗，舌边尖有瘀斑或瘀点，脉涩或弦。治宜活血化

瘀、通利胆气。方用膈下逐瘀汤加减：桃仁 10 克、川楝子 10 克、红花 6 克、大黄 6 克、甘草 6 克、茵陈 15 克、赤芍 15 克、乌药 15 克、延胡索 15 克、川芎 15 克、当归 15 克、香附 12 克。

（4）肝阴不足型　症见右胁肋隐痛，其病绵绵不休，口干咽燥，欲饮水，心中烦热，头晕目眩，舌质红，少苔，脉细弦而数。治宜养阴柔肝。方药用一贯煎加味：生地黄 20 克、枸杞子 15 克、沙参 15 克、麦冬 15 克、当归 15 克、茵陈 15 克、川楝子 10 克、大黄 6 克。

（5）肝郁脾虚型　症见右胁下胀痛，痛及肩背，常因情怀不畅则胁痛加重，伴食少，食后脘腹胀，头昏，神倦，面色少华，舌质淡红，苔白，脉弦细。治宜疏利肝胆、健脾和胃。方用柴芍六君子汤加减：柴胡 10 克、白术 10 克、陈皮 10 克、白芍 15 克、茯苓 15 克、香附 15 克、延胡索 15 克、茵陈 15 克、炒谷芽 15 克、潞党参 30 克、大黄 6 克、甘草 6 克。

以上各方均每日 1 剂，水煎 3 服。临床观察：欧阳沙飞等以上方辨证治疗 89 例慢性胆囊炎发作期患者。结果：治愈 50 例，好转 32 例，无效 7 例，总有效率 92.2%。[2]

5. 李明杰分 6 型

清胆汤：柴胡 10 克、当归 10 克、川芎 10 克、枳壳 10 克、赤芍 15 克、威灵仙 15 克、郁金 15 克、金钱草 40 克、虎杖 40 克。

（1）郁热气滞型　症见中上腹胀痛，攻痛连胁，每因情志变化而增减，苔薄白，脉弦。治宜疏肝理气。方用清胆汤加青皮、木香。随症加减：气郁化火，加牡丹皮、栀子。

（2）郁热血瘀型　症见右上腹牵痛及胸膺或背部，刺痛拒按，定着不移，舌质紫暗，苔薄，脉涩弦。治宜祛瘀通络、疏肝清胆。方用清胆汤合丹参、砂仁、檀香。

（3）郁热湿热型　症见右上腹灼热胀痛，口干口苦，便秘尿黄，舌红苔黄腻，脉弦滑。治宜清

① 张妍翎.辨证治疗慢性胆囊炎［J］.陕西中医，2007(1)：98－99.
② 欧阳沙飞，等.辨证分型治疗慢性胆囊炎发作期 89 例［J］.四川中医，2002(8)：27－28.

热利胆、通腑祛湿。方用清胆汤加大黄（后下）、枳实、茵陈。

（4）郁热阴虚型　症见右上腹隐痛，悠悠不休，烦劳过度则痛加剧，口干心烦，头晕目涩，舌红少苔，脉细弦。治宜滋阴疏肝。方用清胆汤加生地黄、沙参、枸杞。

（5）郁热中气不足型　症见劳累则右上腹隐痛不适，食后上腹作胀，休息后即减轻，纳差，大便溏，乏力，舌淡，苔薄，脉濡。治宜益气健脾、疏肝利胆。方用清胆汤加太子参、黄芪、升麻、砂仁、白术、茯苓、炙甘草。

（6）郁热胆气虚寒型　症见脘胁冷痛，进食生冷即发，得暖痛减，口淡纳呆，呕泛清涎，舌质淡紫，苔薄白，脉濡缓。治宜疏肝补虚、温中降逆。方用清胆汤加山茱萸、海风藤、太子参、生姜、大枣。

每日 1 剂，水煎服。临床观察：李明杰以上方辨证治疗 60 例慢性胆囊炎患者。结果：治愈 21 例，显效 23 例，好转 12 例，无效 4 例，总有效率 93.30％。①

经　验　方

1. 柴芩疏利汤加减　白术 10 克、枳壳 10 克、延胡索 10 克、郁金 10 克、木香 10 克、柴胡 10 克、炙甘草 6 克、玄明粉 6 克、青皮 6 克、大黄 6 克、黄芩 12 克、虎杖 12 克、白芍 15 克。随症加减：肝气郁结，加炒川楝子 9 克、姜半夏 9 克、佛手 6 克；肝阴不足，加生地黄 12 克、沙参 9 克、石斛 6 克；合并胆结石，加金钱草 30 克。冉爱华将 80 例慢性胆囊炎患者随机分为实验组与对照组各 40 例。对照组予西药，实验组予柴芩疏利汤。结果：实验组治愈 20 例，显效 15 例，有效 4 例，无效 1 例，总有效率 97.5％；对照组治愈 5 例，显效 5 例，有效 20 例，无效 10 例，总有效率 75.0％。②

2. 利胆排石汤加减　金钱草 30 克、鸡内金 12 克、海金沙 12 克、制香附 12 克、枳壳 12 克、白术 12 克、郁金 9 克、吴茱萸 6 克、高良姜 6 克。随症加减：疼痛剧烈，加川楝子 12 克、青皮 6 克、玄胡 9 克；黄疸，加茵陈 24 克、黄柏 9 克；发热，加大黄 9 克、栀子 12 克；恶心呕吐，加半夏 9 克、砂仁 6 克。每日 1 剂，水煎服。管春林将 108 例慢性胆囊炎患者随机分为观察组 52 例与对照组 56 例。对照组予利胆排石片，治疗组予利胆排石汤。两组均以 2 周为 1 个疗程。结果：观察组治愈 31 例，显效 15 例，有效 4 例，无效 2 例，总有效率 96.1％；对照组治愈 17 例，显效 14 例，有效 11 例，无效 14 例，总有效率 75.0％。③

3. 柴芩清胆汤　白芍 20 克、茵陈 20 克、金钱草 20 克、柴胡 20 克、蒲公英 20 克、黄芩 15 克、枳壳 15 克、白术 15 克、香附 15 克、木香 15 克、甘草 25 克。煎药时应配适当的容器，浸泡药渣 30 分钟左右，加水没过药渣 2～3 厘米，起初用武火烧沸，其次转小火慢煎，可煎 2 次，过滤药渣，沉淀汤药作为 1 日的药量，将 2 次煎制的汤药混合分早晚服用，15 天为 1 个疗程。昌炎将 112 例胆囊炎患者随机分为治疗组与对照组各 56 例。对照组给予消炎利胆片，治疗组给予柴芩清胆汤。结果：治疗组痊愈 40 例，好转 15 例，无效 1 例，改善率 98.21％；对照组痊愈 30 例，好转 17 例，无效 9 例，改善率 83.92％。④

4. 疏肝清胆汤　柴胡 10 克、黄芩 10 克、法半夏 10 克、郁金 10 克、枳壳 10 克、茵陈 10 克、厚朴 10 克、白芍 30 克、栀子 15 克、蒲公英 15 克、黄连 6 克、木香 6 克、甘草 6 克。水煎服 300 毫升，分成早、晚各 150 毫升，每日 1 剂，连服 4 周为 1 个疗程。疏肝利胆和胃，清热利湿。殷光辉将 96 例肝胆湿热型慢性胆囊炎患者随机分为观察组与对照组各 48 例。对照组采用利胆片治疗，观察组采用疏肝清胆汤加减治疗。结果：观察组痊愈 11 例，显效 22 例，有效 11 例，无效 4 例，总有效率 91.67％；

① 李明杰.辨证治疗慢性胆囊炎 60 例［J］.四川中医，2000（8）：20－21.
② 冉爱华.柴芩疏利汤加减治疗慢性胆囊炎的疗效及安全性研究［J］.中国医药指南，2019，17（4）：162－163.
③ 管春林.利胆排石汤保守治疗慢性胆囊炎的临床效果观察［J］.中外医学研究，2019，17（5）：164－166.
④ 昌炎.肝胆湿热型慢性胆囊炎经柴芩清胆汤治疗的疗效观察［J］.中国社区医师，2019，35（17）：116，118.

对照组痊愈 7 例,显效 16 例,有效 14 例,无效 11 例,总有效率 77.08%。[1]

5. 柴胡桂枝干姜汤加味 1 北柴胡 10 克、桂枝 10 克、黄芩 10 克、天花粉 10 克、生牡蛎 30 克、干姜 6 克、炙甘草 6 克。随症加减:腹痛甚者,加延胡索 10 克、川楝子 10 克;脾虚甚者,加白术 12 克;泄泻兼腰膝酸软冷痛甚者,加淫羊藿 10 克、肉豆蔻 10 克;湿热甚者,加茵陈 10 克、藿香 10 克。每日 1 剂,水煎服,分早晚 2 次温服。温阳化气,温脾化湿,利胆和中。顾瑞等将 129 例慢性胆囊炎患者随机分成观察组 65 例与对照组 64 例。观察组和对照组均实际完成 61 例。对照组给予常规治疗,观察组在对照组基础上加用柴胡桂枝干姜汤加味。结果:观察组治愈 15 例,显效 25 例,有效 18 例,无效 3 例,总有效率 95.08%;对照组治愈 7 例,显效 18 例,有效 24 例,无效 12 例,总有效率 80.33%。[2]

6. 柴胡桂枝汤 白芍 15 克、党参 15 克、柴胡 12 克、黄芩 10 克、半夏 10 克、桂枝 10 克、生姜 6 克、炙甘草 6 克、大枣 6 枚。随症加减:胁痛严重者,加川楝子、延胡索、香附了;腹胀,加厚朴、枳壳;肠鸣音、腹泻,加白术、茯苓;恶心呕吐,加陈皮、旋覆花;高热,加柴胡 8 克;便秘者,加大黄。每日 1 剂,水煎成 360 毫升药液,早晚分 2 次服用。疏肝气,降胆气,和胃气。胡承斌将 89 例慢性胆囊炎患者随机分成联合组 46 例与西药组 43 例。西药组予西药,联合组在西药组的基础上加用柴胡桂枝汤。结果:联合组显效 16 例,有效 27 例,无效 3 例,总有效率 93.48%;西药组显效 14 例,有效 20 例,无效 9 例,总有效率 79.07%。[3]

7. 复方大柴胡汤 柴胡 15 克、白芍 15 克、蒲公英 15 克、川楝子 15 克、枳壳 12 克、延胡索 12 克、黄芩 9 克、大黄(后下)9 克、木香 6 克、甘草 6 克。每日 1 剂,水煮取汁 300 毫升,早晚 2 次温服,每次 150 毫升。理气止痛,清泄热结,疏肝利胆。汪鲁运将 84 例慢性胆囊炎患者随机分为治疗组与对照组各 42 例。对照组予消炎利胆片,治疗组在对照组基础上加用复方大柴胡汤。结果:治疗组显效 22 例,有效 16 例,无效 4 例,总有效率 90.48%;对照组显效 17 例,有效 13 例,无效 12 例,总有效率 71.43%。[4]

8. 小柴胡汤加减 柴胡 15 克、丹参 10 克、钩藤 15 克、菊花 10 克、黄芩 10 克、牡丹皮 10 克、生姜 10 克、白芍 10 克、香附 10 克、栀子 10 克、枳壳 10 克、桃仁 10 克、党参 10 克、甘草 5 克。随症加减:胁痛者,加延胡索 10 克、青皮 10 克;气郁火旺、便秘、口苦,加夏枯草 10 克、牡丹皮增至 15 克、栀子增至 15 克、黄芩增至 15 克;肝郁化火,加枸杞子 10 克;肝气犯脾,加白术 10 克、茯苓 10 克;恶心呕吐,加陈皮 5 克、半夏 5 克;气滞血瘀,加当归 10 克、赤芍 10 克。每日 1 剂,水煎,早晚分服。解毒、疏肝、清热、利胆、调气机、顾正气,加快全身脏腑机能康复。程若洲等将 100 例肝气郁结型胆囊炎患者随机分为观察组与对照组各 50 例。对照组予常规抗生素方案,观察组予小柴胡汤加减。结果:观察组显效 31 例,有效 15 例,无效 4 例,总有效率 92%;对照组显效 21 例,有效 17 例,无效 12 例,总有效率 76%。[5]

9. 柴胡桂枝干姜汤加味 2 炙甘草 6 克、干姜 6 克、桂枝 10 克、柴胡 10 克、黄芩 10 克、瓜蒌根 10 克、生牡蛎(先煎)30 克。随症加减:严重腹痛者,加延胡索 10 克、川楝子 10 克;严重脾虚,加白术 12 克;泄泻日久、完谷不化兼腰膝酸冷者,加淫羊藿 10 克、肉豆蔻 10 克;伴有舌苔黄腻、湿热严重者,加藿香 10 克、茵陈 18 克。每日 1 剂,水煎服,早晚空腹服用。温寒通阳,解结化饮,疏利肝胆。周永志将 120 例胆热脾寒型慢性胆囊炎患者随机分为治疗组与对照组各 60 例。对照组予消

[1] 殷光辉.疏肝清胆汤加减治疗肝胆湿热型慢性胆囊炎临床研究[J].新中医,2019,51(6):175-177.
[2] 顾瑞,陈德轩,等.柴胡桂枝干姜汤加味治疗胆热脾寒型慢性胆囊炎疗效及对炎症因子、胆囊功能及胃肠功能的影响[J].中国实验方剂学杂志,2019,25(17):64-69.
[3] 胡承斌.柴胡桂枝汤加减联合茴三硫片治疗慢性胆囊炎的临床效果[J].慢性病学杂志,2019,20(5):750-751,754.
[4] 汪鲁运.复方大柴胡汤联合消炎利胆片治疗慢性胆囊炎临床研究[J].实用中医药杂志,2019,35(3):285-286.
[5] 程若洲,等.小柴胡汤加减治疗肝气郁结型慢性胆囊炎分析[J].内蒙古中医药,2018,37(8):25-26.

炎利胆片,治疗组予柴胡桂枝干姜汤加味。结果:治疗组治愈 17 例,显效 27 例,有效 12 例,无效 4 例,总有效率 93.3%;对照组治愈 9 例,显效 18 例,有效 19 例,无效 14 例,总有效率 76.6%。①

10. 疏肝利胆汤加减 枳壳 12 克、黄芩 15 克、柴胡 12 克、茵陈 30 克、山楂 15 克、生大黄 15 克、鸡内金 20 克、金钱草 30 克、川楝子 12 克、生白芍 15 克、延胡索 12 克。随症加减:胆囊肿大、有包块,加莪术、三棱;当上腹胀严重,加香附、木香;大便坚,加桃仁、芒硝;久病气阴两虚,加白术、太子参;恶心、呕吐,加陈皮、厚朴、半夏。每日 1 剂,水煎服,早晚各 1 次,4 周为 1 个疗程。疏肝利胆,清热利湿,理气止痛。祝顺甲以上方治疗 76 例慢性胆囊炎患者,结果:治愈 46 例(60.53%),显效 16 例(21.05%),有效 10 例(13.16%),无效 4 例(5.26%),治疗有效率为 94.74%。②

11. 柴金化瘀汤加减 柴胡 15 克、郁金 12 克、醋青皮 12 克、金钱草 30 克、海金沙 30 克、鸡内金 30 克、蒲公英 15 克、茯苓 12 克、厚朴 15 克、黄芩 12 克、白芍 20 克、薏苡仁 30 克、茵陈 15 克。随症加减:胁痛甚者,加川楝子、延胡索;口苦心烦重者,加栀子、黄芩、胆草;伴肠鸣腹泻者,加白术、茯苓、薏苡仁;伴便秘、腹胀者,加大黄、芒硝;伴胁肋积块且正气未衰者,加三棱、莪术、甲片;伴恶心、呕吐者,加半夏、竹茹、陈皮。每日 1 剂,水煎取汁 400 毫升,分早晚 2 次服。化浊解毒,理气活血,疏肝健脾。赵润元将 130 名慢性胆囊炎患者随机分为治疗组与对照组各 65 例。对照组给予消炎利胆片,治疗组给予柴金化瘀方。结果:治疗组治愈 9 例,显效 36 例,有转 13 例,无效 7 例,总有效率 89.23%;对照组治愈 7 例,显效 9 例,有转 34 例,无效 15 例,总有效率 76.92%。③

12. 柴胡疏肝散加减 1 金钱草 30 克、白芍 15 克、柴胡 15 克、虎杖 15 克、枳壳 12 克、川芎 12 克、陈皮 12 克、川楝子 10 克、延胡索 10 克、藿香

10 克、木香 10 克、郁金 10 克、法半夏 10 克、甘草 6 克、鸡内金 3 克。随症加减:脾气虚弱者,加党参 30 克、白术 15 克,去金钱草、虎杖;大便干结者,加大黄 10 克,去虎杖;湿热严重者,加茵陈 30 克、黄芩 15 克,去藿香。每日 1 剂,用 400 毫升水煎煮,分早晚 2 次服用。理气健脾,调和脾胃,行气止痛。邓声熔将 86 例慢性胆囊炎患者随机分为观察组与对照组各 43 例。对照组予西药治疗,观察组予柴胡疏肝散加减。两组均以 1 周为 1 个疗程,给予 4 个疗程治疗。结果:观察组治愈 25 例,显效 11 例,有效 6 例,无效 1 例,总有效率 97.67%;对照组治愈 16 例,显效 12 例,有效 8 例,无效 7 例,总有效率 83.72%。④

13. 柴芩清胆汤加减 柴胡 12 克、茵陈 30 克、金钱草 30 克、白芍 15 克、蒲公英 15 克、白术 15 克、黄芩 15 克、枳壳 15 克、茯苓 15 克、香附 15 克、木香 10 克、甘草 6 克。随症加减:胁痛者,加姜黄 10 克、延胡索 10 克;恶心呕吐者,加姜半夏 10 克、竹茹 10 克;便秘者,加生地黄 10 克、大黄 15 克;伴有结石者,加鸡内金 15 克、海金沙 30 克。每日 1 剂,水煎服,早晚服用,每日 2 次,4 周为 1 个疗程,连续治疗 2 个疗程。疏肝利胆,清热化湿,和解少阳。王中甫等将 82 例肝胆湿热型慢性胆囊炎患者随机分为治疗组与对照组各 41 例。对照组予西药,治疗组予柴芩清胆汤。结果:治疗组显效 30 例,有效 9 例,无效 2 例,总有效率 95.12%;对照组显效 24 例,有效 8 例,无效 9 例,总有效率 78.05%。⑤

14. 安胆汤 龙胆草 3 克、黄芩 6 克、栀子 6 克、泽泻 10 克、通草 3 克、车前子 10 克、当归 6 克、生地黄 10 克、醋柴胡 6 克、鸡内金 10 克、金钱草 20 克、海金沙(包煎)12 克、延胡索 10 克、厚朴 10 克、姜半夏 10 克、炙甘草 6 克。每日 1 剂,水煎,早饭和晚饭后温服。清热利湿,利胆通腑。王红霞等将 110 例慢性胆囊炎肝胆湿热证患者随机

① 周永志.柴胡桂枝干姜汤加味治疗胆热脾寒型慢性胆囊炎临床观察[J].光明中医,2018,33(6):755-756.
② 祝顺甲.观察自拟疏肝利胆汤加减治疗慢性胆囊炎的临床疗效[J].世界最新医学信息文摘,2018,18(10):123.
③ 赵润元,杨倩,等.柴金化瘀方治疗慢性胆囊炎临床观察[J].时珍国医国药,2018,29(6):1388-1390.
④ 邓声熔.柴胡疏肝散加减治疗慢性胆囊炎的临床观察[J].中医临床研究,2018,10(26):50-52.
⑤ 王中甫,等.柴芩清胆汤治疗肝胆湿热型慢性胆囊炎的临床观察[J].光明中医,2018,33(6):815-817.

分为观察组和对照组各 55 例。对照组予西药,观察组予安胆汤治疗。两组均以 2 周为 1 个疗程,连续治疗 2 个疗程。结果:观察组痊愈 13 例,显效 18 例,有效 20 例,无效 4 例,总有效率 92.73%;对照组痊愈 6 例,显效 15 例,有效 24 例,无效 10 例,总有效率 81.82%。[1]

15. 柴芍疏胆汤　柴胡 12 克、白芍 15 克、木香 10 克、砂仁 10 克、党参 15 克、白术 15 克、茯苓 15 克、甘草 10 克、瓦楞子 10 克、半夏 9 克。每日 1 剂,水煎,早晚分服。疏肝利胆,健脾和胃。蒋忠等将 60 例肝郁脾虚型慢性胆囊炎患者随机分为治疗组和对照组各 30 例。对照组口服逍遥丸,治疗组口服柴芍疏胆汤。结果:治疗组治愈 13 例,显效 9 例,有效 6 例,无效 2 例,总有效率 93.3%;对照组治愈 5 例,显效 8 例,有效 10 例,无效 7 例,总有效率 76.7%。[2]

16. 柴金化瘀方　柴胡 15 克、郁金 12 克、青皮 12 克、金钱草 30 克、海金沙 30 克、鸡内金 30 克、蒲公英 15 克、茯苓 12 克、厚朴 15 克、黄芩 12 克、白芍 20 克、薏苡仁 30 克、茵陈 15 克。每日 1 剂,分早晚 2 次饭后温服。化浊解毒。赵润元等将 130 例慢性胆囊炎患者随机分为对照组和治疗组各 65 例。对照组给予消炎利胆片,治疗组给予柴金化瘀方治疗。两组均以 14 天为 1 个疗程,治疗 3 个疗程。结果:治疗组治愈 9 例,显效 36 例,有效 13 例,无效 7 例,总有效率 89.23%;对照组治愈 9 例,显效 36 例,有效 13 例,无效 7 例,总有效率 76.92%。[3]

17. 胆通消炎汤　金钱草 15 克、虎杖 15 克、大黄 15 克、柴胡 15 克、茵陈 15 克、龙胆草 15 克、郁金 10 克、人参 10 克、甘草 10 克、连翘 12 克、白芍 12 克、生姜 12 克、九香虫 5 克。每日 1 剂,水煎至 300 毫升服用,分早晚 2 次服用。通调肝胆,

调和少阳。宫敛智将 100 例慢性胆囊炎患者随机分为治疗组与对照组各 50 例。对照组予消炎利胆片,治疗组予胆通消炎汤。两组均以 3 个月为 1 个疗程。结果:治疗组显效 26 例,有效 22 例,无效 2 例,总有效率 96.00%;对照组显效 18 例,有效 19 例,无效 13 例,总有效率 74.00%。[4]

18. 排石利胆汤　柴胡 15 克、白芍 15 克、川芎 15 克、川楝子 10 克、枳壳 10 克、香附 15 克、虎杖 15 克、金钱 30 克、大黄 10 克、郁金 10 克、甘草 5 克。每日 1 剂,水煎,取汁 400 毫升,早晚 2 次分服。疏肝,利胆,排石。孔悟华等将 72 例慢性胆囊炎患者随机分为治疗组和对照组各 36 例。对照组予西药,治疗组在对照组治疗的基础上加用排石利胆汤。结果:治疗组痊愈 14 例,显效 16 例,有效 3 例,无效 3 例,总有效率 91.67%;对照组痊愈 9 例,显效 14 例,有效 4 例,无效 9 例,总有效率 75%。[5]

19. 柴胡胆通汤　南柴胡 15 克、黄芩片 20 克、栀子 15 克、金钱草 15 克、海金沙 10 克、枳实 10 克、鸡内金 15 克、大黄 6 克、甘草 10 克。随症加减:疼痛明显,加延胡索、木香;腹胀,加厚朴、香附、佛手;口苦,加龙胆草;脾虚,加茯苓、白术。每日 1 剂,水煎取汁 300 毫升,早晚 2 次分服,连用 1 个月。陈乔等将 72 例慢性胆囊炎患者随机分为治疗组与对照组各 36 例。对照组予茴三硫胶囊,治疗组在对照组基础上加用柴胡胆通汤。结果:治疗组痊愈 3 例,显效 27 例,有效 4 例,无效 2 例,总有效率 94.4%;对照组痊愈 2 例,显效 20 例,有效 5 例,无效 9 例,总有效率 75%。[6]

20. 柴胡疏肝散 1　柴胡 15 克、白芍 15 克、枳壳 15 克、香附 12 克、陈皮 10 克、川芎 20 克、甘草 5 克。随症加减:腹痛严重者,加郁金 12 克;大便不畅者,加炒莱菔子 12 克;食欲不佳者,加白术 10

① 王红霞,等.安胆汤治疗慢性胆囊炎肝胆湿热证临床研究[J].黑龙江中医药,2018,47(3):21-23.
② 蒋忠,等.柴芍舒胆汤加减治疗慢性胆囊炎 30 例临床观察[J].湖南中医杂志,2018,34(2):49-50.
③ 赵润元,杨倩,等.柴金化瘀方对慢性胆囊炎患者血清炎性因子及胆囊收缩功能的影响[J].中国中西医结合消化杂志,2018,26(10):874-877.
④ 宫敛智.胆通炎消汤治疗慢性胆囊炎的疗效观察[J].临床医药文献电子杂志,2018,5(38):144-145.
⑤ 孔悟华,等.排石利胆汤治疗慢性胆囊炎临床研究[J].河南中医,2018,38(6):920-922.
⑥ 陈乔,等.柴胡胆通汤联合茴三硫胶囊治疗慢性胆囊炎的临床观察[J].中国中医药科技,2018,25(3):454-456.

克、茯苓 10 克、鸡内金 10 克;口苦、低热者,加黄芩 13 克;恶心呕吐者,加生姜 5 克。加水浸泡 2 小时后,武火煎煮至沸腾后,文火持续加热 30 分钟,将药液过滤后重复上述煎煮步骤 2 次,将 3 次药液合并后再浓缩至 200 毫升,早晚各 1 剂。7 天为 1 个疗程,连续服用 12 个疗程。调气疏肝,利胆活血,解郁散结,健脾和胃,胆腑通利。郭丽萍将 102 例慢性胆囊炎患者随机分为观察组与对照组各 51 例。对照组予消炎利胆片,观察组在对照组基础上加用柴胡疏肝散。结果:治疗后两组患者的中医证候各项积分均明显降低,观察组患者积分降低程度与对照组比较更为显著($P<0.05$);观察组患者胆囊收缩功能与对照组比较加强($P<0.05$),胆囊壁厚度程度则降低($P<0.05$);观察组患者 CRP,IL-6、IL-8 与对照组比较均明显升高,比较差异亦有统计学意义($P<0.05$)。①

21. 柴芩舒胆汤　柴胡 10 克、半夏 10 克、木香 10 克、黄芩 10 克、蒲公英 15 克、半边莲 15 克、姜黄 15 克、延胡索 10 克、枳壳 10 克、金钱草 30 克、垂盆草 30 克、制大黄 15 克。每日 1 剂,分早晚 2 次服。疏肝利胆,行气化瘀,清热解毒,止痛。韩伟民将 80 例慢性胆囊炎患者随机分为治疗组与对照组各 40 例。对照组予左氧氟沙星胶囊。治疗组在对照组基础上加用柴芩舒胆汤,并配合针刺法,取仰卧位,并取双侧足三里、上巨虚、阳陵泉穴及丘墟穴,针灸针具经常规消毒后,直刺,进针深度为 15~30 毫米,得气后行平补平泻手法,使其局部产生胀、酸、麻感,并扩散至足端、小腿部时,留针 30 分钟,每周 2 次。结果:治疗组显效 20 例,有效 18 例,无效 2 例,总有效率 95%;对照组显效 16 例,有效 14 例,无效 10 例,总有效率 75%。②

22. 柴胡四黄汤　赤丹参 20 克、赤芍 20 克、柴胡 15 克、黄柏 15 克、黄芩 15 克、大黄(后下)15 克、黄连 12 克。每日 1 剂,温水煎服,分早晚 2 次口服。孙晓将 114 例慢性胆囊炎患者随机分为治疗组和对照组各 57 例。对照组予胆石通胶囊;治疗组在对照组的基础上联用柴胡四黄汤治疗。两组均以 10 天为 1 个疗程,连续治疗 3 个疗程。结果:治疗组显效 30 例,有效 24 例,总有效率 94.74%;对照组显效 26 例,有效 21 例,总有效率 82.46%。③

23. 滋阴养肝方加减　白芍 30 克、制首乌 15 克、枸杞子 10 克、陈皮 10 克、炙甘草 10 克。随症加减:阴虚肝郁者,加合欢皮、佛手、香橼;阴虚兼湿热者,加蒲公英、金钱草;阴虚阳亢者,加鳖甲、龟甲。每日 1 剂,用 700 毫升清水煎制,温服,每日 2 次,每次 150 毫升。滋阴养肝,疏肝利胆。杨威英将 100 例肝阴不足型老年慢性胆囊炎患者随机分为治疗组与对照组各 50 例。对照组予消食利胆胶囊,治疗组予滋阴养肝方。结果:治疗组缓解 23 例,显效 12 例,进步 11 例,无效 4 例,总有效率 92.00%;对照组缓解 18 例,显效 14 例,进步 11 例,无效 7 例,总有效率 86.00%。④

24. 半夏泻心汤合逍遥散加减　半夏 15 克、白术 15 克、茯苓 15 克、白芍 15 克。随症加减:腹胀腹痛时,加青皮 15 克、香附 15 克;小便短黄时,加龙胆草 10 克、金钱草 10 克;失眠多梦时,加夜交藤、酸枣仁;存在泥沙状的结石时,加金钱草、鸡内金。每日 1 剂,每日 2 次。补肝体,助肝用。赵红心将 138 例慢性胆囊炎患者随机分为治疗组与对照组各 69 例。对照组予消炎利胆片。治疗组予半夏泻心汤合逍遥散。结果:治疗组显效 59 例,有效 7 例,无效 3 例,总有效率 95.65%;对照组显效 45 例,有效 12 例,无效 12 例,总有效率 82.61%。⑤

25. 疏肝利胆汤加减　柴胡 10 克、郁金 10 克、半夏 10 克、熟大黄 9 克、鸡内金 10 克、厚朴 10 克、生甘草 10 克、黄连 6 克、白芍 10 克、枳壳 10 克、木香 6 克。随症加减:火毒较为旺盛,具有明

① 郭丽萍.柴胡疏肝散治疗慢性胆囊炎及对患者胆囊功能、炎症因子水平的影响[J].陕西中医,2018,39(7):882-884.
② 韩伟民.柴芩舒胆汤联合针刺治疗慢性胆囊炎疗效及对胆囊收缩功能的影响[J].现代中西医结合杂志,2018,27(4):403-406.
③ 孙晓.柴胡四黄汤治疗慢性胆囊炎的疗效及对患者细胞因子的影响[J].吉林中医药,2017,37(10):1015-1018.
④ 杨威英.滋阴养肝方治疗肝阴不足型老年慢性胆囊炎临床观察[J].四川中医,2017,35(10):86-88.
⑤ 赵红心.半夏泻心汤并用逍遥散治疗慢性胆囊炎的临床疗效分析[J].世界最新医学信息文摘,2017,17(51):158,161.

显黄疸者,加龙胆草、栀子。将上述药材置于600毫升清水中,煎熬至400毫升,取其汤汁口服,每次200毫升,在每日清晨和傍晚进行2次服用,1个月为1个疗程。王国英将30例慢性胆囊炎患者随机分为观察组和对照组各15例。对照组予金胆片,观察组予疏肝利胆汤加减。结果:观察组痊愈4例,有效10例,无效1例,总有效率93.33%;对照组痊愈2例,有效7例,无效6例,总有效率60.00%。①

26. 疏肝清胆汤 白芍30克、蒲公英20克、姜黄15克、茯苓15克、炒枳壳15克、茵陈15克、党参15克、白术15克、延胡索15克、柴胡10克、炒川楝子10克、炒鸡内金10克、甘草6克。将上述药物根据比例进行称取,之后进行水煎收,取水煎液250毫升,每日1剂,分2次服用,用药时间早晚饭后30分钟,服用时温服。疏肝健脾、化湿利胆,舒畅气机,调节肝气。牛祎明将78例肝胆湿热型慢性胆囊炎患者随机分为研究组和对照组各39例。对照组予西药,研究组在对照组基础上加用疏肝清胆汤。两组均以4周为1个疗程。结果:研究组显效21例,有效16例,无效2例,总有效率94.87%;对照组显效11例,有效18例,无效10例,总有效率74.36%。②

27. 复方疏肝利胆汤 金钱草40克、虎杖30克、柴胡15克、黄芩15克、生姜15克、郁金15克、枳实12克、大黄12克、当归12克、赤芍12克、白术12克、牛膝9克、甘草6克。随症加减:肝胆湿热重,加龙胆草、栀子、茵陈;有全身高热症状,加生石膏、蒲公英、金银花;有腹胀及胁下疼痛症状,加厚朴、延胡索;合并有胆囊结石,加鸡内金、海金沙。每日1剂,上述诸药用水煎煮2次后熬制得400毫升药汁,分2次口服。杨大勇将114例慢性胆囊炎患者随机分为观察组与对照组各57例。对照组予西药,观察组在对照组基础上加用复方疏肝利胆汤。结果:观察组痊愈25例,显效

22例,有效8例,无效2例,总有效率96.6%;对照组痊愈20例,显效16例,有效12例,无效9例,总有效率82.5%。③

28. 龙胆泻肝汤 龙胆草12克、黄芩10克、枳实12克、泽泻10克、车前草10克、栀子10克、柴胡10克、郁金6克、当归10克、甘草6克。随症加减:对于口苦较重者,加大郁金量;气滞者,加木香10克、川楝子10克;纳差者,加焦麦芽15克、焦山楂15克、焦神曲15克、鸡内金15克。每日1剂,水煎服,每日2次,对于脾胃虚寒者可以少量多次。扶正祛邪,清热利湿。许正宏等将100例慢性胆囊炎患者随机分为实验组和对照组各50例。对照组给予消炎利胆片,实验组在对照组的基础上联合龙胆泻肝汤。结果:实验组显效35例,有效10例,无效5例,总有效率90.00%;对照组显效23例,有效10例,无效17例,总有效率66.00%。④

29. 疏肝利胆汤 柴胡10克、金钱草10克、香附10克、川楝子6克、党参10克、白术10克、郁金10克、黄芩10克、枳壳10克、赤芍10克、蒲公英10克。每日1剂,取清水600毫升,水煎服,每次取汁200毫升,每次口服100毫升,每日服用2次,分晨起及晚间饭后半小时温服。魏艳菊等将64例慢性胆囊炎患者随机分为治疗组和对照组各32例。对照组给予阿莫西林胶囊,治疗组给予自拟疏肝利胆汤。两组均以10天为1个疗程。结果:治疗组痊愈15例,显效8例,有效6例,无效3例,总有效率90.6%;对照组痊愈9例,显效11例,有效5例,无效7例,总有效率78.12%。⑤

30. 柴胡疏肝散2 柴胡6克、川芎6克、香附6克、陈皮(醋炒)6克、枳壳(麸炒)6克、芍药9克、甘草(炙)3克。每日1剂,水煎服,早晚分2次温服。调气疏肝,利胆活血,解郁散结,健脾和胃。赵钧锋将134例慢性胆囊炎患者随机分为研究组和对照组各67例。对照组使用消炎利胆片,研究

① 王国英.疏肝利胆汤加减治疗慢性胆囊炎的疗效研究[J].中国实用医药,2017,12(33):114-115.
② 牛祎明.疏肝清胆汤治疗肝胆湿热型慢性胆囊炎的临床观察[J].光明中医,2017,32(18):2647-2649.
③ 杨大勇.复方疏肝利胆汤对慢性胆囊炎的疗效及安全性观察[J].北方药学,2017,14(10):161-162.
④ 许正宏,等.消炎利胆片联合龙胆泻肝汤治疗慢性胆囊炎临床观察[J].中医临床研究,2017,9(25):85-86.
⑤ 魏艳菊,等.自拟疏肝利胆方治疗慢性胆囊炎临床观察[J].湖北中医杂志,2017,39(9):23-24.

组在对照组基础上加用柴胡疏肝散。结果：研究组痊愈 25 例，显效 20 例，有效 19 例，无效 3 例，总有效率 95.52%；对照组痊愈 17 例，显效 21 例，有效 18 例，无效 11 例，总有效率 83.58%。①

31. 清胆汤 甘草 6 克、大黄 10 克、干姜 6 克、金钱草 10 克、车前子 30 克、泽泻 12 克、厚朴 20 克、木香 10 克、清半夏 12 克、龙胆草 12 克、延胡索 15 克、柴胡 20 克、黄芩 10 克。随症加减：结石，加郁金 15 克、海金沙 15 克；舌苔腻厚、头重昏蒙，加佩兰 15 克、砂仁 10 克、苍术 15 克；血瘀明显，加赤芍 10 克、川芎 10 克。药物均混合煎熬，分为早晚 2 次服用。黄国武将 90 例慢性胆囊炎患者随机分为治疗组 80 例与对照组 10 例。对照组予西药，治疗组予清胆汤。结果：治疗组显效 49 例，有效 30 例，无效 1 例，总有效率 98.75%；对照组显效 3 例，有效 4 例，无效 3 例，总有效率 70.0%。②

32. 清利肝胆法 金钱草 20 克、白芍 15 克、黄芩 15 克、柴胡 10 克、车前子 10 克、大黄 5 克、延胡索 20 克、郁金 15 克、木香 15 克、川楝子 10 克、甘草 7 克。随症加减：湿重、舌苔白腻，去大黄、黄芩；恶心呕吐，加竹茹、姜半夏。每日 1 剂，分早晚 2 次服用。清肝利胆，理气止痛。黄振群将 85 例肝胆湿热型慢性胆囊炎患者随机分为观察组 43 例与对照组 42 例。对照组予托尼萘酸片，观察组予清利肝胆法。结果：观察组痊愈 19 例，显效 13 例，有效 7 例，无效 4 例，总有效率 90.70%；对照组痊愈 5 例，显效 10 例，有效 13 例，无效 14 例，总有效率 66.67%。③

33. 利胆排石汤 柴胡 12 克、川楝子 9 克、川芎 10 克、白芍 12 克、甘草 9 克、香附 10 克、枳壳 9 克、大黄 9 克、虎杖 15 克、郁金 15 克、金钱草 30 克。每日 1 剂，常规水煎煮 2 次，分早晚 2 次内服。疏肝理气，利胆排石，标本兼治。张洁靖等将

120 例慢性胆囊炎患者随机分为治疗组和对照组各 60 例。对照组实际完成 59 例，治疗组实际完成 58 例。对照组予西药，治疗组在对照组基础上加用利胆排石汤。结果：治疗组临床痊愈 23 例，显效 26 例，有效 5 例，无效 4 例，总有效率 93.1%；对照组临床痊愈 15 例，显效 24 例，有效 6 例，无效 14 例，总有效率 76.27%。④

34. 柴胡疏肝散 3 陈皮（醋炒）10 克、南柴胡 10 克、川芎 10 克、枳壳 10 克、白药 15 克、炙甘草 10 克、香附 10 克。随症加减：恶心呕吐者，加清半夏 9 克、生姜 6 克、竹茹 10 克；纳差者，加鸡内金 15 克、山楂 15 克、麦芽 15 克；胁痛者，加川楝子 9 克、延胡索 10 克。每日 1 剂，早晚分服。疏肝利胆，行气活血，和胃降逆。聂山文等将 60 例慢性胆囊炎患者随机分为治疗组与对照组各 30 例。对照组予茴三硫胶囊治疗，治疗组在对照组基础上加用柴胡疏肝散。结果：治疗组痊愈 13 例，显效 13 例，有效 3 例，无效 1 例，总有效率 96.67%；对照组痊愈 8 例，显效 10 例，有效 5 例，无效 7 例，总有效率 76.67%。⑤

35. 吴茱萸汤加味 吴茱萸 15 克、党参 18 克、白术 12 克、良姜 8 克、香附 12 克、鸡内金 15 克、没药 5 克、生姜 5 片、大枣 5 枚。随症加减：纳差明显者，加麦芽 12 克、莱菔子 12 克；右胁下胀痛明显者，加延胡索 15 克、川楝子 8 克；厌油腻恶心明显者，加神曲 15 克、焦山楂 15 克。每日 1 剂，上药水煎服，首煎与复煎各取汁 200 毫升混匀，早晚各 1 次，温服 200 毫升。温中健脾，行气活血，化瘀止痛。谢有良等以上方加减治疗 70 例慢性胆囊炎患者。结果：治愈 33 例，好转 29 例，无效 8 例，总有效率 88%。⑥

36. 加味小柴胡汤 柴胡 15 克、白芍 15 克、党参 15 克、黄芩 10 克、威灵仙 12 克、金钱草 30 克、木香 9 克、青皮 9 克、法半夏 9 克、茯苓 9 克、

① 赵钧锋.柴胡疏肝散联合消炎利胆片治疗慢性胆囊炎临床疗效观察[J].甘肃科技,2017,33(22)：114-115.
② 黄国武.清胆汤治疗慢性胆囊炎 80 例[J].世界最新医学信息文摘,2017,17(71)：161.
③ 黄振群.清利肝胆法治疗肝胆湿热型慢性胆囊炎临床研究[J].光明中医,2017,32(22)：3278-3279.
④ 张洁靖,等.利胆排石汤保守治疗慢性胆囊炎的临床分析[J].中国实验方剂学杂志,2016,22(7)：187-190.
⑤ 聂山文,等.柴胡疏肝散加减联合茴三硫胶囊治疗慢性胆囊炎 30 例[J].中医杂志,2014,55(4)：342-343.
⑥ 谢有良,等.吴茱萸汤加味治疗慢性胆囊炎 70 例临床观察[J].中国中医基础医学杂志,2013,19(12)：1490,1498.

丹参 9 克、路路通 9 克、炙甘草 6 克。随症加减：疼痛甚，合金铃子散（延胡索 10 克、川楝子 10 克）；腹胀，加枳实 10 克、厚朴 10 克；便秘者，加大黄 9 克；病程长、年迈体虚甚，加黄芪 20 克；苔厚腻、纳差，加苍术、炒鸡内金；呕吐，加生姜、竹茹。每日 1 剂，水煎取汁 400 毫升，分早晚 2 次温服。疏肝利胆，理气活血，通络止痛。漆生权等将 118 例慢性胆囊炎患者随机分为治疗组 62 例与对照组 56 例。对照组予西药，治疗组予加味小柴胡汤。结果：治疗组治愈 35 例，显效 9 例，有效 11 例，无效 7 例，总有效率 88.71%；对照组治愈 18 例，显效 7 例，有效 9 例，无效 22 例，总有效率 60.71%。①

37. 疏肝利胆通腑方　柴胡 10 克、川芎 10 克、枳壳 12 克、香附 12 克、郁金 12 克、白芍 15 克、蒲公英 15 克、金钱草 30 克、茵陈 30 克、大黄 6 克、木香 6 克、甘草 6 克。随症加减：疼痛甚者，加延胡索 10 克、川楝子 10 克；呕吐者，加生姜 6 克、竹茹 12 克；胆石者，加鸡内金 15 克、石见穿 30 克；脾胃虚弱者，去大黄，加党参 12 克、白术 10 克、山药 15 克。每日 1 剂，水煎 2 次，混匀后分 3 次于饭前半小时温服，每次 150 毫升。疏肝以行气机，利胆以解胆郁，清利以逐湿热，攻下以通胆腑。陈良金等将 85 例慢性胆囊炎患者随机治疗组 45 例与对照组 40 例。对照组予消炎利胆片，治疗组予疏肝利胆通腑法。结果：治疗组治愈 19 例，显效 17 例，有效 5 例，总有效率 91.11%；对照组治愈 11 例，显效 9 例，有效 11 例，总有效率 77.50%。②

38. 自拟方 1　柴胡 20 克、虎杖 20 克、金银花 30 克、连翘 20 克、枳壳 15 克、香附 15 克、大黄 10 克、茵陈 30 克、赤芍 25 克、川芎 25 克。随症加减：内热盛者，加黄连；肝胆湿热者，加龙胆草、栀子；腹胀者，加厚朴、木香；腹痛者，加白芍、延胡索；黄疸者，加郁金；有胆道结石者，加鸡内金、金钱草、海

金沙。每日 1 剂，分 2 次口服。王学好等以上方治疗 120 例慢性胆囊炎胆石症患者，并配合西医治疗，给予抗炎、补液、对症治疗。口服熊去氧胆酸片 150 毫克，每日 3 次。结果：治愈 61 例，占 50.8%；好转 50 例，占 41.7%；无效 9 例，占 7.5%。总有效率 92.5%。无效 9 例均转为手术治疗。③

39. 柴胡疏肝散加味 1　柴胡 15 克、白芍 12 克、枳壳 10 克、炙甘草 6 克、陈皮 10 克、川芎 10 克、香附 10 克、白芷 15 克、苦参 5 克、莪术 18 克。每日 1 剂，水煎服，取汁 400 毫升，分 2 次温服。疏肝，化湿，祛瘀。谢胜等将 205 例治疗慢性胆囊炎患者随机分为治疗组 126 例与对照组 79 例。对照组予柴胡疏肝散（柴胡 15 克、白芍 12 克、枳壳 10 克、炙甘草 6 克、陈皮 10 克、川芎 10 克、香附 10 克），治疗组予柴胡疏肝散加味。结果：治疗组治愈 49 例，显效 46 例，有效 21 例，无效 10 例，总有效率 92.06%；对照组治愈 24 例，显效 22 例，有效 19 例，无效 14 例，总有效率 82.28%。④

40. 痛泻要方　陈皮 10 克、防风 15～25 克、白芍 20～50 克、白术 12 克、山楂 20 克、甘草 10 克。每日 1 剂，水煎 3 次，取汁 450 毫升，分 3 次温服，20 天为 1 个疗程。疏肝理脾，行气化积止痛。陈云志等将 108 例慢性胆囊炎患者随机分为治疗组 56 例与对照组 52 例。对照组予消炎利胆片，治疗组予痛泻要方。结果：治疗组治愈 20 例，显效 16 例，有效 16 例，无效 4 例，总有效率 92.8%；对照组治愈 12 例，显效 16 例，有效 10 例，无效 14 例，总有效率 73.1%。⑤

41. 利胆排石汤加减　金钱草 50 克、茵陈 15 克、大黄 7 克、柴胡 10 克、枳壳 12 克、鸡内金 15 克、茯苓 15 克、白术 15 克、木香 10 克、川楝子 10 克、川芎 10 克、白芍 10 克、甘草 10 克。每日 1 剂，水煎取汁 100 毫升，分 2 次服用。随症加减：恶心或呕吐，加法半夏 10 克、陈皮 15 克、竹茹 12 克；疼痛较重者，加延胡索 12 克、乌药 10 克；胃脘

① 漆生权，杨少军，等.加味小柴胡汤治疗慢性胆囊炎临床观察[J].新中医，2011，43(5)：48－49.
② 陈良金，等.疏肝利胆通腑法治疗慢性胆囊炎 45 例疗效观察[J].新中医，2011，43(5)：47－48.
③ 王学好，等.中西医结合治疗慢性胆囊炎胆石症 120 例体会[J].辽宁中医杂志，2009，36(4)：595－596.
④ 谢胜，等.柴胡疏肝散加味治疗慢性胆囊炎的疗效观察[J].辽宁中医杂志，2009，36(8)：1341－1342.
⑤ 陈云志，等.痛泻要方治疗慢性胆囊炎 56 例临床观察[J].时珍国医国药，2008(3)：737.

胀满,加乌药 10 克、陈皮 15 克、厚朴 10 克;气短乏力,加党参 20 克、黄芪 20 克;大便稀溏或次数较多时,大黄减量或不用。4 周为 1 个疗程。可以持续服用 2 个疗程。清利肝胆湿热,理气健脾,行气止痛,利胆排石。王德军以上方加减治疗 70 例胆囊炎并发肝胆结石病患者。结果:治愈 13 例,显效 35 例,有效 14 例,无效 8 例。治愈率 18.57%,总有效率 88.57%。①

42. 疏肝实脾汤加减 柴胡 15 克、白芍 15 克、炒白术 15 克、党参 15 克、茯苓 15 克、当归 10 克、郁金 10 克、鸡内金 10 克、生甘草 6 克。随症加减:胁痛甚者,加川楝子、延胡索;嗳气呕吐者,加姜半夏、竹茹;有湿热者,加茵陈、栀子。每日 1 剂,水煎,早晚 2 次分服,15 天为 1 个疗程。陈军梅以上方加减治疗 56 例慢性胆囊炎胆石症患者。结果:治愈 9 例,显效 24 例,有效 19 例,总有效率 92.9%。②

43. 利胆汤加味 柴胡 10 克、黄芩 10 克、白芍 15 克、大黄 6 克、郁金 12 克、茵陈 30 克、金钱草 30 克、枳实 10 克、川楝子 12 克、延胡索 15 克、板蓝根 30 克、木香 10 克、栀子 10 克、半夏 10 克、竹茹 10 克、甘草 5 克。随症加减:发热者,加栀子 10 克;恶心者,加半夏 10 克、竹茹 10 克。每日 1 剂,水煎分早晚 2 次服。疏肝,清热,通腑。王联庆等将 200 例慢性胆囊炎急性发作患者随机分为治疗组与对照组各 100 例。对照组予利胆片、抗生素,治疗组在对照组的抗生素应用基础上加用利胆汤加味。两组均以 6~10 天为 1 个疗程。结果:治疗组治愈 68 例,好转 29 例,无效 3 例,总有效率 97%;对照组治愈 66 例,好转 28 例,无效 6 例,总有效率 94%。③

44. 大柴胡汤加减 柴胡 12 克、茵陈 15 克、黄芩 12 克、生白芍 15 克、枳壳 12 克、金钱草 30 克、延胡索 10 克、川楝子 10 克、桃仁 12 克。随症加减:恶心、呕吐,加旋覆花(包煎)15 克、制半夏

10 克;便秘者,加大黄(后下)10 克;久病气阴两虚者,加太子参 20 克、白术 10 克。每日 1 剂,水煎服,1 个月为 1 个疗程。疏肝利胆,行气解郁,活血化瘀止痛。周胜红将 50 例慢性胆囊炎患者随机分为治疗组 30 例与对照组 20 例。对照组用大柴胡汤加减。治疗组在对照组基础上加用针灸治疗,取期门、支沟、阳陵泉、足三里、三阴交、胆囊穴、太冲为主穴。恶心、呕吐加中脘;口苦、湿热重加内关、中脘。用 30 号毫针进行常规针刺,每日 1 次,连续 10 天为 1 个疗程,2 个疗程之间休息 2 天,持续 1 个月。结果:治疗组临床治愈 18 例,显效 6 例,有效 4 例,无效 2 例,总有效率 93.3%;对照组临床治愈 8 例,显效 2 例,有效 5 例,无效 5 例,总有效率 75%。④

45. 疏肝利胆汤 柴胡 12 克、半夏 12 克、白芍药 12 克、延胡索 12 克、黄芩 10 克、郁金 10 克、枳实 15 克、虎杖 15 克、金钱草 15 克、陈皮 8 克、炙甘草 6 克。每日 1 剂,上药加水 200 毫升浸泡 30 分钟,先以武火煮沸后继予文火煎煮 15 分钟,取汁 150 毫升,然后再加水 200 毫升,文火煮沸 15 分钟,取汁 150 毫升,两次取汁混均,留取 50 毫升备用,余药液分早晚饭后服用。利胆化湿。张志杰等将 88 例慢性胆囊炎患者随机分为治疗组 45 例与对照组 43 例。对照组予西药治疗;治疗组予疏肝利胆汤,并配合指针治疗法,取足太阳膀胱经之肝俞、胆俞穴,足阳明胃经之足三里穴,经外奇穴胆囊穴。先用棉球蘸取上述备用药液外擦于肝俞穴,然后用右手(或左手)拇指端螺纹面置于大肠俞穴轻揉 5 分钟,继予小鱼际揉搓该穴位 5 分钟,然后如上述方法轻揉胆俞穴、足三里穴及胆囊穴。每日执行 1 次,7 天为 1 个疗程,连续治疗 2 个疗程。结果:治疗组治愈 34 例,好转 8 例,无效 3 例,总有效率 93.33%;对照组痊愈 26 例,好转 9 例,无效 8 例,总有效率 81.40%。以上经统计学处理,两组比较差异有显著性意义($P < 0.01$)。⑤

① 王德军.中药内服治疗胆囊炎并发肝胆结石病 70 例疗效观察[J].辽宁中医杂志,2008(4):564.
② 陈军梅.疏肝实脾法治疗慢性胆囊炎、胆石症 56 例[J].陕西中医,2007(1):28-29.
③ 王联庆,等.利胆汤治疗慢性胆囊炎急性发作疗效分析[J].辽宁中医杂志,2007(2):186-187.
④ 周胜红.针刺配合大柴胡汤加减治疗慢性胆囊炎 30 例[J].中医杂志,2007(10):910.
⑤ 张志杰,等.疏肝利胆汤合指针治疗慢性胆囊炎 45 例临床观察[J].四川中医,2007(1):61.

46. 排石利胆汤　金钱草 30 克、鸡内金 15 克、海金沙 15 克、川楝子 15 克、丹参 15 克、茯苓 15 克、柴胡 12 克、香附子 12 克、黄芩 12 克、木香 12 克、半夏 12 克、白芍 12 克、当归 20 克、甘草 6 克。随症加减：黄疸指数增高者,加茵陈。每日 1 剂,水煎服,分 2 次服用,15 天为 1 个疗程。疏肝理气,化瘀排石,通络止痛,清热通降。张俊贤以上方加减治疗 30 例慢性胆囊炎患者。结果：治愈 20 例,好转 8 例,无效 2 例,总有效率 93%。①

47. 利胆汤　柴胡 9～15 克、黄芩 9～15 克、金钱草 9～30 克、大黄 6～15 克、枳壳 12 克、郁金 12 克、白芍 12 克、鸡内金 12 克、半夏 9 克、莱菔子 15 克。随症加减：痛甚者,加川楝子、延胡索;腹胀、嗳气重者,大黄后下,加芒硝(冲服);脾虚者,减少黄芩、大黄用量,加党参、白术;湿热甚者,重用金钱草,加茵陈;结石者,加海金沙;有蛔虫者,加乌梅、槟榔;口咽干燥者,加沙参、麦冬。每日 1 剂,水煎分 2 次口服,10 天为 1 个疗程。范杰华等将 140 例慢性胆囊炎患者随机分为治疗组 80 例与对照组 60 例。对照组予西药,治疗组予利胆汤。结果：治疗组痊愈 35 例,显效 33 例,有效 7 例,无效 5 例,总有效率 93.8%;对照组痊愈 19 例,显效 17 例,有效 7 例,无效 7 例,总有效率为 71.7%。②

48. 一贯煎加减　生地黄 15 克、枸杞子 20 克、沙参 20 克、麦冬 20 克、当归 10 克、川楝子 15 克、柴胡 10 克、佛手 15 克。随症加减：胆绞痛,加延胡索 10 克;有结石,加鸡内金 15 克、海金沙 20 克;两目干涩,视物昏花,加草决明 15 克、女贞子 15 克;头目眩晕重,加黄精 15 克、钩藤 10 克、天麻 10 克、菊花 10 克;口苦甚,加栀子 10 克、黄芩 10 克、牡丹皮 10 克;口干甚,加石斛 15 克;纳呆腹胀,加焦术 10 克、焦麦芽 45 克、焦山楂 45 克、焦神曲 45 克、砂仁 10 克。每日 1 剂,水煎服,10 天为 1 个疗程,可连服 3～5 个疗程。孙士然等以上方加

减治疗 32 例肝阴不足型慢性胆囊炎患者。结果：临床治愈 22 例,占 68.8%;好转 6 例,占 18.7%;无效 4 例,占 12.5%。总有效率 87.5%。③

49. 茵陈栀子汤加减　茵陈 30 克、蒲公英 30 克、栀子 10 克、柴胡 10 克、郁金 15 克、茯苓 15 克、干姜 6 克。随症加减：口苦甚者,加川黄连、龙胆草;恶心者,加半夏、竹茹;胆区压痛明显者,加延胡索、川楝子;发热者,加青蒿、白薇、黄芩;合并结石者,加生大黄、金钱草、玄明粉。每日 1 剂,水煎服,每日服 2～3 次。清热利湿,疏肝利胆,温胃健脾。刘强以上方加减治疗 65 例慢性胆囊炎患者。结果：显效 58 例,好转 7 例,总有效率 100%。其中服药剂数 820 剂者 60 例,20 剂以上者 5 例。56 例治疗后随访,其中 1 年未复发者 36 例,2 年未复发者 20 例。④

50. 柴胡疏肝散加减 2　柴胡 12 克、陈皮 12 克、川芎 9 克、香附 9 克、枳壳 9 克、芍药 9 克、甘草 6 克。随症加减：胁痛重者,加青皮、川楝子、郁金;气郁化火,去川芎,加牡丹皮、栀子、黄连、川楝子;气郁化火伤阴,去川芎,加当归、何首乌、枸杞子、栀子、菊花;胃失和降,加半夏、藿香、生姜。每日 1 剂,水煎服。促进炎症吸收,水肿消退,减少纤维组织增生和周围组织粘连。司书凯以上方加减治疗 45 例慢性胆囊炎患者。结果：显效 35 例,占 77.78%;有效 9 例,占 20%;无效 1 例,占 2.22%。总有效率 97.78%。⑤

51. 清胆汤加减　蒲公英 20 克、丹参 20 克、生牡蛎 20 克、白芍 20 克、金钱草 30 克、川楝子 6 克、柴胡 6 克、郁金 10 克、鸡内金 10 克、沙参 15 克。随症加减：肝胆湿热明显,加茵陈、黄芩;气滞明显者,加青皮、厚朴;阴虚明显者,加麦冬、生地黄;大便秘结,加大黄、瓜蒌;脾虚明显,加白术、茯苓;疼痛明显,加延胡索、五灵脂;血瘀明显,加赤芍、川芎。每日 1 剂,水煎 2 次,分 2 次早晚温服。疏肝利胆,清热养阴,活血软坚,标本同治。

① 张俊贤.排石利胆汤治疗胆结石合并慢性胆囊炎 30 例[J].陕西中医,2007(6)：695 - 696.
② 范杰华,等.利胆汤治疗慢性胆囊炎 80 例[J].陕西中医,2007(1)：27 - 28.
③ 孙士然,等.滋阴柔肝法治疗慢性胆囊炎 32 例临床观察[J].时珍国医国药,2006(6)：1050.
④ 刘强.自拟茵陈栀子汤治疗慢性胆囊炎 65 例[J].陕西中医,2006(01)：84 - 85.
⑤ 司书凯.柴胡疏肝散治疗慢性胆囊炎 45 例[J].四川中医,2005(11)：65.

毛宇湘等将120例慢性胆囊炎患者随机分为治疗组80例与对照组40例。对照组予消炎利胆片,治疗组予清胆汤。结果:治疗组治愈59例,有效20例,无效1例,总有效率98.75%;对照组治愈13例,有效16例,无效11例,总有效率72.5%。①

52. **胆通合剂加减** 柴胡12克、枳壳12克、白芍12克、黄芩12克、法半夏12克、郁金12克、栀子12克、延胡索12克、木香6克、龙胆草6克、大黄(后下)10克、川楝子15克、茵陈30克、甘草3克。随症加减:伴发热,加金银花30克、蒲公英30克、败酱草30克、虎杖30克;恶心呕吐甚,加竹茹15克;腹胀满,加厚朴15克、槟榔15克;合并胆结石,加鸡内金(冲服)15克、金钱草30克、海金沙30克;久病体虚,加北沙参15克,大黄减至6克后下。每日1剂,水煎3次,取汁500毫升,混合后早、中、晚分服,10天为1个疗程。舒肝利胆,清热利湿,排石止痛。蒲小杰以上方加减治疗58例胆囊炎、胆结石症患者。结果:治愈36例,好转17例,无效5例,总有效率91.38%。②

53. **柴胡疏肝散加味2** 柴胡15克、枳壳12克、陈皮12克、白芍9克、香附9克、川芎6克、炙甘草6克。随症加减:脾虚者,加党参、白术;湿热者,加龙胆草、栀子;疼痛甚者,加延胡索、川楝子;便秘者,加大黄、槟榔;嗳气、呕吐者,加赭石、竹茹;伴有结石者,加金钱草、鸡内金、海金沙;口渴者,加天花粉、麦冬。水煎,分2次温服。30天为1个疗程。疏肝利胆,理气通降,通利胆腑。孟磊以上方加减治疗42例慢性胆囊炎患者。结果:治愈2例,显效22例,有效13例,无效5例,总有效率88.1%。③

54. **补中益气汤加味** 炙黄芪15克、柴胡15克、党参10克、白术10克、当归10克、陈皮10克、炙升麻6克、生姜6克、炙甘草6克、大枣4枚、焦山楂20克、枳实20克。随症加减:口干、舌红、苔黄者,加黄芩10克、炒栀子6克;大便秘结

者,加生大黄6~10克;疼痛较剧者,加川楝子10克、延胡索10克;胆囊内伴有结石者,加郁金15克、金钱草30克。每日1剂,水煎服2~3次,7天为1个疗程,共服2个疗程。卢泓以上方加减治疗97例慢性胆囊炎患者。结果:显效59例(60.8%),有效36例(37.1%),无效2例(2.1%)。④

55. **金虎汤** 金钱草30克、虎杖30克、柴胡10克、枳实10克、黄芩10克、姜半夏10克、竹茹10克。随症加减:疼痛较剧,加延胡索、川楝子、香附;恶心呕吐较甚,加代赭石、旋覆花;大便秘结,加大黄、芒硝;发热恶寒,加金银花、蒲公英、连翘;黄疸,加茵陈、栀子、龙胆草。每日1剂,服10剂为1个疗程。白玉珣以上方加减治疗86例急慢性胆囊炎患者。结果:显效42例,好转38例,无效6例,总有效率为93%。⑤

56. **三金汤加减** 金钱草30克、川楝子8克、郁金9克、青皮6克、木香9克、炒枳壳6克。随症加减:纳呆,加焦山楂10克、焦神曲15克、炒麦芽12克;疲乏,加党参10克、白术10克;内热,加炒栀子8克、黄芩8克;血虚者,加当归10克、白芍10克;右上腹灼热且痛,加柴胡10克、黄芩10克;慢性胆囊炎急性发作,加蒲公英30克、生大黄8克、芒硝6克;伴结石者,加茵陈20克、鸡内金10克、海金沙6克、生大黄10克、芒硝6克。每日1剂,水煎3次,早晚服用。疏肝利胆,清热利湿,理气止痛,抗菌,降血脂。王振怀等以上方加减治疗50例慢性胆囊炎肝胆湿热型患者。结果:临床治愈30例(60.0%);症状及体征改善,好转18例(36.0%);症状及体征无变化,无效2例(4.0%)。总有效率96.0%。⑥

57. **自拟方2** 虎杖30克、金钱草30克、丹参30克、茵陈30克、大黄10克、木香10克、郁金10克、黄芩10克、甘草10克。随症加减:属慢性者,加黄芪30克、党参30克、茯苓10克。每日1剂,

① 毛宇湘,等.清胆汤治疗慢性胆囊炎80例[J].陕西中医,2005(9):897.
② 蒲小杰.胆通合剂治疗胆囊炎、胆石症58例[J].四川中医,2004(10):53-54.
③ 孟磊.加味柴胡疏肝散治疗慢性胆囊炎42例[J].新中医,2003(12):55-56.
④ 卢泓.补中益气汤加味治疗慢性胆囊炎97例[J].浙江中医杂志,2002(2):14.
⑤ 白玉珣.金虎汤治疗急慢性胆囊炎86例[J].陕西中医,2001(9):527.
⑥ 王振怀,等.三金汤治疗慢性胆囊炎50例[J].山东中医杂志,2000(6):353.

水煎服。疏肝利胆。刘云昌以上方加减治疗 67 例急慢性胆囊炎患者,并配合电针,取日月、期门、胆囊、足三里穴,接 6805 电针仪,用疏密波,留针 30 分钟。起针后用自配药液(大黄 50 克、虎杖 50 克、威灵仙 50 克、丹参 50 克,加红酒 50 毫升浸泡而成)蘸湿大鱼际在胆囊区轻柔按摩 15 分钟,之后用梅花针叩击至出血,拔罐 15 分钟。慢性胆囊炎者外贴自拟刘氏消炎膏。以上疗法,电针按摩每日 1 次,梅花针、火罐疗法、外用药隔日 1 次。结果:痊愈 48 例,显效 17 例,无效者 2 例,疗程 7～35 天。①

单　方

茵陈蒿汤　组成:大黄 10 克、栀子 12 克、茵陈 10 克。功效:疏肝利胆,活血化瘀。用法用量:每日 1 剂,水煎 400 毫升,分 2 次服,每日早晚各服用 1 次。临床应用:彭洪亮将 60 例肝胆湿热型慢性胆囊炎患者随机分为观察组与对照组各 30 例。对照组予消炎利胆片,观察组予茵陈蒿汤。结果:观察组有效 13 例,显效 15 例,无效 2 例,总有效率 93.33%;对照组有效 9 例,显效 12 例,无效 9 例,总有效率 70.00%。②

中　成　药

1. 胆囊炎 1 号方片剂　组成:柴胡 10 克、白芍 15 克、枳实 10 克、炙甘草 6 克、郁金 10 克、法半夏 10 克、炒白术 15 克、茯苓 10 克、陈皮 10 克、川厚朴 20 克、黄芩 12 克、虎杖 25 克、鸡内金 10 克、金钱草 30 克(湖北省老河口市中医医院制剂)。功效:利胆止痛。用法用量:口服,每次 4 片,每日 3 次。临床应用:左建国等将 60 例慢性胆囊炎患者随机分为治疗组与对照组各 30 例。对照组给予消炎利胆片;治疗组予胆囊炎 1 号方片

剂。结果:治疗组痊愈 2 例,显效 8 例,有效 12 例,无效 8 例,总有效率 73.3%;对照组痊愈 1 例,显效 6 例,有效 10 例,无效 13 例,总有效率 56.67%。③

2. 胆舒胶囊　组成:薄荷素油(四川济生堂药业有限公司生产,国药准字 Z20050417)。功效主治:疏肝理气,利胆之效;适用于慢性结石性胆囊炎,慢性胆囊炎及胆结石肝胆郁结,湿热胃滞证患者。用法用量:每次 2 粒,每日 3 次。临床应用:肖丹宇等将 84 例肝胆湿热型慢性胆囊炎随机分为治疗组与对照组各 42 例。对照组予消炎利胆片,治疗组在对照组基础上加用胆舒胶囊。两组均以 6 周为 1 个疗程。结果:治疗组治愈 7 例,显效 16 例,有效 18 例,无效 1 例,总有效率 97.62%;对照组治愈 3 例,显效 10 例,有效 16 例,无效 13 例,总有效率 69.05%。④

3. 慢性胆囊炎合剂　组成:延胡索(醋制) 176 克、茵陈 117 克、金钱草 117 克、海金沙藤 117 克、片姜黄 88 克、木香 58.5 克、川楝子 58.5 克、筋骨草 58.5 克、柴胡 28.5 克、蔗糖 200 克、苯甲酸钠 0.6 克。功效:疏肝行气,清热化湿,利胆止痛。制备方法:将上述中药饮片加适量水浸 1 小时,水煎煮 2 次,每次 1 小时,合并煎液,滤过,滤液静置 24 小时,吸取上清液,浓缩至适量,加蔗糖、苯甲酸钠煮沸,混匀,加饮用水至 1 000 毫升,分装入 500 毫升瓶内,封口,以 103℃ 高温高压灭菌 30 分钟即得。用法用量:每日 3 次,每次 30 毫升,15 日为 1 个疗程。临床应用:张虹以上方治疗 312 例慢性胆囊炎患者,有效率 97.8%。⑤

胆　石　症

概　述

胆石症是指胆道系统,包括胆囊和胆管内发

① 刘云昌.综合疗法治疗急慢性胆囊炎 67 例[J].光明中医,2000(3):39 - 40.
② 彭洪亮.茵陈蒿汤治疗肝胆湿热型慢性胆囊炎的临床观察[J].中医临床研究,2018,10(21):51 - 52.
③ 左建国,等.胆囊炎 1 号治疗慢性胆囊炎临床观察[J].湖北中医杂志,2017,39(8):21 - 22.
④ 肖丹宇,等.胆舒胶囊联合消炎利胆片治疗肝胆湿热型慢性胆囊炎的疗效观察[J].中华中医药学刊,2015,33(11):2669 - 2671.
⑤ 张虹.慢性胆囊炎合剂治疗胆囊疾病 480 例[J].浙江中医杂志,2000(8):8.

生结石的一种疾病。其成分由胆固醇、胆红素、钙盐及混合型结石等组成。其临床表现取决于胆结石的部位、是否造成胆道梗阻和感染等因素。流行病学调查显示,本病在成年人中的发病率为10%～15%,女性明显多于男性,男女比例约为1∶2.5,好发于40～60岁人群。随着人口的老龄化、饮食结构的改变,其发病率还在逐年上升。

本病属中医"胁痛""腹痛""黄疸""胆胀"范畴。该病的发生多由情志失调、饮食不节、寒温不适、感受外邪、虫积等导致。临床辨证分型如下。(1)肝郁气滞证。主症:① 右胁胀痛,可牵扯至肩背部疼痛不适;② 食欲不振;③ 遇怒加重。次症:① 胸闷嗳气或伴恶心;② 口苦咽干;③ 大便不爽。舌脉象:舌淡红,苔薄白,脉弦涩。证型确定:具备主症 2 项和次症 1 或 2 项,症状不明显者,参考舌脉象和理化检查。(2)肝胆湿热证。主症:① 右胁或上腹部疼痛拒按,多向右肩部放射;② 小便黄赤;③ 便溏或便秘;④ 恶寒发热;⑤ 身目发黄。次症:① 口苦口黏口干;② 腹胀纳差;③ 全身困重乏力;④ 恶心欲吐。舌脉象:舌红苔黄腻,脉弦滑数。证型确定:具备主症 2 项和次症 1 或 2 项,症状不明显者,参考舌脉象和理化检查。(3)肝阴不足证。主症:① 右胁隐痛或略有灼热感;② 午后低热,或五心烦热;③ 双目干涩。次症:① 口燥咽干;② 少寐多梦;③ 急躁易怒;④ 头晕目眩。舌脉象:舌红或有裂纹或见光剥苔,脉弦细数或沉细数。证型确定:具备主症 2 项和次症 1 或 2 项,症状不明显者,参考舌脉象和理化检查。(4)瘀血阻滞证。主症:① 右胁部刺痛,痛有定处拒按;② 入夜痛甚。次症:① 口苦口干;② 胸闷纳呆;③ 大便干结;④ 面色晦暗。舌脉象:舌质紫暗,或舌边有瘀斑、瘀点,脉弦涩或沉细。证型确定:具备主症 2 项和次症 1 或 2 项,症状不明显者,参考舌脉象和理化检查。(5)热毒内蕴证。主症:① 寒战高热;② 右胁及脘腹疼痛拒按;③ 重度黄疸;④ 尿短赤;⑤ 大便秘结。次症:① 神昏谵语,呼吸急促;② 声音低微,表情淡漠;③ 四肢厥冷。舌脉象:舌质绛红或紫,舌质干燥,苔腻或灰黑无苔,脉洪数或弦数。证型确定:具备主症 2 项和次症 1 或 2 项,症状不明显者,参考舌脉象和理化检查。[1][2]

辨 证 施 治

1. 邵铭分 5 证

(1)肝胆湿热证 症见右胁疼痛,每于食入过多或进食油腻而加重,小便黄,大便或秘结难解,或臭秽不成形,口干、口苦,难以入睡或眠浅易醒或夜寐多梦,舌苔黄腻,脉弦滑或弦滑数。治宜清肝利胆。方用大柴胡汤加减:柴胡、枳壳、厚朴、金钱草、鸡骨草、生大黄、郁金、鸡内金、生白芍、海金沙、川芎、夏枯草、莲子心。随症加减:若湿热困阻脾胃,出现食欲差、恶心呕吐者,加陈皮、黄连、吴茱萸、炒谷芽、炒麦芽;若热盛于湿,加蒲公英、白花蛇舌草、虎杖、青蒿;若湿重于热,加茯苓、半夏、薏苡仁。

(2)湿热瘀阻证 症见右胁或右上腹刺痛隐隐,时放射及肩背部,时有发热,恶心呕吐,口干口苦时作,晨起为甚,大便黏腻不爽,小便偏黄,舌苔黄腻,舌下静脉曲张,脉弦或弦滑。治宜清热祛湿、活血化瘀。方用蒿芩清胆合血府逐瘀汤加减:青蒿、黄芩、夏枯草、竹茹、赤芍、茯苓、枳实、柴胡、白芍、牡丹皮、红花、川芎。随症加减:若右胁刺痛较甚,用木香、乳香、没药;若食欲差,加炒麦芽、炒谷芽、炒鸡内金;若恶心呕吐,加二陈;若湿热久恋,有伤阴者,酌情予芦根、白茅根、石斛。

(3)肝郁气滞证 症见右胁或右上腹疼痛,痛及肩背,两胁肋时有不适,嗳气后觉舒,食欲渐差,喜叹息,性格急躁易怒,舌苔薄白,脉弦或细弦。治宜疏肝理气。方用四逆散加减:炙柴胡、紫苏梗、炒白芍、当归、香附、青皮、木香、延胡索、川芎。随症加减:若右胁疼痛较甚,加五灵脂;气

① 罗云坚,余绍源.消化科专病中医临床诊治[M].北京:人民卫生出版社,2000:401-433.
② 危北海,等.中西医结合消化病学[M].北京:人民卫生出版社,2003:1030-1042.

郁较甚,加合欢花、百合、郁金;若气滞兼有血瘀,加三棱、莪术、丹参;兼有腹部胀满,加枳实、厚朴;肝气郁结不畅,日久化热化火,加川楝子、钩藤、石决明。

(4)脾虚肝郁证 症见脘腹痞胀,食后尤甚,食欲欠佳,神疲倦怠,大便溏结不调,舌质偏淡,脉细弦。治宜疏肝利胆、健脾和胃。方用逍遥散加减:炙柴胡、炒白芍、炙甘草、生白术、炒当归、茯苓、香附、陈皮。随症加减:大便溏,加炒白扁豆、藿香。

(5)湿从寒化证 症见右胁疼痛隐隐,喜温喜暖,大便易溏,舌质淡、苔白,略用通腑药即泄泻。药用附子、柴胡。随症加减:疼痛较甚,用姜黄、木香;大便不畅属腑内寒邪阻滞,配以大黄;兼有黄疸,配以茵陈、金钱草、鸡内金、海金沙等;胆结石,配以皂角刺、三棱、赤芍、白芍、玉米须等。[①]

2.徐景藩分6证

(1)肝胆湿热证 症见右胁心窝疼痛,呈阵发性加剧,按之疼痛,连及右肩背,身有寒热或但热不寒,小溲黄,大便秘结不畅,部分患者兼有目黄,舌红、苔黄腻,脉弦滑数。治宜清利通导。方用大柴胡汤加减。① 湿重于热,方用柴平汤加减;② 热重于湿,方用蒿芩清胆汤化裁[柴胡、黄芩、枳实、厚朴、法半夏、白芍、生大黄(后下)、金钱草]。随症加减:黄疸,加茵陈、炙鸡金、海金沙;伴恶心呕吐,加陈皮、生姜、黄连;热盛,加金银花、青蒿、虎杖、蒲公英;脘痞、苔腻,加苍术、厚朴、茯苓;大便不通,加芒硝(冲入),另用皮硝(或芒硝)包敷右上腹痛处,胶布固定,每日 1 次,腹胁疼痛缓解后 3 日停药;上腹右胁疼痛显著,反复不已,大便欠畅或秘者,用大黄,必要时配芒硝,除汤剂外还可加服大黄粉 1~2 克,每日 2 次。

(2)肝郁气滞证 症见右胁上腹胀痛,痛及肩背,胸胁痞闷,嗳气则舒,或兼微热,舌苔薄白,脉弦或细弦。方用柴胡疏肝散合香苏饮加减:炙柴胡、紫苏梗、白芍、香附、枳壳或枳实、青皮、木香、金钱草。随症加减:右胁痛,加姜黄、延胡索、川楝子;气郁甚,加合欢花、绿梅花、广郁金;疼痛屡发有刺感,加三棱、莪术、丹参、当归、红花、王不留行、皂角刺;舌苔浊腻夹有湿浊者,加炒苍术、厚朴、陈皮、薏苡仁。

(3)肝郁脾虚证 症见脘腹痞胀,食少神倦,大便经常溏泄,舌质稍淡、苔薄白,脉细弦或濡。治宜疏肝利胆、健脾和胃。方用逍遥散加减:炙柴胡、炒白芍、炒白术、炙甘草、炒当归、云茯苓、香附、炙鸡内金、炒陈皮。随症加减:痛久不已,状如针刺,舌质淡暗,加红花、莪术;脾虚较著,腹胀、便溏不实,加炒党参、炒山药、焦神曲。

(4)胆胃不和证 症见胃脘疼痛,及于右胁、肩部,疼痛性质为隐痛、胀痛,发作明显时有剧痛、绞痛,伴嗳气,口苦,食欲差,脉象弦。治宜降胆和胃。方用降胆通瘀颗粒:紫苏梗、枳壳(或枳实)、青皮、陈皮、广木香、佛手片、香附、白芍、甘草、大黄、柿蒂、刀豆壳、旋覆花、代赭石、怀牛膝。随症加减:胃病脾胃气虚者,配用川厚朴花、佛手花、广郁金、绿萼梅;若肝病及胆,肝阴不足,酌配枸杞子、炒生地黄、紫丹参、当归、川楝子。

(5)寒热错杂证 症见上腹右胁下痛处喜暖,大便易溏,口干口苦不欲饮,投以通腑药则便泄不已,舌质淡,苔黄白相间,脉象沉细。药用制附子 5~10 克,高良姜 5~10 克,干姜 5~10 克。随症加减:痛甚,配姜黄,加重木香用量;舌苔白腻较著者,配炒苍术;胁痛、黄疸者,附子配茵陈、炙鸡内金、海金沙、通草;胁痛、上腹痛而按之不适,部位较广,附子配薏苡仁、败酱草;大便不通,腑实内寒,附子配大黄。

(6)胆心同病证 症见心悸、胸痹。即西医中的胆心综合征。[②]

3.王伟等分5证

(1)肝郁气滞证 症见右胁或剑突下轻度疼痛,或间歇性隐痛、胀痛,可牵扯至右肩背部,遇怒加重,伴胸闷嗳气,口苦咽干,恶心,食欲不振,大

① 冯群英,邵铭.邵铭教授治疗胆石症经验[J].吉林中医药,2018,38(6):638-640.
② 叶柏,等.徐景藩治疗胆囊炎、胆石症六法[J].江苏中医药,2014,46(8):11-13.

便不爽,舌苔薄白,脉弦。治宜疏肝利胆、理气导滞。方用四逆三金汤加减:柴胡 12 克、枳实 10 克、白芍 18 克、郁金 15 克、鸡内金 12 克、金钱草 30 克、炮甲片(先煎)12 克、王不留行 30 克、青皮 12 克、大黄(后入)6 克。随症加减:胁痛甚者,加川楝子、延胡索;痛引肩背,加片姜黄、威灵仙;伴有情绪烦躁、焦虑者,加合欢皮;胃脘胀满明显者,加砂仁、炒莱菔子;恶心,舌苔白厚腻者,加姜半夏、白豆蔻;大便秘结,加槟榔、厚朴;病程长,舌质紫暗者,加丹参、当归;结合化验指标,伴有高脂血症,加荷叶、决明子、泽泻;转氨酶升高者,加茵陈、虎杖;有胆囊息肉,加皂刺。

(2)肝阴不足证 症见右胁隐痛或略有灼热感,双目干涩,午后低热、或五心烦热,口燥咽干,头晕目眩,少寐多梦,急躁易怒,舌红或有裂纹或见光剥苔,脉弦细或沉细。治宜养阴清热、疏肝利胆。方用一贯煎加减:生地黄 20 克、沙参 15 克、当归 12 克、枸杞子 15 克、麦冬 24 克、川楝子 9 克。随症加减:胁痛明显,加白芍、甘草、延胡索;肝肾阴虚,头晕目眩,加菊花、白蒺藜、女贞子。

(3)肝胆湿热证 症见右胁或上腹部疼痛拒按,多向右肩部放射,身热恶寒,身目发黄,脘腹胀满,胸闷纳呆,恶心呕吐,口苦口黏,小便黄赤,大便不爽,舌红苔黄腻,脉弦滑数。治宜清热利湿、疏肝利胆。方用茵陈蒿汤加减:茵陈 30 克、栀子 9 克、大黄(后入)6 克。随症加减:胸闷纳呆、恶心呕吐,加枳实、竹茹、半夏、陈皮;兼见发热、黄疸,加黄柏;肠胃积热、大便不爽、腹胀腹满,加芒硝。

(4)胆腑郁热证 症见右胁部灼热疼痛,口苦咽干,心烦而怒,面红目赤,小便黄赤,大便秘结,舌红苔黄厚而干,脉弦数。治宜清热泻火、解郁通腑。方用大柴胡汤加减:柴胡 12 克、大黄 6 克、枳实 12 克、黄芩 9 克、半夏 9 克。随症加减:若胃脘不舒,加木香、枳实;恶心呕吐,加竹茹;砂石阻塞,黄疸较甚者,加茵陈、虎杖、鸡内金;腑实较重,重用大黄、芒硝;发热者,加金银花、蒲公英、黄芩。

(5)瘀血阻滞证 症见右胁部刺痛,痛有定处拒按,入夜痛甚,面色晦暗,口苦口干,胸闷纳呆,大便干结,或见黑便,舌质紫暗,或舌边有瘀斑瘀点,脉弦涩或沉细。治宜疏肝利胆、活血化瘀。方用四逆散合失笑散加减:柴胡 12 克、枳实 12 克、白芍 18 克、五灵脂 9 克、蒲黄 9 克。随症加减:胁痛甚,加制香附 12 克、川楝子 9 克、延胡索 12 克;因跌打损伤而致,配合复元活血汤,或加甲片、瓜蒌根;胁下有积块,加三棱、莪术、土鳖虫。[①]

4.尹常健分 4 证

(1)胆郁气滞证 症见胁痛,低热,背胀,口苦咽干,厌油腻或进食油腻食物后诸症加重,舌红苔白,脉弦。治宜疏肝利胆。方用柴胡疏肝散加减:柴胡 15 克、白芍 12 克、炒枳实 9 克、郁金 24 克、鸡内金 15 克、川芎 9 克、香附 15 克、陈皮 9 克、半夏 9 克、甘草 6 克。随症加减:胆气犯胃、纳呆腹胀,合四磨饮子;胃失和降、恶心呕吐,加竹茹、半夏、生姜;慢性胆囊炎、低热、热郁,加牡丹皮、栀子;阴虚发热,用清骨散;湿郁发热,用碧玉散加味;病久气虚发热者,用补中益气汤;胆病胁痛收效亦缓,气郁痛甚,加金铃子散;久痛入络者,加大瓜蒌散。每日 1 剂,水煎服。

(2)胆腑热结证 症见高热,腹痛,拒按,口渴烦躁,大便干结不行,尿黄赤,舌赤苔黄燥,脉沉实而数。治宜通腑泄热。方用大柴胡汤加减:柴胡 15 克、枳实 9 克、大黄 9～15 克、芒硝 6～9 克、黄芩 12 克、白芍 12 克、郁金 24 克、半夏 9 克、甘草 3 克。随症加减:热退,去大黄、芒硝,加连翘、金钱草。每日 1 剂,水煎服。

(3)中州湿热证 症见黄疸,纳呆厌油,恶心呕吐,脘腹胀满,大便黏滞,小便赤,苔黄腻,脉弦滑。治宜清热利湿。方用茵陈蒿汤加减:茵陈 15 克、栀子 9 克、大黄 6 克、龙胆草 9 克、藿香梗 9 克、白蔻仁 9 克、苍术 12 克、金钱草 15 克、炒麦芽 12 克、炒枳壳 9 克。随症加减:腹胀,加平胃散;恶心呕吐,加半夏、竹茹、寒水石。每日 1 剂,水煎服。

(4)胆虚心悸证 症见胁痛心悸,易惊恐,抑

① 王伟,等.胆石症的中医辨证用药探析[J].黑龙江中医药,2014(5):21-22.

郁不乐,虚烦不得眠或噩梦纷纭,苔薄白,脉沉细或结代。治宜温胆安心。方用温胆汤加减:橘皮9克、半夏9克、枳实9克、云茯苓15克、竹茹12克、甘草3克、浮小麦30克、酸枣仁30克、大枣5枚。随症加减:气虚,加台参、黄芪;心血虚,加当归、白芍;心阴不足,加太子参、麦冬、百合;心虚有热,加豆豉、栀子。每日1剂,水煎服。[1]

5. 张安富等分3型

加味大柴胡汤(基本方):柴胡、金钱草、郁金、大黄、黄芩、枳壳、白芍、法半夏、广木香。

(1)气滞兼瘀型 症见右上腹部胀满疼痛,轻度压痛,口苦,恶心,舌苔薄白或黄白相兼或舌边锯齿样,脉弦。方用基本方加香附、玄胡、川楝子、莪术、丹参、甲片。

(2)湿热型 症见右上腹部疼痛或绞痛,向肩背放射,拒按,发热或高热,呕吐,尿黄,便秘,舌红苔黄腻,脉弦数或弦滑,巩膜黄染。方用基本方加蒲公英、紫花地丁、金银花、连翘、龙胆草。

(3)毒热型 症见右上腹部疼痛或绞痛,向肩背放射,拒按,发热或高热,呕吐,尿黄,便秘,舌红苔黄腻,脉弦数或弦滑,巩膜黄染,腹痛可见腹肌紧张及反跳痛,呕吐剧烈。方用基本方。

以上各方均每日1剂,水煎服。临床观察:张安富等以上方辨证治疗25例胆囊炎、胆石症患者。结果:痊愈13例,有效10例,无效2例,总有效率92.00%。[2]

6. 韦红霞分2型

利胆排石汤(基本方):金钱草30克、柴胡10克、枳壳10克、郁金15克、茵陈15克、鸡内金15克、路路通15克、山楂15克、甘草5克。

(1)湿热型 症见右上腹痛,发热,黄疸,尿黄短,便秘,舌红,苔黄或厚白腻,脉滑数。方用基本方加栀子、黄芩、龙胆草。

(2)瘀滞型 症见右胁间隐痛或进食肥腻后胃脘不适,右上腹轻度深压痛,一般无黄疸及发热,舌苔薄白,脉弦。方用基本方加皂角刺、合欢皮、桃仁、青皮。

随症加减:便秘,加大黄;疼痛,加延胡索、三七、川楝子;胃脘不适,加砂仁、白芍、佛手;呕吐,加竹茹、厚朴、法半夏;脾虚,加党参、白术、茯苓。每日1剂,复渣再煎服。30天为1个疗程。临床观察:韦红霞以上方辨证治疗60例胆石症患者。结果:治愈36例,好转2例,无效22例,总有效率63.3%。[3]

经 验 方

1. 疏肝利胆汤 金钱草50克、柴胡20克、郁金20克、青皮20克、黄芩20克、白芍15克、厚朴15克、枳实15克、甘草5克、大黄(后下)10克。每日1剂,水煎400毫升,早餐前30分钟及晚餐后1小时温服。1个月为1个疗程。韩柯鑫等将56例肝郁气滞胆石症患者随机分为治疗组30例与对照组26例。对照组予胆石片,治疗组予疏肝利胆汤。结果:治疗组痊愈8例,显效6例,有效11例,无效5例,总有效率83.33%;对照组痊愈5例,显效3例,有效7例,无效11例,总有效率57.69%。治疗组疗效优于对照组($P<0.05$)。[4]

2. 加味四逆三金汤 车前草18克、鸡内金20克、芒硝15克、番泻叶17克、党参10克、红参10克。每日1剂,将上述药物用水煎煮后去渣,取500毫升汁,在早、晚餐后各服用250毫升,每日服1剂,连续服用1个月。姜鹏将40例胆结石患者随机分为加味中药组22例和舒胆胶囊组18例。清热解毒,利胆溶石,健脾解郁。舒胆胶囊组予舒胆胶囊,加味中药组予加味四逆三金汤。结果:加味中药组显效15例,有效5例,无效2例,总有效率90.9%;舒胆胶囊组显效7例,有效6例,无效5例,总有效率72.2%。两组总有效率比较差异具有统计学意义($P<0.05$)。[5]

[1] 孙建光.尹常健治疗胆系病证经验总结[J].中西医结合肝病杂志,2012,22(5):298-300.
[2] 张安富,等.加味大柴胡汤治疗胆囊炎、胆石症25例体会[J].中国现代药物应用,2010,4(1):102-103.
[3] 韦红霞.利胆排石汤治疗胆石症60例[J].河南中医,2007,27(1):49-50.
[4] 韩柯鑫,孟宪萌,等.疏肝利胆汤治疗肝郁气滞胆石症随机平行对照研究[J].实用中医内科杂志,2017,31(6):15-17.
[5] 姜鹏.加味四逆三金汤治疗肝郁气滞型胆石症的效果分析[J].当代医药论丛,2017,15(15):189-190.

3. 加味茵陈蒿汤 茵陈 20～30 克、大黄 15 克、栀子 12～15 克、郁金 12～15 克、鸡内金 12～15 克、金钱草 15～30 克、柴胡 10～12 克、延胡索 10～12 克、半夏 10～12 克、甘草 6～10 克。将上述药物一起入锅用适量的清水煎煮后去渣取汁，每日 1 剂，分 2 次服下，15 天为 1 个疗程，连续治疗 3 个疗程。疏肝利胆，清热除湿，通降排石。张志强将 46 例胆石症患者随机分为治疗组和对照组各 23 例。对照组予西药，治疗组予加味茵陈蒿汤。结果：治疗组痊愈 7 例，显效 8 例，有效 5 例，无效 3 例，总有效率 86.96%；对照组痊愈 3 例，显效 12 例，有效 2 例，无效 6 例，总有效率 73.91%。[1]

4. 大柴胡汤加减 柴胡 15 克、白芍 10 克、黄芩 10 克、大黄 10 克、枳壳 10 克、海金沙 15 克、金钱草 30 克、延胡索 10 克、川楝子 10 克、甘草 6 克。随症加减：黄疸，加茵陈 15 克、茯苓 10 克；恶心、呕吐，加竹茹 15 克、生姜 10 克；发热，加金银花 30 克、连翘 15 克、蒲公英 20 克。每日 1 剂，水煎 2 次，取药汁 300 毫升，早晚分 2 次温服。疏肝利胆，清热通腑，活血通经。陆修成将 150 例胆石症、胆囊炎患者随机分为观察组和对照组各 75 例。对照组予常规西药，观察组在对照组基础上加用大柴胡汤加减。结果：观察组治愈 42 例，显效 16 例，有效 12 例，无效 5 例，总有效率 93.33%；对照组治愈 26 例，显效 28 例，有效 6 例，无效 15 例，总有效率 80.00%。[2]

5. 利胆排石汤 金钱草 50 克、柴胡 15 克、黄芩 15 克、茵陈 15 克、郁金 15 克、栀子 15 克、桃仁 15 克、延胡索 15 克、木香 10 克、枳壳 10 克、大黄（后下）5 克。随症加减：大便秘结，重用生大黄（后下）；腹痛明显，重用延胡索；腹胀，加厚朴、乌药；脾虚明显者，加黄芪、白术、党参、茯苓。每日 1 剂，每日 3 次，早中晚分服，每次 100 毫升，4 周为 1 个疗程，连续治疗 29 个疗程。疏肝解郁，利胆排

石，清热止痛。李伟等以上方加减治疗 69 例胆石症患者。结果：痊愈 19 例，好转 38 例，无效 12 例。排出结石最大者 1.8 厘米×0.6 厘米，其中 89% 的结石都是 1.1 厘米以下；1 个疗程有效 36 例，2 个疗程有效 21 例。[3]

6. 金鸡胆石汤 金钱草 100 克、鸡内金 15 克、虎杖 30 克、柴胡 10 克、枳壳 10 克、青皮 10 克、蒲公英 10 克、郁金 10 克、延胡索 10 克、香附 15 克、茵陈 15 克。每日 1 剂，分早晚 2 次服，14 天为 1 个疗程，间隔 2 日开始第 2、3 个疗程，以此类推。疏肝解郁，清热利湿，利胆排石，行气止痛。石泽武将 82 例胆石症患者随机分为治疗组 44 例与对照组 38 例。对照组予熊去氧胆酸，治疗组予自拟金鸡胆石汤。结果：治疗组治愈 11 例，显效 12 例，有效 12 例，无效 9 例，有效率 79.55%；对照组治愈 3 例，显效 7 例，有效 8 例，无效 20 例，有效率 47.37%。[4]

7. 柴牡五金汤 柴胡 12 克、黄芩 10 克、姜半夏 10 克、党参 15 克、生牡蛎（先煎）24 克、金钱草 30 克、海金沙（包煎）10 克、川楝子 12 克、郁金 10 克、鸡内金 15 克、枳壳 10 克、厚朴 10 克、甘草 3 克。随症加减：胁痛较重者，加延胡索、青皮、白芥子；气郁化火者，加牡丹皮、栀子、左金丸；恶心呕吐者，加竹茹、陈皮、旋覆花。每日 1 剂，水煎 2 次，分早晚 2 次服。除湿，利胆，解郁，磨积化石，通下胆腑。李惠等以上方治疗 50 例胆结石患者，结果：显效 19 例，有效 27 例，无效 4 例，总有效率 92.0%。[5]

8. 六味化石方 炒鸡内金 25 克、郁金 12 克、地龙 15 克、山楂 15 克、金钱草 20 克、海金沙 20 克。随症加减：肝郁气滞者，加柴胡 12 克、枳壳 12 克、青皮 10 克；瘀血偏重者，加丹参 15 克、红花 12 克；湿热偏盛者，加龙胆草 12 克、苦参 12 克、威灵仙 12 克；黄疸指数高、面黄、目黄、尿黄，加茵陈 20 克、虎杖 15 克、栀子 10 克；大便干，口干，加大

① 张志强.用加味茵陈蒿汤治疗胆石症的效果研究[J].当代医药论丛,2016,14(2)：13-14.
② 陆修成.大柴胡汤加减治疗胆石症、胆囊炎的临床疗效[J].中外医学研究,2015,13(36)：34-35.
③ 李伟,等.自拟利胆排石汤治疗胆石症 69 例[J].实用中医内科杂志,2012,26(8)：41-42.
④ 石泽武.自拟金鸡胆石汤治疗胆石症 82 例疗效观察[J].中医药临床杂志,2012,24(7)：659.
⑤ 李惠,等.自拟柴牡五金汤治疗胆结石 50 例临床观察[J].国医论坛,2012,27(3)：26.

黄 8 克、玄参 15 克;痛甚,加延胡索 12 克、川楝子 12 克。服药 1 疗程后应配玄参 15 克、石斛 15 克;服药后期结石经 B 超检查证实已排出者,应配以黄芪 15 克、党参 12 克。每日 1 剂,水煎服,内服 1～5 个疗程不等,15 天为 1 个疗程。乐文博等以上方加减治疗 98 例胆石症患者。结果:治愈 79 例,治愈率 80.6%;有效 12 例,无效 7 例,后转外院手术治疗。总有效率 92.85%。①

9. 手法点穴 先令患者仰卧位,全身放松,两手放于体侧,医者站于患者右侧。双手成虎掌,从患者中脘穴向下至腹中极穴范围依次反复导引。约 5～10 分钟,至腹中出现胃肠蠕动的肠鸣音为止。再用拇指或中指食指对准胆区或结石区,作适度点按,以腕为轴,频率在每分钟 240 次以上。中脘、日月、足三里、胆囊穴至背部胆俞等,每穴约 2 分钟。再令患者侧卧,右侧在上,右手抱头,暴露右肋区,医者双手成空心掌,右手掌从上脘、脐中,左手掌从腋至章门,依次反复拍打。意念将结石震松、震碎,频率每分钟 200 次左右,力度以患者能耐受为度。约 5 分钟后,令俯卧,从背部大椎以下偏右侧,从上至下拍至肾俞,依次反复进行约 5 分钟后,结束治疗。每日 1 次,10 次为 1 个疗程。韩海俊以上述方法治疗 50 例胆石症患者。结果:B 超检查完全排空 42 例,结石变小或减少 8 例,无变化 0 例,总有效率 100%。②

10. 江氏排石汤 柴胡 12 克、金钱草 20 克、丹参 30 克、郁金 18 克、赤芍 30 克、大黄 15 克、白芥子 10 克、浙贝母 15 克、法半夏 10 克、黄芩 10 克、皂角刺 15 克、炙甘草 5 克。每袋 150 毫升。口服,每次 150 毫升,每日早晚 2 次。气血同治。徐步海等将 60 例痰瘀互结型胆石症患者随机分为治疗组与对照组各 30 例。两组均予基础治疗,对照组加用金胆片,治疗组加用江氏排石汤。结果:治疗组临床痊愈 4 例,显效 7 例,有效 12 例,无效 7 例,总有效率 76.7%;对照组临床痊愈

0 例,显效 3 例,有效 12 例,无效 15 例,总有效率 50%。③

11. 大黄二金参芪汤 金钱草 30 克、王不留行 20 克、白芍 15 克、鸡内金 25 克、炙黄芪 25 克、太子参 25 克、枳实 10 克、厚朴 10 克、穿破石 10 克、路路通 10 克、柴胡 10 克、大黄(后下)10 克、甘草 6 克。随症加减:气滞偏重,加郁金 15 克、川楝子 15 克;湿热偏重,去白芍,加绵茵陈 25 克、田基黄 25 克、栀子 15 克;热毒偏重,加金银花 25 克、蒲公英 25 克、紫花地丁 25 克;热极伤阴,加玄参 15 克、麦冬 15 克。每日 1 剂,水煎 2 次,早晚分服;急症、危症,每日 2 剂,每剂水煎 1 次,早晚煎服。30 天为 1 个疗程。通腑泻下,排石化石,补气健脾,疏肝利胆。王和权以上方治疗 185 例老年难治性胆石症患者,结果:临床治愈 61 例,显效 54 例,有效 41 例,无效 29 例,总有效率 84.32%。④

12. 大柴胡汤 柴胡 15 克、芍药 9 克、半夏 9 克、黄芩 9 克、生姜 15 克、枳实 9 克、大黄(后下)6 克、大枣 4 枚。每日 1 剂,水煎服。和解少阳,内泻结热。冯东等以上方治疗 36 例胆囊炎及胆石症患者,疗效满意。⑤

13. 四金威灵汤 金钱草 20 克、海金沙(包)15 克、鸡内金 15 克、郁金 10 克、威灵仙 12 克、甘草 3 克。随症加减:兼有发热恶寒,黄疸,舌红苔黄腻,脉滑数者,加绵茵陈 15 克、柴胡 9 克、青黛 10 克、黄芩 9 克;兼有胸胁胀痛,胃脘痞满,舌淡苔白,脉弦者,加佛手 10 克、川楝子 9 克、枳壳 9 克;兼呕吐或欲呕,身重欲睡,舌淡苔白腻,脉滑,加代赭石(先煎)15 克、藿香 12 克、佩兰 9 克;兼有右胁隐痛,时有低热,口干咽燥,舌红苔剥,脉细弦者,加白芍 12 克、沙参 15 克、麦冬 10 克。每日 1 剂,水煎服,第 1 遍用 500 毫升水煎取 200 毫升,第 2 遍用 250 毫升水煎取 100 毫升,混合后分 3 次服,15 天为 1 个疗程,治疗 1～2 个疗程。清热利湿,疏肝利胆,活血化瘀,软坚化石,通络止痛。方连

① 乐文博,等.六味化石方治疗胆石症 98 例[J].陕西中医,2011,32(1):75.
② 韩海俊.手法点穴治疗胆石症 50 例[J].中国中医药现代远程教育,2010,8(8):62.
③ 徐步海,等.江氏排石汤治疗痰瘀互结型胆石症临床研究[J].四川中医,2010,28(1):84-86.
④ 王和权.大黄二金参芪汤治疗老年难治性胆石症 185 例[J].四川中医,2010,28(2):61.
⑤ 冯东,等.大柴胡汤加减治疗胆囊炎和胆石症临床体会[J].中国现代药物应用,2010,4(19):139-140.

顺等以上方加减治疗 60 例胆石症患者。结果：临床治愈 38 例，治愈率达 63.3%；显效 12 例，占 20%；有效 6 例，占 10%；无效 4 例，占 6.7%，总有效率达 93.3%。①

14. **加味四逆散** 金钱草 30～50 克、海金沙（包煎）30 克、茯苓 20 克、白芍 18 克、柴胡 15 克、枳壳 15 克、郁金 15 克、延胡索 15 克、王不留行 15 克、滑石 15 克、鸡内金（研末冲服）10 克、木香 10 克、炙甘草 10 克。随症加减：疼痛范围较大，是病气兼血也，加金铃子散（川楝子、延胡索）；病以血分为主，疼痛固定不移，范围较小，加失笑散（五灵脂、蒲黄）；肝胆血瘀较明显，舌边有瘀点，加桃仁、丹参、牡丹皮、琥珀末（冲服）；疼痛及胃，加消食导滞药；病程较长，或服清热利湿药，久者有肝阴耗伤之虞，加炒枣仁、山茱萸；小便短赤，加猪苓、瞿麦；有黄疸，加绵茵陈、栀子、车前子；夹湿者，加薏苡仁、泽泻、佩兰；有热者，加黄连、金银花、蒲公英、半枝莲；寒湿重，加干姜、附子；呕甚者，加藿香、竹茹、生姜。每日 1 剂，水煎 400 毫升，分 3 次服，呕甚可频频温服，15 天为 1 个疗程。褚万峰等以上方加减治疗 62 例胆石症患者。结果：临床治愈 29 例，显效 17 例，有效 6 例，无效 10 例，总有效率 83.87%。②

15. **三金利胆排石汤** 金钱草 50 克、鸡内金 20 克、郁金 20 克、柴胡 20 克、青皮 20 克、茵陈 20 克、栀子 20 克、香附 15 克、砂仁 15 克、木香 10 克、延胡索 10 克、甘草 5 克、大黄（后下）10 克。每日 1 剂，早晚分服，每次 100 毫升，4 周为 1 个疗程。疏泄解郁，通降清利，宣畅少阳气机，热消郁开，结石得出，痛止病除。孟宪萌等以上方治疗 76 例胆石症。结果：治愈 19 例，好转 44 例，无效 13 例，总有效率 82.9%。③

16. **磁极针灸** 取穴：阳陵泉、丘墟，配穴：上腹疼痛较剧烈患者，加足三里、胆俞等穴。进针后有麻感，留针约 30 分钟，每日针灸 1 次。赖洪荣

以上法治疗 60 例胆石症患者，并配合耳压：将王不留行子 1 粒用 5 毫米×5 毫米医用胶布固定中央，贴在耳穴上。耳压取穴：胰、胆、肝、神门、交感、十二指肠、皮质下。配穴：内分泌、胃、三焦、大肠、小肠。每次贴 1 只耳朵，两耳交替使用，隔日换 1 次，3 周为 1 个疗程，嘱患者回去后每隔 2 小时自己按压 1 次耳穴上的胶布丸，每 1 次按压 5 分钟左右。自贴耳穴后每 2 天吃 1 次猪蹄，适量。自压耳穴的第 2 天早晨开始留取每 1 次大便，用冲淘法淘石。结果：排石 45 例（75%），未排石但症状体征消失 15 例（25%）。④

17. **针刺法** 取穴日月（右）、期门（右）、胆俞（双）、肝俞（双）、丘墟（双）。随症加减：肝气郁结，加申脉、太冲、阳陵泉；肝胆湿热，加中脘、章门、太冲、足三里；阴虚，加三阴交、肾俞、太溪等。局部常规无菌操作，使用 0.30 毫米×50 毫米不锈钢毫针，腹部与四肢穴位直刺，腰背部腧穴向胆囊方向斜刺，进针的角度为 30°，常规深度，除体弱者用补法，其他均用泻法，要求每穴都有较强的酸麻胀重等得气感，留针 30 分钟。留针期间日月与期门、胆俞与肝俞两组分别接 G9805－C 低频脉冲电针仪，电针采用连续波，频率 1～2 赫兹刺激强度以患者不感到难受为度。每日 1 次，15 次为 1 个疗程，疗程间休息 2～3 天，继续下 1 个疗程。郑兆俭将 90 例胆石症患者随机分为体穴组、耳穴组与药物组各 30 例。体穴组予体穴针刺，耳穴组予耳穴针刺，药物组予胆舒胶囊。结果：体穴组治愈 10 例，有效 11 例，无效 9 例，总有效率 70%；耳穴组治愈 12 例，有效 8 例，无效 10 例，总有效率 66.7%；药物组治愈 0 例，有效 8 例，无效 22 例，总有效率 26.7%。⑤

18. **清胆化石汤** 金钱草 60 克、柴胡 15 克、延胡索 20 克、川楝子 13 克、通草 13 克、黄芩 13 克、蒲公英 30 克、茵陈 13 克、生牡蛎 30 克、皂角刺 13 克、九香虫 9 克。随症加减：便秘者，加芒硝

① 方连顺,等.四金威灵汤治疗胆石症 60 例[J].福建中医药,2010,41(6)：61.
② 褚万峰,等.加味四逆散治疗胆石症 62 例疗效观察[J].山西中药,2009,25(4)：9－10.
③ 孟宪萌,等.三金利胆排石汤治疗胆石症 76 例[J].辽宁中医药大学学报,2009(11)：123－124.
④ 赖洪荣.磁极针灸配耳穴贴压治疗胆石症 60 例[J].实用中西医结合临床,2008,8(6)：4－5.
⑤ 郑兆俭.针刺治疗胆石症疗效观察[J].上海中医杂志,2008,27(3)：18－19.

（冲服）6 克。每日 1 剂，水煎分 2 次温服。湿化热清，肝胆疏泄。曹忠义等以上方加减治疗 25 例胆石症患者。结果：结石完全排出 18 例，结石较前变小 5 例，未见明显改变 2 例。[①]

19. 疏肝实脾汤加减 柴胡 15 克、白芍 15 克、炒白术 15 克、党参 15 克、茯苓 15 克、当归 10 克、郁金 10 克、鸡内金 10 克、生甘草 6 克。随症加减：胁痛甚者，加川楝子、延胡索；嗳气呕吐者，加姜半夏、竹茹；有湿热者，加茵陈、栀子。每日 1 剂，水煎，早晚 2 次分服，15 天为 1 个疗程。疏肝实脾，补中有泄，散中有收，切中病机，胆腑通顺。陈军梅以上方治疗 56 例慢性胆囊炎胆石症患者。结果：治愈 9 例，显效 24 例，有效 19 例，总有效率 92.9%。[②]

20. 针刺法 针刺取穴：阳陵泉、丘墟、太冲、胆囊穴、日月、期门、胆俞。随症加减：肝胆湿热，加合谷；肝郁气滞，加气海、三阴交；脾虚胆瘀，加公孙。针刺方法：让患者坐位，首先选穴定位，局部常规消毒。阳陵泉、丘墟、太冲等 3 穴分别用消毒的 2 寸、1 寸、15 寸毫针快速刺入皮下，达到理想深度后采用捻转强刺激手法，待患者得气，自觉胆囊区疼痛减轻舒畅时，每隔 3～5 分钟行针 1 次，每次留针时间为 20～30 分钟，余穴按常规刺法操作。每日 1 次，10～15 天为 1 个疗程，休息 1 周后进行第 2 个疗程。孟晓红等以上述方法治疗 174 例胆结石患者。结果：痊愈 62 例，有效 104 例，无效 8 例，总有效率 95.40%。[③]

21. 变频电针 取穴随症选右侧期门、梁门、日月、胆俞、肝俞、阳陵泉、胆囊穴。进针得气后，接电针仪 G6805 - Ⅱ，用疏密波通电刺激 60 分钟，电流量调节到患者最大耐受量为度，前后 20 分钟频率为 100 赫兹的电刺激，中间 20 分钟给予频率为 600 赫兹的电刺激，每日 1 次，10 天为 1 个疗程，观察 2 个疗程。疏理气机，利胆消炎止痛。宋曼萍将 120 例胆石症患者随机分为治疗组与对照

组各 60 例。对照组予总攻排石，治疗组予变频电针。结果：治疗组治愈 24 例，显效 18 例，好转 10 例，无效 8 例，总有效率 86.7%；对照组治愈 16 例，显效 12 例，好转 13 例，无效 19 例，总有效率 68.3%。[④]

单　方

王不留行子敷贴 组成：王不留行子。制备方法：将医用胶布剪成 0.3 厘米×0.3 厘米大小，把王不留行子 1 粒置于胶布粘面中央。用法用量：将胶布贴在一侧耳胆穴处。每日用手轻轻按压王不留行子 10 次，每次 10 分钟，每日更换粘有王不留行子的胶布。1 个疗程为 7～10 天，无效则休息 1 周，再进行另 1 个疗程的治疗。临床应用：周东红等以上述方法治疗 40 例胆石症患者。结果：B 超复查胆道结石排出 35 例，无效 5 例。[⑤]

胆道 Oddi 括约肌功能障碍

辨 证 施 治

1. 谢晶日分 3 证

（1）肝郁气滞证 方用小柴胡汤。偏于气滞者，治宜疏肝理气、化瘀止痛。药用柴胡、白芍、郁金、川楝子、枳壳。血瘀者，治宜活血、祛瘀、通络。药用桃仁、红花、赤芍、川芎、地龙。肝火旺者，治宜清肝泻火、止痛化瘀。药用牡丹皮、栀子、知母、赤芍、黄芩。随症加减：伴若胁痛剧烈，加青皮、延胡索；若肝气受阻，横犯侵脾，伴有消化不良，如腹泻腹痛等症状者，加白术、茯苓；若肝郁化火，损伤肝阴，伴有双肋下隐痛，眩晕头痛，失眠，舌红，少津液，脉细者，减用活血药物，加枸杞子、菊花、栀子、牡丹皮，可外用大黄、白芍、延胡索、苦参、

① 曹忠义，等.清胆化石汤治疗胆结石 25 例[J].中国中医急症，2007，16(4)：464.
② 陈军梅.疏肝实脾法治疗慢性胆囊炎、胆石症 56 例[J].陕西中医，2007(1)：28 - 29.
③ 孟晓红，等.针刺治疗胆结石 174 例临床观察[J].针灸临床杂志，2006，22(5)：10 - 11.
④ 宋曼萍.变频电针治疗胆石症的临床观察[J].中国针灸，2006，26(11)：772 - 774.
⑤ 周东红，等.耳胆穴敷贴王不留行子治疗胆石症 40 例[J].中医杂志，2010，51(S2)：23.

枳壳。

（2）脾胃虚弱证　治宜滋胃健脾、补阳益气。方用香砂四君子汤。随症加减：畏寒、肢冷，舌淡苔白，加干姜、肉桂；腹胀、腹痛明显，加厚朴、木香；排便溏泄，加苍术、砂仁、藿香；食少、纳呆、不思饮食，加焦山楂、神曲、竹茹；心烦内热，心神不宁，加酸枣仁、栀子、合欢皮；伴有眼花头昏，加菊花、女贞子；伴有面色潮红，盗汗，加黄柏、青蒿、地骨皮，可外用山楂、神曲、茯苓、白芍、厚朴、藿香。

（3）胆气瘀阻证　外用大黄、金钱草、枳壳、茵陈、郁金。[1]

2. 李军分5证

（1）肝郁脾虚证　症见不思饮食，稍进油腻即排稀便，大便次数增多，肠鸣，腹胀腹痛，泻后痛止，舌淡苔薄，脉弦缓。治宜抑肝扶脾。方用二术煎。

（2）肝气郁结证　症见胁肋胀痛，走窜不定，胸闷气短，饮食减少，嗳气，女子经前乳胀、少腹坠胀，舌淡，苔薄，脉弦。治宜疏肝理气。方用柴胡疏肝散。

（3）肝胃郁热证　症见胃脘灼痛，餐后更甚，嗳气泛酸，口干口苦，舌红、苔黄，脉弦数。治宜疏肝泄热和胃。方用化肝煎合左金丸。

（4）肝胆湿热证　症见胁痛口苦，胸闷纳呆，上腹饱胀，恶心呕吐，或厌油，目赤或目黄、身黄、小便黄，大便秘结，舌质红，苔黄腻，脉弦滑数。治宜清肝利湿。方用龙胆泻肝汤。

（5）肝阴不足证　症见胁肋隐痛，绵绵不休，遇劳加重，或见灼痛，嘈杂泛酸，口干咽燥，头晕目眩，舌红少苔，脉细弦数。治宜养阴柔肝。方用一贯煎。[2]

经　验　方

1. 大柴胡汤　柴胡15克、生姜15克、黄芩9克、芍药9克、半夏9克、枳实9克、大黄6克、大枣4枚。随症加减：疼痛剧烈者，加延胡索15克；身体虚弱者，加甘草6克、黄芪15克、当归15克；大便秘结者，加芒硝6克。每日1剂，加水400毫升煮沸至100毫升，每次100毫升，每日2次，连续3天。和解通里，疏肝利胆，止痛止呕。于海涛等将60例腹腔镜胆囊切除术后患者随机分为治疗组与对照组各30例。对照组予术后常规处理，治疗组在对照组基础上加用大柴胡汤。结果：治疗组肛门排气时间、肠鸣音恢复时间较对照组缩短，恶心呕吐发生率（10.0％）较对照组恶心呕吐发生率（40.0％）低，术后1年胆道动力障碍发生率3.33％低于对照组术后1年胆道动力障碍发生率26.67％，治疗组患者胆道Oddi括约肌基础压低于对照组（$P < 0.05$）。[3]

2. 扶胆汤　金钱草20克、柴胡20克、芍药15克、白芍15克、当归15克、香附15克、陈皮10克、半夏10克、生大黄（后下）6克、甘草6克、大枣3枚。每日1剂，水煎服，每日3次。通腑利胆，清热利湿，舒挛止痛，疏肝和胃。赵丹等将88例因腹腔镜胆囊切除术后出现胆型SOD入院的患者随机分为观察组和对照组各44例。对照组予常规治疗；观察组在此基础上加用自拟扶胆汤治疗。结果：观察组痊愈15例，显效20例，好转6例，无效3例，总有效率93.18％；对照组痊愈10例，显效16例，好转8例，无效10例，总有效率77.27％。[4]

3. 金茵大柴胡汤　柴胡12克、生大黄9克、大枣6克、黄芩18克、生半夏12克、枳实24克、木香12克、白芍18克、生甘草9克、金钱草60克、茵陈60克、海金沙45克、鸡内金30克、郁金15克、丹参15克、川芎12克。采用上药加水400毫升，浸泡1小时，文火煎煮20分钟，取汁；再加水250毫升，文火煎煮15分钟，取汁，两次液体相混合至200毫升，每日1剂，早晚空腹温服。消炎利胆，清热利湿，通利二便，疏利胆汁。刘磊

① 庞雪莹，王业伟，等.谢晶日教授治疗胆囊切除术后Oddi括约肌运动功能障碍的临证经验[J].中国中医急症，2019,28(5)：901-903,919.
② 李军.中医辨治胆囊切除术后综合征的思路与方法[J].中医杂志，2007(11)：1033-1034,1044.
③ 于海涛，等.大柴胡汤对腹腔镜术后胆型Oddi括约肌功能障碍的影响[J].当代医学，2017,23(18)：108-110.
④ 赵丹，童仕伦.自拟扶胆汤对腹腔镜胆囊切除术后胆型Oddi括约肌功能障碍的防治效果观察[J].四川中医，2016,34(9)：117-120.

等将 70 例单纯胆囊切除术后 Oddi 括约肌功能紊乱患者随机分为治疗组和对照组各 35 例。对照组给予术后输液纠正电解质、酸碱平衡失调预防和控制感染及内镜下处理等西药对症治疗,切口拆线后停用;治疗组在对照组基础上加用金茵大柴胡汤。结果:治疗组痊愈 17 例,显效 11 例,有效 4 例,无效 3 例,总有效率 91.4%;对照组痊愈 6 例,显效 12 例,有效 5 例,无效 12 例,总有效率 65.7%。[1]

4. 自拟方 柴胡 15 克、黄芩 15 克、黄连 15 克、茵陈 30 克、虎杖 15 克、连翘 30 克、蒲公英 20 克、龙胆草 15 克、厚朴 15 克、郁金 15 克、大黄(后下)6 克。上方煎汁 200 毫升,分 2～3 次口服或胃管内注入。经中药治疗后通常要求每日排气、排便,每日排便 1～3 次为佳,酌情加减大黄。尹本如等以上方治疗 13 例因括约肌狭窄引发的胆管炎患者,并配合手术治疗:用胆道探子轻柔、逐渐用力加压撑开,用纤维胆道镜检查,反复冲洗胆道、扩张胆道使附着的脓絮剥离。并用甲硝唑溶液冲洗胆道。术后 12～18 小时拔出胃管,嘱患者进食,及早恢复胃肠及胆道的功能,口服 33% 硫酸镁每次 10 毫升,每日 3 次。结果:13 例患者中,1

例未及时用抗生素和中药治疗,全身脏器衰竭死亡。12 例分别于术后 30～60 天用纤维胆道镜检查,发现 Oddi 括约肌开闭良好,水肿消退,T 管夹闭后无不适,拔除 T 管。术后 3 个月内无胆管炎发生。[2]

中 成 药

胆宁片 组成:大黄、人工牛黄、水飞蓟素、盐酸小檗碱、延胡索、蒲公英、金钱草、薄荷油(陕西利君现代中药有限公司生产,每片 0.25 克)。用法用量:每次 3 片,每日 3 次,口服 6 周。临床应用:邓金芳等将 64 例胆囊切除术后符合诊断的患者随机分为对照组 25 例和治疗组 39 例。对照组予马来酸曲美布汀片,每次 1 片,每日 3 次,口服 6 周及对症治疗;治疗组在对照组马来酸曲美布汀片基础上加用胆宁片。结果:治疗组治愈 21 例,显效 10 例,好转 7 例,无效 1 例;对照组治愈 6 例,显效 12 例,好转 5 例,无效 2 例。两组比较差异有统计学意义($P<0.05$)。治疗 4 周后,治疗组胆总管直径明显缩小($P<0.05$),优于对照组($P<0.05$)。[3]

[1] 刘磊,等.金茵大柴胡汤联合西药治疗单纯胆囊切除术后 Oddi 括约肌功能紊乱 35 例[J].河南中医,2014,34(2):272-274.
[2] 尹本如,等.中西医结合治疗胆道术后奥狄括约肌狭窄 13 例[J].中国中西医结合外科杂志,2002(1):46.
[3] 邓金芳,等.中西医结合治疗胆囊切除术后胆管Ⅱ型 Oddi 括约肌功能障碍的临床观察[J].胃肠病学和肝病学杂志,2013,22(6):588-590.

胰 腺 疾 病

急 性 胰 腺 炎

概　　述

急性胰腺炎(AP)是由胰腺消化酶对本器官自身消化引起的急性化学性炎症,临床上有水肿型和出血坏死型两种类型。一般表现为突然发作的脘腹疼痛,性如刀割或针刺,阵发性加剧,其痛拒按,部分伴有背、腰、胸或肩胛部放射痛,恶心呕吐,发热,并有暴饮暴食史,上腹部剑突下正中或偏左有压痛或肌紧张。舌质偏红,舌苔薄黄腻,脉弦紧、弦滑或弦数。

本病属中医"脾心痛""心下痛""胃脘痛""腹痛""热厥证""结胸证"等范畴。其病理为气机郁滞,实邪结聚,实热内盛或湿热内蕴,血行瘀阻,气血逆乱。临床辨证分型与治则如下。(1)肝郁气滞(气滞夹积)型:两胁阵痛或窜痛,有恶心呕吐,无发热或低热,口干,得嗳或矢气则舒,舌淡红,苔薄白或薄黄,脉弦细或紧。治宜疏肝理气、清热攻下。(2)脾胃实热(肝胃实热)型:上腹部压痛,反跳痛明显,伴有肌紧张,体温、血象增高,兼恶心呕吐、心烦口干、大便秘结、尿黄赤,舌红,苔黄燥少津,脉弦洪数。治宜疏肝清胃、通里攻下为主。(3)脾胃湿热型:胸胁痞胀,上腹部胀痛拒按,体温、血象升高,伴恶心呕吐,口干舌黏,不思饮食,目黄、身黄、尿黄,舌苔黄腻而厚,脉象滑数。治以清热燥湿为主。(4)蛔虫上扰型:持续性上腹部痛,伴阵发性钻顶样疼痛,痛时汗出肢冷、呕吐、低热,舌淡红,苔薄白,脉弦紧。治宜寒温兼施、安蛔驱蛔。(5)结胸坏死型:腹痛剧烈,范围广泛,腹

肌弦急硬满,恶心呕吐频繁,高热起伏,舌质红,苔黄腻,脉弦数。治宜泄热通结、软坚逐水。(6)肝胃不和型:胃脘胀满攻撑作痛,脘痛连胁,口苦、咽干、嗳气、大便不畅,舌质淡红,舌苔薄黄,脉弦。治宜疏肝理气和胃。(7)气滞血瘀型:痛有定处,腹痛拒按,痛如锥刺或刀割,恶心呕吐,大便秘结,舌质暗红或有瘀斑,舌苔黄或白,脉象弦实。治宜疏泄活血、化瘀攻下。(8)脾胃虚寒型:遇寒即发,胃脘隐痛,喜温喜按,时有腹胀便溏,舌质淡,少苔,脉沉细无力。治宜补胃健脾、温阳散寒。(9)表里俱热型:内有热证,同时兼有表证,舌红,苔黄或黄白苔,脉浮弦数或紧。临床检查或有外感,或兼有荨麻疹。治宜清热解表、通里攻下。(10)肝胆湿热型:症见胁腹疼痛,身热起伏,双目巩膜、全身皮肤黄染,肢体沉重,脉象弦数,舌苔黄腻。治宜清泄肝胆湿热、荡涤肠胃积滞。

辨 证 施 治

1. 董彬武等分5证

(1)水热互结证　症见腹部不适,即"痛、胀、闭",腹部常按之硬、痛,或发热,或呕吐等,舌质偏红,苔薄黄,脉滑数。治宜泄热逐水同施、前后腹腔并重。方用甘遂末、复方大承气汤等加减。

(2)少阳阳明合病　症见高热、大汗出、口干苦,腹部常痛而拒按,舌红苔黄腻,脉洪等。治宜清少阳、泻阳明。方用大柴胡汤合清胰汤。随症加减:高热,加石膏、知母;腹痛甚,重用白芍、枳实;兼呕吐,重用半夏、生姜。

(3)血分热毒证　症见高热、神昏谵语、烦躁不安、气促、呼吸困难、少尿或无尿、腹腔穿刺引流呈暗褐色血性液体、舌红绛。方用清瘟败毒饮加

减。随症加减：邪热内陷，窍闭神昏，加牛黄、水牛角、皂角刺；高热抽搐，酌加地龙、羚羊角、钩藤；痰热壅滞，重用竹沥、天竺黄。

（4）邪伏膜原证　症见神志渐复，小便渐多，呼吸功能逐渐改善，腹胀未进一步加重。治宜透达膜原、清余毒。方用柴胡达原饮加减。随症加减：痰多，加半夏、陈皮；胁痛，加香附、郁金；气虚，加太子参、黄芪；阴伤者，加鳖甲、玄参。

（5）痞证　症见心下满，精神疲倦，呼吸短促，咳嗽咳痰，腹胀，进食后加重等，腹部常按之软而不痛。治宜寒热并调、扶正祛邪。方用半夏泻心汤加减。随症加减：腹胀甚，加枳实、白术；咳嗽气逆，加旋覆花、代赭石；食积，加鸡内金、焦山楂；便秘，加火麻仁、杏仁。[①]

2. 杨国红等分2证

（1）胃肠实热证　症见脘腹胀痛，拒按，有痞满燥实征象，恶心、呕吐，日晡潮热，口干渴，小便短赤，舌质红，苔黄厚腻或燥，脉洪大或滑数。方用大承气汤加减：大黄、芒硝、厚朴、枳实、大腹皮、赤芍。

（2）肝胆湿热证　症见上腹胀痛拒按，或胁痛，舌红，苔黄腻或薄黄，发热伴口干苦，心中懊侬，呃逆恶心，身目发黄，黄色鲜明，大便秘结，或呈灰色，小便短黄，倦怠乏力，脉弦数。方用大柴胡汤加减：柴胡、黄芩、大黄、枳实、清半夏、白芍。

以上各方的中药用冷水浸泡后用大火烧开后，文火慢煎20分钟，煎煮2次，将药汁混合，每付共煎煮400毫升，每100毫升每4小时通过胃管注入，夹闭1小时后开放。临床观察：杨国红等将126例早期AP患者随机分为治疗组与对照组各63例。对照组予西医常规治疗。治疗组在对照组的基础上予上述中医辨证施治灌胃，大承气汤加减（大黄、芒硝、厚朴、枳实、莱菔子、苦桃仁）灌肠，中药（乳香、没药、黄连、黄芩、蒲公英、芒硝）外敷，静脉滴注活血化瘀药、灯盏花素注射液。结

果：治疗组痊愈27例，显效24例，有效7例，无效2例，总有效率96.67%；对照组痊愈20例，显效20例，有效13例，无效7例，总有效率88.33%。[②]

3. 胡斌分5型

（1）肝郁气滞型　方用大柴胡汤加减。

（2）阳明腑实型　方用大承气汤加减。

（3）肝胆湿热型　方用茵陈蒿汤加减。

（4）结胸证型　方用大陷胸汤加减。

（5）中虚湿阻型　方用参苓白术散加减。

临床观察：胡斌将156例AP患者随机分为治疗组与对照组各78例。两组均予西医方面常规治疗，① 禁食、胃肠减压；② 抑制胰腺分泌；③ 解痉止痛；④ 合并感染抗感染治疗；⑤ 抗休克及纠正酸中毒、电解质紊乱；⑥ 全胃肠外高营养；⑦ 严密监测重要脏器功能，尤其是肺和肾的功能。治疗组在此基础上加用上述中医辨证施治。结果：治疗组显效61例，有效13例，无效4例，总有效率94.87%；对照组显效37例，有效29例，无效13例，总有效率84.62%。[③]

4. 朱培庭分4型

（1）肝郁气滞型　症见胁痛，腹痛，腹胀，痞满，便结，舌淡苔薄脉弦。治宜疏肝利胆、理气通腑。方用胆宁汤加减：大黄9克、虎杖12克、青皮9克、陈皮9克、郁金9克、生山楂12克、白茅根9克、厚朴9克。随症加减：发热，加红藤、蒲公英。

（2）肝胆湿热型　症见胁肋及上腹疼痛如挚如绞，拒按、手不可近，发热或往来寒热，口苦咽干，恶心呕吐，不思饮食，有时可见颜面及全身黄似橘色，便秘溲赤，舌红苔黄腻脉滑或滑数。治宜清热利胆、化湿通下。方用锦红汤加减：生大黄（后下）9克、红藤30克、蒲公英15克、厚朴9克、生地黄9克、胡黄连9克、生山楂12克、砂仁6克、豆蔻仁6克、半夏9克、薏苡仁15克。随症加减：高热不退，加栀子、连翘、夏枯草；口渴，加天花粉、天冬、麦冬。

① 董彬武，何军明，等.蔡炳勤分期辨治重症急性胰腺炎经验[J].广州中医药大学学报,2018,35(4)：730－734.
② 杨国红，王晓，等.大承气汤、大柴胡汤四联辨证治疗胃肠实热和肝胆湿热证早期急性胰腺炎及对血清炎症因子的影响[J].中国实验方剂学杂志,2018,24(8)：165－170.
③ 胡斌.中西医结合治疗急性胰腺炎78例[J].现代诊断与治疗,2015,26(23)：5311－5314.

（3）热毒血瘀型 症见腹痛、腹胀减轻,但上腹仍疼痛,伴有压痛,高热,潮红,口干渴甚,汗出,舌质红、紫暗或有瘀斑,苔黄。治宜清热解毒、凉血活血。方用锦红汤加水牛角（先煎）60克、牡丹皮9克、赤芍9克。

（4）气阴两虚型 症见身倦肢软,胃纳不佳,腹痛隐隐,口干欲饮,舌胖或中有裂纹,苔薄,脉细软无力。方用柔肝煎加减:太子参12克、黄芪15克、生地黄12克、白芍12克、枸杞子12克、何首乌12克、茵陈15克、虎杖12克、生山楂12克、青皮9克、陈皮9克、六神曲9克、大枣6枚。[①]

5. 杨国红等分3型

（1）肝胆湿热型 症见上腹胀痛拒按,胁痛或发热,大便秘结,小便短赤,目黄身黄,舌质红,苔薄黄或黄腻,脉弦数。药用柴胡、白芍、木香、茵陈、栀子、龙胆草、生大黄（后下）、枳实、黄芩、制半夏、芒硝（冲服）、延胡索、川楝子。

（2）胃肠热结型 症见全腹痛,胀满拒按,大便秘结,口干渴,尿短赤,舌质红,苔黄腻,脉沉实或滑数。药用大黄、芒硝（冲服）、枳实、厚朴、赤芍、大腹皮、山楂、黄连、黄芩、黄柏、栀子。

（3）正虚邪陷型 症见脘胁剧痛,高热黄疸或伴恶心呕吐,大便秘结,小便黄赤,皮肤瘀斑,神昏谵语,四肢逆冷,苔黄糙干甚至灰黑,脉沉细或微欲绝。药用人参、附子、当归、桃仁、赤芍、延胡索、香附、川芎、红花、干姜、甘草、五灵脂。

临床观察:杨国红等将83例急性胰腺炎患者随机分为治疗组42例与对照组41例。对照组采用西药常规治疗联合中药四联疗法,西药予以下常规治疗。①监护;②禁食、胃肠减压;③液体补充、纠正水电解质紊乱;④质子泵抑制剂奥美拉唑40毫克,静脉滴注,每12小时1次;⑤加贝脂0.3毫克加液静脉点滴;⑥符合重症者应用生长抑素14肽250毫克,5分钟内静注,然后每小时250毫克,静脉泵入;静脉应用抗生素预防治疗感染;⑦对症治疗。纠正低氧血症、保护肾功能等。治疗组

在对照组西药常规治疗的基础上加用上述中医辨证施治。结果:两组平均住院时间、并发症发生率平均住院时间,治疗组为（16.65±1.86）日,对照组为（23.14±3.21）日,两组比较差异显著（$P<0.05$）。在治疗过程中对照组并发胰腺假性囊肿1例,2例并发电解质紊乱,1例并发休克,并发症发生率9.76%;治疗组仅发生1例心功能不全,并发症发生率2.38%,显著低于对照组（$P<0.01$）。[②]

6. 伍瑞麒等分4型

（1）肝气犯胃型 症见胃脘部及上腹阵痛,或向左季肋部、左背部窜痛,呃逆矢气则舒,伴恶心呕吐,无腹胀,舌淡红,苔薄白或薄黄,脉弦紧或弦数,体温、血常规基本正常或偏高,血、尿淀粉酶轻度升高。治宜平肝和胃、理气止痛。方用大柴胡汤加味。

（2）肝胃实热型 症见腹痛剧烈,由上腹而至脐腹痛,甚者从心下至少腹痛满不可近,有痞满燥实坚证象,伴有腹胀,恶心呕吐,口干渴,尿短赤,日晡潮热,或伴有黄疸,舌红,苔黄厚腻或燥,脉洪数或弦数。治宜清热攻下、逐水通利。方用大柴胡汤合大承气汤、大陷胸汤。

（3）热入营血型 症见腹痛腹胀剧烈,从心下至少腹痛满不可近,重度腹胀,便秘,小便短赤,身热,手足心热,朝轻暮重,或恶心呕吐,或消化道出血,或胸痛呼吸困难,或皮肤出现斑疹,或腹背部皮肤烧灼样痛,舌红绛无苔,脉数或细数。治宜气营两清、通腑降逆、清营凉血。方用大柴胡汤合大承气汤、大陷胸汤、清营汤、安宫牛黄丸、清开灵针静脉滴注。

（4）蛔虫上扰型 症见突发上腹痛,呈阵发性绞痛,有如锥刺和钻顶样痛,伴恶心呕吐,可吐出蛔虫,或并发于胆道蛔虫,或蛔虫钻入胰管,有左下腹痛向左季肋部放射,发作时辗转不安,叫闹不止,大汗出,手足冷,发作后则安静,腹部平软。合并感染者,体温上升,血常规白细胞升高。血、尿淀粉酶升高,胸片可有反应性左胸少量积液。

① 许文捷,高炬.名中医朱培庭治疗急性胆源性胰腺炎的经验撷要[J].四川中医,2015,33(6):13-14.
② 杨国红,等.中药四联法分期辩证优化治疗急性胰腺炎[J].中国实验方剂学杂志,2013(14):301-304.

治宜安蛔驱蛔、通腑降逆。方用驱蛔大柴胡汤。

临床观察：伍瑞麒等以上方辨证治疗20例急性胰腺炎患者。结果：除2例胆结石并发者手术外全部治愈，治愈率90%。[1]

7. 李春亮等分3型

胰腺消炎汤：柴胡15克、胡黄连9克、木香25克、黄芩25克、赤芍15克、延胡索25克、川楝子15克、大黄25克。

（1）瘀滞型 症见阵发性腹痛、呕吐，脉弦细，舌淡红，苔薄。治宜理气活血、通里泄热。方用胰腺消炎汤。水煎至200毫升，口服，每次100毫升，每日2次。

（2）热厥型 症见剧烈腹痛，口渴、尿少，脉象洪数，舌质红，苔黄厚。治宜清热解毒救厥、理气活血化瘀。方用胰腺消炎汤加芒硝10克、栀子15克、牡丹皮15克、枳壳10克、金银花30克。水煎至200毫升，口服或自胃管注入。

（3）合病型 合并有胆道疾病，症见轻度黄疸，上腹痛，拒按，尿短赤，舌质红，苔黄腻，脉弦滑或数。合并有胆道蛔虫症，症见中上腹部钻顶痛，痛时汗出肢冷，曾呕出蛔虫数条，舌红，苔微黄而腻，脉弦紧。治宜清热利湿、理气安蛔。方用胰腺消炎汤加金钱草50克、茵陈25克、槟榔30克、使君子30克、苦楝皮30克。

随症加减：腹胀便秘，加芒硝10克、枳实15克；发热，白细胞增高，脉数者，加金银花30克、栀子25克、玄参25克、板蓝根30克；轻度黄染，加金钱草50克、茵陈25克；有蛔虫，加乌梅30克、槟榔30克、使君子30克、苦楝皮30克。临床观察：李春亮等以上方辨证治疗25例急性胰腺炎患者，并配合西药。瘀滞型2例，应用抑肽酶或胰高血糖素每日20万～25万单位加入5%葡萄糖注射液500毫升静滴。热厥型全部病例均给予胃肠外营养（TPN）以维持热量、水、电解质的供应，腹胀及腹腔内有大量渗液者，插胃管减压排气或腹膜灌洗，应用抗生素或加用抑肽酶。合病型疼痛

剧烈时给以镇静及止痛剂，如肌注消旋山莨菪碱（654-2）或阿托品、安定与度冷丁。结果：治愈21例，手术后治愈3例，死亡1例。[2]

8. 袁甲平分4型

（1）表里实热型 症见满腹胀痛，以左上腹为甚，伴有腰背胀痛，恶寒发热，恶心呕吐，大便秘结，舌苔白或黄腻，脉弦紧。治宜和解表里、通腑导滞。方用大柴胡汤加减：柴胡12克、法半夏10克、黄芩10克、赤芍10克、枳实10克、延胡索10克、广木香10克、生大黄10克、蒲公英15克、川楝子15克。

（2）食滞型 症见脘腹胀痛，伴有腰背胀痛，呕吐频作，嗳腐吞酸，大便秘结，舌苔厚腻，脉滑有力。治宜消食导滞、行气通腑。方用保和丸加减：神曲15克、茯苓15克、山楂15克、法半夏10克、枳实10克、生大黄10克、藿香10克、连翘10克、延胡索10克。

（3）湿热型 症见满腹胀痛，以左上腹为甚，伴有腰背胀痛，发热恶寒，恶心呕吐，口苦纳呆，便溏尿黄，舌质红，苔黄腻，脉滑数。治宜清热燥湿、行气导滞。方用葛根芩连汤加味：葛根15克、黄芩10克、黄连7克、苍术10克、厚朴10克、泽泻10克、猪苓15克、茯苓15克、甘草3克。

（4）气滞型 症见满腹胀痛，伴有腰背胀痛，呕吐频作，嗳气纳呆，大便秘结，苔白，脉弦。治宜调和肝脾、行气通腑。方用四逆散加味：柴胡15克、白芍20克、枳实10克、生大黄10克、厚朴10克、蒲公英15克、川楝子15克、甘草3克。

临床观察：袁甲平以上方辨证治疗30例急性胰腺炎患者。结果：治愈26例，好转3例，无效1例，总有效率92.2%。[3]

9. 丁爱华等分3型

降酶汤：大黄、芒硝、槟榔、厚朴、木香、延胡索、赤芍、白芍、生山楂。

（1）湿热型 症见右上腹剧痛，拒按，口干口苦，巩膜皮肤黄染，大便干，小溲黄赤，舌苔黄腻，

① 伍瑞麒，等.辨证分型治疗急性胰腺炎体会[J].河南中医，2005(5)：31-32.
② 李春亮，等.25例急性胰腺炎中西医结合临床治疗观察[J].张家口医学院学报，2001(5)：18-19.
③ 袁甲平.辨证治疗急性胰腺炎30例临床体会[J].湖南中医杂志，1996(3)：14-15.

脉弦滑或数。方用降酶汤加茵陈、栀子、龙胆草、六一散。

（2）伤食型 症见腹满痛拒按，泛恶呕吐，便秘，苔黄厚腻，脉滑实有力。方用降酶汤加大麦芽、鸡内金、姜半夏、姜竹茹。

（3）气滞型 症见开始腹中阵阵作痛，以后变为持续性疼痛，多有情志不遂史，食欲不振，时伴寒热往来，苔薄白或微黄，脉弦。方用降酶汤加柴胡、郁金、川芎、黄芩、降香。

临床观察：丁爱华等以上方辨证治疗 83 例急性胰腺炎（水肿型）患者，并配合西药，剧痛时用溴丁东莨菪碱或杜冷丁肌注，纠正和补充水电解质，酌情用抗生素。结果：痊愈 52 例，好转 29 例，无效 2 例。[①]

10. 孙同全分 2 期

（1）气血败乱期 症见腹膜炎，肠麻痹，休克。方用生脉饮合增液承气汤加减：人参 30、麦冬 15 克、玄参 15 克、生地黄 15 克、栀子 15 克、延胡索 15 克、大黄（后下）15 克、芒硝（冲服）10 克。煎汤从胃管注入，1 天左右纠正休克。

（2）热结阳明期（腹膜炎、肠麻痹期） 方用清胰汤Ⅰ号合大陷胸汤：柴胡 10 克、黄芩 10 克、胡黄连 10 克、木香 10 克、延胡索 10 克、白芍 15 克、大黄（后下）15～30 克、芒硝（冲服）10～15 克、甘遂 2～3 克。

临床观察：孙同全以上方辨证治疗 11 例急性出血性坏死性胰腺炎患者，并用 5-氟尿嘧啶 500 毫克，静滴，每日 1 次，用 7 天；阿托品、654-2、甲硝唑、头孢类抗生素静滴，7～12 天。均治愈。[②]

11. 裴兢克分 5 型

大柴胡汤加减：柴胡 6～9 克、生大黄（后下）9～20 克、玄明粉（冲）5～10 克、黄芩 9 克、枳壳 9 克、姜半夏 9 克、白芍 9 克、紫苏梗 9 克。

（1）气滞夹积型 方用大柴胡汤加减加厚朴 6 克、大腹皮 9 克。

（2）肝胃实热型 方用大柴胡汤加减去枳

壳，加厚朴 6 克、黄连 6 克、姜竹茹 9 克。

（3）肝胆湿热型 方用大柴胡汤加减加黄连 6 克、栀子 9 克。

（4）气滞血瘀型 方用大柴胡汤加减去玄明粉、姜半夏，加赤芍 9 克、桃仁 9 克、红花 9 克、五灵脂 9 克。

（5）大结胸型 方用大柴胡汤加减去枳壳、白芍、紫苏梗，加黄连 6 克、甘遂 3 克、薏苡仁 30 克、败酱草 30 克、红藤 30 克。

临床观察：裴兢克以上方辨证治疗 216 例急性胰腺炎患者，并配合其他治疗。① 针刺治疗，取穴双侧足三里、阳陵泉、内关，快速进针，得气后用电麻仪刺激，留针 30 分钟。每日 1～2 次；疼痛频繁则增加针刺次数，疼痛剧烈者，采用高频率加强刺激，留针 1 小时。② 其他，给予忌脂流食，呕吐频繁者，适当补充液体与电解质；急性出血型胰腺炎合用抗生素、胰酶抑制剂、引流、腹膜灌洗等。结果：痊愈 213 例，死亡 3 例。[③]

12. 王炜分 3 型

（1）肝郁气滞型 症见两胁阵痛或窜痛，有恶心呕吐，无发热或低热，口干，得暖或矢气则舒，舌淡红，苔薄白或薄黄，脉弦细或紧。治宜疏肝理气、清热攻下。药用柴胡 15 克、黄芩 15 克、白芍 15 克、延胡索 15 克、木香 10～30 克、薄荷 6 克、枳实（打）10 克、姜半夏 10 克、生大黄（后下）15～30 克。

（2）脾胃实热型 症见腹胀满，疼痛剧烈，发热，口干，尿短赤，大便燥结，舌质红，苔黄燥，脉洪数或弦数。治宜清热攻下、疏肝调气。药用柴胡 15 克、黄芩 15 克、延胡索 15 克、生大黄 15～30 克、黄连 10 克、枳实（打）10 克、厚朴 10 克、芒硝（分冲）10 克、生麦芽 6 克。

（3）蛔虫上扰型 症见持续性上腹部痛伴阵发性钻顶样疼痛，痛时汗出肢冷，伴呕吐，低热，舌淡红，苔薄白，脉弦紧。治宜寒温兼施、安蛔驱蛔。药用柴胡 15 克、黄芩 15 克、木香 30 克、槟榔 30 克、使君子 30 克、苦楝根皮 30 克、乌梅 30 克、黄

① 丁爱华，等.中西医结合治疗急性胰腺炎（水肿型）83 例[J].吉林中医药，1995(1)：23.
② 孙同全，等.急性出血性坏死性胰腺炎的中西医非手术治疗（附 11 例临床分析）[J].浙江中医学院学报，1994(5)：32.
③ 裴兢克.浙江中医杂志，1988(6)：252.

连 10 克、芒硝(分冲)10 克、细辛 3 克。

临床观察:王炜以上方辨证治疗 32 例急性胰腺炎患者,并配合辅助治疗、针刺、穴位注射与西药。结果:治愈 31 例,好转 1 例。[①]

13. 李森分 3 型

(1)湿热型　方用清胰汤加减:柴胡 25 克、黄芩 15 克、黄连 15 克、木香 15 克、延胡索 15 克、芒硝(冲)15 克、赤芍 20 克、白芍 20 克、大黄(后下)25 克。每日 1 剂,水煎服。

(2)重症水肿型　方用大柴胡汤加减:柴胡 25 克、黄芩 15 克、半夏 15 克、栀子 15 克、龙胆草 15 克、郁金 15 克、枳实 15 克、木香 15 克、大黄(后下)15 克、延胡索 15 克、赤芍 20 克、白芍 20 克、茵陈 50 克。每日 1 剂,水煎服。

(3)寒湿型　治宜温中理气、驱寒化湿。方用理中汤、苓桂术甘汤加减。

临床观察:李森以上方辨证治疗 21 例急性水肿型胰腺炎患者,并配合西医治疗、镇痛、解痉、抗炎、饮食疗法。结果:全部治愈,无 1 例并发症发生。住院最少 2 天,最长多 10 天。[②]

14. 茅正义分 2 期

(1)急性期　症见腹部胀满,疼痛拒按,发热呕吐,大便秘结,少数大便秽溏,排之不畅,苔腻脉弦。治宜清热通腑。方用协定方胰胆合剂:柴胡、枳实、大黄、蒲公英、丹参、黄芩、赤芍、白芍、香附、郁金、生甘草。随症加减:实热重者,加玄明粉;湿热并重者,加七叶一枝花、金钱草、石见穿、甘露消毒丹;合并胆蛔者,加乌梅、川花椒、苦楝皮、槟榔;伴黄疸,肝功能异常者,加茵陈、平地木、白花蛇舌草;气阴不足者,加生脉合剂(太子参、麦冬、五味子、山茱萸)或独参汤。

(2)恢复期　症见低热不清,胁腹胀满泛泛欲呕,舌苔黄腻,脉弦滑。治宜清胆化湿、和胃降逆。方用蒿芩清胆汤加减。随症加减:如见寒热起伏,胸胁苦满,或烦呕口干,苔薄脉弦者,方用小柴胡汤加减;见脘腹胀痛,胃纳不馨,恶心呕吐,舌苔白腻,脉弦滑者。治宜化湿清痰、开郁和中。方用清郁二陈汤化裁;脘腹胀满,食少便溏,四肢乏力,脉象缓弱。治宜益气健脾养胃。方用异功散加味;对久痛,疼有定处,反复发作者,药用丹参、当归、失笑散、三棱、莪术。

临床观察:茅正义以上方辨证治疗 120 例急性水肿型胰腺炎患者,并配合辅助治疗。结果:治愈 110 例(91.6％),好转 10 例(8.3％)。[③]

15. 姚开炳分 3 期

(1)气血败乱期　症见面色苍黄,呼吸急促,神志不安或烦躁,四肢厥冷,腹剧痛拒按,脉弦数或细数,或脉微欲绝。治宜益气固脱、增液生津、通里泻火。方用增液承气汤加减:人参 20 克、麦冬 15 克、玄参 15 克、生地黄 15 克、栀子 15 克、延胡索 15 克、大黄(后下)15 克、芒硝(冲)10 克。口服或胃管分次注入,注药前排空胃液,分次注入。

(2)热结阳明期　症见腹胀疼痛,拒按,发热,烦躁不安,便秘,尿赤,舌红绛,苔黄燥,脉洪或细数。治宜清热通里攻下、理气活血。方用大陷胸汤合大柴胡汤加减:大黄(后下)15 克、柴胡 15 克、栀子 15 克、牡丹皮 15 克、丹参 15 克、芒硝(冲)10 克、厚朴 10 克、黄芩 10 克、延胡索 10 克、甘遂 3 克。服药后如攻下效果不显,可用复方大承气汤灌肠治疗。

(3)气滞血瘀期　症见上脘不适,胀痛,恶心,纳呆,进食加重,或扪及心腹痞块。并发胰腺假性囊肿者,症见上腹持续疼痛,心腹有硬块。瘀血重者,重用甲片、皂角刺、三棱、莪术;若脾胃虚寒为主,则以温中散寒、健脾利湿作主方;中焦有余热者,予清热利湿之剂。

临床观察:姚开炳以上方辨证治疗 45 例重症胰腺炎患者,基本治愈。[④]

16. 金嫣莉分 3 型

(1)肝胃不和型　症见胃脘胀满攻撑作痛,

① 王炜.辨证治疗急性胰腺炎 32 例[J].安徽中医学院学报,1988,7(3):28.
② 李森.中西医结合治疗 21 例急性水肿型胰腺炎[J].吉林中医药,1987(3):16.
③ 茅正义.急性水肿型胰腺炎 120 例临床分析[J].北京中医杂志,1987(6):34.
④ 姚开炳.重症胰腺炎 45 例的诊治体会[J].中医杂志,1985(4):43.

脘痛连胁,口苦,咽干,嗳气,大便不畅,舌质淡红舌苔薄黄,脉弦。

(2)气滞血瘀型 症见痛有定处,腹痛拒按,痛如锥刺或刀割,舌质暗红或有瘀斑,舌苔黄或白。

(3)脾胃虚寒型 症见遇寒即发,胃脘隐痛喜温喜按,时有腹胀便溏,舌质淡少苔脉沉细无力。

以上各方均每日1剂,水煎服。方用加味芍药甘草汤:炒白芍10克、木香10克、炙甘草20克、川楝子20克、延胡索15克、柴胡15克。随症加减:腹痛重者,白芍加至50克;呕吐重者,加清半夏15克、紫苏梗15克、竹茹15克;体温较高、热象偏重者,加黄芩20克、金银花(或忍冬藤)20克;腹胀便秘者,加大黄15克、番泻叶10克;脾胃虚寒者,加干姜10克、肉桂10克。临床观察:金嫣莉以上方辨证加减治疗35例急性水肿型胰腺炎患者,未强调禁食,个别呕吐频繁者配合输液,均未用抗生素。结果:全部治愈,治愈时间约6天。[1]

17. 史济柱分5型

(1)气滞夹积型 药用老紫苏梗9克、炒枳壳9克、黄芩9克、姜半夏9克、白芍9克、生大黄9克、大腹皮10克、软柴胡6克、厚朴6克、玄明粉5克。

(2)肝胃实热型 药用老紫苏梗9克、软柴胡9克、黄芩9克、胡黄连9克、白芍9克、姜半夏9克、玄明粉9克、姜竹茹10克、枳实15克、生大黄15克、厚朴6克。

(3)肝胆湿热型 药用老紫苏梗9克、黄芩9克、生栀子9克、炒枳实9克、胡黄连9克、白芍9克、绵茵陈30克、姜半夏10克、生大黄10克、软柴胡6克、玄明粉5克。

(4)气滞血瘀型 药用老紫苏梗9克、黄芩9克、赤芍9克、桃仁泥9克、五灵脂9克、红花9克、姜半夏9克、生大黄15克、炒枳实15克、软柴胡6克。

(5)结胸坏死型 药用生大黄30克、红藤30克、薏苡仁30克、败酱草15克、玄明粉10克、甘

遂3克、生黄连6克。多系出血性胰腺炎,伴发麻痹性肠梗阻,若面色苍白,四肢厥冷,自汗淋漓,血压下降,脉沉细而数,为正不胜邪,引起虚脱,此型当以参附汤回阳救逆,须中西医结合抢救。

临床观察:史济柱以上方辨证治疗81例急性胰腺炎患者,全部治愈。[2]

18. 吴胜东分3型

(1)肝郁气滞型 药用延胡索、赤芍、大黄(后下)、牡丹皮、姜黄、枳壳、木香、莱菔子。

(2)脾胃实热型 药用延胡索、赤芍、大黄(后下)、牡丹皮、姜黄、金银花、栀子、连翘。

(3)肝胆湿热型 药用延胡索、赤芍、大黄(后下)、牡丹皮、姜黄、龙胆草、茵陈、黄芩。

以上各方均每日1剂,水煎服。临床观察:吴胜东以上方辨证治疗273例急性胰腺炎患者,除1例(肝胆湿热型)治疗中病情加重,中转手术外,272例全部治愈。[3]

19. 郑显理等分6型

(1)脾胃实热型 症见发热不恶寒,口干渴喜冷饮,大便燥结,尿短赤,腹满痛拒按,舌质红,舌苔黄燥或黄厚腻,脉弦有力或数。治宜清热解毒、通里攻下。方用复方大柴胡汤加减:柴胡18克、黄芩9克、半夏9克、龙胆草9克、枳壳9克、白芍9克、广木香9克、广郁金9克、大黄(后下)9克、芒硝(冲)9克。或复方清胰汤:金银花30克、连翘15克、黄连9克、黄芩9克、厚朴9克、枳壳9克、木香9克、桃仁9克、红花6克、生大黄(后下)6克。

(2)肝胃湿热型 症见发热不恶寒,口渴不欲饮,胸阴心烦,多有口苦、咽干、目眩之少阳症,腹痛拒按,尿少便结,舌质红,舌苔黄腻,脉弦滑或数。治宜清热利湿、疏肝利胆。方用柴胡茵陈蒿汤加减:柴胡15克、黄芩9克、半夏9克、栀子9克、枳实9克、白芍9克、丹参9克、郁金9克、木香9克、川楝子9克、延胡索9克、生大黄(后下)9克、芒硝(冲)9克、茵陈30克。

① 金嫣莉.加味芍药甘草汤治疗35例急性水肿型胰腺炎[J].辽宁中医杂志,1983(4):29.
② 史济柱.浙江中医杂志,1981(5):208.
③ 吴胜东.化瘀通腑法组方治疗急性胰腺炎273例临床分析[J].白求恩医科大学学报,1981(4):43.

（3）肝郁气滞型　症见多有"生气"历史，热象不显著，多有口苦、咽干、目眩之少阳证，痛在上腹或两胁，多为阵发性，舌苔薄白或微黄，脉弦细或弦紧。治宜疏肝理气、健脾和胃。方用柴胡疏肝汤加减：柴胡 15 克、白芍 15 克、栀子 9 克、枳壳 9 克、香附 9 克、川芎 9 克、生甘草 9 克、干姜 3 克。

（4）蛔虫上扰型　症见早期无大热象，重症或兼有湿热或实热，腹痛时轻时重，重时腹痛钻心，辗转反侧，汗出肢冷，轻则上腹隐隐作痛，或吐虫或便虫，舌有虫斑（红花舌），苔薄白或黄腻，脉沉紧或弦数，或乍大乍小。治宜安蛔驱虫、清热利湿。方用柴胡驱蛔汤加减：柴胡 9 克、黄芩 9 克、黄连 9 克、黄柏 9 克、雷丸 9 克、鹤虱 9 克、木香 9 克、芒硝（冲）9 克、槟榔 30 克、苦楝根皮 15 克、使君子 15 克、细辛 3 克。

（5）表里俱热型　症见内有热证，同时兼有表症，舌红，苔黄或黄白苔，脉浮弦数，或紧。临床检查或有外感，或兼有荨麻疹。治宜清热解表、通里攻下。方用柴胡石膏汤加减：柴胡 15 克、石膏 15 克、桑白皮 15 克、黄芩 9 克、前胡 9 克、荆芥 9 克、白芍 9 克、淡豆豉 9 克、升麻 3 克、干姜 3 克。可酌加大黄 9 克。

（6）脾胃虚寒型　症见形寒恶冷，喜热饮，尿清长或微黄，多有胃寒史，腹痛喜按，按之痛可稍减，舌质淡，苔薄白，脉弦细或沉细。治宜温中散寒、疏肝健脾。方用柴胡桂枝汤：柴胡 15 克、白芍 15 克、黄芩 9 克、党参 9 克、半夏 6 克、桂枝 6 克、甘草 6 克、干姜 3 克、大枣 5 枚。每剂煎 2 次，煎成 200 毫升，每日 1 剂，分 2 次服，重症患者每日 2 剂，分 4 次服。

随症加减：热重，加金银花、连翘、黄芩、黄柏、柴胡；湿重，加藿香、佩兰、车前子（包）、木通、泽泻、六一散；行气止痛，加木香、厚朴、枳壳、乌药；活血止痛，加延胡索、川楝子、桃仁、红花；食积，加莱菔子、槟榔、鸡内金、焦麦芽、焦山楂、焦神曲；腑实，加大黄、芒硝、郁李仁、火麻仁；虫积，加苦楝皮根、使君子、槟榔、雷丸、鹤虱、细辛、川椒；呕吐，加代赭石、半夏、竹茹；腹满，加牡蛎、厚朴、枳实；背痛，加瓜蒌、薤白、防风、秦艽、附子；中寒，加附子、干姜；阴虚，加玄参、石斛、麦冬；抽搐，加钩藤、石决明；饮酒，加葛花。临床观察：郑显理等以上方加减辨证治疗 300 例急性胰腺炎患者，并配合西药，恶心呕吐明显者禁食 1～2 日，一般不严格要求禁食，予流质或半流质，禁食期间给予静补，纠正酸碱平衡紊乱，必要时胃肠减压，使用抗生素；疼痛者配合针灸或给予适量阿托品或杜冷丁，具备手术适应证者采取手术。结果：手术 15 例，非手术疗法中治愈 257 例，无效 9 例。有效率 96.5%，手术率 5%，死亡率 1.3%。[①]

经　验　方

1. 大黄逐瘀汤　大黄（后下）15 克、芒硝（冲服）10 克、厚朴 10 克、枳实 15 克、当归 15 克、牡丹皮 12 克、桃仁 10 克、冬瓜仁 15 克、赤芍 12 克、延胡索 15 克、陈皮 12 克、枳壳 12 克、甘草 6 克。采用自动煎药机统一煎煮，首先将药物放入无纺布袋后浸泡 2 小时，然后放入煎药机进行第 1 煎、第 2 煎，药煎好后及时滤出药液，最后将 2 次药液混匀后得最终药液。内服，每日 1 剂，水浓煎至 250 毫升，早、中、晚分服。灌肠，每日 1 剂，水浓煎至 200 毫升，保留灌肠 30 分钟，每日 2 次。黄晓佩等将 68 例重症急性胰腺炎瘀毒互结证患者随机分为治疗组与对照组各 34 例。对照组予西医治疗，治疗组在对照组的基础上加用大黄逐瘀汤。结果：治疗组治愈 13 例，显效 15 例，有效 4 例，无效 2 例，总有效率 94.12%；对照组治愈 8 例，显效 11 例，有效 10 例，无效 5 例，总有效率 85.29%。[②]

2. 大黄牡丹汤加减　生大黄 12 克、牡丹皮 3 克、桃仁 9 克、芒硝（溶化）9 克、冬瓜仁 30 克。随症加减：舌下有瘀斑、面色晦暗、腹部疼痛剧烈等血瘀症状，加赤芍 9 克、丹参 12 克；伴有脘腹胀

① 郑显理，等.中西医结合治疗急性胰腺炎 300 例总结[J].中医杂志，1965(7)：12.
② 黄晓佩，邵换璋，等.大黄逐瘀汤内服与灌肠治疗重症急性胰腺炎瘀毒互结证的临床疗效及对血清炎症因子的影响[J].中国实验方剂学杂志，2020，26(2)：86－91.

闷、嗳气不舒等肝气郁结症状,加木香 6 克、枳壳 15 克;内热甚重,加黄芩 15 克、龙胆草 12 克、金银花 15 克。每日 1 剂,置入水中煎煮浓缩为 400 毫升药汁,早晚各经胃管注入 100 毫升,而后夹闭胃管 2 小时后再行胃肠减压。泄热破瘀,散结消肿。王勋将 74 例急性胰腺炎患者随机分为实验组与对照组各 37 例。对照组予西医治疗,实验组在对照组基础上加用大黄牡丹汤加减。结果:实验组显效 20 例,有效 15 例,无效 2 例,总有效率 94.59%;对照组显效 17 例,有效 12 例,无效 8 例,总有效率 78.38%。①

3. 枳实导滞汤 黄芩 10 克、黄连 10 克、白术 10 克、茯苓 10 克、泽泻 10 克。每日 1 次,每次 40 分钟,7 天为 1 个疗程。杨文聪将 80 例轻中度急性胰腺炎患者随机分为治疗组与对照组各 40 例。两组均予综合治疗,包括禁食、持续胃肠道减压、静脉营养、维持电解质平衡及抗感染等。对照组加用醋酸奥曲肽注射液,治疗组予枳实导滞汤保留灌肠。结果:治疗组显效 23 例,有效 11 例,无效 6 例,总有效率 85%;对照组显效 10 例,有效 15 例,无效 15 例,总有效率 62.5%。②

4. 中药方 1 (1)柴芩承气汤:柴胡 12 克、黄芩 20 克、生大黄 20 克、芒硝 30 克、厚朴 15 克、枳实 12 克、半夏 10 克、木香 10 克、丹参 12 克、桃仁 10 克、红花 10 克、延胡索 20 克、川芎 15 克、甘草 6 克。每日 1 剂,每剂制成 3 袋,每袋 200 毫升,每 2 小时喂 1 次,每次 50 毫升,每日 12 次。共服用 14 日,之后再煎煮 1 次,取汁 500 毫升行改良保留灌肠,每次 20 分钟,每日 2 次,共治疗 7 日。(2)六合丹:大黄 15 克、枳实 15 克、厚朴 15 克、芒硝(冲服)15 克、柴胡 15 克、黄芩 15 克、黄连 10 克、牡丹皮 10 克、延胡索 20 克、乌梅 30 克、赤芍 30 克、白芍 30 克、蒲公英 30 克、白芷 50 克、白及 60 克、木炭粉 50 克。将药物打碎研磨成粉状,与蜂蜜调和后外敷于左上腹部,从发病后 2 日开始,

8～10 小时更换 1 次,每日 1 次,持续至症状及体征完全消失,血淀粉酶恢复正常为止。陈滢俸将 70 例急性胰腺炎患者随机分为治疗组与对照组各 35 例。对照组予常规西医疗法;治疗组在对照组基础上予柴芩承气汤内服联合六合丹外敷。结果:治疗组治愈 5 例,显效 9 例,有效 18 例,无效 3 例,总有效率 91.43%;对照组治愈 3 例,显效 9 例,有效 15 例,无效 8 例,总有效率 71.14%。③

5. 自拟方 1 (1)鼻饲解毒通腑汤:生大黄(后下)15 克、枳实 15 克、厚朴 10 克、芒硝(溶)15 克、郁金 10 克、白术 40 克、黄芩 15 克、牡丹皮 20 克、生栀子 15 克、赤芍 30 克、广木香 10 克。每日 1 剂,水煎,共取汁 400 毫升,胃管注入,每次 200 毫升,每日 2 次。(2)中药保留灌肠方:大黄 30 克、蒲公英 30 克、大腹皮 30 克、丹参 30 克、黄连 10 克、玄参 20 克、槟榔 28 克。同煎,取汁 400 毫升,直肠滴入,每日 2 次,每次 200 毫升。(3)中药塌渍:芒硝 1 500 克,装 25 厘米×20 厘米长方形棉布袋,封口,平铺于左上腹胰腺投影区。每日 2 次。芒硝受热结块后更换芒硝及布袋。吴秀霞等将 100 例急性重症胰腺炎患者随机分为观察组和对照组各 50 例。对照组予西医常规治疗,观察组在对照组治疗基础上予鼻饲解毒通腑汤、中药保留灌肠方和中药塌渍。结果:观察组痊愈 29 例,好转 18 例,中转手术 2 例,死亡 1 例,总有效率 97%;对照组痊愈 21 例,好转 22 例,中转手术 7 例,死亡 4 例,总有效率 78%。④

6. 针刺足三里 足三里定位:在小腿前外侧,当犊鼻穴下 3 寸,距胫骨前缘一横指(中指)。取足三里,5 寸毫针刺入,进针深度以得气为主,使用提插捻转泻法,施针 1 分钟,留针 30 分钟。每 5 分钟行针 1 次,每日 1～2 次,治疗 10 日。得气的标准为有酸、麻、胀、重任一感觉或兼而有之。郑琪等将 96 例急性胰腺炎患者随机分为治疗组与对照组各 48 例。两组均行西医常规治疗,治疗

① 王勋.大黄牡丹汤加减综合治疗急性胰腺炎 37 例[J].光明中医,2019,34(4):575-577.
② 杨文聪.枳实导滞汤经结肠途径治疗轻中度急性胰腺炎 40 例[J].现代中医药,2019,39(3):63-65.
③ 陈滢俸.柴芩承气汤内服联合六合丹外敷治疗急性胰腺炎效果观察[J].辽宁中医药大学学报,2019,21(3):221-224.
④ 吴秀霞,等.三联疗法治疗急性重症胰腺炎[J].中医学报,2019,34(7):1519-1522.

组在此基础上加用针刺足三里。结果：两组患者治疗前后腹痛腹胀评分变化治疗前两组的腹痛腹胀评分无统计学差异（$P>0.05$），治疗 3 日、7 日后两组评分均明显改善，治疗组改善程度更为显著，具有统计学意义（$P<0.05$）。[①]

7. 自拟方 2 （1）活血护胰方：丹参 30 克、川芎 20 克、银杏叶 20 克、赤芍 15 克、鱼腥草 20 克、黄芩 15 克、黄连 15 克、栀子 15 克、黄芪 10 克、甘草 10 克。水煎 2 次取汁 300 毫升，分 2 次鼻饲，疗程 2 周。（2）大黄免煎颗粒：相当于生大黄粉 15～20 克的大黄免煎颗粒于 100 毫升温生理盐水充分溶解后，高位保留灌肠，每日 1 次，每次保留 30 分钟以上。通腑泄热，清热祛湿，行气活血。范一平等将 74 例重症急性胰腺炎患者随机分为观察组与对照组各 37 例。对照组予西医常规治疗，观察组在对照组基础上予生大黄灌肠联合活血护胰方鼻饲。结果：对照组出现并发症者 5 例，中转手术者 7 例；观察组分别为 2 例和 3 例。两组间比较，并发症发生率和中转手术率均有统计学意义（$P<0.05$）。[②]

8. 清胰汤 1 大黄 20 克、紫花地丁 20 克、柴胡 15 克、赤芍 15 克、蒲公英 15 克、厚朴 15 克、甘草 10 克、延胡索 10 克、芒硝 6 克。加水煎至 200 毫升。改良灌肠技术：将清胰汤灌入清肠器，连接导尿管，润滑导尿管并将其插入肛门 25～30 厘米；以每分钟 20～30 毫升的速度注入清胰汤；灌注完毕取出导尿管。罗灵敏将 90 例重度胰腺炎患者随机分为 A 组、B 组与 C 组各 30 例。A 组予肥皂水一般技术灌肠，B 组清胰汤一般技术灌肠，C 组予清胰汤改良技术灌肠。结果：A 组治愈 17 例，好转 10 例，无效 3 例，总有效率 90%；B 组治愈 20 例，好转 8 例，无效 2 例，总有效率 93.33%；C 组治愈 25 例，好转 5 例，无效 0 例，总有效率 100%。[③]

9. 穴位艾灸法 艾灸部位：中脘、双侧足三里。每次 20 分钟，每日 2 次，共治疗 7 天。李斌将 70 例轻症急性胰腺炎患者随机分为对照组及艾灸组各 35 例。对照组予西医常规治疗；艾灸组在对照组基础上给予艾灸治疗。结果：两组患者治疗后均有效，总有效率相等，但是痊愈率、显效率两组均有差异，有统计学意义（$P<0.05$），对照组痊愈率低于艾灸组痊愈率，对照组显效率低于艾灸组，对照组有效率低于艾灸组。[④]

10. 大柴胡汤加减 1 柴胡 15 克、厚朴 12 克、白芍 12 克、枳实 10 克、黄芩 10 克、法半夏 15 克、生大黄（后下）20 克、延胡索 20 克、生姜 3 片。每日 1 剂，抽净胃液后，分 2 次服用。林坚将 70 例急性胰腺炎患者随机分为治疗组与对照组各 35 例。对照组实施西医常规治疗方法，包括禁食、胃肠减压、抑制胰液分泌、应用生长抑素、抗生素、解痉止痛以及抗休克和对症治疗；治疗组在对照组基础上加用大柴胡汤加减。结果：治疗组显效 20 例，有效 10 例，无效 5 例，总有效率 85.71%；对照组显效 12 例，有效 11 例，无效 12 例，总有效率 65.71%。[⑤]

11. 通腑清胰汤 桃仁 15 克、大黄（后下）15 克、大枣 15 克、川芎 15 克、蒲公英 15 克、枳实 12 克、黄芩 12 克、厚朴 12 克、黄连 12 克、葛根 12 克、芒硝（冲服）10 克。每日 1 剂，水煎鼻饲，每隔 8 小时 1 次，共用治疗 1 周。促进胃肠运动，预防肠源性感染。甄威等将 80 例重症急性胰腺炎患者随机分为治疗组与对照组各 40 例。对照组予常规治疗，治疗组在对照组基础上加用通腑清胰汤。结果：治疗组显效 29 例，有效 9 例，无效 2 例，总有效率 95%；对照组显效 12 例，有效 18 例，无效 10 例，总有效率 75%。[⑥]

12. 大柴胡汤 柴胡 10 克、黄芩 10 克、枳实 10 克、大黄 10 克、赤芍 10 克、苍术 10 克、牛膝 10 克、黄柏 10 克、大枣 5 枚、忍冬藤 20 克、山慈菇 20

① 郑琪,等.针刺足三里治疗急性胰腺炎临床观察[J].光明中医,2019,34(2):214-216.
② 范一平,等.生大黄灌肠联合活血护胰方在重症急性胰腺炎治疗中的应用[J].中国中医药科技,2018,25(5):723-725.
③ 罗灵敏.清胰汤改良灌肠辅治中重度胰腺炎临床研究[J].实用中医药杂志,2018,34(5):553-554.
④ 李斌.穴位艾灸辅助治疗轻症急性胰腺炎临床疗效观察[D].北京:北京中医药大学,2016.
⑤ 林坚.中西医结合治疗 70 例急性胰腺炎疗效分析[J].中国实用医药,2016,11(2):190-191.
⑥ 甄威,李国信,等.通腑清胰汤治疗急性重症胰腺炎临床研究[J].中国中医急症,2016,25(1):8-9,13.

克、姜半夏 5 克。每日 1 剂，文火水煎至 150 毫升，分早晚 2 次服用。疏肝理气，清热燥湿，通腑降浊。雷磊将 80 例急性胰腺炎患者随机分为治疗组与对照组各 40 例。对照组予西药，治疗组在对照组基础上加用大柴胡汤。结果：治疗组临床治愈 18 例，显效 12 例，有效 6 例，无效 4 例，总有效率 90%；对照组临床治愈 12 例，显效 9 例，有效 10 例，无效 9 例，总有效率 77.5%。[1]

13. 大承气汤　大黄(后下)12 克、芒硝(后下)9 克、枳实 12 克、厚朴 15 克。煎药取汁 300 毫升，胃管注入或高位灌肠，分 2 次给予，共 5～7 天。通腑泻下，疏通气机。刘兵等将 90 例急性胰腺炎患者随机分为治疗组 48 例与对照组 42 例。对照组予西医常规治疗；治疗组在对照组基础上加用大承气汤。结果：治疗组显效 38 例，有效 8 例，无效 2 例，总有效率 95.83%；对照组显效 20 例，有效 17 例，无效 5 例，总有效率 80.10%。[2]

14. 柴芍承气汤加减　柴胡 10 克、赤芍 15 克、白芍 15 克、黄芩 10 克、枳实 10 克、川厚朴 10 克、生大黄(后下)12 克。煎汤 200 毫升，每日 2～3 次。随症加减：重症患者出现瘀血症状者，加桃仁、牡丹皮、三七，并静脉滴注复方丹参注射液每次 20 毫升，每日 1 次；腹痛、发热等症缓解后，予归芍六君子汤(当归 10 克、芍药 12 克、党参 12 克、白术 10 克、茯苓 15 克、甘草 6 克、陈皮 6 克、制半夏 6 克、大黄 6 克、谷芽 9 克、麦芽 9 克、紫苏梗 6 克)。许奎等将 81 例急性胰腺炎患者随机分为治疗组 55 例与对照组 26 例。对照组予抑制胰腺炎外分泌、控制胰腺和胆道感染、纠正水电解质紊乱、营养支持、改善胰腺和其他器官微循环、防止局部及全身并发症；如果坏死胰腺组织继发感染者，在严密观察下考虑外科手术。治疗组在对照组基础上加用柴芍承气汤加减。结果：治疗组痊愈 29 例，显效 19 例，有效 5 例，无效 2 例，有效率 96.4%；对照组痊愈 9 例，显效 8 例，有效 4 例，

无效 5 例，有效率 80.8%。[3]

15. 大柴胡汤合茵陈蒿汤　柴胡 15 克、大黄(后下)10 克、黄芩 10 克、白芍 30 克、枳实 12 克、厚朴 12 克、茵陈 30 克、栀子 10 克、法半夏 10 克、丹参 15 克、藿香 10 克。每日 1 剂，水煎取汁 200 毫升，每日 2 次，口服或保留灌肠。疏肝利胆，通腑导滞。许卫华等将 56 例急性胆源性胰腺炎患者随机分为治疗组与对照组各 28 例。对照组予西医措施进行处理，主要包括禁食水、营养支持、补液补充电解质、抗生素抗感染、洛赛克抑酸、生长抑素抑制胰酶分泌治疗。治疗组在对照组基础上加用大柴胡汤合茵陈蒿汤。结果：治疗组治愈 3 例，显效 18 例，有效 6 例，无效 1 例，总有效率 96.4%；对照组治愈 1 例，显效 13 例，有效 12 例，无效 2 例，总有效率 92.8%。[4]

16. 改良清胰汤　延胡索 25 克、木香 25 克、生大黄 40 克、芒硝 15 克、赤芍 40 克、牡丹皮 40 克、栀子 25 克、厚朴 25 克。每日 1 剂，水煎浓缩至 250 毫升，其中 50 毫升经胃管内注入，闭管 1～2 小时，200 毫升保留灌肠，每日 2 次。李文茂等将 92 例急性胰腺炎患者随机分为改良清胰汤组 48 例与清胰汤组 44 例。清胰汤组予常规西医治疗：① 抗休克治疗，维持水电解质平衡；② 胰腺休息疗法，包括禁食，胃肠减压，使用 H_2 受体阻滞剂和生长抑素等；③ 预防性抗生素使用，主要针对肠源性革兰阴性杆菌易位，采用能通过血胰屏障的抗生素，如喹诺酮类(环丙沙星或氧氟沙星)、头孢三代(头孢他啶或头孢噻肟等)和甲硝唑；④ 镇静、解痉、止痛处理；⑤ 低分子右旋糖酐、丹参改善胰腺微循环；⑥ 营养支持；⑦ 若消化道出血即对症止血，对急性呼吸窘迫综合征采用呼吸机辅助治疗，并配合清胰汤[柴胡 15 克、白芍 15 克、木香 9 克、延胡索 9 克、黄芩 9 克、胡黄连 9 克、生大黄(后下)15 克、芒硝 9 克]。改良清胰汤组在清胰汤组常规西医治疗的基础上加用改良清胰汤。结

① 雷磊.大柴胡汤治疗急性胰腺炎 40 例[J].河南中医,2015,35(10)：2323－2324.
② 刘兵,等.大承气汤治疗急性胰腺炎 48 例[J].福建中医药,2014,45(3)：39－40.
③ 许奎,等.中西医结合治疗急性胰腺炎 55 例[J].中医研究,2013,26(5)：31－32.
④ 许卫华,符思.大柴胡汤合茵陈蒿汤加减配合西药治疗急性胆源性胰腺炎的临床研究[J].环球中医药,2013,6(4)：251－252.

果：改良清胰汤组治愈 42 例,好转 5 例,无效 1 例;清胰汤组治愈 34 例,好转 7 例,无效 3 例。①

17. **清胰汤加减**　柴胡 15 克、黄芩 10 克、胡连 10 克、杭白芍 15 克、木香 10 克、延胡索 10 克、大黄(后下)15 克、芒硝(冲服)10 克。从胃管内注入,注药后夹闭胃管 1～2 小时,每 6～8 小时给药 1 次,每次 100～200 毫升,以 24 小时给药总量 600～800 毫升为宜,直到大便通畅,肠鸣音恢复,肠麻痹解除后逐渐减量至每日 400～500 毫升胃管注入或口服。雍铁山等将 118 例急性胰腺炎患者随机分为治疗组 60 例与对照组 58 例。对照组予禁食、胃肠减压、补液、解症止痛,应用 H2 受体抑制剂及奥曲肽抑制胰腺外分泌及胰酶抑制剂、营养支持治疗,预防性应用抗生素。治疗组在对照组基础上加用清胰汤加减,并配合中药针剂静脉滴入参麦注射液,每日 40～60 毫升,静滴 7～14 日;丹参注射液,每日 20～40 毫升,静滴 10～14 日。结果:治疗组痊愈 37 例,显效 18 例,无效 5 例,总有效率 91.7%;对照组痊愈 26 例,显效 18 例,无效 4 例,总有效率 76%。②

18. **柴芩承气汤**　柴胡 15 克、黄芩 15 克、厚朴 15 克、枳实 15 克、生大黄(后下)15 克、芒硝(冲服)30 克。每剂煎水 300 毫升,根据病情每次管喂中药 50～100 毫升,1～2 小时 1 次,每天 4～8 次。重症肠麻痹者,同时用上述中药 200～250 毫升灌肠,可配合针刺足三里等穴位,待肠蠕动逐渐恢复,大便通畅后,大黄和芒硝减量或停用;腹膜后型出现腰肋部红肿疼痛者,可外敷六合丹。黄宗文等以上方治疗 126 例重症急性胰腺炎患者,疗效满意。③

19. **清胰泻热汤**　柴胡 15 克、黄芩 25 克、木香 10 克、枳壳 12 克、白芍 30 克、大黄(后下)10 克、延胡索 12 克、芒硝(冲服)10 克、虎杖 30 克、蒲公英 30 克。随症加减:热重者,加栀子 10 克、连翘 30 克;呕吐重者,加代赭石(包煎)60 克、制半夏

10 克、竹茹 10 克;食积者,加莱菔子 20 克、麦芽 30 克、山楂 30 克;蛔虫上扰引起者,加使君子 15 克、川楝子 10 克、乌梅 20 克、细辛 2 克;胆道感染者,加茵陈 30 克、田基黄 30 克。每日 1 剂,水煎 800 毫升,分 4 次温服。疏肝清热,除湿祛浊,通里攻下。古达乾以上方加减治疗 25 例急性胰腺炎患者。结果:血白细胞总数痊愈 20 例,好转 5 例。疗程最短 3 天,最长 10 天。④

20. **清胰汤 2**　柴胡 15 克、白芍 15 克、黄芩 15 克、大黄(后下)15 克、胡黄连 9 克、木香 9 克、延胡索 9 克、芒硝(冲)9 克、厚朴 10 克。随症加减:湿重,加苍术、槟榔;热重,加金钱草、郁金;黄疸,加茵陈、栀子、秦艽、白鲜皮;血瘀痛剧,加制乳香、制没药;气滞,加陈香橼、炒枳壳;剧吐,加竹茹、陈皮;高热不退,加石膏、知母;便秘,另用大黄 30 克,泡水代茶饮,每日 1 剂,水煎分 3 次温服。疏肝理气,清热解毒,通里攻下。刘玲俐等以上方治疗 33 例急性胰腺炎患者,并配合禁食、胃肠减压,每日补晶体液 1 500～2 000 毫升;剧痛时用 654－2 10～20 毫克;维生素 K_3 16 毫克,加 5% 葡萄糖注射液 200 毫升,静滴,每日 1 次;高热用清开灵 40 毫升,静滴,每日 1 次,并酌情用抗生素。结果:均于 1～4 日止痛,10～47 日痊愈,治愈率 100%。⑤

21. **大承气汤合逍遥散**　柴胡 10 克、黄芩 10 克、黄连 10 克、广木香 10 克、枳壳 10 克、延胡索 10 克、芒硝 10 克、大黄(后下)10 克、白芍 15 克。水煎服或保留灌肠。魏化龙以上方治疗 25 例急性出血坏死性胰腺炎患者,同时禁食,胃肠减压,用阿托品、654－2,抗感染,抗休克。金黄散酒调外敷患处,用 3～5 日。针刺足三里(双),加配穴,留针 15～20 分钟,每日 1～2 次;或用维生素 B_1 4 毫升,行足三里(双)封闭。在 B 超引导下行穿刺引流及腹腔冲洗。结果:手术 3 例,非手术治疗急性出血坏死性胰腺炎 22 例,B 超查胰腺囊肿 9 例

① 李文茂,等.改良清胰汤中西医结合治疗急性胰腺炎[J].中国实验方剂学杂志,2011,17(18):264－265.
② 雍铁山,等.中西医结合治疗急性胰腺炎 60 例[J].实用医学杂志,2010,26(1):145－146.
③ 黄宗文,等.早期应用柴芩承气汤治疗重症急性胰腺炎临床疗效分析[J].成都中医药大学学报,2003(3):25－26.
④ 古达乾.清胰泻热汤治疗急性胰腺炎 25 例[J].中国中医急症,2003(1):80.
⑤ 刘玲俐,等.中西医结合治疗急性胰腺炎 33 例疗效观察[J].甘肃中医学院学报,1995,12(1):20.

均消失。死亡 3 例(其中手术 1 例)。①

22. **小承气汤合黄连解毒汤加减** 生大黄 15～20 克、枳实 15 克、厚朴 15 克、黄芩 15 克、金银花 15 克、赤芍 15 克、牡丹皮 15 克、栀子 12 克、蒲公英 30 克、桃仁 10 克。每日 1～2 剂,水煎,从胃管注入后夹管 1 小时,症重者每日 2 剂。腹胀甚,服上方效果欠佳者配合复方大承气汤(生大黄 20 克、芒硝 12 克、桃仁 12 克、厚朴 15 克、枳实 15 克、莱菔子 30 克)水煎保留灌肠,每日 1～2 次,大便通,腹胀减轻后上方减大黄、枳实、厚朴量。黄力言等以上方治疗 37 例急性重症胰腺炎患者,并配合西药,禁食 2～5 日,留置胃管作胃肠减压,使用抗酸剂,输液,补充热量,维持水电解质及酸碱平衡。高热及白细胞升高用抗生素;痛剧用硝酸甘油含服,或杜冷丁 50～100 毫克肌注。结果:治愈 36 例,好转 1 例。②

23. **通腑逐瘀止痛汤** 柴胡 12 克、芒硝 12 克、川楝子炭 12 克、延胡索 12 克、郁金 12 克、大黄 15 克、枳实 15 克、厚朴 15 克、赤芍 15 克、白芍 15 克、黄芩 15 克、木香 15 克、竹茹 15 克、炒山楂 30 克、炒神曲 30 克、甘草 5 克。每日 1 剂,水煎分多次服。清热疏肝,行气止痛,通腑逐瘀,开胃消食。李代全以上方治疗 96 例急性胰腺炎患者,并配合西药,用 50％硫酸镁每日 40 毫升 1 次肌注;阿托品每日 0.3 毫克 3 次口服;阿托品每日 0.5 毫克 1 次肌注;青霉素每日 640 万单位 2 次静滴,或庆大霉素每日 8 万单位 2 次肌注;酌情补液。结果:治愈 86 例,好转 9 例,无效 1 例。③

24. **清胰饮** 柴胡 10 克、黄芩 10 克、半夏 10 克、枳壳 10 克、神曲 10 克、大黄 10 克、川楝子 10 克、川黄连 6 克、木香 6 克、厚朴 6 克。随症加减:大便秘结,加玄明粉;实热重,加金银花、连翘;湿热重,加茵陈、栀子;口渴,加知母、芦根;病久,加赤芍、桃仁、红花;发热 38.5℃,用柴胡注射液每次

2～4 毫升;并发胆道蛔虫,加苦楝根皮、乌梅、槟榔。每日 2 剂,水煎分 4 次口服,症状缓解后每日 1 剂。攻里通下,疏肝理气,消滞和中,清热解毒。庄静萍以上方加减治疗 152 例急性胰腺炎患者。结果:临床治愈 121 例,显效 30 例,无效 1 例,总有效率 99％。④

25. **大柴胡汤加减 2** 柴胡 15 克、白芍 15 克、黄芩 9 克、大黄 9 克、木香 9 克、延胡索 10 克、半夏 10 克、枳壳 10 克。随症加减:舌红苔黄,加金银花 20 克、蒲公英 15 克、败酱草 15 克;食滞,加焦麦芽 9 克、焦山楂 9 克、焦神曲 9 克;呕吐,加竹茹 9 克(或生姜 3 片)、吴茱萸 6 克;合并胆道蛔虫症,加乌梅 9 克、川花椒 10 克、槟榔 12 克、细辛 4 克。每日 1～2 剂,水煎分 2～4 次服。调和脏腑,疏通气血。袁平等以上方加减治疗 22 例急性胰腺炎患者,1～6 日内主要症状、体征、血常规及淀粉酶均恢复正常。⑤

26. **中药方 2** 黄芩 15 克、连翘 15 克、栀子 10 克、大黄 10 克、玄明粉 10 克、淡竹叶 18 克、薄荷 6 克、甘草 6 克。随症加减:腹痛,加木香、川楝子、延胡索;呕吐,加法半夏、茯苓、陈皮;腹胀,加枳壳、青皮、厚朴;嗳气,加陈皮、枳壳、青皮;恢复期改用调理脾胃、益气养阴药。每日 1 剂,水煎服。卢书山将 48 例急性出血坏死型胰腺炎患者随机分为治疗组 22 例与对照组 26 例。对照组予西医用抗休克、抑制胰腺分泌、抗炎治疗。治疗组予中药方配合针刺足三里、内关、阳陵泉。结果:治疗组和对照组体温恢复正常平均时间分别为(2.36±1.01)日、(9.14±1.13)日;血、尿淀粉酶恢复正常平均时间为(2.32±0.16)日和(2.24±1.32)日、(9.48±1.25)日和(9.51±1.02)日;分别有效 47、19 例,两组比较有非常显著性差异($P<0.01$)。⑥

27. **清胰汤 3** 柴胡 15 克、赤芍 15 克、大黄(后下)15 克、黄芩 12 克、延胡索 12 克、木香 10

① 魏化龙,等.急性出血坏死性胰腺炎的诊断及中西医结合治疗(附 25 例分析)[J].贵阳中医学院学报,1995,17(1):37.
② 黄力言,等.中西医结合治疗急性重症胰腺炎 37 例[J].中国中医急症,1995,4(1):13.
③ 李代全.中西医结合治疗急性胰腺炎 96 例[J].四川中医,1995,13(1):20.
④ 庄静萍,等.清胰饮治疗急性胰腺炎 152 例[J].福建中医药,1994,25(3):5-6.
⑤ 袁平,等.大柴胡汤加减治疗急性胰腺炎 22 例[J].安徽中医学院学报,1994,13(3):10.
⑥ 卢书山.浙江中医杂志,1993,28(10):444.

克、芒硝(冲服)8克。随症加减:肝郁型,加川楝子16克、枳壳12克;实热型,加金银花30克,大黄增至25克;湿热型,加茵陈30克、黄连10克、连翘15克、紫花地丁30克;蛔虫上扰型,加苦楝根皮30克、使君子15克。赵玉亭将46例急性胰腺炎患者随机分为治疗组与对照组各23例。对照组采用禁食、胃肠减压及止痛、抑酶、抗炎、纠正水电解质酸碱平衡紊乱等。治疗组在对照组基础上加用清胰汤,及上腹部外敷五虎丹。结果:治疗组痊愈22例,无效1例,治愈率97%;对照组痊愈16例,无效7例,治愈率70%。①

28. 中药方3 大黄、枳实、厚朴、槟榔。随症加减:胀痛甚者,加大腹皮、香附、川楝子;大便秘结或燥屎者,加芒硝、玄明粉;肝胆热者,加龙胆草、柴胡、栀子;中焦湿热者,加黄连、石菖蒲、佩兰;纳呆者,加神曲、山楂、谷芽、麦芽;恶心呕吐者,加竹茹、半夏。每日1剂,水煎服。张仁国以上方加减治疗39例水肿型胰腺炎患者,并配合西医治疗,禁食、补液支持;疼痛难忍者,临时用1～2次解痉止痛剂;伴发病对症治疗。结果:治愈30例,好转8例,无效(转外科手术)1例。②

29. 大柴胡汤加味 柴胡、黄芩、白芍、清半夏、枳实、大黄、大腹皮、茯苓、白术、金银花、大青叶、全蝎、桃仁、红花、焦麦芽、焦山楂、焦神曲、甘草。随症加减:黄疸,去全蝎,加茵陈、生栀子;腹痛重,去白术、红花,加木香、川楝子;呕吐,去全蝎,加竹茹、淡竹叶。每日1剂,水煎服。至症状体征消失,血、尿淀粉酶及各种仪器检查均恢复正常后,再继续服药1周,巩固疗效。清湿热,消瘀肿,去蕴毒,通六腑。李乃民等以上方加减治疗62例急性胰腺炎患者,其中单纯服用中药32例,服用中药加静滴抗生素27例,引流术加服中药及静滴抗生素3例。结果:治愈55例(88.7%),好转7例(11.29%)。治愈时间平均为5.4天。③

30. 大柴胡汤加减 柴胡15克、大黄15克、法半夏15克、丹参15克、金钱草30克、败酱草30克、黄芩12克、赤芍12克、炙甘草12克、木香10克、枳壳10克。随症加减:痛甚,加金铃子散;热重,加黄连、金银花、紫花地丁;呕恶,加竹茹、旋覆花;食欲不振、苔厚腻,加鸡内金、莱菔子、佩兰;大便秘结,重用大黄,加芒硝。每日1剂,水煎分3次服。刘康平以上方加减治疗12例急性胰腺炎患者。结果:服药3～15剂,平均6～8剂,全部治愈。④

31. 中药方4 柴胡5克、黄芩5克、白芍9克、枳实9克、川楝子9克、延胡索9克、郁金9克、木香3克。随症加减:大便秘结,加大黄9克、玄明粉9克;腹胀胁满,加吴茱萸5克、黄连3克;恶心呕吐,加半夏6克、厚朴9克、竹茹15克;大便溏泄,加白术6克、茯苓15克、泽泻9克、神曲9克;蛔厥所致者,送服参桂乌梅丸9～15克。每日1剂,水煎2次分服。王学章以上方加减并配合西药治疗44例急性胰腺炎患者。结果:治愈36例;临床症状基本消失,血尿淀粉酶基本恢复正常者6例;有2例因饮食控制不佳症状反复,血尿淀粉酶未能恢复正常。⑤

32. 通胆胰汤 罗布麻30克、野菊花30克、柴胡10克、香附10克、枳壳10克、郁金15克、延胡索10～15克、大黄(后下)6～12克。随症加减:黄疸,加茵陈20～30克、金钱草20～30克、龙胆草15～20克;感染较重,加金银花10～20克、黄芩15克、蒲公英30克;重症胆管炎,大黄加至15～30克;结石,加人工牛黄0.6克;神志不清、谵妄、昏迷,加服安宫牛黄丸(或苏合香丸)1粒,每日2次;合并胆道蛔虫,加服乌梅丸9克,每日2次。每日1～2剂,水煎服。禁食者经胃管注入,夹管30～60分钟。金庆丰等以上方加减治疗并配合西药118例胰腺炎患者。结果:痊愈47例,显效62例,进步7例,无效2例,总有效率98.3%。⑥

① 赵玉亭,等.中西医结合治疗急性胰腺炎23例[J].国医论坛,1992,7(5):29.
② 张仁国.中医治疗水肿型胰腺炎39例临床分析[J].四川中医,1991(10):35.
③ 李乃民,等.大柴胡汤加味治疗急性胰腺炎[J].四川中医,1990(7):25.
④ 刘康平.大柴胡汤加减治疗急性胰腺炎12例[J].新疆中医药,1990(4):56.
⑤ 王学章.疏肝和胃法治疗急性胰腺炎44例临床观察[J].福建中医药,1989,20(3):2.
⑥ 金庆丰,等.通胆胰汤为主治疗胆石症、胆道感染及胰腺炎582例[J].上海中医药杂志,1989(11):13.

33. 回阳活血汤加减　人参 10～25 克、附子 10～20 克、干姜 10 克、甘草 10 克、当归 10 克、桃仁 5～10 克、红花 5～10 克、赤芍 5～10 克、乌药 5～10 克、白术 15～20 克、生龙骨 15～20 克、生牡蛎 15～20 克。水煎 2 次,取汁 200 毫升,每次 100 毫升,每日 2～3 次。张耀宗以上方并配合西药治疗 16 例急性出血坏死性胰腺炎并发休克患者。结果:治愈 10 例,有效 5 例,无效 1 例,总有效率 93.8%。①

34. 胆胰汤　茵陈 20 克、白芍 20 克、黄芩 10 克、香附 10 克、川楝子 10 克、枳实 10 克、法半夏 10 克、柴胡 10 克、金银花 15 克、大黄(后下)15 克、蒲公英 15 克、黄连 6 克、甘草 6 克。一般每日 1 剂,病情严重者每日 2 剂,水煎,服后如大便未通,可另加熟大黄 20 克。唐群辉以上方治疗 74 例急性胰腺炎患者,并配合针刺法与西药。均在短期内症状消失,检验恢复正常,无 1 例手术治疗。住院时间最短者 4 天,全部治愈出院。②

35. 加减大柴胡汤　柴胡 15 克、黄芩 15 克、大黄(后下)15 克、半夏 10 克、枳实 10 克、生姜 10 克、白芍 12 克。老人及儿童酌减量。随症加减:发热者,加金银花、蒲公英、栀子;便秘者,加玄明粉(冲);呕吐者,加代赭石、竹茹;腹胀者,加厚朴、莱菔子;黄疸者,加茵陈、龙胆草;吐蛔者,加槟榔、使君子、苦楝根皮;夹血瘀者,加郁金、丹参、桃仁;腹痛剧烈者,加延胡索、木香、川楝子。煎汤 300～400 毫升,分次口服或胃管灌入。腹胀和(或)腹痛明显者可用该药 200 毫升保留灌肠。疏解、和里、泄热、泻下。欧阳雄以上方加减并配合西药治疗 85 例急性胰腺炎患者。结果:治愈 78 例,好转 6 例,死亡 1 例。总有效率 98.8%,死亡率 1.2%。③

36. 自拟方 3　(1)疏理冲剂 I 号方:柴胡、黄连、吴茱萸、川楝子炭、茯苓、青皮、陈皮、厚朴、广木香、枳壳、台乌药、郁金、法半夏、延胡索。(2)疏理冲剂 II 号方:按 I 号方,去青皮、法半夏,加黄连、生大黄。凡急性胰腺炎腹痛、腹胀明显,大便秘结或发热,伴慢性胆囊炎病史者服 II 号方,除此外均服 I 号方。病轻者每次 1 包,每日 3～4 次;重者每次 2 包,每日 3 次或每次 1 包,每 4 小时 1 次。肝气疏,郁结得解,积滞化而痛胀消除,逆气降。黄淑芳以上方治疗 50 例急性胰腺炎患者。结果:痊愈 45 例,无效 5 例。④

37. 大柴胡汤　柴胡、黄芩、芍药、半夏、大黄、枳实、生姜、大枣。随症加减:兼发热,加金银花 30 克、连翘 30 克;伴黄疸,加茵陈 15 克、金钱草 30 克;大便秘结不通,腹胀,加玄明粉(冲)9 克、川楝子 15 克;呕吐不止,加竹茹 9 克、陈皮 6 克;腹痛持续不减,针刺阳陵泉、足三里。每日 1～2 剂,水煎 150 毫升。和解少阳,下泄热结。蔡金伟以上方加减治疗 132 例急性胰腺炎患者。结果:治愈 129 例,死亡 3 例,治愈率 97.7%。⑤

38. 自拟方 4　(1)大承气汤:生大黄(后下)30 克、芒硝(冲)30 克、厚朴 30 克、枳实(或枳壳)30 克、莱菔子 30 克。先清洁灌肠,水煎至 200 毫升保留灌肠,一般灌 1 次即可,必要时次日再灌肠 1 次。(2)清胰汤:柴胡 10 克、黄芩 10 克、胡黄连 10 克、制香附 10 克、枳壳 10 克、广郁金 10 克、生大黄 10 克、芒硝 10 克、蒲公英 30 克、金钱草 30 克。随症加减:发热,加金银花、连翘(或焦栀子);恶心呕吐,加姜半夏、青皮、陈皮;黄疸,加茵陈、海金沙草;湿重,加苍术、厚朴;腹痛剧,加川楝子、延胡索(或赤芍、白芍)。每日 1 剂,水煎服。朱广根以上法治疗 30 例急性胰腺炎患者,并配合西医治疗,卧床休息,禁食 1～3 天后给忌脂流质和半流质,并补液、纠酸、注意水电解质的平衡。凡年龄偏大,全身情况差,呕吐频繁,血象偏高,病情严重,或伴局限性腹膜炎者,给予庆大霉素或氯霉素为主静滴 1～3 天,部分加入 654-2。结果:全部治愈。⑥

---

① 张耀宗.回阳活血法治疗急性出血坏死性胰腺炎并发休克 16 例报告[J].河北中医,1988,10(6):13.
② 唐群辉.胆胰汤治疗急性胰腺炎——附 74 例疗效观察[J].湖南中医杂志,1988(5):19-20.
③ 欧阳雄.加减大柴胡汤治疗急性胰腺炎——附 85 例临床观察[J].湖南中医杂志,1987(1):23.
④ 黄淑芳.疏理冲剂治疗急性胰腺炎 50 例[J].四川中医,1987(4):28.
⑤ 蔡金伟.大柴胡汤加味治急性胰腺炎 132 例体会[J].辽宁中医杂志,1986(2):21.
⑥ 朱广根.浙江中医杂志,1986(4):165.

39. 大柴胡汤加减　柴胡 12 克、大黄 12 克、黄芩 9 克、胡黄连 9 克、姜半夏 9 克、白芍 10 克、枳实 10 克、芒硝 10 克。随症加减：腹胀气滞，加川楝子 12 克、延胡索 12 克、广木香 10 克；蛔虫上扰，加槟榔 15 克、使君子 15 克、苦楝根皮 15 克。张潮沧以上方加减治疗 15 例急性胰腺炎患者，并配合西医药治疗，禁食，补液（一般给 5％葡萄糖注射液 1 000 毫升加维生素 C 2 克，10％氯化钾 20 毫升静滴），少数用过抗生素和解痉剂。结果：全部治愈，服 1～2 剂后，即效。[1]

40. 清胰合剂　黄芩 1 000 克、木香 620 克、柴胡 1 500 克、延胡索 1 150 克、白芍 1 150 克、益母草 210 克、黄连 120 克、川楝子 2 000 克、玄明粉 2 000 克、大黄粉 150 克。黄芩另煎 2 次，各 1 小时，浓缩成 1 500 毫升。柴胡、木香浸半小时，煎 10 分钟，取汁 4 500 毫升。黄连、延胡索、白芍、甘草、川楝子浸半小时，与其余药渍合并煎 2 次，各 1 小时，取药汁 400 毫升，同柴胡、木香浸汁合并以玄明粉投入溶化，沉淀去渣，与黄芩水合并成 1 000 毫升，计生药 100 剂，每剂药 100 毫升。每次服 50 毫升，每日 3 次，同时服大黄粉 1.5 克，每日 3 次，使大便日 2～4 次，待腹痛缓解后则减量或停用。黄志勇以上方治疗 15 例急性水肿型胰腺炎患者，对少数合并其他感染者，适当加用抗生素。结果：全部治愈，住院最短 2 天，最长 25 天，平均 4.5 天。[2]

41. 胰腺消炎汤　柴胡 15 克、厚朴 15 克、枳实 15 克、延胡索 15 克、广木香 15 克、黄芩 12 克、白芍 12 克、生大黄（后下）20 克。随症加减：热重者，加蒲公英 30 克、栀子 15 克；湿重者，加佩兰 10 克、藿香 10 克；痛甚者，加川楝子 12 克、娑罗子 12 克；伴结石者，加金钱草 30 克、海金沙 15 克；伴蛔虫者，加使君子 30 克、川楝皮 30 克。水肿型者每日 1 剂，分早晚服用。出血坏死型者每日 2 剂，分 4 次服用。王仲杰等以上方加减治疗 80 例急性胰腺炎患者，并配合西药补液、对症及应用抗生素。结果：非手术治愈 74 例，手术治愈 3 例，好转 3 例，无 1 例死亡。总有效率为 96.25％。住院时间最短 3 天，最长 36 天，平均 8.9 天。[3]

42. 加减清胰汤　柴胡 15 克、生白芍 15 克、胡黄连 9 克、黄连 9 克、木香 9 克、芒硝 9 克、大黄 9 克、生甘草 9 克、黄芩 9 克、川楝子 12 克、延胡索 12 克、郁金 12 克、香附 12 克。每日 1 剂，水煎服。疏肝理气，清热解毒，通里攻下。袁今奇以上方治疗 1 例妊娠晚期合并急性胰腺炎患者，疗效满意。[4]

43. 清胰汤 4　黄连 10 克、地榆 10 克、生地黄 10 克、柴胡 10 克、大黄 10 克、延胡索 10 克、广藿香 10 克、黄芩 10 克、枳实 10 克、瓜蒌 10 克。每日 1 剂，水煎服，腹胀甚者每日 2 剂。病情较重者上药煎水 200～300 毫升从胃管内注入，4～6 小时后注入第 2 剂，至大便通畅，腹胀缓解，尿淀粉酶逐渐下降至正常。杨曙光等以上方治疗 14 例急性出血性胰腺炎患者，并配合西医禁食、胃肠减压，大量输液，使用抑制胰淀粉酶活化药，镇静解痉止痛药和大量抗生素。及时应用止血药物，待患者腹胀腹痛消失，肛门已排气，排便后可进流质饮食和拔除胃管。结果：痊愈 10 例，好转 1 例，死亡 3 例。有效率为 78.6％，死亡率为 21.4％。[5]

44. 大承气汤加减　生大黄（后下）9 克、芒硝（冲服）9 克、枳实 12 克、生山楂 15 克、红藤 30 克、败酱草 30 克。随症加减：合并胆囊炎、胆石症者，加蒲公英、紫花地丁、金钱草、茵陈、黄芩、柴胡、郁金、栀子；舌光红而干者，加玄参、生地黄、麦冬；腹胀明显，腹有压痛，反跳痛，肠鸣音减弱或消失者，配合灌肠方[生大黄（后下）9 克、芒硝 9 克、枳实 15 克、厚朴 6 克]煎成 200 毫升高位保留灌肠；上腹疼痛剧烈，针刺足三里、阳陵泉、胆囊穴、三阴交、血海、内关等穴或用牡丹皮酚（徐长卿）注射液、丹参注射液注射足三里、胆囊穴。每日 1 剂，煎汤代水

① 张潮沧.浙江中医杂志,1986(4)：166.
② 黄志勇.清胰合剂治疗 15 例急性水肿型胰腺炎疗效观察[J].江苏中医杂志,1986(6)：13.
③ 王仲杰,等.中西医结合治疗急性胰腺炎 80 例临床总结[J].陕西中医,1985,6(1)：15.
④ 袁今奇.中医药治愈妊娠晚期合并急性胰腺炎[J].上海中医药杂志,1983(12)：22.
⑤ 杨曙光,等.湖南医药杂志,1983(2)：19.

煎上药。必要时可加服 1 剂。服后如未通便,另予番泻叶 4.5 克,开水浸泡后,分次服下。上海中医学院附属曙光医院内科五病区以上方加减治疗 117 例急性胰腺炎患者,并配合以下疗法。(1)中医吐法:在患者发病 4～6 小时内采用淡盐汤或压舌板刺激咽喉等方法达到探吐与催吐的目的。止吐:如出现呕吐时间或呕吐持续时间已超过了发病时间,并且影响内服煎药时,就给予止吐。通常用生姜汁滴舌,或生姜擦舌,然后再服汤药,或吞服玉枢丹 0.3～0.6 克,半小时后再服汤剂。(2)西医治疗。结果:总治愈率为 98.6%,无 1 例手术。[①]

45. **中药方 5** 生大黄(后下)10～30 克、玄明粉(冲服)10～30 克、厚朴 15～30 克、枳壳 10 克、木香 10 克、柴胡 15～30 克、黄芩 10～30 克、牡丹皮 10 克、蒲公英 30 克。随症加减:清热解毒,选用金银花、连翘、紫花地丁、大青叶、七叶一枝花、凤尾草、龙胆草、人造牛黄;通腑排毒,选用番泻叶、甘遂、巴豆;理气化滞,选用青陈皮、延胡索、香附、甘松;活血化瘀,选用赤芍、红花、丹参、川芎、乳香、甲片、三棱、莪术。胆胃实热型均用上述基本处方,每日 1 剂,分 2 次服用或经胃管注入。如服后不泻,则需加大剂量分多次口服,或加用巴豆、甘遂等峻泻药,总之要以下为度。凡有炎症包块者,可加活血化瘀药,同时外敷镇痛膏(含生南星、红木香、冰片)或如意金黄散。热厥复杂型,亦可用基本处方随症加减以泄热为主。恢复期可用理气活血药调理。王永钧等以上方加减治疗 19 例急性胰腺炎患者。结果:16 例经上述综合治疗后痊愈出院,1 例遗有胰源性糖尿病继续在门诊治疗,2 例死亡。住院时间 8～70 天,平均 27 天。[②]

46. **中药方 6** (1)汤剂:柴胡 9 克、川楝子炭 9 克、茯苓 9 克、陈皮 9 克、厚朴 9 克、枳壳 9 克、木香 9 克、郁金 9 克、乌药 9 克、青皮 9 克、吴茱萸 6 克、黄连 4.5 克。随症加减:腹痛较重,痛有定处,压痛明显者,加赤芍 9 克、白芍 9 克、槟榔 9 克;呕吐甚者,加法半夏 9 克、藿香梗 9 克;热甚、

白细胞增高,或舌苔黄,小便黄,大便燥,热象明显者,加黄芩 9 克、金银花藤 30 克;有腹胀、便秘等腑实证者,加大黄 9 克、玄明粉(冲)9 克。每日 1 剂,水煎服。(2)胰腺炎冲服剂:茯苓 4 000 克、法半夏 4 000 克、柴胡 300 克、陈皮 300 克、厚朴 300 克、枳壳 300 克、乌药 300 克、木香 300 克、青皮 300 克、川楝子炭 300 克、郁金 2 000 克、延胡索 2 000 克、黄连炒吴茱萸 2 000 克。制成颗粒状冲剂 960 包,封口贮存,每包为 1 次量,相当于生药 33 克。每日 3 次,每次 1 包。(3)止痛新针:黄荆子 550 克、撬杆草 550 克、鸡矢藤 1 650 克、苯甲醇 5 毫升。制成注射液 500 毫升。每支 2 毫升,每 1 毫升相当于全生药 5 克。每次 1 支肌注。(4)7053 止痛针:黄荆子 1 100 克、吐温-80 5 毫升、苯甲醇 5 毫升。制成注射液 1 000 毫升。每支 2 毫升,每毫升相当于生药 1 克。每次 1 支肌注。成都市第一人民医院内科、制剂室以上法治疗 41 例急性水肿型胰腺炎患者,部分配合阿托品、胃合剂、普鲁本辛、颅痛定及杜冷丁。结果:全部治愈。[③]

47. **中药方 7** (1)胰腺炎Ⅰ号方:柴胡 15 克、黄芩 15 克、厚朴 15 克、大青叶 30 克、桃仁 12 克。适用于轻型或无合并症的急性胰腺炎。(2)胰腺炎Ⅱ号方:柴胡 9 克、桃仁 9 克、延胡索 9 克、木香 9 克、大黄 9 克、黄芩 15 克、蒲公英 30 克、红花 6 克、厚朴 12 克、玄明粉 12 克。适用于重度及有胆囊炎、胆石症、腹膜炎、肠梗阻等合并症的急性胰腺炎。随症加减:理气,加木香、川楝子、陈皮、枳壳;化湿,加藿香、苍术、薏苡仁;止呕,加半夏、代赭石、竹茹;祛瘀,加赤芍、五灵脂、川芎、当归;虫积,加苦楝皮、使君子、槟榔、雷丸、川椒、乌梅;阴虚,加石斛、玄参、麦冬;虚寒,加干姜、附子等。水煎,每日 2 次或每小时 1 次,亦可制成冲剂服用。任光荣等以上方加减治疗 118 例急性胰腺炎患者,有严重感染、明显中毒症状或有合并症者,加用抗生素,根据水、电解质及酸碱平衡情况给予静脉输液。腹痛,采用针灸治疗,体针取穴足三里、

① 上海中医学院附属曙光医院内科五病区.中医中药治疗急性胰腺炎 117 例分析[J].上海中医药杂志,1979(4):14.
② 王永钧,等.中医通里攻下法配合西药治疗重型急性胰腺炎 19 例[J].浙江中医药,1979(7):326-327.
③ 成都市第一人民医院内科、制剂室.中医药为主治疗急性水肿型胰腺炎 41 例报告[J].新医药学杂志,1978(1):26-28.

中脘、内关、阳陵泉。耳针取穴胆、胰、交感,部分用阿托品或 654-2 肌注或穴位注射。一般不禁食,给予流质或半流质饮食,忌油腻。结果:全部治愈。1 周内治愈 112 例,占 94.9%;1 周以上治愈 6 例,占 5.1%。①

48.胰腺炎合剂　金铃炭 9 克、陈皮 9 克、茯苓 9 克、郁金 9 克、枳壳 9 克、桔梗 9 克、香橼 9 克、连吴茱萸 6 克、柴胡 6 克。随症加减:呕吐,加藿香、青皮、法半夏;发热,加紫苏、连翘;疼痛剧烈,加延胡索、槟榔、法罗海。每日 1 剂,水煎服。②

单　方

1.白及大黄汤　组成:白及 100 克、大黄 25 克。制备方法:上药共碾粗末,加水 1 000 毫升煎至 300 毫升,入冰箱冷却至 6℃~10℃。用法用量:每隔 4~6 小时服 1 次,每次 100 毫升。临床应用:张凡鲜等以上方治疗 145 例急性胰腺炎患者,适当补液维持水、电解质平衡。结果:治愈 136 例,占 90.8%;转手术 6 例,占 4.1%;死亡 3 例,占 2.1%。③

2.大黄　组成:生大黄粉 3 克。功效:清热,泻火,攻下。用法用量:每日 3 次,口服或从胃管注入。临床应用:陆承涵等将 122 例急性水肿型胰腺炎患者随机分为Ⅰ组 39 例、Ⅱ组 41 例与Ⅲ组 42 例。Ⅰ组予大黄及 25%硫酸镁 20 毫升静脉滴注;Ⅱ组予抑酞酶及抗胆碱能药物;Ⅲ组单用大黄。结果:三组用药时间分别为 3.1、4.6、4.3 天;平均腹痛缓解时间为 2.0、4.3、3.5 天;尿淀粉酶恢复正常时间为 5.6、6.9、7.1 天;腹痛缓解时间 t 检验结果,Ⅰ组与Ⅱ、Ⅲ组比较,差异有显著性意义(P 均≤0.01)。④

3.番泻叶　组成:番泻叶 5~10 克。用法用量:泡水 300~500 毫升频服,首次大便后改为日

服 2~3 次,每次 5 克,保持大便每日 3~5 次。临床应用:陈达中等以上方治疗 110 例急性水肿型胰腺炎患者,并配合西医药治疗,一般禁食 3~4 天,每日输入葡萄糖注射液 2 500~3 000 毫升。待症状、体征缓解后停止补液,继以调理脾胃为主,佐以疏肝理气善后。结果:全部治愈(少数合用少量抗生素)。平均住院时间为 12.2 天。⑤

4.番泻叶　组成:番泻叶 10~15 克。功效:泄热导滞。用法用量:病情轻者,用开水 200 毫升冲服,每日 2~3 次。病情重者,除冲服外再配番泻叶 15 克,开水冲成 200 毫升,保留灌肠,每日 1~2 次(呕吐者,以保留灌肠为主)。不管病情轻重,以得泻为度。凡病程较长或呕吐频繁,或不能进食者可适当补液。临床应用:蔡学熙以上方治疗 30 例急性胰腺炎患者,全部治愈。⑥

5.中药方　组成:生大黄粉 9~15 克、玄明粉 15~30 克。用法用量:开水冲 200 毫升[部分病例用生大黄(后下)15 克、玄明粉(冲)30 克、枳壳 9 克、厚朴 9 克,煎 200 毫升],分 3 次服,2~4 小时 1 次,口服或鼻饲。药后呕吐者,停半小时再服。服 1 剂后 3~4 小时无腹泻者,再给 1 剂,其中 100 毫升口服,100 毫升保留灌肠,以得泻为度。临床应用:顾选文以上方并配合西药治疗 100 例急性胰腺炎患者。结果:全部治愈,最短 4 天,最长 60 天。⑦

中 成 药

1.清胰颗粒　组成:柴胡、黄芩、枳壳、大黄。制备方法:按提取工艺制为颗粒剂,每剂可得药物颗粒 10 克。功效:清热解毒,通里泻下,理气活血。用法用量:每日 2 次,每次 10 克。临床应用:郑云等将 166 例急性胰腺炎患者随机分为治疗组

①　任光荣,等.中西医结合治疗急性胰腺炎 118 例分析[J].中华内科杂志,1977(1):12.
②　四川中草药通讯,1972(2):72.
③　张凡鲜,等.白及大黄汤治疗急性胰腺炎 145 例[J].实用中医药杂志,1993,9(3):7.
④　陆承涵,等.生大黄与硫酸镁合用治疗急性水肿型胰腺炎 39 例[J].中西医结合杂志,1989(7):448.
⑤　陈达中,等.以番泻叶为主治疗急性水肿型胰腺炎[J].中医杂志,1986(5):17.
⑥　蔡学熙.番泻叶治疗急性胰腺炎 30 例[J].吉林中医药,1983(4):29.
⑦　顾选文.生大黄粉、玄明粉为主治疗急性胰腺炎 100 例[J].上海中医药杂志,1980(2):15.

82 例与对照组 84 例。两组均予基础治疗和病因治疗。对照组在此基础上加用西医及清胰颗粒安慰剂；治疗组在此基础上加用清胰颗粒。结果：治疗组腹痛减轻明显。两组体温、白细胞计数、CRP、血淀粉酶水平渐渐恢复正常，尿淀粉酶治疗组恢复较快，均优于对照组。①

2. 清开灵 组成：牛黄、水牛角、黄连、黄芩、金银花、板蓝根、栀子、郁金、麝香、冰片（北京中医药大学实验药厂生产）。功效：解热抗炎，疏通胰腺内腺叶和胰管。用法用量：20 毫升溶于 10%葡萄糖注射液 250 毫升静滴，每日 2 次。临床应用：王国忠以上方治疗 30 例急性坏死性胰腺炎患者，并配合禁食、静脉补液及营养支持。结果：速效 2 例，显效 25 例，有效 3 例，总有效率 100%。②

3. 牛黄胰胆通胶囊 组成：牛黄 0.2 克、虎杖 10 克、王不留行 6 克、青皮 6 克、生大黄 3 克、肉桂 0.5 克（合肥中药厂生产）。功效：清热利胆，理气止痛，活血通络，溶石排石。用法用量：口服，每次 3 粒，每日 2 次，10 日为 1 个疗程。临床应用：单兆伟以上方治疗 30 例胆囊炎、胰腺炎患者。结果：痊愈 8 例，显效 7 例，好转 10 例，无效 5 例。③

4. 茵栀黄注射液 组成：茵陈、栀子、黄芩、大黄（湖南医科大学第二附属医院制备）。功效：清热燥湿，通腑泻下。用法用量：50～100 毫升加 5%葡萄糖注射液或生理盐水或 10%葡萄糖注射液或林格氏液 500 毫升静滴。临床应用：李爱忠等将 114 例急性水肿型胰腺炎患者随机分为治疗组 79 例、对照 1 组 14 例与对照 2 组 21 例。治疗组予茵栀黄注射液，对照 1 组予庆大霉素，对照 2 组予庆大霉素、氨苄青霉素。结果：治疗组治愈 46 例，好转 31 例，无效 2 例，总有效率 97.47%；对照 1 组治愈 9 例，好转 5 例，无效 0 例，总有效率 100%；对照 2 组治愈 16 例，好转 4 例，无效 1 例，总有效率 95.25%。④

预 防 用 药

1. 芒硝外敷联合生大黄 （1）生大黄。组成：生大黄粉 10～15 克（根据患者排便次数调整剂量）。用法用量：加入 50 毫升生理盐水由留置胃管缓慢注入，夹闭 1.5 小时后接胃肠减压，每日 2 次，连续 7 天。（2）芒硝外敷。组成：芒硝。制备方法：采用棉布做成 50 厘米×30 厘米长形布袋，上口装拉链，将芒硝均匀装入布袋。用法用量：外敷于腹部 1～2 小时后更换芒硝。临床应用：曹存梅将 64 例急性胰腺炎患者随机分为治疗组与对照组各 32 例。两组均予常规治疗。治疗组在此基础上加用芒硝外敷联合生大黄胃管注入。结果：观察组 2 例 CT 分级较前加重，其中 1 例为 D 级；对照组 9 例 CT 分级较前加重，其中 6 例为 D 级。4 周时观察组未发生胰腺假性囊肿，对照组发生胰腺假性囊肿 6 例，两组相比有统计学意义（$P<0.05$）。⑤

2. 清胰汤 组成：大黄、白芍、柴胡、芒硝、黄芩、胡黄连、木香、延胡索。临床应用：王实等将 102 例需行内镜下逆行胰胆管造影术（ERCP）术的患者随机分为试验组与对照组各 51 例。对照组予生理盐水，实验组予清胰汤。结果：试验组和对照组的术前 2 小时血淀粉酶、C 反应蛋白及 IL－6 的数值无明显差异，术后 2 小时、24 小时血淀粉酶、C 反应蛋白及 IL－6 的数值均进行性升高，试验组的数值均低于对照组。试验组和对照组的术后 2 小时、24 小时血淀粉酶差异无统计学意义。试验组和对照组术后 2 小时的 C 反应蛋白、IL－6 差异无统计学意义，术后 24 小时的 C 反应蛋白、IL－6 差异有统计学意义（$P<0.05$）。⑥

3. 利胆排石汤 组成：琥珀（冲服）6 克、海金沙 30 克、八月札 30 克、莪术 15 克、大黄 15 克、柴

① 郑云，等.清胰颗粒治疗急性胰腺炎 166 例临床报告[J].中国中西医结合外科杂志，2013，19(3)：287－288.
② 王国忠.清开灵治疗急性腮源性胰腺炎 30 例[J].浙江中医杂志，1995，30(1)：12.
③ 单兆伟.牛黄胰胆通胶囊治疗胆囊炎、胰腺炎临床小结[J].中国中医急症，1993，2(2)：68.
④ 李爱忠，等.茵栀黄注射液与抗生素治疗急性水肿型胰腺炎 114 例临床对比观察[J].湖南中医杂志，1992，8(5)：9.
⑤ 曹存梅.芒硝外敷联合生大黄胃管注入预防急性胰腺炎假性囊肿形成 32 例[J].山东医药，2013，53(48)：104－105.
⑥ 王实，等.中药清胰汤对 ERCP 术后胰腺炎预防作用的探讨[J].中华中医药学刊，2012，30(10)：2276－2278.

胡 15 克、枳壳 15 克、芒硝（冲服）10 克、郁金 10 克、川楝子 10 克。随症加减：湿热偏重（脘闷痞胀、口苦、苔黄腻）者，加黄芩 10 克、绵茵陈 15 克、白豆蔻 15 克、龙胆草 5 克、垂盆草 30 克；瘀血内停（右上腹隐痛、面色暗黑、舌暗红或有瘀斑、脉沉细涩）者，加延胡索 15 克、桃仁 10 克、牡丹皮 10 克；热毒内蕴（腹痛及胁、发热、黄疸弥漫、尿黄短赤、口苦、苔黄厚腻、脉数）者，加金银花 15 克、蒲公英 15 克、青蒿 15 克。用法用量：每日 1 剂，水煎服，每日 2 次。临床应用：侯延平等将 70 例行 ERCP 术取石的患者随机分为治疗组与对照组各 35 例。两组均采用西药对症处理，治疗组加用利胆排石汤。结果：治疗组无并发术后胰腺炎（PEP）34 例，并发 PEP 1 例，发生率 2.86%；对照组无并发 PEP 29 例，并发 PEP 6 例，发生率 17.1%。[①]

慢 性 胰 腺 炎

概　　述

慢性胰腺炎是指胰实质的慢性炎症，包括慢性复发性胰腺炎和慢性胰腺炎两种类型。前者是在已有损伤的胰腺基础上反复急性发作，后者则为慢性胰腺炎的持续过程。临床上一般表现为上腹疼痛，胸胁支满，或呕或泄，或见发热恶寒等。

本病属中医"胃脘痛""结胸""胁痛"等范畴。其病理为肝失条达，胆失开发，气化失司，以致中州失和，脾胃升降功能障碍。其辨证分型与治则如下。（1）肝郁脾虚，湿热内阻型：中上腹及两胁痛，痛连腰背，不思饮食，大便稀溏不爽，日行 2～3 次，口干不喜饮，面色㿠白，少气无力，脉细弱小数，苔白腻微黄。治宜疏肝健脾、清利湿热；（2）脾胃虚寒，气机郁滞型：左上腹痛，牵扯腰背，呕吐清水，大便数日 1 行，口干喜饮，面色无华，手足不温，舌淡苔白，脉沉细弦。治宜温中散寒、行气导滞；（3）湿热中阻，气滞血瘀型：痛苦面容，面色少华，左上腹持续疼痛，固定不移，大便量少不坚，脉弦细，苔黄腻，舌边可见数个瘀点。治宜清热利湿、行气化瘀。

辨 证 施 治

1. 陈靖琳等分 5 证

（1）脾胃虚弱证　症见倦怠乏力，气短懒言，食欲不振，纳谷不化，面色无华，大便溏薄，舌质淡苔薄白，脉缓或沉细。治宜健脾和胃、益气活络。方用参苓白术散加减。随症加减：伴有虚寒等表现，症见形寒肢冷，腹痛隐隐，加桂枝、生姜、芍药；若脐中冷痛，连及少腹，加花椒、荜澄茄；如气血虚弱，症见困倦，自汗，加当归、黄芪。

（2）气滞血瘀证　症见腹痛较剧，痛如针刺，痛处固定，或有压痛、拒按，大便秘结，舌质紫暗或见瘀斑，脉细涩，多见于发作日久，病情较重，由气及血。治宜活血化瘀、行气止痛。方用少腹逐瘀汤加减。随症加减：瘀血日久发热，加丹参、王不留行；兼有寒象，腹痛喜温，可用膈下逐瘀汤。

（3）脾虚食积滞证　症见脘腹胀满，神疲纳呆，嗳腐吞酸，厌食呕恶，面色无华，或大便秘结，或大便溏薄，舌淡苔白厚腻，脉细。治宜健脾助运、消食导滞。方用枳实导滞丸或保和丸。

（4）湿热壅滞证　症见腹痛拒按，烦渴引饮，脘腹胀满，口干口苦，大便秘结，或溏滞不爽，潮热汗出，小便短赤，舌红苔黄燥或黄腻，脉滑数。治宜泄热通腑、行气导滞。方用大承气汤合大柴胡汤加减。泄热应兼顾胃气，行气化湿切勿伤阴。方中可加入麦冬、生地黄等养阴之品以防伤阴，加入党参、白术以益气健脾。

（5）肝胆湿热型　症见胁肋胀痛或灼热疼痛，口苦口黏，胸闷纳呆，恶心呕吐，小便黄赤，大便不爽，或见身热恶寒，身目发黄，舌红苔黄腻，脉弦滑数。治宜清热利湿、清肝利胆。方用清胰汤合龙胆泻肝汤加减。随症加减：兼见黄疸者，加茵陈、黄柏；若兼有胁肋剧痛，连及肩背者，加金钱

---

① 侯延平，等.利胆排石汤对胆总管结石 ERCP 取石术后急性胰腺炎防治作用的研究[J].湖北中医杂志，2008，30(6)：32－33.

草、郁金、川楝子。[1]

2. 郭洁丽分4型

清胰汤：柴胡10克、蒲公英30克、牛膝15克、炒莱菔子15克、大黄10克、广藿香10克、佩兰10克、黄芩10克、黄连10克、木香10克、枳壳10克、延胡索10克。

(1) 肠胃实热型　症见腹部胀痛而拒按，胃脘部痞塞不通，恶心呕吐，口干，大便秘结，舌质红，苔黄燥，脉滑数。治宜清化湿热、通里攻下。方用清胰汤合大承气汤加减。

(2) 肝胆湿热型　症见胃脘、两胁疼痛，厌食油腻，发热，恶心，身重倦怠或黄疸，舌苔黄腻，脉滑数。治宜清肝胆、利湿热。方用清胰汤合龙胆泻肝汤加减。

(3) 脾虚食积型　症见脘闷纳呆，食后上腹部饱胀不适，泄泻、大便酸臭或有不消化食物，面黄肌瘦，倦怠乏力，舌淡胖，苔白，脉弱。治宜健脾化积、调畅气机。方用清胰汤合枳实消滞丸加减。

(4) 瘀血阻滞型　症见脘腹疼痛加剧，部位固定不移，脘腹或左胁下痞块，X线或B超发现胰腺有钙化或囊肿形成，舌质紫暗或有瘀斑、瘀点，脉涩。治宜活血化瘀、理气止痛。方用清胰汤合少腹逐瘀汤加减。

以上各方均每日1剂，水煎服，分早晚2次服用。临床观察：郭洁丽将90例慢性胰腺炎患者随机分为治疗组和对照组各45例。对照组予西药；治疗组予上述中医辨证施治。结果：治疗组治愈25例，显效21例，有效3例，无效1例，总有效率92%；对照组治愈15例，显效23例，有效3例，无效4例，总有效率76%。[2]

3. 曾一分4型

(1) 胃肠积热型　症见腹部胀痛而拒按，胃脘部痞塞不通，恶心呕吐，大便不通，舌质红苔黄燥，脉滑数。治宜清热化湿、通里攻下。方用清胰汤合大承气汤加减：柴胡、枳壳、黄芩、黄连、白芍、木香、金银花、柴胡、生大黄(后下)、芒硝、厚朴。

(2) 肝胆湿热型　症见胃脘两胁疼痛，厌食油腻，发热、恶心，身重倦怠或黄疸，舌苔黄腻。方用清胰汤加减：栀子、柴胡、黄芩、黄连、白芍、木香、金钱草、薏苡仁、苍术、生大黄(后下)、焦麦芽、焦山楂、焦神曲。

(3) 脾胃食滞型　症见脘闷纳呆，食后上腹饱胀不舒，面黄肌瘦，倦怠乏力，舌淡胖苔白，脉弱。治宜健脾化积、调畅气机。方用清胰汤合枳实化滞丸加减：焦白术、焦麦芽、焦山楂、焦神曲、茯苓、枳实、金银花、黄芩、柴胡、泽泻、陈皮、木香、薏苡仁。

(4) 瘀血内结型　症见脘腹疼痛加剧，部位固定不移，脘腹或左胁下痞块，B超或CT有钙化或囊肿形成，舌质紫暗或有瘀斑，脉涩。治宜活血化瘀、理气止痛。方用少腹逐瘀汤加减：香附、延胡索、没药、当归、川芎、赤芍、蒲黄、五灵脂、柴胡、丹参、薏苡仁。

临床观察：曾一以上方辨证治疗24例慢性胰腺炎患者。结果：服药2周后症状减轻者15例，4周后症状消失18例，减轻4例，无效2例。[3]

4. 王喜媚分4型

(1) 肠胃实热型　症见腹部胀痛而拒按，胃脘部痞塞不通，恶心呕吐，口干，大便秘结，舌质红，苔黄燥，脉滑数。治宜清化湿热、通里攻下。方用清胰汤合大承气汤加减：金银花30克、柴胡10克、黄芩15克、黄连6克、白芍15克、木香6克、延胡索15克、生大黄(后下)15克、芒硝(冲服)10克、厚朴15克、枳壳10克。

(2) 肝胆湿热型　症见胃脘，两胁疼痛，厌食油腻，发热，恶心，身重倦怠或黄疸，舌苔黄腻，脉滑数。治宜清肝胆、利湿热。方用清胰汤合龙胆泻肝汤加减：龙胆草15克、茵陈30克、生栀子15克、木通6克、柴胡15克、黄芩12克、胡黄连10克、白芍15克、木香6克、生大黄(后下)15克、金钱草30克、薏苡仁30克、苍术10克、建曲10克。

(3) 脾虚食积型　症见脘闷纳呆，食后上腹

① 陈靖琳,等.曹志群治疗慢性胰腺炎经验[J].实用中医药杂志,2015,31(9)：859.
② 郭洁丽.清胰汤加胰酶治疗慢性胰腺炎疗效观察[J].陕西中医学院学报,2015,38(2)：54-55.
③ 曾一.中西医结合辨证治疗慢性胰腺炎体会[J].辽宁中医杂志,2007,34(7)：953.

部饱胀不适,泄泻、大便臭或有不消化食物,面黄肌瘦,倦怠乏力,淡胖,苔白,脉弱。治宜健脾化积、调量气机。方用清胰汤合枳实化滞丸加减:焦术 20 克、神曲 15 克、茯苓 15 克、枳实 10 克、金银花 30 克、黄芩 10 克、柴胡 10 克、胡黄连 10 克、泽泻 10 克、陈皮 10 克、薏苡仁 30 克、木香 6 克。

(4)瘀血阻滞型 症见脘腹疼痛加剧,部位固定不移,脘腹或左胁下痞块,X 线或 B 超发现胰腺有钙化或囊肿形成,舌质紫暗或有瘀斑、瘀点、脉涩。治宜活血化瘀、理气止痛。方用少腹逐瘀汤加减:香附 10 克、延胡索 15 克、没药 10 克、当归 10 克、川芎 10 克、赤芍 10 克、蒲黄 15 克、五灵脂 10 克、柴胡 10 克、薏苡仁 30 克、黄芩 10 克、丹参 30 克。[1]

5.林长春等分 3 型

(1)肝郁气滞、脾胃失和型 症见脘胁胀满或窜痛,常因情绪激动而发作,纳差,饱胀,嗳气,恶心,呕吐,吐后胀痛不减,大便秘结,舌质红,苔白,脉弦。治宜疏肝理气、消导和中。方用舒肝汤加减:柴胡 9 克、白芍 15 克、白芥子 10 克、郁金 15 克、厚朴 9 克、延胡索 9 克、山楂 15 克、生大黄(后下)9 克、甘草 9 克。

(2)气滞血瘀、脾虚失运型 症见脘胁隐痛或刺痛,胁下痞块,食少纳差,乏力,神疲,大便稀溏,舌质淡红,苔薄白,脉弦缓。治宜行气活血、健脾助运。方用柴胡疏肝散加减:柴胡 10 克、赤芍 10 克、枳壳 10 克、香附 10 克、川芎 10 克、砂仁(后下)10 克、茯苓 15 克、神曲 15 克、党参 10 克、白术 10 克、白芍 10 克、甘草 9 克。

(3)肝胆湿热、蕴阻中焦型 症见脘胁胀痛,口干口苦,身热,纳差,无力,可有黄疸,大便秘结,小便黄少,舌苔黄厚腻,脉弦数。治宜疏肝利胆、清泻湿热。方用龙胆泻肝汤加减:龙胆草 12 克、黄芩 10 克、栀子 10 克、泽泻 10 克、木通 9 克、生地黄 15 克、车前子 10 克、当归 6 克、茵陈 10 克、芒硝 9 克、甘草 6 克、柴胡 10 克、七叶莲 15 克。

临床观察:林长春等以上方辨证治疗 42 例慢性胰腺炎患者。结果:显效 13 例,占 31%;有效 26 例,占 62%;无效 3 例,占 7%。总有效率为 93%。疗程最短 8 天,最长 24 天。其中肝郁气滞、脾胃失和型,气滞血瘀、脾虚失运型,肝胆湿热、蕴阻中焦型三型的总有效率分别为 100%、95%、71.4%。[2]

6.王晓卫等分 4 型

(1)实热结滞型 症见腹痛拒按,恶心呕吐,大便不通。治宜清热燥湿、通里攻下。方用清胰汤合小承气汤加减:柴胡 10～15 克、黄芩 10～15 克、白芍 10～20 克、木香 10 克、生大黄(后下)6～10 克、厚朴 10 克、枳实 10～15 克、甘草 6～10 克。随症加减:腹痛较重,加延胡索 10～15 克、川楝子 10 克;呕吐较甚者,加半夏 10～15 克、竹茹 6～10 克、陈皮 10～15 克。

(2)寒实内结型 症见腹痛拒按,呕逆,不欲饮食,面色晦滞少华。治宜温阳散寒、导滞止痛。方用大黄附子汤加减:生大黄(后下)6～10 克、附子 3～9 克、细辛 1～3 克、枳实 10～15 克。随症加减:里寒较重者,加干姜 10～15 克;积滞较重者,加槟榔 10～15 克。

(3)气滞血瘀型 症见肝气郁滞之腹痛或腹块固定不移,拒按,身体染黄,舌有瘀斑。治宜疏肝理气止痛、活血通瘀、调脾散结。方用膈下逐瘀汤加减:柴胡 10～15 克、桃仁 10～15 克、红花 10 克、当归 10～15 克、赤芍 10～15 克、川芎 10 克、枳壳 10～15 克、延胡索 10～15 克、乌药 10 克、五灵脂 10～15 克、甘草 6～10 克。随症加减:身体黄染者,加金钱草 10～20 克、茵陈 10～15 克;血败成脓者,加金银花 20 克、败酱草 20～30 克。

(4)脾虚食积型 症见胃胀痛,食后尤甚,乏力消瘦,大便溏,苔腻。治宜健脾益胃、消食导滞。方用香砂六君子汤合保和丸加减:人参 10 克、陈皮 10～15 克、茯苓 10～15 克、白术 10～15 克、砂仁 6～10 克、半夏 10～15 克、神曲 10 克、山楂

① 王喜媚.慢性胰腺炎的中医辨治[J].时珍国医国药,2003,14(4):229.
② 林长春,等.中药治疗慢性胰腺炎 42 例临床分析[J].吉林中医药,2003,23(6):21.

10～20 克、莱菔子 10 克、连翘 10～20 克、枳实10～15。随症加减：泄泻轻者,加山药 10～20 克、莲子肉 10～20 克、白扁豆 10～20 克;重者,加诃子 10～15 克、芡实 10～15 克。①

经 验 方

1. **膈下逐瘀汤合凉膈散** 桃仁 10 克、红花 10克、川芎 15 克、牡丹皮 15 克、当归 15 克、赤芍 30克、香附 15 克、枳壳 15 克、连翘 30 克、黄芩 10克、薄荷 15 克、竹叶 15 克、乌药 15 克、生甘草 10克、五灵脂 5 克、延胡索 15 克、柴胡 15 克、黄芪 30克、芒硝(后下)30 克、生大黄(后下)10 克。每剂水煎取汁 300 毫升(均分装 3 袋,每袋 100 毫升),每次 1 袋,每日 3 次。赵文等将 48 例慢性胰腺炎急性发作期患者随机分为治疗组与对照组各 24例。对照组予西药常规治疗。治疗组在对照组基础上加用膈下逐瘀汤合凉膈散,并配合外敷药(小茴香 100 克,食用盐 200 克,用三层纱布封包),蒸热敷于中上腹部 30 分钟,每 8 小时 1 次。结果:治疗组痊愈 2 例,显效 9 例,有效 11 例,无效 2例,总有效率 91.67%;对照组痊愈 1 例,显效 3例,有效 16 例,无效 4 例,总有效率 83.33%。②

2. **芩栀清胰饮** 黄芩、栀子、柴胡、佛手、茯苓、生大黄。每日 1 剂,分 2 次服用,早晚饭后 30分钟温服。疏肝健脾,清热通腑。孟维以上方治疗 40 例慢性膜腺炎(脾胃湿热证)患者,中途脱落2 例。结果:显效 17 例,有效 14 例,无效 7 例,总有效率 89.5%。③

3. **清胰汤加减** 大黄 20 克、白芍 10 克、柴胡10 克、黄芩 10 克、黄连 10 克、金银花 10 克、连翘10 克、红花 10 克、木香 10 克。随症加减:热重,加芒硝 15 克;湿盛,加黄柏 15 克、栀子 15 克;腹胀,加枳壳 10 克、厚朴 10 克。每日 1 剂,兑水煎

200 毫升,早晚分服。清热健脾活血。杨记康等将 62 例慢性胰腺炎胰腺囊肿患者随机分为治疗组与对照组各 31 例。对照组予法莫替丁片,治疗组予清胰汤加减。结果:治疗组治愈 18 例,好转12 例,无效 1 例,总有效率 96.77%;对照组治愈14 例,好转 9 例,无效 8 例,总有效率 74.19%。④

4. **柴胡疏肝散** 炒薏苡仁 30 克、炙甘草 10克、鸡内金 15 克、香附 12 克、赤白芍 15 克、丹参30 克、川芎 10 克、枳壳 10 克、焦山楂 30 克、柴胡12 克、延胡索 15 克。随症加减:心烦头晕、睡眠欠佳,加何首乌、牡丹皮、当归、栀子、枸杞子;恶心呕吐,加砂仁、藿香、生姜;肠鸣腹泻,加泽泻、白术;口干且苦,加黄连、栀子、延胡索。每日 1 剂,水煎后分 2 次口服(早、晚温服)。活血通络,调和肝脾,理气止痛。王建军等将 80 例慢性胰腺炎患者随机分为治疗组与对照组各 40 例。对照组予西药常规治疗;治疗组在对照组基础上加用柴胡疏肝散。结果:治疗组显效 22 例,有效 15 例,无效 3 例,总有效率 92.50%;对照组显效 16 例,有效 13 例,无效 11 例,总有效率 72.50%。⑤

5. **柴胡疏肝散合保和汤** 柴胡 12 克、枳壳 9克、陈皮 12 克、川芎 9 克、香附 9 克、川楝子 12克、郁金 12 克、焦山楂 9 克、焦神曲 15 克、麦芽 15克、莱菔子 12 克、白芍 15 克、茯苓 12 克、半夏 9克、丹参 15 克、连翘 15 克、甘草 9 克。随症加减:气郁化火,症见口干、口苦,溺黄便秘,舌红苔黄,脉弦数,去川芎,加牡丹皮、栀子、黄连;腹隐痛,心烦头晕,睡眠欠佳,舌红苔薄少津,脉弦细,加当归、何首乌、枸杞子、牡丹皮、栀子、菊花;肝郁乘脾,健运失常,肠鸣腹泻者,加白术、泽泻、薏苡仁;肝气犯胃,胃失和降,恶心呕吐者,加藿香、砂仁、生姜。每日 1 剂,水煎 300 毫升,分早晚 2 次饭后温服,3 个月为 1 个疗程。消食和胃,清热祛湿。王燕平将 80 例慢性胰腺炎患者随机分为治疗组

① 王晓卫,等.慢性胰腺炎发病机理和中医药治法现状[J].中药材,2002,25(4):297-298.
② 赵文,李艳青,等.膈下逐瘀汤合凉膈散为基础的中医综合方案对慢性胰腺炎急性发作期的临床疗效和安全性分析[J].四川中医,2018,36(6):107-111.
③ 孟维.芩栀清胰饮治疗慢性胰腺炎脾胃湿热证的临床观察[D].哈尔滨:黑龙江中医药大学,2017.
④ 杨记康,等.清胰汤加减治疗慢性胰腺炎胰腺囊肿患者 31 例[J].光明中医,2017,32(15):2210-2212.
⑤ 王建军,等.柴胡疏肝散治疗慢性胰腺炎 40 例[J].光明中医,2017,32(10)1422-1424.

与对照组各 40 例。对照组予西药,治疗组予柴胡疏肝散合保和汤加减。结果:治疗组显效 16 例,有效 21 例,总有效率 92.5%;对照组显效 7 例,有效 20 例,总有效率 67.5%。①

6. 胰泰复方 人参 15 克、白术 15 克、茯苓 15 克、柴胡 15 克、当归 15 克、红花 10 克、桃仁 10 克、佛手 10 克、郁金 10 克、甘草 10 克。每日 1 剂,水煎,早晚分 2 次服。高丽娟等将 90 例慢性胰腺炎患者随机分为治疗组 48 例与对照组 42 例。对照组予西药,治疗组予胰泰复方。结果:治疗组痊愈 19 例,显效 26 例,无效 3 例,总有效率 93.75%;对照组痊愈 10 例,显效 22 例,无效 10 例,总有效率 76.19%。②

7. 加味血府逐瘀汤 柴胡 20 克、当归 15 克、生地黄 15 克、白芷 15 克、延胡索 15 克、桃仁 8 克、牛膝 8 克、红花 8 克、枳壳 6 克、桔梗 6 克、赤芍 6 克、生甘草 10 克、川芎 15 克。随症加减:气滞夹积食,加川厚朴 10 克、炒莱菔子 10 克、山楂 20 克、大腹皮 10 克;大便不通畅,加大黄 10 克、芒硝 5 克;患者出现胆囊炎和胆石症,去牛膝、生地黄、赤芍,加鸡内金 30 克、冬葵子 15 克、黄连 10 克、黄芩 12 克。每日 1 剂,水煎服。吴德正将 76 例慢性胰腺炎患者随机分为治疗组与对照组各 38 例。对照组予西药,治疗组予加味血府逐瘀汤加减。结果:治疗组显效 25 例,有效 8 例,无效 5 例,总有效率 86.84%;对照组显效 20 例,有效 5 例,无效 13 例,总有效率 65.79%。③

8. 柴芍六君子汤 柴胡 12 克、白芍 15 克、党参 15 克、茯苓 15 克、白术 15 克、陈皮 9 克、半夏 9 克、甘草 6 克。随症加减:脘腹胀痛甚者,加延胡索、香附、砂仁;脘腹胀满、恶心嗳气,纳差者,加厚朴、枳实、炒三仙;腹泻,苔腻,加炒薏苡仁、佩兰、炒山药、莲子,改白术为炒白术;合并胆囊炎、胆囊

结石者,加服消炎利胆片和氟哌酸。每日 1 剂,水煎浓缩为 400 毫升,早、晚各 200 毫升温服,半个月为 1 个疗程,共服 2 个疗程。疏肝健脾和胃。张红云等以上方加减治疗 100 例慢性胰腺炎患者。结果:治愈 58 例,好转 31 例,无效 11 例,总有效率 89.0%。④

9. 蒿芩清胆汤合小承气汤加味 生大黄 9 克、枳实 9 克、厚朴 9 克、陈皮 9 克、延胡索 9 克、竹茹 9 克、半夏 9 克、茵陈 15 克、黄芩 9 克、茯苓 30 克、金钱草 15 克、郁金 9 克、党参 50 克。上药头煎及再煎,共取汁 500 毫升,每天 2 次,每次于饭后 1 小时 250 毫升服用。陈桂铭以上方治疗 49 例慢性胆源性胰腺炎患者,全部符合好转标准,口服治疗后好转时间为 14～35 天,平均 24.5 天。⑤

10. 加味丹葛止痛方 丹参 15 克、葛根 15 克、枳壳 10 克、青皮 10 克、大黄(后下)10 克、当归 10 克、川厚朴 10 克、炮甲片 10 克、甘草 6 克。每日 1 剂,水煎分 2 次服,14 天为 1 个疗程。活血化瘀,软坚散结,行气止痛。牛豫洁以上方治疗 50 例慢性胰腺炎患者。结果:痊愈 25 例,占 50%;显效 18 例,占 36%;无效 7 例,占 14%。总有效率为 86%。⑥

11. 柴胡舒肝散 柴胡 15 克、枳壳 9 克、白芍 12 克、白术 12 克、茯苓 12 克、川芎 12 克、制香附 9 克、乌药 9 克、合欢皮 12 克、炙甘草 6 克。每日 1 剂,水煎,早晚分 2 次服。刘健等将 80 例慢性胰腺炎患者随机分为治疗组与对照组各 40 例。对照组予西药;治疗组予柴胡舒肝散。结果:治疗 4 周后,两组患者的临床症状均有所改善,而治疗组效果更为明显,尤其是对于中度、重度患者症状改善更为显著,治疗组各种症状的有效率明显高于对照组($P<0.05$)。⑦

12. 大黄䗪虫丸合鳖甲汤 生大黄 15 克、土

① 王燕平.柴胡疏肝散联合保和汤加减治疗慢性胰腺炎疗效观察[J].中国处方药,2016,14(2):99-100.
② 高丽娟,刘华生,等.胰泰复方治疗脾虚型慢性胰腺炎的临床观察[J].中医药学报,2015,43(2):122-124.
③ 吴德正.加味血府逐瘀汤治疗慢性胰腺炎的临床效果分析[J].慢性病学杂志,2014(3):218-219.
④ 张红云,等.柴芍六君子汤治疗慢性胰腺炎疗效观察[J].山西中药,2012,28(5):19-20.
⑤ 陈桂铭.益气清胆通腑法治疗慢性胆源性胰腺炎 49 例[J].中医中药,2011,18(28):92-93.
⑥ 牛豫洁.加味丹葛止痛方治疗慢性胰腺炎 50 例[J].云南中医中药杂志,2010,31(2):31.
⑦ 刘健,等.柴胡舒肝散治疗慢性胰腺炎患者胰腺外分泌功能不全的临床观察[J].天津医科大学学报,2010(2):252-254,266.

蟅虫 15 克、水蛭 10 克、桃仁 15 克、白芍 20 克、生地黄 30 克、虻虫 10 克、黄芩 15 克、生甘草 6 克、制鳖甲 20 克、三棱 15 克、大腹皮 20 克、当归 20 克、柴胡 15 克、桂枝 15 克、干姜 10 克、鱼腥草 30 克、猫爪草 30 克、马鞭草 30 克。随症加减：体虚乏力，腰膝酸软，加黄芪 20 克、补骨脂 20 克；腹满胀痛，大便秘结，加麻子仁 15 克、天花粉 30 克；口舌生疮，口苦咽干，加黄连 15 克、焦栀子 20 克；腹泻便溏，纳呆反胃，减少生大黄用量或改用制大黄。盛辉以上方治疗 120 例慢性胰腺炎患者，结果：痊愈 77 例，显效 38 例，无效 5 例，治愈率 64.7%，有效率 95.83%，复发率 8%(10/77 例)。①

13. 疏肝健脾和胃汤 柴胡 10 克、枳壳 10 克、延胡索 10 克、白芍 15 克、甘草 6 克、白术 15 克、木香 10 克、半夏 10 克、陈皮 10 克、黄连 6 克、吴茱萸 3 克、蒲公英 30 克、炒麦芽 15 克。每日 1 剂，每剂煎水 300 毫升，分 3 次温服，20 天为 1 个疗程。疏肝理气，健脾和胃。杨强等将 106 例慢性胰腺炎患者随机分为中药组 34 例、联合组 38 例与对照组 34 例。中药组予自拟疏肝健脾和胃汤，对照组予西药，联合组予自拟疏肝健脾和胃汤及西药。结果：中药组痊愈 10 例，显效 15 例，有效 6 例，无效 3 例，总有效率 91.2%；对照组痊愈 6 例，显效 11 例，有效 8 例，无效 8 例，总有效率 73.5%；联合组痊愈 11 例，显效 17 例，有效 7 例，无效 3 例，总有效率 92.1%。②

14. 胰腺穴针灸 中脘、上脘、梁门（双侧）、鸠尾、章门（双侧）、阳陵泉（右）、胰腺穴（双侧）、足三里（双侧）、阴陵泉（双侧）等穴位。中脘、上脘等穴位在腹部直刺 1～1.5 寸，鸠尾用 2 寸针向上脘穴位平刺。下肢部位穴位用 2 寸针直刺 1.5 寸左右。期间，捻针 2～3 次。随症加减：肝瘀型，加太冲穴；脾虚，加气海、太白；内热，加内庭。如果患者体质瘦弱，腹部的穴位可以用 1～1.5 寸的毫针平刺。薛有平等以上法治疗 45 例慢性胰腺炎患者。

结果：痊愈 32 例，占 71.11%；显效 6 例，占 13.3%；有效 5 例，占 11.1%；无效 2 例，占 4.44%。总有效率 95.5%。③

15. 清胰左金汤 吴茱萸 3 克、黄连 3 克、金钱草 30 克、车前草 30 克、茵陈 30 克、延胡索 15 克、乌药 15 克、青皮 15 克、制香附 15 克、白芍 15 克。每日 1 剂，水煎服，分 2 次，饭后半小时服用。清胰疏肝，理气利胆。金涛等将 68 例慢性胰腺炎患者随机分为治疗组 39 例与对照组 29 例。对照组予西药；治疗组予清胰左金汤。结果：治疗组痊愈 25 例，显效 11 例，无效 3 例，治愈率 64.1%；对照组痊愈 11 例，显效 11 例，无效 7 例，治愈率 37.9%。④

16. 疏肝健脾汤 柴胡 12 克、皂角刺 12 克、茵陈 12 克、赤芍 15 克、白芍 15 克、枳实 15 克、生麦芽 15 克、鸡内金 15 克、蒲公英 20 克、生黄芪 20 克、炒白术 18 克、炮甲片粉（冲服）6 克、生大黄 6 克、炙甘草 6 克。随症加减：若急性发作期，大便干结，舌苔黄厚燥，以实热为主者，合承气汤，泻下后复用上方；若舌苔厚腻，湿偏重者，合三仁汤加减；若湿热去，以肝郁脾虚为主者，去茵陈、大黄；瘀血较明显者，合桂枝茯苓丸或膈下逐瘀汤。每日 1 剂，加水 500 毫升煎至 300 毫升左右，分早、晚空腹服，10 天为 1 个疗程。程桂真以上方加减治疗 56 例慢性胰腺炎患者。结果：治愈 29 例，好转 25 例，无效 2 例，总有效率 96.43%。⑤

17. 胰康汤 白术 12 克、云茯苓 15 克、柴胡 12 克、黄连 5 克、台乌药 12 克、佛手 10 克、茵陈 18 克、香附 9 克、甲片 10 克、延胡索 12 克、没药 9 克、蒲公英 20 克。随症加减：有恶心呕吐者，加砂仁、广藿香、竹茹；痰多者，加法半夏、北杏仁；出现黄疸者，加田基黄、龙胆草；湿热郁久化火并且伤阴者，加生地黄、牡丹皮、麦冬；有血瘀表现者，加川芎、三七末（冲服）；有血虚表现如头晕，心悸者，加鸡血藤、枸杞子、紫河车；气虚明显者，加黄芪、

① 盛辉.大黄蟅虫丸合鳖甲汤治疗慢性胰腺炎 120 例[J].光明中医,2010,25(6)：1005－1006.
② 杨强,等.自拟疏肝健脾和胃汤治疗慢性胰腺炎临床观察[J].四川中药,2009,27(2)：85－86.
③ 薛有平,等."胰腺穴"对慢性胰腺炎临床诊断与治疗分析[J].辽宁中医杂志,2009,36(1)：110－112.
④ 金涛,等.清胰左金汤治疗慢性胰腺炎 39 例[J].中医杂志,2008,49(2)：143.
⑤ 程桂真.疏肝健脾汤治疗慢性胰腺炎 56 例分析[J].中国误诊学杂志,2007,7(15)：3605.

党参;夜尿频者,加肉桂、杜仲。每日1剂,水煎分2次服,15天为1个疗程。吴正平等以上方加减治疗45例慢性胰腺炎患者。结果:显效23例,占51.1%;好转20例,占44.4%;无效2例,占4.4%;总有效率95.5%。服药最短者2个疗程,最长者5个疗程,大多数3~4个疗程。①

18. 散结汤 蒲公英15克、北柴胡15克、黄芩15克、白芍15克、大黄10克、枳实10克、法半夏10克、生姜10克、甘草5克。随症加减:上腹痛剧者,加延胡索10克、香附10克、三七5克;呕吐频作者,加紫苏梗10克、柿蒂10克、草豆蔻5克;发热者,加金银花15克、鱼腥草15克、青蒿10克;发黄者,去生姜,加绵茵陈15克、栀子10克。每日1剂,水煎服。蔡玉仙以上方加减治疗30例急慢性胰腺炎患者。结果:痊愈25例,有效3例,无效2例,总有效率为93%。②

19. 参苓白术散 人参12克、茯苓12克、白术12克、炙甘草10克、莲子9克、薏苡仁10克、砂仁10克、炒桔梗9克、白扁豆12克、山药12克。随症加减:进食油腻食物病情加重,食后脘闷不舒者,加炒麦芽10克、炒山楂10克、炒陈曲10克、莱菔子10克;黎明前发作较甚,腹部作痛,肠鸣即泻,泻后则安,形寒肢冷,腰膝酸软,舌淡苔白脉沉细者,合四神丸,即加补骨脂10克、吴茱萸10克、肉豆蔻10克、五味子12克;腹泻日久,泻后不尽,感腹部刺痛,痛有定处,舌暗有瘀斑,口干不欲多饮,脉弦涩,加当归12克、川芎9克、赤芍12克。靳华将84例慢性胰腺炎腹泻患者随机分为治疗组52例与对照组32例。对照组予复方苯乙哌啶;治疗组予参苓白术散。结果:治疗组治愈32例,好转18例,无效2例,总有效率96.2%;对照组治愈17例,好转7例,无效8例,总有效率75%。③

20. 升阳益胃汤 党参、生黄芪、炒白术、黄连、法半夏、生甘草、陈皮、云茯苓、泽泻、防风、白芍、柴胡。随症加减:腹痛明显,加川楝子、延胡索、丹参、枳壳;手足抽搐,加僵蚕、生牡蛎;腹泻,加山楂、车前草。每日1剂,水煎服,分2次温服,1个月为1个疗程,3个疗程为限。升清降浊,调畅气机。李厚根将123例慢性胰腺炎患者随机分为治疗组78例与对照组45例。对照组予西药;治疗组予升阳益胃汤。结果:治疗组显效63例,有效11例,无效4例,总有效率93.67%;对照组显效9例,有效25例,无效11例,总有效率76%。④

21. 胰胆消炎汤 柴胡、黄芩、金钱草、栀子、大黄、番泻叶、金银花、胡黄连、延胡索、丹参。杨慧敏等将146例胰腺炎患者随机分为治疗组116例与对照组30例。对照组予西药。治疗组急性胰腺炎予上述中药汤剂(或颗粒剂)口服或鼻饲,急性重症者予中西医结合方法,慢性胰腺炎予上述中药汤剂或颗粒剂。结果:治疗组治愈61例,显效47例,无效8例,总有效率93.10%;对照组治愈12例,显效13例,无效5例,总有效率83.33%。⑤

22. 胰胆舒汤 柴胡15克、枳实15克、白芍15克、槟榔片15克、桃仁10克、竹茹10克、茯苓10克、半夏10克、甘草10克、黄芩20克、板蓝根20克、白花蛇舌草50克、大黄5克。随症加减:腹胀甚者,加陈皮、砂仁;腹泻甚者,加益智仁,去大黄;呕吐甚者,加莱菔子、干姜。水煎服,每日2次,早晚服用,1个月为1个疗程。清热解毒,疏肝理气,健脾活血。张晓军将85例慢性胰腺炎患者随机分为治疗组56例与对照组29例。对照组予西药,治疗组予胰胆舒汤。结果:治疗组治愈39例,显效14例,无效3例,治愈率69.64%;对照组治愈11例,显效11例,无效7例,治愈率37.93%。⑥

23. 针刺法 体针穴位主要选用足三里、内关、下巨虚;中脘、内关、梁门、阳陵泉、地机;脾俞、

① 吴正平,敖绍勇.自拟胰康汤治疗慢性胰腺炎45例[J].宜春学院学报,2007,27(6):98-99.
② 蔡玉仙.散结汤治疗急慢性胰腺炎30例[J].湖南中医杂志,2004,20(4):57.
③ 靳华.参苓白术散治疗慢性胰腺炎腹泻52例[J].菏泽医专学报,2003,15(2):68-69.
④ 李厚根.升阳益胃法治疗慢性胰腺炎78例[J].中西医结合消化杂志,2002,10(5):308.
⑤ 杨慧敏,等.胰胆消炎汤治疗胰腺炎116例临床观察[J].中国中医急症,2002,11(3):184-185.
⑥ 张晓军.自拟胰胆舒汤治疗慢性胰腺炎56例疗效观察[J].中医药学报,2002,32(3):43.

胃俞、中脘。随症加减：如为实证，配巨阙、行间、天枢、内庭；虚证，则配关元、中脘、气海、足三里；无论虚实都可配膻中；如呃逆，针刺主穴为天突、膈俞、内关，中强刺激，间隔运针；呕吐、恶心者，可针刺内关、天突、足三里，中强刺激留针 30 分钟。[1]

24. 胰腺炎速愈汤　金银花 35～50 克、大青叶 35～50 克、板蓝根 35～50 克、蒲公英 35～50 克、金钱草 35～50 克、连翘 15～35 克、紫花地丁 15～35 克、海金沙 15～35 克、柴胡 10～15 克、郁金 10～15 克、大腹皮 10～15 克、苍术 10～15 克、清半夏 10～15 克、延胡索 15 克、川楝子 15 克、枳壳 15～25 克、香附 15～25 克、厚朴 15～25 克。每日 1 剂，水煎分 3 次服。清热解毒，化湿行气。赵壮以上方治疗 100 例急性轻型、慢性胰腺炎患者。结果：治愈 95 例，好转 5 例，总有效率 100%。[2]

胰腺假性囊肿

概　述

胰腺假性囊肿，绝大多数继发于慢性胰腺炎或急性出血坏死型胰腺炎，腹部外伤，胰腺及其附近的外科手术损伤胰腺亦可引起本病。一般表现为中上腹或右上腹可查见肿块，伴有腹痛，压痛和低热，大囊肿压迫胃肠道可致呕吐、胀痛、少食、体重减轻，偶可压迫胆总管引起黄疸、胆管炎。胰腺假性囊肿通常发生在胰腺实质或胰管破裂的基础上，由外漏的胰液、血液和坏死组织等刺激周围组织的浆膜形成纤维包膜。囊壁主要有肉芽组织、纤维结缔组织和血管等结构组成。胰管压力的升高、胰管狭窄、结石或蛋白质栓子阻塞胰管以及急性胰腺炎所致的胰腺坏死等均可导致胰管破裂。虽然胰腺假性囊肿没有具体的特征，但最常见的临床表现是腹痛，早饱、恶心、呕吐，体重减轻，阻塞性黄疸，或腹部出现肿块。

本病属中医"胃脘痛""膈痛""膈不通""癥瘕""积聚"等范畴，其病理以气滞血瘀为主。

经　验　方

1. 自拟方 1　（1）清肝利胆及化瘀药物：茵陈 15 克、栀子 15 克、沙参 15 克、麦冬 15 克、淡豆豉 10 克、香附 10 克、象贝母 10 克、生地黄 10 克、白及 10 克、石菖蒲 10 克、生大黄 10 克、砂仁 3 克、郁金 12 克。第 1 个月服用，每日 1 剂，水煎服。（2）活血化瘀药物：生大黄 15 克、桃仁 15 克、牡丹皮 10 克、冬瓜子 20 克、芒硝 10 克、浙贝母 15 克、柴胡 10 克、枳壳 10 克、黄芩 15 克、厚朴 10 克、海藻 30 克、昆布 30 克、夏枯草 15 克、败酱草 30 克、煅牡蛎 30 克。第 1 个月后服用，每日 1 剂，水煎服。（3）外敷药物：生大黄 30 克、黄芩 30 克、黄连 30 克、黄柏 30 克。上药研末成粉，用温水调和湿敷患处，每日 1 剂。秦阳将 72 例急性胰腺炎后并发的胰腺假性囊肿患者随机分为治疗组与对照组各 36 例。对照组予西医疗法：（1）急性期常规禁饮禁食，持续胃肠减压，抑制胰腺分泌，抑制胰酶活性，纠正水电解质紊乱及酸碱失衡，静脉营养支持，预防性应用抗生素等。（2）病情稳定后给予适当营养支持逐渐恢复饮食。（3）经过保守治疗，囊肿不能消散，给予手术治疗，手术方式为内外引流术。治疗组在对照组基础上加用上方治疗，同时予局部微波照射，早晚 1 次。结果：治疗组痊愈 27 例，好转 6 例，无效 3 例；对照组痊愈 18 例，好转 9 例，无效 9 例。[3]

2. 加味大黄牡丹汤加减　生大黄 10 克、牡丹皮 15 克、桃仁 12 克、瓜蒌仁 15 克、丹参 15 克、陈皮 10 克、制半夏 12 克、葶苈子 10 克、甘草 6 克。随症加减：兼湿热互结（黄疸，腹胀，纳呆，苔白腻），加茵陈 30 克、枳壳 12 克、砂仁（后下）10 克；兼气滞腑热（低热，腹隐痛），加赤芍 12 克、红藤 15

① 张国林.胰腺炎[M].北京：科学技术文献出版社，2001：285-287.
② 赵壮.胰腺炎速愈汤治疗急性轻型、慢性胰腺炎 100 例[J].中医药信息，2000，17（6）：41.
③ 秦阳.中西医结合治疗胰腺假性囊肿的疗效分析[J].航空航天医学杂志，2016，27（1）：19-20.

克、延胡索 12 克;兼正虚邪恋(消瘦,乏力,少气),加黄芪 15 克、当归 10 克。每日 1 剂,煎取 400 毫升,分 2 次餐后口服。姜明华将 42 例胰腺假性囊肿患者随机分为治疗组 19 例与对照组 23 例。两组均用 H2 受体拮抗剂或质子泵抑制剂、营养支持等辅助性治疗,均停用生长抑制素类及抗生素类药物。治疗组加用加味大黄牡丹汤加减。结果:治疗组治愈 7 例,好转 12 例,未愈 4 例,总有效率 82.6%;对照组治愈 2 例,好转 5 例,未愈 12 例,总有效率 36.8%。[1]

3. 黄冰解毒消肿软膏 大黄、黄连、薄荷、黄柏、白芷、冰片。外敷腹部相应囊肿部位皮肤,每日 1 次。章静等选取 63 例急性胰腺炎后胰腺假性囊肿患者,急性胰腺炎患者给予常规治疗,每周复查 B 型超声,必要时复查上腹部 CT,一旦检查诊断为胰腺假性囊肿形成,即给予 TDP(CQ 型特定电磁波治疗器)烤腹部相应囊肿部位皮肤,烤后再以适量黄冰解毒消肿软膏外敷腹部相应囊肿部位皮肤,每周复查 B 超 1 次,直至囊肿消失。结果:胰腺假性囊肿经保守治疗后完全消失 56 例,有效率 88.89%。平均 6~8 周时间,最短 2 周,最长 12 周。囊肿未消失 7 例,其中 2 例囊肿有缩小,5 例无效。[2]

4. 自拟方 2 冬瓜子 60 克、柴胡 15 克、生地黄 20 克、赤芍 15 克、白芍 12 克、牡丹皮 6 克、玄参 5 克、黄芩 5 克、连翘 10 克、金银花 30 克、蒲公英 30 克、半夏 10 克、车前草 10 克、墨旱莲 10 克、泽泻 10 克、大腹皮 10 克、大黄 20 克、枳实 10 克、三棱 5 克、莪术 5 克、黄芪 15 克、白术 12 克、当归 15 克、炙甘草 6 克。每日 1 剂,水煎服。谭晓风以上方治疗 1 例巨大胰腺假性囊肿患者,服汤剂 3 个多月后,改为丸剂,3 个月后,患者病情康复。[3]

5. 中药方 1 (1)大黄牡丹汤加减:生大黄 15 克、桃仁 15 克、牡丹皮 10 克、冬瓜子 20 克、芒硝 10 克、浙贝母 15 克、柴胡 10 克、枳壳 10 克、黄芩 15 克、厚朴 10 克、海藻 30 克、昆布 30 克、夏枯草 15 克、败酱草 30 克、煅牡蛎 30 克。每日 1 剂,水煎服。通腑泄热。(2)外敷方:生大黄 250 克、黄芩 250 克、黄连 250 克、黄柏 250 克。上药共研末备用,每次取药末约 30 克,以鸡蛋清调湿外敷患处,每日换药 1 次。15 天为 1 个疗程,平均约 2 个疗程。清热解毒,消肿止痛。段正富以上方治疗 18 例胰腺假性囊肿患者。结果:治愈 14 例,总有效率 94.5%。[4]

6. 清胰汤 1 柴胡 15 克、大黄(后下)15 克、白芍 15 克、木香 9 克、延胡索 9 克、黄芩 9 克、胡黄连 9 克、芒硝(冲)9 克。头煎加水 400 毫升,取 200 毫升,二煎加水 200 毫升,取 100 毫升,两煎混合,每日 1 剂,早、中、晚分 3 次服用。行气活血,疏肝解郁,清利湿热,泻火解毒。张继涛以上方治疗 5 例胰腺假性囊肿患者,并配合西药及引流术。随访 5 例患者,1~4 年全部治愈,未见复发。[5]

7. 清胰汤 2 生大黄(后下)30 克、桃仁 12 克、丹参 10 克、柴胡 15 克、白芍 15 克、黄芩 10 克、黄连 10 克、芒硝(冲服)10 克、延胡索 12 克,厚朴 10 克。每日 1 剂,15 日为 1 个疗程。活血化瘀,通里攻下。张继峰等 75 例胰腺假性囊肿患者随机分成治疗组 40 例与对照组 35 例。两组均予西医常规治疗,治疗组加用清胰汤。结果:治疗组和对照组患者中非手术治愈率分别是 45%、8.5%,两组比较有显著性差异($P<0.05$);手术率分别为 55%、91.5%($P<0.05$);治疗组死亡率 2.5%,而对照组死亡率 8.6%,两组比较具有显著性差异($P<0.05$)。[6]

8. 中药方 2 (1)清胰 II 号方:牡丹皮 15 克、柴胡 15 克、枳实 15 克、黄芩 10 克、黄连 10 克、厚朴 10 克、大黄(后下)20~50 克、芒硝 10 克、赤芍 15 克、木香 10 克。每日 1 剂,水煎服,早晚

① 姜明华.中西医结合治疗胰腺假性囊肿临床观察[J].实用中医药杂志,2015,31(3):207-208.
② 章静,冯琦,等.63 例急性胰腺炎后胰腺假性囊肿的内科综合治疗[J].华西医学,2010,25(1):88-89.
③ 谭晓风.中医药治疗巨大胰腺假性囊肿 1 例[J].江苏中医药,2008(1):57.
④ 段正富.中医内服外敷治疗胰腺假性囊肿 18 例[J].中国中医药信息杂志,2006,13(4):58-58.
⑤ 张继涛.中药清胰汤结合外、内引流术治疗胰腺假性囊肿[J].现代医药卫生,2006(2):245-246.
⑥ 张继峰,等.清胰汤辅助治疗胰腺假性囊肿的临床观察[J].河北中医,2005(7):495-496.

各 1 次,10 天为 1 个疗程。(2)中药灌肠液:清胰Ⅱ号方煎剂 100 毫升加生理盐水 100 毫升及芒硝 20 克。每日 2 次,保留时间 2 小时以上,10 天为 1 个疗程。(3)消炎散:虎杖 20 克、煅石膏 10 克、冰片 3 克、白芷 15 克、大黄 20 克、黄柏 20 克、黄连 20 克、黄芩 20 克。将上述药研末,用醋、桐油、蜂蜜、开水调成糊状,外敷于囊肿体表投影部位,覆盖面积大于囊肿投影面积,每日 1 次,10 天为 1 个疗程。因囊肿较大,压迫症状明显且囊壁较厚者,可先行 B 超定位下囊肿穿刺减压,再予上述方法治疗。余德刚等以上法治疗 40 例急性胰腺假性囊肿患者,并配合以下方法。(1)常规治疗:急性期予以禁食及胃肠减压,补液预防感染、纠正水电解质紊乱、抑制胰酶分泌及解痉止痛。经上述治疗 7～15 天,症状缓解后停止。(2)手术治疗:在上述治疗期间出现剧烈腹痛、包块迅速增大、寒战高热及全腹腹膜炎体征、治疗无明显效果者中转开腹,行囊肿空肠 Roux-en-Y 吻合术。全部病例采用中药内服、外辅以囊肿体表部位外敷消炎散,其中 5 例因呕吐频繁而采用胃管内注药,3 例因腹胀严重而采用保留灌肠。结果:治疗后经 B 超、CT 检查证实囊肿完全消失 30 例,治愈率 75%;囊肿缩小至 2.5 厘米×2.5 厘米以下 5 例,后经随访,3 例囊肿消失,2 例失访,总有效率 87%。住院 30～82 天,平均 48 天。5 例中转开腹,术中证实为囊内严重感染及囊肿破裂出血。术后恢复良好,痊愈出院。[①]

9. 中药方 3 (1)大承气汤化裁:大黄(后下)15～50 克、柴胡 12 克、黄芩 10 克、黄连 10 克、白芍 15 克、广木香 12 克、枳实 12 克、延胡索 10 克、厚朴 10 克、芒硝(冲服)10 克。每日 1 剂,水煎,早晚各服 1 次,10 天为 1 个疗程。(2)中药灌肠自拟方:莱菔子 15 克、栀子 10 克、桃仁 10 克、赤芍 10 克、枳壳 10 克、厚朴 10 克、生姜 6 克、大黄(后下)6 克。每日 1 剂,水煎 100 毫升冷却后每天 1 次灌肠,

尽量保留 2 小时以上,7 天为 1 个疗程。(3)外敷金黄散(以温水加 75%酒精少许调成糊状)于胰腺区皮肤上,每日 1 次,7 天为 1 个疗程。(4)针刺足三里、三阴交、合谷等穴及双侧足三里注射维生素 B$_6$100 毫克＋维生素 B$_1$ 50 毫克等治疗,隔天 1 次,7 天为 1 个疗程。对于囊肿较大、囊壁较厚、囊内压大者,可在 B 超引导下作囊肿穿刺减压。魏化龙等以上法治疗 35 例胰腺假性囊肿患者,2 例患者经 4 次穿刺减压,每次穿刺间隔时间 10～15 天。同时 35 例患者配合一般疗法:(1)急性期禁食,胃肠减压;(2)纠正水电解质及酸碱平衡紊乱;(3)抗感染及抗休克;(4)应用解痉药物及胰腺分泌抑制剂;(5)手术治疗:在保守治疗过程中,出现包块迅速增大,伴高热,剧烈腹痛,腹胀,其中 1 例出现胃肠道压迫症状,2 例无明显效果而中转手术。结果显示中西医结合疗法效果明显。[②]

10. 自拟方 3 柴胡 12 克、白芍 20 克、枳壳 15 克、青皮 15 克、川芎 15 克、三棱 15 克、莪术 15 克、香附 15 克、焦山楂 15 克、滑石 30 克、茵陈 30 克、桃仁 10 克、大黄 6 克。每日 1 剂,水煎 500 毫升,分 3 次服。周映华等以上方治疗 1 例胰腺多发囊肿患者,服药 4 月余,痊愈。[③]

11. 四逆散合膈下逐瘀汤化裁 柴胡 9 克、红花 9 克、香附 9 克、枳实 12 克、莪术 12 克、苏木 12 克、赤芍 15 克、桃仁 15 克、五灵脂 10 克、三棱 10 克、炮甲片 10 克、当归 10 克、川芎 10 克、延胡索 10 克、甘草 3 克。每日 1 剂,水煎 2 次分服。李跃进以上方治疗 1 例多发假性胰腺囊肿患者,服药 4 剂,疼痛减轻,痞块缩小。但寐少梦多,上方加酸枣仁 10 克、远志 6 克,服药 4 剂,诸症若失。予舒肝丸调理告愈,随访 4 年体健。[④]

12. 自拟方 4 生大黄(后下)9 克、厚朴 8 克、枳实 10 克、青皮 10 克、陈皮 10 克、莪术 10 克、泽兰 10 克、炒白芍 10 克、半枝莲 10 克、失笑散(包)10 克、泽泻 12 克、金钱草 12 克、白花蛇舌草 15

① 余德刚,等.中西医结合治疗急性胰腺假性囊肿 40 例[J].现代中西医结合杂志,2005(24):3260-3261.
② 魏化龙,等.中西医结合治疗胰腺假性囊肿 35 例[J].中国中西医结合杂志,1996(11):694-695.
③ 周映华,等.中药治愈胰腺囊肿一例报告[J].云南中医杂志,1991,12(5):33.
④ 李跃进,等.胰腺假性囊肿治验[J].河北中医,1991,13(2):50.

克。每日1剂,水煎服。通腑导滞,活血利水。翁松梅以上方治疗1例胰腺假性囊肿患者,7剂后,食欲增,大便转软,改生大黄为制大黄,连服45剂,大便溏软,舌转嫩红,苔薄白。改服厚朴10克、枳实10克、青皮10克、陈皮10克、泽兰10克、泽泻10克、炙鸡内金10克、焦山楂10克、神曲10克、半枝莲10克、白花蛇舌草15克,7天服5剂,15剂后,停药1个月症情无反复,检查无异常。[①]

13. 中药方4 (1)甲方:金银花30克、蒲公英30克、白芍30克、鳖甲30克、厚朴10克、枳壳10克、郁金10克、红花10克、三棱10克、莪术10克、生大黄(后下)10克。每日1剂,水煎服。(2)乙方:制乳香30克、制没药30克、牛黄1克、麝香3克。小米粥捣泥为丸,每次服3克,开水送下。甲方多用于囊肿和起症见胁痛,脘腹胀满,作呕欲吐,胃纳差,便干尿黄,脉弦数,舌质红,苔薄黄。病情减轻,但仍有胁痛,B型超声波检查,囊肿缩小不明显时,可加用乙方。若病日久不愈,反复发作,囊肿长期不消退,可守乙方,以甲方加减服至囊肿消失。[②]

14. 小陷胸汤加味 瓜蒌25克、黄连15克、半夏15克、厚朴15克、黄芩15克、人参10克、甘草10克。每日1剂,水煎2次,早晚分服。张德文等以上方治疗1例急性胰腺炎形成囊肿患者,服药6剂,诸症皆除,继服1周,痊愈。[③]

15. 自拟方5 (1)清胰Ⅱ号:栀子25克、牡丹皮25克、木香25克、厚朴25克、延胡索25克、赤芍40克、大黄(后下)40克、芒硝(冲)15克。随症加减:实热重者,加金银花、连翘(或生石膏);湿热重者,加茵陈、栀子、龙胆草;呕吐重者,加半夏、竹茹、代赭石;蛔虫妄动者,加槟榔、苦楝子、使君子。部分患者同时加用抗生素。(2)重用峻下逐水:甘遂(冲)1.5克、大黄(后下)50克、芒硝(冲)15克、巴豆散(温水服下)80毫克。服后出现剧烈腹泻,若有脱水征象者,应补液或饮水加以纠正。通里攻下,促使囊肿消散。(3)外敷中药:中药消炎散敷于左上腹包块及炎症区域,促使炎症消退。李淑叶以上法治疗20例胰腺囊肿患者,同时予超短波治疗、电针及其他疏肝利胆、理气开郁中药,如金钱草、厚朴、川楝子等。超声波定位明确后,行胰腺囊肿穿刺置管引流术,并内注抗生素。少数病例经过急性期治疗后,形成无痛性肿块,则应用破血消坚及疏肝利胆中药治疗。其中15例采用中西医结合非手术疗法,12例治愈,无1例死亡,5例行内引流术,3例治愈,2例死亡(1例因脓肿自行破裂死亡,1例为术后40天衰竭死亡)。[④]

单 方

红藤 组成:红藤100克。功效:解毒,消肿排脓,抗菌消炎。用法用量:煎汁400毫升,每次100毫升,分4次服。临床应用:吴忠和等以上方治疗1例胰腺假性囊肿患者,连服7日后腹痛腹胀症状缓解,复查CT示胰头水肿较前减轻,胰腺假性囊肿明显缩小。继投红藤50克、莪术15克、三棱15克、海藻15克、昆布15克,每日1剂,水煎服,半个月后临床诸症基本消失,CT报告示胰头水肿消失,未见胰腺假性囊肿。病愈出院。[⑤]

① 翁松梅.胰腺囊肿治验案[J].江苏中医,1991(7):21.
② 杨善生.吕承全治疗胰腺假性囊肿的经验[J].河南中医,1986(4):27.
③ 张德文,等.小陷胸汤加味治疗急性出血性胰腺炎一例治验[J].辽宁中医杂志,1985(4):33.
④ 李淑叶.中西医结合治疗胰腺囊肿的体会(附20例病例分析)[J].贵州医药,1984,8(1):16.
⑤ 吴忠和,等.重用红藤治疗胰腺假性囊肿[J].中医杂志,2007(9):826.

内分泌系统疾病

内分泌系统是人体内分泌腺及某些脏器中内分泌组织所形成的一个重要调节系统，其主要功能系在神经支配和物质代谢反馈调节基础上释放激素，从而调节体内代谢过程、各脏器功能、生长发育、生殖与衰老等许多生理活动，维持着人体内环境的相对稳定，以适应复杂多变的体内外的变化。如该系统发生紊乱和失调，则出现病理状态而发病，临床主要不外乎功能减退和亢进两大病变，常见的病有下丘脑-垂体病、肾上腺病、甲状腺病、多发性内分泌腺病等。

在中医书籍中，虽没有"内分泌系统疾病"名称的记载，但有类似论述，如脑垂体功能减退病，类似中医"虚劳""经闭"；肾上腺皮质机能减退症相当于"干血痨""女劳疸"；甲状腺肿块，属于中医"瘿瘤"范畴；甲状腺机能亢进，属于中医"虚劳"范畴；尿崩症与中医的"三消"相似；单纯性肥胖症，中医认为"多因多痰、多湿、多气虚"引起。在治疗方面，或消，或攻，或补，或攻补兼施，可根据不同病证的病机和证型论治。

腺脑垂体功能减退症——席汉氏综合征

概　述

腺脑垂体功能减退症又称席汉氏综合征,是由于产妇分娩时(或后)大出血、休克引起脑垂体缺血损伤致功能低下,致使甲状腺、肾上腺、性腺机能低下的一系列综合症状。临床表现为产后无乳,闭经,毛发脱落,乳房、子宫萎缩,性欲减退,疲乏无力,头晕,畏寒,浮肿,体重减轻,贫血面容等。

本病属中医"产后虚劳""产后血晕""虚劳""闭经""虚损"等范畴。其病理特点为产后失血、血脱气耗、肾失封藏、精血虚损而致脾肾阳虚。辨证分为七型。(1)气血亏损型:形瘦,精神萎靡,面色黄白,头发斑脱,发落处皮肤苍白发亮,嗜睡,形寒肢冷,皮肤干燥、甚痒,眉毛、阴毛、腋毛脱落,乳房萎缩,伴腰膝酸软,乏力,性欲淡漠,夜间不寐,饮食不振,大便干燥,数日1次,舌质淡,舌体小,苔少,脉沉弱。治宜温润填精、补气养血。(2)肾阳虚衰型:面目虚浮皖白,表情淡漠,气短懒言,头晕心悸,畏寒,嗜睡,语言低微,纳呆食少,耳鸣耳聋,头发稀疏枯萎,眉毛、阴毛、腋毛脱落,乳房萎缩,皮肤苍白粗糙,手足有脱屑,指甲苍白枯槁,舌淡白少苔,脉沉细无力。治宜温补肾阳。(3)脾肾阳虚型:面色萎黄,头晕眼花,神疲乏力,心慌,失眠,汗出,腰酸腿软,畏寒肢冷,性欲减退,纳差便溏,小便清长,毛发脱落,乳房萎缩,舌淡苔白,脉沉细涩。治宜温肾健脾。(4)肝肾阴虚型:形体不丰,神疲肢倦,头晕耳鸣,失眠多梦,腰膝无力,手足心热,口干咽燥,毛发易脱,纳呆食少,性欲淡

漠,闭经,舌质红,无苔,脉沉细数。治宜滋补肝肾、养血生津。(5)肾阳不足,命门火衰型:面色苍白,唇淡无华,消瘦淡漠,气怯神疲,头发稀疏,畏寒肢冷,食欲欠佳,溲清便溏,口渴喜热饮,舌质淡,苔薄白,脉象沉弱。治宜温肾壮阳、填精补血。(6)肾阴阳两虚型:形体消瘦,面色苍白,呈慢性重病容,心慌胸闷,畏冷神疲,腰胀痛,汗出,口渴引饮,无食欲,尿中沉淀物多,白天无尿,经闭。头发腋毛脱落,颜面下肢轻度浮肿,持续低热。脉细数,重按无力,舌淡苔薄白。治宜温补肾阳,兼养肾阴、健运脾胃、补益气血。(7)气阴两虚,热邪郁滞型:症见气短,疲乏无力,口渴,口干、口苦,恶心呕吐,尿黄少,便秘,脉虚,舌质淡胖苔黄。治宜养阴益气、清热祛邪。

辨　证　施　治

1. 肝肾不足型　症见头晕眼花、精神恍惚、畏寒肢冷、心悸怔忡、多梦少寐、饮食无味、疲乏无力、全身毛发脱落,月经一年2~3次,量少色暗。舌质淡少苔,脉细无力。治宜滋补肝肾、调理阴阳。方用归肾汤(丸)加减:熟地黄12克、菟丝子10克、枸杞子10克、当归20克、山茱萸9克、山药10克、茯苓10克、葛根10克、牡丹皮9克、龟甲20克、阿胶20克、桂枝6克、附子4克、陈皮9克。每日1剂,水煎服,分头二煎,2次服。临床观察:李春富用上方治疗9例席汉氏综合征患者,经治疗后5例月经按期来潮,能正常工作,占56%;3例临床症状减轻,生活基本自理,占33%;1例无效,占11%。[①]

---

① 李春富.9例席汉氏综合征中医临床治疗经验[J].青海医药杂志,2006(10):409.

2. 肾阳虚,精气血亏损型 症见面色萎黄,形体憔悴,体瘦语音低怯,精神懈怠,痛苦病容;头发、眉毛稀疏,双乳松瘪下垂,双手凉,舌淡,体小,苔薄白,边尖齿痕,脉沉细无力。治宜温肾填精、益气补血、协调冲任。方用自拟方:熟地黄 20 克、山茱萸 9 克、菟丝子 9 克、红参 9 克、炒白术 9 克、当归 9 克、淮山药 15 克、枸杞子 12 克、炒杜仲 12 克、补骨脂 12 克、茯苓 12 克、何首乌 12 克、鹿角胶(烊化)6 克。每日 1 剂,水煎 2 次,分 2 次温服。临床观察:蒲世文用上方治疗 1 例席汉氏综合征患者,疗效满意。①

3. 肾阳不足型 症见面色苍白,唇淡无华,消瘦淡漠,气怯神疲,畏寒肢冷,腰膝酸软,食欲欠佳,溲清便溏,舌质淡,苔薄白,脉象沉弱。治宜温肾壮阳、填精补血。

(1)右归丸加减 制附子 10 克、熟地黄 15 克、山茱萸 15 克、枸杞子 15 克、何首乌 15 克、仙茅 15 克、巴戟天 15 克、黄芪 15 克、阿胶 15 克、白芍 15 克、当归 15 克、山药 15 克、肉桂 5 克。每日 1 剂,水煎服。临床观察:张耀宗用上方治疗 1 例肾阳不足型席汉氏综合征患者,服药 6 剂,病情好转,继服 36 剂,月经来潮,唯量少色淡,生活已能自理。继以右归饮加益母草 30 克、女贞子 15 克、白术 10 克、焦三仙各 10 克。服 30 剂后,病情稳定,月经按期来潮。②

(2)自拟方 1 菟丝子 10 克、巴戟天 10 克、仙茅 10 克、淫羊藿 10 克、白术 10 克、茯苓 10 克、远志 10 克、党参 15 克、水蛭 6 克、肉桂 6 克。每日 1 剂,水煎 2 次,分服。临床观察:张振东用上方治愈 1 例肾阳虚型垂体前叶功能减退症患者。③

(3)金匮肾气丸合当归补血汤加减 肉桂 3 克、附子 12 克、鹿角胶 12 克、熟地黄 10 克、山药 10 克、茯苓 10 克、泽泻 10 克、枸杞子 10 克、菟丝子 10 克、当归 10 克、黄芪 30 克、党参 20 克。每日 1 剂,水煎温服。临床观察:周迎春用上方治愈 1 例肾阳虚型席汉氏综合征患者。④

(4)自拟方 2 熟附子 30 克、鹿角片 30 克、黄芪 30 克、党参 30 克、制首乌 30 克、菟丝子 30 克、巴戟天 15 克、当归身 10 克、枸杞子 20 克、炙甘草 6 克。每日 1 剂,水煎 2 次,分服。临床观察:韩如章用上方治疗 2 例肾阳不足型席汉氏综合征患者,分别服药 6 个月、8 个月,患者毛发生长,诸症悉除。⑤

4. 肾阳虚衰型 症见发落处皮肤苍白发亮。嗜睡,形寒肢冷,皮肤干涩如鳞状,甚痒,眉毛、阴毛、腋毛脱落,乳房扁平,伴腰膝酸痛,乏力,性欲淡漠,夜间不寐,食欲不振,大便干燥如羊粪,每日一次。舌体瘦小,舌质淡红,少苔,脉沉细。治宜气血双补、温润填精、温肾补脾、调摄冲任。

(1)十全大补汤合右归饮加减 当归 10 克、淫羊藿 10 克、炙甘草 10 克、熟地黄 20 克、白芍 20 克、红参(另煎)6 克、白术 15 克、鹿角胶(烊化)15 克、枸杞子 15 克、紫河车 15 克、茯苓 12 克、远志肉 12 克、炙黄芪 30 克、附子 6 克。每日 1 剂,水煎 2 次,分服。临床观察:曾庆平用上方加减治疗 1 例气血亏损型席汉氏综合征患者,共服药 29 剂,症状、体征基本消失。嘱其坚持服中药 2 个月。月经来潮,精神振作,能参加轻微体力劳动。⑥

(2)阳和汤 熟地黄 30 克,鹿角胶 12 克,阿胶 12 克,炙甘草 5 克,炮姜 5 克,肉桂 5 克,麻黄 10 克,白芥子 10 克,巴戟天 10 克,当归 10 克,淫羊藿 10 克,仙茅 10 克。每日 1 剂,水煎 2 次,分服。临床观察:沈万生用上方治疗 1 例肾阳虚衰型席汉氏综合征患者,7 剂后症状好转。去仙茅,加枸杞子 12 克、紫河车(吞)6 克。10 剂后月经来潮,自觉症状明显减轻。继守原方,并间服河车大造丸,前后服药 3 月余,月经正常,临床症状消失。⑦

① 蒲世文,等.辨证治疗虚劳经闭(席汉氏综合征)1 例报道[J].新疆中医药,2006,24(6):19.
② 张耀宗.从肾论治席汉氏综合征 15 例[J].河北中医,1990,12(1):693-694.
③ 张振东.产后垂体前叶功能减退治验一则[J].山西中医,1989,8(5):43.
④ 周迎春.脑垂体功能低下[J].广西中医药杂志,1985,8(4):27-28.
⑤ 胡九东,等.席汉氏病治验四则[J].湖北中医杂志,1982(5):35.
⑥ 曾庆平.席汉氏综合征治验举隅[J].陕西中医,1990(2):31.
⑦ 沈万生.阳和汤治愈席汉氏综合征[J].浙江中医杂志,1986(8):373.

（3）右归丸加减　熟附子、肉桂、熟地黄、山药、菟丝子、枸杞子、当归、白术、茯苓、陈皮、党参、黄芪。每日1剂，水煎2次，分服。临床观察：范万嘉用上方治疗1例以阳虚为主的席汉氏综合征患者，连服12剂，症状明显好转，服药87剂，病情基本缓解。①

（4）右归丸合当归补血汤化裁　熟地黄15克、山药15克、山茱萸15克、菟丝子15克、枸杞子15克、杜仲10克、当归10克、川续断10克、黄芪60克、附子(先煎)6克、肉桂(后下)6克、甘草6克。水煎200毫升，每次服100毫升，每日2次。临床观察：陈城等用上方治疗3例肾阳虚衰型产后脑垂体前叶机能减退症患者，病势显有起色加鹿角胶(烊冲)10克。并配制丸剂：炙黄芪45克、党参20克、菟丝子20克、巴戟天20克、何首乌20克、熟枣仁20克、炙甘草20克、生白术18克、当归15克、白芍15克、杜仲15克、肉苁蓉15克、锁阳15克、大麦冬15克、枸杞子25克、山药25克、阿胶25克、鹿角胶30克、熟地黄30克、淫羊藿30克、龟甲30克、核桃肉30克、肉桂(后下)12克、紫河车1具、大枣40。上药研末炼蜜制丸，每丸重6克。每日服3次，每次1丸，隔日服。汤、丸并进。服药1个月，患者基本恢复正常，守原方续服3个月，痊愈。②

5.气血亏损型　症见形瘦，精神萎靡，面色萎黄。头发呈斑秃状，发落处皮肤苍白发亮。嗜睡，怕冷，肢凉，皮肤干燥，甚痒，阴毛、腋毛脱落，乳房扁平，闭经两年半，伴腰膝酸软，性欲缺乏，夜间不寐，饮食乏味，大便干燥，数日一次，舌质淡，舌体小，舌苔少，脉沉弱。治宜气血双补，佐以祛风。方用养血祛风汤加味：熟地黄20克、白芍20克、当归20克、川芎5克、羌活5克、木瓜15克、菟丝子15克、丹参15克、夜交藤15克。每日1剂，水煎2次，分服。另加白豆蔻鲫鱼汤内服，隔日1次。临床观察：邓荣富用上方治疗1例气血亏损

型席汉氏综合征患者，服药80剂后，诸症基本消失，但月经未行，原方加枸杞子20克、鹿胶(烊化)20克，服药30剂，月经已行，病告痊愈。③

6.脾肾阳虚型　症见语言清楚，声音低弱，纳差便溏，精神不振，面色萎黄，头发、眉毛、腋毛和阴毛全部脱落，乳房萎缩，舌淡苔白，脉沉细涩。治宜补气养血、温肾健脾。

（1）四右当归合剂加减　党参15克、白术10克、当归10克、熟地黄10克、茯苓12克、枸杞子12克、炙甘草4克、黄芪20克、山茱萸9克、肉桂(后下)3克、附子6克、何首乌30克。每日1剂，水煎2次，分服。临床观察：梁家禧用上方治疗脾肾阳虚型席汉氏综合征患者1例，服药15剂后，自觉症状减轻，原方去肉桂、附子，加菟丝子10克。共服药125天痊愈。为巩固疗效，嘱患者继续服药调治。④

（2）补肾填精汤加减　紫河车20克、当归15克、鹿角霜15克、菟丝子12克、熟地黄12克、枸杞子12克、仙茅10克、淫羊藿10克、山药10克、月季花10克、陈皮10克、甘草6克。每日1剂，水煎2次，分服。临床观察：胡传宝用上方治疗1例肾气亏损型席汉氏综合征患者，服药14剂后自觉症状减轻，于原方中暂去仙茅、淫羊藿、鹿角霜，加白芍12克、麦冬12克、人参10克、益母草10克。服15剂后，基本恢复正常。⑤

（3）自拟方1　仙茅10克、淫羊藿15克、黄精15克、甘草15克、锁阳15克、枸杞子15克、巴戟天12克、补骨脂12克、金毛狗脊12克、附子10克、熟地黄20克、山药30克。临床观察：莫海萍用上方治疗1例脑垂体前叶功能低下症并垂体危象及昏迷患者，2剂，分2次服，并嘱酒煮鸡睾丸8～10只(约30克)与药同服。服药后精神明显好转，再进7剂，症状减轻，能下床活动，继服上药并间断食酒煮鸡睾丸，调治2月余，情况良好，但仍

① 范万嘉.中医治疗席汉氏综合征1例报告[J].辽宁中医杂志,1985(5)：25.
② 陈城,等.中医治疗"产后脑垂体前叶机能减退症"3例报告[J].上海中医药杂志,1981(3)：10.
③ 邓荣富.席汉氏综合征治验[J].四川中医,1989(9)：36.
④ 梁家禧.席汉氏病治验二则[J].广西中医药,1989,9(6)：21－22.
⑤ 胡传宝.中医药治疗席汉氏综合征一得[J].湖北中医杂志,1986(6)：32.

无第二性征出现。①

（4）自拟方2　党参30克、黄芪30克、当归9克、附子9克、白术9克、杭白芍9克、生地黄24克、干姜6克、丹参18克、补骨脂18克。每日1剂，水煎2次，分服。临床观察：周约伯用上方治疗1例脾肾阳虚型席汉氏综合征患者，服药27剂，基本恢复正常。②

（5）自拟方3　党参12克、熟地黄12克、茯苓9克、白术9克、白芍9克、牛膝9克、鹿角霜9克、紫河车9克、菟丝子9克、紫石英9克、当归6克、香附6克、川芎5克、川椒1.8克。每日1剂，水煎2次，分服。临床观察：池绳业用上方治疗1例脾肾阳虚型产后虚劳经闭（席汉氏综合征）患者，服药6剂，诸症改善，后随症加减，选用淫羊藿、肉苁蓉、山茱萸、狗脊、丹参等。共服药19剂，症状基本消失，服药近1个月，月经来潮，为巩固疗效，继予八珍汤调理，月经按期来潮。③

7. 肝肾阴虚型　症见形体瘦弱，毛发稀疏，面色苍白，倦怠无力，乳房不丰，腰脊酸软，四肢不温，性欲淡漠，白带清稀如蛋清，月经闭止不行。舌质淡，苔薄白，脉沉细无力。治宜滋补肝肾、养血生津。

（1）自拟方1　生地黄25克、女贞子25克、墨旱莲25克、玄参20克、山茱萸20克、石斛20克、麦冬15克、黄精15克、白芍15克、五味子10克。每日1剂，水煎2次，分服。临床观察：李志文用上方治疗1例肝肾阴虚型席汉氏综合征患者，服药12剂后，月经来潮，再服7剂，诸症悉解。嘱每日服六味地黄丸以善其后。④

（2）八珍益母汤加减　红人参10克、当归15克、川芎15克、白芍15克、茯苓15克、熟地黄15克、白术10克、益母草10克、肉桂10克、淫羊藿10克、甘草10克。每日1剂，水煎2次，分服。另

服胎盘丸。临床观察：王春林等用上方治疗1例肝肾阴虚型席汉氏综合征患者，服药16剂后症状减轻，连服2个月，症状缓解，月经复潮，继续服药半年，已能下地参加生产劳动。⑤

（3）集灵膏（五子衍宗丸合乌贼骨丸加减）枸杞子10克、淫羊藿10克、天冬10克、麦冬10克、熟地黄10克、覆盆子10克、五味子10克、茜草10克、牛膝15克、党参15克、菟丝子15克、海螵蛸15克、鹿角霜15克。每日1剂，水煎2次，分服。临床观察：彭景星用上方治疗1例肝肾不足型席汉氏综合征患者，服药15剂后，症状好转，但大便溏薄，每日2次，去天冬、麦冬，加白术10克，改为2天服药1次，服药4个月，月经正常，诸症消失后改为每次月经后服药5剂，以巩固疗效。⑥

（4）自拟方2　高丽参(包)9克、粉牡丹皮9克、胡桃仁9克、当归身12克、肉苁蓉12克、枸杞子12克、生黄芪12克、炒白术12克、鹿茸片(另煎)6克、红花6克、茯苓15克、桑椹子15克、山药15克、丹参15克、黑芝麻15克、何首乌15克、甘草3克。每日1剂，水煎2次，分服。临床观察：李绍发等用上方治疗1例肝肾亏损型席汉氏综合征患者，服药26剂，略有好转。上方加莲子9克、淫羊藿9克，6剂。每日1剂，水煎2次，分服。并取上药6剂共为细粉，炼蜜为丸，每丸重9克。每日服3次，每次服1丸，连服24剂，症状明显减轻，毛发渐生。续服12剂，精神体力渐趋恢复，月经已潮。原方加肉桂3克、熟附子6克。连服10余剂，诸症悉除。再原方配丸剂每日3次，每次1丸，以资巩固。⑦

（5）八珍汤加减　红人参10克、甘草10克、当归15克、川芎15克、赤芍15克、茯苓15克、熟地黄20克、丹参20克、黄芪25克。每日1剂，水

① 莫海萍.脑垂体前叶功能减退症[J].广西中医药,1985,8(6):25.
② 周约伯.中医治疗席汉氏综合征(附2例报告)[J].辽宁中医杂志,1983(7):20.
③ 池绳业.产后虚劳经闭[J].新中医,1981(11):17.
④ 李志文.从肾辨治席汉氏综合征一得[J].河北中医杂志,1989(5):34.
⑤ 王春林,等.运用八珍益母汤治疗席汉氏综合症[J].辽宁中医杂志,1987(1):22.
⑥ 彭景星.席汉氏综合征治验一则[J].新中医,1986(12):29.
⑦ 李绍发,等.席汉氏综合征[J].山东中医杂志,1985(6):40.

煎,早晚服。五子衍宗丸合二仙汤加减:淫羊藿、仙茅、巴戟天、益母草、石楠叶、覆盆子、菟丝子、枸杞子、五味子、紫河车各等份。上药研为细末,炼蜜制成 10 克重丸剂。每日早晚各服 1 丸。临床观察:万树春用上方治疗 3 例肝肾阴亏型脑垂体前叶机能减退症患者,先服八珍汤,连服 10 天后再加服丸剂 1 个月,病情明显好转,守前法再服 1 个月,基本痊愈。但月经未来潮,再单服丸剂 2 周之后,月经来潮,随访 2 年未复发。①

经 验 方

1. 秦慧清经验方 (1)茯苓饮合小柴胡汤加减:柴胡 15 克、黄芩 9 克、黄连 2 克、炙甘草 6 克、党参 15 克、茯苓 10 克、半夏 15 克、陈皮 30 克、苍术 10 克、生姜 15 克、大枣 4 枚。2 剂。(2)茯苓饮加减:炙甘草 6 克、党参 15 克、茯苓 10 克、半夏 15 克、陈皮 30 克、苍术 10 克、生姜 15 克。(3)附子粳米汤加减:附子(先煎)6 克、炙甘草 10 克、姜半夏 15 克、陈皮 30 克、白术 30 克、厚朴 6 克、生姜 15 克、大枣 4 枚。取粳米汤煎药。②

2. 人参养荣汤 人参 10 克、熟地黄 15 克、紫河车(研末冲服)3 克、黄芪 18 克、茯苓 15 克、白术 12 克、鹿茸(研末冲服)2 克、仙茅 12 克、肉桂(后下)6 克、当归 12 克、白芍 12 克、川芎 10 克、陈皮 10 克、砂仁(后下)10 克、炙甘草 10 克。每日 1 剂,水煎 2 次,混合得药汁约 400 毫升,早、晚分服。3 个月为 1 个疗程,治疗 2 个疗程观察疗效。时长忠等用上方治疗 30 例席汉氏综合征患者,显效 20 例(66.7%),有效 8 例(26.6%),无效 2 例(6.7%),总有效率 93.3%。③

3. 阳和汤 熟地黄 30 克、白芥子 6 克、鹿角胶(烊化)15 克、炮姜炭 6 克、麻黄 5 克、肉桂 6 克、生甘草 6 克。随症加减:兼肝肾不足者,加鸡血藤 30 克、何首乌 12 克;阴道干涩、阴毛及腋毛脱落、

性欲减退、生殖器官萎缩者,加鹿茸(冲服)2 克、紫河车(冲服)30 克。每日 1 剂,水煎早晚分服。焦黎明将 60 例席汉氏综合征患者随机分成治疗组 30 例与对照组 30 例。对照组采用靶腺激素替代疗法,补充肾上腺皮质激素、甲状腺激素、性腺激素等的不足,根据症状的严重程度及涉及范围采用激素联合治疗,分别应用可的松每天 12.5 毫克、甲状腺片每天 15 毫克、甲基睾丸素每天 10 毫克、己烯雌酚每天 0.25 毫克。治疗组在对照组的基础上采用阳和汤加减治疗。结果:治疗组总有效率高于对照组,治疗组激素、甲状腺素用量减半情况优于对照组,且差异有统计学意义。④

4. 三四五合剂 仙鹤草 30~50 克、淫羊藿 15 克、仙茅 15 克、人参(另炖)10 克、炮附子(先煎)15~30 克、炮姜 10 克、炙甘草 6 克、五味子 10 克、菟丝子 12 克、枸杞子 10 克、覆盆子 10 克、车前子 10 克。随症加减:气血虚弱者,加黄芪 30 克、当归 12 克;血枯经闭,加生山楂 30 克、怀牛膝 30 克、生鸡内金 6 克。每日 1 剂,水煎服,早晚各服 1 次,1 个月为 1 个疗程,一般可连续服用 2~3 个疗程。杨灵生用上方加减治疗 12 例席汉氏综合征患者。结果:痊愈(症状全部消失,月经来潮,毛发再生)10 例,显效(症状消失,性欲恢复,唯月经时来时止)2 例。⑤

5. 温肾通经方 肉苁蓉 10 克、巴戟天 10 克、川芎 10 克、白芍 10 克、阿胶(烊冲)10 克、鹿角片(先下)10 克、黄芪 20 克、鸡血藤 20 克、熟地黄 15 克、当归 12 克、泽兰叶 12 克、磁石(先下)30 克、紫河车粉(分吞)6 克。随症加减:下腹胀痛,有行经之感,可改服桃红四物汤加淫羊藿、巴戟天、益母草、香附、王不留行。如果服桃红四物汤后腹胀甚而经血不下,可再服温肾通经方。每日 1 剂,水煎服,分 3 次服。戴德英等用上方加减治疗 35 例席汉氏综合征闭经患者。结果:痊愈 19 例,好转与

① 万树春.中医治愈垂体前叶机能减退症三例[J].辽宁中医杂志,1984(6):18.
② 秦慧清.从六经认识并治疗 1 例席汉氏综合征及其分析[J].中西医结合心血管病电子杂志,2020,8(17):143-144.
③ 时长忠,等.人参养荣汤加减治疗席汉氏综合征 30 例[J].实用中医药杂志,2013,29(8):642.
④ 焦黎明.中西医结合治疗席汉氏综合征 30 例疗效观察[J].国医论坛,2012,17(2):34.
⑤ 杨灵生.三四五合剂治疗席汉氏综合征[J].陕西中医学院学报,2000,23(4):16.

无效各 8 例。①

6. 自拟方 1　制附子 10 克、党参 12 克、黄芪 12 克、当归 12 克、熟地黄 12 克、丹参 12 克、白芍 12 克、白术 12 克、甘草 5 克。随症加减：脉微欲绝及测不到者,加用红参(1 例用野山参);夹有湿热者,加板蓝根、黄芩、黄柏等;脱发多,加何首乌;年轻闭经者,加茺蔚子。每日 1 剂,水煎 2 次,分服。待病情基本稳定后,以参芪六味丸方加减调治。西药:入院后即予保暖、供氧、补充热量及多种维生素。强的松每天 10～30 毫克,2 例昏迷者予氢化可的松每天 0.2 克静脉滴注,甲状腺素每天 20～60 毫克,3 例年轻者曾予短期人工月经周期治疗。徐永正用上方治疗 6 例席汉氏综合征患者,均明显好转。随访 2～5 年,6 例均能参加正常工作及劳动。②

7. 自拟方 2　炙黄芪 30 克、当归 15 克、熟地黄 15 克、制附子 15 克、丹参 15 克、白芍 20 克、龙眼肉 20 克、鸡血藤 20 克、川芎 10 克、干姜 10 克、炙甘草 10 克、肉桂 5 克。每日 1 剂,水煎 2 次,分服。郑玉清等用上方治疗 1 例席汉氏综合征患者,服药 90 余剂,基本治愈。后以补中益气汤加减善后。③

8. 自拟方 3　砂仁 5 克、熟地黄 15 克、菟丝子 15 克、紫河车 15 克、山茱萸 12 克、龟板胶 12 克、鹿角胶 12 克、枸杞子 12 克、淫羊藿 12 克、肉苁蓉 12 克、巴戟天 12 克、制首乌 30 克、黄芪 30 克、淮山药 30 克、当归身 10 克、白术 10 克、甘草 3 克、大枣 7 枚。20 剂,另加蜂蜜制成膏液。范万嘉等用上方治疗 1 例席汉氏综合征患者,嘱其从数九寒冬开始服用,服至尽九,症状明显好转,乃换方调理善后。④

9. 补益脾肾方　熟地黄 15 克、淮山药 15 克、党参 15 克、牡丹皮 10 克、泽泻 10 克、白术 10 克、当归 10 克、炙甘草 10 克、山茱萸 12 克、何首乌 12 克、肉桂 5 克。随症加减:肾阴虚明显者,加女贞子 15 克、墨旱莲 12 克;浮肿明显者,加猪苓 10 克、益母草 15 克;昏迷肢厥(即所谓垂体危象)者,配合参附汤益气以扶正回阳。每日 1 剂,水煎 2 次,分服。陈荣华将 11 例席汉氏综合征患者分为单纯中药组 5 例与中西医结合治疗组 6 例。单纯中药组采用补益脾肾方治疗,中西医结合治疗组在补益脾肾方的基础上结合西药激素(甲状腺片、强的松、乙蒎酚等)替代疗法。结果:单纯中药组与中西医结合治疗组均获明显效果。⑤

10. 血府逐瘀汤加减　当归 12 克、川芎 12 克、赤芍 12 克、五灵脂 10 克、水蛭 10 克、泽兰 10 克、桃仁 15 克、红花 15 克、大黄 6 克、血竭(冲)3 克。每日 1 剂,水煎 2 次,分服。杨文礼用上方治疗 1 例虚中夹瘀席汉氏综合征患者,20 剂后,并加服大黄䗪虫丸(或药)配上方继服 20 余剂。又予抵当汤化裁:广水蛭 3 个捣、红娘子(去头足)10 个、群桃仁 30 个、大黄末 30 克、黄酒 1 小碗,置药于酒内,蒸 30 分钟,弃其渣,清晨空腹顿服。服后静卧,每日 1 剂,连服 3 剂。患者痊愈。⑥

单　方

1. 仙草二位饮　组成:仙茅 60 克、甘草 45 克、熟地黄 30 克。用法用量:每日 1 剂,水煎 2 次服用,连服 10～20 剂不等,随后加红参 20 克、黄芪 30 克、当归 10 克,连服 10 剂。病程长者服本方 15～20 剂,病程短者服 10～15 剂。根据久病虚弱的临床表现对症予以西药治疗。临床应用:杨福全用上方治疗席汉氏综合征患者 6 例,临床疗效满意。⑦

2. 参草茶　组成:红参 5 克、党参 10 克、甘

① 戴德英,等.温肾填精通络法治疗席汉氏综合征闭经[J].上海中医药杂志,1991(10):16.
② 徐永正.中西医结合治疗席汉氏综合征 6 例[J].中西医结合杂志,1991(9):568-569.
③ 郑玉清,等.席汉氏综合证治验[J].黑龙江中医药,1985(6):38.
④ 范万嘉,等.中医治疗席汉氏病一例报告[J].辽宁中医杂志,1985,27(5):11.
⑤ 陈荣华."补益脾肾方"治疗席汉氏综合征小结[J].江西中医药,1985(5):19.
⑥ 杨文礼.通经化瘀法治疗席汉氏综合征临床体会[J].陕西中医,1982,2(3):17-18.
⑦ 杨福全.中西医结合治疗"席汉氏综合征"的体会[J].中外医疗,2009(28):187.

草 5 克。用法用量：每日 1 剂，以沸水 500 毫升浸泡约 15 分钟后饮服，饮完后加水再服，如此反复多次，最后将红参、党参嚼碎后吞服。3 个月为 1 个疗程，2 个疗程后观察疗效。临床应用：徐志安用上方治疗 10 例席汉氏综合征患者。结果：基本痊愈 3 例，显效 4 例，好转 3 例，总有效率 100%。①

---

① 徐志安，等."参草茶"治疗席汉氏综合征 10 例［J］.江苏中医药，2008，40（2）：36.

中枢性尿崩症

概　述

中枢性尿崩症主要是由下丘脑及下丘脑-垂体束、垂体后叶受损害而引起抗利尿激素（ADH）分泌减少所致。临床主要表现有烦渴、多饮、多尿和尿比重降低。

本病属中医"消渴"范畴。其病理特点是五脏不和，肾阴肾阳俱亏。临床分为三型。（1）脾肾两亏，肾阴肾阳俱虚型：烦渴引饮，尿频尿多，口干咽燥，头昏耳鸣，腰膝酸软，月经不调，精神不振或不耐疲劳，纳食不佳，便溏或干结。治以补肾健脾为主。（2）偏肾阴虚型：五心烦热，骨蒸潮热，喜饮凉水，月经先期，量多或量少，舌质红绛而干，脉细数。治宜滋肾健脾、缩泉生津。（3）偏肾阳虚型：毛发稀疏或枯槁，静卧少言，重衣拥裹，月经延期，量少，甚或经闭，性欲低下，小便多而气冷，苔薄（或腻），舌红而萎，少津，脉细濡或弱。治宜温肾健脾、化气固尿。

辨　证　施　治

1. 吕宏生分3型

（1）气阴两虚型　症见口渴多饮，多尿，夜尿7～8次，全身乏力，精神萎靡，舌质红，苔薄白，脉沉细。治宜益气生津、敛阴固液。方用生脉饮：太子参10克、麦冬10克、五味子10克、白芍12克、乌梅10克、玄参10克、山茱萸10克、炒山药30克、乌药10克、益智仁30克、淫羊藿10克、肉桂3克。

（2）下元虚冷型　症见口渴多饮，喜热饮小便频数清长，腰膝酸软，精神不振，面色无华，舌质淡，苔白，脉沉细弱。治宜温补肾阳、缩泉固涩。方用金匮肾气丸加缩泉丸：黄芪30克、附子10克、肉桂10克、熟地黄20克、山药30克、山茱萸10克、茯苓15克、牡丹皮10克、泽泻10克、益智仁30克、乌药10克。

（3）阴阳两虚型　症见多饮多尿，口燥咽干，头晕乏力，畏寒肢冷，小便清长，舌质红绛，苔白，脉细微。治宜温阳益肾、滋肾固精。方用右归丸：黄芪30克、附子10克、熟地黄20克、山药30克、枸杞子15克、山茱萸10克、菟丝子30克、鹿角胶10克、龟板胶10克、川牛膝30克、肉桂10克、炒杜仲15克。

以上各方均每日1剂，水煎服。临床观察：吕宏生用上方辨证治疗3例尿崩症患者。均治愈。[1]

2. 樊鋆分2型

（1）偏肾阴虚型　症见面部升火，五心烦热，骨蒸潮热，喜饮凉水，月经先期量多或量少，舌质红绛而干，脉细数，治宜滋肾健脾、缩泉生津。方用自拟方1：生地黄30～60克、山茱萸15～45克、枸杞子12～15克、天花粉10～15克、生黄芪30～60克、炙升麻10～15克、生甘草6～10克、覆盆子15～30克、桑螵蛸12克、补骨脂12克。

（2）偏肾阳虚型　症见毛发稀疏或枯槁，静卧少言，重衣拥裹，月经延期、量少，甚或经闭，性欲低下，小便多而气冷，大便努责无力，苔薄或腻，舌红而萎，少津，脉细濡或弱。治宜温肾健脾、化气固尿。方用自拟方2：熟附子6～40克、肉桂（后下）1～3克、生熟地黄各15～20克、山茱萸

---

① 陈瑞华.吕宏生教授治疗尿崩症的经验[J].中医临床研究，2014,6(25)：111.

6～12克、山药15～45克、生黄芪30～60克、炙升麻10～15克、生甘草10～20克、覆盆子15～30克、益智仁10～20克、补骨脂12克、煅龙骨30克、煅牡蛎30克。

随症加减：纳少腹胀者，加山楂、麦芽、枳壳；胃腑积热，大便不通兼头痛甚者，加生石膏、生大黄、黄芩；夜寐不安者，加夜交藤、合欢花。上方均每日1剂，水煎2次，分2次服。疗程为2个月。临床观察：樊鋈用上方辨证治疗7例中枢性尿崩症患者。结果：治愈[尿量达正常范围（每日≤2500毫升），晨尿比重≥1.012；停药观察半年或半年以上症情无反复，尿量正常者]4例，显效（尿量减少一半以上，但未达正常，尿比重接近正常；或停药半年内尿量不稳定者）2例，有效（尿量减少，少于一半，尿比重有所增加）1例。显效2例中有1例继续服中药已接近痊愈；另1例因脑垂体瘤复发而中断第2个疗程治疗。[1]

经 验 方

1. 春泽汤加减　茯苓20克、白术15克、猪苓15克、泽泻15克、麦冬15克、乌药15克、淫羊藿15克、桂枝10克、柴胡10克、红参10克。每日1剂，水煎，饭后温服。[2]

2. 针灸　取穴中脘、气海、关元、水道，用补法；取穴阴陵泉、三阴交、太溪，用平补平泻法；取穴肾俞、膀胱俞、命门，用灸法。每日1次，1周后复诊，排尿次数正常而停止治疗。盛灿若用上法治愈1例尿崩症患者。[3]

3. 消渴方加减　黄连、生地黄、天花粉、藕汁、牛乳。随症加减：若见烦渴不止，神疲乏力，加太子参、乌梅、五味子以益气生津；多尿，加桑螵蛸、金樱子益肾固涩；泄泻者多加禹余粮、石榴皮以涩肠止泻；多食易饥，加黄连、栀子苦寒清胃火；便

秘，加生地黄、玄参清润通便。消渴方合玉泉丸加减：黄连片15克、天花粉25克、生地黄15克、葛根15克、知母15克、麦冬12克、黄芩12克、地骨皮20克、干石斛20克、炒白扁豆20克、太子参10克、醋五味子15克、乌梅15克、桑螵蛸15克、荔枝核15克。冯志海用上方治疗1例尿崩症患者，治疗3个月后，患者饮水量及尿量均控制在3升以下。[4]

4. 加味缩泉丸　益智仁20克、山药15克、乌药10克、生黄芪30克、覆盆子15克、桑螵蛸10克、生地黄15克、山茱萸10克。随症加减：阴虚燥热甚者，加知母、黄柏；肾阳亏虚甚者，加肉桂、补骨脂、煅龙牡；眠差，加夜交藤、合欢花。每日1剂，水煎，早晚服。2周为1个疗程。隔姜灸：取穴关元、中极、肾俞（双）、神阙，将大艾炷（蚕豆大小）置于3毫米左右鲜姜片上（其上用毫针扎针孔数枚）点燃施灸，以局部皮肤潮红、不觉灼痛为度。每穴灸1柱，每次20分钟，每日1次，2周为1个疗程。连续治疗4个疗程。徐乃佳将36例肾性尿崩症患者随机分为治疗组与对照组各18例。治疗组采用加味缩泉丸内服和隔姜灸治疗，对照组给予双氢克尿噻50毫克口服，每日2次。结果：治疗组显效11例，有效6例，无效1例，总有效率94.4%；对照组显效4例，有效8例，无效6例，总有效率66.7%。两组总有效率差异有统计学意义。[5]

5. 青娥丸合肾气丸合缩泉丸　补骨脂15克、杜仲15克、胡桃肉10克、熟地黄10克、山药15克、山茱萸10克、泽泻10克、茯苓10克、牡丹皮10克、制附子（先煎）10克、肉桂6克、乌药10克、益智仁10克、玉竹10克、炙甘草6克。每日1剂，水煎服。王日光等用上方治疗1例尿崩症患者，治疗2个月，患者基本治愈。[6]

6. 三仁汤化裁　杏仁20克、白蔻仁20克、薏

① 樊鋈.补肾健脾法治疗中枢性尿崩症7例报告[J].中医杂志,1990(10)：33-35.
② 李巧,等.春泽汤化裁治疗尿崩症临证体会[J].新中医,2020,52(16)：44-45.
③ 盛艳,等.盛灿若针灸验案4则[J].江苏中医药,2016,48(11)：47.
④ 王丹妮,等.冯志海教授运用消渴方加减治疗尿崩症经验[J].生物技术世界,2015(6)：58.
⑤ 徐乃佳.加味缩泉丸联合隔姜灸治疗肾性尿崩症36例[J].云南中医中药杂志,2013,34(2)：25.
⑥ 王日光,等.尿崩症案治验一例[J].光明中医,2011,26(4)：803.

苡仁 20 克、茯苓 20 克、滑石(包煎)15 克、通草 10 克、半夏 15 克、厚朴 15 克、竹叶 10 克、火麻仁 20 克。每日 1 剂,水煎服。梁苹茂用上方治疗 1 例尿崩症患者,明显好转。①

7. 乌梅丸　乌梅 20 克、炙黄芪 20 克、生山楂 20 克、太子参 9 克、天花粉 9 克、覆盆子 9 克、金樱子 9 克、桑螵蛸 9 克、石斛 9 克、生地黄 9 克、台乌药 9 克、淮山药 15 克、炙鸡内金 10 克、红参(另煎兑服)3 克。每日 1 剂,水煎服。何观涛用上方治疗 1 例尿崩症患者,服药 15 剂后,为巩固疗效,每日煎服红参须 9 克,连服 15 天,病告痊愈。随访 2 年,一切如常。②

8. 自拟方 1　大熟地黄、大生地黄、山茱萸、枸杞子、生山药、女贞子、五味子、益智仁、桑螵蛸、菟丝子、麦门冬、天门冬、煅龙骨(先煎)、煅牡蛎(先煎)、金樱子、覆盆子。水煎服。1 个疗程为 1 个月,1 个疗程未痊愈者再接续治疗下 1 个疗程。康慧萍用上方治疗 32 例尿崩症患者。结果:治愈 19 例,占 60%;有效 10 例,占 30%;无效 3 例,占 9%。总有效率 91%。1 个疗程治愈或有效者 9 例,2 个疗程治愈或有效者 14 例,2 个以上疗程治愈或有效者 6 例。③

9. 补中益气汤合金匮肾气丸加减　黄芪 30 克、党参 15 克、山药 15 克、白术 12 克、熟地黄 12 克、补骨脂 12 克、益智仁 12 克、升麻 3 克、柴胡 3 克、炮附子 9 克、肉桂 9 克、山茱萸 9 克、五味子 9 克。每日 1 剂,水煎 2 次,分服。益气健脾,温阳补肾,固摄下元。王传德用上方治疗尿崩症患者 1 例,服药月余,症状消失,随访半年未复发。④

10. 自拟方 2　生地黄 20 克、升麻 20 克、黄芪 20 克、山药 20 克、天花粉 20 克、川续断 15 克、知母 15 克、牡丹皮 15 克、五味子 15 克、茯苓 15 克、麦冬 15 克、葛根 25 克、玄参 10 克、泽泻 10 克、枸杞子 10 克、甘草 10 克。每日 1 剂,水煎 2 次,分服。张淑波用上方治疗 1 例尿崩症患者,服药 17 剂,症状基本缓解,继服新六味地黄丸,早晚各 1 丸巩固 2 个月,随访未见复发。⑤

11. 自拟方 3　淫羊藿 15 克、巴戟天 15 克、白芍 15 克、知母 15 克、生山药 15 克、仙茅 6 克、肉桂 6 克、生牡蛎 30 克、当归 9 克、牛膝 9 克、台乌药 9 克、乌梅 9 克、黄柏 12 克、益智仁 12 克。每日 1 剂,水煎 2 次,分服。阎丰书用上方治疗 1 例特发性尿崩症患者,连服 44 剂后,口渴不甚,尿比重 1.010。原方去仙茅、黄柏、乌药,加细生地黄 30 克、天冬 15 克继服。40 天后复查,化验结果正常,诸症皆愈。随访半年未复发。⑥

12. 自拟方 4　菟丝子 10 克、桑螵蛸 10 克、白术 6 克、山药 12 克、鸡内金 12 克、黄芪 15 克、母鸡肠 15 克。每日 1 剂,水煎 2 次,分服。程润泉用上方治疗 1 例尿崩症患者,服 10 剂后尿频、烦渴减少,原方加附子 6 克、补骨脂 6 克,服 25 剂后,诸症皆除。继服 10 剂,巩固疗效。随访 1 年,未复发。⑦

13. 自拟方 5　知母 10 克、石斛 10 克、槐花 10 克、杭菊花 10 克、山楂 10 克、麦芽 10 克、北沙参 12 克、石膏 15 克、黄芪 15 克、甘草 3 克、红参(另煎)5 克。每日 1 剂,水煎 2 次,分服。3 剂后,用连翘 10 克、菊花 10 克、牡丹皮 10 克、知母 10 克、芦根 10 克、麦冬 10 克、钩藤(后下)12 克、夏枯草 12 克、石决明 12 克、天花粉 15 克、石斛 15 克。杨丽莎用上方联合静脉输液加能量合剂、维生素 C 治疗 1 例尿崩症患者,服上方 3 剂后,并服龟甲 12 克、鳖甲 12 克、芡实 12 克、玄参 15 克、桑螵蛸 10 克。2 剂后用菟丝子 9 克、丹参 9 克、柏子仁 9 克、秦艽 9 克、桑寄生 12 克、救必应 12 克、北沙参

① 黄梦哲.梁苹茂运用温病学方剂治疗内分泌疾病验案 3 则[J].江苏中医药,2010,42(10):52.
② 任雨芳,何观涛.何观涛运用乌梅验案举隅[J].浙江中医药大学学报,2009,33(1):98.
③ 康慧萍.益肾固崩汤治疗尿崩症 32 例临床疗效观察[J].辽宁中医杂志,2009,36(4):562.
④ 王传德.益气固肾治尿崩[J].山东中医杂志,1991,5(10):52-53.
⑤ 张淑波.尿崩症治验[J].吉林中医药,1991(4):23.
⑥ 阎丰书.尿崩症治验[J].河北中医,1990(8):12.
⑦ 程润泉.补肾法治疗尿崩症[J].四川中医,1990(10):38.

12 克、地骨皮 6 克、麦冬 6 克、芦根 6 克、甘草 3 克。共服 6 剂，尿量减少，口渴减轻；在原方基础上加酸枣皮、山药、枸杞子等，服药 10 余剂。结果：患者痊愈。①

14. 地黄饮子加减　生地黄 15 克、熟地黄 15 克、麦冬 10 克、石斛 10 克、沙参 10 克、知母 10 克、百合 15 克、五味子 5 克、山茱萸 6 克、附子 3 克、肉桂 2 克。每日 1 剂，水煎 2 次，分服。姜萃松用上方治疗 1 例尿崩症患者，服药 20 剂，症状大有好转，薄白苔，脉沉细，上方去百合、知母，以党参易沙参，加黄芪 10 克，5 剂后以六味地黄丸巩固疗效，患者痊愈。②

15. 清滋补脾方　生地黄 15～30 克、熟地黄 15～30 克、山药 15～30 克、龟甲 15～60 克、甘草 15～60 克、党参 9～15 克、黄连 3～9 克、黄柏 3～9 克、羚羊角（另煎，兑入）1～2 克。随症加减：口渴甚者，加石斛、麦冬、葛根、鲜芦根等；尿频明显者，加枸杞子、五味子、桑螵蛸、桑椹子等；眠差者，加柏子仁、酸枣仁等；大便秘结者，加火麻仁、生大黄等；纳差者，加山楂、玉竹等。每日 1 剂，每剂煎 4～6 次，取 500～2 000 毫升药汁，一昼夜分 4～6 次服完，病情稳定后，可每日服甘草粉 2 次，每次 3 克，连服 1～3 个月。范仁忠用上方加减治疗 14 例尿崩症患者。结果：显效（停药后多饮多尿症消失，尿比重恢复正常）7 例（50%），进步（服药后摄水量及尿量明显减少，但未能恢复正常）5 例（35.7%），无效（服药后症状无改善）2 例（14.3%）。总有效率 85.7%。③

16. 自拟方 6　生地黄 30 克、熟地黄 30 克、山药 30 克、甘草 30 克、龟甲 60 克、党参 15 克、火麻仁 15 克、葛根 9 克、黄连 9 克、黄柏 9 克、木瓜 9 克、羚羊角（另煎兑入）1.5 克、鲜芦根（煎汤代水入药）240 克。每日 1 剂，水煎 2 次频服。随症加减。

范仁忠用上方治疗 14 例尿崩症患者，效果满意。④

17. 金匮肾气丸方加味　生地黄 45 克、熟地黄 24 克、淮山药 12 克、女贞子 12 克、牡丹皮 12 克、茯苓 10 克、泽泻 10 克、麦冬 10 克、五味子 10 克、制附子 6 克、肉桂 6 克、菖蒲 3 克、黄连粉（冲服）3 克、杜仲 15 克、天花粉 15 克、桑螵蛸 14 克、半夏 6 克、干姜 9 克。每日 1 剂，水煎 2 次，分服。王占玺等用上方治愈 1 例头部术后并发尿崩症患者，半年后随访，未见复发。⑤

18. 六味地黄汤加味　生地黄 20 克、熟地黄 20 克、山茱萸 15 克、茯苓 15 克、党参 15 克、葛根 15 克、乌梅 15 克、淮山药 10 克、牡丹皮 10 克、五味子 10 克、生甘草 30 克、龟甲（先煎）30 克。每日 1 剂，水煎 2 次，分服。范文亚用上方治疗 1 例尿崩症患者，连服 45 剂，诸症基本消失。继以六味地黄丸，每日 3 次，每次 10 克，连服 3 个月，以善其后。经 7 年随访，未见复发。⑥

19. 自拟方 7　肥玉竹 10 克、粉牡丹皮 10 克、细生地黄 10 克、大麦冬 10 克、桑白皮 10 克、地骨皮 10 克、白薇 10 克、石菖蒲 10 克、白茅根 15 克、干薤白 15 克、黑玄参 15 克、炙甘草 5 克、全瓜蒌 20 克。每日 1 剂，水煎 2 次，分服。邰香圃用上方治疗 1 例尿崩症患者，上方加减服药 40 剂，病告痊愈。5 个月后随访，一切正常。⑦

20. 六味地黄丸合消渴方加减　生地黄 15 克、川续断 15 克、桑寄生 15 克、五味子 10 克、淮山药 10 克、知母 10 克、麦冬 10 克、黄芩 10 克、石斛 10 克、葛根 10 克、黄芪 10 克。每日 1 剂，水煎 2 次，分服。麦燕君用上方治疗 1 例孕 8 个月尿崩症患者，服 9 剂后，症状全部消失，但纳食欠佳，进食后觉腹胀，大便尚结，舌质淡，脉滑细弱。此为脾弱血虚之故，改予健脾养血安胎方：党参 10 克、黄芪 10 克、白术 10 克、茯苓 10 克、神曲 10 克、当

① 杨丽莎.以中药为主治愈尿崩症[J].四川中医,1988(3)：21.
② 姜萃松.地黄饮子临床验案举隅[J].湖南中医杂志,1987(6)：20.
③ 范仁忠.清滋补脾法治疗尿崩症[J].中医杂志,1986,35(2)：50.
④ 范仁忠.养阴泄热益气补脾法治尿崩症[J].浙江中医杂志,1986(9)：399.
⑤ 王占玺,等.头部术后并发尿崩症[J].新中医,1985(3)：38.
⑥ 范文亚.尿崩症治验三则[J].新中医,1984(8)：38.
⑦ 邰香圃,等.尿崩症1例治验[J].中医杂志,1984(6)：41.

归 10 克、白芍 10 克、川续断 15 克、桑寄生 15 克。每日 1 剂,水煎 2 次,分服。服药 6 剂后,饮食转佳,便通胀消,脉滑有力,口干,大便结,投前方 3 剂,痊愈。①

21. 鹿茸丸加减　熟地黄 15 克、黄芪 24、五味子 6 克、人参 6 克、炒山药 30 克、麦冬 18 克、山茱萸 9 克、茯苓 9 克、炒补骨脂 9 克、川牛膝 9 克、肉苁蓉 9 克、地骨皮 9 克、玄参 18 克、炒鸡内金粉(冲)3 克、鹿茸粉(冲)1 克、覆盆子 12 克、桑螵蛸 12 克。每日 1 剂,水煎 2 次分服。随症加减:尿频尿数,去茯苓、牛膝,加覆盆子 12 克、桑螵蛸 12 克。孙以渭用上方加减临床治愈 13 例尿崩症患者。②

22. 柴胡加龙骨牡蛎汤　柴胡 4.5 克、龙骨 4.5 克、黄芩 4.5 克、生姜 4.5 克、铅丹 4.5 克、人参 4.5 克、桂枝 4.5 克、茯苓 4.5 克、半夏 7.5 克、大黄 6 克、牡蛎 4.5 克、大枣 6 枚。随症加减:心气不足,痰浊壅盛,去黄芩、大黄,加干姜,重用人参、桂枝、半夏、茯苓;心火旺而心阴不足,去桂枝、大黄,加酸枣仁、远志,合用黄连阿胶汤;肝阴不足,肝气不和,去桂枝、大黄、铅丹,加当归、芍药,合用甘麦大枣汤;肝胆火旺,湿热下注,去桂枝、人参,加知母、黄柏,或合用龙胆泻肝汤;痰热蕴盛,阳明燥实,去人参、桂枝,加生铁落、礞石滚痰丸;顽痰蓄

结,神明被扰,去桂枝,加白金丸、胆南星、天竺黄、石菖蒲,或合用竹茹温胆汤;痰气互结,气郁血滞,去黄芩、铅丹,加桃仁、红花、赤芍、川芎,合用半夏厚朴汤;肝肾不足,去黄芩、大黄、柴胡,加枸杞子、山茱萸、地黄。腰痛者,加川续断、杜仲、金樱子、菟丝子,阴虚者,加六味地黄丸等。钱元龙用上方加减治疗 1 例尿崩症患者,服药 6 剂后,惟胃部少有作胀不舒,去牡蛎,再服 2 剂,诸症皆除,继服附桂八味丸半个月(每日 30 克分 3 次服),4 年后随访,未见复发。③

23. 加味龙骨牡蛎汤　生龙骨 9 克、生牡蛎 9 克、枸杞子 9 克、菟丝子 9 克、川黄柏 9 克、砂仁 3 克、炙甘草 3 克、北沙参 15 克、炒杜仲 12 克。每日 1 剂,水煎 2 次,分服。潜阳补肾。王承斌等用上方治疗 7 例尿崩症患者,一般服药 2～3 剂后产生抗利尿作用,尿量迅速减少。服药 10～20 剂均告痊愈,经 1～4 年随访,无 1 例复发。④

24. 解渴缩尿饮　生龙骨 9 克、生牡蛎 9 克、枸杞子 9 克、川黄柏 9 克、菟丝子 9 克、杭菊花 9 克、炒党参 9 克、炒杜仲 12 克、北沙参 15 克、砂仁 3 克、炙甘草 3 克。每日 1 剂,水煎 2 次,分服。徐焙用上方联合西药脑垂体后叶素治疗 1 例尿崩症患者,每次 10 单位脑垂体后叶素肌注,每日 3 次。结果:患者痊愈。⑤

① 麦燕君.消渴(尿崩症)[J].广西中医药,1982(2):31.
② 孙以渭.鹿茸丸治疗尿崩症[J].山东中医学院学报,1981(1):71.
③ 钱元龙.柴胡加龙骨牡蛎汤临床应用的探讨[J].江苏中医,1965(3):4-7.
④ 王承斌,等.加味龙骨牡蛎汤治疗尿崩症七例临床观察[J].江苏中医,1964(11):19.
⑤ 徐焙."解渴缩尿饮"治愈尿崩症 1 例[J].上海中医药杂志,1964(1):18.

慢性肾上腺皮质机能减退症

概　述

慢性肾上腺皮质机能减退症按发病机理分为原发性和继发性两类。原发性者又称阿狄森氏病（艾迪生病），是由于自体免疫、结核、真菌等感染，或肿瘤、白血病等原因破坏双侧肾上腺的绝大部分引起肾上腺皮质激素分泌不足所致。继发性者指下丘脑分泌促肾上腺皮质激素释放激素（CRH）或垂体分泌促肾上腺皮质激素（ACTH）不足。临床上一般表现为疲乏无力，精神萎靡，食欲减退，体重减轻，皮肤黏膜色素沉着，血压降低，以及胃肠、神经系统各种症状。多见于成年人。

本病属中医"女劳疸""黑疸""丁血痨""虚劳"等范畴。其病理特点，是元阳不足，命门火衰，脾肾阳虚，兼血分瘀滞。临床分为四型。（1）肾阳虚衰型：周身皮肤鳌黑，畏寒肢冷，腰背酸痛，毛发失泽脱落，小便清长，或周身浮肿，精神不振，性机能衰弱，男子阳痿遗精滑泄，女子腹冷多带不育，舌淡，苔白润而滑，脉沉细无力或细微无力。治疗以温补肾阳为主。（2）脾肾阳虚型：周身皮肤鳌黑，以面部、齿龈、口唇、乳头、手纹等处尤甚。腰脊酸痛，畏寒肢冷，四肢无力，困倦思卧，食欲不振，气弱懒言，腹中作胀，喜热饮，大便溏薄，小便清长，周身浮肿，夜尿多，毛发失泽脱落，性欲减退，眩晕心悸，舌质淡，胖嫩，唇白润而滑，脉沉细而迟，或濡弱。治疗以温阳健脾补肾为主。（3）肝肾阴虚型：周身皮肤鳌黑，以面部、齿龈、口唇、乳头、手纹等处为甚。并见头眩耳鸣，腰膝酸痛，手足麻木，肌肉瞤动，手足心热，或有低热，失眠盗汗，腹

胀，大便燥结，男子可见遗精盗汗，女子月经紊乱或闭经，舌质红，少津，苔薄，脉弦细或细数。治疗以滋肾养肝为主，佐以化瘀。（4）气血两虚型：头晕目眩，少气懒言，倦怠乏力，心悸失眠。随着病情逐渐加重，面色、肤色由萎黄渐至暗黑，甚至鳌黑，舌淡，脉细无力。治疗以益气养血为主，兼滋补肝肾、通阳化瘀。

辨 证 施 治

1. 肾阳虚衰型　症见形体消瘦，精神疲倦，头晕眼花，眼眶黑圈，唇龈黑色，体如绳束而怕冷，全身浮肿而下肢尤甚，失眠多梦，纳食不佳，龟头黑色，小便短少，大便溏薄，舌淡，苔白腻，脉沉细弱。治宜温补肾阳、益火之源、温阳活血、化气利水。

（1）加味右归汤　大熟地黄15克、淮山药15克、丹参15克、茯苓15克、山茱萸12克、枸杞子12克、菟丝子12克、杜仲12克、当归12克、肉桂粉5克、鹿角胶10克、制附子10克、龟板胶10克、田七粉3克、甘草3克。每日1剂，水煎2次分服。连服5个月。临床观察：肖勇用上方治愈2例阿狄森氏病患者。[1]

（2）桂附八味丸加味　熟附子12克、肉桂（后改桂枝）9克、山药9克、山茱萸9克、牡丹皮9克、泽泻9克、茯苓9克、丹参9克、炙甘草9克、熟地黄15克、黄芪15克、薤白12克、琥珀末（冲服）1.5克。每日1剂，水煎2次分服。临床观察：程益春用上方治疗1例阿狄森氏病，服药60余剂，基本痊愈。又服金匮肾气丸、人参健脾

---

① 肖勇.加味右归汤治愈阿狄森氏病验案[J].新中医，1988（3）：23.

丸以巩固疗效。①

2.脾肾阳虚型　症见患者神疲乏力,昏倦欲睡,全身黧黑,颜面及唇、舌黏膜晦暗尤甚,畏寒肢冷,头昏且痛,纳减,腹坠便溏,腰瘦阳痿,尿清,脉细涩无力,舌紫暗,苔薄白。治宜温肾补脾、和血化瘀。

(1)自拟方1　淡附子10克、淫羊藿10克、枸杞子10克、白茯苓10克、炒白术10克、当归10克、炙甘草10克、陈皮8克、大熟地黄20克、淮山药15克、潞党参15克、炙黄芪30克。每日1剂,水煎2次分服。临床观察:李再白用上方治愈1例脾肾阳虚型阿狄森氏病患者。②

(2)自拟方2　熟地黄18克、山药20克、甘草30克、肉桂6克、党参10克、附子10克、菟丝子10克、枸杞子10克、鹿角胶10克、丹参10克。每日1剂,水煎2次分服。临床观察:范仁忠用上方治疗1例阿狄森氏病患者,复诊守原方,或减党参加生晒参6克,或去鹿胶加巴戟天9克。共服药3个月,基本恢复正常。③

(3)金匮肾气汤加减　附子6克、肉桂4.5克、山药15克、山茱萸9克、熟地黄12克、茯苓9克、泽泻9克、枸杞子9克、炙甘草9克。每日1剂,水煎服。临床观察:周约伯用上方治愈2例阿狄森氏病患者。④

3.王渭川等分2型

(1)脾肾阳虚型　症见虚弱、消瘦和色素沉着,精神萎靡,气虚懒言,腰腹胀痛,畏寒肢冷,大便溏,小便清长,喜热饮,周身浮肿,性欲减退,毛发失泽,腋毛阴毛脱落,男性可见阳痿滑精,妇女可见腹冷多带和不育。舌多质淡、胖嫩有齿痕,苔白润而滑,脉多沉细而迟或濡弱。治宜补虚化瘀。方用脾肾阳虚基础方:潞党参60克、生黄芪60克、鸡血藤24～30克、桑寄生18～24克、菟丝子18～24克、杜仲12克、续断24克、鹿角胶15克、补骨脂12～15克、鸡内金9克、土鳖虫9克、生蒲

黄9克、琥珀末9克。

(2)肝肾阴虚型　症见虚弱、消瘦和色素沉着,腰酸痛,头眩耳鸣,手足麻木,五心烦热,肌肉瞤动,腹胀便结,遗精盗汗,妇女可见胸胀、乳核。舌红少津,苔薄黄,脉多弦细或细数。治宜补虚化瘀。方用肝肾阴虚基础方:北沙参15～24克、细生地黄12克、杜仲12克、女贞子12克、墨旱莲12克、枸杞子9～12克、当归身9克、土鳖虫9克、生蒲黄9克、琥珀末9克、鸡内金9克、白芍12～18克、续断24克。

随症加减:气虚甚病情重者,去党参、北沙参,加红参、西洋参;气虚而浮肿者,加熟附子、糯米草;兼脾虚者,加苍术、广藿香;恶心呕吐者,可选加制半夏、竹茹;呃逆,加柿蒂或旋覆花;腹胀者,可选加枳壳、槟榔、公丁香、厚朴;便燥者,可选加肉苁蓉或火麻仁、郁李仁;腹泻者,选加砂仁、神曲、焦术、山楂;性欲减退属阳虚者,加鹿茸、胎盘粉、淫羊藿、黄狗鞭、覆盆子、巴戟天、冬虫夏草等;心悸者,重用参、芪,并加北五味子、山茱萸、龙眼肉;腰痛重而时间长,或兼风者,加蜈蚣、乌梢蛇;有结核者,加黄精、黄连、白及、冬虫夏草。每日1剂,水煎2次分服。50剂为1个疗程,病程1～2年者需服药2个疗程,以后再以同基础方之丸药或膏剂巩固1个疗程;病程3～5年者需服药2～3个疗程,以后再以同基础方之丸药或膏剂巩固1～2个疗程;病程5～10年者需服药3～4个疗程,以后再巩固1～2个疗程。服药1个疗程后,可停10～15天再服。临床观察:王渭川用上方加减辨证治疗35例慢性肾上腺皮质机能减退症患者,痊愈2例(5.8%),显效7例(20%),好转19例(54.2%),无效7例(20%),总有效率80%。⑤

经　验　方

1.李铁经验方　方一:太子参25克、茯苓25

① 程益春.黑疸(阿狄森氏病)[J].山东中医杂志,1987(6):41.
② 李再白.阿狄森氏病治案[J].江苏中医杂志,1983(2):34.
③ 范仁忠.阿狄森氏病1例治验[J].中医杂志,1983(8):58.
④ 周约伯.中医治愈2例阿狄森氏病的临床体会[J].天津医药,1975(12):603.
⑤ 王渭川,等.运用中医药治疗慢性肾上腺皮质机能减退症[J].新中医,1974(5):13.

克、生地黄 15 克、熟地黄 15 克、当归 15 克、川芎 15 克、炒白术 15 克、炒白芍 25 克、竹茹 10 克、枳实 10 克、法半夏 10 克、厚朴 10 克、沙参 15 克、麦冬 20 克、莪术 15 克、薏苡仁 25 克、甘草 10 克。方二：太子参 25 克、茯苓 25 克、炒白术 15 克、炒白芍 25 克、仙茅 15 克、淫羊藿 15 克、沙参 15 克、麦冬 20 克、当归 15 克、川芎 15 克、生地黄 15 克、熟地黄 15 克、法半夏 10 克、厚朴 10 克、竹茹 10 克、枳实 10 克、桑寄生 15 克、鸡血藤 15 克、薏苡仁 25 克、甘草 10 克、大枣 3 枚。方三：太子参 25 克、黄芪 15 克、炒白术 15 克、茯苓 15 克、当归 15 克、炒白芍 15 克、生地黄 15 克、熟地黄 15 克、麦冬 15 克、五味子 10 克、炒酸枣仁 10 克、女贞子 15 克、菟丝子 15 克、桑葚子 15 克、桑寄生 15 克、炙甘草 10 克。每日 1 剂，水煎服，早晚分服。[①]

2. 加味四君子汤加减　人参 12 克、茯苓 12 克、白术 10 克、炙甘草 6 克、白扁豆 12 克、当归 12 克、五味子 12 克、玉竹 12 克、黄精 12 克、黄芪 20 克、甘草 10 克。每日 1 次，水煎服。尹西联等用上方联合地奥牌黄芪注射液 30 毫升加入 250 毫升 10% 葡萄糖注射液静脉点滴治疗 32 例继发性阿狄森氏病患者，效果满意。[②]

3. 补中益气汤加减　党参 20 克、炒白术 15 克、茯苓 15 克、炙黄芪 20 克、炙甘草 15 克、当归 15 克、淫羊藿 15 克、淡附片 10 克。每日 1 剂，煎 3 次，早、中、晚各服 1 次。王保民用上方治疗 1 例阿狄森氏病患者，1 个月后头昏改善，四肢亦感有力，食欲增加，面色渐有光泽。守原方连服 2 个月，诸症消失，食欲如常，精神旺盛，体重增加 5 千

克，面部及口腔黑斑基本消退。复查尿 17 - 羟类固醇、尿 17 - 酮类固醇均正常。[③]

4. 自拟方 1　生黄芪 30 克、熟地黄 20 克、制附子 10 克、全当归 10 克、菟丝子 15 克、淫羊藿 15 克、仙茅 15 克、补骨脂 15 克、枸杞子 15 克。随症加减：夜尿多，加桑螵蛸、山药、益智仁；畏寒肢冷重，加桂枝、干姜，重用制附子；纳差，加炒白术、炒麦芽。每日 1 剂，水煎 2 次，分 2 次服。张会川用上方治疗 5 例阿狄森氏病患者，2 例患者辅用小剂量激素，其中 1 例服用强的松 20 毫克，每日 1 次；1 例服用醋酸可的松 25 毫克，每日 1 次。2 例均于 2 个月内撤除激素。经 1～10 个月治疗，全部治愈。[④]

5. 自拟方 2　熟地黄 15 克、枸杞子 15 克、牡丹皮 15 克、泽泻 15 克、补骨脂 15 克、白蒺藜 15 克、白扁豆 15 克、川续断 15 克、鹿角霜 15 克、陈皮 15 克、红参 15 克、五味子 15 克、山药 25 克、茯苓 25 克、菟丝子 25 克、煅龙骨 25 克、牡蛎 25 克、酸枣仁 50 克、黄芪 20 克。每日 1 剂，水煎 2 次，分服。王玉璞等用上方治疗 1 例肾上腺皮质机能减退症患者，服药近 2 个月，症状基本消失，各种化验检查正常，后连续服药 2 个月巩固疗效。[⑤]

6. 自拟方 3　熟地黄 12 克、沙苑子 12 克、紫河车 12 克、补骨脂 12 克、茯神 12 克、山茱萸 9 克、枸杞子 9 克、覆盆子 9 克、鹿角胶（化冲）9 克、菟丝子 15 克、夜交藤 15 克、龟甲（先煎）30 克。每日 1 剂，水煎，2 次分服。印会河用上方治疗 1 例肾精亏损、髓海不足型肾上腺皮质机能减退症患者，连续服药 5 个月，基本恢复正常。[⑥]

① 汪莉,等.李铁教授经方治疗阿狄森氏病 1 例经验总结[J].中国实用医药,2019,14(28)：96 - 97.
② 尹西联.黄芪注射液治疗继发性阿狄森氏病 32 例临床观察[J].河南中医,2004,29(4)：71.
③ 王保民.补中益气汤治疗疑难杂症举隅[J].辽宁中医学院学报,2001,3(4)：277.
④ 张会川.温阳益肾法治疗阿狄森氏病 5 例报告[J].中医杂志,1990(7)：35.
⑤ 王玉璞,等.益肾养肝健脾治愈肾上腺皮质机能减退症报告[J].黑龙江中医药,1988(5)：19.
⑥ 印会河.肾上腺皮质机能减退一例治验[J].广西中医药,1982(2)：6.

皮质醇增多症

概　述

皮质醇增多症又称柯兴氏综合征(库欣综合征),是由于肾上腺皮质功能亢进、皮质醇类激素分泌过多所致。临床表现为进行性向心性肥胖,面如满月红润多脂,且多痤疮,水牛背,眉毛、腋毛、阴毛浓黑且多,腹、臀、大腿内侧等处可见紫纹,善饥多食,大便干燥,神疲乏力,或烦躁不安,头晕少寐,性机能减退,苔薄,舌干,脉沉细。

中医无此病名的记载,但从证候分析,多属阳明实证,或三焦相火偏旺,或肝火内盛,或气阴两虚、虚实夹杂,或瘀血阻滞等。治疗可根据不同病机立法遣药。

经　验　方

1. 基本方1　炒竹茹9克、防己9克、苏木9克、海蛤壳15克、白薇5克、郁金5克、水红花子5克、夏枯草12克、生牡蛎12克、昆布9克、海藻9克、泽泻9克。每日1剂,水煎2次分服。王问儒等用上方治疗1例柯兴氏综合征患者,5剂后,面红色减,四肢关节时痛,大便正常,去海蛤壳、白薇、郁金、水红花子,加红花5克、丹参10克、五加皮10克、海桐皮10克。并随症略事增删,约服药70剂,诸症渐退,体重减轻,临近痊愈。[1]

2. 自拟方1　党参30克、刺五加皮30克、淫羊藿30克、猪苓30克、茯苓30克、白术10克、当归10克、熟地黄10克、山药10克、山茱萸10克、

枸杞子10克、泽泻10克、熟附子10克、菟丝子12克、黄柏12克、肉桂4克。每日1剂,水煎2次分服。包松年等用上方治疗1例危重柯兴氏综合征患者,随症加减应用茯苓皮30克、车前子12克、鹿角胶(烊冲)12克、阿胶(烊冲)12克、怀牛膝10克。患者服药1个月,症状逐渐好转,服药200多剂痊愈,后以金匮肾气丸巩固疗效。[2]

3. 枳实消痞丸化裁　枳实15克、党参15克、莱菔子15克、大黄15克、厚朴10克、白术10克、茯苓10克、甘草10克、白芥子10克、泽泻10克、山楂30克、何首乌30克。随症加减:头痛头晕者,加川芎10克、菊花10克;大便干燥难解者,加芒硝(冲服)15克。每日1剂,每次煎水200～300毫升,每日2～3次。董鸣用上方治疗3例皮质醇增多症患者,经服药2～4个月,症状均明显减轻,血胆固醇及甘油三酯降至正常。[3]

4. 基本方2　桑叶9～15克、桑白皮9～15克、桔梗9克、制香附9克、广木香9克、泽兰9克、丹参9克、蝉蜕6克、橘叶18克、蛇果草18克、甘草3克。随症加减:无汗、少汗而血压不高,加麻黄;腹胀,加郁金、大腹皮、佛手;舌苔白腻,加苍白术、制川厚朴、春砂壳;便秘,加生大黄、炒瓜蒌皮、炒枳壳;便秘伴口干舌红,加生首乌、生地黄、桑椹;高血压,加槐角、桑寄生、钩藤、生石决明、炒杭菊;头晕口干,加生地黄、炒白芍、炒稽豆衣、川石斛、天花粉、知母;有痰,加淡竹茹、清炙枇杷叶、杏仁;纳差,加生白术、生谷芽、生山楂;月经失调,加芜蔚子、焦麦芽;肢体浮肿,加冬瓜皮、炒车前子;面部痤疮,加炒防风、白鲜皮;失寐,加朱

①　王问儒,等.柯兴氏症治验[J].江苏中医,1988(6):12.
②　包松年,等.危重柯兴氏综合征治验[J].江苏中医杂志,1986(10):29.
③　董鸣.皮质醇增多症三例治验[J].河南中医,1985(5):33.

连翘、水炙远志、夜交藤、柏子仁、酸枣仁、朱灯芯；腰酸，加川续断肉、狗脊、菟丝子、桑寄生、杜仲；目糊，加青葙子、谷精草；尿黄赤，加萆薢、木通等。每日 1 剂，水煎 2 次分服。丁济南用上方加减治疗 3 例皮质醇增多症患者，服药 5 个月至 1 年，痊愈或基本痊愈。[1]

5. 大承气汤加味　生何首乌 10 克、玉竹 10 克、龙胆草 6 克、生大黄 5 克、芒硝（冲 5 克）、枳实 5 克、厚朴 5 克。煎汁 400 毫升，分 3 次空腹内服，每周服药 5 剂，休息 2 天后，原方如前法再服。程敬亭治疗 1 例肾上腺皮质增生症患者，先用黄精 30 克，水煎，分 2 次服，连服 60 天。后改用大承气汤加味，共服药 40 剂。半年后随访，无异常发现。[2]

6. 大承气汤加味　大黄 6 克、芒硝（冲服）6 克、厚朴 6 克、枳实 6 克、生何首乌 15 克、龙胆草 15 克、黄精 15 克。每剂水煎 2 次，滤取药汁 300～400 毫升，分 3 次空腹内服，每周服药 5 剂，

停服 2 天。连续治疗 8 周后休息 2～4 周，为 1 个疗程。薛芳用上方治疗 7 例皮质醇增多症患者，经 2～6 个疗程，平均服药 114 剂。结果：满意（症状和体征消失，尿 17 -羟皮质类固醇或血浆游离皮质醇恢复正常）6 例，进步（症状和体征部分消失，尿 17 -羟皮质类固醇下降）1 例。[3]

7. 自拟方 2　龙胆草 9 克、夏枯草 12～15 克、菊花 9～12 克、钩藤 12～15 克、夜交藤 31 克、黄精 15 克、女贞子 12 克、墨旱莲 12 克。每日 1 剂，水煎 2 次，分服。陈慈煦用上方治疗 2 例肾上腺皮质增生症患者，1 例加珍珠母 31 克、太子参 31 克、丹参 12 克，有时加入知母、牡丹皮、泽泻、续断、杜仲、牛膝、沙参、五味子等；1 例加黄芩 9 克、栀子 9 克、桃仁 9 克、红花 9 克。患者服药后胃纳差，苔腻，加白豆蔻、法半夏、陈皮、茯苓、厚朴、枳壳等。结果：治疗 4～6 个月，痊愈 1 例，好转 1 例。[4]

① 施惠君,等.丁济南老中医从肺郁论治皮质醇增多症[J].辽宁中医杂志,1984(10):3.
② 程敬亭.中药治愈肾上腺皮质增生症[J].新医学,1982(1):20.
③ 薛芳.大承气汤加味治疗皮质醇增多症 7 例疗效分析[J].中医杂志,1981(9):24.
④ 陈慈煦.以龙胆草为主治疗肾上腺皮质增生 2 例报告[J].中医杂志,1979(5):29.

单纯性甲状腺肿

概　　述

单纯性甲状腺肿包括地方性和散发性两种。多见于青壮年妇女。一般表现为甲状腺肿大，质软，肿物随吞咽动作上下移动。轻者症状不明显，重者颈部增粗，喉头有紧缩感，咳嗽、活动后气急，一般不伴有甲状腺功能失常。

本病属中医"瘿瘤"范畴。其病理特点是痰气郁结，血瘀阻络。临床分为四型。(1)肝郁气滞型：甲状腺肿大，质软不痛，颈部郁胀，胸闷太息，女子乳房作胀，多在情志不畅时症状加重，月经前后不定，有时稍有腹痛；舌质淡红苔薄白，脉弦。治宜疏肝解郁、祛痰消瘿。(2)脾虚痰湿型：甲状腺肿大，见于一侧或两侧，神疲肢困，气短懒言，胸闷，纳呆，便溏，苔白腻，脉濡缓。治宜健脾利湿、化痰软坚。(3)心肝火旺型：甲状腺肿大，结节大小不一，柔软光滑，心悸不安，心烦失眠，头晕目眩，口苦咽干，舌质红，苔薄黄，脉弦细数。治宜清心降火、软坚散结、平肝泄热。(4)痰血瘀结型：甲状腺肿大明显，病程较长，肿结质硬，范围大，胸闷心悸，胁肋刺痛，入夜较甚；或面色黧黑口唇紫暗；女子闭经或痛经，经行有块；舌质暗有瘀斑，苔薄脉弦细涩。治宜活血化瘀、化痰软坚、散结消瘿。

辨　证　施　治

1.蔡欣红分2型

(1)气郁痰阻型　症见颈前肿大，可扪及结节或肿块，质地柔软，按之活动或颈部肿胀不舒，或有疼痛、压痛、压迫感及放射性痛，或胸胁胀闷，或无任何不适，病情随情志波动而改变，舌苔薄白或白腻，脉弦滑。治宜化痰散结。方用化痰散结消瘿Ⅰ号方：郁金10克、柴胡6克、香附10克、青皮6克、海藻10克、牡蛎20克、夏枯草10克、制半夏10克、昆布10克。

(2)血瘀痰阻型　症见颈前肿大，可扪及肿块，按之较韧或较硬，活动度大，局部肿胀或有压迫感，或伴有局部压痛，或胀痛不适，或胸闷不适，舌质紫暗有瘀点，舌苔白腻，脉弦滑。治宜化痰散结。方用予化痰散结消瘿Ⅱ号方：浙贝母10克、玄参10克、丹参10克、川芎6克、当归10克、赤芍药10克、红花5克、海藻10克、昆布10克、牡蛎20克。

以上各方均每日1剂，水煎取汁300毫升分2次服。1个月为1个疗程。临床观察：蔡欣红用上方辨证治疗42例单纯性甲状腺肿患者，治疗3个疗程，治愈19例，好转14例，无效9例。总有效率78.57%。[1]

2.李景顺等分4型

(1)肝郁气滞型　症见甲状腺肿大，质软不痛，颈部郁胀，胸闷太息，女子乳房作胀，多在情志不畅时加重，月经前后不定，有时稍有腹疼，舌质淡红，苔薄白，脉弦。治宜疏肝解郁、祛痰消瘿。方用四海解郁汤加减：夏枯草20克、川楝子20克、郁金20克、赤芍20克、海浮石20克、海藻20克、延胡索10克、川贝母10克、黄药子10克、全蝎10克、青皮15克、佛手15克、昆布15克、桔梗6克。

(2)脾虚痰湿型　症见甲状腺肿大，见于一

---

① 蔡欣红.化痰散结消瘿Ⅰ、Ⅱ号方治疗单纯性甲状腺肿42例[J].河北中医，2010，32(4)：525.

侧或两侧,神疲肢困,气短懒言,胸闷,纳呆,便溏,苔白腻,脉濡缓。治宜健脾利湿、化痰软坚。方用海藻玉壶汤加减:海藻 20 克、川贝母 20 克、昆布 15 克、陈皮 15 克、青皮 15 克、川芎 10 克、当归 10 克、半夏 10 克、连翘 10 克、黄药子 10 克、蝉蜕 10 克、茯苓 30 克、夏枯草 30 克、薏苡仁 30 克。

(3)心肝火旺型 症见甲状腺肿大,结节大小不一,柔软光滑,心悸不安,心烦失眠,头晕目眩,口苦咽干,舌质红,苔薄黄,脉弦细数。治宜清心降火、软坚散结、平肝泄热。方用自拟方 1:夏枯草 20 克、北沙参 20 克、白芍 20 克、生地黄 20 克、天冬 20 克、麦冬 20 克、石斛 20 克、海藻 20 克、僵蚕 20 克、金银花 20 克、炒酸枣仁 20 克、川贝母 10 克、黄药子 10 克、地龙 30 克、夜交藤 30 克、昆布 15 克。

(4)痰血瘀结型 症见甲状腺肿大明显,病程较长,肿结质硬,范围大,胸闷心悸,胁肋刺痛,入夜较甚,或面色黧黑,口唇紫暗,女子闭经或痛经,经行有块,舌质暗有瘀斑,苔薄,脉弦细涩。治宜活血化瘀、化痰软坚、散结消瘿。方用自拟方 2:夏枯草 30 克、海浮石 30 克、当归 15 克、黄药子 15 克、昆布 15 克、陈皮 15 克、川芎 10 克、炒甲片 10 克、川贝母 10 克、全蝎 10 克、白芥子 20 克、制南星 20 克、海藻 20 克、北沙参 20 克。

以上各方均每日 1 剂,水煎 2 次,分服。并可配合针灸辅助疗法,局部取穴甲状腺、缺盆、人迎、水突等,针刺得气为度,不留针;远端取穴鱼际(双侧)、泽上(双侧)、少商(双侧),三穴均留针 15～20 分钟。临床观察:李景顺等用上方辨证治疗 20 例单纯性甲状腺肿患者,痊愈 8 例,有效 9 例,无效 3 例。[1]

经 验 方

1. 逍遥散合海藻玉壶汤 当归 15 克、茯苓 15 克、白芍 10 克、白术 10 克、柴胡 10 克、海藻 15 克、昆布 15 克、浙贝母 15 克、半夏 10 克、青皮 6 克、陈皮 10 克、川芎 10 克、连翘 10 克、甘草 10 克。每日 1 剂,水煎煮后合并,早晚 2 次温服,服药期间忌辛辣生冷,连续治疗 2 个月。田甜用上方联合左甲状腺素钠片治疗 68 例单纯甲状腺肿患者,临床总有效率为 94.12%。[2]

2. 半夏厚朴汤 半夏 15 克、厚朴 15 克、茯苓 15 克、紫苏 10 克、桔梗 10 克、川贝母 15 克、王不留行 10 克、黄芩 10 克、甘草 10 克。[3]

3. 五海瘿瘤丸 海带 9 克、海藻 9 克、海螵蛸 9 克、蛤壳 9 克、昆布 9 克、白芷 9 克、木香 9 克、海螺 9 克、夏枯草 9 克、川芎 9 克等。每次服 1 丸,每日 2 次,饭前温开水送服。西药:左甲状腺素钠,从 25 微克渐增量至每次 50～75 微克,复合维生素 B 片每次 2 片,均为每天 1 次,个别患者可适当加大用药量,但必须使甲状腺功能维持在正常水平。连续服用 1 个月为 1 个疗程,至少服用 2 个疗程。秦树等用上法治疗 42 例单纯性甲状腺肿患者,治愈 17 例,显效 14 例,有效 11 例,无效 0,总有效率 73.8%。[4]

4. 瘿核消丸 海藻 30 克、昆布 30 克、蛤粉 15 克、鳖甲 15 克、牡蛎 15 克、浙贝母 15 克、柴胡 12 克、香附 12 克、青皮 12 克、陈皮 12 克、三棱 12 克、文术 12 克、丹参 30 克、黄芪 15 克。上药加工成水丸,每次 9 克,每日 3 次,服药后饮黄酒少许。高桂英用上方联合消瘿膏(海藻 30 克、昆布 30 克、夏枯草 20 克、浙贝母 30 克、生牡蛎 30 克、川芎 15 克、丹参 15 克、香附 12 克、白芷 10 克、白芥子 10 克、黄药子 12 克,共磨成细末,过 120 日筛,用小磨香油调成糊状,置密封容器贮存备用,用时取药膏适量,平摊于多层纱布上,贴敷患处,用绷带固定,3 日换药 1 次,贴 2 日隔 1 日)治疗 66 例单纯性甲状腺肿患者,3 个月为 1 个疗程。结果:经治疗 1 个疗程后,治愈 37 例,好转 22 例,无效 7

① 李景顺,等.针药并治单纯甲状腺肿 20 例临床观察[J].河南中医,1991,11(4):24.
② 田甜,等.逍遥散合海藻玉壶汤对单纯性甲状腺肿甲状腺激素水平及预后的影响[J].中华中医药学刊,2022,40(3):48-50.
③ 李超琳,等.半夏厚朴汤加减治疗单纯性甲状腺肿临床用药体会[J].东方食疗与保健,2016(4):122.
④ 秦树,等.五海瘿瘤丸联合左甲状腺素治疗单纯性甲状腺肿疗效观察[J].中国基层医药,2009,16(1):45.

例。治愈病例治疗时间最短 35 天,平均 68 天。经随访,1 年内复发 3 例。①

5. 自拟方 海藻 15 克、昆布 12 克、黄药子 12 克、玄参 12 克、牡蛎 15 克、夏枯草 9 克、三棱 9 克。每日 1 剂,水煎服,2 次分服。②

6. 消瘿汤 1 夏枯草 50 克、柴胡 25 克、香附 25 克、昆布 20 克、海藻 20 克、海浮石 30 克、牡蛎 30 克、黄药子 30 克。随症加减:气滞,酌加青皮、槟榔、桔梗;血瘀,加当归、川芎、丹参;夹热,加黄芩、龙胆草、连翘;夹痰,加半夏、茯苓、大贝母;体虚,加党参、黄芪、当归。每日 1 剂,水煎分 2 次口服,30 剂为 1 个疗程。王元浩用上方加减治疗 76 例单纯性甲状腺肿患者,服药均在 2 个疗程以上,最长 4 个疗程。结果:治愈 41 例,显效 15 例,有效 11 例,无效 9 例。③

7. 行气活血消瘿汤 海藻 15 克、昆布 15 克、浙贝母 15 克、夏枯草 15 克、桃仁 10 克、赤芍 10 克、当归 10 克、青皮 15 克、郁金 15 克、瓜蒌皮 15 克、半夏 15 克。每日 1 剂,水煎,分 2 次口服,30 天为 1 个疗程。刘学兰用上方治疗 48 例单纯性甲状腺肿患者,3 个疗程后,临床治愈 18 例,有效 23 例,无效 7 例。④

8. 消瘿瘤汤 海藻 20～30 克、昆布 20～30 克、夏枯草 20 克、木香(研末冲服)5 克、桔梗 6～10 克、玄参 15 克、三棱 15 克、浙贝母 10 克、莪术 10 克、生牡蛎 30 克、炮甲片 6～9 克。隔日 1 剂,水煎分 2～3 次服。吕志刚用上方治疗 97 例单纯性地方性甲状腺肿大患者,32 例甲状腺腺瘤患者,用药 5～25 剂,分别痊愈 64、20 例,显效 17、6 例,有效 7、2 例,无效 9、4 例。总有效率为 90.7%、87.50%。⑤

9. 消瘿丸 (1)消瘿丸 Ⅰ 号:夏枯草、连翘、姜半夏、陈皮、风化硝、土贝母、三棱、莪术、制乳

香、制没药、赤芍、白芍、丹参、牡蛎;消瘿丸 Ⅱ 号:海藻、昆布、蛤粉、夏枯草、土贝母、三棱、莪术、制乳香、制没药、丹参、赤芍、白芍、风化硝。均制成水丸,每次 6 克,每日 3 次口服,1～3 日为 1 个疗程。肉瘿用消瘿丸 Ⅰ 号,气瘿用消瘿丸 Ⅱ 号。(2)局部贴敷:消瘿膏(川乌、草乌、乳香、没药、急性子、三七、麻黄、肉桂、土鳖虫、白芷、川芎、生马钱子、丁香、紫草、章丹等)外贴包块处。(3)针刺内关、合谷、腺体穴。留针 30 分钟,每周针刺 2～3 次。徐哲用上法治疗 200 例单纯性甲状腺肿,经治疗 1～2 个疗程后,痊愈 65 例,显效(包块缩小 1～2 厘米以上,自觉症状明显好转)98 例,有效(包块缩小 0.5～1.0 厘米,或由冷结节转为温结节)29 例,无效 8 例。⑥

10. 活血化痰汤 当归 15～30 克、川贝母 9～12 克、赤芍 15～30 克、半夏 9～12 克、牡蛎 9～15 克、炒甲片 9～12 克、海藻 15～30 克、黄药子 9～12 克、桃仁 9～15 克。每日 1 剂,水煎 2 次,分 2 次服。30 天为 1 个疗程。梁钦用上方治疗 50 例单纯性甲状腺肿患者。结果:显效(经 2 个疗程治疗腺肿消失)18 例,有效(经 3 个疗程治疗腺肿消失)25 例,无效(经 5 个疗程治疗腺肿未见缩小)7 例。总有效率 86%。⑦

11. 千金内托散 党参 20 克、黄芪 10 克、当归 10 克、厚朴 10 克、川芎 10 克、桔梗 10 克、防风 10 克、白芷 10 克、甘草 10 克。随症加减:血清 T_3、T_4 偏低者,将黄芪、党参量加倍;颈部发紧,喉部有异物感者,将当归、桔梗、防风增量至 15～20 克。每日 1 剂,水煎 2 次分服。也可将上述方剂制成丸药,每丸重 9～10 克,每次服 2 丸,每日 2 次。方明用上方加减治疗 37 例地方性甲状腺肿患者。结果:甲状腺肿消失(甲状腺大小达 Ⅰ 度标准)23 例,明显缩小(甲状腺大小达 Ⅱ 度标准)10

① 高桂英.中药内服外用结合治疗单纯性甲状腺肿 66 例[J].中国社区医生·医学专业半月刊,2009,11(11):108.
② 于丽荣.治疗单纯甲状腺肿单验方[J].中国民间疗法,2008(8):61.
③ 王元浩.消瘿汤加减治疗单纯性甲状腺肿 76 例[J].辽宁中医杂志,2006,33(3):337.
④ 刘学兰.行气活血消瘿汤治疗单纯性甲状腺肿 48 例[J].四川中医,2001,19(4):41.
⑤ 吕志刚.消瘿瘤汤治疗单纯性地方性甲状腺肿大与甲状腺腺瘤 129 例[J].内蒙古中医药,1994,13(4):9.
⑥ 徐哲.消瘿丸治疗单纯性甲状腺肿 200 例[J].北京中医学院学报,1991,14(5):25.
⑦ 梁钦,等.活血化痰汤治疗单纯性甲状腺肿 50 例疗效观察[J].广西中医药,1989,12(4):27.

例,无效 4 例。①

12. 消瘿汤 2　当归尾 15 克、熟地黄 15 克、昆布 15 克、海藻 15 克、川芎 10 克、赤芍 10 克、桃仁 10 克、桔梗 10 克、浙贝母 12 克、红花 6 克。每日 1 剂,水煎 2 次分服。汤钧用上方治疗 10 余例甲状腺肿大患者,疗效满意。②

13. 消瘿散　象贝母、煅牡蛎,广郁金、海藻等份。上药焙干研末,收贮。每日 2 次,每次 3 克,黄酒送服。严重者,可配合汤剂同时服用。赵国仁用上方治疗 9 例地方性甲状腺肿,服药 2 个月左右,6 例痊愈,观察 10 年以上未再复发;2 例甲状腺缩小 1/2 以上,自觉症状消失;1 例"甲亢"甲状腺缩小 2/3 以上,自觉症状基本消失。③

14. 消瘿注射液 I 号　海藻 120 克、昆布 120 克、白药子 120 克、黄药子 120 克、夏枯草 90 克、牡蛎 90 克、海螵蛸 90 克、梅片 3 克。上药制出药液 1 000 毫升,加苯甲醇适量。制备方法:(1)梅片加适量的酒精溶解备用。(2)洗净药物,切成碎片放入铝锅,加水适量煎煮 3 次,将 3 次药液合并过滤,加热浓缩到相当需要量,加 2 倍量的 95% 酒精,搅拌,静置 3～4 小时,滤过后回收酒精,如此反复处置至无沉淀物为止。(3)在药液内加入适量蒸馏水至 1 000 毫升,加苯甲醇适量,加入梅片溶液,反复过滤,使 pH 为 4～9,分装灭菌即成。成人每次 2～4 毫升,儿童酌减,每 5 天注射 1 次,于曲池穴交替进行,一般注射 8～10 次。药物无刺激性。注射后很快出现针感,5～15 分钟针感达到高峰,针感持续 20～45 分钟不等,而后逐渐缓解消除。针感以酸、重、胀、麻为主,也可伴有轻度的疼痛或蚁走感,针感沿桡侧向下放射,经合谷,止食指尖,或向上经臂臑向肩髃放射,或向上、向下传导,视人而略异,但均传行于手阳明大肠经的上肢段。针感一般以首次为重,以后逐渐减轻。

咸阳地区地方性甲状腺肿防治协作小组用上法治疗 3 678 例地方性甲状腺肿患者,痊愈 2 701 例,显效 122 例,好转 387 例。总有效率 87.2%。④

15. 海藻散　海藻 180 克、牡蛎 180 克、玄参 90 克、海带 90 克、贝母 90 克。海藻海带洗净,炒玄参、贝母蒸、牡蛎煅、酒烊。共为细末(过筛)。每日 3～9 克,饭后淡茶调服。龙岩邮电局用上方临床治愈 3 例大脖子病患者。⑤

16. 瘿瘤丸　海带 1 000 克、海藻 200 克、昆布 200 克、海浮石 200 克、三棱(醋炙)100 克、文术(醋炙)100 克、甘草 100 克、陈皮 30 克、广木香 15 克、川大黄 15 克。将上述药物粉碎成细面,以大枣为丸,每丸总量为 4.5 克。每日晚饭后含 1 丸,达到在口内含化为止,不宜嚼咽或冲服。含完 30 丸为 1 个疗程,如未愈时应继续含用。心脏病、肺结核、肾脏病、营养不良及体质消弱、孕妇、哺乳妇禁用。马均祺用上方临床治疗 80 例甲状腺肿患者,痊愈 49 例,接近痊愈 19 例,好转 6 例,余 6 例因故中途停药无效。⑥

单　方

1. 自拟方 1　组成:海昆布 30 克、马勃 30 克、葵花 30 克。用法用量:共研细粉,炼蜜为丸,每丸 9 克。每次服 1 丸,每日 2 次,凉开水送服。⑦

2. 五倍子外敷　组成:五倍子。制备方法:不拘多少放入砂锅内炒黄(忌铁器),冷却后研成末。用法用量:晚上睡觉前用米醋调成膏状敷于患处,次晨洗去。7 次为 1 个疗程。临床应用:覃秋用上方治疗 23 例甲状腺肿患者,2 个疗程治愈 13 例,5～10 个疗程治愈 7 例,无效 3 例。⑧

3. 藻药散　组成:海藻 60 克、黄药子 60 克。用法用量:上药共为细末,每日 3 次,每次饭后用

①　方明.用千金内托散治疗地方性甲状腺肿临床观察报告[J].中医杂志,1984(3):35.
②　汤钧."消瘿汤"治疗甲状腺肿大[J].云南中医杂志,1983(4):42.
③　赵国仁.消瘿散治疗地方性甲状腺肿[J].浙江中医杂志,1980(8):361.
④　咸阳地区地方性甲状腺肿防治协作小组."消瘿注射液 I 号"治疗地方性甲状腺肿 3678 例疗效观察[J].陕西新医药,1976(6):12.
⑤　龙岩邮电局.海藻散治大脖子[J].福建中医药,1959(3):43.
⑥　马均祺.瘿瘤丸试治甲状腺肿八十例初步观察[J].中医杂志,1957(6):306.
⑦　于丽荣.治疗单纯甲状腺肿单验方[J].中国民间疗法,2008(8):61.
⑧　覃秋.五倍子外敷治甲状腺肿[J].四川中医,1989(3):25.

黄酒（或开水）冲服 1.5～3 克。随症加减：若患者素往心阳妄动，复受寒凉而致颈肿，症见局部皮色微赤，软硬兼杂，可用黄芩、生地黄、地骨皮、蒲黄煎汤冲服；若肝郁气滞，症见颈肿坚硬，因怒易甚者，用青皮、芦荟、胆草煎汤冲服；若因忧思伤脾，症见颈软大如桶，用党参、香附、陈皮、白术煎汤冲服；若因忧郁伤肺，致使气浊不清，症见色白不赤，软而不坚，用陈皮、半夏、茯苓、桔梗煎汤冲服；若因肾气不足，症见颈肿坚硬，皮肤发紫，推之不移，形容枯槁者，可用山茱萸、山药、熟地黄、菟丝子煎汤冲服；若瘿发日久，气血双亏者，可用党参、当归、熟地黄、红花煎汤冲服。临床应用：刘冠军用上方加减治疗 20 例甲状腺肿患者，在 15 天内瘿肿缩小接近正常者 10 例，在 25 天内缩小接近正常者 6 例，无效 4 例。①

4. 自拟方 2　组成：下山虎（又名独脚树，与鸢尾科射干相似）或射干。制备方法：取新鲜下山虎兜 3 克，洗净切片，加水 200 毫升，煮 3～4 小时，煎至 100 毫升，过滤即成。用法用量：成人每日 5 毫升（即下山虎 1.5 克，用量稍大有呕吐、腹泻等反应），分 2 次服，儿童减半，孕妇禁用。射干制法同上，成人每日服制成之药液 10～20 毫升（即射干 3～6 克），儿童减半。临床应用：沅陵县卫生防疫站将 169 例地方性甲状腺肿患者分为下山虎组 94 例和射干组 75 例。结果：下山虎组经治 3～4 日，有效率 97%；射干组疗程 3 天，有效率 80%。②

①　刘冠军.藻药散治疗甲状腺肿[J].陕西新医药,1979(1)：54.
②　沅陵县卫生防疫站.草药下山虎、射干治地方性甲状腺肿 169 例效果报告[J].湖南卫生杂志,1960(3)：41.

甲状腺机能亢进症

概　述

甲状腺机能亢进症简称甲亢,是由多种病因引起的甲状腺功能增高、甲状腺激素(T_4)及三碘甲状腺原氨酸(T_3)分泌过多所致的常见内分泌病。一般表现为甲状腺肿大,眼裂增宽,四肢震颤,心悸气短,倦怠乏力,烦躁易怒,失眠多梦,目突眼胀,头晕面赤,喜冷畏热,手足心热,多汗,口干喜饮,消谷善饥,形体消瘦,大便频多,月经不调,舌质红或淡红,舌苔薄白或薄黄少津,脉象弦滑数,T_3、T_4高于正常,女性较男性多见,尤以青壮年发病者最多。

本病属中医"瘿气""肝郁""中消""惊悸""怔忡""消渴"等范畴。其病理特点是情志内伤,肝郁气滞,痰凝血瘀,气阴不足,阴虚阳亢而致肝、脾、肾功能失调。临床分为十三型。(1)阴虚火旺型:头晕目眩,心烦易怒,面赤形瘦,甲状腺肿大,眼球突出,多食善饥,心悸多汗,怕热口苦,失眠多梦,肢体震颤,舌红苔黄,脉弦数或弦细数。治宜滋阴泻火、止汗固表。(2)气阴两虚型:抑郁善忧,心悸不宁,胸闷气短,乏力自汗,头晕失眠,面白唇淡,食少便溏,肢软身重,眼突,甲状腺肿大,舌质淡或红,苔白,脉沉细而数或有结代。治宜益气养阴、散结平亢。(3)肝肾阴虚型:头目眩晕,视物昏花,怒目凝睛,颧红面赤,手足心热,潮热自汗,口渴多饮,腰膝酸软,尿多尿频,月经稀少或闭止。舌质红绛少津,脉弦细而数。治宜滋养肝肾、清热化痰。(4)心脾两虚型:头晕疲乏,心悸失眠,四肢不温,纳食不振,腹泻便溏,舌质淡嫩苔薄白,脉濡或细。治宜养心健脾。(5)心肾阴虚型:心悸失眠,心烦汗出,头晕耳鸣,气短乏力,舌质红,苔薄黄,少津,脉细数。治宜养心益肾、滋阴清热。(6)脾虚肝郁型:精神忧郁,烦躁易激动,胸闷不舒,喉有堵感,月经不调,腹胀便溏,突眼,甲状腺肿大,水肿,苔白,脉滑。治宜益气养阴、健脾舒肝。(7)痰气郁结型:胸闷不舒,咽喉堵塞,痰多,月经失调,甲状腺肿大,眼球突出,舌质红苔白或腻,脉弦滑或弦细。治宜疏肝理气、化痰散结。(8)肝热痰湿型:头晕,多梦,性急,怕热,汗多,痰黏,口苦干,目突、畏光、流泪、眼睑浮肿,舌质红,苔浊或腻,脉弦。治宜平肝清热、化痰散结。(9)肝郁化热型:有较明显的精神创伤史,常感心烦,急躁,情绪不稳定,善食易饥,形体日渐消瘦,手足心热,眼干,妇女有月经不调,脉细数或稍数。治疗以疏肝清热为主。(10)胃火型:善食易饥,口渴多饮,畏热汗出,形体日见消瘦,大便溏薄,一日数行,脉数,舌质红,苔黄燥。治宜养阴、清胃火。(11)肝火旺盛型:头晕目眩,烦躁不安,性急易怒,面部烘热,怕热多汗,口苦咽干,肢体震颤,消谷善饥,形体消瘦,眼球突出,甲状腺肿大,舌质红,苔薄黄,脉弦数。治宜清肝泻火、散结消瘿。(12)肝胃火旺型:烦躁不安,性急易怒,怕热自汗,口渴多饮,多食易饥,手舌颤动。舌质红,苔黄,脉洪数。治宜清泻肝胃,兼以养阴。(13)肝郁心热型:胸闷胁痛,神志不畅,心烦失眠,心悸不宁,舌质红,苔薄黄,脉弦数。治宜疏肝理气、清心安神。

辨 证 施 治

1. 黄蔑等分3型

(1)气滞痰凝型　症见颈前瘿肿,软而不痛,胸闷胁痛,喜太息,手微抖,舌质红,苔薄腻,脉弦滑微数。治宜理气化痰、活血散结。方用四海舒郁丸合海藻玉壶汤：海蛤粉15克、牡蛎30克、白芍30克、青皮9克、陈皮9克、象贝母9克、海藻9克、法半夏9克、制香附9克、当归9克、柴胡9克、茯苓9克、制胆星9克、黄芩15克。随症加减：瘿肿且硬者，加川芎9克、红花9克、桃仁9克；便结者，加郁李仁15克、莱菔子15克、熟大黄9克；便溏者，加白术15克、扁豆15克、薏苡仁30克、车前子9克。

（2）肝火亢盛型　症见瘿肿眼突，性急易怒，面颧发红，怕热汗出，夜寐不宁，口干苦，舌红，苔薄黄，脉细数。治宜清肝泄火、安神养心。方用龙胆泻肝汤：龙胆草12克、夏枯草12克、炒栀子9克、泽泻9克、车前子9克、法半夏9克、黄芩15克、路路通15克、天花粉15克、葛根15克、炒酸枣仁15克、柏子仁15克、木通6克。随症加减：汗多、心悸，加黄芪30克、煅龙骨30克、煅牡蛎30克；消谷善饥，加黄连6克、生石膏6克；腑气不通，加大黄15克、厚朴9克；瘿肿偏硬，加三棱12克、莪术12克。

（3）心肝阴虚型　症见心悸，怵惕不安，心烦不寐，胁痛，口干舌红，苔黄，脉细数。治宜养心安神、滋阴柔肝。方用天王补心丹合一贯煎：太子参12克、麦冬12克、沙参12克、天冬15克、白芍15克、生地黄15克、炒酸枣仁15克、柏子仁15克、枸杞子15克、五味子6克、远志9克。随症加减：腰酸耳鸣，加女贞子15克、何首乌15克、龟甲9克；肝阳暴涨于上，阴液亏竭于下，面红手抖，加珍珠母15克、钩藤9克、煅牡蛎30克；阴竭阳脱，加生脉散、参附龙牡汤。

临床观察：黄蔚等用上方辨证加减治疗86例甲状腺机能亢进症患者，治愈73例，有效11例，无效2例。[1]

2. 汪悦分2期

（1）初期　证属肝火旺盛。治宜清肝泻火、兼化痰活血、益气养阴。方用丹栀逍遥散加味，常

加用清热之品黄芩、夏枯草、连翘；行气之品郁金、橘核、陈皮；化痰之品大贝母、山慈菇。

（2）后期　证属阴虚火旺。治宜益气养阴。方用生脉散加味，酌情加入益气之品黄芪、黄精；健脾之品山药、茯苓；清热之品生地黄、熟地黄；活血之品牡丹皮、丹参、桃仁、红花等。[2]

3. 高齐健分3期

基本方：夏枯草、连翘、浙贝母、柴胡、香附、郁金、玄参、白芍、白术。

（1）初期（发病期）　如见怕热多汗，多食易饥，急躁易怒，心悸失眠者，基本方加栀子、金银花；见目赤，目痛，目胀者，基本方加菊花、青葙子；见突眼，甲状腺肿大明显者，基本方加土茯苓、泽泻、车前子；见肢体震颤者，基本方加生龙骨、生牡蛎、珍珠母、钩藤；见胸脘满闷，胁肋胀痛，颈部憋胀者，基本方加川楝子、青皮、陈皮、枳壳、莱菔子、砂仁。

（2）中期（控制期）　如见乏力、心悸气短，动则汗出，舌淡，基本方加黄芪、党参、太子参；口干咽燥，见五心烦热，舌红少苔，脉细弦数者，基本方加生地黄、白芍、麦冬、山茱萸、枸杞子；见失眠多梦，基本方加酸枣仁、柏子仁、茯苓、远志、夜交藤、浮小麦、五味子、百合等。

（3）后期（缓解期、迁延期）　如见面色少华，乏力，食欲不振，便溏，基本方加茯苓、扁豆、甘草、薏苡仁、山药；畏寒肢冷，面色白或萎黄，舌淡，脉沉细等，基本方加淫羊藿、菟丝子等。[3]

4. 李赛美分3期

（1）初期　症见恶热，多汗，多食易饥，口渴喜冷饮，消瘦，心悸，手抖，甲状腺肿大或不大，舌红，苔黄，脉数有力。治宜清泄阳明之热、肝胃之火、调整阴阳。方用白虎汤合人参汤加减：石膏30克、山药30克、牡蛎30克、太子参30克、知母15克、玄参15克、猫爪草15克、莪术15克、柴胡10克、白芍10克、浙贝母10克、炙甘草6克。

（2）中期　症见神疲乏力，口干喜饮，手足心

① 黄蔚,等.辨证治疗甲状腺机能亢进症临床观察[J].湖北中医杂志,2011,33(10)：39.
② 邢俊.汪悦教授治疗甲状腺机能亢进经验[J].湖南中医杂志,2010,16(6)：37.
③ 德学慧.高齐健治疗甲状腺机能亢进症的用药经验[J].辽宁中医杂志,2008,35(3)：338.

汗多，心悸，痰多，喉中异物感，甲状腺肿大，舌暗红，苔白边有齿印，脉弦略数。治宜涤痰化瘀、软坚散结、益气养阴。方用消瘰丸加减：牡蛎30克、党参30克、百合30克、生地黄15克、玄参15克、夏枯草15克、猫爪草15克、浙贝母10克、莪术15克、山慈菇10克、柴胡10克、白芍10克。

（3）后期　症见痰多，纳呆，乏力，畏寒肢凉，喉中异物感，甲状腺肿大，舌淡，苔薄白，脉细滑或沉。治宜疏肝健脾、化痰散结。方用柴芍六君汤或理中汤等加减：生牡蛎30克、茯苓20克、太子参15克、玄参15克、猫爪草15克、柴胡10克、白芍10克、陈皮10克、半夏10克、白术10克、浙贝母10克、丹参10克、山慈菇10克、炙甘草6克。

以上各方均每日1剂，水煎服早晚分服。临床观察：李赛美用上方辨证治疗1例甲状腺机能亢进症患者，疗效满意。[1]

5. 蒋珠玉分4型

（1）肝郁心热型　症见胸闷胁痛，神志不畅，心烦失眠，心悸不宁，舌质红，苔薄黄，脉弦数。治宜疏肝理气、清心安神。方用自拟方：牡丹皮15克、柴胡15克、生地黄15克、炒栀子10克、赤芍10克、当归10克、茯神10克、淮山药10克、胡黄连10克、延胡索10克、炒香附10克、甘草10克、朱砂1.5克。随症加减：喉中有痰者，加陈皮10克、法半夏10克、枳壳10克、桔梗10克。

（2）肝胃火旺型　症见烦躁不安，性急易怒，怕热自汗，口渴多饮，多食易饥，手舌颤动，舌质红，苔黄，脉洪数。治宜清泻肝胃。方用自拟方：龙胆草15克、黄芩15克、生栀子15克、生地黄15克、赤芍15克、知母15克、天花粉15克、生石膏粉60克、粳米30克、甘草10克。随症加减：大便秘结者，加大黄15克；心悸失眠者，加黄连10克、朱砂1.5克。

（3）心肾阴虚型　症见心悸失眠，心烦汗出，头晕耳鸣，气短乏力。舌质红，苔薄黄，少津，脉细数。治宜养心益肾、滋阴清热。方用自拟方：生

地黄15克、太子参15克、北五味子10克、麦冬10克、天冬10克、玄参10克、丹参10克、当归10克、茯神10克、炙远志10克、柏子仁10克、炒酸枣仁10克、胡黄连10克、甘草10克、朱砂1.5克。

（4）痰气凝结型　症见颈项肿大，双目突出，胸闷纳呆，恶心便溏。舌质淡红，苔腻，脉弦滑。治宜燥湿化痰、行气散结。方用自拟方：海藻30克、昆布30克、海带30克、法半夏15克、陈皮15克、茯苓15克、贝母15克、佩兰15克、炒枳壳10克、桔梗10克、郁金10克、炒香附10克、当归10克、赤芍10克、川芎5克。

均每日1剂，水煎2次，分2次服。临床观察：蒋珠玉用上方辨证治疗81例甲亢患者，3个月以内痊愈21例，显效13例，有效5例，无效2例；6个月以内痊愈29例，显效11例。[2]

6. 痰气郁结型　症见颈前左侧可触及多结节性甲状腺肿大，颈淋巴结不肿大，心率每分钟8次，律不齐，时可闻及期前收缩（早搏频次每分钟12次左右），舌质红，苔白腻微黄，脉结代。治宜疏肝通络、清热化痰。

（1）自拟方　常山3克、苦参20克、姜半夏10克、瓜蒌仁10克、广郁金10克、绿梅花10克、土红花10克、丹参10克、灯心草5克、川黄连5克。每日1.5剂，水煎2次，分3次服。临床观察：张笑平用上方治疗1例肝郁气滞、痰热阻络型甲亢并频繁早搏患者，服药14剂，早搏消失，甲亢症状显著好转。[3]

（2）消甲亢煎剂Ⅰ号　黄药子25克、海带25克、昆布25克、海浮石25克、海藻25克、生牡蛎25克、夏枯草25克、漏芦25克、海蛤粉15克、醋三棱15克、醋莪术15克、广木香7.5克、大黄7.5克、陈皮10克。每日1剂，水煎2次，分2次服。随症加减：气滞较甚，加青皮10克、乌药10克；痰盛者，加大贝母15克；阴虚内热，加玄参15克、黄柏10克；喉部阻塞感，加射干15克；白细胞减少者，加生黄芪、鸡血藤、鹿角胶、丹参。临床观察：

① 王保华，等.李赛美教授治疗甲状腺机能亢进症经验介绍[J].新中医，2007，39(8)：10.
② 蒋珠玉.甲状腺机能亢进症之证治——附81例疗效观察[J].湖南中医杂志，1987(6)：11.
③ 张笑平.甲状腺疾病治验[J].中医杂志，1987(12)：18.

刘晓汉等用上方治疗 16 例肝郁痰结型甲亢患者，基本痊愈 8 例，显效 3 例，好转 3 例，无效 2 例。[①]

7. 肝火旺盛(肝阳上亢)型　症见心悸，多汗，善饥，乏力，两手明显震颤，舌质红，苔薄白，脉细数。治宜平肝泻火、养津化痰。方用自拟方：夏枯草 10 克、肥知母 10 克、杭菊花 10 克、沙苑子 10 克、黑玄参 10 克、黄药子 10 克、昆布 10 克、象贝母 10 克、竹茹 10 克、生大黄 3 克。每日 1 剂，水煎 2 次，分 2 次服。临床观察：张笑平用上方治疗 1 例肝火内亢型甲状腺功能亢进症患者，守方出入连服 2 个月余痊愈。[②]

8. 张俊文等分 3 型

(1) 胃火型　症见善食易饥，口渴多饮，畏热汗出，形体日渐消瘦，大便溏薄，一日数行，脉数，舌质红，苔黄燥。治宜养阴血、清胃火。方用养血泻火汤加减：生石膏 30 克、麦冬 15 克、天花粉 24 克、生地黄 24 克、石斛 12 克、当归 12 克、黄芩 12 克、石莲子肉 12 克、白芍 15 克、川芎 10 克、黄连 6 克、黄柏 9 克、夏枯草 15 克、乌梅 20 克。

(2) 肝经实火型　症见烦躁易怒，面红耳赤，口苦，身如火焚，焦躁不安，坐卧不宁，善食易饥，形体日瘦，脉数，舌质红，苔黄。治宜清肝泻火。方用龙胆泻肝汤加减：龙胆草 15 克、生地黄 15 克、珍珠母 15 克、栀子 10 克、当归 10 克、柴胡 10 克、黄芩 12 克、麦冬 12 克、夏枯草 30 克、玄参 30 克、生龙骨 30 克、生牡蛎 30 克、地骨皮 30 克。

(3) 肝郁化热型　症见心烦，急躁，情绪不稳定，善食易饥，形体日渐消瘦，手脚心热，眼干，妇女有月经不调，脉细数或稍数。治宜疏肝清热。方用丹栀逍遥散加减：当归 15 克、白芍 15 克、香附 15 克、玄参 15 克、柴胡 10 克、茯苓 10 克、薄荷 10 克、郁金 10 克、黄芩 10 克、白术 12 克、牡丹皮 12 克、栀子 12 克、夏枯草 24 克。

随症加减：心悸明显者，加柏子仁 30 克、苦参 15 克、五味子 15 克；多汗者，加龙骨 30 克、牡蛎 30 克、黄芪 30 克；失眠者，加炒酸枣仁 15 克、龙齿

15 克、远志 15 克、五味子 15 克；甲状腺肿大者，加黄药子 10 克；眼球突出者，加甲片 12 克、地龙 12 克。以上各方均每日 1 剂，水煎 2 次，分 2 次服。临床观察：张俊文等用上方辨证加减治疗甲亢患者 32 例，痊愈 1 例，显效 9 例，好转 21 例，无效 1 例。[③]

9. 夏睿明等分 4 型

(1) 肝阳上亢型　症见消食善饥，怕热多汗，烦躁，易怒，手指震颤，颈部增大，心悸，口干苦，舌质红，苔黄，脉弦数有力。治宜清泄肝火、平肝潜阳、软坚散结。方用龙胆泻肝汤加减：龙胆草 12 克、柴胡 12 克、栀子 12 克、当归 12 克、黄芩 15 克、七叶一枝花 15 克、黄药子 15 克、生地黄 24 克、玄参 24 克、白芍 24 克、牡蛎 30 克、夏枯草 30 克。随症加减：头昏晕者，加天麻 15 克、刺蒺藜 24 克；肝风内动，手指震颤者，加钩藤 15 克、石决明 30 克；心悸失眠者，加柏子仁 15 克、炒酸枣仁 15 克；颈部增大者，加丹参 15 克、射干 15 克。

(2) 阴虚阳亢型　症见头昏，眼花，心悸，失眠，性情急躁，颈部增大或眼球突出，食亢而消瘦，汗多，舌质红，苔黄或少，脉细数。治宜滋阴降火、软坚散结。方用知柏地黄汤加减：知母 15 克、黄柏 15 克、怀山药 15 克、茯苓 15 克、黄药子 15 克、七叶一枝花 15 克、玄参 15 克、生地黄 24 克、白芍 24 克、牡丹皮 12 克、桑椹 30 克、牡蛎 30 克、夏枯草 30 克。随症加减：肝阴虚明显、眩晕重者，加枸杞子 15 克、何首乌 30 克；眼球突出、视物模糊者，加草决明 24 克、青葙子 15 克；心悸失眠、汗多者，加酸枣仁 15 克、五味子 10 克、生龙骨 30 克、生牡蛎 30 克。

(3) 气阴两虚型　症见心慌，气短，倦怠，乏力，汗多，食欲差，腹泻便溏，舌质正常或淡红，苔薄白，脉细或细数无力。治宜益气养阴、软坚散结。方用蒿芍龙牡汤合四君子汤加减：青蒿 15 克、茯苓 15 克、白术 15 克、七叶一枝花 15 克、黄药子 15 克、玄参 15 克、白芍 24 克、玉竹 24 克、龙

① 刘晓汉，等.治疗甲状腺机能亢进症 20 例疗效观察[J].中医杂志，1980(1)：40.
② 张笑平.甲状腺疾病治验[J].中医杂志，1987(12)：18.
③ 张俊文，等.中药治疗甲状腺机能亢进 32 例[J].上海中医药杂志，1983(7)：29.

骨 30 克、牡蛎 30 克、党参 30 克、夏枯草 30 克。随症加减：腹泻便溏，加怀山药 30 克、薏苡仁 30 克；中气不足、气短乏力者，加黄芪 30 克；汗多，加浮小麦 30 克。每日 1 剂，水煎 2 次，分 2 次服。

（4）痰结瘿瘤型　症见颈部肿大显著，眼球突出，喉间有痰，忧虑，烦躁舌质红，苔白薄或黄腻，脉弦。治宜化痰散结、软坚消肿。方用蒿芩清胆汤加减：青蒿 15 克、茯苓 15 克、玄参 15 克、海藻（水洗）15 克、昆布（水洗）15 克、黄药子 15 克、七叶一枝花 15 克、黄芩 12 克、陈皮 12 克、竹茹 12 克、枳壳 12 克、半夏 10 克、青黛 6 克、夏枯草 30 克。随症加减：胆郁气滞，加郁金 10 克、香附 15 克；甲状腺触诊有结节，加桃仁 12 克、红花 12 克。

均每日 1 剂，水煎 2 次，分 2 次服。3 个月为 1 个疗程，病情明显缓解后，仍需再服药 3～4 个月以期治愈。治疗期间最好不要中断服药，间断服药或停药过早均影响治疗效果。临床观察：夏睿明等用上方辨证加减治疗 22 例甲状腺机能亢进症患者。结果：痊愈 6 例，显效 8 例，好转 6 例，无效 2 例。[1]

10. 福建省立医院分 3 型

主方：海藻 15 克、昆布 15 克、夏枯草 15 克、浙贝母 9 克、丹参 15 克、香附 15 克。

（1）痰气郁结型　症见胸闷不舒，咽喉堵塞，痰多，月经失调，甲状腺肿大，眼球突出，舌质红苔白或黄，脉弦滑或弦细。偏痰结者，主方合二陈汤或温胆汤加减；偏气郁者，主方合丹栀逍遥散加减。

（2）阴虚阳亢型　症见头晕目眩，心烦易怒，面赤形瘦，表情焦虑，心悸多汗，食亢易饿，失眠多梦，肢体震颤，舌红苔黄，脉弦数或弦细数。主方合参麦散、增液汤、大补阴汤或三甲复脉汤加减，常加鳖甲、白芍、知母、黄药子、牡蛎等。

（3）心脾两虚型　症见头晕疲乏，心悸失眠，四肢不温，纳食不振，腹泻便溏，舌质淡嫩苔薄白，脉濡或细。主方（可减去夏枯草）合养心汤加减，常加黄芪、党参、白术、桂枝、附子等。

均每日 1 剂，水煎 2 次，分 2 次服。临床观察：福建省立医院用上方辨证加减治疗 20 例甲亢患者（痰气郁结型 5 例，阴虚阳亢型 13 例，心脾两虚型 2 例）。结果：显效 6 例（各 2、3、1 例），好转 11 例（各 2、8、1 例），无效 3 例（各 1、2、0 例）。随访 10 例，1 个月复发者 3 例，2 个月复发者 4 例，4 个月复发者 2 例，1 年复发者 1 例，复发后症状和体征均较住院治疗前重。[2]

11. 徐华元分 4 型

平亢汤：生牡蛎 30 克、生白芍 30 克、夏枯草 30 克、胡黄连 3～8 克、肥知母 10 克、芸薹子 15～30 克、大生地黄 15～30 克、牡丹皮 15 克、香附 15 克。

（1）痰气瘀结型　以胸闷气塞、情志不乐、或兼嗳气、甲状腺肿大、突眼为特点，苔薄白或腻，脉弦或滑。上方酌加青陈皮、海浮石、水红花子、赤芍、莪菝。

（2）肝火内亢型　以性情急躁易怒、口苦口干、眼胀痛、目赤怕热为特点，甚则肝火动血、鼻细牙细，肝火乘胃，消谷善饥，多食而形反消瘦，肤热白汗，便秘，肝火烁心，心悸心烦，失眠多梦，多言兴奋。舌偏红，苔少或薄黄，脉弦数或滑数。上方重用胡黄连，酌加龙胆草、黄芩、焦栀子、地骨皮。

（3）肝强脾弱型　以多食、多大便或大便溏薄、肢软乏力、消瘦等为特点，苔薄净或薄白，脉象弦细而数。上方酌加生石膏、寒水石、山药、白术、莲子肉、诃子。

（4）肝肾亏虚、精血虚少型　以头晕目花、视力减弱、耳鸣或午后升火面赤、五心烦热等为特点，女子则见月经减少、延期，甚至经闭，舌质红瘦，或嫩淡，或见裂纹，苔薄净，脉细弦。上方酌加龟甲、枸杞子、沙苑子、五味子，阴虚加玄参、天冬、麦冬、乌梅。当肝火未甚或基本平息后即去胡黄连，减用苦寒药，伴气虚时酌加太子参、黄芪、山海螺；白细胞过低者加制黄精、鸡血藤、甲片、虎杖。

均每日 1 剂，水煎 2 次，分 2 次服，症状基本

① 夏睿明，等.中医治疗甲状腺机能亢进症 22 例小结［J］.重庆医药，1981(2)：17.
② 福建省立医院.含碘中药治疗甲状腺机能亢进 20 例临床观察［J］.福建医药杂志，1981(6)：7-11.

控制后隔日服 1 剂。巩固疗效可选用大补阴丸、六味地黄丸、天王补心丹等成药。临床观察：徐华元用上方辨证加减治疗 34 例甲亢患者，显效 16 例（47.2%），改善 13 例（38.4%），无效 5 例（14.4%）。总有效率 85.6%。①

经 验 方

1. **自拟方 1** 党参 15 克、天冬 10 克、麦冬 10 克、生地黄 10 克、五味子 5 克、牡丹皮 10 克、赤芍 10 克、白芍 10 克、茯苓 10 克、陈皮 5 克、茯神 20 克、灵磁石 20 克、甘草 6 克。随症加减：若头晕目眩，头部胀痛，全身乏力不适，可加白蒺藜、钩藤、天麻平肝息风、祛风止痛；若自汗严重，轻微恶风，可加用玉屏风散益气固表止汗；若出汗严重，稍动更甚者，不分昼夜，加瘪桃干、浮小麦收敛固涩止汗。②

2. **甲亢灵汤 1** 生芪 30 克、黄芩 10 克、当归 10 克、三棱 10 克、莪术 10 克、刺蒺藜 15 克、赤芍 10 克、黄药子 15 克、夏枯草 12 克、龙骨 10 克、牡蛎 10 克、白芥子 12 克、石菖蒲 10 克。每日 1 剂，水煎，早、中、晚分服。服用 3 个月后改为丸药或散剂（组成同上）巩固治疗，每次服 6～8 克，每日 3 次。吴平辉将 120 例痰火夹瘀型甲状腺机能亢进症患者随机分为对照组和治疗组各 60 例，治疗组用甲亢灵汤治疗，对照组用他巴唑治疗。3 个月为 1 个疗程，连续治疗 2 个疗程观察疗效。结果：治疗组治愈 36 例，好转 19 例，无效 5 例，总有效率治疗组为 91.67%；对照组治愈 20 例，好转 15 例，无效 25 例，总有效率 58.33%。两组总有效率差异具有统计学意义；且随访 1 年，治疗组复发率为 33.33%，对照组为 80%。③

3. **自拟方 2** 海藻、生黄芪、煅牡蛎、浙贝母、玄参、夏枯草、三棱、莪术、血竭、乳香、没药。上药烘干粉碎搅拌均匀过几回筛，分包，每包 1.5 克，按每日 3 次，每次 1.5 克，用海带水冲服。刘美茹等用上方治疗 156 例甲状腺机能亢进患者，总有效率 94.87%，1 个疗程治愈 42 例，2 个疗程治愈 88 例，3 个疗程治愈 18 例，有 8 例失败，其中有 1 例长达 5 年被治愈。④

4. **疏肝清热养心汤** 柴胡 12 克、枳壳 12 克、海藻 12 克、僵蚕 12 克、法半夏 12 克、陈皮 12 克、夏枯草 12 克、香附 12 克、茯苓 25 克、海蛤壳 12 克、黄药子 12 克、浙贝母 15 克、麦冬 15 克、生牡蛎（先煎）25 克。每日 1 剂，早晚各温服 1 次。随症加减：肝火旺盛明显，加栀子 12 克、牡丹皮 15 克、龙胆草 12 克清泄肝火；胃热重，加大黄 10 克、黄连 10 克；脾虚，加炒山药 20 克、茯苓 15 克；心肝阴虚者，加玄参、天冬养阴清热；心悸失眠者，加人参、丹参、酸枣仁、柏子仁养心安神；手指颤动，加珍珠母（先煎）25 克、钩藤 15 克、生牡蛎 30 克以平肝潜阳。苗凌娜等用上方加减治疗 32 例甲状腺机能亢进患者。结果：治愈 17 例，显效 9 例，好转 4 例，无效 2 例，总有效率 94%。⑤

5. **二陈汤合桃红四物汤** 法半夏 10 克、陈皮 10 克、茯苓 15 克、当归 15 克、苍术 15 克、赤芍 15 克、浙贝母 15 克、白芍 15 克、山慈菇 15 克、川芎 12 克、僵蚕 12 克、红花 8 克。随症加减：肝火旺盛，加草决明 15 克、夏枯草 15 克、栀子 11 克；若肝肾阴虚者，加菊花 15 克、南北沙参各 15 克、生地黄 15 克；有肝郁气滞者表现者，加柴胡 10 克、法半夏 10 克；血瘀明显者，加红花 15 克、赤芍 10 克。水煎 400 毫升，分别于上午 9 时、下午 3 时服用。王春红用上方加减治疗 68 例甲状腺机能亢进症突眼患者，8 周为 1 个疗程。结果：治愈 4 例，疗效显著 33 例，有效 25 例，无效 6 例。治疗有效率 91.17%。⑥

6. **温胆汤** 陈皮 15 克、半夏 12 克、厚朴 15 克、茯苓 12 克、枳实 10 克、竹茹 30 克、生牡蛎 30

① 徐华元.从肝论治治疗甲状腺机能亢进症 34 例临床报告[J].上海中医药杂志,1981(8)：10-11.
② 王聪,等.许芝银治疗虚证甲状腺功能亢进经验[J].中华中医药杂志,2021,36(5)：2766-2768.
③ 吴平辉.甲亢灵汤治疗痰火挟瘀型甲状腺机能亢进症 60 例疗效观察[J].内蒙古中医药,2017,8(2)：8.
④ 刘美茹.中医治疗甲状腺机能亢进临床观察（附 156 例病例分析）[J].中外健康文摘,2011,8(35)：320.
⑤ 苗凌娜,等.疏肝清热养心汤治疗甲状腺机能亢进 32 例的体会[J].中医临床研究,2011,3(8)：91.
⑥ 王春红.二陈汤合桃红四物汤治疗甲状腺机能亢进症突眼 68 例疗效分析[J].中医卫生产业,2011,3(8)：13.

克、浙贝母 10 克、鳖甲 15 克。随症加减：心神不安，加合欢皮、远志、酸枣仁；阴虚内热，气滞津枯，致血瘀，加桃仁、红花、焦山楂。胡思荣用上方加减治疗 1 例毒性弥漫性甲状腺肿患者，疗效满意。[1]

7. 自拟方 3　黄芪 30 克、炒酸枣仁 30 克、山药 15 克、浙贝母 15 克、夏枯草 12 克、玄参 12 克、当归 10 克、制香附 6 克、三棱 6 克、生甘草 6 克、山慈菇 9 克、白芥子 5 克、黄连 3 克。每日 1 剂，早晚分服。1 个月为 1 个疗程，连续观察 3 个疗程。张通将 45 例甲状腺机能亢进患者随机分为治疗组 30 例和对照组 15 例，治疗组采用上述自拟方治疗，对照组采用他巴唑治疗。结果：治疗组控制 6 例，显效 8 例，有效 13 例，无效 3 例，总有效率为 90%；对照组控制 2 例，显效 3 例，有效 7 例，无效 3 例，总有效率为 12%。[2]

8. 睛突 1 号方　黄芩、柴胡、瓜蒌、竹茹、苍术、川芎、郁金、龙胆草、当归、黄芪、密蒙花。每日 1 剂，水煎服，早晚各 1 次，每次 150 毫升。随症加减：眼胀痛、畏光流泪，加玄参、栀子、大黄；视力下降，加青葙子、枸杞子、千里光；眼睑肿胀、结膜充血、水肿，加牡丹皮、金银花、连翘、野菊花；角膜外露形成溃疡、全眼炎，加乌梅、生龙骨、生牡蛎、白花蛇舌草。李责茂等将 32 例甲状腺机能亢进浸润性突眼患者随机分成中西医结合治疗组 17 例及单纯西药对照组 15 例。两组均常规予抗甲状腺药物丙硫氧嘧啶（PTU）每次 100 毫克，每 6 小时口服 1 次，连续服 6～8 周后视病情、对药物的敏感性及不良反应出现情况调整剂量；同时服用肾上腺皮质激素泼尼松，每次 20～30 毫克，每天 3 次，连续 2～3 周后渐减量，至 8～10 周停药；重者予以泼尼松龙 0.5～1.0 克加入生理盐水 250 毫升静点，隔日 1 次，连用 2～3 次后以上量改服泼尼松。为预防甲状腺功能低下加重突眼，两组均合用左甲状腺素片（L-T4）每天 50 微克，每天 1 次口服。治疗组在上述治疗的基础上加用自拟

方药睛突 1 号方。两组均以 2 个月为 1 个疗程，治疗 3 个疗程。结果：治疗组显效 13 例，有效 3 例，无效 1 例，总有效率 94.12%；对照组显效 9 例，有效 5 例，无效 1 例，总有效率 93.33%。两组总有效率无统计学差异，但治疗组的显效率明显高于对照组，且两组停用激素后，治疗组有效率远远高于对照组（$P<0.001$）。[3]

9. 消瘿汤加减　生黄芪 30 克、生地黄 15 克、玄参 9 克、栀子 9 克、牡蛎 30 克、白芥子 9 克、浙贝母 9 克、酸枣仁 9 克、桃仁 9 克、刘寄奴 15 克、白蒺藜 15 克、瓦楞子 30 克、地骨皮 30 克、连翘 15 克。每日 1 剂，水煎服。随症加减：汗多者，加五倍子、五味子；食亢者，合玉女煎，重用石膏、知母；心悸者，加百合、远志、酸枣仁、磁石；肢颤、舌颤明显者，多取镇肝熄风汤之意，重用贝甲、金石之品；目涩者，加用密蒙花、野菊花、决明子；若突眼、甲状腺肿明显者，重用软坚散结、活血通络之品，并加用白花蛇舌草等药以清其瘀毒；伴有白细胞减少者，加用地榆、鸡血藤、熟地黄、阿胶等药。程益春用上方加减治疗 1 例甲状腺机能亢进症患者，疗效满意。[4]

10. 自拟方 4　谷精草 30 克、紫草茸 30 克、苦丁茶 15 克、生地黄 15 克、黄芩 15 克、龙胆草 9 克、枸杞子 9 克、泽泻 9 克、柴胡 5 克、赤芍 4 克、白芍 4 克。随症加减：肝火盛，加龙胆草、炒栀子；心悸，加珍珠母、丹参；手震颤，加地龙、钩藤；突眼，加七叶一枝花、白花蛇舌草；气郁，加柴胡、郁金、疏肝解郁。每日 1 剂，水煎分 3 次服。赵立明采用地塞米松注射穴位联合上述中药治疗 50 例甲状腺机能亢进症患者，取穴阿是穴（甲状腺肿大局部），穴位皮肤常规消毒后，垂直进针至腺肿中心，经回抽无血液，将 2.5～5 毫克地塞米松注射液根据甲状腺肿大程度酌量，药液缓慢注入，隔 2 日注射 1 次。疗程 2 个月。结果：显效 35 例，有效 10 例，好转 5 例，总显效率 70%。[5]

① 胡然.胡思荣治疗毒性弥漫性甲状腺肿的经验[J].湖北中医杂志,2011,33(4)：29.
② 张通,等.益气养阴法治疗甲状腺机能亢进 30 例[J].陕西中医,2010,31(4)：450.
③ 李责茂,等.中西医结合治疗甲状腺机能亢进浸润性突眼临床对照观察[J].中国中医药信息杂志,2008,15(6)：62-63.
④ 孙丰雷,等.程益春治疗甲状腺机能亢进症经验[J].中医杂志,2005,46(5)：339-340.
⑤ 赵立明.针药结合治疗甲状腺机能亢进疗效观察[J].辽宁中医杂志,2004,31(7)：572.

11. 自拟方5　生黄芪40克、当归20克、生地黄20克、麦冬20克、北沙参20克、知母10克、龟甲10克、鳖甲10克、赤芍10克、丹参10克。随症加减：肝火旺为主者，加龙胆草6克；心火旺为主者，加莲子心20克；胃火盛为主者，加黄连6克。上药煎汤250毫升，分早晚2次服用，疗程3个月。王宁用上方加减治疗29例原发性甲状腺机能亢进症患者，治愈12例，好转15例，无效2例。有效率为93.1%。①

12. 益气养阴化痰散结汤　黄芪30克、生地黄15克、百合15克、玄参15克、赤芍15克、贝母15克、山慈菇15克、黄药子15克。运用中药浓煎机制成150毫升浓缩液，每日300毫升，分早晚2次服用。张云秀将67例甲状腺机能亢进症患者随机分为治疗组34例和对照组33例。治疗组采用上方治疗，对照组口服他巴唑5～10毫克，每日3次。结果：治疗组治愈6例，显效10例，好转15例，无效3例，总有效率91.46%；对照组治愈5例，显效11例，好转14例，无效3例，总有效率91.00%，两组总有效率无统计学差异，但治疗组甲状腺功能指标优于对照组且有统计学差异。②

13. 甲亢丸1　太子参15克、麦冬15克、黄芪15克、夏枯草15克、五味子6克、浙贝母6克、玄参12克、酸枣仁12克、赤芍12克、海藻10克、昆布10克、延胡索10克、生牡蛎30克、珍珠母30克、猫爪草20克。上药制成丸药，每10克为1丸。每次口服1丸，每天3次。李莲用上方治疗31例甲状腺机能亢进症患者，临床症状控制后减至维持量，每次5克(半丸)，每天1～2次。服药3个月为1个疗程。结果：治愈13例，显效12例，好转5例，无效1例。总有效率96.7%。③

14. 疏肝健脾汤　香附15克、党参15克、酸枣仁8克、远志8克、当归10克、黄芪15克、乌药10克、茯神15克、白术10克、木香6克、陈皮10克、甘草6克、海藻30克、昆布30克。随症加减：气虚者，重用党参、黄芪；脾虚湿甚者，加香砂六君子汤；失眠者，加生龙齿、牡蛎；气郁化火，灼津为痰者，加蛤壳、夏枯草。每日1剂，水煎服，煎2遍，混合均匀后分早、晚服。15日为1个疗程，连续观察1～4个疗程，判定疗效。赵建群用上方治疗35例甲状腺机能亢进伴贫血患者，治愈25例，好转8例，无效2例。总有效率94.3%。④

15. 甲亢方1　夏枯草15克、生龙骨30克、生牡蛎30克、生地黄15克、牡丹皮15克、菊花10克、香附15克、白蒺藜15克、升麻7.5克。随症加减：甲状腺肿大，加海浮石15克、生鳖甲15克；食欲亢进，心悸，加生地黄至30克、酸枣仁15克；脾虚便溏，加白术15克、山药15克；气虚自汗，加太子参20克、浮小麦10克；月经量少或阳痿，加淫羊藿15克、当归15克。每日1剂，水煎服。1个月为1个疗程，连续用药3个疗程评定疗效。刘庆平用上方加减治疗40例甲状腺机能亢进症患者，治愈12例，显效18例，有效7例，无效3例。总有效率92.5%。⑤

16. 甲亢平汤　玄参15克、生地黄15克、甲片(先煎)15克、丹参15克、夏枯草15克、浙贝母15克、猫爪草18克、三棱12克、麦冬12克、莪术12克、黄药子10克。随症加减：肝阳上亢显著，加龙胆草、白芍；肝郁气滞，加柴胡、白芍、钩藤；肝肾阴虚，虚火偏旺，加知母、黄柏；痰湿凝滞，瘿肿明显，去生地黄，加青皮、三七末；气阴两虚明显，加太子参；痰瘀互结，突眼明显，加怀牛膝、白蒺藜、瓦楞子；有肝病，去黄药子。每日1剂，水煎2次，分2次服。郑俊煦等用上方加减治疗65例甲亢患者，痊愈26例，显效18例，好转16例，无效5例。总有效率93%。⑥

17. 消瘿煎　玄参20克、丹参20克、生地黄15克、昆布15克、海藻15克、夏枯草15克、知母

① 王宁.滋阴降火为主治疗原发性甲状腺机能亢进症29例[J].安徽中医临床杂志,2000,12(2)：96.
② 张云秀.益气养阴化痰散结汤治疗甲状腺机能亢进34例[J].中国中医药信息杂志,2000,7(6)：58.
③ 李莲.甲亢丸治疗甲状腺机能亢进症31例[J].湖北中医杂志,2000,22(3)：15.
④ 赵建群.疏肝健脾汤治疗甲状腺机能亢进伴贫血35例[J].河北中医,2000,22(5)：355.
⑤ 刘庆平.自拟甲亢方治疗甲状腺机能亢进症40例[J].山西中医,2000,16(3)：20-21.
⑥ 郑俊煦,等.甲亢平汤治疗甲状腺机能亢进症65例临床观察[J].新中医,1995,27(1)：17.

15 克、白芍 15 克、龟甲 15 克、胆草 8 克、大贝母 10 克、生牡蛎 30 克、黄药子 30 克、生石膏 30 克、山慈菇 30 克。随症加减：内热甚，加川黄连、黄芩；汗多或疲乏或白细胞减少，加黄芪、党参、当归、何首乌；咽喉阻塞感明显，加射干、山豆根；痰多，加制南星、海浮石；眼球突出明显，加白蒺藜、茺蔚子；心悸，加酸枣仁、龙齿、柏子仁；症状减轻或消失、甲状腺肿大明显，加炮甲片、莪术、漏芦、王不留行。每日 1 剂，水煎 3 次，分 3 次服。2～3 个月为 1 个疗程。高章武用上方加减治疗 49 例甲亢患者，痊愈 28 例，显效 11 例，好转 7 例，无效 3 例。总有效率 93.8%。[1]

18. 自拟方 6　太子参 30 克、牡蛎 30 克、生地黄 12 克、浙贝母 12 克、丹参 12 克、炮甲片 12 克、玄参 10 克、麦冬 10 克、胡黄连 10 克、茯苓 15 克、夏枯草 15 克、甘草 3 克。随症加减：心悸、失眠重，加酸枣仁、夜交藤；倦怠乏力重，加黄芪；汗出甚，加山茱萸、五味子；突眼明显，加蒲公英、白芥子；便溏，去生地黄，加苍术、白术。每日 1 剂，水煎 2 次，分 2 次服。章伟光将 25 例甲亢患者按照既往用药情况分为中药组 15 例和中西药组 10 例。中药组用上方加减治疗；中西药组在中药治疗的基础上联合西药，他巴唑每日 15～30 毫克，15 日后减为每日 7.5～15 毫克，口服。结果：中药组近期痊愈 6 例，有效 6 例，无效 3 例，总有效率 80%；中西药组近期痊愈 7 例，有效 2 例，无效 1 例，总有效率 90%。两组治疗前后血清 T_3、T_4 均有显著差异。[2]

19. 血府逐瘀汤加味　太子参 15 克、生黄芪 15 克、浙贝母 15 克、玄参 15 克、黄药子 6 克、夏枯草 20 克、连翘 20 克、生牡蛎 30 克。随症加减：气郁痰阻，去生地黄，加郁金、半夏、陈皮、茯苓、昆布、海藻；心肝阴虚，加枸杞子、炒酸枣仁、天冬、麦冬；阴虚火旺，加沙参、玉竹、生石膏、黄连；阴虚阳亢，加生白芍、龟甲、鳖甲、生石决明。每

日 1 剂，水煎 2 次，分 2 次服。2 个月为 1 个疗程。胡杰生用上方加减治疗 20 例甲亢患者，经治疗 1～3 个疗程，痊愈 9 例，显效 6 例，好转 3 例，无效 2 例。[3]

20. 自拟方 7　黄芪、党参、山药、白芍、夏枯草、玄参、麦冬、半夏、贝母、牡蛎、枸杞子、炒酸枣仁。随症加减：便溏，加白术、陈皮；目赤、目突甚，加菊花、泽泻、泽漆、白蒺藜；甲状腺肿大，加白芥子、瓦楞子；结节肿大，加三棱、莪术、赤芍；心悸、心烦，加生龙骨、远志、山栀子；肝气不舒，加柴胡、香附、佛手；面红、皮肤红热甚，加黄芩、半枝莲。每日 1 剂，水煎 2 次，分 2 次服。陈金锭等采用中西医结合法治疗 110 例甲状腺机能亢进症患者，西药予他巴唑每日 10～30 毫克，1～2 日后减至维持量，伴甲状腺肿大、突眼较重者，同时服甲状腺片 20～40 毫克，每日 1 次。无此症状者用他巴唑半月后加甲状腺片。结果：近愈 36 例，显效 31 例，有效 43 例。[4]

21. 自拟方 8　党参 15 克、茯苓 15 克、黄芪 30 克、北沙参 12 克、天冬 12 克、麦冬 12 克、知母 12 克、五味子 10 克、玉竹 10 克。随症加减：肝郁，加柴胡、栀子、龙胆草、郁金；肾虚，加山药、山茱萸、怀牛膝；痰核瘿瘤，加贝母、半夏、陈皮、白芥子、黄药子；血瘀，加桃仁、红花、三棱。每日 1 剂，水煎 2 次，分 2 次服。3 个月为 1 个疗程。陈艳等用上方加减治疗 13 例甲亢患者，乏力消瘦、口干口渴有效率 100%，心悸心烦有效率 92%，多汗易饥有效率 85%；体重增加有效率 100%，心率减慢有效率 92%，手颤总有效率 69%，T_3、T_4 值正常有效率 84%。[5]

22. 自拟方 9　生山药 30 克、黄药子 20 克、牡蛎 20 克、海浮石 15 克、黄芪 15 克、浙贝母 12 克、昆布 12 克、海藻 12 克、党参 12 克。上药共研细末，装入胶囊。每次 1～2 粒，每日 2 次，口服。30 日为 1 个疗程。李万贵用上方治疗 34 例甲亢患

① 高章武.消瘦煎治疗甲状腺机能亢进 49 例小结[J].江西中医药,1995,26(1):25.
② 章伟光.益气养阴清热法治疗甲亢 25 例疗效观察[J].贵阳中医学院学报,1994,16(4):10.
③ 胡杰生.血府逐瘀汤加味治疗甲亢 20 例[J].山东中医杂志,1993,12(2):21.
④ 陈金锭,等.中西医结合治疗 110 例甲状腺机能亢进症[J].山东中医学院学报,1993,17(2):42.
⑤ 陈艳.益气养阴法治疗甲状腺机能亢进症 13 例[J].实用中西医结合杂志,1993,6(7):391.

者,痊愈 21 例,好转 13 例。①

23.平甲煎 龙胆草 12 克、栀子 12 克、柴胡 12 克、黄芩 12 克、夏枯草 15 克、酸枣仁 15 克、麦冬 15 克、昆布 21 克、海藻 21 克、玄参 21 克、生地黄 21 克、甘草 10 克。随症加减:四肢颤抖明显者,加天麻、钩藤;腰膝酸软者,加枸杞子、山茱萸;大便溏泄者,加炒山药、白术。每日 1 剂,水煎 2 次,分 2 次服。21 剂为个疗程。党铎用上方加减治疗 50 例甲亢患者,痊愈 15 例,基本痊愈 17 例,有效 11 例,无效 7 例。总有效率 86%。②

24.自拟方 10 党参 15~20 克、生黄芪 15~20 克、木瓜 10 克、乌梅 10 克、五味子 10 克、柴胡 10 克、香附 10 克、何首乌 12~15 克、夏枯草 12~15 克、白芍 12~15 克、鳖甲 12~15 克、生牡蛎 30 克。随症加减:目突眼胀,加白蒺藜、谷精草、密蒙花;手颤,加钩藤、珍珠母;心率增快者,加炒酸枣仁、生龙齿;甲状腺肿硬,加黄药子。每日 1 剂,水煎 2 次,早晚分服。电离子导药:用柴胡、香附、甲片、生牡蛎、鳖甲等药物炮制的药液,浸泡 5 厘米×3.5 厘米的两个纱布垫,敷于两侧甲状腺体导药 20 分钟,隔日 1 次。针刺:在导药的同时取神门、内关、三阴交、足三里穴。前 2 穴用泻法,后 2 穴用补法,留针 20 分钟,隔日 1 次。随症加减:目突眼胀,加风池、鱼腰、球后、攒竹、睛明。每次取 2~3 个穴,用泻法,不留针;甲状腺肿硬,加水突、扶突、天鼎,每次取 1~2 个穴,用泻法不留针。李学敏等采用上述综合疗法治疗 38 例甲亢患者,临床痊愈 18 例,基本痊愈 10 例,显效 6 例,好转 2 例,无效 2 例。③

25.甲亢灵汤 2 煅龙骨 15 克、煅牡蛎 15 克、淮山药 15 克、墨旱莲 15 克、夏枯草 15 克、紫丹参 15 克。随症加减:肝阳上亢明显,加龙胆草、细生地黄;肝郁气滞者,加柴胡、白芍、钩藤;肝肾阴虚,

虚火偏旺,加生地黄、知母、黄柏;痰湿凝滞,瘿肿明显,加浙贝母、土贝母、陈皮;气阴两虚明显,加黄芪、太子参;痰瘀互结,突眼明显,加牛膝、鸡血藤、三棱、茯苓、胆南星等。每日 1 剂,水煎 2 次,分 2 次服。解发良用上方加减治疗 68 例甲亢患者,痊愈(T_3、T_4 值正常)8 例,显效 29 例,好转 25 例,无效 5 例。显效率 54.4%,总有效率 91.2%。④

26.自拟方 11 夏枯草 15 克、浙贝母 15 克、生牡蛎 30 克、白芍 12 克、玄参 20 克、柴胡 10 克。随症加减:便溏,加淮山药;失眠、心悸,加生龙骨;气虚,加党参。每日 1 剂,水煎 2 次,分 2 次服,40~60 日为 1 个疗程。西药予心得安 10 毫克,每日 3~4 次;维生素 C 0.2 克,维生素 B_1 20 毫克,均每日 3 次口服。梁清华等用上述中西医结合法治疗 30 例甲亢患者,近愈 12 例,显效 9 例,好转 5 例,无效 4 例。⑤

27.消瘿散 昆布 250 克、海藻 250 克、海螵蛸 250 克、干紫菜 250 克、海蛤壳 200 克、贝母 200 克、血琥珀 200 克、煅龙骨 200 克、煅牡蛎 200 克、制半夏 100 克、制珍珠 10 克。上药研细末,过 120 目细筛,10 克,每日 3 次,连服 3 个月。侯果圣用上方治疗 69 例气瘿病患者,痊愈(症状消失,各项检查均正常)65 例,有效(瘿肿全消,目睛突出未完全恢复正常)4 例。⑥

28.白虎加人参汤 生石膏 100 克、知母 10 克、炙甘草 6 克、粳米 15 克、人参 10 克。水煎,口服。张博明用上方治疗 2 例甲状腺危象患者,疗效满意。⑦

29.平突汤 夏枯草 20 克、生牡蛎 30 克、丹参 15 克、白蒺藜 12 克、白芍 15 克、决明子 12 克、白菊花 10 克、浙贝母 10 克、生甘草 5 克。随症加减:气滞夹瘀,加赤芍、郁金;夹痰湿,加法半夏、茯苓;肝肾阴虚,加枸杞子、桑椹、女贞子、墨旱莲。

① 李万贵.中药治疗甲状腺机能亢进 34 例[J].陕西中医,1993(5):196.
② 党铎.平甲煎治疗甲状腺机能亢进症 50 例[J].陕西中医,1991,12(11):489.
③ 李学敏,等.综合疗法治疗 38 例甲亢[J].天津中医,1991(2):34.
④ 解发良.中药为主治疗甲亢 109 例疗效观察[J].湖南中医杂志,1990(2):5.
⑤ 梁清华,等.中西医结合治疗甲状腺机能亢进 30 例临床观察[J].湖南中医学院学报,1990,10(1):14.
⑥ 侯果圣.消瘿散治疗 69 例气瘿病[J].甘肃中医,1990(1):32.
⑦ 张博明.白虎加人参汤救治甲状腺危象二例[J].湖南中医杂志,1990(3):39.

每日 1 剂,水煎 2 次,分 2 次服。服 6~8 周后,改服散剂,以上方药研末,每次 20 克,每日 2 次,温开水冲服,2 个月为 1 个疗程。一般服 1~2 个疗程。韩纯庆用上方加减治疗 16 例甲亢突眼症患者,恢复正常 1 例(6.25%),显效 5 例(31.25%),有效 4 例(25%),不变 6 例(37.5%)。总有效率 62.5%。①

30. 消瘿汤 生牡蛎 30 克、夏枯草 30 克、白芍 15 克、玄参 15 克、生地黄 15 克、麦冬 15 克、象贝母 10 克、黄药子 10 克、地龙 9 克、甘草 5 克。随症加减:气郁明显者,加柴胡、郁金;心悸者,加珍珠母、丹参;出汗者,加五味子;手震者,加双钩藤;肝火亢盛者,加栀子、龙胆草;甲状腺肿大者,加海浮石;质硬,加甲片、三棱;突眼者,加七叶一枝花、白花蛇舌草。每日 1 剂,水煎 2 次,分 2 次服。待症状、体征改善后,以上方药研末,开水冲服,每次 20 克,每日 2 次,2 个月为 1 疗程。韩纯庆用上方治疗 42 例甲亢患者,治愈 18 例(42.9%),显效 12 例(28.6%),好转 9 例(21.4%),无效 3 例(7.1%)。总有效率 92.9%。②

31. 自拟方 12 柴胡 10 克、黄芩 10 克、玄参 10 克、桔梗 10 克、法半夏 10 克、土贝母 15~20 克、滑石 15~20 克、生牡蛎 15~20 克、甘草 6 克。随症加减:气滞明显,加香附、枳壳、郁金;痰多,加制南星、紫苏梗;肝火盛,加龙胆草、夏枯草、钩藤;大热口渴者,去法半夏,加生石膏、知母、天花粉;火盛伤阴者,加生地黄、沙参、麦冬、鳖甲;血瘀者,加赤芍、丹参、桃仁;气虚汗出乏力,加炙黄芪。每日 1 剂,水煎 2 次,分 2 次服。胡代槐用上方加减治疗 60 例甲亢患者,治愈 25 例,显效 18 例,好转 14 例,无效 3 例。③

32. 白芥子复方 白芥子Ⅰ号复方:白芥子 40 克、麦冬 20 克、生地黄 20 克、牡丹皮 20 克、夜交藤 20 克、龙胆草 15 克。白芥子Ⅱ号复方:上方麦冬 15 克,加黄芪 20 克,去龙胆草。每日 1 剂,

水煎 2 次,分 2 次服。亦可做成蜜丸吞服。肝火旺盛型用Ⅰ号,肝肾阴虚型用Ⅱ号。陈智民等将 113 例甲亢患者随机分为中西结合组 54 例和西药治疗组 59 例。西药治疗组采用他巴唑每日 15~30 毫克或甲基硫氧嘧啶每日 0.2~0.4 克,白细胞低于 4 000 者加用鲨肝醇、利血生等升白细胞西药。适当使用心得安、抗生素、维生素和甲状腺干制剂。突眼者合用免疫抑制剂。中西结合组采用白芥子复方联合西药治疗。疗程为 1 年半,停药后随访 3 个月以上。结果:中西结合组痊愈 40 例,显效 5 例,有效 6 例,无效 3 例,症状控制时间平均为 21.73 天,49 例甲状腺体积缩小,5 例增大;西药治疗组痊愈 34 例,显效 9 例,有效 11 例,无效 5 例,症状控制时间平均为 27.36 天,18 例甲状腺体积缩小,41 例增大。④

33. 甲亢灵汤 3 煅龙骨 15 克、煅牡蛎 15 克、淮山药 15 克、墨旱莲 15 克、夏枯草 15 克、紫丹参 15 克。随症加减:肝阳上亢明显者,加龙胆草、生地黄;肝郁气滞,加柴胡、白芍、钩藤;肝肾阴虚,加知母、黄柏;痰湿凝滞,加贝母、陈皮;气阴两虚,加黄芪、太子参等。每日 1 剂,水煎 2 次,分 2 次服。每次约 100 毫升口服。刘翠荣等将 99 例甲亢患者随机分为甲亢灵组 41 例和中西医结合组 58 例。甲亢灵组使用甲亢灵汤加减治疗;中西医结合组在甲亢灵汤的基础上联用西药他巴唑 5~10 毫克或心得安 10 毫克治疗,每日 3 次,治疗中依病情酌量增减。1 个月为 1 个疗程。结果:3 个疗程后,甲亢灵组痊愈 5 例,显效 12 例,好转 18 例,无效 6 例,总有效率为 85.4%;中西医结合组痊愈 7 例,显效 25 例,好转 22 例,无效 4 例,总有效率为 93.1%。⑤

34. 平亢散 柴胡 15 克、夏枯草 30 克、郁金 20 克、白芍 30 克、当归 15 克、苦参 30 克、牡丹皮 20 克、党参 20 克、茯苓 20 克、生山药 30 克、皂刺 10 克、昆布 10 克、莪术 15 克、黄药子 30 克、炮甲

① 韩纯庆.自拟平突汤治疗甲亢突眼症 16 例[J].广西中医药,1990,13(2):11.
② 韩纯庆.消瘿汤治疗甲状腺机能亢进症——附 42 例临床观察[J].湖南中医杂志,1989(15):2.
③ 胡代槐,等.甲亢方加减治疗甲状腺机能亢进 60 例临床观察[J].湖南中医学院学报,1989,9(1):31.
④ 陈智民,等.白芥子Ⅰ、Ⅱ号复方为主治疗甲状腺机能亢进症 54 例[J].中西医结合杂志,1988,8(7):438.
⑤ 刘翠荣,等.甲亢灵治疗甲状腺机能亢进的疗效观察[J].中西医结合杂志,1988,8(2):739.

片 12 克、生龙骨 30 克、生牡蛎 30 克、浙贝母 25 克、连翘 30 克。上药混合粉碎为细末,装瓶服用。每日服 2 次,每次 6 克,白开水冲服,60 天为 1 个疗程。周宜强用上方治疗 1 例甲亢患者,效果满意。①

35. 甲亢煎　白芍 10 克、乌梅 10 克、木瓜 10 克、沙参 10 克、麦冬 10 克、石斛 10 克、扁豆 10 克、莲子 10 克、柴胡 6 克、桑叶 6 克、黑栀子 6 克、昆布 6～10 克。随症加减:眼胀、眼球突出明显者,加白蒺藜、草决明、茺蔚子;甲状腺肿硬者,加山慈菇、生牡蛎;心率增快明显者,加炒酸枣仁、生龙齿。每日 1 剂,水煎 2 次,分 2 次服。待病情稳定后,按上述处方配制蜜丸,每丸重 9 克,每日早晚各服 1 丸,以巩固疗效,防止复发。曲竹秋等用上方加减治疗 60 例甲亢患者,痊愈 28 例,基本痊愈 10 例,显效 8 例,好转 11 例,无效 3 例。总有效率 95%。②

36. 白虎汤合知柏地黄汤加减　知母、生地黄、玄参、生石膏、夏枯草、胡黄连、银柴胡、鳖甲、牡丹皮、生牡蛎、钩藤、僵蚕、麦冬、酸枣仁、全瓜蒌等。小柴胡汤合生脉饮化裁:柴胡、黄芩、赤芍、党参、麦冬、玄参、鳖甲、牡丹皮、夏枯草、黄精、生地黄、熟地黄、炒扁豆、茯苓等。随症加减:面红目赤,性急易怒,舌边尖红或转氨酶增高者,加龙胆草、当归、酸枣仁、五味子等;倦怠乏力、舌胖淡或贫血、白细胞偏低者,加人参粉、阿胶、炒山药、紫河车等;手潮湿有汗反不暖者,加生黄芪、五味子、浮小麦等;甲状腺肿痛者,加蒲公英、紫花地丁、金银花、山慈菇等;药疹,加白鲜皮、蝉蜕、赤芍,重用生地黄。西药予口服他巴唑 5 毫克,每日 2～3 次;口服他巴唑 10 毫克,每日 3 次。姜浩用上方加减治疗 80 例甲亢患者,痊愈 62 例,显效 12 例,有效 6 例。总有效率 100%。治疗时间最长 90 天,最短 28 天,平均 53.3 天。③

37. 瘿宝灵　夏枯草 20 克、山楂核 20 克、贝母 20 克、党参 20 克、海浮石 20 克、荔枝核 30 克、橘核 30 克、黄芪 30 克、生地黄 30 克、山豆根 30 克、生牡蛎 30 克、当归 15 克、茯苓 15 克、白芍 18 克、桔梗 12 克、川楝子 10 克、陈皮 10 克、郁金 10 克。上药粉碎为细末混匀,炼蜜为丸,每丸重 10 克,于饭前服 1 丸,1 个月为 1 个疗程。史定文等用上方加减治疗 64 例甲状腺疾病患者(其中甲亢 50 例),完全缓解者 51 例,部分缓解者 7 例,无效者 6 例。总有效率 91%。④

38. 甲亢丸 2　橘红 100 克、清半夏 150 克、茯苓 150 克、海藻 150 克、昆布 150 克、夏枯草 200 克、煅牡蛎 150 克、大贝母 150 克、三棱 100 克、黄药子 50 克、甘草 50 克、琥珀 10 克、朱砂 10 克。上药混合粉碎为细末,炼蜜为丸,每丸重 15 克,每日服 2 次,每次 1 丸。张淑芝用上方治疗 125 例甲亢患者,痊愈 65 例(52%),显效 24 例(16.2%),好转 23 例(18.4%),无效 13 例(10.4%)。总有效率 80.9%。⑤

39. 瘿宝煎　夏枯草 15 克、茯苓 15 克、夜交藤 15 克、荔枝核 30 克、橘核 30 克、生牡蛎 20 克、山楂核 18 克、当归 12 克、桔梗 12 克、郁金 12 克、昆布 12 克、柴胡 10 克、青皮 10 克、川楝子 10 克、海藻 10 克、白芍 18 克。随症加减:气滞痰凝者,加赤芍 15 克、牡丹皮 15 克、山豆根 15 克、陈皮 12 克;阴虚阳亢者,加沙参 12 克、生地黄 15 克、石斛 15 克、天麻 9 克、香附 10 克;脾肾阳虚者,加党参 15 克、泽泻 12 克、丹参 20 克、桂枝 10 克、巴戟天 10 克;气阴两虚者,加黄芪 30 克、党参 15 克、炒酸枣仁 15 克、生地黄 15 克。每日 1 剂,水煎 2 次,分 2 次服。史定文等用上方加减治疗 36 例甲状腺疾病患者(其中甲亢 18 例,单纯甲状腺肿 14 例,甲状腺纤维瘤 4 例),痊愈 24 例,好转 9 例,无效 3 例。⑥

① 周宜强.平亢散治疗甲亢[J].山西中医,1988,4(3):11.
② 曲竹秋,等.甲亢煎治疗甲状腺机能亢进 60 例临床观察[J].中医杂志,1987(2):48.
③ 姜浩.中西医结合治疗"甲亢"80 例疗效观察[J].北京中医学院学报,1987,10(5):28.
④ 史定文,等.瘿宝灵治疗甲状腺疾患 64 例[J].河北中医,1987(4):13.
⑤ 张淑芝.甲亢丸治疗甲状腺机能亢进 152 例[J].黑龙江中医药,1987(1):43.
⑥ 史定文,等.瘿宝煎治疗甲状腺疾患 36 例[J].陕西中医,1987,8(8):349.

40. 甲亢煎 白芍 10 克、乌梅 10 克、木瓜 10 克、沙参 10 克、麦冬 10 克、石斛 10 克、扁豆 10 克、莲子肉 10 克、昆布 10 克、柴胡 6 克、桑叶 6 克、黑栀子 6 克。每日 1 剂,水煎 2 次,分 2 次服。2 个月为 1 个疗程。待病情稳定后,按上述处方配制蜜丸,每丸重 9 克,每日早晚各服 1 丸,以巩固疗效,防止复发。王士相等用上方治疗 2 例甲亢患者,效果满意。①

41. 加味归脾丸 香附 15 克、党参 15 克、酸枣仁 8 克、远志 8 克、当归 10 克、黄芪 15 克、芍药 10 克、茯神 15 克、白术 10 克、贝母 10 克、木香 6 克、陈皮 10 克、甘草 6 克、海藻 30 克、昆布 30 克。随症加减:气虚重用参、芪;脾虚湿甚者,加香砂六君子丸;失眠,加生龙齿、牡蛎;气郁化火灼津为痰,加海蛤壳、夏枯草。每日 1 剂,水煎 2 次,分 2 次服。傅清成用上方加减治疗 7 例甲亢伴贫血患者,痊愈 4 例,好转 1 例,无效 2 例。②

42. 甲亢重方 黄芪 30~45 克、白芍 12 克、生地黄 15 克、香附 12 克、夏枯草 30 克、何首乌 20 克。随症加减:脾虚,去生地黄,加淮山药、白术、建曲;心火旺,加黄连;肝火旺,加龙胆草。每日 1 剂,水煎 2 次,分 2 次服。夏少农等用上方加减治疗 98 例甲亢患者,治愈 61 例,显效 19 例,有效 8 例,无效 10 例。总有效率 89.8%。③

43. 自拟方 13 七叶一枝花 12 克、白蔹 12 克、漏芦 12 克、黄芪 30 克、玄精石 15 克、川石斛 12 克、滁菊花 12 克、枸杞子 12 克、密蒙花 12 克、千里光 12 克、谷精草 12 克、石蟹 12 克。随症加减。针灸:选穴昆仑、丘墟、瞳子髎、泽前、内关、天鼎、合谷、足三里。重度突眼辅以 2% 甲基纤维素滴眼等局部治疗。3 个月为 1 个疗程。多数患者治疗 3~6 个月,少数患者坚持治疗 1~2 年。陈梦月等用上法治疗 24 例甲亢突眼患者,

经中药或中西药结合治疗后,突眼的临床症状和眼征均有明显好转。④

44. 甲Ⅱ号丸剂 生牡蛎、海藻、昆布、白蒺藜、白芍、生地黄、玄参、枸杞子、茺蔚子各等份。上药混合粉碎为细末,炼蜜为丸,每丸重 10 克,每日 2~3 丸。随症加减:甲状腺肿大长期不消,加土茯苓;心动过速久不愈,加苦参。张曾譻用上方加减治疗 50 例甲亢患者,基本痊愈 8 例,显效 18 例,好转 22 例,无效 2 例。总有效率 96%。⑤

45. 养阴行气方 熟地黄 30 克、制首乌 20 克、枸杞子 15 克、龟甲 15 克、鳖甲 30 克、玫瑰花 9 克、枳壳 9 克、香附 9 克、郁金 9 克、黄药子 12 克、夏枯草 12 克、海藻 15 克、昆布 15 克、山慈菇 9 克。每日 1 剂,水煎 2 次,分 2 次服。王大鹏用上方治疗 12 例甲亢患者,痊愈 9 例,显效 2 例,1 例发生甲状腺危象。⑥

46. 四逆散加味 白头翁 45 克、丹参 30 克、黄药子 30 克、夜交藤 30 克、生牡蛎(先煎)30 克、泽泻 18 克、白芍 12 克、柴胡 9 克、枳实 9 克、琥珀(冲服)6 克、木通 6 克、甘草 6 克。每日 1 剂,水煎 2 次,分 2 次服。蒋立基用上方治疗 20 余例甲亢患者,一般服药 3~6 剂即见疗效,亦有服药 20~30 剂后症状基本控制者。⑦

47. 自拟方 14 方 1:四逆散 18 克、夏枯草 15 克、海浮石 15 克、黄药子 15 克、玄参 15 克、谷精草 30 克、半夏 6 克、黄芩 6 克、陈皮 5 克。随症加减:头晕甚者,加钩藤 9 克;痰不易咯出,加礞石 9~15 克。方 2:钩藤 9 克、白芍 9 克、枸杞子 9 克、牡丹皮 6 克、女贞子 15 克、生地黄 15 克、麦冬 15 克、玄参 15 克、谷精草 30 克。随症加减:目突甚者,加青葙子 15 克、叶下珠 30 克。方 3:龙胆草 6~9 克、栀子 6 克、柴胡 5 克、泽泻 9 克、夏枯草 15 克、生地黄 15 克、苦丁茶 15 克、玄参 15 克、

① 王士相,等.酸泻肝木法治疗甲亢[J].中医杂志,1985(3):20.
② 傅清成.加味归脾丸治疗甲状腺机能亢进伴贫血[J].中医杂志,1984(10):41.
③ 夏少农,等.益气养阴法治疗甲状腺机能亢进症[J].中医杂志,1984(9):47.
④ 陈梦月,等.中药或中西药结合治疗甲亢突眼的初步疗效观察[J].中西医结合杂志,1984,4(6):334.
⑤ 张曾譻.甲Ⅱ号丸剂治疗甲亢 50 例[J].北京中医,1983(2):51.
⑥ 王大鹏.养阴行气法治疗甲亢的体会[J].黑龙江中医药,1982(2):44.
⑦ 蒋立基,等.四逆散加味治疗甲状腺机能亢进[J].上海中医药杂志,1982(1):18.

谷精草 30 克、紫草茸 30 克、防风 9 克、赤芍 6 克、白芍 6 克。随症加减：目赤日久，加归尾 0.9 克、石决明 30 克、牡蛎 45 克。张闾珍用上方联合西药治疗 12 例甲亢恶性突眼症患者，他巴唑每日 2.5～10 毫克，或甲基硫氧嘧啶每日 25～100 毫克，同时给甲状腺片每日 60～90 毫克，安宫黄体酮片每日 6～9 毫克，无甲亢仅给后 2 种药物。结果：明显好转 5 例，好转 7 例。[1]

48. 自拟方 15　方 1：柴胡 6 克、香附 9 克、白芍 9 克、白术 9 克、黄药子 9 克、昆布 15 克、海藻 15 克、瓜蒌·15 克、茯苓 12 克、生牡蛎 24 克。水煎服。随症加减：气滞较甚，加陈皮、青皮；痰盛，加白芥子、贝母；内热较盛，加玄参、生地黄；血虚，加当归、丹参；心悸明显，加炒酸枣仁、远志。方 2：夏枯草 25 克、玄参 15 克、生地黄 15 克、昆布 15 克、海藻 15 克、连翘 15 克、生牡蛎 24 克。水煎服。随症加减：手抖明显，加白芍、珍珠母、钩藤；肝火盛，加黄芩、龙胆草；心火盛，加黄连、栀子、木通；胃火盛，加石膏、知母；甲状腺肿大显著，加炮甲片、瓜蒌、炒莪术；口干明显，舌红少津，加麦冬、天花粉；多汗，加浮小麦、五味子。方 3：黄芪 15 克、生地黄 12 克、白芍 12 克、丹参 12 克、麦冬 12 克、酸枣仁 12 克、当归 9 克、黄药子 9 克、玄参 18 克、生牡蛎 30 克，水煎服。随症加减：头昏，加枸杞子、菊花；阴虚风动明显，加龟甲、鳖甲、珍珠母；腰困肢软，加女贞子、山茱萸；阴虚火旺，加知母、黄柏；口干甚，加沙参、玉竹；乏力显著，加党参、山药。罗国钧等用上方联合西药治疗 45 例甲亢患者，心悸明显，加用安定、心得宁、心得安等；失眠严重，加安宁等，但不用硫脲类药物。结果：痊愈 14 例，显效 12 例，好转 18 例，无效 1 例。总有效率 97.8%。[2]

49. 平瘿复方　玄参、生地黄、茯苓、当归、白芍、山茱萸、牡丹皮、夏枯草、浙贝母、生龙骨、生牡蛎、青陈皮、瓦楞子、三棱、莪术。随症加减：气

虚，去破气药，加党参、黄芪、白术；突眼显著，加白蒺藜、谷精草、车前子、菊花、青葙子；消渴症重，加天花粉、知母、石膏、葛根，重用生地黄、山药；心悸失眠严重，加夜交藤、生赭石、炒枣仁、珍珠母；肝大或有肝功能障碍，加郁金、丹参、鳖甲；黄疸者，加茵陈、泽泻、栀子、猪苓；脾虚溏泄，将养阴药减味或减量，加白术、党参、山药、泽泻；咽喉肿痛，午后身热重，加百合、金银花、玉竹，重用生地黄、玄参；心气不足，气短水肿，去行气药，加黄芪、党参、合欢皮、白术、建曲、白茅根、车前子；肢痿无力者，加党参、黄芪、茵陈、白术。每日 1 剂，水煎 2 次，分 2 次服。临床观察：袁文学用上方辨证加减治疗 112 例甲亢患者，痊愈 39 例，显效 64 例，进步 6 例，无效 3 例。总有效率 91.9%。[3]

50. 复方甲亢膏　黄芪 15 克、党参 15 克、麦冬 15 克、白芍 15 克、夏枯草 15 克、生地黄 30 克、丹参 30 克、生牡蛎 30 克、紫苏子 10 克、五味子 10 克、制香附 10 克、白芥子 6 克。上药制成膏剂，每次 1 匙，每日 3 次（每瓶 250 克，服 4～5 天）。3 个月为 1 个疗程。余永谱用上方治疗 50 例甲亢患者，症状体征缓解好转率为 90.9%。[4]

51. 加味海藻玉壶汤　海藻 15 克、白果仁 15 克、独活 15 克、当归 15 克、海浮石 15 克、三棱 15 克、莪术 15 克、牡蛎 15 克、昆布 15 克、白芥子 10 克、黄药子 10 克、夏枯草 10 克、川芎 5 克、三七 5 克、法半夏 11 克、黄芪 30 克、甘草 3 克。随症加减：心悸较剧，加青龙齿、琥珀、远志；夜寐不安，加酸枣仁、合欢花、凌霄花；突眼肿胀，加磁石、枸杞子、地骨皮、白蒺藜。每日 1 剂，水煎 2 次，分 2 次服。李映权用上方加减治疗 6 例甲亢，痊愈 5 例，显效 1 例。[5]

52. 甲亢方 2　甲亢 I 号方：桂枝 10 克、赤芍 10 克、白芍 10 克、桃仁 10 克、柴胡 10 克、生龙骨 20 克、生牡蛎 20 克、薏苡仁 20 克、炙甘草 9 克、茯苓 12 克、半夏 6 克、青皮 6 克、生姜 2 片、红枣 3

① 张闾珍，等.中西医结合治疗甲状腺机能亢进性恶性突眼症 12 例临床观察[J].中医杂志，1982(1)：28.
② 罗国钧，等.中西医结合治疗甲状腺机能亢进症的体会[J].山西医药杂志，1982(3)：34.
③ 袁文学.中药平瘿复方治疗 112 例甲状腺机能亢进症的疗效分析[J].吉林医学，1980(2)：3-8,2.
④ 余永谱.复方甲亢膏治疗"甲亢"五十例临床观察[J].浙江中医杂志，1980(8)：360.
⑤ 李映权.加味海藻玉壶汤治疗甲状腺机能亢进症[J].湖南医药杂志，1980(1)：49.

枚。临床症状改善后,甲状腺肿大仍明显者,上方加夏枯草10克、香附10克、浙贝母10克。甲亢Ⅱ号方:茯苓10克、牡丹皮10克、栀子10克、桂枝10克、浙贝母10克、生龙骨20克、生牡蛎20克、天花粉15克、夏枯草12克、白芍9克、当归8克、青皮6克。随症加减:口干,心烦,加麦冬10克、玄参10克、莲子心3克。以上2方均每日1剂,水煎2次,分2次服。邓玉玲用上方加减治疗30例甲亢患者,痊愈16例(53.3%),有效13例(43.3%),无效1例(3.3%)。总有效率96.7%。①

53. 自拟方16 夏枯草18克、茯苓12克、浙贝母12克、当归15克、白芍15克、陈皮9克、桔梗9克、生地黄24克、玄参24克、佛手6克、昆布30克、生山药30克、生牡蛎(先煎)30克。每日1剂,水煎2次,分2次服。顾兆农用上方治愈2例甲亢患者。②

54. 自拟方17 生地黄24克、熟地黄24克、怀山药15克、茯神9克、天花粉9克、鸡内金12克、山茱萸12克、泽泻9克、车前子12克、胡黄连9克、肉桂3克、生龙骨15克、生牡蛎15克、生石决明9克。每日1剂,水煎,分3次服。张占元用上方治疗3例甲亢患者,均在短期内自觉症状消失,体征变为阴性。③

单 方

蒲公英 组成:蒲公英60克。用法用量:水煎2碗,温服1碗,余1碗趁热熏洗。临床应用:余思静用上方治疗1例甲亢术后突眼加重症患者,5天后,双上睑浮肿及结膜水肿等症状减轻,服45剂后症状消失,视力由左0.1、右0.2升高至左0.3、右0.8。④

中 成 药

1. 甲眼消片 组成:白蒺藜、浙贝母、黄芪、五味子、茯苓、车前子、生地黄、薏苡仁、法半夏、草决明、丹参、赤芍等。用法用量:每片0.25克,含生药0.20克,每次5片,每天3次。临床应用:廖世煌等将43例甲状腺机能亢进症突眼患者随机分为治疗组31例和对照组12例。治疗组予以甲眼消片、他巴唑治疗,他巴唑每次5毫克,每日3次。对照组予以强的松、他巴唑治疗。3个月为1个疗程,观察1个疗程。结果:治疗组显效4例,好转21例,无效6例,总有效率80.6%;对照组无显效,好转6例,无效6例,总有效率50.0%。⑤

2. 血竭胶囊 组成:血竭。用法用量:每粒含生药0.3克,每次3粒,每日3次,口服。临床应用:方壮生等将77例甲状腺机能亢进症患者随机分为对照组39例和治疗组38例。两组均予他巴唑每次10毫克,每日3次口服;肌苷片每次0.2克,每日3次口服。治疗组在此基础上联用血竭胶囊。疗程6周。结果:治疗组临床缓解率为94.9%,对照组为55.3%。⑥

3. 甲亢片 组成:酸荞麦2000克、家禽气管10克。制备方法:水煎2次,第1次加水8千克,煎至2千克,第2次加水4千克,煎至1千克,过滤后将两次滤液合并,静置24小时,取上清液,经离心后喷雾干燥成干粉,加适量淀粉和硬脂酸镁,压成1000片,每片含干浸膏0.25克,包糖衣。用法用量:口服,每次4~5片,每天3~4次,15天为1个疗程。每个疗程结束如有效者不必停药,可连服3~4个疗程。临床应用:董泽民等用上方治疗90例甲亢患者,治愈41例,显效29例,有效15例,无效5例。总有效率94.5%。⑦

① 邓玉玲.中医辨证治疗甲状腺机能亢进30例小结[J].中医杂志,1980(6):29.
② 张洪林.顾兆农老中医对甲状腺机能亢进症的治疗[J].山西医药杂志,1977(6):63.
③ 张占元.中药治疗甲状腺机能亢进经验介绍[J].中医杂志,1960(3):22.
④ 余思静.蒲公英治疗"甲亢"术后突眼加重症[J].浙江中医杂志,1980,15(8):362.
⑤ 廖世煌,等.甲眼消合并他巴唑治疗甲状腺机能亢进症突眼的临床观察[J].中国中西医结合杂志,2000,20(6):433.
⑥ 方壮生,等.血竭联合他巴唑治疗甲状腺机能亢进症39例[J].中国中西医结合杂志,2000,20(7):532.
⑦ 董泽民,等.甲亢片治疗甲状腺机能亢进症90例疗效观察[J].广西中医药,1988,11(4):3.

甲状腺机能减退症

概　　述

甲状腺机能减退症简称甲减，系甲状腺激素合成分泌或生理效应不足所致的全身性疾病，有原发性和继发性两类，以中老年妇女多见。一般表现为头晕、怕冷、食欲不振、纳呆腹胀、便溏或秘结、神疲嗜睡、声音嘶哑、记忆力减退、耳鸣、毛发脱落、面部浮肿、面色苍黄、表情呆滞、反应迟钝以及皮肤粗糙、增厚、脱屑等，部分患者有贫血，女性则有月经紊乱，严重者可见黏液性水肿。

本病属中医"虚劳"范畴。其病理特点是以肾阳虚损为主。临床分为三型。(1)脾肾阳虚型：浮肿神疲，面色苍黄，少气懒言，头晕目眩，四肢不温，纳食腹胀，口淡无味，恶寒便溏，男子阳痿，女子闭经，舌质淡红，苔白腻，脉缓弱或沉迟。治宜温中健脾、扶阳补肾。(2)肝旺脾虚型：神疲肢乏，浮肿恶寒，纳食腹胀，口干不欲饮，遗精多梦，健忘失眠，口苦心烦，舌质红，苔浊，脉弦或缓。治宜健脾利湿平肝。(3)肾阴虚型：尿少，身浮肿，乏力嗜睡，怕冷，纳少，面色暗淡无华，形寒肢冷，发易脱落，精神萎靡不振，舌质胖嫩有齿痕，苔白，脉沉细。治宜温肾助阳。

辨　证　施　治

1. 白鹤玲分 4 型

(1)脾阳(气)不足型　症见反应迟钝，肢体困倦，少气懒言，纳少、腹胀(饭后尤甚)，大便干结，面色萎黄或㿠白，或全身浮肿，舌淡苔白，脉缓弱为脾气虚；若兼见四肢不温，肢体困重，或白带量多质清稀而冷，舌淡胖，苔白滑，脉沉迟无力者。治宜温补脾阳。方用附子理中汤加减：附子 6 克、干姜 6 克、黄芪 30 克、党参 15 克、白术 10 克、茯苓 30 克、远志 10 克、当归 15 克、大枣 5 枚。

(2)气血两虚型　症见面色萎黄，神疲乏力，少气懒言，反应迟钝，纳呆腹胀，畏寒怕冷，四肢不温，月经量少或闭经，舌淡或胖，苔薄，脉细弱。治宜益气养血。方用十全大补汤加减：当归 15 克、白芍 15 克、熟地黄 15 克、川芎 10 克、黄芪 30 克、党参 15 克、茯苓 30 克、白术 10 克、附子 6 克、肉桂 6 克、丹参 30 克、枸杞子 15 克。

(3)脾肾阳虚型　症见面色㿠白，面部臃肿，表情淡漠，神疲嗜睡，反应迟钝，畏寒肢冷，纳呆腹胀，腰酸背痛，皮肤粗糙，下肢明显伴有水肿，按之凹陷即起，男子阳痿，女子闭经，舌质淡胖，边有齿痕，苔白，脉沉迟。治宜脾肾双补、温阳利水。方用济生肾气汤加减：附子 6 克、肉桂 6 克、熟地黄 30 克、茯苓 30 克、山药 15 克、山茱萸 10 克、牡丹皮 6 克、泽泻 10 克、牛膝 10 克、车前子 15 克、菟丝子 15 克、淫羊藿 12 克。

(4)阴阳两虚型　症见脾肾阳虚证外，尚有五心烦热，大便燥结，口舌干燥，皮肤粗糙，视物模糊，失眠多梦，月经量少；舌质红少津，苔薄黄，脉细数。治宜温肾养气、填补精血。方用右归饮加味：熟地黄 30 克、鹿角胶 25 克、山茱萸 12 克、枸杞子 15 克、山药 15 克、白芍 15 克、菟丝子 15 克、巴戟天 12 克、肉苁蓉 30 克、五味子 10 克。[①]

2. 脾肾阳虚型　症见四肢经常发凉，疲倦，嗜睡，食欲不振，大便干，小便正常，月经不规则，量

---

① 白鹤玲.甲状腺功能减退症中医药治疗[J].光明中医，2001，16(91)：15－17.

少而淡,舌质胖嫩而淡,苔白滑,脉迟细而缓。治宜温补肾阳、健脾利水。

(1)真武汤加减 附子10克、枳壳10克、白芍20克、当归20克、淫羊藿20克、桑枝20克、大腹皮20克、白术15克、防己15克、蝉蜕15克、木瓜15克、茯苓30克、黄芪30克、泽泻30克。每日1剂,水煎2次,分2次服。临床观察:郭新娥用上方治疗1例脾肾阳虚型甲减患者,服药25剂,基本痊愈,续服15剂,巩固疗效,随访1年半,未见复发。①

(2)自拟方1 党参20克、茯苓20克、泽泻20克、黄芪30克、制附子10克、补骨脂10克、仙茅15克、淫羊藿15克、桂枝5克、甘草5克。每日1剂,水煎2次,分2次服。临床观察:曾学文用上方治疗1例脾肾两虚型甲减患者,服药半个月,症状减轻。原方加麦冬12克、玉竹12克、五味子5克,治疗2个月,诸症消失,随访2年以上,情况良好。②

(3)自拟方2 淫羊藿30克、仙茅15克、巴戟天15克、肉苁蓉15克、附子15克、党参15克、茯苓皮15克、大腹皮15克、肉桂6克、甘草6克、白术9克、陈皮9克、桑白皮12克。每日1剂,水煎2次,分2次服。临床观察:宋善安用上方治疗1例脾肾两虚型甲减患者,连服3剂,患者全身有跳动感,小便增多,浮肿渐消。上方加黄芪30克,连服30余剂,症状基本消失。③

3.张阎珍等分2型

(1)脾肾阳虚型 症见浮肿神疲,面色苍黄,少气懒言,头晕目眩,四肢不温,纳食腹胀,口淡无味,恶寒便溏,男子阳痿,女子闭经,舌质淡红,苔白腻,脉缓、弱或沉迟。治以温中健脾、扶阳补肾。方用自拟方:附子6克、干姜3克、肉桂2.1克、党参15克、茯苓9克、白术9克、炙甘草4.5克。随症加减:腹胀者,加砂仁4.5克;水肿,加车前子9

克、赤小豆24克、泽泻9克;便秘者,加黄芪9克、火麻仁15克。

(2)肝旺脾虚型 症见神疲肢乏,浮肿恶寒,纳食腹胀,口干不欲饮,遗精多梦,健忘失眠,口苦心烦,舌质红,苔浊,脉弦或缓。治宜健脾利湿平肝。方用自拟方:柴胡6~10克、白芍15克、党参15克、茯苓15克、白术10克、甘草3克。随症加减:水肿剧者,加车前子10克、泽泻10克;口苦、失眠、烦躁,加牡丹皮6~9克、龙胆草9克、绵茵陈9克、栀子10克;腹胀,加陈皮5克、砂仁5克;便秘,加瓜蒌15克、火麻仁15克;口干,加玄参15克、生地黄30克。

均每日1剂,水煎2次,分2次服。临床观察:张阎珍等用上方辨证加减联合小剂量甲状腺片(每日60~90毫克)及降血脂、降压药物治疗27例甲减患者。结果:经治疗后症状消失,化验指标恢复正常或基本恢复正常者5例;症状及化验指标均有好转者22例。见效时间一般需40~60天,平均6周。④

经 验 方

1.温阳补肾方 仙茅30克、黄芪30克、淫羊藿25克、柴胡20克、浙贝母20克、泽泻15克、云茯苓15克、当归15克、白芍15克,牛膝9克。水煎2次,收汁400毫升,早晚2次温服。许艳玲等将76例甲减致性腺功能减退患者随机分为观察组和对照组各38例。对照组给予左甲状腺素钠片治疗,观察组加用上方。两组均以4周为1个疗程,共治疗3个疗程。结果:观察组的总有效率为89.5%,明显高于对照组的68.4%,两组总有效率比较有统计学意义($P<0.05$)。⑤

2.真武汤 附子60克、白芍15克、茯苓20克、白术10克、甘草6克、生姜3片。随症加减:

① 郭新娥.河南中医,1988(2):24.
② 曾学文.四川中医,1986(8):47.
③ 宋善安.阳虚水肿[J].新中医,1975(4):22.
④ 张阎珍,等.甲状腺机能减退症27例的临床分析[J].中医杂志,1984(7):45.
⑤ 许艳玲,等.温阳补肾方对甲减致性腺功能减退患者血清甲状腺激素及性激素水平的影响[J].现代中西医结合杂志,2021,30(13):1413-1416,1434.

阳虚甚者,加熟附子 6～9 克、肉桂 6～9 克、桂枝 6～9 克;浮肿明显者,加茯苓 15～30 克、泽泻 15～30 克等;伴有纳差便溏,倦怠乏力等脾阳虚症状者,加党参 15 克、黄芪 20 克、肉桂 10 克;伴有咳嗽、喘息等寒湿伏肺症状者,加细辛 6 克、麻黄 3 克;浮肿较甚者,加泽泻 15 克、猪苓 15 克、益母草 15 克。每日 1 剂,分 2 次口服,治疗 6 周。陈云山将 60 例原发性甲状腺机能减退症患者随机分为治疗组和对照组各 30 例。治疗组采用真武汤配合小剂量甲状腺片治疗;对照组采用单纯甲状腺片治疗,从小剂量 20 毫克开始,逐渐加量至 80～100 毫克,每日 1 次。结果:治疗组显效 20 例,有效 9 例,无效 1 例,总有效率 96.66%;对照组显效 17 例,有效 5 例,无效 8 例,总有效率 73.33%。①

3. 自拟方 1 黄芪 30 克、党参 20 克、附子 12 克、肉桂 12 克、仙茅 9 克、淫羊藿 30 克、薏苡仁 30 克、枸杞子 12 克。随症加减:脾虚消化欠佳,加鸡内金 9 克、焦山楂 12 克、神曲 12 克、陈皮 6 克;贫血,加当归 9 克、红枣 15 克;便秘,加瓜蒌 30 克、火麻仁 30 克;浮肿,加泽泻 15 克、茯苓 15 克、车前子(包)15 克;甲状腺肿大,加鳖甲 15 克、龙骨 20 克、牡蛎 25 克;心率减慢,加麻黄 10 克。赵立明将 36 例甲状腺机能减退症患者随机分为治疗组 23 例和对照组 13 例。治疗组采用自拟方、小剂量甲状腺片和穴位注射联合治疗,对照组采用自拟方配甲状腺片。小剂量甲状腺片每日 30 毫克;黄芪注射液 2 毫升/4 克加 0.1 克利多卡因 0.2 毫升。取穴人迎、大椎、肾俞、脾俞、太溪、足三里、关元、曲池等。结果:治疗组治愈 12 例,好转 11 例,无效 0 例,总有效率 100%;对照组治愈 4 例,好转 8 例,无效 1 例,总有效率 92.3%。②

4. 参鹿片 鹿角片 4.5 克、淫羊藿 30 克、党参 12 克、锁阳 12 克、枸杞子 9 克等。每片含生药 6 克,每日 5 片,分 3 次口服,连服 3 个月。其中

17 例,并用小剂量甲状腺片。查良伦等用上方治疗 32 例肾阳虚型甲减患者,临床症状及甲状腺功能明显好转。③

5. 自拟方 2 人参 10 克、青皮 10 克、枳壳 10 克、云茯苓 10 克、防己 10 克、防风 10 克、杏仁 10 克、神曲 10 克、甘草 10 克、黄芪 30 克、当归 30 克、附子 20 克、干姜 20 克、肉桂 3 克、鹿茸 3 克、菟丝子 15 克、紫河车 15 克、山茱萸 15 克、白芍 15 克、丹参 15 克、砂仁 6 克。每日 1 剂,水煎 2 次,分 2 次服。西药予甲状腺素片 15 毫克,每日 1 次。宋奇英用上方治疗 1 例席汉氏综合征继发甲状腺机能低下患者,服药 40 天,症状基本消失,但天气变化时有复发之象,生活能自理。④

6. 自拟方 3 甲方:黄芪 30 克、党参 18 克、白术 24 克、当归 12 克、炙甘草、柴胡、升麻各 6 克、巴戟天 9 克、枸杞子 9 克、陈皮 3 克。乙方:黄芪 18 克、茯苓 30 克、白术 24 克、首乌 24 克、泽泻 9 克、桂枝 9 克、山药 9 克、淫羊藿 9 克、菟丝子 12 克。二方交替服,甲方服 3 天,乙方服 1 天。有时服甲状腺素片,每日量不超过 30 毫克。邓铁涛用上方治疗 1 例甲减患者,服药 20 余天,症状减轻。以上二方为基础加减出入,服药近 1 年,已能恢复全日工作。但停药症状又有所加重,故仍需服药巩固。⑤

7. 自拟方 4 附子 9～15 克、肉桂 9 克、巴戟天 9 克、云茯苓 9 克、泽泻 9 克、熟地黄 15 克、菟丝子 12 克、淫羊藿 12 克、金毛狗脊 12 克。每日 1 剂,水煎 2 次,分 2 次服。杨福钧等用上方治疗 1 例肾阳虚型甲减患者,共服 70 余剂,同时配合金匮肾气丸,每日 2 丸,诸症日渐减轻,化验数据接近正常。⑥

单　方

1. 甘草人参汤 1 组成:甘草 20 克、人参 10 克。用法用量:每日 1 剂,文火炖煎,取汁 250 毫

① 陈云山.中西医结合治疗原发性甲状腺机能减退症 30 例[J].吉林中医药,2004,24(6):32-33.
② 赵立明.针药结合治疗甲状腺机能减退症疗效观察[J].辽宁中医学院学报,2003,5(1):37-38.
③ 查良伦,等.甲状腺功能减退症与肾阳虚关系探讨[J].中国中西医结合杂志,1993,13(4):202.
④ 宋奇英.继发性甲状腺机能低下治验一则[J].北京中医学院学报,1990,13(4):32.
⑤ 邓铁涛.久病肾阳虚肿胀(甲状腺机能减退症)[J].浙江中医杂志,1980(8):363.
⑥ 杨福钧,等.河北新医药,1974(4).

升左右,早晚 2 次分服,2 个月为 1 个疗程。临床应用:苏建华用上方联合甲状腺素片治疗 92 例甲状腺机能减退症患者,第 1 周每次 15 毫克,每日 1 次,早晚顿服,从第 2 周开始每周递增 15 毫克,连续服用 2 个月。结果:显效 75 例,有效 17 例。总有效率 100%。[①]

2. **甘草人参汤 2**　组成:生甘草 20 克、人参 10 克。用法用量:每日 1 剂,30 日后隔每日 1 剂,水煎服。临床应用:张根生等用上方联合甲状腺片治疗 10 例甲状腺机能减退患者,甲状腺片每日 15 毫克,1 周后每周增加 15 毫克,每日剂量至 120 毫克时停药,均晨顿服。2 个月为 1 个疗程。用药后血压升高、浮肿,用双氢克尿噻 25 毫克,氯化钾 0.9 克,均每日 3 次口服。结果:显效(甲状腺功能检查正常,停药 1 年后未见复发)7 例,有效 3 例。[②]

3. **甘草人参汤 3**　组成:甘草 20 克、人参 10 克。用法用量:每日 1 剂,文火炖煎,取汁 250 毫升左右,早晚 2 次分服,3 周后改为隔每日 1 剂,人参改为每剂 20 克,2 个月为 1 个疗程。临床应用:黄志馨等用上方联合甲状腺片治疗 10 例甲减患者,甲状腺片第 1 周每次 15 毫克,每日 1 次,晨顿服,第 2 周每次 30 毫克,晨 1 次顿服,以后每周递增 15 毫克,连服 2 个月。一般 1 个疗程即可基本治愈,少数疗效欠佳者,可在疗程结束后间隔 1 个月再行第 2 个疗程。结果:显效(1 个疗程后症状明显好转及化验指标正常,停用一切药物 1 年,病情继续好转或无加重趋势,并能操持家务或从事一般劳动者)7 例,有效(1 个疗程后,病情无显著好转,或疗程结束后不到 1 年,症状又复加重,而重复第 2 个疗程后病情好转,能从事轻微劳动,1 年后病情无加重趋势,各种检查指标正常者)3 例。[③]

①　苏建华.甘草人参汤治疗甲状腺机能减退症 92 例[J].中医杂志,2002,43(6):448-449.
②　张根生,等.甘草人参汤佐小量甲状腺素片治疗甲状腺机能减退 10 例[J].中国中西医结合杂志,1994,14(5):281.
③　黄志馨,等.甘草人参汤治疗甲状腺机能减退疗效观察[J].河南中医,1991(5):20.

亚急性甲状腺炎

概　述

亚急性甲状腺炎，又称急性非化脓性甲状腺炎、肉芽肿性甲状腺炎、巨细胞性甲状腺炎等，是一种病因不明的自身免疫性疾患，常见于青壮年，尤其以女性多见。发病前常有上呼吸道感染或咽痛，起病较急，甲状腺呈弥漫性非对称性肿大或呈局限性结节，表面无炎症，但多有明显疼痛和压痛，痛常放射至患侧颌下、耳后、枕部、胸部等处，伴有或不伴有发热、疲乏等全身症状，碘-131摄取率明显降低，蛋白结合碘或 T_3、T_4 升高，两者呈分离现象，或经病理切片证实为本病。

本病属中医"瘿瘤"的范畴，其基本病理特点是气血痰浊瘀滞。临床分为六型。(1)外感风热型：均由感冒或上呼吸道感染而诱发，甲状腺肿胀，疼痛较甚，并向颌下、耳下放射，同时伴有发热畏寒，头痛咽痛，骨节酸痛，舌质稍红，苔薄黄，脉浮数等。治宜疏风清热、和营消肿止痛。(2)肝胆蕴热型：午后发热，畏热多汗，头痛咽干，性急易怒，口苦喜饮，颜面潮红，舌红苔黄，脉弦而数。治宜疏泄肝胆、清热止痛散结。(3)痰热互结型：颈部肿块坚硬，灼热疼痛，头晕目眩，痰多而黏，恶心痞闷，发热或不发热，舌红，苔黄厚腻，脉弦。治宜清热化痰、软坚散结。(4)阴虚内热型：甲状腺肿痛，伴虚烦，肉瞤，面部烘热，易出汗，夜寐不宁，口干，饮水不多，舌偏红，脉细弦和细数等。治宜养阴清热、和营消肿止痛。(5)气滞血瘀型：颈部肿块刺痛作胀，情绪不佳，口干不渴，月经不调，痛经，经行有瘀块，舌质暗紫有瘀斑，脉涩。治宜行气活血、散结止痛。(6)阳虚痰凝型：甲状腺肿胀，质地较硬，疼痛不甚，或隐痛不适，面色少华，

形体畏寒，舌淡苔薄白或白腻，脉沉紧等。治宜温阳化痰、消肿散结。

辨　证　施　治

1. 陆灏分3期

(1)初期　症见逐渐加重的颈前疼痛不适，伴吞咽异物感，触诊甲状腺可及轻度及中度肿大，触痛较为明显，但仍能忍受。舌边尖红，苔多薄黄，脉浮数。治宜疏风解表、清热解毒。方用银翘散：金银花、连翘、淡竹叶、荆芥、牛蒡子、淡豆豉、薄荷、生甘草、桔梗、芦根等。随症加减：若见咽喉肿痛重者，加射干、马勃等清热利咽之品；若颈痛重者，加丹参、三七等活血止痛之品。

(2)热毒炽盛期　症见颈前疼痛不适等甲状腺局部症状迅速加重，疼痛剧烈，难以忍受，并逐渐出现恶寒、高热、乏力等全身表现，部分患者可伴心悸、汗出、急躁、易怒等一过性甲状腺功能亢进的表现。查体可见体温升高，多超过 38.5℃，颈部局部触痛明显，难以忍受，听诊可及心前区第一心音亢进，舌红，苔薄黄腻，脉滑数。治宜清热解毒、理气化痰。方用黄连解毒汤：青陈皮、白芥子、海浮石、僵蚕、制半夏、鳖甲、浙贝母、莪术、夏枯草、三七粉、丹参、赤芍、牡丹皮等。随症加减：若高热持续不退，加大石膏、知母剂量退热；若心悸、汗出、急躁、易怒等甲亢表现较为严重，可予柴胡、生栀子、决明子等清肝之品；出现盗汗、手足心热、失眠等阴虚之象，加生地黄、枸杞子、玄参、酸枣仁、远志等养阴安神；甲状腺肿大、触痛明显，加金黄膏外敷消肿止痛。

(3)恢复期　症见原有颈部疼痛或全身乏力等不适症状缓解后又出现加重，或仅有血沉较减

药前上升,舌红,苔白腻或黄腻,脉细弱。治宜理气化痰、益气养阴。方用热毒炽盛期方加减:白芥子、海浮石、僵蚕、制半夏、鳖甲、浙贝母、莪术、夏枯草、三七粉、丹参、赤芍、牡丹皮等基础上,重用黄芪、党参、白芍、玄参、北沙参等益气养阴之品,并可适当投以牛膝、杜仲等。随症加减:永久性甲状腺功能减退,加益气温阳之品,如肉桂、附子、干姜、肉苁蓉、锁阳、巴戟天、淫羊藿等;纳差、大便稀溏、不欲饮食为主要表现,加白术、茯苓、佛手、香橼等理气健脾之品。[1]

2. 金艺璇分 5 型

(1)热度炽盛型 方用自拟方 1:金银花 10 克、连翘 12 克、荆芥 12 克、黄芩 10 克、牛蒡子 10 克、浙贝母 10 克、芦根 30 克、薄荷 6 克、竹叶 10 克、桔梗 10 克、甘草 6 克。随症加减:高热者,加石膏、知母、栀子;大便秘结,加全瓜蒌、玄明粉、大黄。

(2)阳虚湿困型 以颈部轻微疼痛为主要症状,同时伴有肢寒怕冷,面色无华,食少便溏,浮肿,舌淡苔白滑,脉沉缓无力。治宜温肾健脾、散结消肿。方用自拟方 2:人参 10 克、桂枝 6 克、当归 10 克、茯苓 10 克、砂仁 6 克、陈皮 10 克、泽泻 10 克、炙附子 6 克、车前子 10 克、干姜 6 克、甘草 6 克。

(3)肝郁蕴热型 以颈部肿痛为主要症状,触摸质地坚硬。患者情绪急躁易怒,多汗手颤,口苦口渴。小便黄赤,大便干结,舌红苔黄,脉弦数。治宜疏肝泄热、消肿止痛。方用自拟方 3:柴胡 10 克、牡丹皮 10 克、当归 10 克、栀子 10 克、半夏 10 克、香附 10 克、白术 15 克、黄芩 10 克、茯苓 15 克、赤芍 15 克、白芍 15 克、夏枯草 15 克、丹参 15 克、甘草 6 克。随症加减:颈痛较甚,加制乳香、制没药;心悸、多汗、手颤明显,加炒酸枣仁、麦冬、煅龙牡、天麻。

(4)阴虚火旺型 患者发热逐渐减轻,以颈前肿块为主,触摸质地坚硬,有剧烈疼痛感,四肢乏力,情绪焦躁烦热、潮热或低热,舌体瘦,质红,少苔或无苔,脉细数。治宜滋阴泻火、散结止痛。方用自拟方 4:玄参 20 克、天冬 12 克、麦冬 12 克、生地黄 15 克、知母 12 克、浙贝母 15 克、当归 10 克、白芍 15 克、枸杞子 12 克、陈皮 12 克、牡丹皮 10 克、黄柏 9 克、甘草 6 克。

(5)气郁痰阻型 患者颈前肿块逐渐缩小或消失,触摸质地较柔软,疼痛感逐渐减轻且发热症状消失,情绪焦躁易怒,肢体困重,头晕目眩,舌体正常,质淡红,薄白苔或薄腻苔,脉弦滑。治宜理气解郁、化痰散结。方用自拟方 5:柴胡 12 克、赤芍 12 克、白芍 12 克、枳壳 10 克、香橼 12 克、佛手 12 克、贝母 15 克、牡蛎 15 克、玄参 15 克、陈皮 12 克、薏苡仁 15 克、白术 15 克、茯苓 15 克、甘草 10 克。随症加减:头晕目眩,加菊花、天麻。每日 1 剂,水煎服,分早晚 2 次服用。[2]

3. 刘祥秀等分 5 型

(1)热毒壅盛 症见起病急,高热寒战、头痛咽痛,颈部肿痛,肤色微红,舌红,苔薄黄,脉浮数。治宜疏风清热、解毒消肿。方用清热消瘿 1 号方加减:蒲公英 20 克、板蓝根 20 克、金银花 15 克、射干 12 克、连翘 12 克、牛蒡子 12 克、土牛膝 12 克、大青叶 15 克、知母 15 克、桔梗 12 克、赤白芍各 12 克、甘草 9 克。随症加减:高热,加石膏、知母、栀子以加强清热;大便秘结,加全瓜蒌、玄明粉、大黄以清热通腑。

(2)肝郁化火 症见颈部肿胀疼痛,心悸,胸胁胀满,急躁易怒,多汗手颤,口苦口渴,大便秘结,舌红,苔黄或黄腻,脉弦数。治宜疏肝解郁、泻火消肿。方用清热消瘿 2 号方加减:夏枯草 15 克、龙胆草 15 克、生地黄 15 克、牡丹皮 12 克、白芍 15 克、浙贝母 15 克、泽泻 12 克、柴胡 10 克、栀子 9 克、黄芩 9 克、郁金 9 克、甘草 6 克。随症加减:颈痛较甚,加制乳香、制没药以行气活血、通络止痛;心悸、多汗、手颤明显,加炒酸枣仁、麦冬、煅龙牡、天麻以滋养心肝、宁心息风。

① 张晟.陆灏治疗亚急性甲状腺炎的学术思想介绍[J].中国中医急症,2016,25(3):435-436.
② 金艺璇.辨证分型治疗亚急性甲状腺炎 50 例临床观察[J].亚太传统医药,2014,10(22):62-63.

（3）阴虚火旺　症见发热渐轻，颈前肿块质硬疼痛，乏力，五心烦热、渴饮盗汗，潮热或低热，舌体瘦，质红，少苔或无苔，脉细数。治宜滋阴泻火、散结止痛。方用清热消瘿 3 号方加减：玄参 20 克、天冬 12 克、麦冬 12 克、生地黄 15 克、知母 12 克、浙贝母 15 克、当归 10 克、白芍 15 克、枸杞子 12 克、陈皮 12 克、牡丹皮 10 克、黄柏 9 克、甘草 6 克。

（4）脾肾阳虚　症见颈前肿块质硬疼痛，颜面或肢体浮肿，腹胀，疲乏无力，畏寒肢冷，少气懒言，眩晕嗜睡，阳痿滑精，妇女闭经，舌淡苔白滑，脉沉缓无力。治宜温肾健脾、散结消肿。方用清热消瘿 4 号方加减：黄芪 20 克、党参 12 克、附片 9 克、桂枝 10 克、茯苓 15 克、白术 15 克、陈皮 12 克、当归 10 克、赤白芍各 15 克、浙贝母 15 克、炮姜 6 克、车前草 9 克、猪苓 9 克、甘草 6 克。

（5）气郁痰阻　症见颈前肿块缩小或消失，质软或韧，疼痛渐轻，无发热，胁肋不舒，易怒，善太息，肢体困重，纳差，舌体正常，质淡红，薄白苔或薄腻苔，脉弦滑。治宜理气解郁、化痰散结。方用清热消瘿 5 号方加减：柴胡 12 克、赤白芍各 12 克、枳壳 10 克、香橼 12 克、佛手 12 克、贝母 15 克、牡蛎 15 克、玄参 15 克、陈皮 12 克、薏苡仁 15 克、白术 15 克、茯苓 15 克、甘草 10 克。[1]

4. 倪孝儒等分 2 型

（1）肝郁胃热型　症见畏寒发热，多汗，口苦唇干，渴而欲饮，头痛咽痛，手颤心悸，急躁易怒，多食善饥，颈部肿痛，舌质红，苔薄黄，脉弦细数。治宜疏肝理气、养阴清热、止痛散结。方用逍遥散合玉女煎加减：柴胡 10 克、黄芩 10 克、知母 10 克、夏枯草 10 克、连翘 10 克、板蓝根 10 克、黄连 10 克、牡丹皮 10 克、栀子 10 克、白芍 10 克、玄参 12 克、生石膏 20 克。

（2）肝热痰湿型　瘿肿疼痛，憋气堵闷或见身倦，头晕多梦，口苦，痰多而黏，舌红苔黄或厚腻，脉弦数或滑数。治宜疏肝泄热、消痰软坚。方

用柴胡疏肝散合海藻玉壶汤加减：柴胡 10 克、赤芍 10 克、白芍 10 克、连翘 10 克、枳壳 10 克、竹茹 10 克、浙贝母 10 克、海浮石 12 克、制半夏 6 克、牡蛎 30 克、海藻 30 克、昆布 15 克。

以上各证均每日 1 剂，水煎服。临床观察：倪孝儒等用上方辨证治疗 36 例亚急性甲状腺炎患者，治愈 33 例，疗效不佳 2 例，无效 1 例。[2]

5. 许芝银等分 4 型

（1）外感风热型　症见甲状腺肿胀，疼痛较甚，并向颌下、耳下放射，同时伴见发热畏寒，头痛咽痛，骨节酸痛，舌质稍红，苔薄黄，一脉浮数等。治宜疏风清热、和营消肿止痛。方用银翘散加减：金银花 15 克、连翘 15 克、大青叶 12 克、板蓝根 12 克、牡丹皮 10 克、赤芍 10 克、牛蒡子 10 克、荆芥 10 克、薄荷（后下）3 克、生甘草 3 克。

（2）肝郁蕴热型　症见甲状腺肿胀疼痛，烦躁易怒，口中干苦，大便秘结，舌苔黄，脉弦数等。治宜疏肝泄热、和营消肿止痛。方用丹栀逍遥散加减：牡丹皮 10 克、当归 10 克、熟地黄 10 克、赤芍 10 克、丹参 10 克、白芍 10 克、黄芩 10 克、夏枯草 10 克、生栀子 6 克、柴胡 5 克、薄荷（后下）3 克、生甘草 3 克。

（3）阴虚内热型　症见甲状腺肿痛，伴虚烦，肉明，面部烘热，易出汗，夜寐不宁，口干，饮水不多，舌偏红，脉细弦和细数等。治宜养阴清热、和营消肿止痛。方用补心丹合一贯煎加减：当归 10 克、生地黄 10 克、天冬 10 克、麦冬 10 克、牡丹皮 10 克、赤芍 10 克、川楝子 10 克、枸杞子 10 克、玄参 10 克、茯苓 10 克、丹参 10 克、五味子 10 克、酸枣仁 10 克、甘草 5 克。

（4）阳虚痰凝型　症见甲状腺肿胀，质地较硬，疼痛不甚，或隐痛不适，面色少华，形体畏寒，舌淡苔薄白或白腻，脉沉紧等。治宜温阳化痰、消肿散结。方用阳和汤加减：熟地黄 10 克、白芥子 10 克、当归 10 克、党参 10 克、茯苓 10 克、鹿角片 15 克、干姜 4 克、肉桂 4 克、麻黄 5 克、甘草 5 克。

---

① 刘祥秀，等.浅谈亚急性甲状腺炎的中医辨证治疗［J］.中医医药指南，2010,8（23）：91－92.
② 倪孝儒，等.辨证治疗亚急性甲状腺炎 36 例［J］.北京中医药大学学报，1995,18（1）：19.

以上各方均每日 1 剂,水煎 2 次,分 2 次服。临床观察:许芝银等用上方辨证治疗 33 例亚急性甲状腺炎患者,全部治愈。疗程最短 5 天,最长 62 天。其中发热者用药后体温在 1～4 天内下降至正常。疼痛缓解时间为 1～12 天,平均 6.1 天。肿块消失最短为 8 天,最长为 26 天,平均为 17.2 天。伴见症状全部消失最短为 9 天,最长为 38 天,平均 26.1 天。血沉恢复正常,最短 15 天,最长 62 天,平均 45 天。[①]

6. 汪世平分 4 证

(1) 肝胆实热证　症见午后发热,畏热多汗,头痛咽干,性急易怒,口苦口渴,颜面潮红,舌红,苔黄,脉弦而数。治宜疏泄肝胆、清热止痛散结。方用龙胆泻肝汤加减:龙胆草 15 克、生地黄 15 克、车前草 15 克、山栀子 9 克、黄芩 9 克、木通 9 克、当归 9 克、泽泻 20 克、川楝子 12 克、甘草 6 克。

(2) 痰热互结证　症见颈部肿块坚硬,灼热疼痛,头晕目眩,痰多黏稠,恶心痞闷,发热或不发热,舌红,苔黄厚腻,脉弦。治宜清热化痰、软坚散结。方用导痰汤加减:海藻 15 克、半夏 15 克、海浮石 15 克、茯苓 20 克、竹茹 5 克、胆南星 12 克、枳壳 12 克、陈皮 12 克、昆布 30 克。

(3) 阴虚火旺证　症状多见劳热骨蒸,热盗汗,咽干口燥,口渴喜饮,心烦多梦,遗精梦交,舌红,少苔,脉细数。治宜滋阴潜阳、散结止痛。方用清骨散加减:银柴胡 15 克、秦艽 15 克、牡蛎 15 克、玄参 15 克、胡黄连 8 克、鳖甲 20 克、地骨皮 10 克、青蒿 10 克、知母 10 克、赤芍 10 克、贝母 10 克、甘草 6 克。

(4) 气滞血瘀证　症见颈部肿块刺痛作胀,情绪不佳,口干不渴,月经不调,痛经,经行有瘀块,舌质暗紫有瘀斑,脉涩。治宜行气活血、散结止痛。方用柴胡疏肝散合桃红四物汤:柴胡 12 克、川芎 12 克、枳壳 12 克、赤芍 15 克、当归 15 克、红花 9 克、甲片 20 克、牡蛎 20 克、桃仁 10 克、甘草 6 克。

以上各方均每日 1 剂,水煎 2 次,分 2 次服。临床观察:汪世平等用上方辨证治疗 12 例亚急性甲状腺炎患者,治愈 10 例,好转 2 例。用药时间最长 3 个月,最短 10 天。[②]

经 验 方

1. 消瘿汤加减　银柴胡 20 克、白芍 20 克、川芎 20 克、陈皮 20 克、枳壳 20 克,制香附 15 克、三棱 15 克、莪术 15 克、夏枯草 15 克、青皮 15 克、郁金 10 克、生牡蛎 10 克、浙贝母 10 克、玫瑰花 10 克、合欢花 10 克、甘草 9 克。随症加减:心悸,加朱砂、龙齿;乳房胀痛,加延胡索、川楝子、王不留行;失眠,加夜交藤、合欢皮、珍珠母;多汗,加生黄芪、浮小麦、麻黄根;五心烦热,加水牛角、牡丹皮、栀子。每日 1 剂,水煎服,分 2 次,每次 200 毫升。王娇等用上方加减联合泼尼松片治疗 50 例亚急性甲状腺炎患者。结果:显效 17 例,有效 26 例,总有效率为 86.00%;炎症指标 CRP、ESR、TNF-α、IL-6 明显下降,TPOAb、TGAb 也明显下降。[③]

2. 升降散联合消瘿丸加味　白僵蚕 10 克、全蝉蜕 10 克、姜黄 10 克、川大黄 10 克、玄参 15 克、浙贝母 15 克、生牡蛎 30 克。随症加减:发热重者,加用石膏 20 克、知母 20 克、甘草 10 克、粳米 10 克;对于颈红明显者,加用柴胡 15 克、细辛 3 克、半夏 10 克、甘草 10 克;乏力倦怠明显者,加用茯苓、党参 10 克、白术 10 克、黄连 5 克;咽干明显者,加用生地黄 10 克、麦冬 15 克。每日 1 剂,分早中晚 3 次温服,治疗 8 周。赵相军等用上方加减治疗 49 例亚甲炎患者,临床控制 6 例,显效 17 例,有效 18 例,无效 8 例。总有效率 83.67%。[④]

3. 解毒消瘿散　夏枯草、香附、牡蛎、牛蒡子、三棱、黄药子。上药以 3∶2∶2∶1∶1∶1 的比例

① 许芝银,等.亚急性甲状腺炎的辨证与治疗[J].上海中医药杂志,1991(12):23-24.
② 汪世平,等.亚急性甲状腺炎的中医辨证论治及临床观察[J].新中医,1989(1):30.
③ 王娇,等.消瘿汤加减联合糖皮质激素口服治疗亚急性甲状腺炎临床观察[J].中国中医急诊,2021,30(8):1447-1449.
④ 赵相军,等.升降散合消瘿丸加味治疗亚甲炎的临床研究[J].陕西中医,2016,37(5):535-536.

研末混合后,加醋调制成糊状并涂于敷料上。根据患者甲状腺肿块大小制作成较肿块稍大的敷料贴于颈前,胶布固定。敷料每日1剂,连续用药7天为1个疗程,1个疗程后停用2天,再进行第2个疗程治疗。舒震等将132例亚急性甲状腺炎患者随机分为中西结合组和单纯西医组各66例。单纯西医组采用强的松治疗,强的松5毫克,每次10毫克,每日3次,连续给药1~2周,根据临床症状减轻和血沉(ESR)水平下降情况逐渐减量,至ESR正常后方可停药,总用药时间为6~8周。对临床出现颈痛明显、发热患者,加服消炎痛25毫克,每日3次;对合并有甲亢者,加用甲巯咪唑,每次5~15毫克,每日1次。中西结合组采用上方颈前外敷联合西药治疗。结果:中西结合组总有效率为93.94%,高于单纯西医组的66.67%,且复发率更低;两组治疗后甲状腺体积均缩小、甲状腺功能指标改善,中西结合组甲状腺体积及甲状腺功能指标改善程度更优。①

4. 小柴胡汤 柴胡12克、黄芩9克、法半夏9克、党参9克、生姜9克、大枣4枚。每日1剂,水煎,分2次温服。连服14天为1个疗程。叶明华将60例亚急性甲状腺炎患者随机分为治疗组和对照组各30例。治疗组用上方治疗,对照组采用口服强的松10毫克,每日3次,症状缓解后逐渐减量,每次减少5毫克,间隔7天后再减量,治疗2个疗程。结果:治疗组治愈21例,好转8例,无效1例,总有效率96.67%;对照组治愈20例,好转8例,无效2例,总有效率93.33%,差异无统计学意义,但治疗组的治愈时间明显少于对照组。②

5. 桂枝二越婢一汤、柴胡桂枝汤合调胃承气汤 平崎能郎治疗1例亚急性甲状腺炎患者,辨证属于太阳病,给予桂枝二越婢一汤,服药次日清晨,颈部疼痛开始缓解,傍晚时出现37℃~38℃的间歇热,无恶寒,伴有食欲不振、大便干,舌苔黑褐,考虑并存里热,加用调胃承气汤。3天后排出

大量软便,随之间歇热消失,食欲改善,甲状腺压痛减轻,硬结有缩小倾向。第8天患者出现剑突下疼痛,心下痞硬以及轻度的右胸胁苦满,考虑属于太阳病已转入少阳,遂停用桂枝二越婢一汤,改服柴胡桂枝汤。因舌苔干褐,继服调胃承气汤。10天后因出现嗳气、呕吐而停服调胃承气汤。13天后甲状腺压痛缓解,未触及硬结。CRP、甲状腺功能、超声波等检查均基本正常。③

6. 自拟方1 方1:荆芥10克、防风12克、牛蒡子12克、连翘12克、玄参12克、金银花30克、板蓝根30克、甘草6克。方2:柴胡10克、半夏10克、陈皮10克、浙贝母10克、玄参10克、夏枯草15克、生牡蛎30克、海藻30克。每日1剂,水煎2次,分2次服。贾兴鲁用上方治疗5例亚急性甲状腺炎患者,全部治愈。④

7. 自拟方2 党参15克(或人参5克,另炖服)、茯苓10克、丹参10克、赤芍10克、青皮6克、陈皮6克、法半夏6克、炙甘草6克。随症加减:甲亢者,加天冬12克、麦冬12克、五味子10克、生地黄15克;甲减者,加桂枝6克、鹿角(霜)片10克、淫羊藿10克;病程长、甲状腺肿硬、有血瘀征象者,加三棱10克、莪术10克。每日1剂,水煎服。疗程为6个月。陈志才等将58例自身免疫性甲状腺炎患者随机分为治疗组38例和对照组20例。治疗组采用上方治疗,对照组采用他巴唑或丙基硫氧嘧啶或甲状腺素片治疗。结果:治疗组甲状腺功能复常者19例(76%),与对照组比较无统计学差异(P>0.05),但甲状腺大小及质地改善的积分值优于对照组(P<0.05);治疗后治疗组患者甲状腺微粒体和甲状腺球蛋白抗体均较治前下降(P<0.01)。⑤

8. 猫白消瘿汤 猫爪草30克、白头翁15克、海浮石15克、丹参15克、赤芍15克、柴胡9克、甘草9克、炒栀子9克、枳实6克。随症加减:肝火盛者,加龙胆草;痰热甚者,加胆南星、竹茹;阴

① 舒震,等.强的松片加用解毒消瘿散外敷治疗亚急性甲状腺炎的临床观察[J].中国中医急症,2015,24(7):1257.
② 叶明华.小柴胡汤治疗亚急性甲状腺炎30例疗效观察[J].云南中医中药杂志,2006,27(2):22-23.
③ 平崎能郎.汉方治疗亚急性甲状腺炎1例[J].国外医学中医中药分册,2005,27(1):32.
④ 贾兴鲁,等.亚急性甲状腺炎治愈5例[J].山东中医杂志,1993,12(1):31.
⑤ 陈志才,等.扶正消瘿法治疗自身免疫性甲状腺炎38例临床观察[J].中国中西医结合杂志,1992,12(10):611.

虚火旺,加白薇。每日 1 剂,水煎 2 次,分 2 次服。蒋运祥用上方加减治疗 9 例亚急性甲状腺炎患者,痊愈 7 例,好转 2 例。①

9. 自拟方 3　连翘 12 克、柴胡 12 克、板蓝根 18 克、青蒿 9 克、玄参 15 克、夏枯草 15 克、黄芪 15 克、僵蚕 15 克、生龙骨 30 克、生牡蛎 30 克、甘草 6 克。每日 1 剂,水煎 2 次,分 2 次服,6 周为 1 个疗程。刘英华等用上方治疗 3 例发病 2～3 周的亚急性甲状腺炎患者,1 个疗程后,3 例均基本痊愈。②

10. 自拟方 4　夏枯草 15 克、玄参 15 克、知母 15 克、黄芪 15 克、僵蚕 15 克、生龙骨 30 克、生牡蛎 30 克、连翘 12 克、地龙 12 克、甘草 6 克。每日

1 剂,水煎 2 次,分 2 次服。伍锐敏等用上方治疗 1 例肝郁胃热兼外感型亚急性甲状腺炎患者,配合外用金黄膏敷颈前肿物处。结果:治疗 3 周后,症状消失,实验室复查示 T_3、T_4 值恢复正常,扫描、^{131}I 摄取率、B 超、血沉等也均恢复正常。1 个月后,痊愈。③

11. 自拟方 5　金银花 30 克、瓜蒌 30 克、茵陈 30 克、海藻 15 克、昆布 15 克、生牡蛎 15 克、延胡索 9 克、郁金 9 克、黄连 9 克、枳壳 9 克、杭白芍 15 克,每日 1 剂,水煎 2 次,分 2 次服。周约伯用上方治疗 1 例肝气不舒、热痰郁结型亚急性甲状腺炎患者,服药 1 剂后症状减轻,服药 10 剂后基本痊愈,随访 1 年未复发。④

① 蒋运祥.猫白消瘿汤治疗亚急性甲状腺炎[J].河南中医,1991(3):27.
② 刘英华,等.亚急性甲状腺炎的中医治疗[J].天津中医,1991(3):33.
③ 伍锐敏,等.难治性甲状腺病的中医治疗[J].中医杂志,1988(8):33.
④ 周约伯.中医药治疗内分泌疾病 4 例报告[J].新医药学杂志,1979(2):53.

慢性淋巴性甲状腺炎——
桥本氏病

概　述

慢性淋巴性甲状腺炎，又名桥本氏甲状腺炎、淋巴瘤性甲状腺肿，是一种自身免疫性疾病，多见于中老年妇女。一般表现为单侧或双侧甲状腺结节状肿大，随吞咽上下移动。患者皆有不同程度的呼吸困难和声音嘶哑，重者日夜坐卧，且伴有乏力畏寒、食欲减退、全身浮肿、体重明显增加，轻者仅有面部浮肿。初起时甲状腺功能正常，有时伴甲亢症候群，后期常表现为甲减。

本病属中医"瘿病"范畴。其病理特点是情志抑郁，肝失条达，脾虚痰湿内蕴，气血瘀滞。临床分为三型。(1)肝热痰湿型：颈部肿块，头晕，多梦，疲乏，痰多而黏，舌质红，苔黄浊，脉弦数或滑数。治宜平肝清热、化痰软坚散结。(2)肾阴虚型：颈部肿块，腰酸背痛，耳鸣不寐，盗汗，神疲，舌红少苔，脉沉细。治宜滋补肾阴。(3)脾肾阳虚型：臃肿神乏，面色苍白，少气懒言，头晕目眩，四肢不温，纳食腹胀，口淡无味，脉缓或沉迟。治宜温中健脾、扶阳补肾。

辨　证　施　治

亓鲁光分 3 期

(1)早期　治宜疏肝理气、清热解毒。方用柴胡疏肝散加减：柴胡、黄芩、香附、郁金、川芎、枳壳、薄荷、夏枯草、甘草。随症加减：心悸多汗，常合用麻黄根、浮小麦；手颤，加天麻、钩藤；消谷

善饥者，加石膏、知母；大便稀，减黄芩用量，加用炒白术、炒山药。

(2)中期　治宜疏肝健脾、化痰消瘿。方用消瘰丸加减：玄参、浙贝母、夏枯草、鸡内金、牡丹皮、山药、赤芍、忍冬藤、桑枝。随症加减：烦躁易怒、口干口苦，酌加柴胡、郁金、栀子；失眠多梦，酌加夜交藤、炒酸枣仁；手颤明显，加钩藤、地龙、白芍；头昏眼花、视物模糊，加桑叶、菊花、蔓荆子。

(3)后期　治宜滋补脾肾、软坚散结。方用生脉散加减：沙参、麦冬、五味子、肉桂、熟地黄、山茱萸、山药、黄芪、白术、黄精、浙贝母、牡蛎、山药、丹参、鸡内金、荔枝核、川贝母等。随症加减：甲状腺质地较韧伴有结节，加三棱、莪术；水肿，加茯苓、车前草、赤小豆；气血虚，加太子参、当归等。[1]

经　验　方

1. 二仙消瘿汤　仙茅 10 克、淫羊藿 10 克、熟地黄 10 克、山茱萸 10 克、山药 15 克、巴戟天 10 克、当归 10 克、川芎 10 克、浙贝母 10 克、法半夏 10 克、陈皮 6 克、茯苓 10 克等。随症加减：气虚乏力甚者，加黄芪、党参以培补中气；形寒肢冷者，加附子、桂枝以温经散寒；脱发明显者，加桑椹、女贞子补肾乌发；腰腿酸软者，加杜仲、续断、怀牛膝以补肾强筋；面目浮肿明显者，加泽泻、泽兰、茯苓皮以利水消肿；大便溏泄者，加炒白术、白扁豆以健脾止泻；颈部肿大者，加猫爪草、玄参以消肿散结；视物模糊者，加枸杞子、菊花以养肝明目；失眠者，加酸枣仁、茯神以养心安神；纳谷不馨者，加炙

---

① 薛玉坤，等.亓鲁光治疗桥本甲状腺炎经验[J].山东中医杂志，2013,32(5)：353.

鸡内金、炒谷芽、炒麦芽以健脾开胃；瘀血较重者，加丹参、郁金以活血化瘀。[①]

2. 疏肝消瘿汤　柴胡、枳壳、白芍、甘草、猫爪草、夏枯草、浙贝母、连翘、地龙、土鳖虫。上药水煎400毫升，早晚各200毫升，饭后温服，治疗3个月。何慧等将95例甲状腺功能正常的桥本氏甲状腺炎患者随机分为治疗组49例和对照组46例。治疗组予上方治疗，对照组不予任何干预。结果：治疗组血清甲状腺自身抗体滴度治疗后较治疗前下降明显，差异有统计学意义，对照组未见明显变化，两组治疗后抗体滴度存在差异；治疗后两组血清甲状腺激素水平存在差异，且治疗组患者中医临床症状及体征改善明显（$P<0.05$）。[②]

3. 清瘿化痰汤　夏枯草15克、鳖甲15克、浙贝母12克、牡蛎30克、青蒿15克、知母9克、生地黄15克、牡丹皮9克。每日1剂，水煎服（根据个体差异及症状的不同加减）。梁栋等将76例桥本甲状腺炎肝郁痰凝证患者分为治疗组和对照组各38例。对照组口服左甲状腺素钠片或赛治甲巯咪唑片控制甲状腺素水平，治疗组在对照组的基础上加用上方治疗。结果：治疗后两组中医证候评分、甲状腺自身抗体滴度、甲状腺峡部厚度都有所改善，但治疗组改善情况明显优于对照组（$P<0.01$）；甲状腺功能两组变化均不明显。[③]

4. 扶正清瘿方加减　炙黄芪30克、党参15克、白术15克、茯苓15克、灵芝15克、淫羊藿15克、菊花9克、黄芩9克、玄参9克、板蓝根15克、陈皮9克、紫苏梗15克、桔梗6克、丹参30克、白花蛇舌草30克、红枣15克、炙甘草6克。随症加减：腰膝酸软明显，加杜仲、山茱萸、桑寄生等；心悸气短，加丹参、五味子、红景天、薤白等；头晕眼花者，加山茱萸、枸杞子；颈前漫肿结块，乏力气短，心慌心悸，口干咽燥，烦热出汗，舌红苔薄白，脉细或细数，加牡蛎、白芍、茯苓、生地黄、知母等；心烦手抖，烦躁易怒，加菊花、栀子、钩藤、石决明等平肝潜阳之品；失眠多梦，加栀子、珍珠母、丹参。唐汉钧用上方加减治疗3例桥本甲状腺炎患者，疗效满意。[④]

中　成　药

疏肝清热方　组成：香附9克、夏枯草15克、连翘9克、黄芪30克、白术15克、生地黄15克。用法用量：每日1剂，早晚2次饭后冲服，连续治疗12周。临床应用：钟欣婵等将80例桥本甲状腺炎患者随机分为治疗组和对照组各40例，并设健康对照组20例。治疗组给予上方治疗；对照组给予左甲状腺素钠片，每日1次，每次25微克，两组均连续口服12周。健康对照组不进行任何药物治疗。结果：临床总有效率治疗组为85.00%，对照组为62.50%，治疗组疗效优于对照组（$P<0.05$）；治疗组治疗后甲状腺过氧化酶抗体、甲状腺球蛋白抗体均较治疗前下降（$P<0.01$）；治疗组治疗后中医证候积分下降（$P<0.01$），并且低于对照组治疗后（$P<0.05$）。[⑤]

① 俞烨晨，杨帆，等.浅析王旭教授治疗桥本甲状腺炎甲状腺功能减退临床经验[J].四川中医，2021,39(3)：3-6.
② 何慧，等.疏肝消瘿汤治疗甲功正常的桥本氏甲状腺炎的临床研究[J].新疆中医药，2017,35(2)：10.
③ 梁栋，等.清瘿化痰汤治疗桥本甲状腺炎肝郁痰凝证临床观察[J].山东中医杂志，2016,35(7)：594.
④ 邢捷.唐汉钧治疗桥本甲状腺炎经验撷英[J].上海中医药杂志，2015,49(9)：15.
⑤ 钟欣婵，等.疏肝清热方治疗桥本甲状腺炎患者40例临床观察[J].中医杂志，2016,57(2)：145-146.

甲状腺肿块

概　　述

甲状腺肿块是发生在颈部的一种良性肿瘤，包括甲状腺腺瘤、甲状腺囊肿、甲状腺炎等病症。临床一般表现为颈部肿块，质偏硬，表面光滑，皮色如常，能随吞咽上下移动，轻度压痛，颈胀，憋气，胃纳不香，声音嘶哑，舌质红，舌边有瘀点，苔黄或白，脉弦滑等。女性较男性多见。

本病属中医"瘿瘤""痰核"范畴。其病理特点是肝气郁结，气滞血瘀，痰湿凝聚。临床分为四型。(1)肝郁痰湿型：情志抑郁，善太息，胸胁胀满，咽喉梗塞，呕泛痰涎，胃纳不佳，身体困倦。甲状腺包块触诊质软柔韧，光滑活动，可随情志变化缩小增大，舌质淡，舌苔白腻，脉弦细滑。治宜疏肝健脾、利湿化痰。(2)气滞火郁型：甲状腺包块初起生长较快，常伴有咽喉、颈侧及耳后疼痛，或有发热，烦躁，舌质红，舌苔黄，脉象弦数。治宜疏风清热、散结消瘿。(3)阴虚阳亢型：甲状腺弥漫性肿大，质柔软，伴有手足心烦热，颤动，心慌，食欲亢进，多汗等，舌质绛，舌苔白，脉细数。治宜滋阴潜阳、柔肝息风。(4)癌毒伤正型：甲状腺包块质地较硬，不光滑，推之不移，附近淋巴结肿大，舌质淡红，苔白，舌下有瘀斑，脉多细涩。病理切片检查确诊。治宜扶正祛邪、败毒散结。

辨　证　施　治

贾堃分4型

(1)肝郁痰湿型　症见情志抑郁，善太息，胸胁胀满，咽喉梗塞，呕泛痰涎，胃纳不佳，身体困倦。甲状腺色块触诊质软柔韧，光滑活动，可随情志变化缩小增大。舌质淡，舌苔白腻，脉弦细滑。治宜疏肝健脾、利湿化痰。方用二陈汤合四海舒郁丸化裁：柴胡10克、半夏10克、陈皮10克、昆布10克、黄药子10克、海藻10克、白芍15克、白术15克、茯苓15克、牡蛎30克、瓦楞子30克、山慈菇30克。

(2)气滞火郁型　症见甲状腺包块初起生长较快，常伴有咽喉、颈侧及耳后疼痛，或有发热，烦躁。舌质红，舌苔黄，脉弦数。治宜疏风清热、散结消瘿。方用升降散加减：片姜黄12克、海藻12克、僵蚕10克、山豆根10克、黄药子10克、蝉蜕6克、鱼腥草30克、合欢花30克。

(3)阴虚阳亢型　症见甲状腺弥漫性肿大，质柔软，伴有手足心烦热，颤动，心慌，食欲亢进，多汗等。舌质绛，舌苔白，脉细数。治宜滋阴潜阳、柔肝息风。方用二甲复脉汤加减：鳖甲15克、龟甲15克、白芍15克、瓦楞子30克、生地黄30克、牡蛎30克、合欢花30克、郁金20克、僵蚕10克、麦冬10克。

(4)癌毒伤正型　症见甲状腺包块质地较硬，不光滑，推之不移，附近淋巴结肿大。舌质淡红，苔白，舌下有瘀斑，脉多细涩。治宜扶正祛邪、败毒散结。药用黄芪60克、仙鹤草60克、党参30克、瓦楞子30克、土贝母30克、露蜂房10克、海藻10克、七叶一枝花10克、全蝎10克、郁金20克、山豆根19克、鳖甲15克。同时配服平消丹(枳壳30克、郁金18克、火硝18克、仙鹤草18克、干漆6克、五灵脂15克、制马钱子12克，共为细末水泛为丸)，每次服1.5~6克，每日3次。

上方均每日1剂，水煎2次，分2次服。临床观察：贾堃用上方辨证加减治疗50例甲状腺包块患者，4例中断治疗，痊愈16例，有效23例，无效

7例,总有效率92％。①

经 验 方

1. 小活络丸和大黄䗪虫丸　小活络丸:川乌180克、草乌180克、地龙180克、天南星180克、乳香66克、没药66克。大黄䗪虫丸:大黄300克、黄芩60克、甘草90克、桃仁120克、炒苦杏仁120克、芍药120克、地黄300克、煅干漆30克、虻虫(去翅,炒)45克、制水蛭60克、炒蛴螬45克、炒土鳖虫30克。每次小活络丹1丸加大黄䗪虫丸1丸,每日1～2次。伏祥团等用上方治愈5例甲状腺囊肿患者。②

2. 消瘿散结汤1　柴胡12克、香附12克、青陈皮各10克、姜夏10克、茯苓30克、生甘草10克、苍术10克、滑石10克、夏枯草15克、白僵蚕10克、浙贝母20克、生牡蛎30克、赤芍20克、三棱10克、莪术10克、山慈菇10克、水蛭3克。每日1剂,水煎服,服用28剂。徐乃佳用上方治疗1例甲状腺囊肿患者,疗效满意。③

3. 海藻玉壶汤加味　昆布、海藻、海带、青皮、陈皮、半夏、贝母、连翘、当归、川芎、独活。随症加减:胸闷不舒,可加郁金、香附;见烦热,舌红,苔黄,可加牡丹皮、玄参;纳差,可加白术、茯苓;潮热盗汗,加龟甲、鳖甲。每日1剂,水煎服,共治疗3个月。徐永昌用上方加减治疗36例甲状腺腺瘤患者,临床治愈5例,显效7例,有效15例,无效9例。总有效率74.86％。④

4. 消瘿饮　夏枯草30克、龙骨15克、牡蛎15克、昆布15克、陈皮15克、三棱9克、莪术9克、浙贝母15克、丹参20克、甘草10克。每日1剂,水煎分早晚服,30天为1个疗程。针刺:以阿是穴围刺(中心刺1针,沿肿块周围45°斜刺3～4针,均使针尖刺入肿块)、合谷、足三里为主。随症

加减:气短泛恶者,配内关;吞咽不适,配天突;胸胁胀满,配太冲。留针30分钟中间行针2次,采用捻转运气法,每日1次,10次为1个疗程。刘美雁等用上述方法治疗68例甲状腺囊肿患者,治愈40例,显效20例,有效6例,无效2例。总有效率97％。⑤

5. 消瘿化核汤　夏枯草30克、煅牡蛎30克、海藻30克、土茯苓20克、三棱15克、海螵蛸15克、白芥子12克、半夏12克、莪术12克、陈皮10克、甘草10克、香附10克、白僵蚕9克。随症加减:气机郁滞者,加郁金15克、枳壳12克;血虚者,加熟地黄15克、当归15克;气虚者,加党参15克、黄芪10克;血瘀块实者,加炙甲片15克;阴虚者,加玄参15克、天冬25克、麦冬10克;心悸失眠者,加酸枣仁20克、夜交藤15克、瓜蒌15克。每日1剂,分2～3次口服,1个月为1个疗程,连服3个疗程。向洪武将240例甲状腺腺瘤患者随机分为观察组和对照组各120例。观察组予上方加减治疗,对照组予口服左旋甲状腺素治疗。结果:观察组显效95例,有效19例,无效6例,总有效率95％;对照组显效84例,有效18例,无效18例,总有效率85％。⑥

6. 消瘿方　生牡蛎30克、猫爪草20克、风栗壳20克、山慈菇15克、炮甲片15克、海藻15克、茯苓15克、桔梗15克、白芥子10克、䗪虫10克、橘核10克、青皮10克、露蜂房10克、浙贝母10克、木鳖子6克、红花4克、蜈蚣2条。随症加减:胸闷不适,加郁金;心悸,加酸枣仁;烦躁失眠,加合欢花;声音沙哑,加玄参、西青果;手震颤,加白芍、珍珠母。每日1剂,水煎服。另取守宫(烤干)5克、琥珀(研末)2克、珍珠粉0.5克,三药混匀,以汤剂送服。配合夏蜂散(麝香1.8克、冰片1.2克、露蜂房30克、生半夏30克,上药研细末过筛密封备用)治疗时每次取1毫克以15毫克医用凡

① 王慧川,等.中医药治疗甲状腺包块50例[J].陕西中医,1982,13(2):9.
② 伏祥团,等.小活络丸配合大黄䗪虫丸治愈甲状腺囊肿5例体会[J].世界最新医学信息文摘,2016,16(66):199-200.
③ 徐乃佳.疏肝化痰活血法治愈甲状腺囊肿1例[J].中医药通报,2013,12:59.
④ 徐永昌.海藻玉壶汤加减治疗甲状腺腺瘤36例疗效观察[J].中医临床研究,2013,5(23):14-15.
⑤ 刘美雁,等.针药并用治疗甲状腺囊肿68例临床观察[J].内蒙古中医药,2013(24):41-42.
⑥ 向洪武.消瘿化核汤治疗甲状腺腺瘤120例临床效果观察[J].中医临床研究,2011,3(10):20-21.

士林调膏,外敷于患部,每日1次。每15天为1个疗程,每个疗程间停药2～3天。①

7. **小柴胡汤合消瘰丸** 柴胡10克、黄芩15克、半夏20克、玄参20克、天花粉20克、生牡蛎30克、浙贝母10克、夏枯草40克、青皮15克、白芥子10克、昆布15克、海藻15克、郁金10克、鸡血藤30克、僵蚕10克。每日2剂,水煎2次,分2次服。范孝叁用上方治愈1例甲状腺囊肿患者。②

8. **消瘿散瘤汤** 夏枯草12克、连翘12克、胆南星10克、半夏12克、白芥子10克、浙贝母12克、海藻15克、赤芍12克、甲片10克、三棱10克、莪术10克、瓦楞子30克、黄芩6克。每日1剂,水煎服。王怡兵用上方联合甲状腺片(20毫克,每日1次)治疗1例瘿瘤患者,治疗2月,ECT扫描及B超均提示两侧甲状腺形态大小正常,病告痊愈。③

9. **消瘿汤1** 陈皮10克、茯苓15克、半夏12克、胆南星10克、车前子15克、厚朴10克、枳实10克、桃仁10克、赤芍15克、王不留行10克、海藻10克、昆布10克、蒲公英15克。每日1剂,水煎3次,共400毫升,混匀后分3次服,30天为1个疗程。欧美芹用上方治疗37例甲状腺腺瘤患者,治愈30例,有效7例。④

10. **中药方** 逍遥散加减:香附10克、青皮15克、陈皮15克、木香12克、枳壳12克、猫爪草30克、山慈菇15克、穿山龙30克、瓦楞子15克(或湖北省中医院制剂理气消瘿片)。桃红四物汤加减:丹参15克、三棱15克、莪术15克、赤芍12克、王不留行15克、桃仁15克、自然铜20克、土鳖虫15克、瓦楞子15克(或该院制剂活血消瘿片)。每日1剂,连续4周。黄文智用上方联合硬化剂局部注射治疗60例甲状腺囊肿患者。无水乙醇注射:患者取坐位,先行触诊,确定囊肿部位,并在囊肿下作标记,触诊不明显者,采用B超

引导下定位。根据囊肿的大小选用一次性5～10毫升注射器连接7号针头。局部用0.5%碘伏和75%乙醇消毒,用左手固定囊肿部位,右手持注射器在囊肿标记处穿刺,待针头有落空感后,再向前推进0.5厘米左右进行抽吸,直到吸不出液体为止。以抽出液1/2容量的无水乙醇冲洗2～3次,然后以抽出液1/3容量的无水乙醇注入,拔出针头,覆盖无菌纱布并用胶布固定。每周注射1次,连续注射4次为1个疗程。结果:治愈39例,好转15例,无效6例。总有效率90%。⑤

11. **自拟方1** 黄柏15克、丹参15克、猫爪草20克、鱼腥草20克、夏枯草15克、莪术12克、三棱12克、浙贝母15克、牡蛎20克、甘草10克。随症加减:大便稀、舌淡、脉细或弱者,可加黄芪20克、党参20克、白术15克;口苦、大便秘结、舌红、脉弦或滑者,可加蒲公英30克、黄芩15克。每日1剂,水煎分2次服,30天为1个疗程。付孝永用上方加减治疗138例甲状腺囊肿患者。结果:单纯中药治疗1～3个疗程后,肿块完全消失者112例,占81.2%;与治疗前相比较囊肿有不同程度缩小者23例,占16.7%;3例无效。经3年随访观察,仅有1例复发,经再服中药后消失。⑥

12. **五味消毒饮** 金银花15克、野菊花15克、蒲公英15克、紫花地丁15克、青天葵15克、夏枯草15克、玄参15克、浙贝母15克、瞿麦30克、牡蛎30克、鳖甲30克、鸡内金10克。嘱患者保持心情舒畅,避免忧思郁怒,忌食煎炸辛辣刺激等。每日1剂,水煎2次,分2次服,疗程1个月。陈锐深等用上方治愈1例甲状腺囊肿患者。⑦

13. **黄独汤** 黄独15克、海藻15克、昆布15克、生地黄15克、郁金15克、玄参12克、浙贝母12克、半夏12克、青皮12克、生牡蛎25克、瓦楞子20克。随症加减:胸闷不舒,加全瓜蒌、香附;

① 刘伟.中医论治甲状腺腺瘤[J].中国中医药现代远程教育,2010,8(9):41.
② 范孝叁.小柴胡汤加消瘰丸治愈甲状腺囊肿1例[J].中国中西医结合外科杂志,2010,16(1):96.
③ 王怡兵.王旭治疗甲状腺疾病的经验[J].江苏中医药,2010,42(11):11-12.
④ 欧美芹.自拟消瘿汤治疗甲状腺腺瘤37例[J].云南中医中药杂志,2009,30(9):81-82.
⑤ 黄文智.无水乙醇注射配合内服中药治疗甲状腺囊肿患者的护理[J].护理学杂志,2007,22(15):45-46.
⑥ 付孝永.中药治疗甲状腺囊肿138例[J].中国民间疗法,2005,13(8):39.
⑦ 陈锐深,等.中医药治愈双侧甲状腺囊肿1例[J].北京中医,2005,24(5):307.

肿块坚硬,加露蜂房、莪术;月经不调,加当归、益母草、川芎。每日1剂,水煎服,20天为1个疗程,一般给1～2个疗程。李仁廷用上方加减治疗116例甲状腺腺瘤患者,治愈88例,有效24例,无效4例。总有效率96.55%。[1]

14. 二子消痰汤 白芥子20克、牛蒡子20克、夏枯草25克、浙贝母25克、玄参25克、连翘10克、川芎10克、当归10克、陈皮10克、香附10克、牡蛎30克、甘草6克。随症加减:甲状腺囊肿兼见倦怠乏力、纳减者,加黄芪15克、党参15克、白术10克;伴心烦易怒、少寐者,加黄芩15克、知母15克、百合15克、生地黄15克;囊肿局部按痛者,去川芎、当归,加丹参20克、赤芍12克、茜草12克;月经不调,经前乳胀痛者,加路路通10克、蒲公英20克。每日1剂,15剂为1个疗程。水煎,饭后1小时温服,治疗3个疗程。许事位用上方加减治疗17例甲状腺囊肿患者。结果:囊肿完全消失者12例,占70.1%,随访1年,未见复发;与治疗前相比较囊肿缩小50%以上者4例,占23.5%;无效1例,占5.9%。总有效率94.1%。[2]

15. 消瘿瘤汤 海藻20～30克、昆布20～30克、夏枯草20克、木香(研末冲服)5克、桔梗6～10克、玄参15克、三棱15克、浙贝母10克、莪术10克、生牡蛎30克、炮甲片6～9克。每日1剂,水煎2次,分2～3次服,用药5～25剂。吕志刚用上方治疗97例单纯性地方性甲状腺肿患者与32例甲状腺瘤患者,痊愈各为64例、20例,显效各为17例、6例,有效各为7例、2例,无效各为9例、4例。总有效率各为90.7%、87.50%。[3]

16. 消瘿散结方 柴胡10克、三棱10克、莪术10克、红花10克、郁金15克、玄参15克、夏枯草15克、海藻15克、昆布15克、生牡蛎30克、白花蛇舌草30～45克、浙贝母12克、赤芍12克。随症加减:热象明显,加黄芩、栀子;痰多胸闷,加瓜蒌、枳实;大便燥结,加大黄、芒硝;月经失调,加牛膝、川芎;气虚,加黄芪、党参;阴虚,加生地黄、麦冬。每日1剂,水煎2次,分2次服。1个月为1个疗程。肿物明显缩小后,气虚乏力者原方药量酌减,加服补中益气丸或人参健脾丸,每次1丸,每日2次。刘叔林等用上方加减治疗17例甲状腺瘤患者,服药36～120剂,痊愈8例,显效6例,中断服药改手术治疗3例。[4]

17. 消瘿散结汤2 海藻15克、昆布15克、金银藤15克、水红花子15克、海浮石30克、冬瓜皮30克。每日1剂,水煎2次,分2次服,20剂为1个疗程。在第1个疗程中见肿物缩小则继续服用第2、第3个疗程,若第1个疗程后肿物无变化,则停用此药,改用他法治疗。刘家放等用上方治疗31例甲状腺良性肿瘤患者,痊愈9例,显效9例,无效13例。总有效率58%。[5]

18. 消囊丸 制乳香35克、制没药35克、制香附35克、三棱35克、地龙70克、当归40克、甲片75克、制马钱子7.5克、全蝎10克。上药共研细粉,过120目筛,制成黄豆大小丸剂,每日2次,每次10粒。饭后水送服。另取制松香300克、苦杏仁20克、银朱100克、制乳香50克、制没药50克、蓖麻子油30克、阿魏15克,制成红膏药(先将蓖麻子油、松香、银朱及其他药研成细粉放入搪瓷锅内,隔水蒸约1小时后取出,用棒不断搅匀再蒸半小时后,再用木棒搅匀,10余次充分搅匀即成),贴于患处,30日为1个疗程。张杨用上法治疗76例甲状腺囊肿患者,经治60～282天,痊愈(肿块消失,症状基本消失)60例,显效(肿块缩小)9例,无效5例,手术2例。总有效率93.2%。[6]

19. 自拟方2 猫爪草30克、石上柏20克、丹参20克、风栗壳20克、夏枯草20克、三棱15克、莪术15克、浙贝母15克、牡蛎15克、甘草10克。随症加减:口淡,大便稀烂,舌淡,脉细或弱者,可

[1] 李仁廷.黄独汤治疗甲状腺腺瘤116例[J].四川中医,2001,19(10):25.
[2] 许事位.二子消痰汤治疗甲状腺囊肿17例[J].实用中医药杂志,2000,16(6):12-13.
[3] 吕志刚.消瘿瘤汤治疗单纯性地方性甲状腺肿大与甲状腺瘤129例[J].内蒙古中医药,1994,13(4):9.
[4] 刘叔林,等.消瘿散结方治疗甲状腺瘤[J].四川中医,1992,10(5):47.
[5] 刘家放,等.消瘿散结汤治疗甲状腺良性肿物31例[J].北京中医杂志,1991(5):36.
[6] 张杨.中药消囊丸治疗甲状腺囊肿76例[J].辽宁中医杂志,1991(12):29.

加党参 20 克、黄芪 20 克;口苦、大便结,舌红,脉弦或滑者,可加蒲公英 20 克或黄芩 20 克。30 天为 1 个疗程,每日 1 剂,水煎 2 次,分 2 次服。梅广源用上方加减治疗 102 例甲状腺囊肿患者,1～3 个疗程后,经 A 超检查及触诊证实肿块消失者 62 例(60.7%),与治疗前相比较囊肿有不同程度缩小者 36 例(35.3%),无效 4 例(4%)。总有效率 96%。[1]

20. 红蛤丸　海藻 3 份、浙贝母 3 份、蛤粉 3 份、牡蛎 4 份、玄参 4 份、夏枯草 4 份、白芥子 2 份、香附 2 份、桔梗 1 份、甘草 1 份、红娘子 30 枚、糯米 8 份(用文火炒糯米红娘子,弃红娘子药用糯米)。以上诸药按比例配伍共研细末,泛水为丸如绿豆大小,每日 4.5 克,分 2 次饭后服。孙凤英等用上方治疗 112 例甲状腺良性肿物患者(甲状腺腺瘤 68 例,甲状腺囊肿 44 例),痊愈(经 B 超或同位素扫描证实肿物完全吸收,症状消失)33 例,明显好转(肿物缩小＞1/2,症状明显减轻)35 例,好转(肿物缩小＜1/2,症状减轻)33 例,无效(治疗＞1 个月)11 例。总有效率 90%。[2]

21. 自拟方 3　海藻 15 克、夏枯草 15 克、贝母 12 克、昆布 12 克、甲片 12 克、郁金 12 克、柴胡 6 克、炒白芥子 6 克、白芍 6 克、桔梗 6 克。每日 1 剂,水煎 2 次,分 2 次服。穴位注射:囊内抽液,局部常规消毒后,用 6 号注射针头将囊腔内液体抽净,再注入 0.66% 碘酊注射液,腺体肿大,Ⅰ°～Ⅱ°用 0.5～1 毫升,Ⅲ°～Ⅳ°用 1.5～2 毫升,10 日治疗 1 次,直至囊腔内无液体为止。赵怀琮用上方联合穴位注射治疗 32 例甲状腺囊肿患者,全部治愈。[3]

22. 小柴胡汤加减　柴胡 10 克、黄芩 10 克、法半夏 10 克、赤芍 10 克、连翘 10 克、七叶一枝花 10 克、三棱 10 克、象贝母 10 克、丹参 15 克、牡蛎 15 克、蒲公英 15 克、生地黄 15 克、玄参 15 克。每日 1 剂,水煎 2 次,分 2 次服。王淦圻用上方治疗

2 例甲状腺腺瘤患者,疗效满意。[4]

23. 自拟方 4　三棱 12 克、莪术 12 克、当归 12 克、甲片 12 克、夏枯草 12 克、海藻 12 克、昆布 12 克、八月札 12 克、丹参 20 克、生牡蛎 30 克、广郁金 9 克。随症加减:气虚,加党参、黄芪;阴虚,去广郁金,加生地黄、玄参;肝郁气滞,加绿萼梅、制香附、紫苏梗。周捷用上方加减治疗 12 例甲状腺腺瘤患者,除 1 例转手术治疗和 1 例好转中止治疗外,其余 10 例全部治愈。治疗后肿块消失时间最短为 21 天,最长为 107 天,平均为 69 天。随访无 1 例复发。[5]

24. 消瘿汤 2　柴胡 9 克、山栀子 9 克、土贝母 9 克、玄参 9 克、白术 9 克、郁金 9 克、昆布 12 克、海藻 12 克、薄荷 6 克、川楝子 15 克、夏枯草 15 克、甘草 3 克。每日 1 剂,水煎 2 次,分 2 次服。随症加减:病程较长体质虚弱时,可配伍生牡蛎、生龙骨、何首乌、大枣、黄精、党参、黄芪等。7 剂为 1 个疗程,服后休息 1 周,一般情况下肿物渐即消退。若 2～3 周后囊肿重新出现,可行第 2 个疗程治疗。杨玉海用上方联合囊内抽液治疗 36 例甲状腺囊肿患者,抽注时患者取端坐或仰卧位,头稍后仰,常规消毒后,令患者做吞咽动作,肿物上移显露,术者用左手拇指和食指固定囊肿上下缘,令患者暂勿吞咽。用带有 8～9 号针头的 10～20 毫升注射器,直刺囊肿中点,有减压感后,即可抽出囊内液,用左手挤压囊体,尽量抽尽,拔针消毒,压迫片刻,无需包扎,一般情况下,内服中药 1 个疗程后配合抽液 1 次,2～3 周后即愈。病情长者,若 2 周后仍可触及囊肿,可行第 2 次抽液,继服中药治疗。结果:痊愈 28 例,有效 5 例,无效 2 例,1 例改手术治疗。[6]

25. 自拟方 5　黄药子 12 克、海藻 12 克、昆布 12 克、当归 12 克、夏枯草 12 克、陈皮 6 克、蛤壳 30 克、桃仁 10 克。随症加减:心悸甚者,加酸枣

① 梅广源.中药治疗甲状腺囊肿 102 例疗效观察[J].新中医,1990(4):30.
② 孙凤英,等.红蛤丸治疗甲状腺良性肿物 112 例临床观察[J].内蒙古中医药,1990,9(4):11.
③ 赵怀琮.中西医结合治疗甲状腺囊肿 32 例[J].陕西中医,1989,10(12):538.
④ 王淦圻.小柴胡汤加减治疗瘿瘤[J].云南中医杂志,1988,9(1):14.
⑤ 周捷.活血破瘀法治疗甲状腺腺瘤[J].浙江中医学院学报,1987,11(1):39.
⑥ 杨玉海.中药配合囊内抽液治疗甲状腺囊肿 36 例[J].山西中医,1987(6):21.

仁 12 克、远志 12 克、灵磁石 30 克；多梦少寐者，加合欢皮 12 克、天王补心丹（包煎）30 克；痰多，加制半夏 10 克、白芥子 10 克、土贝母 12 克；体虚，加党参 12 克、地黄 30 克；震颤，加煅牡蛎 30 克、石决明 30 克；肿块坚硬者，加三棱 10 克、莪术 10 克、制甲片 10 克。每日 1 剂，水煎 2 次，分 2 次服。方致和用上方联合中成药治疗 22 例甲状腺腺瘤患者和 28 例甲状腺囊肿患者。中成药：内消片（甲片、斑蝥、蜈蚣、全蝎），每日 2 次，每次 1～2 片；黑追龙丸（斑蝥粉做成绿豆大小丸药），早晚各服 1 丸；小金丹（市售成药）常规服用。结果：痊愈 16 例（腺瘤 6 例，囊肿 10 例），好转 28 例（腺瘤 12 例，囊肿 16 例），无效 6 例（腺瘤 4 例，囊肿 2 例）。疗程为 14～180 天，总有效率 88%。①

26. 自拟方 6　柴胡 10 克、橘叶 10 克、桔梗 10 克、夏枯草 15 克、玄参 15 克、海藻 12 克、昆布 12 克、半夏 12 克、山慈菇 12 克、当归 12 克、生牡蛎（先下）30 克。随症加减：肝郁甚者，加青皮；痰结明显者，加贝母、瓜蒌；肿块偏硬、血瘀明显者，加赤芍、王不留行、三棱、莪术。每日 1 剂，水煎 2 次，分 2 次服。林启光等用上方加减治疗 10 例甲状腺囊肿患者。结果：4 例囊肿消散，平均服药 33 剂；另 6 例囊肿均缩小，平均缩小 3.0 毫米×2.0 毫米左右，平均服药 42 剂。一般病例服药 20 剂后始见缩小，嘱患者坚持服药，方能见效。②

27. 消瘿汤 3　当归 10 克、白芍 10 克、贝母 10 克、柴胡 10 克、昆布 12 克、海藻 12 克、夏枯草 12 克、三棱 12 克、海浮石 20 克。随症加减：咽干，加玄参 12 克；心悸，加牡蛎 20 克。每日 1 剂，水煎 2 次，分 2 次服。黄国麒用上方加减治疗 10 例甲状腺腺瘤患者，全部患者瘤体消失，超声波检查患区未见块质回波。③

28. 自拟方 7　海藻 30 克、昆布 30 克、生牡蛎 15 克、海浮石 15 克、黄药子 15 克、夏枯草 15 克、当归 10 克、炒甲片 10 克、三棱 10 克、莪术 10 克、

木香 6 克。随症加减：腺瘤疼痛，加制乳香 10 克、制没药 10 克；心悸、失眠，加酸枣仁 10 克、柏子仁 10 克、珍珠母 15 克；气虚，加党参 15 克、炙黄芪 20 克；血虚，加地黄 20 克、制首乌 15 克；气滞，加青皮 8 克、枳壳 10 克；食欲减退，加炒鸡内金 10 克、焦山楂 10 克；并发甲亢、白细胞减少，加生黄芪 30～40 克、鸡血藤 20 克、鹿角胶 10 克、丹参 10 克、枸杞子 10 克。每日 1 剂，水煎 2 次，分 2 次服。欧阳可钧用上方加减治疗 60 例甲状腺腺瘤患者，痊愈（腺瘤全部消失）55 例，好转（腺瘤缩小一半，随访两年以上不增大）3 例，以上 58 例随访 1～11 年无复发，2 例无效而手术摘除。总有效率 96.6%。④

29. 黄药子海藻汤　酒炒黄药子 15 克、海藻 12 克、昆布 10 克、浙贝母 10 克、夏枯草 10 克、煅牡蛎 30 克、海浮石 30 克、青皮 6 克、陈皮 6 克。随症加减：口干舌红无苔，加玄参、生地黄；胸闷胁胀，加郁金、香附；手足震颤，加钩藤、珍珠母；脾虚便溏乏力，加白术、怀山药、白扁豆；便干，加玄明粉；痰多，加半夏、茯苓。每日 1 剂，水煎 2 次，分 2 次服。沈玉明用上方加减治疗 24 例甲状腺腺瘤患者，痊愈 16 例，有效 7 例，无效 1 例。⑤

30. 自拟方 8　柴胡 10 克、三棱 10 克、莪术 10 克、沙参 15 克、郁金 15 克、石菖蒲 15 克、生牡蛎 30 克、夏枯草 20 克、首乌藤 20 克、黄药子 9 克。随症加减：腺瘤硬者，加昆布、海藻、白花蛇舌草；月经不畅或经闭者，加川芎、蜈蚣；胸闷气憋者，加合欢皮、葛根、瓜蒌；咽疼者，加桔梗、玄参；肝胃阴虚者，加女贞子、墨旱莲。每日 1 剂，水煎 2 次，分 2 次服，1 个月为 1 个疗程。刘华钦用上方加减联合穿刺抽液治疗 88 例甲状腺瘤患者和 66 例甲状腺囊肿患者，穿刺抽净囊内液体后，注入醋酸氢化可的松 25 毫升。结果：甲状腺瘤患者治愈 34 例，基本治愈 13 例，显效 34 例，无效 7 例，总有效率 92.0%；甲状腺囊肿患者治愈 51 例，基本治

① 方致和.临床辨治甲状腺腺瘤及甲状腺囊肿 50 例[J].江苏中医杂志,1987(6)：9.
② 林启光,等.郁化痰软坚散结法治疗甲状腺囊肿 10 例介绍[J].中医杂志,1987(6)：47.
③ 黄国麒.消瘿汤治疗甲状腺腺瘤 10 例[J].湖北中医杂志,1986(4)：53.
④ 欧阳可钧.甲状腺腺瘤 60 例疗效观察[J].新中医,1984(12)：36.
⑤ 沈玉明.黄药脂海藻汤治疗甲状腺腺瘤[J].浙江中医学院学报,1983(6)：17.

愈 5 例,显效 9 例,无效 1 例,总有效率 98.5%。[①]

31. 自拟方 9 丹参 25 克、牡丹皮 12 克、川芎 12 克、桃仁 12 克、红花 12 克、当归 10 克、白芍 15 克、生地黄 15 克、威灵仙 15 克、牡蛎 31 克。每日 1 剂,水煎 2 次,分 2 次服。中药穴位电透:操作时,以小棉球蘸取威冰活血化瘀浸液(威灵仙 31 克、冰片 10 克、当归 20 克、红花 5 克、川芎 5 克、丹参 5 克,以 75% 酒精 1 500 毫升浸泡 5 天,过滤即成),夹子两极铜夹上,然后在选定穴位进行电透。选穴太冲、合谷、太渊、足三里、人迎、天应。随症加减:实证,电疗强度宜大,时间宜长;虚证,电疗强度宜小,时间宜短,一般 5~20 分钟,个别慢性患者可延长至 30 分钟。傅纲用上方联合中药穴位电透治疗 1 例甲状腺肿瘤患者,有较好疗效。[②]

32. 消瘿 I 号 醋柴胡、赤芍、香附、青陈皮、海藻、昆布、黄药子、龙葵、夏枯草、玄参、生牡蛎、山慈菇、瓜蒌、王不留行。随症加减:夹瘀者,加红花、莪术、三棱、鸡血藤、炮甲片等;手足心热,周身灼热,口干不喜饮等阴虚内热证,加银柴胡、牡丹皮、生地黄、沙参、白芍等;心慌、夜寐不宁等,加远志、丹参、当归。每日 1 剂,水煎 2 次,分 2 次服。余秀英等用上方加减治疗 15 例甲状腺腺瘤患者,痊愈 9 例,显效 2 例,有效 3 例,无效 1 例。总有效率 93.33%。[③]

33. 消瘿软坚汤 海藻 30 克、夏枯草 15 克、泽泻 15 克、射干 15 克、七叶一枝花 15 克、白芥子 6 克、王不留行 12 克、苍术 12 克、白术 12 克、茯苓 12 克、猪苓 12 克、赤小豆 12 克、牡丹皮 9 克、艾叶 9 克、椒目 9 克。随症加减:气机郁滞,加八月札 12 克、广郁金 9 克、枳壳 9 克、陈皮 6 克;阴虚内热,加玄参 12 克、天冬 12 克、麦冬 12 克、生地黄 12 克、熟地黄 12 克、知母 12 克、天花粉 30 克;心悸胸闷,加薤白头 12 克、瓜蒌 12 克、柏子仁 9 克;

夜寐不安,加酸枣仁 9 克、夜交藤 30 克、合欢皮 30 克。每日 1 剂,水煎 2 次,分 2 次服。王羲明用上方加减治疗 30 例甲状腺腺瘤患者,痊愈(肿瘤全部消失)12 例,显效(病灶缩小一半以上)3 例,有效(病灶缩小 0.5 厘米以上)11 例,无效(病灶缩小不到 0.5 厘米或未见缩小而作手术治疗)4 例。总有效率 86.7%。[④]

34. 软坚消结散 急性子 30 克、山慈菇 20 克、鲜鲫鱼(约 2 寸长)3 条、食醋适量。将急性子、山慈菇研为细末,再将鲜鲫鱼(不去肠肚)与药粉共捣为泥,加食醋调为糊状,敷于患处,外用纱布包扎固定。燕长生用上方治疗 8 例甲状腺良性肿块患者,均获一定疗效,且无不良反应。[⑤]

35. 自拟方 10 川乌 30 克、草乌 30 克、全蝎 12 克、胆星 12 克、麝香 1.5 克、朱砂 15 克、生半夏 15 克、苍术 15 克、五倍子 15 克、白芷 15 克、黄柏 15 克、木香 15 克、防风 15 克、大风子 15 克。上药加蜜,白酒调匀,外敷甲状腺,每日换药 1~2 次,连敷 3 周为 1 个疗程,停用 10 天后再继用第 2 个疗程。张阎珍用上方治疗 7 例慢性淋巴性甲状腺炎患者(甲状腺肿大),甲状腺均有不同程度缩小,症状减轻或消失,化验结果恢复正常或好转。[⑥]

36. 加味阳和汤 熟地黄 12 克、淮山药 12 克、鹿角胶 9 克、白芥子 9 克、巴戟天 9 克、茯神 9 克、昆布 9 克、黄柏 9 克、干姜 1.5 克、肉桂 2.4 克、山茱萸 15 克、麻黄 1.2 克、海藻 6 克。每日 1 剂,水煎 2 次,分 2 次服。陈增铨用上方治疗 1 例甲状腺囊肿患者,连服 40 余剂,痊愈未见复发。[⑦]

单 方

自拟方 组成:黄蜂房、黄药子各等量。用法用量:将上药共研为细粉,每次服 0.5 克,每日

① 刘华钦.甲状腺瘤及甲状腺囊肿 154 例临床观察[J].中医杂志,1983(8):34.
② 傅纲.中药穴位电透治疗甲状腺肿瘤验案[J].四川中医,1983(5):63.
③ 余秀英.中药治疗中小型甲状腺腺瘤 15 例疗效分析(摘要)[J].北京中医,1983(1):31.
④ 王珂琳.王羲明运用"消瘿软坚汤"治疗甲状腺腺瘤的经验[J].上海中医药杂志,1982(2):16.
⑤ 燕长生.软坚消结散外敷治疗甲状腺、乳房等良性肿块[J].云南中医杂志,1982(2):5.
⑥ 张阎珍.甲状腺肿大的诊断和治疗[J].福建医药杂志,1982(4):45.
⑦ 陈增铨.加味阳和汤治瘿甲状腺肿大[J].广东医学(祖国医学版),1964(1):38.

服 3 次,饭后黄酒冲服。服药后避风,少许发汗即可。也可将上药装入胶囊内服。注意事项:少数患者服药期间会出现恶心、头晕、食欲不振等不良反应,停药后即自行消失。一般治愈时间为 2～7 周。[1]

中 成 药

1. 化瘤汤　组成:青皮、海藻、山慈菇、浙贝母、三棱、莪术、桃仁、甲片、白花蛇舌草等(深圳市人民医院药学部制剂中心提供)。随症加减:气滞痰凝者,加四逆散或加柴胡 10 克、枳壳 10 克、郁金 10 克;痰瘀互结型痰症明显者,加二陈汤、白芥子 10 克;阴虚痰瘀互结者,加一贯煎。用法用量:每瓶 500 毫升,每毫升含生药 1 克,每次 300 毫升,每日 3 次。临床应用:蒋红玉将 63 例甲状腺囊肿患者随机分为治疗组 33 例和对照组 30 例。治疗组采用上方联合局部外敷化瘤膏(冰片、甲片、法半夏、莪术等,深圳市人民医院药学部制剂中心提供,每克含生药 1.25 克,每瓶 100 克)治疗,每次 50 克,于睡前局部外敷,次日清晨洗掉。

如局部皮肤发红者则敷后 3 小时洗掉。对照组采用内服甲状腺素片治疗,每次 1 片,每日 3 次。结果:治疗组治愈 18 例,显效 6 例,有效 7 例,无效 2 例,总有效率 93.9%;对照组治愈 5 例,显效 4 例,有效 9 例,无效 12 例,总有效率 60.0%。两组总有效率差异有统计学意义($P < 0.01$)。治疗组治疗后患者囊肿较治疗前明显缩小,疗效优于对照组。ECT 显示治疗组有 18 例结节消失,对照组有 5 例结节消失。[2]

2. 乳癖消　组成:玄参、蒲公英、海藻、三七、鸡血藤、红花、鹿角(辽宁省桓仁辽东制药厂生产)。用法用量:每次口服 6～8 片,每日 3 次,疗程 2 周。临床应用:董玉宏用上方治疗 50 例甲状腺囊肿患者,治愈 45 例,显效 2 例,有效 2 例,无效 1 例。总有效率 98.00%。[3]

3. 山珍冲剂　组成:山慈菇、黄药子、猫爪草、海藻、屈头鸡、海蛤壳、莪术、郁金、千层纸等。用法用量:每日 10 克,分 3 次口服,3 个月为 1 个疗程,一般治疗 2 个疗程。临床应用:李真喜等用上方治疗 212 例甲状腺肿块患者,痊愈 75 例,有效 49 例,无效 28 例。[4]

① 张秀高.治甲状腺囊肿验方[J].中国民族民间医药杂志,2005,73:112.
② 蒋红玉,等.化瘤汤加局部外敷治疗甲状腺囊肿 33 例[J].湖南中医学院学报,2003,23(6):50-51.
③ 董玉宏.乳癖消治疗甲状腺囊肿 50 例[J].中国乡村医药杂志,2001,8(11):22.
④ 李真喜,等.山珍冲剂治疗甲状腺肿块 212 例疗效观察[J].新中医,1992,24(5):28-30.

甲状腺结节

概　　述

甲状腺结节包括良性结节、毒性结节性甲状腺肿、单纯性结节性甲状腺肿、慢性淋巴性甲状腺炎、亚急性甲状腺炎等。甲状腺结节以良性肿瘤多见。临床表现为颈部肿块，颈部胀闷憋气，咽部有阻塞感，或伴有心慌，心烦，易怒，多汗；少数可见颈部胀痛，声音嘶哑等。

本病属中医"瘿瘤"范畴，其病理特点是肝气郁结，脾失健运，痰湿内生，气血瘀滞，痰湿凝结等。临床分为四型。(1)肝胆蕴热型：畏寒，发热（多见于午后），多汗，头痛，甲状腺肿痛，口苦喜饮，疲乏，舌红苔黄，脉弦数或数。治宜清热解毒、凉血散结。(2)肝热痰湿型：颈部肿块，头晕多梦，痰多而黏，疲乏，舌质红，苔黄腻浊，脉弦。治宜疏肝泄热、化痰软坚散结。(3)肾阴不足型：颈部肿块，腰酸背痛，耳鸣不寐，盗汗，神疲，舌红少苔，脉沉细。治宜滋补肾阴。(4)脾肾阳虚型：臃肿神疲，面色苍白，少气懒言，头晕目眩，四肢不温，纳食腹胀，口淡无味，脉缓或沉迟。治宜温中健脾、扶阳补肾。

经　验　方

1. 疏肝健脾化痰方　黄芪30克、生牡蛎（先煎）30克、荔枝核30克、白术18克、白芍18克、茯苓18克、浙贝母（先煎）18克、柴胡15克、陈皮15克、法半夏15克、川芎12克、三棱12克、莪术12克、炙甘草6克。随症加减：多汗者，加煅龙骨12克、五味子12克；急躁易怒者，加龙胆草10克、栀子10克；失眠者，加酸枣仁12克、远志12克、柏子仁6克。每日1剂，常规煎煮，分2次煎煮后将药汁混合，共取药汁400毫升，分早晚2次餐后温服。杨乾韬等用上方加减联合左甲状腺素治疗58例良性甲状腺结节患者。4周为1个疗程，共3个疗程。结果：治愈5例，显效27例，有效16例，总有效率为82.76%。[①]

2. 加味散结方　牡丹皮15克、栀子10克、柴胡15克、当归10克、香附10克、牡蛎30克、醋莪术15克、浙贝母15克、猫爪草10克、夏枯草10克、法半夏10克、白芍10克。每日1剂，水煎500毫升，早晚温服，连续治疗6个月。吴慕莹等将44例甲状腺结节患者随机分为治疗组和对照组各22例。治疗组予以上方治疗，对照组予以左甲状腺素钠片治疗。结果：治疗组显效7例，有效12例，无效3例，总有效率86.4%；对照组显效0例，有效13例，无效9例，总有效率59.1%。治疗后治疗组的结节直径、中医证候积分均低于对照组，血清总维生素D水平高于对照组。[②]

3. 贝皂消瘿丸　黄芪600克、党参300克、白术300克、白芍300克、柴胡200克、当归300克、川芎200克、莪术200克、郁金200克、甲片200克、茯苓300克、法半夏200克、浙贝母200克、陈皮200克、皂角刺300克。用上药配制为小蜜丸，每日2次，每次10克，早晚餐后半小时温水服用，观察6个月。张勇前等将200例甲状腺结节患者随机分为治疗组和对照组各100例。对照组仅要

---

① 杨乾韬,向建军,等.疏肝健脾化痰方联合左甲状腺素治疗肝郁痰凝型多发性良性甲状腺结节的疗效观察[J].世界中西医结合杂志,2021,16(11)：2092-2096.
② 吴慕莹,等.加味散结方治疗甲状腺结节的疗效观察[J].中国中西医结合杂志,2017,23(22)：88-89.

求低碘饮食,不用服用任何药物治疗,治疗组在对照组的基础上加用上方治疗。结果:治疗组治疗前后体积及结节最大直径比较均减小,差异有统计学意义(均 $P<0.05$);对照组治疗前后体积比较差异有统计学意义($P<0.05$),而结节与治疗前比较差异无统计学意义。[1]

4. 扶正疏肝法中药　黄芪 30 克、白术 10 克、夏枯草 30 克、香附 10 克、连翘 10 克等。每日 1 剂,水煎分 2 次口服。连续服用 3 个月。邢丽婧等将 100 例甲状腺结节患者随机分为治疗组和对照组各 50 例。两组均要求忌碘饮食,治疗组同时予以上方治疗。结果:治疗组结节体积治疗前后比较,显效 17 例,有效 15 例,无效 18 例,总有效率 64.0%;对照组结节体积治疗前后比较,显效 3 例,有效 3 例,无效 44 例,总有效率 12.0%。治疗后治疗组中医证候积分、结节最大径结节体积及高危因素积分小于对照组。[2]

5. 半夏厚朴汤加味　半夏 10 克、厚朴 9 克、茯苓 15 克、紫苏 9 克、生姜 6 克、浙贝母 20 克、猫爪草 20 克、生牡蛎 30 克、夏枯草 20 克、天葵子 15 克、莪术 15 克。随症加减:隔期加甲状腺定位治疗药物如黄药子等;瘀血明显者,佐以炮甲片、三棱等;痰浊内阻明显者,加胆南星、黄芩等;阴虚火旺者,加麦冬、鲜石斛、天花粉、北沙参等;结节明显者,酌加皂角刺、山慈菇等;若来自缺碘地区,加海藻、昆布等;情绪激动、烦躁不安等情志症状者,加甘麦大枣汤、百合地黄汤或栀子豉汤等;颈部咽喉不适者,加胖大海、桔梗等;颈部疼痛者,加延胡索、香附等;气虚明显者,加黄芪、怀山药、白术等;肝气郁结者,加柴胡、绿萼梅等。每日 1 剂,水煎 2 次,每日服 2 次。金国梁用上方加减治疗 2 例甲状腺结节患者,结节明显缩小,疗效满意。[3]

6. 消瘿汤　赤芍 15 克、白菜根 30 克、白花蛇

舌草 30 克、桔梗 6 克、红糖 10 克。随症加减:甲状腺炎,加金银花、连翘;单纯性甲状腺肿,加海藻、昆布;甲状腺瘤,加夏枯草、牡蛎;甲状腺囊肿,加苦参、薏苡仁;结节坚硬,加甲片珠、皂角刺;气虚,加党参、黄芪;阴虚,加玄参、麦冬;气滞,加青皮、川楝子。每日 1 剂,水煎 2 次,药液加红糖频频饮服。邢须林等用上方加减治疗 90 例良性甲状腺结节患者,痊愈 65 例,显效 11 例,有效 9 例,无效 5 例。总有效率 94.4%。[4]

7. 海藻玉壶汤加减　海藻 30 克、昆布 30 克、夏枯草 30 克、生牡蛎 30 克、赤芍 15 克、当归 15 克、橘核 15 克、土贝母 15 克、连翘 9 克、川芎 9 克、陈皮 9 克、青皮 9 克、半夏 9 克。水煎服。宋景贵等用上方治疗 77 例甲状腺结节患者,好转 13 例,有效率 16.9%。[5]

8. 中药方　夏枯草 12 克、海藻 12 克、海带 12 克、黄药子 12 克、玄参 9 克、牡蛎 30 克、白花蛇舌草 30 克、当归 6 克、陈皮 4.5 克、生甘草 4.5 克、川芎 4.5 克、芋芍丸(吞)9 克。随症加减:阴虚内热者,选加生地黄、麦冬、龟甲、天花粉;神疲肢倦气虚,选加党参、脱力草;心悸失眠,选加酸枣仁、淮小麦、夜交藤;咽喉不利,痰多,选加射干、桔梗、大贝母;胸闷,选加炒枳壳、广郁金、生香附。每日 1 剂,水煎 2 次,分 2 次服。周明璠等将 108 例甲状腺结节患者随机分为中药汤剂组 86 例和合剂组 22 例。中药汤剂组用上方加减治疗,合剂组予以软坚合剂(夏枯草 30 克、白花蛇舌草 30 克、当归 6 克、甘草 6 克、海藻 24 克、陈皮 5 克、川芎 5 克、玄参 9 克)治疗。每日 1 剂,每日 2 次,每次 30 毫升。结果:汤剂组服药时间 34～424 天,平均 117 天,痊愈 21 例,显效 27 例,好转 32 例,无效 6 例,总有效率 93.0%;合剂组服药时间 30～203 天,平均 95 天,痊愈 6 例,显效 6 例,好转 9 例,无效 1 例,总有效率 95.4%。[6]

[1] 张勇前,等.益气化瘀方治疗甲状腺结节 100 例临床观察[J].世界中西医结合杂志,2016,11(9):1245-1246.
[2] 邢丽婧,等.扶正疏肝法治疗甲状腺结节 50 例临床观察[J].中医杂志,2013,54(5):398-400.
[3] 郑继生.金国梁运用半夏厚朴汤加味治疗甲状腺结节的经验[J].浙江中医杂志,2010,45(4):252-253.
[4] 邢须林.消瘿汤治疗良性甲状腺结节 90 例临床总结[J].河北中医,1992,14(4):13.
[5] 宋景贵.甲状腺结节的诊断与中西医结合治疗(附 241 例临床分析)[J].山东中医杂志,1985(1):27.
[6] 周明璠,等.中医中药治疗甲状腺结节 108 例[J].上海中医药杂志,1983(1):24.

中 成 药

消瘿冲剂　　组成：柴胡 240 克、夏枯草 300 克、山慈菇 200 克、陈皮 200 克、鬼箭羽 200 克、半夏 200 克、土贝母 200 克、海藻 200 克、昆布 200 克。制备方法：上药经水煎、过滤、浓缩、提取，然后混匀、制粒，干燥后分装成包，每包含生药约 30 克。用法用量：口服，每日 3 次，每次 1 包，1 个月为 1 个疗程。临床应用：曹羽等用上方治疗 115 例甲状腺结节，痊愈 24 例，显效 36 例，有效 38 例，无效 17 例。总有效率 85.2%。疗程 2～8 个月。[1]

---

[1]　曹羽,等.消瘿冲剂治疗甲状腺结节 115 例临床观察[J].中医杂志,1992,33(11)：28.

急性甲状腺毒性肌病

概　述

急性甲状腺毒性肌病临床一般罕见，主要表现为起病急，形瘦萎靡，心悸耳鸣，肌肉萎软无力，甚至瘫痪，颈部胀大，舌红少苔，脉细数。

本病属中医"瘿瘤"范畴。其病理特点是肾阴不足，气血两亏。治宜滋阴益肾、气血双补。

经　验　方

河车大造丸加减　紫河车粉（冲）20克、人参（蒸兑服）10克、杜仲10克、黄柏10克、淮牛膝10克、熟地黄30克、淮山药30克、制龟甲12克、麦冬12克、生甘草6克、海藻10克、昆布10克。每日1剂，水煎2次，分2次温服。李竹林用上方治愈1例急性甲状腺毒性肌病患者。[1]

---

①　李竹林.急性甲状腺毒性肌病[J].湖南中医杂志，1990（1）：34.

特发性甲状旁腺机能减退症

概　　述

特发性甲状旁腺机能减退症是以甲状旁腺素分泌不足或缺如,钙离子代谢障碍而致血钙降低为主的内分泌疾病。其发病原因尚未明了。临床上主要表现为肢体麻木,甚则抽搐,恐惧烦躁,记忆力减退,久则皮肤粗糙,毛发脱落,指甲萎软等。其病理特点是水不涵木,血不养肝,虚风内动。

辨　证　施　治

阴血两虚　症见面色不华,皮肤欠润,毛发不荣,唇甲色淡,四肢抽搐每天发作,月经期尤甚,伴有烦躁心悸,夜寐欠佳,舌质偏红欠津,少苔,脉沉细略数。治宜养血滋阴息风。方用自拟方:熟地黄15克、鳖甲15克、龟甲15克、钩藤15克、当归12克、白芍18克、阿胶(烊化服)10克、麦冬10克、五味子10克、炙甘草10克、天麻10克、火麻仁6克、全蝎6克。每日1剂,水煎2次,分2次服。每次温服时纳鸡子黄1枚搅匀。临床观察:王保贤用上方治疗1例特发性甲状旁腺机能减退症患者,服上药10剂后抽搐明显减轻,继以滋阴填精,养血柔肝之法以善其后。共服药50剂即告痊愈,随访2年未见复发。[1]

---

①　王保贤,等.特发性甲状旁腺机能减退症治验[J].河北中医,1989(1):40.

男性更年期综合征

概　述

男性更年期综合征是指男子 50 岁前后,在排除脑、心血管等疾病后出现的精神神经功能障碍、植物神经功能紊乱及性功能障碍。临床表现有失眠多梦,眩晕乏力,心烦易怒,或沉默寡言,性情孤僻,猜疑喜怒无常,盗汗倦怠,发落神萎,食欲减退,体重减轻,或见便溏,腹泻,遗精,性功能低下甚至丧失。

中医无更年期的名称,但对此时期的生理变化论述颇多。其证治在眩晕、心悸、失眠、虚劳等门类中多有阐发。其病理特点为肾气渐衰,天癸将竭,阴阳不和,任脉失调。临床分为七型。(1)脾肾阳虚型:头晕昏闷,目眩发落,精神萎顿,腰膝酸软,困倦懒动,自汗阵出,少腹弦急,形寒肢冷,性欲减退,阳痿早泄,纳呆便溏,或见鸡鸣泻,夜尿多频,甚至阴冷囊缩。舌淡,苔白滑,脉沉细或脉浮大无力。治以甘温调补脾肾之阳为主。(2)阴阳两虚型:面色少华,头晕耳鸣,视物昏花,潮热汗出,头发易落,牙齿松动,咽干舌燥,心慌易惊,饮食乏味,腹部胀满,梦中遗精滑泄,性功能低下,四肢酸胀或疲软,时有畏寒怕热。舌质胖红,苔薄白,脉细弦或细软。治宜调补阴阳。(3)肝气虚衰型:头痛目眩,精神悒悒不乐,胸胁满闷,懒言善太息,时有心烦惊恐,神疲乏力,四肢欠温,或关节酸痛,小腹冷痛,阳痿不举,舌质淡,苔薄白,脉虚弦。治宜温肝益气。(4)心肾不交型:心烦不寐,多梦易惊,怔忡不安,头晕目眩,盗汗脱发,记忆力差,精神时有恍惚,思绪散乱,腰膝酸软,不愿房事,遗精滑泄,小腹拘急,舌红,少苔,脉沉细或见虚芤。治宜交通心肾、调和阴阳。(5)肝肾阴虚型:烦躁易怒,忧郁紧张,头晕目眩,耳鸣失聪,健忘多梦,潮热盗汗,五心烦热,腰膝酸软,舌红苔少,脉弦细。治宜滋养肝肾。(6)肝郁胆热型:情志不舒,忧郁烦闷,神思敏感,易生幻疑,寐多恶梦,胆怯心悸,头晕目眩,口苦咽干,舌苔黄腻,脉弦数。治宜疏肝清胆。(7)肾虚火旺型:形体消瘦,潮热盗汗,咽干颧红或手足心热,溲黄,便秘。舌红苔少,脉细数。治宜滋肾清热。

经　验　方

1. 逍遥更年汤　柴胡 12 克、白芍 15 克、白术 12 克、郁金 10 克、补骨脂 15 克、熟附片 9 克、苍术 10 克、当归 10 克、枸杞子 12 克、菟丝子 15 克、肉苁蓉 15 克、茯苓 15 克、熟地黄 30 克、大枣 15 克。路艺用上方加减治疗 1 例性功能减退的男性更年期患者,服用 28 剂后患者性生活满意。[①]

2. 六味地黄丸合解郁汤加减　熟地黄 12 克、山药 15 克、山茱萸 6 克、泽泻 12 克、牡丹皮 12 克、茯苓 12 克、牛膝 12 克、黄柏 12 克、百合 12 克、玫瑰花 6 克、制黄精 20 克、煅磁石 30 克、玄参 12 克、天冬 9 克、麦冬 9 克、莱菔子 15 克、煅龙骨 15 克、煅牡蛎 15 克。每日 1 剂,水煎 2 次,分 2 次服。金涛用上方治疗 1 例男性更年期综合征患者,治疗 1 个月后,患者烦止寐安,精神佳,诸症消除。[②]

---

① 史振滢,王建宏,路艺,等.路艺主任运用逍遥更年汤治疗男性更年期综合征临证经验[J].中国民族民间医药,2020,29(19):80-81.
② 周晶晶,金涛,等.金涛治疗男性更年期综合征经验[J].江西中医药大学学报,2015,27(1):32-33,37.

3. 甘麦大枣汤合六味地黄丸　甘草9克、浮小麦30克、大枣9克、熟地黄15克、山药12克、茯苓12克、泽泻10克、山茱萸10克、丹参30克。随症加减：气郁为主，佐以柴胡疏肝散或逍遥散；失眠为主，佐以酸枣仁、夜交藤；烦躁为主，佐以百合、知母；肝风内动出现四肢及肌肉抽动者，加地龙、钩藤、僵蚕；狂躁便秘者，加礞石、焦栀子、龙胆草；梦遗失精，佐以黄连、肉桂、枸杞子、杜仲等。每日1剂，水煎2次，分2次服。刘爱琴用上方加减治疗25例男性更年期综合征患者。结果：服药1~2个月，显效20例，好转6例，总有效率74.3％；服药2~3个月显效25例，好转7例，总有效率91.4％。[1]

4. 补肾调和汤加减　熟地黄20克、山药15克、枸杞子15克、山茱萸10克、泽泻10克、茯神10克、淫羊藿10克、龟板胶(烊化)10克、鹿角胶(烊化)10克、牡丹皮9克、人参9克、酸枣仁9克。随症加减：伴畏寒、阳痿、早泄明显者，加锁阳、仙茅、芡实；阴虚火旺及盗汗者，去鹿角胶，加地骨皮、黄精、龟板胶；夜尿频多者，可加缩泉丸；神志异常、喜哭笑者，合以甘麦大枣汤；肝阳上亢血压高者，去鹿角胶，加钩藤、桑寄生、川牛膝等。每日1剂，水煎服。马钢将73例男性更年期综合征患者随机分为治疗组39例和对照组34例。治疗组予以上方加减治疗。对照组口服安特尔每天120毫克；失眠加地西泮，每天5毫克；植物神经功能失调加谷维素，每天3次，每次20毫克；抑郁症加氟西汀，每天20毫克。两组均以45天为1个疗程。结果：1个疗程后，治疗组显效19例，有效15例，无效5例，总有效率87.2％；对照组显效11

例，有效12例，无效11例，总有效率67.6％。治疗组总有效率优于对照组(P<0.05)。[2]

5. 二仙汤合杞菊地黄汤加减　仙茅10克、巴戟天10克、知母10克、当归10克、牡丹皮10克、枸杞子20克、熟地黄20克、茯苓20克、生龙骨20克、黄柏8克、菊花15克、淫羊藿30克、生山药25克。每日1剂，水煎2次，分2次服。武步涛用上方治疗1例男性更年期综合征患者，服药18剂后，诸症消失。后用温补脾肾之还少丹(山茱萸10克、杜仲10克、肉苁蓉10克、巴戟天10克、五味子10克、炙远志10克、茯苓20克、熟地黄20克、枸杞子20克、生山药25克、淮牛膝15克)调理，水煎服6剂后，病情告愈，随访1年未复发。[3]

6. 柴胡加龙骨牡蛎汤加减　柴胡10克、半夏10克、郁金10克、黄芩12克、党参15克、酸枣仁15克、龙骨(先煎)20克、牡蛎(先煎)20克、石菖蒲9克。每日1剂，水煎2次，分2次服。曹华勋用上方治疗1例更年期忧郁症患者。结果：服药3剂，神志已清，对答自如，觉心累，气短，食少，肢软。继用甘草大枣汤合异功散。连服4剂，诸症悉愈，后以归脾丸调理半个月，乃如常人。1年后随访，未复发。[4]

7. 淫杞龟鹿丸　淫羊藿30克、枸杞子30克、龟甲30克、鹿角胶30克、巴戟天15克、淮知母15克、盐炒黄柏15克、酸枣仁25克、牡蛎25克、山茱萸25克、沙苑子25克、党参20克、杜仲20克、淮山药20克、补骨脂20克、芡实50克。诸药研细，炼蜜为丸。每次12克，每日服3次。范述方用上方治疗25例男性更年期综合征患者，疗效满意。[5]

[1] 刘爱琴.甘麦大枣汤合六味地黄汤治疗男性更年期综合征的临床疗效观察[J].《求医问药》下半月刊,2012,10(5):593-594.
[2] 马钢.补肾调和汤加减治疗男性更年期综合征39例[J].吉林中医药,2008,28(9):667-668.
[3] 武步涛.男子更年期症治验[J].四川中医,1989(2):25.
[4] 曹华勋.柴胡加龙骨牡蛎汤加减治更年期忧郁症[J].四川中医,1988(7):31.
[5] 范述方.男性更年期综合征25例治验[J].四川中医,1987(10):26.

代谢性疾病

在生命过程中,体内外物质交换和物质在体内的一系列转变,称物质代谢过程。进入人体的有其所需的营养物质,也有非营养物质或有毒物质。凡营养物质进入人体后,经过消化、吸收,转化为自身组织,称合成代谢;再由细胞分解、运送,排出体外,称分解代谢。人的代谢规律,随人的年龄不同而各异。人在生长发育期合成代谢常大于分解代谢;中年人两种代谢呈平衡状态,体重相对稳定;老年人分解代谢大于合成代谢,呈负平衡,体重逐渐减轻。代谢病的共同特点:(1)代谢产物广泛存在于体内,代谢紊乱,影响全身、累及脏器和组织;(2)早期病变多无症状;(3)有遗传倾向;(4)为慢性病,常影响生长、发育、成熟和衰老过程。

低 钾 血 症

概　述

低钾血症为或因总体 K^+ 过少,或因 K^+ 在细胞内外重新分布使血 K^+ 过低而致的综合征群。临床见肌肉无力、瘫痪、心律失调、肾功能障碍及横纹肌溶解等症状。

本病属中医"内虚""怔忡""痿病"等范畴。临床辨证分为五型。(1)中气亏虚型:软弱无力,持物费力,头抬不起,眼睑下垂。偶尔有行路不稳,蹲下站不起来,卧床不能翻身,甚至膈肌软无力而形成呼吸困难;同时伴见口苦恶心、食欲减退、腹胀便秘等。治宜补中益气、健脾助运。(2)肾阳不振,心主失宁型:腰背酸痛,形寒肢冷,夜尿频多,下肢浮肿;心慌心悸,胸闷憋气自汗,严重者则有精神不振、嗜睡,以致定向力减退,神志不清、谵妄,陷入昏迷。治宜温肾壮阳、养心安神。(3)湿痰内阻,卫外不固型:头昏蒙,肩、颈周身困重如被杖,腰重腿沉,肢体肿胀偶有麻木感,痰多口干目涩,全身易寒易热,反复感冒。治宜芳化涤痰、和营固表。(4)脾肾阳虚型:腹胀满,便溏,四肢倦怠,阴下湿,腰痛,足冷阳缩,浮肿,脉沉迟。治宜温补脾肾、理气行水。(5)脾肾阴虚型:轻度浮肿,舌燥咽干,便结,烦热口渴,舌边红,脉细数。治宜滋阴补脾、滋肾利水。

辨 证 施 治

1. 阳虚型　症见昏睡,四肢无力,下肢为甚,甚则需平卧,不可翻身,偶伴有心慌;平素怕冷,夜间汗多,前胸后背为甚;纳可,眠差,梦多,二便调;舌淡,边有齿痕,苔薄白,脉沉缓。药用桂枝 10克、生白术 10 克、炙甘草 5 克、砂仁 10 克、丁香 5克、茯神 15 克、生山楂 15 克、补骨脂 10 克、淫羊藿 5 克。后随症酌情加减。临床观察:王晓慧等以上方治疗 1 例低钾血症性周期性麻痹患者,患者的症状基本消失。[①]

2. 脾肾阳虚型　方用五苓散加减:茯苓 50克、猪苓 30 克、泽泻 30 克、白术 20 克、桂枝 15克、怀牛膝 20 克、黄芪 30 克、甘草 15 克。临床观察:王凌芬等以上法治疗 35 例尿毒症合并低钾血症行维持性血液透析患者,疗效显著。[②]

3. 薛昌森分 3 型

(1)中气亏虚,运化无权型　症见软弱无力,持物费力,头抬不起,眼睑下垂;偶尔有行路不稳,蹲下站不起来,卧床不能翻身,甚至膈肌软无力而形成呼吸困难;同时伴见口苦恶心,食欲减退,腹胀便秘等。治宜补中益气、健脾助运。方用补中益气汤、香砂六君子汤加葛根、川续断、枳壳、炒麦芽、神曲等。

(2)肾阳不振,心主失宁型　症见腰背酸痛,形寒肢冷,夜尿频多,下肢浮肿,心慌心悸,胸闷憋气自汗,严重者则有精神不振、嗜睡,以至定向力减退,神志不清、谵妄,陷入昏迷。治宜温肾壮阳、养心安神。方用右归饮、生脉饮加淫羊藿、覆盆子、川续断、桑寄生、石菖蒲等。

(3)痰湿内阻,卫外不固型　症见头昏蒙,肩、颈周身困重如被杖,腰重腿沉,肢体肿胀偶有

① 王晓慧,孙西庆.中医辨证治疗周期性麻痹验案[J].中国民族民间医药,2015,24(12):38.
② 王凌芬,等.五苓散治疗血液透析中低钾血症的自身对照观察[J].河北中医药学报,2007,22(2):21-22.

麻木感,痰多口干目涩,全身易寒易热,反复感冒。治宜芳化涤痰、和营固表。方用藿朴夏苓汤、二陈汤、正屏风散加佩兰、香薷、石菖蒲等。①

4. 脾肾阳虚型 症见头昏,心悸,乏力,腰酸,手足厥冷,性功能减退,四肢肌肉抽搐(尤以睡眠时为明显),舌胖,苔薄黄腻。治宜温肾健脾祛湿。方用自拟温肾健脾祛湿方:党参 15 克、炒白术 12 克、茯苓 9 克、炒苍术 10 克、川草薢 15 克、制附子(先煎)9 克、上肉桂(研细吞服)5 克、干姜 3 克、怀牛膝 10 克、鹿角片 15 克、黄芩 9 克、黄柏 9 克。随症加减:山药 15 克、法半夏 9 克,加药物。临床观察:张传奇以上法治疗 1 例 8 年低血钾患者,临床显示治愈。②

经 验 方

1. 参苓白术散合二至丸 党参 12 克、云茯苓 12 克、白术 10 克、白扁豆 10 克、陈皮 10 克、山药 12 克、砂仁 6 克、生薏苡仁 18 克、生熟地黄各 12 克、黄精 15 克、女贞子 10 克、墨旱莲 10 克、火麻仁 15 克、夜交藤 20 克、酸枣仁 15 克、生黄芪 20 克。水煎服,煎至 300 毫升,每次 150 毫升。其后随症加减药物。结果:郭雁冰等以上法治疗 1 例低钾血症患者,共用 7 剂,疗效满意。③

2. 半夏泻心汤 半夏 12 克、黄芩 9 克、黄连 6 克、人参 9 克、甘草 6 克、干姜 9 克、大枣 3 枚、薏苡仁 9 克、木瓜 6 克、茯苓 12 克、佩兰 10 克。每日 1 剂,水煎服。清上温下,苦降辛开,寒热并用,和调脾胃。适用于低钾血症、失眠、慢性胃炎。结果:李艳蓉以上方治疗 1 例低钾血症患者,疗效满意。④

3. 参麦饮合天麻钩藤饮 明天麻 6 克、枸杞子 30 克、嫩钩藤 18 克、杭白菊 15 克、太子参 20

克、麦冬 10 克、五味子 6 克、酸枣仁 13 克、夜交藤 30 克、绿梅花 10 克、淮小麦 30 克、炒杜仲 30 克、川石斛 15 克、佛手柑 6 克、丹参 15 克、炒谷芽 15 克、炒麦芽 15 克。随症加减。每日 1 剂,水煎服。结果:傅慧强以上方治疗 1 例低钾血症,疗效满意。⑤

4. 清燥汤 黄连、黄柏、柴胡、麦冬、当归、生地黄、猪苓、神曲、党参、茯苓、升麻、橘皮、白术、泽泻、苍术、黄芪、五味子、炙甘草。随症加减:痰多语言不利,加菖蒲、胆南星;便秘,加草决明;手浮肿,加姜黄;足浮肿,加防己;阳虚,加附子;阴虚,酌减黄芪,加女贞子;恶心呕吐,加藿香、佩兰;多尿,加覆盆子、益智仁;心慌,加龙骨、牡蛎。每日 1 剂,水煎服。张清河等以上方加减治疗 88 例低血钾软病患者,疗效满意。⑥

5. 甘草泻心汤 甘草 12 克、党参 10 克、半夏 6 克、黄芩 6 克、黄连 6 克、干姜 9 克、大枣 5 枚。每日 1 剂,水煎服。沈海萍等以上方治疗 5 例严重腹泻低血钾症患者,疗效满意。⑦

6. 越鞠丸加味 香附 10 克、苍术 10 克、炒神曲 10 克、葛根 10 克、栀子 4 克、川芎 9 克、当归 20 克、生地黄 15 克、白芍 6 克、桂枝 6 克、何首乌 30 克、炙甘草 5 克、小麦 30 克、大枣 5 枚。水煎服。随症加减。田秀庭以上方加减治疗 1 例低血钾患者,疗效满意。⑧

7. 针刺治疗 上肢瘫痪常用穴位:大杼、肩井、肩髃、曲池、合谷等;下肢瘫痪常用穴位:肾俞、秩边、殷门、承山等穴。以上穴位每次选择 2～5 个,由躯干到肢体,由近端到远端,依次针刺。配合中药治疗:对瘫痪者用平胃散三仁汤加减,对乏力、口渴者用清燥救肺汤加减。同时配合氯化钾治疗及其他治疗。程定国等用上法治疗 613 例低血钾麻痹症患者,疗效满意。⑨

① 薛昌森.低钾血症辨证论治体会[J].新疆中医药,1990(3):7.
② 张传奇.中医药治愈八年低血钾症 1 例[J].江苏中医杂志,1982(4):33.
③ 郭雁冰,等.健脾滋肾法治疗低钾血症 1 例[J].内蒙古中医药,2008(11):62-63.
④ 李艳蓉.半夏泻心汤加减在临床中的运用[J].河南中医,2006,26(8):10.
⑤ 傅慧强.参麦饮合天麻钩藤饮治疗低钾血症[J].浙江中西医结合杂志,2002,12(9):588.
⑥ 张清河,等.清燥汤治疗低血钾软病 88 例临床观察[J].山西中医,1994,10(3):12-13.
⑦ 沈海萍,等.甘草泻心汤治疗低血钾 5 例[J].河北中医,1991,13(6):32.
⑧ 田秀庭.越鞠丸加味治疗低血钾[J].河北中医,1984(2):35.
⑨ 程定国,等.613 例低血钾麻痹症的临床分析及病因调查[J].江苏医药,1976(2):31-32,66.

中 成 药

生脉注射液　组成：红参、麦冬、五味子（吉林省集安益盛药业股份有限公司生产）。功效：抗心律失常，强心，升压，抗休克。用法用量：生脉注射液30～60毫升，加入0.9%氯化钠注射液70～100毫升中静脉滴注，与常规西医治疗口服及静脉补充氯化钾结合。临床应用：张媛媛将84例低钾血症患者随机分为治疗组与对照组各42例。对照组采用常规西医治疗，治疗组采用常规西医治疗配合静脉输入生脉注射液。记录治疗后每4小时血清钾并比较8小时后疗效情况。结果：治疗组总有效率95.23%，对照组总有效率78.57%。[①]

① 张媛媛.中西医结合治疗低钾血症的临床观察[J].时珍国医国药，2006，17(9)：1824－1825.

糖 尿 病

概 述

糖尿病是一组代谢内分泌病，指相对或绝对胰岛素分泌不足引起葡萄糖、氨基酸及脂质代谢紊乱的一种综合征。其特征为血糖过多及糖尿，临床上出现多尿、多饮、多食、疲乏、消瘦等。其急性并发症有酮症酸中毒及高渗性（非酮症性）昏迷。其慢性病变（微血管病）包括心血管病变、眼部病变、肾脏病变及神经病变等。

本病属中医"消渴""消瘅"范畴。其病因病机是阴虚燥热，气阴两虚，瘀血阻滞，脾气虚弱，肝郁气滞等。临床辨证分为十九型。（1）阴虚燥热型：烦渴多饮，饮不解渴，消谷善饥，口干舌燥，五心烦热，尿频量多或大便秘结，舌红，苔薄黄，脉滑数。治宜养阴润肺，兼清胃火。（2）气阴两虚型：烦渴多饮，消谷善饥，形体消瘦，疲乏无力，气短懒言，面色少华，舌红苔少，脉细数无力。治宜益气生津，兼滋肾水。（3）阴阳俱虚型：尿浑量多，头晕耳鸣，羸疲体倦，阳痿，水肿，腹泻，畏寒肢冷，面色黧黑，舌淡苔白，脉沉细无力。治宜温阳滋肾。（4）瘀血内阻型：屡治不愈，日渐消瘦，或胸闷疼痛，或头晕头痛，或肢体麻木疼痛，舌有瘀斑，舌下静脉曲张，脉细涩。治宜活血化瘀、益气养阴。（5）阴虚型：心烦，失眠，健忘，多梦，口渴，多饮，舌红少津有裂纹，苔光剥，脉细数。治宜补肾活血。（6）肾虚液涸型：尿频，尿多，尿如膏脂多泡沫，腰膝酸软，头昏乏力，五心烦热，或阳痿遗泄，舌质暗红，少苔，脉沉细而数。治宜滋阴扶阳、益气复脉。（7）肺胃燥热型：口渴多饮多食善饥，咽干舌燥，心烦易怒，形体消瘦，大便干结，有时齿衄，舌质红，苔黄，脉滑实而数。治宜清泄肺胃

邪热、益气养阴。（8）阳虚型：多饮，多食，多尿，形寒肢冷，腰膝酸软，耳鸣耳聋，气短浮肿，阳痿早泄，舌淡脉沉细。治宜温阳补肾。（9）脾虚湿滞型：倦怠乏力，气短肢麻，面色㿠白，胸闷腹胀，纳谷不香，大便溏泻，舌质淡嫩暗紫，苔灰白而润，脉缓沉细。治宜补气健脾、和胃透湿。（10）阴虚湿热型：口干多饮，手足心热，小便频数，尿黄，舌质红，苔黄厚腻，脉滑。治宜养阴、清热、化湿。（11）肾虚型：主症见多饮，多食，多尿，消瘦或虚胖；兼见肾虚症面色萎黄或黧黑，头晕眼花，心悸气短，动则气促，多汗疲乏，失眠多梦，耳鸣耳聋，手足心热，肢麻肢痛，腰膝酸软，健忘，性功能低下，阳痿遗精、月经不调、夜尿频多，舌红少苔或舌淡苔白或舌质暗红，脉细数或沉细无力。（12）肝血不足，阴液亏虚型：症见口渴咽干，烦躁，脚拘挛疼痛，大便干，小便数或短少，舌红少苔，脉弦细或细数无力。治宜柔肝缓急、养血复阴。（13）胆火内郁，邪热伤津型：症见心烦，口苦，咽干口渴，可见往来寒热，胸胁苦满，目眩，舌稍红，苔薄白或舌红苔黄，脉弦。治宜和解少阳、清泄胆热。（14）水结膀胱，气化失调型：症见烦渴，渴而口燥，饮不解渴，或渴欲饮水，水入即吐，吐后仍渴，小便不利，少腹胀满，可兼发热恶寒，汗出，苔白，脉浮或浮数。治宜化气行水，兼以解表。（15）水热互结，邪热伤阴型：症见发热，渴欲饮水，小便不利，心烦不得眠，或咳而呕渴，下利，舌红干少苔或无苔，脉浮数或细数。治宜养阴清热利水。（16）胃强脾弱，津亏液干型：症见大便秘结，小便频数，或口渴，或腹微满，不更衣十日无所苦，舌苔微黄少津，脉浮涩或带数。治以润肠滋燥为主。（17）阳明腑实，津伤燥结型：症见潮热，汗出，易饥，口燥舌干，烦渴引饮，腹满胀痛，大便秘

结,小便频数或短赤,舌红苔黄干或焦燥起刺,脉滑数或沉实有力。治宜泻下实热、荡除燥结。(18)下焦蓄血,瘀热互结型:症见少腹急结,至夜发热,烦躁,甚则如狂,口干咽燥,大便硬,小便自利,面色黧黑或肌肤甲错,舌紫暗,边有瘀点,脉沉涩。治宜活血化瘀、泻下瘀热。(19)心肾不交,热炽津伤型:症见心烦不眠,口燥咽干,渴喜冷饮,舌红绛少苔,脉细数。治宜滋阴清火、交通心肾。

辨 证 施 治

1. 葛军分 4 证

(1)阴阳两虚证 药用黄芪 20 克、熟地黄 20 克、山药 20 克、山茱萸 20 克、茯苓 20 克、肉桂 15 克、甘草 10 克、泽泻 12 克、枸杞子 12 克、知母 12 克。

(2)脾肾阴虚证 药用党参 12 克、苦参 12 克、石斛 20 克、虎杖 20 克、平地木 20 克、泽泻 20 克、小蓟 20 克、麦冬 20 克、山药 20 克、熟地黄 20 克、淫羊藿 16 克、杏仁 16 克、苍术 10 克、川黄连 10 克、胡黄连 10 克。

(3)肝气郁结证 药用五味子 15 克、柴胡 15 克、黄柏 15 克、麦冬 15 克、生地黄 20 克、黄连 20 克、半枝莲 20 克、黄柏 20 克、炙甘草 10 克、丹参 12 克。

(4)气阴两虚有热证 药用葛根 10 克、杜仲 5 克、郁金 15 克、大黄 15 克、黄柏 15 克、当归 15 克、丹参 20 克、土茯苓 20 克、白芍 20 克、生地黄 20 克。

以上各方均水煎服,每日 2 次,服用中药的同时进行针灸治疗。临床观察:葛军将 108 例糖尿病患者随机分为试验组和对照组各 54 例。对照组采用西医治疗,根据患者的体重采用合理的降糖药物,过重的患者采用二甲双胍进行治疗,出现血糖不达标的患者再加入瑞格列奈片,对于血糖指标仍然不达标的患者加入甘精胰岛素;对于体重正常患者采用二甲双胍进行治疗。试验组在对照组的基础上采取上方辨证治疗。结果:试验组总有效率(98.1%)明显高于对照组(79.6%),具有统计学意义($P<0.05$)。[①]

2. 雷烨分 5 型

(1)气阴两伤型 药用白茯苓 10～20 克、麦冬 10～20 克、生石膏 10～20 克、生地黄 10～20 克、玄参 10～20 克等。

(2)气阴两虚型 药用生地黄 10～30 克、玄参 10～30 克、苍术 10～30 克、党参 10～30 克。

(3)肾虚型 药用赤芍 10～20 克、制何首乌 10～20 克、山楂 10～20 克、怀山药 10～20 克、佛手 10～20 克等。

(4)阴虚阳亢型 药用麦冬 10～30 克、山药 10～30 克、生地黄 10～30 克、生甘草 10～30 克、地骨皮 10～30 克等。

(5)血燥阴伤型 药用天花粉、五味子、熟地黄、黄芪、绿豆衣等。

以上各方均水煎服,早晚各 1 次。临床观察:雷烨将 68 例糖尿病患者随机分为对照组和实验组各 34 例。对照组采用西医治疗,实验组采用上方辨证治疗。结果:对照组总有效率 88%,实验组总有效率 97%。[②]

3. 林兰分 3 型

(1)阴虚热盛型 症见肺燥阴伤,口渴引饮,胃火亢盛,消谷善饥,或心火亢盛而心烦、失眠、心悸怔忡等,舌红,苔黄,脉细数。治宜清胃泻火。方用玉女煎加味:生石膏 30 克、知母 10 克、生地黄 12 克、麦冬 10 克、黄连 6 克、栀子 10 克、牛膝 10 克。随症加减:大便秘结者,加玄参、石斛;心悸失眠,加柏子仁、炒酸枣仁。

(2)气阴两虚型 症见神疲乏力,汗出气短,心悸失眠,怔忡健忘,五心烦热,咽干舌燥,舌红苔薄,脉细数。治宜益气养阴。方用生脉饮加味:党参 10 克、麦冬 10 克、五味子 10 克、生地黄 12

① 葛军.中西医结合治疗糖尿病的疗效观察[J].中国社区医师,2015,31(28):85-86.
② 雷烨.分型辨治糖尿病 34 例[J].河南中医,2013,33(12):2137-2138.

克、黄芪20克、知母10克。随症加减：心悸失眠，加炒酸枣仁、远志；口渴多饮，加石斛、玄参。

（3）阴阳两虚型　症见畏寒倦卧，手足心热，口干咽燥，但喜热饮，眩晕耳鸣，腰膝酸软，小便清长，阳痿遗精，女子不孕，舌淡苔白，脉沉细。治宜滋阴温阳。方用右归饮加味：熟地黄12克、山茱萸10克、牡丹皮10克、泽泻10克、枸杞子10克、肉桂3克、茯苓12克、龟甲12克、杜仲10克。随症加减：小便频数，加桑螵蛸、覆盆子、补骨脂；遗精早泄，加金樱子、芡实；阳痿，加仙茅、淫羊藿。

兼夹证型：兼夹湿热证，加茯苓、泽泻、薏苡仁、连翘等；兼夹寒湿证，加苍白术、山茱萸、泽泻等；兼夹瘀证，加当归、丹参、桃仁、乳香、没药、川芎等。[1]

4. 祝谌予分3型

（1）阴虚型　方用一贯煎。

（2）气阴两虚型　方用降糖对药（生黄芪、生地黄、苍术、玄参、丹参、葛根）。

（3）阴阳两虚型　方用桂附八味丸。

随症加减：心火旺，加黄连10克、黄芩10克；胃火旺，加知母10克、石膏30克；肝火旺，加龙胆草10克、知母10克；相火旺，加黄柏10克、知母10克；口渴欲饮加渴饮无度，加天花粉30克；多食易饥，加玉竹10克；全身瘙痒，加白蒺藜10克、地肤子20克；腰腿疼，加鸡血藤30克、桑寄生25克；足跟痛，加青黛10克、木瓜10克；眼目昏花，加谷精草15克、菊花10克；胸痛，加川厚朴10克、郁金10克；胸腹胀满，加枳壳10克、桔梗10克、杏仁10克、薤白10克；阳痿，加仙茅10克、淫羊藿10克、阳起石30克；眼底出血，加大小蓟各10克、三七粉3克；血压高，加夏枯草10克、紫石英30克或三石汤（生石膏30克、石决明30克、代赭石30克）；胆固醇增高，加决明子30克、何首乌10克；少数患者血糖不降者，可重用黄芪至30～40克、生地黄至30～40克；渴饮无度，加生石膏30克、天花粉30克；易饥多食，加黄连10克、玉竹

10克；小便频数，加桑螵蛸10克、覆盆子10克；大便秘结，加火麻仁30克、郁李仁10克，必要时加川大黄5～10克；便溏腹泻，加茯苓30克、薏苡仁30克；面浮足肿，加猪苓10克、泽泻10克；腰酸阳痿，加巴戟天10克、淫羊藿10克、川续断10克；视物模糊，加青葙子10克、菊花10克；失眠，加远志10克、炒酸枣仁10克。[2]

5. 赵军分5证

（1）阴虚热盛证　方用三消汤：生地黄、麦冬、天花粉、知母、黄连、黄柏、西洋参、白术、茯苓、当归等。

（2）气阴两虚证　方用玉泉丸：黄芪、西洋参、天花粉、葛根、麦冬、乌梅、熟地黄、山茱萸等。

（3）肝肾阴虚证　方用左归丸加减：生地黄、枸杞子、山茱萸、淮山药、菟丝子、淮牛膝、茯苓、炙甘草等。

（4）阴阳两虚证　方用右归丸加减：熟附片、熟地黄、肉桂、山茱萸、淮山药、枸杞子、杜仲、炙甘草、生蒲黄、牛膝、鹿角胶等。

（5）湿热内蕴证　方用三仁汤加味：薏苡仁、白蔻仁、杏仁、川厚朴、通草、滑石、法半夏、淡竹叶、生地黄、天花粉、黄连等。

随症加减：合并有糖尿病足，加丹参、红花；合并有代谢综合征，加生地黄、党参、地锦草、车前子、大腹皮；合并有胰岛素抵抗，加知母、麦冬等。临床观察：赵军以上方辨证治疗54例糖尿病患者。结果：46例血糖下降到正常范围内，6例血糖明显下降，2例治疗前后血糖无明显变化；43例并发症消失，5例并发症好转。42例患者显效，7例有效，2例无效，总显效率86.49%。[3]

6. 程京艳等分3型

（1）上消　症见烦渴多饮，口舌干燥，舌边尖红，苔薄黄，脉细数。治宜清热润肺、生津止渴。方用白虎加人参汤，用白茅根、地骨皮等煎汤代茶饮。

（2）中消　症见多食易饥，身体消瘦，舌苔燥

---

① 玉山江.林兰辨治糖尿病经验浅述［J］.中华中医药杂志,2009,24(10)：1311-1313.
② 梁晓春.祝谌予教授治疗糖尿病的经验及贡献［J］.中国临床医生杂志,2008,36(5)：68-70.
③ 赵军.中医辨证论治治疗糖尿病疗效分析［J］.河北医学,2008,14(9)：1060-1062.

黄,脉滑实有力。治宜清胃泻火、养阴生津。方用玉女煎加味,用鲜芦根、知母等煎汤代茶饮。

(3)下消 症见尿频量多、浑浊或尿有甜味为主,五心烦热、舌红脉沉细数。治宜滋阴固肾。方用六味地黄丸加味,用枸杞子、地黄煎汤代茶饮。[1]

7. 张庆兰分4型

(1)脾气虚弱,气化失常型 症见疲劳乏力,尤以双下肢为著,休息后不能缓解,进而出现全身乏力,多数患者形体超重或肥胖,尤以腹部为著。空腹血糖正常或稍高,但餐后有高血糖及尿糖。口服葡萄糖耐量试验异常(糖耐量减低),血脂多数偏高,可伴有Ⅰ期高血压,无其他血管、神经并发症。治宜益气健脾。方用四君子汤加减:太子参、黄芪、茯苓、苍术、白术、山药、柴胡、枸杞子、生山楂、丹参、葛根、薏苡仁等。

(2)阴虚热盛型 症见烦渴多饮,多食易饥,小便频数,色黄浑浊,大便干结,消瘦乏力,血糖、尿糖、糖化血红蛋白均高,血脂多数偏高,可伴有高血压,无其他血管、神经并发症;舌红少津,苔黄燥,脉滑数。治宜滋阴清热、益气养阴生津。方用增液汤合白虎汤加减:葛根、太子参、黄芪、生地黄、玄参、玉竹、麦冬、石膏、知母、天花粉、枸杞子、乌梅、鬼箭羽、丹参、桑白皮等。

(3)气阴两虚,络脉瘀阻型 症见口干咽燥,乏力气短,多饮、多食、多尿已不显著,腰膝酸软,五心烦热,大便干结,大多数患者出现视物模糊、肢体麻木疼痛,或眩晕心悸、胸闷胸痛,舌胖质暗,苔白,脉沉细。均伴有血脂偏高,血液黏滞度增高、高血压及冠心病等。治宜益气养阴、活血化瘀。方用益气养阴活血汤加减:太子参、黄芪、人参、枸杞子、生地黄、玄参、麦冬、天花粉、葛根、丹参、水蛭、黄精、鬼箭羽、山药、山茱萸、五味子等。

(4)阴阳两虚,痰瘀互结型 症见口干饮水不多,气短乏力,腰膝酸软,畏寒肢冷,颜面及下肢水肿,小便混浊如膏,或少尿,面色苍黄晦暗,食欲

减退,大便溏结不调,阳痿、早泄,胸痹、坏疽、中风,肢体麻木疼痛,舌暗淡,舌下瘀斑,苔白而干,脉沉细无力。均伴有血脂、血黏度增高,高血压、蛋白尿、血肌酐、尿素氮升高之肾功能衰竭等多种严重并发症。治宜益气养阴、补肾活血、利湿化油。方用金匮肾气丸加减:猪苓、茯苓、山茱萸、泽泻、葛根、丹参、水蛭、五味子、人参、黄芪、太子参、桂枝、金樱子、芡实、覆盆子、附子等。[2]

8. 王五峰分3型

(1)肺消 症见咽干灼热,唇红舌燥,口渴欲饮,随饮随渴,食少,舌苔黄,脉数。治宜甘寒润燥、清热生津。药用地骨皮15克、鲜茅根15克、浮小麦20克、乌梅10克、天花粉20克、竹茹15克等。

(2)胃消 症见口渴多饮,多食易饥,自汗,身体消瘦,小便频多,大便燥结,舌苔黄,脉数。治宜苦寒清胃、养阴增液。药用灯心草6克、川芎10克、当归12克、生地黄20克、竹叶15克、大黄3克、玄参20克、芒硝3克、黄芪30克、麦冬20克、石膏15克、生姜9克。

(3)肾消 症见小便频多,混浊而如脂膏,面色晦暗,头昏、无力、气短、阳痿,舌质绛而干,脉细数。治宜滋阴补肾、益气固阴。药用龙骨20克、菟丝子15克、制附片6克、山茱萸15克、茯苓15克、熟地黄20克、山药20克、泽泻10克、牡丹皮12克、肉桂3克、锁阳10克、鹿角霜8克。

临床观察:王五峰以上方辨证治疗24例糖尿病患者,疗效满意。[3]

9. 叶多让分4型

(1)燥热伤肺 症见烦渴多饮,口干舌燥,多食善饥,小便量多,大便干结,舌边尖红,苔薄黄,脉弦数。治宜清热泻火、生津止渴。方用消渴方加味:黄连3克、甘草3克、天花粉10克、天冬10克、麦冬10克、竹叶10克、生地黄18克、知母9克、沙参15克、冬蜜15克、黄芩6克。

(2)胃燥津伤 症见消谷善饥、形体消瘦、口

① 程京艳,等.糖尿病的中医分型及临床常用中成药[J].首都医药,2007(8):45-46.
② 张庆兰.糖尿病的中医辨证分型[J].甘肃中医,2006,19(7):6-7.
③ 王五峰.应用中医三消法治疗消渴病[J].现代诊断与治疗,2001(S1):39.

干欲饮、大便秘结、舌红苔黄、脉滑实有力。治宜清胃泻火。方用养阴保津方合玉女煎加减：石膏24克、知母10克、太子参10克、生地黄18克、麦冬15克、石斛15克、山药15克、黄连6克、黄芩6克、大黄6克、甘草3克。

（3）肾阴亏虚　症见小便频数量多，尿如膏脂或尿甜，口干唇燥，头晕目眩，视物模糊，失眠心烦，舌红无苔，脉沉细而数。治宜滋阴固肾。方用地黄丸加减：山药30克、山茱萸9克、牡丹皮9克、泽泻9克、白术9克、熟地黄15克、太子参15克、龙骨24克、牡蛎24克、枸杞子10克、五味子6克、远志4.5克。

（4）阴阳两虚　症见小便频数量多、或饮一溲一，尿如膏脂，面色黧黑，腰膝酸软，阳痿或月经不调，舌淡苔白，脉沉细无力。治宜温阳滋阴。方用肾气丸合鹿茸丸加减：山药30克、山茱萸15克、熟地黄15克、麦冬15克、潞党参15克、炙黄芪15克、五味子6克、牛膝9克、补骨脂9克、肉苁蓉9克、茯苓9克、龙骨24克。

临床观察：叶多让以上方辨证治疗80例糖尿病患者，每日1剂，水煎分2次服。以15天为1个疗程，可以连续服用3个疗程。结果：治愈44例，占55%；好转28例，占35%；未愈8例，占10%。总有效率90%。[1]

10. 郭渝南等分3型

（1）肺胃燥热型　症见多饮，咽干，口烦渴，舌红少苔，脉细数。药用生地黄20克、天冬15克、麦冬15克、天花粉20克、玉竹20克、沙参20克、石膏20克、知母15克、芦根20克。

（2）胃热脾虚型　症见多食或少食，形体肥胖，大便秘结，舌红，苔腻，脉弦滑。药用黄芪30克、南沙参20克、白术20克、茯苓12克、玉竹20克、砂仁6克、天花粉20克、正黄连6克、乌梅20克。

（3）肾阴阳两虚型　症见多尿，混浊如脂膏，口干舌燥，耳鸣，腰膝酸软，夜尿多，阳痿。药用生

地黄20克、草决明15克、泽泻20克、杜仲15克、酸枣仁15克、金毛狗脊12克、桑寄生15克、玉竹20克、天花粉20克。

随症加减：湿重者，加藿香、薏苡仁、苍术芳香化湿；肾阳虚甚者，加附片温补肾阳；合并高脂血症者，加何首乌、山楂、枸杞子、黄芪降血脂；兼瘀血者，加牡丹皮、赤芍、川芎活血化瘀。临床观察：郭渝南等以上方辨证加减治疗100例老年糖尿病患者。结果：显效12例，有效24例，无效6例。总有效率88%。[2]

11. 查玉明分6证

（1）燥热证　治宜泄热养阴。方用白虎加人参汤（西洋参），配合大补阴丸。

（2）湿寒证　症见形盛气虚，中满腹胀，大便不实，气少纳减，倦怠乏力，气弱神疲，形寒怕冷，舌淡苔白。治宜健脾益气、温中化湿。方用参苓白术散加减，佐黄芪、佩兰、鸡内金。

（3）湿热证　症见形盛体胖，小溲灼热，口干不欲饮，大便溏薄，阴部瘙痒，肢重乏力，多伴见血脂增高，血液黏稠度高。治宜清热养阴，佐以化湿。方用甘露饮，佐栀子、龙胆草、黄连、天花粉。

（4）气阴两虚证　症见消瘦乏力，动则汗出，气弱少神，五心烦热，不寐。治宜益气养阴。方用生脉散合四君子汤，佐黄芪、菟丝子、枸杞子、生地黄。

（5）脉络瘀阻证　症见四肢不温、麻木、疼痛，甚或肢端破溃，舌绛红有瘀斑舌下静脉青紫，或见并发心血管疾病、脑血管疾病、神经炎等。治宜活血化瘀。并发心血管疾病者，方用血府逐瘀汤加减，配伍丹参、葛根；并发脑血管病者，方以补阳还五汤为主，佐天麻、全蝎、丹参、葛根；并发末梢神经炎者，方以桃红四物汤为主，佐桂枝、细辛、西洋参、天花粉、鸡血藤、钩藤、天麻、全蝎。

（6）阴阳虚衰证　治宜补阳益阴。方用二仙汤加减：知母、黄柏、当归、巴戟天，配合六味地黄丸，佐黄芪、怀牛膝、红花。[3]

① 叶多让.辨证治疗消渴病80例[J].实用中医药杂志,2001,17(8)：10.
② 郭渝南,等.辨证分型论治老年糖尿病100例疗效分析[J].现代中西医结合杂志,2001,10(3)：192-194.
③ 尹远平.查玉明对糖尿病新辨异治的经验[J].辽宁中医杂志,2000,27(3)：103-104.

12. 季雁浩分 3 型

（1）肝阴不足型　症见口渴咽干欲饮，多食易饥，消瘦，烦躁易怒，双脚拘挛疼痛，大便干结，小便数或短少，舌红少苔，脉细弦或细数无力。治宜柔肝缓急、养血复阴。方用芍药甘草汤加味。

（2）胆火灼津型　症见口渴欲饮，多食易怒，咽干口苦，或见往来寒热，胸胁苦满，目眩，大便干结，小便黄赤，舌红苔黄，脉弦。治宜和解少阳、清泄胆热。方用小柴胡汤加减。

（3）肝寒气郁型　症见口渴喜热饮，以夜间尤甚，消谷善饥，胸胁满闷，思眠，疲倦无力，视物昏花，时吐清涎，大便或溏，小便频数，舌淡嫩苔薄白，脉弦无力。治宜理气暖肝。方用逍遥散加附子、吴茱萸、肉桂等。

临床观察：季雁浩用上方辨证治疗 1 例肝阴不足型、1 例胆火灼津型、1 例肝寒气郁型糖尿病患者，疗效满意。[①]

13. 俞正科等分 3 型

基本方：太子参 15 克、北黄芪 15 克、生地黄 15 克、白芍 15 克、地骨皮 15 克、玄参 15 克、枸杞子 15 克、淮山药 30 克、炙甘草 5 克、漂白术 10 克、沙参 12 克、黑豆 20 克。

（1）气阴两虚型　症见咽干口燥喜饮，易饥心烦，手足心热，盗汗，四肢倦怠，乏力肌瘦，腰脊酸痛，胫酸膝软，耳鸣，足跟痛，小便频数量多，舌淡红苔薄白，脉弦细。方用基本方。

（2）气阴两虚火旺型　见气阴两虚症状，加口渴多饮、消谷善饥更甚、大便干结、口苦、面赤、苔黄干少津、脉数等火旺病证。方用基本方加天花粉 15 克、知母 12 克、葛根 12 克。

（3）阴阳两虚型　症见小便清长或夜尿多，甚或饮一溲一，咽干口燥，自汗，气短乏力，腰膝酸软，下肢冷感，食后腹胀，阳痿不举，面色萎黄，舌淡胖，脉细弱。方用基本方加减：将生地黄易熟地黄 24 克，加附子 6 克、菟丝子 12 克、补骨脂 5 克。

临床观察：俞正科等以上方辨证治疗 45 例非

胰岛素依赖型糖尿病患者。结果：显效 24 例，良效 16 例，无效 5 例。总有效率 88.8%。[②]

14. 孙明友等分 4 型

（1）阴虚热盛型　治宜滋阴降火。方用消渴康 1 号：五味子 20 克、天冬 20 克、麦冬 20 克、太子参 15 克、牡丹皮 15 克、山药 30 克、生地黄 30 克、丹参 30 克、百合 25 克。

（2）气阴两虚型　治宜益气养阴。方用消渴康 2 号：人参 12 克、黄芪 30 克、山药 30 克、天花粉 30 克、知母 20 克、熟地黄 20 克、山茱萸 15 克、苏木 15 克。

（3）阴阳两虚型　治宜温阳滋阴补肾。方用消渴康 3 号：山茱萸 15 克、枸杞子 15 克、桃仁 15 克、熟地黄 20 克、山药 25 克、制附子 10 克、肉桂 10 克。

（4）肝气郁结型　治宜疏肝解郁、活血行气。方用消渴康 4 号：柴胡 15 克、郁金 15 克、川芎 15 克、沙苑子 15 克、白芍 20 克、知母 20 克、天花粉 30 克。

以上各方均每日 1 剂，水煎服。8 周为 1 个疗程，1 个疗程后评定疗效。临床观察：孙明友等以上方辨证治疗 64 例糖尿病患者。配合西药蝮蛇抗酸酶 0.5 单位加 0.9% 氯化钠注射液 250 毫升静滴，每日 1 次，21 日为 1 个疗程，疗程间隔 1 周，服药 1～4 个疗程。结果：显效 44 例，有效 16 例，无效 4 例。总有效率 93.7%。[③]

15. 郭庆贺等分 5 型

（1）气阴两虚型　治宜滋养肝肾、补益正气。方用降糖合剂Ⅰ号：太子参、山药、茯苓、山茱萸、枸杞子、黄芪、白术、甘草。

（2）阴虚化热型　治宜泻阳滋阴。方用降糖合剂Ⅱ号：石膏、知母、麦冬、生地黄、栀子、黄连、龙胆草、山药。

（3）阴虚型　治宜滋补阴液、补肾填精。方用降糖合剂Ⅲ号：山药、黄柏、知母、五味子、龟甲、桑螵蛸。

① 季雁浩.从肝论治糖尿病[J].中医药研究,1993(1)：21.
② 俞正科,刘炳凡.从脾肾论治糖尿病临床经验[J].辽宁中医杂志,1993,20(2)：24.
③ 孙明友,等.消渴康合蝮蛇抗酸酶治疗糖尿病 64 例[J].辽宁中医杂志,1993(4)：27－28.

（4）气阴两虚兼瘀型　治宜气阴双补，兼以化瘀。方用降糖合剂Ⅰ号加丹参 25 克、赤芍 15 克。

（5）阴阳两虚型　治宜滋补阴精、温补阳气。方用降糖合剂Ⅴ号：党参、白术、茯苓、甘草、龟甲、山茱萸、枸杞子、鸡内金、黄芪、附子、牛膝。

临床观察：郭庆贺等以上方辨证治疗 3 000 例Ⅱ型糖尿病患者。结果：临床缓解 390 例，显效 660 例，有效 1 851 例，无效 99 例。总有效率 97%。①

16. 郑觉泰分 3 型

（1）肾阴亏虚型　药用玄参、麦冬、生地黄、熟地黄、怀山药、茯苓、牡丹皮、山茱萸、北沙参、知母、天花粉。

（2）气阴两亏型　药用生黄芪、玄参、麦冬、山药、天花粉、玉竹、黄精、丹参、川芎。

（3）阴阳两虚型　药用熟地黄、怀山药、山茱萸、菟丝子、牡丹皮、淫羊藿、黄精、玉竹、枸杞子。

临床观察：郑觉泰以上方辨证配合自制降糖散（淮山药、天花粉、鸡内金、荔枝核，按 4:3:1:2 比例配方，研细和匀）治疗 40 例糖尿病患者。结果：临床治愈 3 例，好转 35 例，无效 2 例。②

17. 王振华分 3 型

（1）阴虚型　症见心烦，失眠，健忘，多梦，口渴，多饮，舌红少津有裂纹，苔光剥，脉细数。治宜补肾活血。药用熟地黄 20 克、茯苓 20 克、泽泻 20 克、牡丹皮 20 克、山茱萸 30 克、山药 20 克。

（2）气阴两虚型　症见自汗，浮肿，多饮多食，多尿，心悸，舌淡胖，脉缓。治宜补肾益气生津。药用黄芪 20 克、葛根 20 克、山药 30 克、炒白术 20 克、麦冬 20 克、枸杞子 30 克、生地黄 20 克、熟地黄 20 克、沙参 15 克、党参 20 克、黄精 30 克。

（3）阴阳两虚型　症见多饮，多食，多尿，心悸，烦躁，失眠，脱发，头晕，男性多伴阳痿，舌暗淡，脉弦。治宜补肾益气、活血生津。药用红参 20 克、泽泻 20 克、生熟地黄各 20 克、山药 20 克、茯

苓 15 克、仙茅 15 克、淫羊藿 15 克。

临床观察：王振华以上方辨证治疗 158 例Ⅱ型糖尿病患者，其中阴虚型 45 例，气阴两虚型 35 例，阴阳两虚型 78 例。结果：临床治愈 46 例，显效 89 例，好转 19 例，无效 4 例。③

18. 张书林等分 3 型

消渴汤（基本方）：苍术 25 克、黄连 25 克、鸡内金 25 克、生荷叶 18 克、佩兰叶 18 克、白术 18 克、生山药 15 克、天花粉 15 克、桑椹 15 克、浮萍 6 克、五味子 6 克、古瓦（包煎）150 克。

（1）湿热恋肺型　方用基本方加地骨皮 15 克、天冬 15 克、砂仁 10 克、射干 10 克、生地黄 10 克。

（2）脾受湿困型　方用基本方加厚朴花 15 克、佛手花 15 克、薏苡仁 30 克、生石膏 60 克，鸡内金加至 30 克。

（3）肾阳衰弱型　方用基本方加杜仲 15 克、巴戟天 15 克、附子 10 克、萆薢 20 克。

以上各方均每日 1 剂，水煎服，早晚 2 次分服，30 天为 1 个疗程。临床观察：张书林等用上方辨证治疗 172 例糖尿病患者，痊愈 119 例，好转 35 例，无效 18 例。总有效率 89.5%。④

19. 王家琳等分 3 型

（1）肺肾阴虚型　症见烦渴多饮、多食易饥、倦怠消瘦、颧红、动则汗出、舌红少苔、脉细数等。方用消渴方合六味地黄汤加减：黄连 6 克、天花粉 30 克、生地黄 15 克、泽泻 15 克、山茱萸 10 克、茯苓 10 克、粉牡丹皮 10 克、怀山药 20 克。随症加减：低热易出汗者，加五味子 10 克；头昏乏力甚者，加黄芪 30 克；阴虚火热扰动心神，夜不能寐，口舌生疮者，加石膏 30 克、知母 10 克，少佐肉桂。

（2）肾虚液涸型　症见尿频，尿多，尿如膏脂多泡沫，腰膝酸软，头昏乏力，五心烦热，或阳痿遗泄，舌质暗红，少苔，脉沉细而数。方用六味地黄汤加枸杞子 30 克、五味子 10 克、菟丝子 10 克。随症加减：肾阳亦虚者，减牡丹皮，加附子 6 克、肉

① 郭庆贺，等.系列中药治疗Ⅱ型糖尿病 3 000 例[J].辽宁中医杂志，1992，19(9)：36－37.
② 郑觉泰.降糖散配合中药汤剂治疗糖尿病[J].浙江中医学院学报.1992，16(2)：29.
③ 王振华.中药治疗Ⅱ型糖尿病 158 例[J].辽宁中医杂志，1991(11)：21.
④ 张书林，等.浙江中医杂志，1991(2)：79.

桂 6 克;低热颧红,加知母 10 克、黄柏 10 克。

(3)肺胃燥热型 症见多食善饥,形体消瘦,大便干结,有时齿衄,舌质红,苔黄腻,脉滑实而数。方用玉女煎加减:石膏 30 克、生地黄 30 克、川大黄 6 克、炒栀子 6 克、麦冬 10 克、知母 10 克。随症加减:胃火炽盛齿衄者,加玄参 30 克、白茅根 15 克;大便秘结,改川大黄(后下);性情抑郁者,加柴胡 6 克、赤芍 6 克、白芍 6 克、滁菊花 12 克等。

临床观察:王家琳等以上方辨证加减治疗 200 例糖尿病患者,其中肺肾阴虚型 80 例、肾虚液涸型 60 例、肺胃燥热型 60 例。结果:显效 70 例,有效 113 例,无效 17 例。总有效率 91.5%。[1]

20.高普等分 4 型

(1)阴虚火旺型 症见口渴引饮,消谷善饥,口苦,五心烦热,大便秘结,舌红少津,苔黄,脉细数。治宜滋阴降火。方用知柏地黄丸加味:生地黄、山茱萸、山药、泽泻、牡丹皮、知母、黄柏。随症加减:消瘦,饥饿感明显,加天冬、麦冬、黄连;皮肤易生疖疮瘙痒,加栀子、金银花、白鲜皮。

(2)肾阳虚损型 症见小便量多,清冷或尿如膏脂,口干、口渴,体倦肢冷,腰膝酸软乏力,舌淡,苔白,脉沉细。治宜温肾阳、化津液。方用金匮肾气汤加味:熟地黄、山茱萸、山药、泽泻、牡丹皮、茯苓、桂枝、制附子、天花粉、葛根。随症加减:关节痛,加羌活、独活、秦艽;足趾冷痛,加乌梢蛇、炮姜。

(3)阴虚湿热型 症见口干多饮,手足心热,小便频数,尿黄,舌质红,苔黄厚腻,脉滑。治宜养阴、清热、化湿。方用六味地黄汤化裁:生地黄、木瓜、山药、泽泻、牡丹皮、茯苓、天花粉、白茅根、黄柏、滑石。随症加减:尿道灼痛,加车前子;胸闷、呕恶,加薏苡仁、知母。

(4)气阴两虚型 症见多饮,多尿,舌淡体胖有齿痕,心悸气短,便干,口干,手足心热,脉细。治宜益气滋阴。方用参芪麦味地黄汤加味:生地黄、山茱萸、山药、泽泻、牡丹皮、茯苓、怀牛膝、党

参、黄芪、天冬、麦冬、五味子、葛根、天花粉。随症加减:咽燥心烦,两颧红赤,加黄连、玄参;胃胀、纳呆,加砂仁、白术。

临床观察:高普等以上方辨证加减治疗 40 例老年糖尿病患者,平均疗程 45 天,总有效率 90%。[2]

21.张建夫分 3 型

(1)阴虚热盛型 症见咽干舌燥,多食善饥,饮多喜凉,面色潮红,心烦易怒,小便多,大便干,舌质红,舌苔黄,脉多弦数。药用生地黄 15 克、麦冬 15 克、天花粉 30 克、生石膏 30 克、葛根 20 克、知母 12 克、胡黄连 6 克、甘草 6 克。

(2)气阴两虚型 症见乏困无力,动则汗出,心慌气短,多食易饥,饮水量多,形体消瘦,头晕失眠,五心发热,尿黄量多,舌红少苔,脉细而数。药用黄芪 20 克、天花粉 20 克、麦冬 15 克、生地黄 15 克、茯苓 12 克、知母 12 克、五味子 12 克、山药 30 克、鸡内金 9 克。

(3)阴阳两虚型 症见毛发皮肤干燥无华,面色㿠白,腰酸腿软,耳鸣耳聋,纳佳尿多,频频欲饮,形体消瘦,疲乏无力,身寒怕冷,四肢发凉,大便稀溏,舌淡体胖,脉沉细无力。药用熟地黄 20 克、山药 30 克、山茱萸 15 克、茯苓 15 克、知母 12 克、泽泻 12 克、牡丹皮 12 克、金樱子 12 克、肉桂 6 克。

随症加减:血瘀,加红花 6 克、丹参 12 克、泽兰 15 克;合并肾脏疾病,加车前子 12 克、覆盆子 12 克、川续断 12 克、桑寄生 15 克;有感染,加蒲公英 20 克、金银花 15 克;冠心病,加瓜蒌 15 克、薤白 15 克;有尿酮体出现,加车前草根 20 克。每日 1 剂,分 2 次煎服。临床观察:张建夫等以上方辨证加减治疗 75 例糖尿病患者。结果:理想控制 14 例,较好控制 18 例,一般控制 24 例,未控制 19 例。总有效率 74.7%。[3]

22.陈晓平等分 4 型

桑麻丸加味:荔枝核 15 克、扁豆 9 克、桑叶 12 克、冬瓜皮 12 克、黑芝麻 12 克、冬瓜子 6 克、带

① 王家琳,等.辨证治疗糖尿病 200 例[J].陕西中医,1991(2):53-54.
② 高普,等.老年糖尿病 40 例辨证施治探讨[J].吉林中医药,1991(3):18-19.
③ 张建夫,等.辨证治疗糖尿病 75 例[J].陕西中医,1987,8(6):245-246.

叶南瓜藤 30 克。煎汤代水。

（1）胃热阴亏型　症见消谷善饥，口干欲饮，小便频数，大便干燥，舌红绛少苔，脉细数等。治宜养胃阴、清燥热。方用桑麻丸加味合叶氏养胃汤加味。

（2）肝肾两虚型　症见小便频赤，口燥频饮，纳旺，面颊潮红，眩晕，目花，低热，盗汗，腰酸，失眠，舌红少津，脉细数等。治宜滋阴养肝益肾。方用桑麻丸加味加生地黄、熟地黄、山茱萸、滁菊花、枸杞子、怀山药、何首乌等。

（3）肾阳虚弱型　症见小便频作，混浊，面色黧黑，四肢失温，畏寒，口渴喜热饮，纳食腹胀，神疲乏力，腰酸，舌淡无华，脉细软。治宜温阳填精。方用桑麻丸加味加露蜂房、巴戟天、桂枝、小茴香、急性子、鹿角片、紫河车。

（4）瘀痰互结型　症见头晕偏重痛，身重，失眠，多梦，脱发，喘逆，腹胀，胸闷，面部色素沉着，低热，舌质暗红边青紫，舌下静脉曲张，苔白腻薄，脉沉涩或细滑等。方用桑麻丸加味合自拟祛痰化瘀汤（黄芪、当归、白术、桔梗、牛蒡子、白芍、桃仁、皂角刺、路路通、竹节三七）。

随症加减：重症，加桃胶 9 克、蚕茧 6 只、丝瓜子 6 克；并发湿疹、皮炎者，加露蜂房、地龙；目暗畏光者，加蚕沙、枸杞子。临床观察：陈晓平等以上方辨证加减治疗老年糖尿病患者，患者均服药 3～6 个月。结果：停药观察一年，自觉症状消失，尿、血糖正常范围为显效，占 25%；停药观察半年，自觉症状消失，血糖阳性，尿糖餐后在（＋）～（＋＋）之间为有效，占 65%；停药观察 3 个月，自觉症状与治疗前相同，尿、血糖均为阳性者为无效，占 10%。[1]

23. 东明人民医院刘楼分院分 3 型

（1）上消　症见烦渴引饮，口干舌燥，尿多而频，皮肤干枯，舌尖红，苔薄黄，脉洪数。治宜润肺清胃、泻火生津止渴。方用降糖一号方：天花粉 120 克、石膏 30～90 克、知母 18 克、沙参 24 克、麦冬 20 克、生地黄 30 克、玄参 30 克、玉竹 20 克、山药 45 克。

（2）中消　症见消谷善饥，尿黄频数，形体消瘦，倦怠乏力或大便秘结，苔黄燥或舌红少苔，脉象滑数。治法以清热养阴为主，佐以健脾滋肾。方用降糖二号方：天花粉 90 克、生石膏 30 克、知母 15 克、玄参 24 克、生地黄 24 克、玉竹 20 克、麦冬 15 克、山药 30 克、黄芪 30 克、白术 30 克、熟地黄 30 克、何首乌 30 克。

（3）下消　症见小便频数量多，或饮一溲一，或如脂膏，形体消瘦，腰酸软，倦怠乏力，舌红或绛，少苔，脉细数。治宜培补真元、滋阴固肾。方用降糖三号方：生熟地黄各 20 克、枸杞子 30 克、山茱萸 18 克、桑螵蛸 12 克、黄柏 12 克、天花粉 60 克、玄参 20 克、何首乌 30 克、黄芪 30 克、白术 30 克、山药 40 克。水煎服。随症加减：若肾阳不足，去黄柏、生地黄，加附子、肉桂、干姜之类。

对三消症状较轻，有口舌干黏、时有烦热、易怒、舌苔腻、舌体胖嫩之主症，血糖 180 毫克% 以下，或在糖尿病恢复阶段的患者，宜用降糖四号方：黄精 30 克、天花粉 30 克、白术 30 克、山药 30 克、何首乌 30 克、枸杞子 30 克、玄参 30 克、黄芪 20 克、生地黄 20 克、葛根 12 克、苍术 15 克。

随症加减：有肺痨者，加黄柏、百部；有痈疖，加金银花、蒲公英；渴甚者，重用石膏、天花粉；降血糖不理想，加苍耳子（炒）10～30 克；大便秘结，加肉苁蓉；身热，加葛根；轻度神志昏迷者（酸中毒前期），重用生地黄；潮热甚，加地骨皮、茵陈；五更溏泻，加五味子；血脂增高，加泽泻，并重用何首乌、黄芪；失眠者，加炒酸枣仁、生龙骨；心血瘀阻导致胸闷心痛，加丹参。均每日 1 剂，水煎服。临床观察：东明县人民医院刘楼分院以上方辨证加减治疗 268 例糖尿病患者。结果：最短疗程 15 天，最长 6 个月。临床治愈 81 例，显效 58 例，有效 110 例，无效 19 例。总有效率 92.9%。[2]

24. 刘顺安分 3 型

基本方：黄芪、山药、苍术、玄参、生地黄、天

① 陈晓平，等.桑麻丸加味治疗老年糖尿病的体会[J].新中医,1986(4)：55－56,51.
② 东明县人民医院刘楼分院.中医中药治疗 268 例糖尿病疗效观察[J].山东中医杂志,1984(5)：23－26.

花粉、菝葜。

（1）阴虚燥热型　肺热，方用基本方加消渴方；胃阴虚，加玉女煎；肾阴虚，加知柏地黄汤。

（2）气阴两虚型　方用基本方加生脉散。

（3）阴阳两虚型　方用基本方加肾气丸；水肿甚者，加济生肾气丸。

临床观察：刘顺安以上方辨证治疗 52 例糖尿病患者（阴虚燥热型 17 例、气阴两虚型 28 例、阴阳两虚型 7 例），其中单纯中药治疗 10 例（中药组），加用降糖西药的 42 例（中西医结合组）。结果：中药组临床控制 9 例，显效 1 例；中西医结合组临床控制 21 例，显效 9 例，有效 5 例，无效 7 例。总有效率 86.5%。[①]

25. 张林等分 3 型

（1）燥热伤阴型　症见烦渴多饮，喜冷饮，口干舌燥，多食体瘦，舌红苔黄或燥，脉数或滑数。多见于病之初期。治宜清热养阴、益气生津。方用降糖Ⅰ号：生石膏 15 克、知母 20 克、人参 15 克、山药 20 克、天花粉 50 克、黄连 15 克、沙参 25 克。

（2）肺肾阴虚型　症见口渴多饮，夜尿频多，腰膝酸软，五心烦热，发脱齿摇，乏力口干，舌暗红或淡紫，脉沉细或弦细数。治宜滋肾润肺、益气生津。方用降糖Ⅱ号：生熟地黄各 50 克、泽泻 20 克、山药 20 克、人参 15 克、牡丹皮 15 克、五味子 15 克、乌梅 15 克、麦冬 25 克、白芍 15 克、枸杞子 20 克、沙参 25 克。

（3）阴阳两虚型　症见口渴尿频，腰膝酸软，阳痿早泄，纳呆体瘦，身倦浮肿，舌淡或淡紫，脉沉细。多见于重型或老年患者。治宜温阳补肾、益气生津。方用降糖Ⅲ号：熟地黄 50 克、人参 15 克、泽泻 15 克、牡丹皮 15 克、附子 10 克、山药 20 克、枸杞子 20 克、益智仁 20 克、淫羊藿 20 克、仙茅 15 克。

随症加减：气虚，加黄芪；脾虚，加茯苓、苍术、砂仁；腰痛，加桑寄生、菟丝子、川续断；兼有血瘀或经闭，加丹参、益母草、赤芍、地龙；合并冠心病者，加丹参、郁金、川芎、红花、瓜蒌；血脂高，加山楂、茵陈；合并肺结核，加百部、百合；兼有末梢神经炎，加鸡血藤、牛膝、桑枝、玄参、延胡索；兼有视网膜病变，加菊花、枸杞子、女贞子、茺蔚子等。

临床观察：张林等将 60 例糖尿病患者分为中药组、中西医结合组和对照组各 20 例。中药组采用以上三方辨证治疗；中西医结合组以中医为主，短期少量口服西药；对照组采用胰岛素治疗。结果：治愈 21 例（中药组 13 例，中西医结合组 7 例，对照组 1 例），显效 22 例（中药组 4 例，中西医结合组 9 例，对照组 9 例），好转 11 例（中药组 3 例，中西医结合组 2 例，对照组 6 例），无效 6 例（中药组 0 例，中西医结合组 2 例，对照组 4 例）。中药组、中西医结合组、对照组的治愈率分别为 65%、35%、5%。[②]

经 验 方

1. 消渴益气汤　黄芪 30 克、葛根 30 克、党参 20 克、麦冬 15 克、神曲 15 克、泽泻 15 克、黄柏 10 克、苍术 10 克、白术 10 克、当归 10 克、升麻 5 克、甘草 5 克、五味子 5 克、橘皮 5 克、青皮 5 克。将上述中药用适量的清水煎煮后，去渣取汁。每日 1 剂，分早中晚 3 次温服。全春等将 160 例 2 型糖尿病患者随机分为甲组和乙组各 80 例。两组患者均使用二甲双胍片和阿卡波糖片进行治疗，乙组患者加用上方。疗程为 60 天。结果：乙组患者的空腹血糖的水平、餐后 2 小时血糖的水平及糖化血红蛋白的水平均低于甲组患者，两组差异有统计学意义（均 $P<0.05$）；乙组患者的中医证候积分低于甲组患者，两组差异有统计学意义（$P<0.05$）；乙组患者的总有效率（93.75%）高于甲组（73.75%），两组差异有统计学意义（$P<0.05$）。[③]

2. 芪精丹兰汤　黄芪、黄精、丹参、佩兰、葛

---

① 刘顺安.52 例成年型糖尿病中医分型及施治[J].湖北中医杂志,1984(6)：33-34.

② 张林,等.糖尿病 60 例临床分析[J].辽宁中医杂志,1982(4)：35-36.

③ 全春,等.用消渴益气汤对脾虚痰浊兼气阴两虚型 2 型糖尿病患者进行治疗的效果研究[J].当代医药论丛,2020,18(3)：208-209.

根、淮山药、薏苡仁、山楂、僵蚕、苍术、绞股蓝。适用于脾虚湿蕴型消渴病。随症加减：消渴日久，伴肢体麻木不仁，常配之以鸡血藤、络石藤、威灵仙、清风藤等养血活血、祛风通络之品，以改善脉道滞涩；兼见胸闷胸痛、心悸气短，常加入桂枝、桃仁、香附等，以温通心阳、活血止痛；兼见视物模糊，加入枸杞子、菊花补肾明目；兼见失眠，增加茯神、夜交藤、合欢皮等安神之品。①

3. 消渴汤加减　黄芪 30 克、生地黄 30 克、葛根 30 克、天花粉 20 克、丹参 15 克、佛手 10 克、山药 10 克、桃仁 10 克、知母 10 克、山茱萸 10 克。每日 1 剂，水煎服。适用于气阴两虚型消渴病。张强将 72 例消渴病患者随机分为对照组与试验组各 36 例。对照组患者进行常规的西医治疗，试验组患者在此基础上加用消渴汤加减进行治疗。结果：气阴两虚型消渴病患者在使用常规西药的基础上加用消渴汤加减进行治疗可显著改善其临床症状，而且能有效控制其血糖的水平。②

4. 小柴胡汤加减　知母 10～15 克、白芍 10～15 克、甘草 5 克、黄芩 10 克、山药 20 克、牡丹皮 10 克、柴胡 10 克、北沙参 15 克、天花粉 15 克、姜半夏 10 克、煅牡蛎 30 克。随症加减：多食易饥偏盛，加胡黄连 5 克、竹茹 10 克、栀子 10 克；口干舌燥偏盛，加马齿苋 15 克、生地黄 15 克；舌底部脉络呈暗紫迂曲状态，加水蛭 6～15 克；肾虚尿频，加黄精 15 克；烦渴多饮严重，加茯苓 19 克、生石膏 30 克；倦怠乏力显著，加黄芪 15～30 克、太子参 15 克。每日 1 剂，水煎服。祛邪正气，和解少阳，和胃降逆。适用于 2 型糖尿病。骆桂根将 76 例 2 型糖尿病患者随机分为对照组和实验组各 38 例。对照组采用饮食控制、规则运动及降糖药治疗。实验组在对照组基础上使用小柴胡汤加减疗法。结果：实验组总有效率（92.11%）高于对照组（73.68%）。小柴胡汤加减对于 2 型糖尿病患者症状解除、减轻与血糖血脂的降低控制均有显著

效果，值得使用。③

5. 升陷汤合升降散加减　僵蚕 20 克、蝉蜕 15 克、姜黄 10 克、熟大黄 2.5 克、天花粉 50 克、牡蛎（另包先煎 1 小时）50 克、知母 40 克、大枣 60 克、生黄芪 60 克、柴胡 5 克、桔梗 10 克、升麻 5 克。适用于消渴。杜梦梦等以上方治疗 1 例气阴两虚兼有郁热型消渴病患者，疗效满意。④

6. 消糖七味饮　人参 9 克、生地黄 24 克、枸杞子 2 克、白术 9 克、陈皮 6 克、三七 6 克、丹参 12 克。水煎服。益气养阴，活血化瘀。赵志华等将 70 例糖尿病前期患者随机分为对照组和治疗组各 35 例，最终对照组完成 31 例，治疗组完成 33 例。所有病例均给予糖尿病相关知识的宣教，制定统一的饮食方案，对所有患者采取适当的运动疗法，中等强度活动，每次 1 小时，每周 3 次。治疗组在生活方式干预的基础上口服消糖七味饮，对照组仅予以单纯生活方式干预。干预 12 周。结果：对照组有效率为 41.9%，治疗组有效率 87.9%；治疗组治疗后血糖、糖化血红蛋白、胰岛素、血脂等指标较对照组治疗后降低。消糖七味饮可以改善糖尿病前期血糖、糖化血红蛋白、胰岛素、血脂等指标，可以改善糖尿病前期患者症状。⑤

7. 泻肝利湿方　柴胡 9 克、半夏 9 克、生地黄 24 克、玄参 15 克、赤芍 15 克、白芍 15 克、茯苓 9 克、炒白术 15 克、车前子 12 克、肉桂 4 克，龙胆草 9 克、当归 15 克、黄芩 6 克、炒苍术 15 克、炒枳实 6 克、栀子 6 克、黄连 5 克。适用于湿热型 2 型糖尿病。王静等将 92 例湿热型 2 型糖尿病早期患者随机分为对照组和试验组各 46 例。对照组采用二甲双胍西药治疗，试验组给予泻肝利湿方治疗，同时给予两组患者饮食和运动干预并宣教糖尿病健康知识。两组疗程均控制在 2 个月。结果：试验组治疗总有效率 95.65%，对照组治疗总有效率 78.26%。泻肝利湿方在湿热型 2 型糖尿病早期治疗中有很高的应用价值，能够有效改善

① 蔡恩照，邱英明，等.邱英明治疗消渴病经验浅析[J].浙江中西医结合杂志，2017,27(11)：913－914.
② 张强.消渴汤加减治疗气阴两虚型消渴病的效果分析[J].当代医药论丛，2017,15(12)：25－27.
③ 骆桂根.小柴胡汤加减治疗 2 型糖尿病的疗效观察[J].药品评价，2017,14(23)：11－13.
④ 杜梦梦，岳仁宋.升陷汤治疗内分泌疾病经验举隅[J].光明中医，2017,32(21)：3168－3169.
⑤ 赵志华，等.消糖七味饮干预糖尿病前期临床观察[J].河南中医，2017,37(11)：1956－1960.

患者糖代谢指标以及中医证候积分,降低患者不良反应发生率,提高临床治疗效果。[1]

8. 固本培元方　党参 30 克、白术 15 克、山药 30 克、苍术 15 克、陈皮 15 克、茯苓 30 克、薏苡仁 30 克、石菖蒲 15 克、葛根 30 克、柴胡 20 克、五味子 20 克。益气健脾化湿,解郁疏肝。徐建成以上方治疗 1 例糖尿病患者,服药 5 天后患者乏力、食欲缺乏减轻,舌苔稍腻,继服 15 剂巩固治疗,自测空腹血糖小于 6.0 毫摩尔/升,餐后血糖小于 8.0 毫摩尔/升。[2]

9. 升降散　僵蚕、蝉蜕、姜黄、大黄、米酒、蜂蜜。蝉蜕、僵蚕、姜黄、生大黄的用量比例是 1:2:3:4。岳仁宋以上方治疗 1 例早期消渴病患者和 1 例消渴病合并呃逆患者,疗效满意。[3]

10. 玉液汤加减　生黄芪 40 克、鸡内金 30 克、葛根 24 克、山药 30 克、天花粉 20 克、麦冬 20 克、五味子 10 克、丹参 30 克、知母 15 克、芡实 30 克、黄精 35 克、金樱子 15 克、女贞子 15 克、太子参 25 克。每日 1 剂,水煎服。韩云平将 358 例糖尿病患者分为对照组与观察组各 179 例。两组患者在控制饮食、加强训练的治疗基础上,对照组服用 4 周 1 个疗程、每日 3 次、每次 0.25 毫克的二甲双胍片。观察组则在上述治疗的基础上服用玉液汤加减。结果:观察组治疗有效率 94%,明显高于对照组的 67%。玉液汤加减对于治疗消渴病效果显著。[4]

11. 徐云生经验方　黄芪 30 克、苍术 30 克、白术 30 克、山药 30 克、葛根 30 克、川牛膝 30 克、丹参 30 克、鬼箭羽 30 克、荔枝核 30 克、泽泻 20 克、泽兰 20 克、枸杞子 15 克、菊花 15 克、玄参 15 克、山茱萸 15 克、甘草 6 克。每日 1 剂,水煎服。补肾健脾,滋阴活血。许云生以上方治疗 1 例糖尿病患者,疗效满意。[5]

12. 连苏汤加味　生地黄 15 克、知母 15 克、黄连 20 克、紫苏叶 20 克、地骨皮 20 克、葛根 10 克、玉竹 20 克、丹参 10 克、金银花 20 克、枸杞子 30 克、人参 10 克、黄芪 50 克、黄精 50 克、熟地黄 15 克、佩兰 10 克、厚朴 10 克。每日 1 剂,水煎服。张博等以上法治疗 2 例糖尿病患者,疗效满意。[6]

13. 参地丹杞汤　人参 15 克、生地黄 25 克、丹参 15 克、枸杞子 30 克、金银花 15 克、玉竹 20 克、甘草 10 克。随症加减:手足刺痛,加豨莶草;便秘,加大黄、芒硝;阴虚内热明显者,加重生地黄用量。每日 1 剂,水煎服。曹亮等将 60 例 2 型糖尿病患者(气阴两虚证)随机分为治疗组和对照组各 30 例。两组均应用控制饮食的方法治疗,对照组在此基础上应用格列齐特治疗,每日 80～160 毫克(不超过 240 毫克),治疗组加用自拟参地丹杞汤。1 个月为 1 个疗程。结果:两组患者的空腹静脉血浆葡萄糖(FPG)、空腹血浆胰岛素(FINS)、胰岛素敏感指数(ISI)、三酰甘油(TG)指数和气阴两虚症状在治疗后均有改善,治疗组的改善程度和总有效率均高于治疗组(均 $P < 0.5$)。自拟参地丹杞汤治疗 2 型糖尿病(气阴两虚证)疗效优于格列齐特,可以更好地改善患者的糖脂代谢和气阴两虚症状。[7]

14. 玉女煎加减　生石膏(先煎)30 克、知母 20 克、生地黄 20 克、麦冬 18 克、牛膝 20 克。随症加减:口干明显者,加天花粉 15 克,重用石膏 50 克;易饿多食者,加栀子 10 克、黄连 10 克;尿量频多者,加五味子 15 克、覆盆子 15 克;腰痛明显者,加杜仲 20 克、续断 20 克、骨碎补 20 克;下肢麻木者,加鸡血藤 30 克、伸筋草 10 克、红花 15 克;视力模糊者,加枸杞子 15 克、桑叶 15 克、石决明(先煎)30 克。每日 1 剂,水煎分 3 次服,7 剂为 1 个疗程。周永华等以上方加减治疗 73 例消渴病之中消证患者,治疗 2 个疗程后观察疗效。结果:显效 53 例,有效 16 例,无效 4 例。总有效率 94.5%。[8]

① 王静,马达.泻肝利湿方治湿热型 2 型糖尿病早期临床研究[J].世界最新医学信息文摘,2017,17(95):113,116.
② 徐建成.固本培元诊治消渴病 1 例[J].现代医药卫生,2017,33(16):2573-2574.
③ 张博荀,岳仁宋.岳仁宋运用升降散治疗消渴病经验[J].湖南中医杂志,2017,33(1):32-33.
④ 韩云平.玉液汤加减(糖尿病二号方)治疗消渴病(气阴两虚型)临床疗效观察[J].中西医结合心血管病杂志,2017,5(20):149.
⑤ 陈维霞,等.徐云生教授治疗消渴病病案举隅[J].亚太传统中医,2017,13(18):119-120.
⑥ 张博,南征,等.连苏汤在消渴病中的应用[J].实用中西医结合临床,2016,16(11):59-60.
⑦ 曹亮,等.自拟参地丹杞汤治疗消渴病的临床研究[J].中国医药导刊,2016,18(5):496.
⑧ 周永华,蔡亮.玉女煎加减治疗消渴病中消证临床疗效观察[J].中国民间疗法,2016,24(4):64-65.

15. 四逆散合生脉饮　柴胡 10 克、枳实 10 克、赤芍 30 克、白芍 30 克、太子参 30 克、麦冬 30 克、五味子 6 克。随症加减：有瘀血症状，多加用川芎、三棱、莪术等活血行气的药物；气滞多可导致水停，临床上消渴患者多伴有痰湿内阻、湿热内蕴等症状，前者合用温胆汤加减，后者可用四妙丸加减；消渴病日久，湿、痰、瘀等病理产物蓄积体内，不能排出体外，最终转化为毒邪，多加用黄连、黄芩、山豆根、玄参等具有解毒作用的药物。①

16. 消渴安汤方　生地黄 15 克、知母 15 克、黄连 10 克、玉竹 15 克、地骨皮 20 克、枸杞子 30 克、人参 10 克、丹参 10 克、黄芪 50 克。随症加减：阴虚热盛证，加玄参、石斛、天花粉、五味子、葛根、麦冬、石膏；阴虚燥热兼瘀证，加川芎、桃仁、红花，瘀血严重可酌加三棱、莪术、豨莶草、牛膝；气阴两虚证，加厚朴、山药、益智仁、诃子；气阴两虚兼瘀证，加土鳖虫、水蛭（年老体弱及病情复杂者少用或不用）；阴阳两虚兼瘀证，加小茴香、肉桂、淫羊藿、巴戟天、桑枝、土茯苓。②

17. 李敬林经验方　黄芪 30 克、黄精 30 克、黄连 10 克、酒大黄 10 克、白术 25 克、泽兰 30 克、虎杖 20 克、茯苓 25 克、泽泻 15 克。李敬林以上方治疗脾虚痰瘀型糖尿病患者，疗效满意。③

18. 藿朴夏苓汤加减　广藿香 20 克、佩兰 20 克、姜半夏 15 克、陈皮 15 克、茯苓 30 克、党参 15 克、苍术 15 克、薏苡仁 30 克、白扁豆 20 克、冬瓜皮 30 克、枳实 12 克、厚朴 12 克、远志 20 克、石菖蒲 30 克、红花 15 克、甘草 9 克。每日 1 剂，水煎服。赵润栓等以上方治疗 1 例糖尿病患者，疗效满意。④

19. 健脾降糖饮加减　生黄芪 30 克、炒白术 15 克、葛根 30 克、黄精 30 克、枸杞子 10 克、天花粉 10 克、丹参 20 克、翻白草 30 克、苍术 15 克、玄参 15 克、鸡血藤 30 克、缩砂仁 10 克。每日 1 剂，水煎服。益气养阴，活血化瘀。适用于气阴两虚、瘀血阻络型糖尿病。程益春以上方治疗 1 例 2 型糖尿病患者，疗效满意。⑤

20. 益气养阴化瘀通络方　芡实 20 克、桑螵蛸 15 克、生地黄 15 克、女贞 20 克、山茱萸 10 克、黄芪 30 克、制大黄 10 克、玄参 20 克、菟丝子 15 克、沙苑子 15 克、桑螵蛸 15 克、葛根 20 克、焦术 15 克、怀牛膝 15 克、覆盆子 20 克、杜仲 25 克、茯苓 30 克、丹参 15 克。每日 1 剂，水煎服。赵春珊将 288 例糖尿病患者随机分为对照组和治疗组各 144 例。对照组采用常规西医治疗。治疗组采用上方进行治疗。治疗观察 3 个月。结果：对照组的总有效率为 75.69%，治疗组的总有效率为 86.11%，治疗组明显优于对照组。益气养阴化瘀通络方具有用药起效、治疗效果好、药效稳定、患者预后理想等特点，适合临床推广。⑥

21. 玉液止渴丸　生地黄、葛根、五味子、麦冬、山茱萸、人参、黄芪、石膏、茯苓、陈皮、砂仁、鸡内金、桔梗（湖北省黄冈市中医医院制剂室制备）。滋阴清热，生津止渴。适用于气阴两虚型消渴病。王小官等将 72 例消渴病（气阴两虚证）患者随机分为低、中、高剂量玉液止渴丸组和消渴丸组，每组各 18 例。按照糖尿病常规的饮食方案实施，所有患者原口服降糖药种类、剂量不变，低、中、高剂量玉液止渴丸组分别于每日三餐后口服玉液止渴丸 5 克、10 克、15 克。对照组于每日三餐后服用消渴丸 10 粒。两组疗程均为 10 周。结果：低、中、高剂量玉液止渴丸组的总有效率分别为 83.3%、88.8%、88.8%，消渴丸组的总有效率为 94.4%。⑦

22. 滋脾汤　太子参 30 克、山药 30 克、白芍药 20 克、玉竹 15 克、石斛 10 克、白术 15 克、茯苓 20 克、薏苡仁 30 克、炒扁豆 30 克、桔梗 15 克、当

① 高慧娟，冯兴中.冯兴中"从肝论治"糖尿病经验总结[J].中华中医药杂志（原中国医药学报），2016，31（10）：4066-4068.
② 何泽.名老中医南征教授治疗消渴病学术思想及临证经验[J].光明中医，2016，31（3）：333.
③ 王莉，等.李敬林教授从脾虚痰瘀论治糖尿病临床经验总结[J].辽宁中医药大学学报，2015，17（10）：15-17.
④ 赵润栓，等.从"脾损为本，湿浊为标"的角度论消渴病[J].环球中医药，2015，8（12）：1478-1480.
⑤ 刘树春，等.程益春治疗杂症验案 3 则[J].湖南中医杂志，2015，31（12）：98-99.
⑥ 赵春珊.益气养阴化瘀通络方对糖尿病治疗影响分析[J].糖尿病新世界，2015（19）：45-46.
⑦ 王小官，等.玉液止渴丸治疗消渴病（气阴两虚证）的临床研究[J].湖北中医杂志，2015，37（12）：35-37.

归 20 克、郁金 10 克。随症加减：尿多甚,加海螵蛸 10 克;手足心烦热,加黄柏 9 克、银柴胡 8 克。每日 1 剂,分早、晚 2 次口服。董方正等将 102 例 2 型糖尿病患者随机分为治疗组 52 例和对照组 50 例。治疗组予自拟滋脾汤加减,对照组予胰岛素对症治疗。两组均以治疗 30 天为 1 个疗程。结果：治疗组总有效率为 88.4%,优于对照组的 76.0%。两组总有效率比较差异有统计学意义($P<0.05$)。自拟滋脾汤治疗 2 型糖尿病疗效显著。[①]

23. **疏肝理气方** 柴胡 15 克、生地黄 15 克、白芍 15 克、枳壳 10 克、玄参 10 克、郁金 10 克、香附 10 克、茯苓 12 克。随症加减：肝郁血瘀者,加桃仁、红花、当归;肝郁化火者,加黄连、知母、牡丹皮;肝肾阴虚者,加山茱萸、女贞子、麦冬。每日 1 剂,水煎服。3 个月为 1 个疗程。谢建芳以上方加减治疗 65 例消渴病患者,疗效满意。[②]

24. **滋阴健脾汤** 葛根 12 克、太子参 10 克、黄芪 10 克、怀白术 10 克、苍术 10 克、丹参 10 克、茯苓 10 克、天花粉 12 克。扶正祛邪,攻补兼施,益气健脾化痰。李莉随机选取 30 例 2 型糖尿病患者常规治疗作为治疗组,经患者及家属同意选择 30 例患者在常规治疗的基础上加上方治疗为观察组。结果：2 个月后,糖化血红蛋白值>7%者,治疗组有 9 例,观察组有 7 例;4 个月后,糖化血红蛋白值>7%者,治疗组有 7 例,观察组有 3 例;6 个月后,糖化血红蛋白值>7%者,治疗组有 10 例,观察组有 3 例。滋阴健脾汤在维持和增加 β 细胞功能使胰岛素与受体亲和力增强,从而减轻胰岛素抵抗上有一定意义,中医中药在治疗糖尿病方面有很好的疗效。[③]

25. **麦味地黄汤合竹叶石膏汤** 麦冬 10 克、五味子 10 克、生地黄 10 克、山药 10 克、枸杞子 10 克、茯苓 10 克、竹叶 10 克、石膏 30 克、葛根 30 克、天花粉 30 克、肉苁蓉 15 克、知母 15 克。滋补肾阴,润肺清胃。适用于肾阴亏损、肺肾燥热型消渴病。许馨予等以上方治疗 20 例消渴病患者,疗效满意。[④]

26. **郑伟达经验方** 淮山药 30 克、黄精 15 克、黄芪 30 克、天花粉 30 克、沙参 30 克、麦冬 10 克、玉竹 15 克、白术 15 克、玉米须 15 克、生地黄 10 克。每日 1 剂,水煎服。滋阴润肺,养胃生津,健脾益肾。郑伟达以上方治疗 2 例消渴病患者,疗效满意。[⑤]

27. **汪石山经验方** 热在上焦之上消症,方用四物汤加人参、五味子、麦冬、天花粉、生地黄汁、生藕汁、人乳清热生津;益气养阴热蓄中焦之中消症,方用四物汤加石膏、知母、滑石、寒水石等以降胃火;热伏下焦之下消症,方用四物汤加黄柏、知母、熟地黄、五味子等滋补肾水。[⑥]

28. **黄芪六君子汤** 黄芪、人参、白术、茯苓、甘草、陈皮、法半夏。随症加减：痰湿壅盛证,选用半夏白术天麻汤合二陈汤加减;头痛明显,据循经选用白芷 9 克、葛根 12 克、藁本 10 克;头痛、肢痛、胸痛严重,痛处固定,入夜尤甚,加用炙水蛭 5 克、炙全蝎 5 克、土鳖虫 5 克、九香虫 9 克、鸡血藤 12 克、路路通 12 克;夜寐不宁,梦多纷纭,心烦易怒,加夜交藤 30 克、炙远志 15 克、煅龙骨(先煎)15 克、煅牡蛎(先煎)15 克、酸枣仁 15 克、合欢花 15 克、紫贝齿(先煎)15 克、百合 12 克;夹瘀,加用丹参、桃仁、红花、川芎等活血药物。[⑦]

29. **雷烨经验方** 五味子 15 克、牡丹皮 10 克、山药 25 克、生地黄 25 克、玄参 20 克、黄芪 35 克、白术 18 克、茯苓 20 克、枸杞子 20 克、天花粉 10 克、麦冬 15 克、黄柏 21 克、肉桂 8 克、大黄 17 克、淫羊藿 21 克、熟地黄 10 克、黄连 10 克。每日 2 次,早晚各 1 次,剂量为 250 毫升,1 个疗程 30

① 董方正,等.滋脾汤治疗 2 型糖尿病 52 例[J].中国中医药现代远程教育,2015,13(6)：40-41.
② 谢建芳.疏肝理气中药方治疗消渴病 65 例临床观察[J].新中医,2015,47(1)：89-90.
③ 李莉.滋阴健脾汤治疗 2 型糖尿病的临床分析[J].糖尿病新世界,2014,34(24)：9-10.
④ 许馨予,等.麦味地黄汤合竹叶石膏汤加减治疗消渴病体会[J].新疆中医药,2014,32(1)：84.
⑤ 郑东京,郑伟达,等.郑伟达治疗消渴病经验探析[J].世界中西医结合杂志,2014,9(11)：1154-1156.
⑥ 张敏,陈秋,等.汪石山论治消渴经验浅探[J].湖南中医杂志,2014,30(10)：23-25.
⑦ 谢嘉嘉,等.陈福如论治消渴病经验[J].河南中医,2014,34(11)：2100.

天。治疗1～2个疗程。雷烨以上方治疗258例糖尿病患者。结果：显效200例,有效53例,无效5例,有效率98.06%。疗效满意。①

30. 六味地黄汤加减1　熟地黄15克、山茱萸15克、茯苓15克、山药20克、泽泻9克、牡丹皮10克、枸杞子12克、五味子6克。随症加减:烦渴甚者,加天花粉15克、芦根15克、石斛12克;痰多,加贝母10克、瓜蒌12克;热甚,加生石膏30克、黄连3克、酒大黄10克;纳少便溏明显,加莲子肉6克;气虚甚,加人参10克;湿重满闷,加藿香12克、木香12克、砂仁10克;兼胸胁满闷、喜太息等肝郁见症,加柴胡6克、枳实6克、白芍18克,并根据病情调整其用量。每日1剂,水煎服。姜子成将156例糖尿病患者随机分为西医组和中西医结合组各78例。西医组予盐酸二甲双胍0.5克,每日3次口服。中西医结合组在西医组的基础上给予六味地黄汤加减。30天为1个疗程,治疗3个疗程后统计疗效。结果:中西医结合组显效23例,有效48例,无效7例,总有效率91.03%;西医组显效19例,有效41例,无效18例,总有效率76.92%。两组总有效率差异有统计学意义($P<0.05$)。②

31. 消渴汤1　黄芪30克、天花粉25克、山药15克、生地黄25克、党参15克、牡丹皮15克、茯苓20克、石斛10克、黄柏10克。随症加减:口渴甚,加五味子;小便频数,加山茱萸、益智仁等;伴视物不清者,加枸杞子、菊花、决明子等;眩晕者,加钩藤、菊花等。每日1剂。付慧萍以上方加减治疗70例消渴病患者,痊愈15例,显效32例,有效18例,无效5例。总有效率92.9%。③

32. 加味肾气丸　熟地黄24克、怀山药12克、山茱萸12克、牡丹皮9克、茯苓9克、泽泻9克、附片6克、肉桂3克、生黄芪20克、党参20克、葛根20克、白术15克。随症加减:伴有阴虚火旺,加知母20克、玄参15克;伴有气滞血瘀,加丹参20克、生地黄20克、山楂15克、制首乌15克。吴松涛将110例非胰岛素依赖型糖尿病患者随机分为治疗组58例和对照组52例。对照组单用优降糖片治疗,每次2.5毫克,每日2次。治疗组在对照组的基础上加用加味肾气丸加减。30天为1个疗程,治疗3个疗程。结果:治疗组临床治愈3例,占5.17%;好转50例,占86.21%;未愈5例,占8.62%。总有效率91.38%。对照组无治愈病例;好转10例,占19.23%;未愈42例,占80.77%。总有效率19.23%。经统计学处理,两组总有效率有非常显著性差异($P<0.01$)。④

33. 自拟方1　陈皮10克、茯苓10克、枳实10克、竹茹10克、黄芪10克、黄连10克、僵蚕10克、瓜蒌皮15克、苍术15克、丹参15克、葛根15克、玄参15克、山药30克、石膏30克、天花粉20克、水蛭(冲服)2克。每日1剂,分3次口服,水煎服。韩爱莲等将61例2型糖尿病患者随机分为超重组32例和非超重组29例。两组均采用上方治疗,服药30剂为1个疗程。结果:超重组的有效率为87.5%,非超重者的有效率51.7%。⑤

34. 何亚兵经验方　山药30克、乌梅30克、焦山楂30克、龙骨(先煎)20克、牡蛎(先煎)20克、莲子20克、大黄15克、川厚朴15克、生地黄15克、玄参15克、麦冬15克、桑螵蛸15克、芡实15克、陈皮15克、枳实10克、益智仁10克、肉桂4克。每日1剂,水煎服。补肾益气,养阴增液。适用于气阴两虚型糖尿病。何亚兵以上方治疗1例糖尿病患者,身体康复如初。⑥

35. 参杞汤　人参、黄芪、枸杞子、玉竹、地骨皮、丹参、赤芍、甘草。随症加减:乏力气短甚者,加白术、山药;五心烦热甚者,加生地黄、知母;下肢浮肿,加茯苓、泽泻;肢体麻木疼痛,加豨莶草;胸闷胸痛,加瓜蒌、延胡索等。每日1剂,水煎服。

① 雷烨.中医药治疗糖尿病临床观察[J].中医学报,2013,28(10):1548－1549.
② 姜子成.中西医结合治疗糖尿病78例疗效观察[J].浙江中医杂志,2012,47(1):54－55.
③ 付慧萍.中药汤剂治疗消渴病70例临床观察[J].内蒙古医学杂志,2011,43(16):44－45.
④ 吴松涛.加味肾气丸配合西药治疗糖尿病58例——附优降糖治疗52例对照[J].浙江中医杂志,2000(5):194.
⑤ 韩爱莲,等.从痰瘀论治Ⅱ型糖尿病61例疗效观察[J].中医药研究,2000,16(4):9－10.
⑥ 何亚兵.消渴病治验1例[J].山西中医,2000,16(5):27.

盛春华等将 90 例消渴病气阴两虚夹瘀候患者随机分为治疗组 60 例和对照组 30 例。治疗组服用参杞汤加减治疗，对照组口服中药糖脉康冲剂治疗。1 个月为 1 个疗程。结果：治疗组总有效率 85%，对照组总有效率 73.33%。两组比较有显著差异（$P<0.05$）。①

36. **龙胆泻肝汤加减**　龙胆草 15 克、栀子 15 克、黄芩 10 克、柴胡 15 克、生地黄 30 克、生甘草 6 克、当归 15 克、木通 3 克。随症加减：因消渴尿多，故龙胆泻肝汤去车前子、泽泻，木通用量宜从轻，以防伤津耗液；阴虚烦热者，加知母 25 克、黄柏 15 克、龟甲（醋炙）15 克，以滋阴清热；胸闷不舒者，加郁金 9 克、瓜蒌 15 克，以宽胸开膈；善太息，加木香 15 克、白芍 15 克以疏肝解郁；便溏，加白术 15 克、陈皮 10 克，以补中健脾；表虚汗多，加黄芪 30 克、防风 15 克，益卫固表；口渴甚，加天花粉 25 克、粉葛根 10 克、西洋参（另煎和服）10 克，以生津止渴；饮食特多者，加玉竹 30 克、石膏 35 克，以清胃生津；兼血瘀者，酌加丹参、藏红花等活血化瘀之品。每 1～2 日 1 剂，水煎服。连服 10 剂为 1 个疗程。任正松以上方加减治疗 126 例肝胆湿热型糖尿病患者，服药 5～10 个疗程后，理想控制 45 例，占 35.7%；较好控制 62 例，占 49.2%；一般控制 10 例，占 7.9%；控制差 9 例，占 7.2%。②

37. **二地苦青汤**　地骨皮 12 克、地锦草 15 克、苦参 15 克、青黛（另冲）6 克、僵蚕 10 克、天花粉 20 克、泽泻 20 克。随症加减：阴虚明显，加沙参 12 克、麦冬 10 克、生地黄 12 克；燥热明显，加黄连 3 克、石膏（先煎）30 克、知母 10 克；气虚，加白术 10 克、黄芪 15 克、山药 12 克；血瘀，加鬼箭羽 15 克、丹参 15 克、当归 10 克；阳虚，加制附子 6 克、肉桂 3 克、菟丝子 12 克。每日 1 剂，水煎服。汪悦等以上方加减治疗 50 例 2 型糖尿病患者。3 个月为 1 个疗程。结果：临床治愈 5 例，显效 13 例，有效 26 例，无效 6 例。总有效率 88%。③

38. **芪灵汤**　黄芪 20 克、天花粉 20 克、山茱萸 15 克、山药 15 克、黄连 10 克、苍术 20 克、茯苓 20 克、丹参 25 克、威灵仙 15 克、鸡内金 10 克。随症加减：早期以阴虚燥热为主者，去苍术、茯苓、威灵仙、鸡内金，加生地黄 25 克、麦冬 10 克、枸杞子 15 克；伴湿热内蕴者，加知母 10 克、黄柏 10 克；病久而见血瘀指征者，加地龙 10 克、王不留行 10 克等。周奇轩将 121 例 2 型糖尿病患者随机分为治疗组 61 例和对照组 60 例。治疗组采用芪灵汤加减治疗，对照组采用西医常规治疗。结果：治疗组控制良好 33 例，控制一般 18 例，控制不良 10 例，总有效率 83.6%；对照组控制良好 36 例，控制一般 17 例，控制不良 7 例，总有效率 88.3%。两组效果比较无统计学差异（$P>0.05$）。④

39. **升阳益胃汤加减**　黄芪 20 克、山药 20 克、红参须 10 克、柴胡 10 克、苍术 10 克、白术 15 克、白芍 15 克、云苓 15 克、法半夏 15 克、泽泻 15 克、葛根 15 克、陈皮 6 克、防风 12 克。随症加减：合并冠心病者，加丹参 15 克、三七 8 克；合并白内障者，加蝉蜕 6 克、木贼 10 克、密蒙花 15 克；有风湿样肢体关节痛者，仍用升阳益胃汤中的独活 10 克、羌活 10 克。每日 1 剂，水煎。3 个月为 1 个疗程。吴成江等以上方加减治疗 56 例 2 型糖尿病患者。结果：显效 20 例，有效 26 例，无效 10 例，总有效率 82.14%。⑤

40. **任毅经验方**　熟地黄 20 克、山药 40 克、山茱萸 20 克、泽泻 20 克、牡丹皮 20 克、知母 20 克、茯苓 20 克、天花粉 20 克、女贞子 20 克、墨旱莲 20 克、麦冬 20 克、天冬 20 克、五味子 15 克、川芎 15 克、丹参 15 克。随症加减：并发高血压，加天马、钩藤、生石决；冠心病，加瓜蒌、薤白、降香；白内障，加菊花、枸杞子；脑血栓，加生黄芪、地龙；皮肤疮疡，加蒲公英、紫花地丁、路路通。每日 1 剂，每次 300 毫升，每日 2 次。任毅以上方加减治疗 68 例瘀血阻络型糖尿病患者，并设对照组 30

① 盛春华，南征，等.参杞汤治疗消渴病气阴两虚挟瘀候的临床研究[J].长春中医学院学报，2000，16（4）：7－9.
② 任正松.龙胆泻肝汤加减治疗消渴 126 例疗效观察[J].中国乡村医生杂志，2000（12）：30－31.
③ 汪悦，等.二地苦青汤治疗Ⅱ型糖尿病 50 例临床观察[J].辽宁中医学院学报，2000，2（4）：275－276.
④ 周奇轩.芪灵汤治疗糖尿病 61 例临床观察[J].北京中医，2000（6）：32－33.
⑤ 吴成江，等.升阳益胃汤加减治疗 2 型糖尿病 56 例[J].实用中医药杂志，2000，16（8）：16.

例口服玉泉丸，每次 9 克，每日 4 次。两组均以 30 天为 1 个疗程，连服 2 个疗程。结果：总有效率治疗组为 91.1%，对照组为 80%。经统计学处理，两组比较有显著性差异（$P<0.01$）。①

41. 消渴流膏　生黄芪、党参、白术、黄连、佩兰、山茱萸、枸杞子、山药、麦冬、五味子、天花粉、丹参、桃仁、肉桂、熟大黄、蜂蜜等。上药制成流浸膏。每日 30 毫升，分 3 次口服。2 个月为 1 个疗程。尹义辉以上方治疗 305 例非胰岛素依赖型糖尿病患者，总有效率为 91.8%。②

42. 三参汤　白人参、紫丹参、鲜海参、麦冬、五味子、细生地黄、山茱萸、怀山药、牡丹皮、云茯苓、川泽泻、北黄精、天花粉、枸杞子、北黄芪、珍珠母。每日 1 剂，水煎服。高普等以上方治疗 76 例老年 2 型糖尿病患者。结果：显效（症状消失，空腹血糖<7.215 毫摩尔/升，餐后 2 小时血糖<8.325 毫摩尔/升，24 小时尿糖定量<1.665 毫摩尔/升，或 24 小时尿糖定量较前下降>30%）18 例，有效 48 例，无效 10 例。总有效率为 86.84%。③

43. 平消渴方　天花粉 15 克、生地黄 15 克、葛根 15 克、麦冬 15 克、太子参 15 克、淮山药 30 克、五味子 6 克、山茱萸 10 克、甘草 5 克。随症加减：口渴甚，加玉米须、芦根、知母；头晕头痛较甚，加苍耳子、白蒺藜、天麻；血压高，加生牡蛎、杜仲、怀牛膝；气虚，加黄芪、党参；阴虚，加玄参、白芍；身痒瘙痒，加白蒺藜、白鲜皮、金银花；身有溃疡，加黄芪、当归、金银花；周身痛，加黄芪、秦艽、救必应；纳呆，加麦芽、鸡内金；胸闷，加郁金、丹参。④

44. 活血降糖汤　丹参 30 克、黄芪 30 克、怀山药 30 克、赤芍 10 克、苍术 10 克、玄参 10 克、生三七粉 3～5 克。随症加减：冠心病，加川芎、葛根、瓜蒌壳、薤白、桃仁、红花、延胡索等；高血压，加泽泻、葛根、菊花、天麻、钩藤、夏枯草、珍珠母、磁石、杜仲、桑寄生、川牛膝等；肾病，加肉苁蓉、菟丝子、枸杞子、制首乌、杜仲、桑寄生、巴戟天、淫羊藿等；脑血管病变，加川芎、土牛膝、天麻、水蛭、桃仁、红花、蜈蚣、全蝎等；视网膜病变，加枸杞子、菟丝子、菊花、杜仲、茺蔚子、青葙子、夏枯草、谷精草、密蒙花、木贼、肉苁蓉、制首乌等；高血脂、脂肪肝，加生山楂、制首乌、泽泻、桑椹、谷芽、麦芽等。初期每日 1 剂，尿糖转阴、血糖正常后 2～3 日或 7 日 1 剂。杨刚以上方加减治疗 126 例非胰岛素依赖型糖尿病（兼瘀血症）患者，疗效满意。⑤

45. 自拟方 2　黄芪 15～30 克、葛根 15～30 克、山药 15～30 克、天花粉 15～30 克、丹参 15～30 克、西洋参 6～12 克（或太子参 15～30 克、玄参 12～24 克）、当归 9～15 克、苍术 9～15 克、山茱萸 9～15 克、枸杞子 9～15 克、沙苑子 9～15 克。随症加减：气虚甚，加白术、黄精、茯苓；口渴甚，加沙参、麦冬；烦渴多饮，热重，加石膏、知母；小便清长而频，加桑螵蛸、益智仁；瘀血重，加桃仁、红花；纳差，加麦芽、砂仁、鸡内金。每日 1 剂，水煎服。1 个月为 1 个疗程。治疗期间配合饮食疗法、运动疗法及降糖西药口服，均不用胰岛素。李广浩等以上方加减治疗 36 例 2 型糖尿病患者，疗效满意。⑥

46. 降糖汤　枸杞子、陈山茱萸、乌梅、沙苑子、覆盆子、生麦冬、怀山药、玉米须、泽泻、玉竹、桑白皮、白蒺藜、天花粉、木瓜。随症加减：口渴甚，加干石斛、知母；便秘，加大黄、川黄连；消食易饥，加生地黄、生石膏；高血脂，加紫丹参、何首乌；气虚，加生黄芪、巴戟天；四肢麻木，加紫丹参、广地龙；腰酸痛，加川续断、杜仲；脾胃虚寒，加桂枝、淡吴茱萸。每日 1 剂，水煎服。1 个月为 1 个疗程。治疗期间忌烟酒、茶、甜及辛辣食物，并控制饮食量。李祥松以上方加减治疗 120 例糖尿病患者，曾有 95 例服西药降糖药无明显效果。

① 任毅.滋阴清热活血化瘀法治疗糖尿病 68 例[J].中国中医药信息杂志,2000,7(4)：51－52.
② 尹义辉.消渴流膏治疗糖尿病 305 例[J].山东中医学院学报,1995,19(2)：120－121.
③ 高普,等.三参汤加减治疗老年Ⅱ型糖尿病临床疗效观察[J].中国中医药科技,1995,2(2)：36－37.
④ 钟嘉熙.刘仕昌教授治疗糖尿病经验[J].新中医,1995(1)：11－12.
⑤ 杨刚.益气活血化瘀法治疗糖尿病[J].云南中医学院学报,1995,18(1)：26－28.
⑥ 李广浩,等.益气养阴活血法治疗Ⅱ型糖尿病 36 例[J].湖北中医杂志,1995,17(1)：17－18.

经服中药开始一周后全部停用西药。用药 3 个疗程,总有效率 94.2%。①

47. 李若钧经验方 天花粉 20 克、荔枝核 15 克、石斛 10 克、玉竹 10 克、山药 10 克、白芍 10 克、扁豆 10 克、莲子肉 10 克、佛手 10 克、玫瑰花 10 克、代代花 10 克。随症加减:肝郁火旺,加芦荟、青黛、菊花、黄芩;肺胃燥热,加芦根、栀子、生石膏;阴虚内热,加地骨皮、秦艽、鳖甲、银柴胡;肾阴亏损,加山茱萸、生地黄、牡丹皮、知母;血瘀,加血竭、水蛭、赤芍;气阴两虚,加太子参、黄芪、麦冬、龟甲、五味子、何首乌。每日 1 剂,水煎服。疗程为 2 周。李若钧以上方加减治疗 61 例非胰岛素依赖型糖尿病患者。结果:临床控制 12 例,显效 6 例,有效 33 例,无效 10 例。总有效率 83.6%。②

48. 健脾生津活血汤 生黄芪 30 克、太子参 30 克、怀山药 30 克、丹参 30 克、生山楂 30 克、鸡内金 15 克、北沙参 15 克、葛根 10 克、苍术 10 克、牡丹皮 10 克。随症加减:口渴多饮,加知母、石膏、天花粉;胃热善饥,加川黄连、石斛、玉竹;多尿,加生地黄、山茱萸、覆盆子;血压高,加桑寄生、怀牛膝;心律失常,加炒酸枣仁、苦参;眼底动脉硬化或出血,加蒲黄、茺蔚子、参三七;冠心病,加川芎、降香。每日 1 剂,水煎服。20 天为 1 个疗程。刘殿青以上方加减治疗 68 例糖尿病患者,疗效满意。③

49. 化瘀养阴汤 丹参 30 克、红花 6 克、山楂 15 克、玄参 15 克、怀山药 20 克、龙骨 20 克、牡蛎 20 克、党参 10 克、麦冬 10 克、知母 10 克、天花粉 12 克。每日 1 剂,水煎服。4 周为 1 个疗程。方立成以上方治疗 56 例 2 型糖尿病患者。结果:显效 28 例,有效 21 例,无效 5 例,未坚持治疗 2 例。总有效率 87.5%。④

50. 益肾补骨活血方 黄芪 20～30 克、党参 15 克、山茱萸 15 克、山药 12 克、何首乌 12 克、枸杞子 12 克、当归 12 克、赤芍 12 克、泽泻 12 克、牡丹皮 12 克、天花粉 30 克、丹参 30 克、麦冬 9 克、红花 9 克、生地黄 20 克。每日 1 剂,水煎服。15 日为 1 个疗程,用药 3 个疗程。郭福新等以上方治疗 82 例糖尿病患者,总有效率 84.2%。⑤

51. 宁糖饮 绞股蓝 15 克、天花粉 15 克、葛根 15 克、焦山楂 15 克、玄参 15 克、紫丹参 20 克、黄芪 30 克、白茅根 30 克、苍术 10 克。每日 1 剂,水煎服。30 日为 1 个疗程。林如金等以上方治疗 32 例非胰岛素依赖型糖尿病患者。结果:显效(症状基本消失,空腹血糖降至<7.2 毫摩尔/升,餐后 2 小时血糖<8.3 毫摩尔/升,24 小时尿糖定量 10 克)28 例,有效 4 例。半年后复查,未见复发。⑥

52. 健脾降糖饮 生黄芪、白术、山药、葛根、黄精、枸杞子、天花粉等。每日 1 剂,水煎服。程益春等将 130 例非胰岛素依赖型糖尿病患者随机分为治疗组 100 例和对照组 30 例。治疗组服用健脾降糖饮,对照组服用玉泉丸。4 周为 1 个疗程。结果:经健脾降糖饮治疗后,患者三多一少等症状得到明显的控制,其疗效明显优于对照组。⑦

53. 葛粉六味汤 葛根 25 克、天花粉 20 克、生地黄 20 克、山药 20 克、泽泻 9 克、云茯苓 12 克、山茱萸 10 克、牡丹皮 10 克。每日 1 剂,水煎服。30 日为 1 个疗程。马力行等以上方治疗 30 例肾阴虚型糖尿病患者。结果:显效 20 例,有效 7 例,无效 3 例。⑧

54. 五倍子汤 黄芪 30 克、玄参 30 克、山药 20 克、益母草 20 克、五味子 15 克、太子参 15 克、葛根 15 克、生地黄 15 克、丹参 25 克、黄连 10 克、知母 10 克、五倍子(冲服)5 克。随症加减:口渴甚,加生石膏、天花粉;心悸,加生龙骨、生牡蛎、石菖蒲;失眠,加酸枣仁、远志;瘀血,加赤芍、水蛭;皮肤瘙痒,加地肤子、苦参;便溏,加芡实、莲子肉;

① 李祥松.降糖汤治疗糖尿病 120 例临床观察[J].浙江中医学院学报,1995,19(2):15-16.
② 李若钧.从肝脾论治糖尿病 61 例临床观察[J].山西中医,1995,11(1):30-31.
③ 刘殿青.自拟健脾生津活血汤治疗糖尿病 68 例[J].实用中医内科杂志,1995,9(1):28.
④ 方立成.化瘀养阴汤治疗Ⅱ型糖尿病 56 例临床观察[J].湖南中医学院学报,1994,14(2):20-21.
⑤ 郭福新,陈克忠.益肾补肾活血治疗糖尿病舌质、甲皱微循环、血液流变学变化观察 82 例分析[J].河北中医,1994,16(6):45-46.
⑥ 林如金,等.宁糖饮治疗非胰岛素依赖型糖尿病 32 例疗效观察[J].实用中医药杂志,1994(6):16-17.
⑦ 程益春,等.益气健脾法治疗糖尿病的临床与实验研究[J].山东中医学院学报,1994,18(1):21-27.
⑧ 马力行,等.葛粉六味汤治疗肾阴虚型糖尿病 30 例[J].时珍国药研究,1994(2):10.

视物昏花，加枸杞子、菊花。每日 1 剂，水煎服。1 个月为 1 个疗程。均停用其他药。桑梅以上方加减治疗 65 例 2 型糖尿病患者。结果：临床治愈 13 例，显效 18 例，有效 31 例，无效 3 例。①

55. 冯建华经验方　白术 9～12 克、苍术 9～12 克、茯苓 15～20 克、陈皮 9 克、半夏 9 克、泽泻 9～15 克。随症加减：脾虚甚，加黄芪、山药；合并冠心病，加瓜蒌、枳实、石菖蒲、丹参；高血压，加天麻、牛膝；胆囊炎，加茵陈、鸡内金；白内障，加菊花、茺蔚子；视网膜出血，加三七粉、墨旱莲；末梢神经炎，加木瓜、鸡血藤、䗪虫；中风后遗症，加黄芪、川芎、赤芍、胆南星；口干渴甚，加天花粉、玄参；多食易饥，加黄连、生地黄；尿频，加覆盆子、益智仁等。每日 1 剂，水煎服。燥湿化痰，降浊消脂。适用于 2 型糖尿病属痰湿者。1 个月为 1 个疗程，用 2 个疗程。冯建华以上方加减治疗 36 例非胰岛素依赖型痰湿型糖尿病患者。结果：临床缓解 3 例，显效 11 例，有效 19 例，无效 3 例。总有效率 91.70%。空腹血糖治疗前后比较有显著性差异（$P<0.01$）。②

56. 加味玉液汤　黄精 30 克、生黄芪 30 克、葛根 30 克、天花粉 30 克、生地黄 20 克、肉苁蓉 15 克、五味子 15 克、鸡血藤 15 克、山楂 15 克。随症加减：腰膝酸软，加枸杞子、巴戟天；肢体无力，加苍术、白术；目干目糊，加菊花、枸杞子；五心烦热、自汗盗汗，加牡丹皮、地骨皮；下肢轻度浮肿，加泽泻、茯苓。每日 1 剂，水煎服。1 个月为 1 个疗程。周佃渠用上方治疗 48 例非胰岛素依赖型糖尿病患者（治疗组），以双盲法选择 10 例非依赖型糖尿病患者作为对照组。对照组采用降糖灵每日 25 毫克，每日 3 次口服，酌情约 1 周调整 1 次，极量每日 150 毫克。结果：治疗组、对照组分别治愈 22 例、1 例，显效 19 例、3 例，好转 5 例、3 例，无效

2 例、3 例；总有效率分别为 95.98%、70%，两组比较有统计学差异（$P<0.01$）。治疗组空腹血糖、24 小时尿糖定量、血清胆固醇、血清三酰甘油治疗前后比较均有显著性差异（均 $P<0.001$）。③

57. 益气养阴汤 1　党参 15 克、黄芪 15 克、天花粉 15 克、怀山药 15 克、生地黄 15 克、茯苓 10 克、玄参 10 克、葛根 10 克、麦冬 10 克。随症加减：血瘀，加丹参、桃仁、红花；燥热，加生石膏、知母；尿酮体，加黄芩、黄连、竹叶；合并末梢神经炎，加地龙、僵蚕；血压偏高、头晕、视物昏花，加天麻、菊花、枸杞子。张振东等以上方加减治疗 114 例糖尿病患者，疗效满意。④

58. 自拟方 2　黄芪 20～30 克、当归 20 克、山药 15 克、沙参 15 克、牡丹皮 15 克、赤芍 12 克、川芎 12 克、麦冬 12 克、甘草 6 克。每日 1 剂，水煎服。刘英华等以上方结合西药治疗 11 例 2 型糖尿病患者，西药用优降糖每日 5～7.5 毫克，每日 2 次；并配合维生素 B_1、维生素 C、维生素 E 口服。3 个月为 1 个疗程。结果：治疗后患者糖化血红蛋白、空腹血糖、血浆心钠素 3 项指标均较治疗前有明显下降（$P<0.05$ 和 0.01），但仍稍高于正常。⑤

59. 消糖灵　西洋参、黄精、黄连、丹参、天花粉、优降糖（7.5 毫克/天）等。上药粉碎制成胶囊，每次 5 粒，每日 3 次，餐前半小时口服。李文东等以上方治疗 160 例 2 型糖尿病患者。结果：显效 98 例，有效 41 例，无效 21 例。总有效率 86.9%。⑥

60. 消渴饮　黄芪 30 克、山药 30 克、丹参 30 克、天花粉 15 克、知母 15 克、红花 10 克、川芎 10 克、淫羊藿 10 克、三七粉（冲）10 克、苦瓜仁（研末冲）10 克、人参 6 克、全蝎（冲）6 克。每日 1 剂，水煎服。30 日为 1 个疗程。李玺以上方治疗 46 例糖尿病患者。结果：显效 18 例，有效 24 例，无效 4 例。总有效率 91.3%。⑦

①　桑梅.自拟五倍子汤治疗Ⅱ型糖尿病 65 例观察［J］.河北中医，1994，16(4)：11－12.
②　冯建华.糖尿病痰湿型论治 36 例小结［J］.中国医药学报，1994，9(6)：29－30.
③　周佃渠，等.加味玉液汤治疗糖尿病 48 例［J］.山东中医杂志，1994，13(12)：550－551.
④　张振东，等.自拟益气养阴汤治疗糖尿病 114 例疗效观察［J］.四川中医，1994(5)：23.
⑤　刘英华，等.中西药结合治疗糖尿病及其 HbA1c、BG 及 ANP 的变化［J］.天津中医，1993(6)：16.
⑥　李文东，等.消糖灵治疗Ⅱ型糖尿病 160 例临床分析［J］.实用中医药杂志，1993(3)：5－7.
⑦　李玺.消渴饮治疗糖尿病 46 例［J］.陕西中医，1993，14(10)：436.

61. 消渴粉 正方：黄芪、生地黄、丹参、川芎、优降糖。血糖低于7.8毫摩尔/升者用消渴粉副方（正方去优降糖）。每次10克，每日3次。张燕等将50例糖尿病患者随机分为治疗组24例和对照组26例。治疗组服用消渴粉，对照组服用消渴丸（血糖高于10.2毫摩尔/升者用15粒，血糖高于7.8毫摩尔/升者用10粒，血糖低于7.8毫摩尔/升者用5粒，均每日3次口服）。结果：治疗组与对照组分别显效14例、6例，有效8例、12例，无效2例、8例。总有效率分别为91.6％、69.1％。两组总有效率经统计学处理，有显著性差异（$P<0.05$）。①

62. 水蛭三黄汤 水蛭粉10克、苍术10克、大黄30克、生黄芪30克、生地黄20克、丹参20克、玄参20克、葛根15克、石斛15克。每日1剂，水煎服。王开锋将32例糖尿病患者随机分为治疗组20例和对照组12例。治疗组采用水蛭三黄汤，对照组采用优降糖。治疗3个月。结果：治疗组和对照组分别显效11例、4例，好转6例、3例，无效3例、5例。总有效率分别为85％、58.3％。经统计学处理，两组总有效率有显著性差异（$P<0.05$）。②

63. 圣济茶 黄芪16克、何首乌16克、毛脚鸡30克、人参6克。诸药经炮制、灭菌后，浓缩成颗粒状，分装茶叶滤纸包，每日6包，开水泡茶频频饮服。病情重者可加量服饮。杨文水以上方治疗432例糖尿病、神经衰弱及其他疾病所致的神疲、怠惰、心烦等患者，临床治愈389例，有效43例，总有效率100％。③

64. 逍遥散加减 柴胡10克、当归10克、白芍10克、白术12克、茯苓12克、甘草6克、薄荷6克、生黄芪50克、枸杞子15克。随症加减：纳呆，加鸡内金、生麦芽、生谷芽、砂仁；不寐，加酸枣仁、黄连、肉桂；尿频，加山茱萸、桑螵蛸；有热，加金银花、蒲公英、牛膝；腰痛，加金毛狗脊、桑寄生、杜仲；眩晕，加天麻、钩藤、蝉蜕；眼睑浮肿，加桑叶、菊花；牙龈出血，加仙鹤草；泄泻，加乌梅、山药、芡实；大便干，去白术、茯苓，加玉竹、全瓜蒌。刘岱麟以上方加减治疗60例糖尿病患者。结果：痊愈22例，显效18例，好转14例，无效6例，总有效率90％，疗效满意。④

65. 糖尿康 太子参10克、猪苓10克、黄芪30克、木瓜30克、黄精15克、山药15克、丹参25克、水蛭6克。随症加减：阴虚内热，加黄柏、知母、麦冬、玉竹；瘀血，加红花、桃仁、川芎；气滞，加檀香、佛手。每日1剂，水煎服。15日为1个疗程。于淑芬等以上方加减治疗41例2型糖尿病患者，疗效满意。⑤

66. 益气健脾除湿汤 黄芪30～60克、太子参20～30克、白术20～30克、茯苓20～30克、枸杞子20～30克、怀山药20～30克、丹参20～30克、白芍20～30克、玉米须30克。随症加减：肢冷，加制附子；烦热或低热，加地骨皮、胡黄连；呕恶，加白豆蔻、半夏；蛋白、管型尿，加黄精、石菖蒲、萆薢；下肢麻木疼痛，加木瓜、牛膝。每2日1剂，水煎服。章继才以上法治疗25例糖尿病患者，酌加口服降糖药物10～15日。结果：经治40～60天，临床痊愈16例，好转9例。有效率100％。⑥

67. 梅花三黄汤 乌梅10克、天花粉12克、黄芪30克、黄精15克、黄连3克。随症加减：头晕，加石决明、天麻；心悸，加麦冬、五味子；胸闷，加瓜蒌皮、枳壳；高血脂，加山楂、丹参；皮肤感染，加蒲公英、金银花；皮肤瘙痒，加白鲜皮、紫草；视力减退，加菊花、蚕沙；性功能减退，加杜仲、桑螵蛸；便秘，加麦冬、生大黄；恶心呕吐，加苍术、半夏；尿黄浊有热，加萆薢、车前草。每日1剂，水煎服。徐千里以上方加减治疗130例糖尿病患者，用药30天，显效46例，有效81例，无效3例。总

① 张燕,叶幼味.消渴粉治疗糖尿病24例疗效观察[J].湖北中医杂志,1993,15(5)：21.
② 王开锋.水蛭三黄汤治疗糖尿病20例临床分析[J].湖南中医杂志,1993,9(6)：2-4.
③ 杨文水.圣济茶的临床应用[J].中医函授通讯,1993(5)：42-43.
④ 刘岱麟.逍遥散加减治疗糖尿病60例[J].时珍国药研究,1993,4(4)：8-9.
⑤ 于淑芬,等.糖尿康方治疗糖尿病Ⅱ型41例[J].陕西中医,1993,14(10)：434-435.
⑥ 章继才.益气健脾除湿汤治疗消渴25例[J].中医函授通讯,1993(5)：44.

有效率97.7%。①

68. **胡桃饮** 胡桃(敲破)12 枚。胡桃加水 750 毫升,文火煎至 300 毫升,去掉硬壳及分心木,将药汤及果肉三等份,饭前 30 分钟服 1 份,每日 3 次。与原降糖药合用 2 周,待尿糖降至＋～＋＋后渐停原药。吴学勤以上法治疗 84 例 2 型糖尿病患者(治疗组),对照组 28 例予降糖灵每天 25 毫克,每天 3 次饭前服。30 天为 1 个疗程。结果:经治 2～4 个疗程,治疗组与对照组分别显效 32 例、10 例,有效 39 例、12 例,无效 13 例、6 例。总有效率分别为 84.5%、78.6%。②

69. **消渴汤 2** 白芍 30 克、熟地黄 30 克、黄芪 30 克、龙骨 30 克、牡蛎 30 克、玄参 20 克、玉竹 20 克、山药 20 克、麦冬 15 克、墨旱莲 15 克。随症加减:阴虚燥热型,加地骨皮 20 克、天花粉 20 克、知母 15 克;气阴两虚型,加太子参 15 克、五味子 10 克,黄芪加至 50 克;肾阴亏虚型,加山茱萸 10 克、枸杞子 10 克;阴阳两虚型,加山茱萸 10 克、附子 10 克、巴戟天 10 克、菟丝子 15 克。每日 1 剂,水煎服。30 日为 1 个疗程。石坚以上法治疗 40 例非胰岛素依赖型糖尿病患者。结果:临床控制 16 例,显效 11 例,有效 8 例,无效 5 例。总有效率 87.5%。③

70. **猪胰蛇蜗散** 猪胰 15 克、水蛇 5 克、蜗牛 5 克、地龙 5 克。上药共研为末,于饭前半小时用黄芪 30 克、柿树叶 30 克煎汤送服。每日 3 次。1 个月为 1 个疗程。张万能以上方治疗 43 例非胰岛素依赖型糖尿病患者。结果:临床治愈 8 例,显效 26 例,有效 15 例,无效 1 例。总有效率 98%。④

71. **王志同经验方** 黄芪 30～60 克、生山药 20 克、生地黄 20 克、熟地黄 20 克、天花粉 20 克、玄参 20 克、苍术 15 克、牡丹皮 15 克、丹参 30 克、黄连 9～15 克。随症加减:口干渴明显,加沙参

15 克、麦冬 15 克;舌苔黄腻、大便干燥,加生石膏 30 克、知母 12 克;尿频明显或尿浊,加益智仁 15 克、桑螵蛸 15 克;纳差、乏力、多梦、易汗,加五味子 15 克、黄精 15 克、麦芽 30 克。每日 1 剂,水煎服。1 个月为 1 个疗程。王志同以上方加减治疗 17 例 2 型糖尿病患者(全部病例均在原饮食控制水平及原西药降糖药物治疗的基础上加服中药)。结果:经治 1～3 个疗程后,临床缓解 2 例,显效 7 例,有效 6 例,无效 2 例。⑤

72. **李今垣经验方** 清半夏 20 克、白芥子 15 克、枳实 15 克、川芎 15 克、大黄 6 克、苍术 10 克。每日 1 剂,水煎服。治疗 2 个月。李今垣以上方治疗 50 例隐匿型糖尿病患者。结果:临床治愈 38 例,好转 5 例,无效 7 例。总有效率 86%。⑥

73. **自拟方 4** 鹿角霜 30～50 克、生地黄 20 克、熟地黄 20 克、生黄芪 30 克、丹参 30 克、枸杞子 15 克、鳖甲(先煎)15 克、苍术 10 克、川芎 10 克、桃仁 10 克。每日 1 剂,水煎服。温肾化瘀。适用于肾阳不足型老年糖尿病。曹开勇等以上方治疗 28 例糖尿病患者。结果:显效 15 例,有效 11 例,无效 2 例。⑦

74. **滋泉冲剂** 生黄芪 15 克、太子参 15 克、山药 15 克、鲜生地黄 15 克、熟地黄 15 克、五味子 10 克、五倍子 10 克、生龙骨 30 克、生牡蛎 30 克。以上为 1 日量,制成冲剂,每次 20 克,每日 2 次口服。1 个月为 1 个疗程。服药期间主食控制在 300 克左右,停用其他降糖药。朱则如以上方治疗 123 例糖尿病患者。结果:临床痊愈 46 例,好转 63 例,无效 14 例。总有效率 88.6%。⑧

75. **斛乌合剂** 川石斛 15 克、制首乌 15 克、制黄精 15 克、大生地黄 15 克、生黄芪 30 克、怀山药 30 克、枸杞子 10 克、金樱子 10 克、紫丹参 10 克、桃仁泥 10 克。每日 1 剂,水煎分 2 次服。或

① 徐千里.梅花三黄汤治疗糖尿病 130 例[J].浙江中医杂志,1993,28(2):58.
② 吴学勤.胡桃饮治Ⅱ型糖尿病 84 例疗效观察[J].新中医,1993(7):23－25.
③ 石坚.消渴汤治疗非胰岛素依赖型糖尿病 40 例临床观察[J].天津中医,1993(2):20.
④ 张万能.猪胰蛇蜗散治疗非胰岛素依赖型糖尿病 50 例[J].云南中医学院学报,1993,16(1):19－20.
⑤ 王志同.中西医结合治疗Ⅱ型糖尿病[J].四川中医,1992(9):22－23.
⑥ 李今垣.从痰论治糖尿病 50 例临床报道[J].天津中医,1992(3):10.
⑦ 曹开勇,等.温肾化瘀法治疗糖尿病 28 例报告[J].中医杂志,1992(6):36.
⑧ 抗鹭娃.滋泉冲剂治疗糖尿病疗效观察[J].中医杂志,1992(6):29.

煎至 150 毫升,加尼泊金 1‰以防腐,每次 50 毫升,每日 3 次冲服。①

76. 协定方 生地黄 15 克、丹参 15 克、山药 30 克、生石膏(先煎)30 克。随症加减:阳虚,加附子 6 克、肉桂 6 克;阴虚,加知母 9 克、女贞子 30 克、墨旱莲 12 克;气虚,加生黄芪 30～80 克、党参 12 克;血虚,加当归 30 克;毒热,加大黄(后下)15 克、胆南星 6 克、清半夏 9 克。张庆云等以上方加减治疗 60 例糖尿病患者。并设对照组 26 例,用优降糖 5 毫克,每日 2 次,饭前半小时口服。结果:治疗组与对照组分别近期治愈 40 例、3 例,好转 16 例、18 例,无效 4 例、5 例;总有效率分别为 93.34%、80.8%,两组比较有显著差异($P<0.01$)。②

77. 胜甘降糖方 山茱萸 30 克、五味子 30 克、丹参 30 克、黄芪 40 克。随症加减:阴虚型,合生脉散加减;热盛型,合人参白虎汤加减;气虚型,合升陷汤加味;血瘀型,合降糖活血汤(丹参、赤芍、红花、川牛膝、木瓜、桂枝等)加减;肾虚型,合鹿茸丸加减。服药期间递减原用降糖药及胰岛素至全部停用。1 个月为 1 个疗程。李寿森以上法治疗 300 例糖尿病患者。结果:显效 54 例,有效 201 例,无效 45 例。有效率为 85%。③

78. 六味地黄汤加味 熟地黄 60 克、山茱萸 30 克、山药 30 克、泽泻 15 克、牡丹皮 15 克、茯苓 15 克、天花粉 40 克、石斛 15 克、砂仁 10 克。随症加减:口渴症状明显,加芦根;饥饿症状突出,加西洋参、玄参;多尿症状较甚,加五味子、生地黄。另据疾病机制侧重点不同,酌情增减。每日 1 剂,水煎服。1 个月为 1 个疗程。钟磊等以上方加减治疗 65 例非胰岛素依赖型糖尿病患者。结果:显效 30 例,有效 28 例,无效 7 例。总有效率 89.3%。④

79. 克糖灵 西洋参、黄精、葛根、丹参、优降糖(每天 7.5 毫克)。随症加减:气虚,加黄芪;阴

虚,去西洋参,加太子参、玉竹;气阴两虚,加黄芪、天花粉、黄连;阴虚热盛,加知母、黄连、山茱萸;阴虚夹瘀,加生地黄、北沙参、赤芍、王不留行;阴阳俱虚,加桂枝、制附子、山茱萸;视血糖情况,病情轻者去优降糖,病情较重者,加降糖灵每日 75 毫克。殷志远等以上方加减治疗 325 例 2 型糖尿病患者。结果:显效 204 例(62.8%),有效 60 例(18.5%),无效 61 例(18.8%)。治疗前后空腹血糖、餐后 2 小时血糖、24 小时尿糖定量比较均有显著差异(均 $P<0.01$)。⑤

80. 芪葛降糖汤 黄芪 30 克、葛根 25 克、天花粉 25 克、生地黄 20 克、太子参 20 克、怀山药 20 克、玄参 15 克、丹参 15 克。随症加减,配合饮食疗法。疗程 1～2 个月。戴舜珍等以上方治疗 42 例 II 型糖尿病患者。结果:治愈 17 例,显效 18 例,无效 7 例。总有效率 83.33%。⑥

81. 益气养阴汤 2 生黄芪 30～60 克、西洋参(或太子参)10 克、山茱萸 15 克、山药 30 克、玉竹 30 克、沙苑子 30 克、地骨皮 30 克、麦冬花 30 克、天花粉 30 克、芦根 30 克。随症加减:肝肾阴亏、虚阳内扰者,加知母、黄柏、菊花、枸杞子;肾阳虚,加补骨脂、芦巴子、桑螵蛸、淫羊藿、覆盆子、肉桂、附子;肺热伤津,加黄芩、玄参、大黄;肺气虚,加冬虫夏草、百合;肝肾不足、水亏火旺,加生地黄、菊花、枸杞子;肝血不足,加当归、白芍、黄芪;肝郁化火,加炒栀子、牡丹皮、柴胡、郁金;脂肪肝,加赤芍、泽泻、丹参;脾阳虚,加茯苓、干姜、焦白术;胃阴不足,加石斛、玄参、大黄;齿龈出血,加生石膏、蒲黄炭;肝火犯胃,加黄连、吴萸、瓦楞子;心阴不足,加女贞子、石菖蒲、莲子肉;心阳不足,西洋参易高丽参,加茯苓、桂枝;湿热郁阻,加苍术、薏苡仁、车前子、茯苓、黄芩;舌苔白厚黏腻,加干姜;唇舌紫暗,加赤芍、丹参、大黄、刘寄奴;脾肾阳虚,加肉桂、干姜、淫羊藿、焦白术。刘启庭以上方加减

① 朱建华.朱良春老中医治疗消渴病的经验[J].江苏中医,1992(7):1-2.
② 张庆云,等.益气活血,滋阴降火方结合辨证加减治疗糖尿病 60 例[J].甘肃中医学院学报,1992,9(1):16-17.
③ 李寿森.以酸胜甘法治疗糖尿病的观察和探讨[J].中医杂志,1992,33(11):25-26.
④ 钟磊,等.六味地黄丸加味治疗非胰岛素依赖性糖尿病 65 例[J].湖北中医杂志,1992(2):20-21.
⑤ 殷志远,等."克糖灵"系列方治疗 II 型糖尿病 325 例临床观察[J].吉林中医药,1992(6):7-8.
⑥ 戴舜珍,等.芪葛降糖汤治疗糖尿病 II 型 42 例临床观察[J].福建中医药,1992,23(3):12-13.

治疗 80 例糖尿病患者,疗效满意。①

82. **益气滋阴降火法基本方** 生黄芪 30 克、山药 30 克、天花粉 30 克、西洋参(或太子参代)10 克、白术 15 克、生地黄 15 克、玄参 15 克、牡丹皮 15 克、麦冬 15 克、五味子 15 克、山茱萸 20 克。随症加减:有明显势象,加石膏、知母、川黄连;善饥多食,再加熟地黄;小便清长而频、尺脉弱者,选加肉桂、附子、巴戟、桑螵蛸,剂量宜轻;汗多,加龙骨、牡蛎;伴冠心病心绞痛,加瓜蒌、三七、丹参。每日 1 剂,水煎服。20 日为 1 个疗程,用药 3 个疗程。谢秉义以上方加减治疗 50 例糖尿病患者,疗效满意。②

83. **滋肾清肝法基本方** 黄芪 30 克、生地黄 30 克、山药 30 克、山茱萸 12 克、茯苓 12 克、泽泻 12 克、栀子 12 克、当归 12 克、白芍 12 克、玄参 12 克、淫羊藿 12 克、牡丹皮 9 克、苍术 9 克、柴胡 9 克。随症加减:偏上消,加北沙参、玉竹、麦冬;偏中消,加生石膏、知母;偏下消,加肉苁蓉、龙骨;血糖不降,加生石膏、黄精;白内障,加谷精草、木贼草;高血压,加夏枯草、牛膝、钩藤、菊花、石决明;周围神经炎,加鸡血藤、木瓜;冠心病,加丹参、瓜蒌、薤白、半夏;尿酮体阳性,加黄芩、黄连等。每日 1 剂,水煎服。30 日为 1 个疗程,用药 2 个疗程。杨善栋以上方加减治疗 70 例糖尿病患者。结果:临床痊愈 22 例,有效 24 例,好转 19 例,无效 5 例。③

84. **益气活血汤** 黄芪 20 克、白术 15 克、山药 10 克、太子参 12 克、葛根 15 克、丹参 20 克、桃仁 12 克、红花 15 克、益母草 12 克。每日 1 剂,水煎服。30 天为 1 个疗程。刘晓明等以上方治疗 27 例非胰岛素依赖型糖尿病患者 1~2 个疗程。结果:显效 13 例,有效 11 例,无效 3 例。④

85. **复方降糖丸** 生晒参、地骨皮、生地黄、泽泻、维生素 B₁、维生素 C 等。每丸重 6 克,每日服 4 丸,分 4 次服。1 个月为 1 个疗程。王德修以上方治疗 288 例 2 型显性糖尿病患者。结果:临床控制 173 例,显效 52 例,有效 40 例,无效 23 例。总有效率 92%。⑤

86. **补肾活血法基本方** 山药、山茱萸、熟地黄、金樱子、桃仁、红花、川芎。随症加减:气虚者,加黄芪、白术;阴虚者,加麦冬、知母;阳虚者,加锁阳、淫羊藿;烦渴明显者,加天花粉、桑白皮;易饥善食甚者,加黄连、栀子;伴高血压者,予天麻钩藤饮化裁;伴冠心病者,加服冠心通络丸。每日 1 剂,水煎服。1 个月为 1 个疗程,一般观察 3~6 个疗程。肖冰等以上方加减治疗 58 例糖尿病患者。结果:显效(临床症状消失,血糖和尿糖恢复正常,3 年内不复发)38 例,占 65%;有效(症状明显减轻,血糖或 24 小时尿糖定量下降达 50% 以上)16 例,占 27.6%;无效(治疗 3 个疗程以上,未见效果)4 例,占 6.9%。⑥

87. **知柏地黄汤加味** 肥知母 10 克、川黄柏 10 克、大生地黄(或熟地黄)30 克、山茱萸 15 克、怀山药 30 克、粉牡丹皮 10 克、云茯苓 10 克、泽泻 12 克、天花粉 30 克、桃树胶 30 克。随症加减:肺热炽盛者,加天冬、麦冬、黄连;胃火旺盛者,加生石膏、怀牛膝;肾虚者,加龙骨、牡蛎、桑螵蛸。每日 1 剂,水煎 2 次,分服。杨晓兰以上方加减治疗 22 例糖尿病患者,另吞服消渴丸,每次 10 粒,每日 3 次。结果:有效(血糖降至 110 毫克%,尿糖转阴性,多饮多食多尿症状消失)15 例,好转(血糖明显下降,尿糖转阴,三多症状好转)6 例,无效 1 例。⑦

88. **愈消汤** 人参 10 克、黄芪 30 克、浮萍 30 克、山药 30 克、生地黄 30 克、天花粉 30 克、枸杞子 15 克、茯苓 15 克、白术 15 克、山茱萸 15 克。

① 刘启庭.专方专药治疗糖尿病[J].时珍国药研究,1992,3(4):151-152.
② 谢秉义.益气滋阴降火法治疗糖尿病 50 例[J].江苏中医,1992(5):13-14.
③ 杨善栋.滋肾清肝法治疗糖尿病 70 例[J].陕西中医,1992(6):241.
④ 刘晓明,等.中药治疗非胰岛素依赖型糖尿病 27 例[J].河北中医,1991,13(5):11.
⑤ 王德修.复方降糖丸治疗糖尿病 288 例[J].北京中医杂志,1991(6):24-25.
⑥ 肖冰,章厚亮.补肾活血法治疗糖尿病 58 例小结[J].湖南中医杂志,1991(5):37.
⑦ 杨晓兰.知柏地黄汤合消渴丸治疗糖尿病 22 例[J].上海中医药杂志,1991(10):23.

随症加减：尿糖下降缓慢者,加黄精、玄参;血糖下降缓慢者,重用黄芪;尿中出现酮体者,加黄连、白芍;有高血压者,加钩藤、生龙骨、夏枯草;皮肤瘙痒者,加白蒺藜、蝉蜕、僵蚕;口渴症状明显者,加生石膏。每日 1 剂,水煎服。30 天为 1 个疗程。邱希昌等以上方加减治疗 146 例非胰岛素依赖型糖尿病患者。结果:治愈(1 年内无复发)28 例,显效(停药半年内有反复)74 例,好转 29 例,无效 15 例。总有效率 89.8%。①

89. 益气养阴汤 3 生黄芪 25 克、麦冬 12 克、天花粉 15 克、沙参 15 克、五味子 10 克、益智仁 10 克、黄连 5 克、菝葜 15 克。随症加减:口渴多饮甚,加鲜石斛;多食善饥,加生石膏;多尿为主,加山茱萸、枸杞子;心悸,加龙骨、牡蛎;眼底动脉硬化,加菊花、枸杞子;冠心病,加瓜蒌、丹参、川芎;身发痈疖者,加金银花藤、紫花地丁;高血压,加岗梅、石决明。每日 1 剂,水煎服。李德伟以上方加减治疗 38 例糖尿病患者。结果:临床治愈 15 例,好转 20 例,无效 3 例。总有效率 92.1%。②

90. 生脉胜甘汤 辽沙参 12～15 克、玉竹 12～15 克、麦冬 12～15 克、五味子 12～15 克、生地黄 30～60 克、生石膏 20～30 克、知母 15～30 克、天花粉 15～30 克、乌梅 10～12 克、山茱萸 10～12 克、桑螵蛸 10～12 克、黄连 12～15 克、生黄芪 30～60 克。随症加减:胃热,减黄芪,加重石膏、知母量,再加葛根、石斛;气虚,减生地黄,加党参、白术、山药;阴阳两虚,加淫羊藿、仙茅、女贞子、桑椹;血瘀,加桃仁、红花、川芎;合并高血压、视网膜病,加草决明、石斛、川芎;疖肿,加蒲公英、土茯苓、苦参;牙痛,加玄参、牛膝;肢体瘙痒,加鸡血藤、威灵仙。每日 1 剂,水煎服。适用于非胰岛素依赖型及轻中型患者。30 天为 1 个疗程。治疗期间配合饮食疗法,对胰岛素有依赖者配合服用降糖西药。姜生坤以上方加减治疗 63 例糖尿病

患者,疗效满意。③

91. 消渴固本汤 熟地黄 5 克、知母 10 克、枸杞子 15 克、生地黄 20 克、麦冬 15 克、黄柏 6 克、天花粉 20 克、牡蛎 30 克、金樱子 20 克、山茱萸 20 克。随症加减:血压高,加杜仲、磁石;眩晕,加菊花、钩藤;胃热,加生石膏;多梦不寐,加酸枣仁、远志;肾阳虚,去知母、黄柏,加制附子、巴戟天、益智仁。每日 1 剂,水煎服。服药 30 天。张守仁以上方加减治疗 33 例糖尿病患者。结果:痊愈 11 例,显效 10 例,好转 9 例,无效 3 例。总有效率 91%。④

92. 消渴方 麦冬、玉竹片、地骨皮、天花粉、生石膏、黄芩、茯苓、人参、升麻、龙胆草、枳实、生姜。随症加减:热重口渴甚者,去生姜、人参,加知母、葛根;肾亏尿频甚者,去生石膏、龙胆草、黄芩,加山茱萸、桑寄生;气虚湿盛者,去生石膏、龙胆草,加黄芪、白术、山药。每日 1 剂,水煎服。滋阴清热润燥,益气生津止渴。崔泰来以上方加减治疗 52 例老年糖尿病患者。结果:获临床控制者 3 例,显效 7 例,好转 28 例,无效(治疗 4 周各项均未见减轻)14 例。总有效率 73.1%。⑤

93. 滋阴固涩分清汤 天花粉 30 克、麦冬 18 克、天冬 15 克、牡丹皮 15 克、萆薢 15 克、太子参 15 克、益智仁 15 克、石菖蒲 15 克、地骨皮 20 克、百合 20 克、黄连 6 克、金樱子 12 克、生地黄 12 克、竹叶 8 克。随症加减:口渴多饮明显,加石膏、石斛;多食善饥,重用黄连,加熟地黄;多尿为主,加山茱萸、桑寄生;心律失常,加酸枣仁、苦参;眼底动脉硬化,加蒲黄、茺蔚子;眼底出血,加三七、墨旱莲;白内障,加磁石;冠心病,加川芎、赤芍;脑梗死,加川芎、郁金;多发性疖痈,加金银花、蒲公英。每日 1 剂,水煎服。李兆苓以上方加减治疗 140 例糖尿病患者,疗效满意。⑥

94. 玉液汤 黄芪 60 克、怀山药 60 克、天花粉 30 克、知母 15 克、鸡内金 15 克、葛根 15 克、五

① 邱希昌,等.愈消汤治疗糖尿病 146 例疗效观察[J].湖南中医杂志,1991(5):2-3.
② 李德伟.益气养阴汤治疗糖尿病 38 例[J].湖南中医杂志,1991(4):38-39.
③ 姜生坤.生脉胜甘汤为主治疗糖尿病 63 例[J].陕西中医,1991,12(2):55-56.
④ 张守仁.消渴固本汤治疗糖尿病 33 例[J].山东中医杂志,1991,10(2):24.
⑤ 崔泰来.老年人糖尿病 52 例临床分析[J].中医药研究,1991(2):40-41.
⑥ 李兆苓.滋阴固涩分清汤治疗糖尿病 140 例[J].河南中医,1991,11(2):14.

味子10克。随症加减：肺热，加地骨皮；胃火偏旺，加生地黄、石膏；肾虚，加菟丝子、枸杞子。每日1剂，水煎服。3日为1个疗程。李双贵等以上方加减治疗50例糖尿病患者。结果：临床治愈24例，显效14例，有效8例，无效4例。总有效率92%。①

95. 糖尿丹　当归、川芎、赤芍、丹参、山楂、鸡内金、麦芽、神曲、何首乌、生地黄、麦冬、白术、茯苓、西洋参、人参、北黄芪、党参、蒲公英、败酱草、大青叶、枸杞子、玉竹、杜仲、淫羊藿、菟丝子等32味。随症加减：肝阳上亢，加柴胡、龙胆草、珍珠粉；阴虚内热、血压增高，加野菊花、石决明；肾功能衰退，加益母草；肾虚阳痿，加吉林鹿茸；有过敏性皮炎，加广西蝉蜕；参类的使用是有内热口干用西洋参，怕冷阳虚用人参，上焦下冷、阴阳两虚各用参半。②

96. 益气养阴丸　红参5千克、生地黄10千克、黄芪10千克、地骨皮5千克、山茱萸5千克、天花粉5千克。上药共研细末，制成蜜丸，每丸10克，每次2丸，1日3次，饭前服。肖玉珍等以上方治疗249例2型糖尿病患者，其中阴虚热盛34例，气阴两虚173例，阴阳两虚22例。结果：治疗2个月后，显效69例，占27%；有效141例，占57%；无效40例，占16%。有效率84%。③

97. 定消渴系列方　定消渴Ⅰ号：川黄连。上药加工成粉末，装胶囊，每粒0.25克，每日3次，每次0.5克。定消渴Ⅱ号：川黄连粉30克、黄芪粉30克。上药混匀，装胶囊，每粒0.25克，每日3次，每次4粒。定消渴Ⅲ号：党参30克、山药30克、山茱萸30克、天花粉30克、麦冬15克。水煎，浓缩成60毫升，为1日量，分2次口服。孙玉芝等将145例糖尿病患者分3组治疗。1组为纯西药组30例；2组为单服中药组30例，首先用定

消渴Ⅰ号，后依病情加用或改用Ⅱ号、Ⅲ号；3组为中西医结合组85例，开始用西药降糖药和定消渴Ⅰ号，后依病情服用Ⅱ号、Ⅲ号。结果：西药组、中药组、中西医结合组总有效率分别为83.3%、80%、95.3%。④

98. 李天麟经验方　太子参50克、乌梅30克、黄芪15克、熟地黄15克、麦冬10克、白芍10克、天花粉10克、百合10克。随症加减：阴虚热浮者，加地骨皮、石膏、麻子仁、生地黄、牡丹皮、木通；阴阳俱虚，加附子、肉桂、怀山药、桑寄生、怀牛膝。每日1剂，水煎服。30天为1个疗程。李天麟以上方加减治疗22例糖尿病患者，满1个疗程者12例，满2个疗程者5例，2个疗程以上者5例。结果：显效6例，有效11例，无效5例。总有效率77.27%。⑤

99. 抑肝消渴饮　生白芍30克、生龙骨30克、生牡蛎30克、熟地黄30克、玄参20克、玉竹20克、生山药20克、麦冬15克。随症加减：阴虚热盛，加生石膏；气阴两虚，加生黄芪、墨旱莲；阴阳俱虚，加山茱萸、制附子。⑥

100. 玉液汤化裁　生山药30克、黄芪25克、知母15克、生鸡内金15克、五味子12克、天花粉30克、粉葛根15克。随症加减：偏于肺卫气虚，加用玉屏风散，重用生黄芪30克、白术20克、防风10克；邪热郁肺伤阴，加石膏15克、冬虫夏草9克；脾虚湿阻，加藿香30克、佩兰30克、薏苡仁30克、生白术15克；化热灼津耗气，加栀子9克、石斛15克、太子参15克，知母重用至25克；偏下元虚惫甚，加山茱萸15克、覆盆子20克、桑螵蛸30克、益智仁15克。张振思等以上方加减治疗60例糖尿病患者，根据1979年全国糖尿病会议制定标准，显效29例，有效25例，无效6例。⑦

101. 降糖消渴汤　生黄芪、天花粉、生熟地

① 李双贵，等.玉液汤治疗糖尿病50例[J].陕西中医，1991(2)：56.
② 古龙飞.泰国新法中医论治糖尿病[J].四川中医，1991(12)：52-53.
③ 肖玉珍，等.益气养阴丸治疗Ⅱ型糖尿病249例[J].北京中医杂志，1991(6)：27-28.
④ 孙玉芝.中西医结合治疗糖尿病145例临床分析[J].河北中医，1990,12(5)：42-44.
⑤ 李天麟.益气养阴法治疗糖尿病[J].云南中医杂志，1990,11(3)：21-22.
⑥ 孙传庆.抑肝法为主治疗糖尿病[J].中医药研究，1990(1)：30.
⑦ 张振思，等.玉液汤化裁治疗糖尿病60例疗效观察[J].河南中医，1990,10(6)：22.

黄、山茱萸、枸杞子、石斛、桑螵蛸、露蜂房、蚕蛹、珍珠母、蛤壳、白芍、茯苓等。水煎服。60天为1个疗程。范爱群以上方治疗180例糖尿病患者。结果：治愈38例，显效68例，有效51例，无效23例。总有效率87.2%。[①]

102. 参麦六鲜饮　西洋参、麦冬、鲜天花粉、鲜葛根、鲜茅根、鲜藕、鲜梨、鲜橘、大生地黄、生山药、乌梅肉、肥知母、鸡内金，病至后期加肉桂。张荣国以上方治疗100例糖尿病患者。结果：临床治愈64例，有效32例，无效4例。总有效率96%。[②]

103. 三消汤　天花粉15～30克、葛根15～30克、生地黄（或熟地黄）15～30克、玄参15～30克、丹参15～30克、山药15～30克、生石膏15～50克、黄芪15～50克、苍术10～20克、黄柏10～20克、知母10～20克、泽泻10～20克、麦冬10～20克、五味子10～20克。随症加减：气阴两虚型，重用黄芪、山药，酌加黄精、太子参、人参；肾阳虚，去生石膏，酌减清热药量，酌加制附子、肉桂、干姜、淫羊藿等；血糖下降缓慢，重用苍术、玄参，加黄连、玉竹、乌梅；轻度酮症，加黄芩、黄连。每日1剂，水煎服。15天为1个疗程。申健以上方加减治疗356例糖尿病患者。结果：近期治愈（症状消失，指标正常，随访3～6个月未复发）41例，占11.5%；显效（临床症状消失，空腹血糖降至140毫克%以下停药后有反复）64例，占18%；有效213例，占60%；无效38例，占10.5%。总有效率89.5%。[③]

104. 健脾方　人参（或党参27克）9克、陈皮9克、黄芪30克、茯苓30克、山药30克、白术15克、甘草12克。随症加减：并发血管病变者，加丹参30克、桃仁12克；并发皮肤感染者，加苦参18克、黄柏12克；另可根据病情适当加减。水煎服或制成散剂服用。刘冰以上方加减治疗54例糖

尿病患者。结果：理想控制（空腹血糖＜110毫克%，餐后2小时血糖＜130毫克%，口服葡萄糖耐量试验恢复正常）9例，较好控制（空腹血糖＜130毫克%，餐后2小时血糖＜150毫克%，口服葡萄糖耐量试验明显好转）23例，一般控制9例，控制不佳3例。总有效率94.6%。[④]

105. 补阴固涩汤　生地黄20克、玄参20克、牡丹皮20克、枸杞子18克、山茱萸15克、天花粉30克、黄芪30克、龙骨30克、牡蛎30克、莲须20克、五味子10克。随症加减：多食易饥，形体消瘦，便干，苔黄，脉滑实，去黄芪、龙骨、牡蛎，加黄连6克、知母15克、火麻仁15克；尿液混浊如膏脂，加益智仁15克、桑螵蛸20克；药后血糖不降，加红参8克。每日1剂，水煎服。袁彩华以上方加减治疗60例糖尿病患者，疗效满意。[⑤]

106. 补阳还五汤　生黄芪60克、赤芍20克、当归12克、川芎15克、地龙15克、桃仁10克、红花10克，另酌情加入全蝎6克、蜈蚣1条、丹参15克、生地黄12克、玉竹12克。每日1剂，10天为1个疗程，观察3个疗程。魏江磊用上方治疗30例糖尿病患者，显效12例，有效14例，无效4例。有效率86.7%。[⑥]

107. 清热止消丸　天花粉、葛根、玄参、生地黄、黄芩、栀子、麦冬、知母、白芍、木香、厚朴等。以上诸药共为细末，制成水丸。每包12克。轻者每次服1/2包，每日2次；重者每次服1包，每日2～3次，饭后温水服。景录先用上方治疗100例2型糖尿病患者。结果：显效率37%，有效率52%，无效率11%。[⑦]

108. 消渴汤3　泽泻12克、玉竹12克、沙苑蒺藜12克、山药15克、桑白皮15克、枸杞子15克、玉米须9克。每日1剂，水煎，分2次服，服药7剂为1个疗程，忌食生冷、辛辣及萝卜、羊肉。向伯茂用上方治疗100例糖尿病患者，除2例因患

①～②　陈瑞春.中医治疑难病有能为力——首届全国中医疑难病学术研讨会论文综述[J].江西中医药,1989(5)：54-56,封底.
③　申健.三消汤治疗糖尿病——附356例疗效观察[J].湖南中医杂志,1989(3)：7-8.
④　刘冰.健脾药降血糖作用的临床观察——附54例病案报告[J].四川中医,1989(11)：9.
⑤　袁彩华.补阴固涩汤治疗糖尿病60例[J].广西中医药,1989(3)：18.
⑥　魏江磊.补阳还五汤治疗糖尿病30例疗效分析[J].浙江中医杂志,1989(4)：178.
⑦　景录先.清热止消丸为主治疗Ⅱ型糖尿病100例[J].北京中医学院学报,1989(6)：26.

感冒中断服药影响疗效外,其余 98 例服药 1～2 个疗程后,均获痊愈。[1]

109. 朱秀锋经验方 (1)降糖 1 号:黄芪、玄参、麦冬、生地黄、石斛、石膏、天花粉、五味子、玉竹、山茱萸、枸杞子、龟甲、黄连。随症加减:属上消者,重用天花粉、生地黄、麦冬;属中消者,重用石膏、黄连、加山药;属下消者,减玄参、生地黄、麦冬、黄连,加熟地黄、附子、肉桂、巴戟天、肉苁蓉;视物模糊者,重用枸杞子,加入蒺藜;阴虚阳亢者,加石决明、白芍;有瘀象者,加丹参、川芎、益母草。每日 1 剂,水煎服。3 个月为 1 个疗程。(2)降糖丸:鸡胰(熔干研末)50 个、鸭胰(熔干研末)50 个、人参 20 克、龟甲 30 克、知母 50 克、石膏 100 克。上药共为细末,装入胶囊,每粒 0.5 克,每日服 3 次,每次 10 粒。2 个月为 1 个疗程。朱秀锋以降糖 1 号和降糖丸治疗 32 例糖尿病患者。结果:空腹血糖基本正常,尿糖阴性或 24 小时在 5 克以下,1 个疗程后获效者 12 例,2 个疗程 14 例,3 个疗程 4 例,无效 2 例。有效率 94%。[2]

110. 加味桃核承气汤(片) 大黄 6～12 克、桂枝 6～12 克、桃仁 9～12 克、玄明粉 3～6 克、甘草 3 克、玄参 12～15 克、生地黄 12～15 克、麦冬 12 克、黄芪 30～45 克。随症加减:气虚重者,重用黄芪;阳虚,重用生地黄;阴虚有热者,去桂枝,加知母、地骨皮;脾虚者,加苍术、怀山药;肾阳虚者,桂枝改肉桂,加附子;尿多者,加山茱萸;眼底出血者,加赤芍、牡丹皮;周围神经炎者,加鸡血藤、忍冬藤、防风。每日 1 剂,水煎服;片剂每日 3 次,每次 8～10 片。30 天为 1 个疗程。熊曼琪等以上方加减治疗 20 例糖尿病患者。结果:有效率 90%,其中显效 11 例(55%),有效 7 例,无效 2 例。[3]

111. 六味地黄汤加减 2 熟地黄 15 克、怀山药 20 克、茯苓 15 克、泽泻 10 克、山茱萸 15 克、石斛 20 克、天花粉 15 克、麦冬 10 克、北沙参 15 克、怀牛膝 10 克。随症加减:伴腰痛酸软,下肢有冷感,少腹拘急者,加肉桂 5 克、附子 10 克;伴形寒肢冷,面色㿠白,腰膝或少腹冷痛者,加党参 12 克、白术 15 克、巴戟天 10 克;消渴日久,肾气不固者,加五味子 10 克、桑螵蛸 10 克、龙骨 20 克。每日 1 剂,水煎服。20 天为 1 个疗程。王洪新以上方加减治疗 53 例消渴病患者。结果:显效(多饮、多食、多尿诸证消失)46 例,好转(三多症状较治疗前好转)5 例,无效(治疗前后无明显变化)2 例。[4]

112. 桑梅七子饮 桑叶 50 克、乌梅 20 克、菟丝子 20 克、覆盆子 20 克、枸杞子 15 克、女贞子 15 克、沙苑子 15 克、五倍子 10 克、五味子 10 克。随症加减:兼雀盲失明者,加青葙子、谷精草、菊花、决明子;疮疡,加金银花、连翘;消谷善饥者,加石膏、知母;全身瘙痒,加白蒺藜、地肤子;大便干,加火麻仁;血糖不降,加黄芪、熟地黄。每日 1 剂,水煎服。张彦俊以上方加减治疗糖尿病 20 例患者。结果:治愈 9 例,显效 6 例,有效 4 例,无效 1 例。[5]

113. 消三多汤(人参白虎合黄连阿胶化裁) 人参 5 克(用党参倍量)、知母 10 克、生石膏 30 克、黄连 9 克、阿胶 9 克、天花粉 9 克、白芍 15 克、山药 15 克、黄精 15 克、何首乌 15 克、麦冬 9 克、地骨皮 9 克、鸡子黄 2 枚。随症加减:偏上消者,加百合 9 克、乌梅 9 克;偏中消者,重用生石膏至 50 克,知母至 15 克;偏下消者,重用山药至 30 克、麦冬至 25 克,另加枸杞子 15 克、山茱萸 9 克、墨旱莲 30 克。乔保钧等以上方加减治疗 50 例糖尿病患者。结果:显效 23 例,有效 21 例,无效 6 例。[6]

114. 降糖消渴饮 天花粉 50 克、生山药 15 克、麦冬 15 克、沙参 20 克、知母 10 克、五味子 15 克、生地黄 15 克、牡蛎 15 克。随症加减:阴阳两

① 向伯茂.自拟消渴汤治疗糖尿病 100 例[J].浙江中医杂志,1988(2):79.
② 朱秀锋.中医药治疗糖尿病 32 例临床报告[J].吉林中医药,1988(3):18.
③ 熊曼琪,等.加味桃核承气汤(片)治疗糖尿病临床疗效观察[J].新中医,1988(4):39,53－55.
④ 王洪新.六味地黄汤加减治疗消渴 53 例[J].湖北中医杂志,1987(3):14.
⑤ 张彦俊.桑梅七子饮加减治疗糖尿病 20 例[J].河北中医,1987,9(5):37.
⑥ 乔保钧,等.白虎人参汤合黄连阿胶汤化裁治疗糖尿病 50 例疗效观察[J].河南中医,1987,7(5):33－34.

虚,加用桂附八味丸;肾阳虚,加用菟丝子、附子、肉桂、仙茅;肾阴虚,加玄参、枸杞子、龟甲;胃热,加石膏、黄连;胃阴虚,加石斛;偏血瘀,加鸡血藤、益母草、桃仁、川芎、赤芍;并发疮疖、痈疽,加牡丹皮、蒲公英、金银花;癣,加苦参、地肤子;口疮、舌炎、牙龈肿痛,加黄连、竹叶、生石膏,并用儿茶漱口;疼痛,加乳香、没药;咽喉痛、咳嗽,加黄芩;内障眼疾、青盲,加谷精草、菊花;眼底出血,加大小蓟、三七;耳鸣耳聋,加六味地黄丸或龙胆泻肝丸;高血压,加夏枯草、石决明、牛膝;胸痹心痛,加丹参、天竺黄、郁金等;心悸,加琥珀、珍珠母;呕吐、恶心、腹胀,加半夏、竹茹、厚朴、枳壳;尿频失禁,加桑螵蛸、覆盆子;滑精、盗汗,重用知母、黄柏;经闭,加当归、鸡血藤、益母草;肢麻,加鸡血藤、忍冬藤;肢体疼痛,加片姜黄;合并糖尿病神经痛,加用桂枝芍药知母汤浸膏(桂枝、芍药、干姜、大枣、甘草按 4∶4∶4∶4∶2 的比例配成);多发性神经炎,加木瓜、丹参、鸡血藤、赤芍;足跟痛,加用青黛、木瓜。刘坤范以上方加减治疗 103 例各型糖尿病患者,有效率为 89%。[1]

115. 张孟林经验方　炒苍术 20～40 克、炒白术 15～30 克、淮山药 30～50 克、生黄芪 30～50 克、生地黄 20～40 克、熟地黄 15～30 克、玄参 15～30 克、北沙参 30～40 克、玉竹 20～40 克、五味子 15～25 克、桑螵蛸 10～15 克。随症加减:渴重,重用沙参;饥盛,重用生地黄;尿多,重用桑螵蛸;血糖高,重用玄参;尿糖高,重用五味子;胃热化火生痈,略加连翘、野菊花;脾阴不能滋肺而生肺痨,加鱼腥草、百部、白及;水肿,略加茯苓、党参、泽泻;肝肿大,加桃仁、鳖甲、丹参;视力减退,加夜明砂、谷精草、枸杞子;目出血,加女贞子、墨旱莲、太子参;脾虚致泻,加黄连、薏苡仁;脾虚生痰、血脂过高,加山楂、何首乌;脾虚心虚、心悸失眠,加酸枣仁、阿胶等。每日 1 剂,煎 3 次代茶饮。张孟林以上方加减治疗 80 例糖尿病患者。结果:

服药 10 剂,血糖、尿糖下降者 41 例,转为正常者 39 例。[2]

116. 降糖益心丸　炒苍术、甘草、丹参、怀牛膝、桑寄生、炒白芍、川芎、炙五味子、蒲公英、黄精、泽泻、黄连、山药、白术、生地黄、玄参、薏苡仁(炒)、柴胡、牡丹皮、枸杞子、麦冬、葛根、红参须。上药制成水丸,每日 3 次,每次 20 丸,饭后口服。王文林以上方治疗 113 例糖尿病患者。结果:平均治疗 74.4 天,最长 6 个月,最短 4 天。基本痊愈 23 例,显效 26 例,有效 46 例,无效 18 例。总有效率 84.1%。[3]

117. 施今墨经验方　黄芪、山药、苍术、玄参、生地黄、熟地黄、麦冬、党参、五味子。随症加减:属虚热者,施氏习用白芍、五味子、生地黄、熟地黄、麦冬、玄参、乌梅等;属实热者,投以三黄石膏汤;邪实正虚,在大量应用石膏、知母的同时,常佐西洋参;若糖尿病二阳结热蕴毒盛者,施氏常用绿豆衣伍薏苡仁;渴饮无度,用增液汤合生脉散加石斛等治之;饮一溲二,常用黄精、玉竹、山茱萸、枸杞子、肉苁蓉、菟丝子、续断、熟地黄等;证属阴寒,则用肉桂、附片、青娥丸等;阴虚血热瘀阻,宜用丹参、牡丹皮、生地黄;气虚,重用黄芪、山药;阴虚,宜增液汤和生脉散为主;气阴两伤,宜补气健脾和滋阴养液药同用。[4]

118. 降糖甲片　太子参、生黄芪、黄精、生地黄、天花粉。每片含生药 2.3 克,每日服 3 次,每次 6 片。3 个月为 1 个疗程。张鸿恩等以上方治疗 405 例糖尿病患者。结果:显效 194 例,良效 116 例,无效 95 例。有效率 81.4%。[5]

119. 消渴汤 4　沙参 20 克、山药 20 克、玄参 30 克、熟地黄 30 克、枸杞子 30 克、石斛 30 克、玉竹 30 克、丹参 30 克、天花粉 30 克、麦冬 15 克、益智仁 15 克、乌梅 10 克、芡实 10 克、知母 10 克。随症加减:血糖不降,苔黄少津,加生石膏;多发性疖肿,加金银花、连翘、蒲公英;尿中出现酮体,

① 刘坤范.治疗糖尿病的点滴体会[J].辽宁中医杂志,1987(12):18 - 19.
② 张孟林.从脾胃论治糖尿病[J].中医药学报,1987(3):9,22.
③ 王文林.降糖益心丸治疗糖尿病临床疗效观察[J].天津中医,1987(1):20 - 21.
④ 李育才,等.施今墨先生治疗糖尿病的经验[J].辽宁中医杂志,1986(4):5 - 7.
⑤ 张鸿恩,等.降糖甲片治疗成人糖尿病的临床报告[J].中医杂志,1986(4):37 - 39.

加黄芩、黄连;皮肤瘙痒,加白鲜皮、蝉蜕、蛇蜕;心悸失眠,加酸枣仁、五味子、柏子仁;腰痛,加桑寄生、川续断、金毛狗脊;白内障,加谷精草、夏枯草;血压高,加菊花、钩藤、牛膝、石决明;长期低热,加白薇、地骨皮、银柴胡;尿频、尿急、尿痛等泌尿系感染症状,加萹蓄、瞿麦、甘草梢、生栀子等。杨亚各用上方加减治疗74例糖尿病患者,经治疗3个月后,临床痊愈(血糖尿糖正常,症状消失)10例,有效(血糖下降20~60毫克,尿糖下降但未转阴、症状改善)39例,好转(血糖、尿糖下降,症状减轻)20例,无效5例。①

120. 天花散加减 天花粉30克、生地黄30克、麦冬15克、五味子15克、葛根15克、甘草3克、粳米少许。随症加减:肺胃阴虚燥热型,加乌梅15克、玄参15克、知母12克、汉防己10克、生石膏30克(先煎15分钟);肺肾阴虚型,加鳖甲10克、生龟甲10克、盐黄柏10克、肥知母10克、天冬15克,待诸症缓解后早、晚兼服六味地黄丸;肺胃燥热兼湿热型,去五味子、甘草,加黄芩9克、栀子9克、木通6克、柴胡9克、滑石15克、茵陈(后下)10克,便干者加大黄(后下)3克;阴阳虚衰型,加覆盆子10克、鹿角霜10克、沙苑子10克、盐杜仲10克、炒菟丝子10克、党参12克、黄芪15克,配合桂附地黄丸早、晚服用。水煎服。闻永淑以上方加减治疗36例消渴症患者,疗效满意。②

121. 人参降糖丸 (1)黄芪、麦冬、天花粉、熟地黄、地骨皮、山药、生石膏、玉米须、云茯苓各等份。(2)人参、知母、甘草各等份。将上药以(1):(2)=2:1之比配制,烘干为细末,装胶囊,每丸0.5克。每次8丸,每日3次,饭前1小时温水送下。1个月为1个疗程,连续观察3个月。刘芳森等以上方治疗30例糖尿病患者。结果:显效9例,有效10例,无效11例。③

122. 降糖散 (1)黄连降糖散:黄连1份、人参1份、天花粉2份、泽泻2份。上药共为细粉,每次服3克,每日服3次。开水送服或淀粉纸包服。刘士杰以上方治疗65例糖尿病患者。结果:临床治愈11例,好转51例,无效3例。有效率95%。(2)地精降糖散:生地黄2份、黄芪2份、黄精2份、泽泻1份、黄连1份、人参1份、地骨皮1份。上药共为细粉,每次服5克,每日服3次。刘士杰以上方治疗48例糖尿病患者。结果:好转29例,无效19例。有效率60%。④

123. 甘露消渴胶囊 生地黄、熟地黄、党参、菟丝子、黄芪、麦冬、天冬、玄参、山茱萸、当归、茯苓、泽泻等。随症加减:对虚热偏盛者或时值盛暑,可用石膏30克,煎汤送服胶囊,或加用黄连1克泡水服;舌赤者,加青黛3克冲服。每日3次,每次1.8克。3个月为1个疗程:安邦煜等以上方加减治疗102例糖尿病患者(绝大多数患者症状消失或好转,血糖平均下降45.68±4.5毫克%)。结果:显效30例,有效57例,无效15例。总有效率85.3%。⑤

124. 玉液汤加味 生山药30克、黄芪15克、党参15克、知母15克、麦冬10克、天花粉10克、鸡内金10克、葛根5克、五味子5克。每日1剂,水煎2次,分服。随症加减:并发疮疖者,加鱼腥草;伴夜盲者,加苍术、玄参;兼肺结核者,加冬虫夏草、女贞子、墨旱莲。刘延卿用上方加减治疗25例糖尿病患者,显效18例,有效5例,无效2例。⑥

125. 降糖舒心灵 炒苍术1.25千克、甘草2.75千克、丹参1.75千克、怀牛膝0.75千克、桑寄生1.25千克、炒白芍1千克、川芎1.25千克、炙五味子2.25千克、蒲公英2.25千克、黄精1.5千克、黄连1千克、山药1.25千克、炒白术1千克、生地黄1.5千克、泽泻1千克、玄参1.25千克、薏苡仁(炒)1.25千克、柴胡1千克、牡丹皮1千克、枸杞

① 杨亚各.消渴汤治疗糖尿病74例[J].浙江中医杂志,1986(12):554.
② 闻永淑.加减天花散治疗消渴证36例[J].四川中医,1986(8):54.
③ 刘芳森,等.人参降糖丸治疗糖尿病30例疗效观察[J].河南中医,1986(5):12-13.
④ 刘士杰.两方降糖散治疗糖尿病113例比较分析[J].中医杂志,1985(12):40.
⑤ 安邦煜,等.甘露消渴胶囊治疗非胰岛素依赖型糖尿病102例临床观察[J].中医杂志,1985(6):31-32.
⑥ 刘延卿.玉液汤加味治疗糖尿病25例[J].浙江中医杂志,1985(3):138.

子 1.25 千克、麦冬 1.05 千克、葛根 1.05 千克、红参须 0.75 千克、生石膏 1.25 千克、茯苓 1.25 千克、熟地黄 1.5 千克、淫羊藿 1.05 千克、黄芪 6.5 千克、丹参 1 千克、石斛 1 千克、当归 1.25 千克、制山茱萸 1.25 千克、知母 1.25 千克、沙参 1.25 千克、天花粉 1.5 千克、黄芩 1.5 千克。制成片剂。每片含生药量 1 克，每日 3 次，每次 6～8 片，饭后服，连服 6 周为 1 个疗程。傅长岐等以上方治疗 40 例糖尿病患者。结果：临床基本治愈 4 例，显效 7 例，有效 18 例，无效 11 例。总有效率 72.5%。①

126. 活血片和养阴片　活血片：卫茅、丹参、蒲黄、当归、虎杖、茺蔚子。上药按一定比例配方制成片剂，每片含生药 3 克。养阴片：黄芪、黄精、生地黄、麦冬、石斛、玉竹。上药按一定比例配方，制成片剂，每片含生药 3 克。每日 3 次，每次 5 片，3 个月为 1 个疗程。邵启惠等将 120 例糖尿病患者分为活血养阴组 49 例、养阴组 35 例和西药对照组 36 例。三组均以饮食控制和口服降糖药（D860 为主）为基础，活血养阴组加服活血片和养阴片，养阴组加服养阴片。结果：活血养阴组、养阴组、西药对照组总有效率分别为 77.6%、65.7%、61.1%。②

127. 抑糖汤 1　生石膏 30 克、生山药 30 克、麦冬 20 克、天花粉 20 克、熟地黄 20 克、石斛 15 克、萆薢 15 克、芡实 15 克、覆盆子 15 克、菟丝子 15 克、桑螵蛸 15 克、益智仁 10 克、五倍子 6 克。水煎服。田永淑等用上方治疗 215 例糖尿病患者，总有效率为 70%。③

128. 抑糖汤 2　生石膏 30 克、生山药 30 克、麦冬 20 克、天花粉 20 克、熟地黄 20 克、石斛 15 克、萆薢 15 克、芡实 15 克、覆盆子 15 克、菟丝子 15 克、桑螵蛸 15 克、益智仁 10 克、五倍子 6 克。随症加减：久病体虚，加党参 15 克、黄芪 20 克、枸杞子 15 克；口渴重，加大天花粉、麦冬用量，加

山茱萸 20 克；饥饿感甚者，熟地黄用至 60 克；发疖肿者，加金银花 10 克、连翘 10 克、蒲公英 10 克、紫花地丁 10 克。每日 1 剂，水煎服。田永淑等以上方加减治疗 215 例糖尿病患者。结果：治愈 62 例，好转 88 例，无效 65 例。有效率 70%。④

129. 益气养阴汤 4　党参 50 克、生熟地黄各 25 克、地骨皮 20 克、泽泻 20 克、丹参 20 克、枸杞子 20 克。随症加减：偏热盛者，加天花粉 20 克、知母 15 克；偏气虚者，加黄芪 25 克、白术 20 克；兼有阳虚者，酌加附子 5 克、肉桂 5 克。水煎服。滕岳明等以上方加减治疗 50 例非胰岛素依赖型糖尿病患者。结果：显效 12 例（24%），有效 29 例（58%），无效 9 例（18%）。有效率为 82%。⑤

130. 糖尿病一号合剂　生熟地黄各 3 千克、菟丝子 6 千克、川黄连 0.15 千克、天冬 1.5 千克、麦冬 1.5 千克、玄参 1.5 千克、大腹皮 1.5 千克、茯苓 1.5 千克、知母 1.5 千克、五味子 1.5 千克、山茱萸 1.5 千克、党参 6 千克、黄芪 6 千克、生石膏 3 千克。随症加减：阳明热盛甚者，先予白虎汤加减，待阳明热盛缓解后再继用糖尿病一号合剂；阳虚者，加用金匮肾气类，其中桂枝、附子每剂用至 10 克与合剂兑服；合并高血压者，加杜仲、牛膝，煎后与合剂兑服；冠心病者，加活血通脉片等。上药制成浓缩合剂（每毫升含生药 1 克），每日 3 次，每次 50～90 毫升，饭前半小时服，3 个月为 1 个疗程。郭玉英以上方加减治疗 33 例糖尿病患者。结果：显效 11 例，有效 12 例，无效 10 例，总有效率 69.69%。⑥

131. 加味玉泉散　葛根 10 克、天花粉 12 克、粉牡丹皮 6 克、生地黄 10 克、麦冬 9 克、五味子 5 克、苦瓜干 10 克、生鸡内金（研末分吞）6 克、生三七（研粉吞）4 克、糯米 10 克、甘草 3 克。随症加减：有瘀象，加生三七至 6 克；有白内障者，加高丽参（另炖）6 克；皮肤痒，加香附 10 克、白鲜皮 10

① 傅长岐，等.降糖舒心灵治疗糖尿病 40 例疗效观察［J］.辽宁中医杂志，1984(7)：32－33.
② 邵启惠，等.中西医结合治疗糖尿病 84 例临床观察［J］.辽宁中医杂志，1984(5)：25－27.
③～④ 田永淑，等.抑糖汤对 215 例糖尿病的治疗［J］.吉林中医药，1983(5)：22－23.
⑤ 滕岳明，等.饮食控制与益气养阴汤加减治疗非胰岛素依赖型糖尿病 50 例疗效观察［J］.中西医结合杂志，1983,3(2)：91－92.
⑥ 郭玉英.糖尿病一号合剂治疗糖尿病 33 例报告［J］.中医杂志，1982(7)：39－40.

克。每日 1 剂,水煎服。黎镜以上方加减治疗 8 例糖尿病患者,一般服 28～64 剂后,诸症消失,然后去三七,加生黄芪 20～30 克、山药 30 克,每周 2 剂,连服 4 周,巩固疗效。均有卓效。①

132. 清热滋阴方 北沙参、麦冬、川石斛、地黄、牡丹皮、茯苓、泽泻、怀山药、知母、石膏、生甘草、天花粉、鸡内金。谢昌仁以上方治疗 11 例糖尿病患者,经 1～3 个月的治疗,9 例痊愈。②

133. 古瓦汤 干葛 15 克、天花粉 15 克、太子参 15 克、生鸡内金 10 克、古瓦(房上陈旧老瓦,年代越久越好)150 克。水煎服。随症加减:上消,选择麦冬、玄参、生地黄、黄连、地骨皮、知母、鲜白茅根、淡竹叶等其中 1～2 味加入;中消,加生石膏、知母、生地黄,或以黄精、肉苁蓉易生地黄;下消,加熟地黄、枸杞子、山茱萸、补骨脂、怀牛膝、菟丝子、沙蒺藜等,选 1～2 味加入。先将古瓦洗净,捶碎,煎煮约 1 小时,去除瓦渣,煎上药。来春茂以上方加减治疗 5 例糖尿病患者。结果:4 例临床治愈,1 例好转。③

134. 滋膵饮加减 生山药 30 克、生黄芪 24 克、生地黄 18 克、天花粉 18 克、枸杞子 18 克、五味子 6 克。随症加减:身体衰弱较甚,而血糖或尿糖较高者,酌加人参;口渴多饮较甚者,加麦冬、乌梅;尿多者,加覆盆子、山茱萸;多发疖肿者,加金银花、生何首乌。每日 1 剂,水煎服。30 天为 1 个疗程。周龙以上方加减治疗 27 例糖尿病患者。结果:1 个疗程后,显效 18 例,占 66.6%;有效 7 例,占 25.9%;无效 2 例,占 7.5%。④

135. 滋膵饮 黄芪 24 克、大生地黄 30 克、山药 45 克、山茱萸 18 克、猪膵 1 条。每日 1 剂,水煎服,连服 10 天,后 2～3 天 1 剂,逐渐减至隔 5 天 1 剂。张季高以上方治疗 2 例严重糖尿病患者,疗效满意。⑤

单　方

1. 僵蚕粉 组成:僵蚕粉。制备方法:将僵蚕碾为细末。用法用量:每次服 5 克,每日 3 次,饭前服,2 个月为 1 个疗程,休息半月,再进行第 2 个疗程;配合饮食疗法。临床应用:马凤友以上方治疗 52 例 2 型糖尿病患者,显效 21 例,有效 29 例,无效 2 例。总有效率 98.1%。⑥

2. 甘芍降糖片 组成:甘草、白芍。用法用量:上药煎汁浓缩,烘干压制成全浸膏片。每片含干浸膏 0.165 克,相当于生药 4 克。每日剂量相当于生甘草 8 克、生白芍 40 克,制成 12 片,分 3 次服,即每次 4 片,多至每次 8 片。临床应用:王宗根等以上方治疗 180 例糖尿病患者,用药时间一般 3 个月以上。结果:显效 54 例,有效 67 例,进步者 12 例,无效 47 例。总有效率 74.8%。⑦

3. 五加参降糖片 组成:刺五加 30 千克、泽泻 30 千克、葛根 30 千克。功效主治:益气养阴,生津降糖;适用于脾肾气阴两虚型糖尿病。制备方法:上药用酒精回流提取浸膏,另加葛根粉 5 千克,掺入膏内,烘干制成片剂,每片约含生药 1.11 克。用法用量:每日 3 次,每次 5～7 片,饭前 1 小时内服,30 天为 1 个疗程。临床应用:赵冠英等用上方治疗 24 例糖尿病患者,经 1～2 个疗程的治疗,显效 9 例,有效 9 例,无效 6 例。总有效率 75%。注意事项:用药治疗外,且需注意控制饮食。对一些中、重型患者仍需加用一些降糖西药,待病情稳定后逐渐减量以至停用。⑧

4. 冬瓜饮 组成:冬瓜皮(一般包括外果皮及中果皮)、麝香。制备方法:取冬瓜皮 1 千克,加水 2 千克,沸后煎半小时,过滤浓缩至 500 毫升。另取麝香 1.5 克与适量 95% 乙醇共研磨成浆,兑

① 黎镜.加味玉泉散治疗糖尿病[J].中医杂志,1982(7):76.
② 谢昌仁.清热滋阴法治疗糖尿病 11 例疗效观察[J].江苏中医杂志,1981(4):25-26.
③ 来春茂.古瓦汤治疗糖尿病[J].中草药通讯,1979,10(6):34.
④ 周龙.滋膵饮加减治疗糖尿病疗效观察[J].新中医,1974(6):45.
⑤ 张季高.滋膵饮治愈两例严重糖尿病介绍[J].广东医学(祖国医学版),1964(3):21-22.
⑥ 马凤友.僵蚕粉治疗糖尿病 52 例[J].湖南中医杂志,1990(5):37.
⑦ 王宗根,等.甘芍降糖片治疗 214 例糖尿病患者的疗效初步观察[J].中西医结合杂志,1986,6(10):593-595.
⑧ 赵冠英,等.五加参降糖片治疗 24 例糖尿病报告[J].中医杂志,1983(9):25-26.

入上述浓缩液中。用法用量：每日 3 次，每次 15～20 毫升口服，10 天为 1 个疗程。临床应用：邓居林用冬瓜饮治疗 21 例糖尿病患者，有减轻临床症状的效果，可作为辅助性疗法。注意事项：在采用本法治疗前及刚开始治疗时，均先维持原来的胰岛素量及西药量，主食定量亦保持不变；治疗中视病情改善可适量减去部分胰岛素及西药量。①

5. 苦瓜片　组成：苦瓜。制备方法：苦瓜晒干碾粉，制成片剂，每片含干粉 0.5 克。用法用量：每次口服 15～25 片，每日 3 次，饭前 1 小时服，2 个月为 1 个疗程。临床应用：中国人民解放军第一九七医院和中国科学院用苦瓜片治疗 29 例糖尿病患者，用药 1 个疗程 16 例，2 个疗程 11 例，2 个以上疗程 2 例。结果：显效 19 例，好转 4 例，无效 2 例，加重 4 例。显效率为 65.15％，有效率 79.3％。②

6. 降糖片一号和消渴饮　（1）降糖片一号组成：番石榴叶。制备方法：取番石榴干叶 30 千克，水煎 3 次，滤液混合浓缩成膏，再加入鲜干番石榴叶 10 千克打成粗粉作填充剂压片。每片含量 0.5 克。用法用量：每日 3 次，每次 2.5～3.5 克，饭前 1～2 小时服。（2）消渴饮组成：生番石榴果、罗汉果煎液。制备方法：番石榴生果 230 克，压碎打成糊状，粗略去核，加水稀释成 24％的果汁，加入 8.5 克罗汉果煎液混合，分装于 2 两容量的罐头盒内，密封后在 100℃下加热 10 分钟杀菌消毒。用法用量：每日 1～2 罐，分 3 次饭前 1 小时服。临床应用：广西医学院糖尿病科研组用以上两方治疗 55 例成年单纯型糖尿病患者，服药 2～15 个月。结果：显效 27 例，有效 17 例，无效 11 例。总有效率 80％。注意事项：以上两方对单纯型降糖效果最好，合并有感染者效果稍差；作用机理可能是提高机体周围组织对葡萄糖的利用

率；除按病情给予饮食控制外，也应注意感染；与其他降糖药物的并用问题。③

7. 亚腰葫芦　组成：亚腰葫芦。制备方法：将亚腰葫芦制成煎剂、片剂、针剂。用法用量：煎剂，每日 30 克，水煎 2 次，分服；片剂，每片 0.3 克，含生药 0.2 克，每日 2 次，每次 3～5 片；针剂，浓度 50％，每次 2 毫升，每日 2 次肌注。临床应用：北京医学院附属人民医院内科内分泌组用上方治疗 26 例糖尿病患者，用药观察期限平均为 3 个月。结果：显效 5 例，进步 16 例，无效 5 例。总有效率 80.2％。④

8. 千金黄连汤　组成：黄连、生地黄汁。适用于阳燥型糖尿病。制备方法：以千金黄连丸为主方改为汤剂。用法用量：水煎服；服药 1～2 个月可有明显效果。注意事项：在治疗开始时对饮食略加控制，治疗好转一个时期后可逐步增加饮食量以至恢复正常量。⑤

中 成 药

1. 降糖合剂　组成：葛根、参须、玉米须、山茱萸、水蛭、大黄等（苏药制字 Z04001601）。用法用量：每次 50 毫升，每日 2 次。临床应用：陈建飞等将 100 例气阴两虚型 2 型糖尿病患者随机分为治疗组和对照组各 50 例。对照组予二甲双胍 0.5 毫克，每天 3 次；部分患者加格列美脲 1 毫克，每日 1 次，并指导饮食和运动治疗。治疗组在对照组的基础上加用降糖合剂治疗。两组患者均以 4 周为 1 个疗程，共 2 个疗程，2 个疗程间治疗组停服降糖合剂 2 周，对照组治疗不变，10 周后观察结果。结果：治疗组治疗总有效率（96.0％）明显高于对照组治疗总有效率（88.0％）。降糖合剂治疗 2 型糖尿病疗效明显。⑥

2. 金匮肾气丸　组成：地黄、山药、山茱萸

① 邓居林.冬瓜饮加减治疗糖尿病 21 例［J］.中医杂志,1981(7)：66.
② 中国人民解放军第一九七医院和中国科学院.苦瓜治疗糖尿病［J］.新医药学杂志,1978(5)：7.
③ 广西医学院糖尿病科研组.番石榴治疗糖尿病 55 例的观察［J］.新医药学杂志,1978(4)：34 - 37.
④ 北京医学院附属人民医院内科内分泌组.亚腰葫芦治疗 26 例［J］.中华内科杂志,1977(3)：136.
⑤ 陈可冀.23 例糖尿病的疗效观察［J］.中医杂志,1961(5)：17 - 19.
⑥ 陈建飞,等.降糖合剂治疗 2 型糖尿病 50 例临床观察［J］.黑龙江中医药,2016(6)：20 - 21.

（酒炙）、茯苓、牡丹皮、泽泻、桂枝、附子（制）、牛膝（去头）、车前子（盐炙），辅料为蜂蜜（国药准字Z11020147）。功效主治：温补肾阳，化气行水；适用于肾虚水肿、腰膝酸软、小便不利、畏寒肢冷等。用法用量：每次30粒，每日2次，温水服。临床应用：伍建光将86例消渴症患者随机分为治疗组和对照组各43例。治疗组采用金匮肾气丸进行治疗。对照组采用西药降糖药物进行治疗。结果：治疗组总有效率95.25％，对照组总有效率78.74％。金匮肾气丸在消渴病临床治疗中的应用效果显著，较之于对照组，其更能有效降低消渴病患者空腹血糖水平，同时缓解患者相关临床体征，值得在临床上进行合理应用。①

3.脾瘅颗粒 组成：苍术、黄连、生蒲黄、薏苡仁、丹参、红花、干姜、升麻（广东一方制药厂生产）。功效主治：化湿祛瘀，健脾升清；适用于脾虚湿困、气滞血瘀型糖尿病。用法用量：每日1剂，400毫升开水冲服，分2次服，早晚餐后半小时，治疗12周。嘱服药期间禁食生冷、油腻及辛辣刺激之品。临床应用：刘华珍等将206例2型糖尿病患者随机分为3组，干预组69例给予饮食、运动等基础治疗，对照组68例给予基础治疗加二甲双胍，治疗组69例给予基础治疗加脾瘅颗粒。疗程12周，随访至24周。结果：治疗组、对照组和干预组的总有效率分别为92.75％、66.18％、57.97％。②

4.糖尿康胶囊 组成：山楂、月见草、丹参、玄参、沙参、麦冬、天冬、石斛、玉竹、黑芝麻等。用法用量：每次1克（2粒），每日3次。临床应用：王培珊等以上方合并二甲双胍片（每次0.25克，每日3次）治疗50例糖尿病患者，1个月为1个疗程。结果：显效12例，有效15例，无效3例。总有效率90％。③

5.糖利安胶囊 组成：石花菜、黄芪、地骨皮、水蛭。用法用量：每次6～8粒，饭后30分钟口服，每日3次，30天为1个疗程。临床应用：王德惠等以上方治疗50例气阴两虚型糖尿病患者，显效19例，有效27例，无效4例。总有效率92％。④

6.消渴降糖颗粒剂 组成：人参、生地黄、黄连、丹参等（山东中医药大学制药厂研制）。用法用量：每次10克，每日3次，于饭前温开水冲服。临床应用：冯建华等将130例2型糖尿病患者随机分为治疗组100例和对照组30例。治疗组给予消渴降糖颗粒剂；对照组给予玉泉丸，每次9克，每日4次，温开水送服。均以1个月为1个疗程，连续观察3个疗程。结果：治疗组总有效率89.0％，对照组总有效率为53.33％。⑤

7.生津颗粒 组成：生地黄、麦冬、黄连、白芍、天花粉等（安徽省药物研究所研制）。功效主治：生津养血，清热润燥；适用于阴虚热盛型消渴病。用法用量：每次5克，每日3次，1个月为1个疗程。临床应用：陈师农等以上方治疗30例阴虚热盛型消渴病患者，显效10例（33.3％），有效13例（43.4％），无效7例（23.3％）。总有效率76.7％。⑥

8.卫葛止消丸 组成：鬼箭羽（卫矛）、葛根、山药、知母、黄芪、党参、麦冬、牡丹皮、川牛膝、桃仁、黄连。制备方法：上药研末提纯加工成丸。用法用量：每次6克，每日3次，每4周为1个疗程，观察2～3个疗程。临床应用：马显振将296例2型糖尿病患者随机分为观察组200例和对照组96例。观察组用卫葛止消丸，对照组采用玉泉丸。结果：观察组的有效率84％，对照组64.6％。两组有效率经统计学比较有显著性差异（$P < 0.05$）。⑦

9.胰复生胶囊 组成：人参、黄芪、黄连、知母、玄参、丹参等（西安国医糖尿病研究所研制）。

① 伍建光.金匮肾气丸治疗消渴病疗效观察[J].陕西中医,2014,35(11)：1515-1516.
② 刘华珍,徐子亮.脾瘅颗粒治疗2型糖尿病的临床研究[J].中国医药指南,2013,11(34)：212-214.
③ 王培珊,等.糖尿康胶囊对消渴病的临床疗效观察[J].中国药业,2000,9(8)：41-42.
④ 王德惠,等.糖利安胶囊治疗气阴两虚型糖尿病50例[J].天津中医医,2000,17(1)：13-14.
⑤ 冯建华,等.消渴降糖颗粒剂治疗2型糖尿病100例临床研究[J].中华中医药学会糖尿病分会会议论文集,2000：222-223.
⑥ 陈师农,等.生津颗粒治疗消渴病的临床和实验研究[J].深圳中西医结合杂志,2000,10(4)：161-163.
⑦ 马显振.卫葛止消丸治疗2型糖尿病的临床研究[J].中华中医药学会糖尿病分会会议论文集,2000：223-225.

功效主治：益气养阴，清热化瘀；适用于气阴两虚兼夹瘀热之 2 型糖尿病。用法用量：每粒 0.35 克，每次 4 粒，每日 3 次，早中晚餐前 30 分钟口服。临床应用：阎纯义等以上方治疗 182 例 2 型糖尿病患者，另随机设对照组 50 例口服参芪降糖片。两组疗程均为 60 天。结果：胰复生胶囊组总有效率为 85.16%，对照组总有效率 68%。两组总有效率经统计学比较有显著性差异($P<0.01$)。①

10. 珍石消渴胶囊　组成：女贞子、山茱萸等。用法用量：每次 4 粒，每日 3 次口服，1 个月为 1 个疗程。临床应用：方素钦等以上方治疗 30 例气阴两虚型糖尿病患者，总有效率为 93%。②

11. 补肾化瘀冲剂　组成：黑芝麻、桑叶、生地黄、人参、水蛭、荔枝核等。制备方法：制成冲剂。用法用量：每次 8 克（相当生药 18 克），每日 3～4 次。临床应用：张琳等将 56 例老年 2 型糖尿病患者随机分为治疗组 30 例和对照组 26 例。治疗组采用补肾化瘀冲剂，对照组采用达美康每日 40～240 毫克，均口服。两组治疗期间停用其他降糖药物，1 个月为 1 个疗程，1 个疗程后评定疗效。结果：治疗组总有效率 86.67%，对照组总有效率 84.6%。两组总有效率相比无显著性差异($P>0.05$)。③

12. 降糖中药片　组成：生黄芪、太子参、知母、草决明、黄连、川芎等。用法用量：每次 10 片，每日 3 次。临床应用：梁晓春等将 90 例气阴两虚非胰岛素依赖型糖尿病患者随机分为治疗组 60 例和对照组 30 例。治疗组给予降糖中药片。对照组给予玉泉片（为传统玉泉丸的改革剂型，由天津中药厂生产），每次服 8 片，每日 3 次。疗程 2 个月。结果：治疗组血清丙二醛（MDA）、乙酰胆碱酯酶（AchE）、空腹血糖（FBG）显著下降，与对照组比较均有显著性差异($P<0.05$ 或 0.001)；两组超氧化物歧化酶（SOD）均明显升高；降糖中药片对胰岛素水平（Ins）无明显影响。④

13. 金芪降糖片　组成：金银花、生黄芪、黄连等（天津中药厂生产）。适用于气阴两虚火旺型糖尿病。用法用量：每次 7 片，每日 3 次。临床应用：梁晓春等将 60 例糖尿病患者随机分为金芪组 40 例和玉泉组 20 例。所有患者控制饮食，维持原来降糖西药的用法及用量，停用一切中药 4 周以上，抽空腹静脉血测定空腹血糖；第 5 周末再查一次空腹血糖及其他观察指标，两次空腹血糖无明显变化者作为疗前值。金芪组给予金芪降糖片；玉泉组给予玉泉片。均饭前半小时服用。疗程均为 2 个月。疗程结束后复查观察指标。结果：金芪组治疗后 FBG、午餐后 2 小时血糖（PBG）、胆固醇（TC）、三酰甘油（TG）均有下降，差异显著($P<0.05$～0.001)；玉泉组对 TC 有明显下降($P<0.05$)，余无变化。金芪组对主要临床症状的改善率均优于玉泉片组。⑤

14. 蝮蛇抗栓酶　组成：蝮蛇蛇毒提取物，主要成分为精氨酸酯胺。用法用量：0.5 毫升加 0.9% 生理盐水 250 毫升缓慢静滴。临床应用：李明等以上方治疗 56 例老年人糖尿病患者，疗程为 20 天。结果：患者血黏度均有不同程度下降（其中降至正常 40 例），临床症状明显改善；血脂下降 38 例，降至正常 26 例；单纯本病患者在治疗期间及半年内随访无并发症；本病及并发症或伴随疾病的临床治愈时间平均为 1 个月。⑥

15. 复方丹参注射液　用法用量：0.9% 氯化钠注射液 500 毫升加入复方丹参注射液 8～12 毫升静滴，每日 1 次；体瘦者可加入三磷酸腺苷（ATP）80 毫克，辅酶 A10 单位；体胖血脂高者加入维生素 C 2 克、B_6 100 毫克。临床应用：高静结以上法治疗 120 例糖尿病患者，经 28～42 天的治疗后，显效 50 例，好转 55 例，无变化 15 例。

① 阎纯义，等.胰复生胶囊治疗Ⅱ型糖尿病临床研究[J].中国中医药信息杂志，2000,7(4)：49-50.
② 方素钦，林求诚，等.珍石消渴胶囊治疗气阴两虚型糖尿病的疗效观察[J].福建中医学院学报，1995,5(1)：11-13.
③ 张琳，等.补肾化瘀冲剂治疗老年Ⅱ型糖尿病 30 例——附对照组 26 例[J].辽宁中医杂志，1995,22(3)：128-129.
④ 梁晓春，等.降糖中药片对气阴两虚型糖尿病患者 RBC—SOD、MDA、Ins、AchE 的影响[J].中医杂志，1994,35(7)：414-415.
⑤ 梁晓春，等.金芪降糖片治疗气阴两虚火旺型糖尿病临床及实验研究[J].中国中西医结合杂志，1993,13(10)：587-590.
⑥ 李明，等.关于蝮蛇抗栓酶治疗老年人糖尿病的探讨[J].中医药学报，1992(1)：42-43.

总有效率 87.6％。①

16. 益气化瘀汤　黄芪 15 克、党参 15 克、丹参 15 克、苍术 10 克、白术 10 克、赤芍 10 克、当归 10 克、佩兰 10 克、山药 30 克、益母草 30 克。每日 1 剂,早晚饭前半小时分服。张宗铭等用上方 60 例治疗老年性糖尿病患者,15 天为 1 个疗程,连服 3 个疗程。结果:显效 23 例,有效 33 例,无效 4 例。总有效率 93.33％。②

17. 黄连素　用法用量:黄连素 0.4 克,每日 3 次,疗程 1～3 个月。临床应用:王敬先以上法治疗 30 例 2 型糖尿病患者,所有患者均严格控制饮食。结果:用药 1 周后血糖开始下降者 4 例,2 周后 7 例,3 周后 14 例,5 例效果不显著。25 例患者临床"三多一少"症状消失,体力普遍增强,合并高血压者 8 例血压基本恢复正常,与血糖下降时间大致相同。尤其是轻中度糖尿病患者疗效显著。③

18. 消渴丸　组成:北黄芪 5％、生地黄 15％、天花粉 24％;优降糖 0.25 毫克/丸(广州中药一厂生产)。用法用量:每次 5～10 丸,每天 2～3 次,饭后口服,连续服药 1 个月。临床应用:巢子剑以上方治疗 30 例糖尿病患者,显效 10 例,有效 15 例,无效 5 例。总有效率 83.3％。④

19. 丽仁降糖片　组成:荔枝核(上海练塘制药厂生产)。制备方法:荔枝核加工制成的浸膏片。用法用量:每日 3 次,每次 4 片,个别患者每次 8 片,3 个月为 1 个疗程。临床应用:张禾等用上方治疗 45 例非胰岛素依赖型糖尿病患者,显效 8 例,有效 28 例,无效 9 例。总有效率 80％。⑤

20. 玉泉丸　用法用量:食控 1 个月后服玉泉丸,每日 4 次,每次 60 粒(相当于生药 9 克)。临床应用:李中才等以上方治疗 18 例糖尿病患者,观察 2 个月,显效 6 例,好转 7 例,无效 5 例。⑥

糖尿病合并神经病变

辨 证 施 治

安雨协分 4 型

(1) 阴虚　症见口干口渴,面赤多汗,怕热喜凉,消谷善饥,大便秘结,小便量多而黄,舌红苔黄或腻,脉数。治宜养阴润燥。方用玉液汤方加减:黄芪、生山药、沙参、知母、麦冬、天花粉、生地黄、玄参、苍术等。随症加减:四肢酸软乏力,加太子参;头晕耳鸣,加茯苓、决明子、枸杞子。

(2) 血瘀　症见面色晦暗,唇舌紫暗,有瘀斑,胸胁胀痛,脉象弦滑或细涩。治宜活血通络。药用当归、赤芍、川芎、桃仁、红花、川牛膝、鸡血藤、桑寄生、生地黄等。随症加减:肝郁,加柴胡、枳壳;脾虚,加鸡内金、苍术。

(3) 血虚　症见气短乏力,面色㿠白,腰膝酸软,舌淡苔白或白厚,脉细弱。时伴见下肢拘挛而胀痛。治宜养血强筋。药用黄精、当归、赤芍、生地黄、熟地黄、枸杞子、何首乌、鸡内金、益母草、阿胶、鸡血藤等。随症加减:气虚,加太子参;下肢拘挛,加夏枯草;眠差,加酸枣仁、远志。

(4) 阳虚　症见久病消渴,必阴阳俱损,气血双亏,阴虚而见五心烦热,潮热盗汗;阳虚则四肢欠温,冷痛,临床常见寒热错杂之象,如腰膝酸软冷痛,小便清长,内见五心烦热之象,面色潮红等。治宜温阳通脉。药用黄芪、桂枝、赤芍、白芍、当归、细辛、制附子、肉桂、桃仁、红花、金毛狗脊、鸡血藤、木瓜等。随症加减:阴虚甚,加地骨皮、知母、黄柏。

临床观察:安雨协以上方加减辨证治疗 4 例

① 高静结.复方丹参注射液治疗糖尿病 120 例[J].北京中医杂志,1991(6):26.
② 张宗铭,等.益气化瘀汤治疗老年性糖尿病 60 例:附 40 例对照观察[J].浙江中医杂志,1991(8):351.
③ 王敬先.黄连素治疗糖尿病临床观察[J].河北中医,1990(3):10.
④ 巢子剑.消渴丸治疗糖尿病 30 例疗效观察[J].新医学,1986(12):632.
⑤ 张禾,等.丽仁降糖片治疗糖尿病 45 例疗效观察[J].中医杂志,1985(2):40－41.
⑥ 李中才,等.玉泉丸治疗糖尿病 18 例临床疗效观察[J].中医杂志,1984(2):71.

糖尿病性神经病患者,疗效满意。[①]

经 验 方

1. 当归四逆汤　干姜5克、白芍10克、乳香3克、通草10克、桂枝10克、没药3克、细辛5克、川乌(先煎)5克、当归15克、甘草10克。针对存在持续性疼痛,且在夜里尤其严重的患者,可结合其实际情况加入附子、水蛭,用水煎煮,每日1剂,分为早晚服用。欧薇用上方治疗150例消渴痹症患者,疗程为1个月。结果:有效43例,显效46例,痊愈57例,总有效率为97.33%。[②]

2. 芪红地黄汤　黄芪15克、红花5克、生地黄24克、山药12克、山茱萸12克、茯苓9克、泽泻9克、牡丹皮9克等。每日1剂,水煎服。刘永强等将48例2型糖尿病合并周围神经病变患者随机分为治疗组和对照组各24例,两组均给予控制饮食,据病情选用降糖治疗或胰岛素治疗。对照组给予维生素B_1 20毫克口服,每日3次;腺苷维生素B_{12} 500微克口服,每日3次。治疗组在对照组基础上加用上述中药芪红地黄汤。2周为1个疗程,治疗2个疗程。结果:治疗组、对照组的总有效率分别为91.66%、50%。[③]

3. 蛇毒水蛭合剂　五步蛇毒丸3克、水蛭5克、丹参20克、当归10克、川芎6克。每日1剂,水煎服。4周为1个疗程,共治疗2个疗程。姚松林将60例糖尿病患者随机分为治疗组32例和对照组28例。对照组口服优降糖每次5毫克,每日2次;二甲双胍片每次0.5克,每日3次;B族维生素B_1每次20毫克,每日3次。疗程2周。治疗组在对照组基础上加用蛇毒水蛭合剂。结果:治疗组显效12例,有效14例,无效6例,总有效率81.3%;对照组显效5例,有效9例,无效14例,总有效率50%。[④]

4. 补阳还五汤　黄芪30克、当归尾12克、川芎10克、赤芍12克、桃仁10克、红花9克、地龙12克。每日1剂,水煎服。叶荣飞等将57例糖尿病性周围神经病变患者随机分为治疗组37例和对照组20例。治疗组以补阳还五汤为主。对照组服用维生素B_1、B_6各20毫克,每日3次。4周为1个疗程,连续治疗2个疗程。结果:治疗组显效18例,有效17例,无效2例,有效率94.59%,显效率48.65%;对照组显效4例,有效7例,无效9例,有效率55.00%,显效20.00%。[⑤]

5. 益气活血方　黄芪20克、白芍10克、淮山药15克、黄精15克、生地黄10克、葛根10克、丹参20克、鸡血藤15克、川芎10克、水蛭6克、红花10克、益母草15克。随症加减:痛感明显者,加制乳没;有冷感者,加附片、肉桂;足部溃疡者,加苍术、黄柏;烦热者,加玄参、地骨皮;便秘者,加大黄。每日1剂,水煎服。30天为1个疗程,连服2个疗程。孙春英以上方加减治疗30例糖尿病性周围神经病变患者。结果:痊愈8例,显效16例,有效5例,无效1例。总有效率96.7%。[⑥]

6. 透脓散　生黄芪30克、当归12克、炒甲片6克、皂角刺6克、川芎10克。随症加减:麻木疼痛甚者,加鸡血藤20克;肢体沉重明显者,加木瓜10克、桑枝10克;肢冷畏寒,加桂枝10克;血糖明显增高者,加葛根20克、玄参20克。每日1剂,水煎服。黄明等将135例糖尿病周围神经病变患者分为治疗组88例和对照组47例。治疗组以透脓散加减为主,对照组应用弥可保。30天为1个疗程。结果:治疗组显效60例,占68.18%;有效26例,占29.55%;无效2例,占2.27%。总有效率97.73%。对照组显效10例,占21.28%;有效26例,占55.32%;无效11例,占23.40%。总有效率76.60%。两组比较有显著差

① 安雨协.辨治糖尿病痛性神经病的经验[J].辽宁中医杂志,1993(4):5-6.
② 欧薇.中医当归四逆汤加减对消渴病痹症寒凝血瘀证的治疗[J].沈阳药科大学学报,2021,38(S1):21-22.
③ 刘永强,等.芪红地黄汤治疗糖尿病周围神经病变的疗效观察[J].世界最新医学信息文摘,2015,15(92):144.
④ 姚松林.蛇毒水蛭合剂配合西药治疗糖尿病性周围神经病变临床观察[J].湖南中医学院学报,2000,20(4):58-59.
⑤ 叶荣飞,等.补阳还五汤治疗糖尿病性周围神经病变[J].中成药,2000,22(12):843-844.
⑥ 孙春英.益气活血法治疗糖尿病性周围神经病变30例[J].江苏中医,2000,21(12):22.

异（$P<0.05$）。①

7. 益气通络汤　黄芪 30～60 克、生地黄 15 克、丹参 30 克、鸡血藤 30 克、当归 12 克、怀牛膝 9 克、木瓜 9 克、甲片 9 克、地龙 9 克、路路通 9 克、蜈蚣 1～2 条。随症加减：阴虚重，加山茱萸、麦冬、黄精等；阴阳两虚或糖尿病稳定后期，加桂枝、附子（少量）；湿热或足部溃疡，加玄参、苍术、黄连；腑气不通，加熟大黄、枳实等。每日 1 剂，水煎服。崔学锋以上方加减治疗 30 例糖尿病性周围神经病变患者，肢端症状较重或伴心脑缺血性疾病用复方丹参液或脉络宁液 20 毫升，加生理盐水 500 毫升静滴，每日 1 次，10～14 日为 1 个疗程。结果：痊愈 13 例，显效 8 例，有效 7 例，无效 2 例。总有效率 93%。②

8. 降糖合剂　太子参 10 克、黄芪 20 克、山药 20 克、玄参 20 克、生地黄 20 克、丹参 20 克、黄连 15 克、麦冬 15 克、天花粉 15 克、山茱萸 15 克、知母 15 克、川芎 15 克、柴胡 15 克、三七 5 克。每日 1 剂，水煎服。气阴双补，兼以化瘀。郭庆贺等以上方治疗 50 例糖尿病合并末梢神经炎患者。结果：缓解 5 例，显效 12 例，有效 32 例，无效 1 例。③

9. 黄芪桂枝八物汤　生黄芪 30～60 克、桂枝 10～18 克、甘草 15 克、丹参 15 克、怀山药 15 克、苍术 15 克、白芍 20 克、怀牛膝 20 克。每日 1 剂，水煎 2 次，分 3 次服。病情稳定后，每 10 天 3 剂药，连服半年～1 年。临床症状明显期用林格氏溶液 20～40 毫升加入复方丹参注射液 14～18 毫升于每晚 7 时左右静注（连用 10～15 天症状消除则停）；口服复合维生素 B₃ 片，每日 3 次；复方丹参 5 片，每日 3 次，连服半年～1 年半。胡同斌等用上法治疗 26 例糖尿病周围神经炎患者，近期疗效显著，远期疗效明显提高。④

10. 活血化瘀方　丹参 30 克、黄芪 30 克、威灵仙 30 克、川芎 12 克、桃仁 12 克、白芷 12 克、红花 10 克、赤白芍各 15 克、海桐皮 15 克、细辛 5 克。随症加减：病变以上肢为主，加桑枝、桂枝；以下肢为主，加川牛膝、怀牛膝；肢体灼痛、苔黄腻者，去黄芪，加苍术、黄柏等。每日 1 剂，水煎服。张伟杰等将 76 例 2 型糖尿病周围神经病变患者随机分为中药观察组 36 例和对照组 40 例。中药观察组采用上述中药，对照组常规给予维生素 C、维生素 B₁ 口服。连服 1 个月。结果：中药观察组显效 8 例，有效 26 例，无效 2 例，总有效率 94.4%；对照组有效 7 例，无效 33 例，总有效率 17.5%。两组疗效比较有显著性差异（$P<0.001$）。⑤

11. 李古松经验方　秦艽鳖甲散加味：秦艽 10 克、知母 10 克、地骨皮 10 克、银柴胡 10 克、当归 10 克、牛膝 10 克、云茯苓 10 克、苍术 10 克、玄参 30 克、怀山药 30 克、薏苡仁 30 克、丹参 15 克、鳖甲 15 克。李古松以上方治疗 1 例糖尿病并发神经痛患者，患者服上方 5 剂，下肢灼痛仍然，口渴好转，改用金匮肾气汤加味（生地黄 15 克、熟地黄 15 克、山药 15 克、山茱萸 15 克、丹参 15 克、杜仲 15 克、当归 10 克、牡丹皮 10 克、茯苓 10 克、泽泻 10 克、牛膝 10 克、制附子 3 克、肉桂 3 克），服 15 剂后，诸症明显好转，查血糖 180 毫克%，尿糖（＋）。照方加白芍 15 克、甘草 5 克，连服 35 剂，诸症皆愈。⑥

12. 牛车肾气丸　干地黄、山茱萸、泽泻、茯苓、山药、牡丹皮、桂枝、附子、牛膝、车前子。流浸膏每日 7.5 克分 3 次饭前服用，连续服药一年。在此期间停用其他治疗糖尿病性末梢神经障碍的药物。谷内孝次以上法治疗 35 例糖尿病性神经障碍患者，自觉症状显著改善 13 例，改善 11 例，轻度改善 4 例，无变化 6 例，恶化 1 例。总有效率 80%。⑦

① 黄明，等.透脓散治疗糖尿病周围神经病变 88 例[J].北京中医药大学学报，2000，23（增刊）：67-68.
② 崔学锋.益气通络汤治疗糖尿病性周围神经病变 30 例[J].山东中医杂志，1994，13（8）：341.
③ 郭庆贺，等.糖尿病合并末梢神经炎 50 例治验[J].中医函授通讯，1993（1）：28.
④ 胡同斌，等.中西医结合治疗糖尿病周围神经炎 26 例[J].湖北中医杂志，1991（2）：24.
⑤ 张伟杰，等.活血化瘀法治疗糖尿病周围神经病变的疗效观察[J].四川中医，1990（11）：34-35.
⑥ 李古松.糖尿病并发病证治[J].新中医，1990（9）：23-24.
⑦ 卜平.牛车肾气丸治疗糖尿病性神经障碍的临床研究[J].新疆中医药，1989（4）：62-64.

中 成 药

1. 川芎嗪　临床应用：胡林雅等将 66 例 2 型糖尿病随机分为川芎嗪组和对照组各 33 例。川芎嗪组采用川芎嗪 160 毫克、维生素 B_6 200 毫克，加生理盐水 50 毫升静滴，每日 1 次，14 日为 1 个疗程，其间仍按糖尿病饮食控制和口服降糖药物治疗（美吡达）。对照组用美吡达每次 5 毫克，每日 2 次口服，同时予糖尿病饮食控制。结果：川芎嗪组空腹血糖、血液流变学 7 项指标均明显降低（$P<0.05$），对照组除空腹血糖明显降低外（$P<0.05$）余无明显降低（$P>0.05$）；症状缓解率分别为 90.9%、30.3%。[1]

2. 蜂毒注射液　组成：精制的蜂毒（吉林中医药研究院洮南联合制药厂生产）。用法用量：先用 10% 量皮试，阴性者每日肌注 2 毫升。临床应用：魏炜等以上方治疗 20 例糖尿病外周神经病变患者，单侧病变 6 例，双侧病变 14 例。结果：用药 8 周后，单侧病变、双侧病变分别显效 5 例、8 例，有效 1 例、4 例，无效 0 例、2 例，总有效率分别为 100%、85.7%；治疗前后神经病变积分、左正中神经传导速度比较有显著性差异（$P<0.05$）；病程短则疗效好，未发生不良反应。[2]

3. 丹参注射液联合复方丹参片　用法用量：丹参注射液 10～14 毫升（每 1 毫升相当于原生药 1.5 克）加入 50% 葡萄糖注射液 20 毫升中，静推，每日 1 次，20 天为 1 个疗程，间隔 10 天；口服复方丹参片，每日 4 片，每日 3 次。临床应用：胡同斌用上述方法治疗 37 例糖尿病周围炎患者，2 个疗程后作四级疗效评定。结果：优者 7 例，良者 22 例，中者 3 例，差者 5 例。[3]

4. 麻疼丸　组成：人参、黄芪、当归、土鳖虫、乳香、没药、桃仁、红花、桑枝、麻黄、细辛等[河北省石家庄糖尿病医院制剂室生产，石卫药剂字

（97）普 503 - 00192]。用法用量：每次 9 克，每日 1～2 次，饭后 30 分钟温开水送服。临床应用：王钢柱等将 790 例 2 型糖尿病周围神经病变患者分为治疗组 560 例和对照组 230 例。治疗组在控制血糖的基础上予麻疼丸。对照组在控制血糖的基础上予维生素 B_1 20 毫克，每日 3 次口服；维生素 B_{12} 片每次 500 微克肌内注射，隔日 1 次。均治疗 3 个月观察疗效。结果：治疗组、对照组的总有效率分别为 98.2%、65.2%。[4]

糖尿病肾病

概　　述

糖尿病肾病是糖尿病慢性微血管病变之一，临床表现为浮肿、蛋白尿、高血脂、高血压、低蛋白血症、糖尿病视网膜病变以及晚期发生尿毒症等。

辨 证 施 治

1. 杨霓芝分 4 型

（1）燥热阴虚型　症见烦渴多饮，多食善饥，形体消瘦，舌尖边红，少苔，脉细数。治宜养阴清热润燥。方用白虎人参汤加味：石膏 15 克、知母 15 克、太子参 15 克、沙参 15 克、麦冬 12 克、生地黄 12 克、玄参 15 克、玉竹 12 克、天花粉 15 克、桃仁 10 克、毛冬青 15 克、大黄 6 克。随症加减：口苦、大便干结，加大大黄用量至 10 克、黄芩 15 克、厚朴 12 克；胃纳差、舌苔厚腻，加苍术 12 克、藿香 12 克、薏苡仁 18 克。

（2）气阴亏虚型　症见口干舌燥，烦渴多饮，消瘦乏力，尿频清长，尿浊且甜，腰酸腿软，舌暗红，少苔，脉细数。治宜益气养阴。方用生脉散合六味地黄汤加减：太子参 30 克、麦冬 15 克、五味

① 胡林雅，等.川芎嗪联合口服降糖药治疗糖尿病周围神经病变疗效观察[J].临床内科杂志,1995,12(1)：43-44.
② 魏炜，等.精制蜂毒治疗糖尿病外周神经病变[J].中医药学报,1993(5)：28-30.
③ 胡同斌.丹参注射液静注治疗糖尿病周围炎 37 例[J].新中医,1989(2)：23-24.
④ 王钢柱，等.麻疼丸治疗糖尿病周围神经病变临床观察[J].河北中医,2000,22(8)：592.

子12克、生地黄15克、山茱萸15克、山药15克、丹参20克、桃仁12克、黄精15克、泽兰15克。随症加减：乏力明显,加黄芪15克;腰膝酸痛,加杜仲15克、桑寄生15克;夜尿频多表现突出,加益智仁15克、乌药12克;口干甚,加天花粉15克、葛根15克。

(3) 脾肾气(阳)虚型　症见小便频数或清长,浑浊如脂膏,面色白,腰膝酸软,或少尿,肢体浮肿,舌淡胖,苔白黄相间,脉细带滑。治宜健脾温肾利湿。方用肾气丸加减:制附子12克、肉桂12克、山茱萸12克、山药15克、黄芪15克、白术15克、泽泻15克、茯苓15克、石韦15克、桃仁10克、益母草15克。随症加减:大便溏泻,加炒扁豆15克、炒薏苡仁15克;失眠,加柏子仁12克、炒酸枣仁15克;全身窜痛者,加鸡血藤30克、蜈蚣2条;胸痹者,加丹参18克、降香12克。

(4) 阳衰浊毒瘀阻型　症见神疲乏力,胸闷憋气,纳呆呕吐,头晕目眩,面色黧黑,小便少,浑浊如脂膏,甚至尿频,腰酸膝软,浮肿阳痿,舌质淡胖,苔黄腻,脉滑数。治宜滋肾助阳、降浊化瘀。方用真武汤合二陈汤加减:制附子12克、白术12克、茯苓20克、淫羊藿15克、陈皮6克、法半夏12克、大黄6克、桃仁10克、泽泻15克、何首乌15克、益母草15克、肉桂2克。随症加减:若肾气虚衰,阳不化气,水湿停聚,四肢肿甚,按之凹陷不起,心悸,头晕者,加白术15克、生姜15克;若浊阴不降而见神倦头昏,思睡,恶心,甚至口中有尿味者,加枳实12克、石菖蒲10克;若瘀象较甚,肌肤甲错,面色黧黑者,加大黄6克、红花6克、地龙12克、丹参15克;若见喘促,汗出,脉虚浮而散,上盛下虚,水邪射肺之证者,可加人参(另煎兑入)10克、蛤蚧1对、五味子15克;若少尿,可加车前子15克、茯苓15克、益母草15克、大腹皮12克;若呕恶不能食者,加鲜生姜汁15克、鸡内金15克、砂仁6克、法半夏10克;若皮肤瘙痒,可加地肤子12克、蝉蜕6克以祛风止痒。[1]

2. 吕仁和等分9型

(1) 肝肾阴虚型(早期)　治宜益气养阴、滋补肝肾。药用黄精、生地黄、山茱萸、何首乌、墨旱莲、女贞子、牛膝、黄连、赤芍、丹参等。

(2) 肺肾阴虚型(早期)　治宜益气养阴、滋补肺肾。药用沙参、麦冬、玄参、生地黄、山茱萸、地骨皮、黄连、牡丹皮、丹参等。

(3) 阴阳气虚型(早期)　治宜调补阴阳。药用党参、当归、金樱子、芡实、墨旱莲、女贞子、生地黄、黄连、丹参等。

(4) 脾肾阳虚型(早期)　治宜益气健脾、助阳补肾。药用生黄芪、苍术、当归、猪苓、木香、砂仁、厚朴、芡实、金樱子、肉桂、黄连、川芎、山楂等。

(5) 气血阴虚型(中晚期)　治宜益气养血、滋阴降浊。药用太子参、当归、白术、猪苓、川芎、白芍、生地黄、牛膝、熟大黄、玄明粉等。

(6) 气血阳虚型(中晚期)　治宜益气养血、助阳降浊。药用生黄芪、当归、红参、猪苓、川芎、苍术、厚朴、附子、熟大黄、赤芍等。

(7) 阴阳气虚型(中晚期)　治宜调补气血阴阳、降浊利水。药用党参、当归、金樱子、芡实、墨旱莲、女贞子、丹参、川芎、熟大黄、附子、泽泻、猪苓等。

(8) 肺肾气虚型(中晚期)　治宜补气血阴阳、清肺降浊。药用沙参、当归、桑白皮、麦冬、五味子、桃仁、杏仁、陈皮、熟大黄、冬虫夏草等。

(9) 心肾气虚型(中晚期)　治宜益气养心、活血降浊。药用太子参、麦冬、五味子、当归、川芎、丹参、泽泻、葶苈子、大枣、熟大黄等。

以上各方均随症加减。临床观察:吕仁和等以上方加减辨证治疗568例糖尿病肾病患者,早期、中期、晚期的总有效率分别为100%、95%、70%。[2]

3. 屠伯言等分2型

(1) 脾肾阳虚型　症见面浮身肿,腰以下尤甚,按之没指,畏寒肢冷,头晕目眩,少气懒言,胸闷腰酸,腹胀食少,时或腹中冷痛,肠鸣便泄,口淡不渴,溲清而长,色萎无华,舌淡青而胖,苔薄白

---

① 王立新.杨霓芝主任医师治疗糖尿病肾病经验拾萃[J].中医药研究,2000,16(6):36-37.
② 吕仁和,等.糖尿病肾病分期辨治568例临床分析[J].中国医药学报,1994,9(4):5-8,63.

腻,脉沉细。治宜温肾健脾为主,益气固摄为辅。药用黑附子9克、炮姜4.5克、白术12克、茯苓12克、怀山药12克、芡实12克、五味子6克、炙黄芪15克、炒扁豆12克、赤小豆15克。随症加减:有外感时,加紫苏9克、党参12克。

(2)肝肾阴虚型 症见头晕胸闷,心烦口渴,手足心热,舌燥咽干,饮不解渴,悸忡阵发,时或心前隐痛,耳鸣腰酸,形瘦神疲,面足微肿而晨暮交替为重,夜寐不熟而噩梦惊扰,舌淡紫少津无苔,脉象细弦伴结代。治宜壮水制火、活血利水。药用太子参30克、熟地黄12克、山药12克、麦冬12克、五味子6克、枸杞子12克、丹参15克、赤芍12克、泽泻12克、当归12克、童子益母草30克、大黄(研末分吞)3克。随症加减:鼻衄、齿衄,加牡丹皮9克、鲜茅根30克;心前隐痛,加降香(后入)3克;血压偏高,加珍珠母30克、青葙子12克。

以上各方均每日1剂,水煎服。连续3～6个月,结合小剂量胰岛素及D860控制血糖。临床观察:屠伯言等以上方加减辨证治疗13例糖尿病肾病患者,浮肿10例,治疗后8例基本消失,2例无变化;持续蛋白尿13例,治疗后8例有不同程度的好转,5例无变化。[1]

经 验 方

1. 益肾解毒汤 山药15克、黄芩10克、紫花地丁15克、山茱萸10克、连翘20克、蒲公英20克、土茯苓30克、鹿衔草15克、萹蓄15克、大黄10克、生地15克、黄柏10克、知母10克、白花蛇舌草30克、白茅根30克、瞿麦15克、荠菜花30克、金银花30克、板蓝根30克。每日1剂,水煎,取药汁200毫升,每日1次,于饭前半小时温服。郭宇将68例糖尿病肾病患者分为观察组和对照组各34例。两组均给予常规的饮食控制、运动锻炼及降糖药物或胰岛素治疗干预。对照组给予口服盐酸贝那普利片治疗,每次10毫克,每日1次。观察组给予上方治疗。两组均连续治疗2个月。结果:观察组显效28例,有效4例,无效2例,总有效率为94.12%;对照组显效16例,有效10例,无效8例,总有效率为76.47%。观察组的总有效率显著高于对照组,两组差异有统计学意义($P<0.05$)。[2]

2. 养阴补肾活血化瘀方 生地黄15～20克、太子参15～20克、黄芪15～20克、山药15～20克、麦冬10～15克、山茱萸10～15克、黄精10～15克、枸杞子10～15克、鸡血藤10～15克、丹参10～15克、益母草10～15克、白茅根30克、葛根30克。涂春林以上方治疗18例糖尿病肾病患者,配合糖尿病饮食、西药控制血糖和高血压及其他对症治疗。结果:显效(症状、体征缓解,尿蛋白定量、定性均为阴性,肾功能正常)12例,有效(临床症状,体征明显好转)4例,无效2例。总有效率90%。[3]

3. 益肾化瘀汤 生黄芪30克、生山药30克、肉苁蓉30克、丹参30克、益母草30克、生地黄15克、熟地黄15克、当归15克、山茱萸12克、赤芍12克、苍术12克、木香6克。随症加减:伴水肿者,加茯苓、泽泻、车前子;伴失眠者,加炒酸枣仁、夜交藤、合欢花;脾虚湿盛、纳呆倦怠者,加白术、佩兰、砂仁;肝郁气滞、两胁胀满者,加柴胡、佛手、枳壳;肺胃燥热、低热口渴者,加石膏、知母、葛根。每日1剂,水煎服。1～2个月为1个疗程。郭亚平等以上方加减治疗30例糖尿病肾病患者,显效7例,良效21例,无效2例。[4]

4. 益气滋肾化瘀汤1 生黄芪30克、太子参30克、黄精30克、丹参30克、益母草30克、白茅根30克、熟地黄15克、山茱萸15克、泽泻15克、云茯苓15克、五味子15克、山药10克、川芎10克、泽兰10克。随症加减:阴虚甚,加天冬、麦冬、石斛;脾虚湿困,加苍术、白术;水肿明显,加泽泻、

① 屠伯言,等.中医辨证治疗糖尿病肾病13例临床分析[J].中医杂志,1984(4):39-40.
② 郭宇.益肾解毒汤治疗消渴肾病的临床效果[J].中西医结合医学,2021,19(7):112-113.
③ 涂春林.养阴补肾活血化瘀治糖尿病肾病[J].江西中医学院学报,2000,12(3):24.
④ 郭亚平,等.益肾化瘀汤治疗糖尿病肾病30例[J].中医研究,2000,13(6):42-43.

车前子(包)、冬瓜皮;瘀血明显,加桃仁、红花。马茂芝以上方加减治疗22例糖尿病肾病患者,配合口服降糖药,1个月为1个疗程,观察2~3个月。结果:显效8例,好转11例,无效3例。有效率86.28%。①

5. 自拟方 太子参15~30克、生黄芪15~30克、茯苓15~30克、泽泻15~30克、丹参15~30克、益母草15~30克、白茅根15~30克、生地黄10~15克、牡丹皮10克、山药10克、泽兰10克、黄精10克、天花粉15克、黄连6~10克。随症加减:气虚明显,重用生黄芪,并改用党参;阴虚甚,重用生地、黄精,并加石斛、麦冬等;瘀血甚,加桃仁、红花、川芎等;夹水湿,加牛膝、车前子、汉防己、赤小豆、冬瓜皮;若水肿重则宜温阳利水,可用实脾饮或济生肾气汤加减;如水气上逆,水凌心肺,出现心衰,可用苓桂术甘汤合葶苈大枣泻肺汤加减;湿热下注,加滑石、石韦、萆薢等;夹湿浊,加陈皮、法半夏、竹茹等;如湿浊上逆,口中尿臭明显,可加大黄,或合并使用大黄灌肠等;有痈疽,加金银花、蒲公英、野菊花等;尿有酮体,加黄芩、黄柏等;合并周围神经病变,加当归、地龙、鸡血藤等;合并视网膜病变,加枸杞子、菊花等。每日1剂,水煎服。刘宏伟等以上方加减治疗38例糖尿病肾病患者,酌予降糖、降压、限制蛋白质摄入、抗感染、强心利尿、调节水电解质及酸碱平衡。3个月为1个疗程。结果:治疗2个疗程以上后,显效14例,有效16例,无效8例。总有效率78.95%。②

6. 益气滋肾化瘀汤2 黄芪30克、茯苓30克、猪苓30克、丹参30克、益母草30克、太子参20克、山药15克、麦冬10克、五味子10克、生地黄10克、枸杞子10克、山茱萸10克、泽泻10克。随症加减:阴虚明显,加天花粉30克、沙参10克;水肿明显,加葶苈子15克、桑白皮15克、泽兰10克;肝郁气滞,加醋柴胡10克、枳壳10克、白芍10克;阳气虚,加肉桂10克、淫羊藿15克;大便不通,加熟大黄10克、枳实10克。每日1剂,水煎服。配合低蛋白饮食、降血糖及降压利尿等。姜平等用上方加减治疗22例糖尿病肾病患者,显效12例,有效8例,无效2例,总有效率90.9%。尿蛋白定量、血肌酐、尿素氮均显著下降(均$P<0.05$)。③

7. 补肾活血法 生地黄15克、枸杞子15克、太子参15克、葛根15克、赤芍15克、玄参30克、天花粉30克、丹参30克、山茱萸10克。每日1剂,水煎服。罗苏生等以上方治疗35例糖尿病肾病患者,配合饮食控制、优质低蛋白饮食、口服降糖药,胰岛素依赖型用胰岛素。1个月为1个疗程。结果:显效14例,有效18例,无效3例。有效率91.4%。④

糖尿病水疱病

辨 证 施 治

衡先培分3证

(1) 湿浊困脾证 症见水疱溃破后液体清稀,疱底色淡红而嫩;舌质淡或淡胖,舌苔腻或厚,脉多滑而细;咯痰,脘痞闷,大便干或数日不排;喜温喜暖,苔白腻,脉沉紧或舌红苔黄腻,脉濡数或滑数。治宜化湿醒脾。方用化湿醒脾方:陈皮10克、藿香10克、苍术10克、佩兰10克、砂仁6克、薏苡仁15克、茯苓10克、白豆蔻6克、天花粉10克、茵陈10克。随症加减:脾虚,加大薏苡仁用量至30克,茯苓可用到15克;湿浊,重用藿香、陈皮、佩兰至15克;寒湿困脾证,加高良姜10克、干姜10克、紫苏9克;湿热蕴脾证,加黄芩9克、黄连6克、茵陈9克、虎杖10克。

(2) 水湿困脾证 症见水疱色泽不鲜,疱壁

① 马茂芝.益气滋肾化瘀汤治疗糖尿病肾病22例[J].时珍国药研究,1994,5(2):11-12.
② 刘宏伟,时振声.益气养阴活血清利法治疗晚期糖尿病肾病——附38例临床疗效观察[J].辽宁中医杂志,1993(10):19-20.
③ 姜平,等.益气养阴,补肾活血法为主治疗糖尿病肾病22例[J].北京中医学院学报,1993,16(6):59.
④ 罗苏生,等.补肾活血法治疗糖尿病早期肾病[J].浙江中医学院学报,1993,17(6):12.

张力不高,溃破后液体清冷,疱底色泽暗红;舌脉似水浊困脾证,伴咳嗽、咯痰、水肿等。治宜化气行水。药用黄芪 15 克、桑白皮 10 克、地骨皮 10 克、茯苓 10 克、薏苡仁 15 克、泽泻 10 克、陈皮 10 克、藿香 10 克、佩兰 10 克、白术 10 克、苍术 10 克、白豆蔻 6 克、桂枝 6 克。

(3)气血不足证 症见水疱未及时有效治疗者,常意外破损,疱壁色泽加深,少数可再次与皮下长在一起;舌淡或胖,脉细或虚数。治宜补气养血。药用太子参 15 克、黄芪 15 克、白术 10 克、茯苓 10 克、陈皮 10 克、草果 10 克、白豆蔻 3 克、黄连 3 克、砂仁 3 克、草豆蔻 6 克、龙胆草 2 克。[1]

经 验 方

养阴活血汤 黄芪、太子参、生地黄、天花粉、地骨皮、丹参、牡丹皮、五味子、薏苡仁、知母、玄参、麦冬、黄柏、红花、当归、赤芍、泽泻、车前子。每日 1 剂,水煎 2 次,分服。并用 D860 和降糖灵等控制糖尿病。工文远用上方治疗 2 例糖尿病水疱病患者,1 例服药 22 剂,1 例服药 15 剂,水疱被控制,停药半年未复发。[2]

糖尿病合并动眼神经麻痹

经 验 方

六味地黄汤合血府逐瘀汤加减 山茱萸 15 克、生地黄 15 克、牡丹皮 10 克、泽泻 10 克、桃仁 10 克、红花 10 克、柴胡 10 克、桔梗 10 克、当归 12 克、茯苓 12 克、赤芍 12 克、山药 30 克。每日 1 剂,水煎服。吕长青以上方治疗 1 例老年性糖尿病合并双动眼神经不全麻痹症患者,服 15 剂后,

复视消失,双眼向内侧运动较前明显灵活;守上方加女贞子 12 克、麦冬 12 克、五味子 10 克,继服 30 剂,诸症明显改善,终以六味地黄丸调理而愈。[3]

糖 尿 病 酮 症

概 述

糖尿病酮症多是由于糖尿病日久,失治或误治,不注意饮食调养,恶性发展而成。属内科危重病症,多表现为气阴不足、阴阳两虚之证。

经 验 方

1. 中药方 玄参 10 克、五味子 10 克、地骨皮 20 克、太子参 15 克、丹参 15 克、山药 15 克、麦冬 15 克、黄精 20 克、黄芪 20 克、杜仲 10 克、葛根 12 克。随症加减:若患者具有血瘀的症状,在上方中加赤芍 10 克、当归 10 克;若患者具有痰火旺盛的症状,在上方中加制半夏 10 克、黄连 5 克;若患者具有胃火炽盛的症状,在上方中加生石膏 20 克、知母 15 克。将上述药物用 500 毫升清水煎煮,每日 1 剂。谢文静将 84 例糖尿病酮症酸中毒(DKA)患者随机分为对照组和实验组各 42 例。两组患者均采用西医疗法进行治疗,实验组加用上方加减治疗。两组均连续治疗 14 天。结果:实验组患者治疗的总有效率高于对照组患者,其血糖达标的时间及尿酮体消失的时间均短于对照组患者,其胰岛素的日用量少于对照组患者,其不良反应的发生率低于对照组患者(均 $P<0.05$)。[4]

2. 消酮化浊汤 大黄 10 克、莱菔子 10 克、赤芍 10 克、牡丹皮 10 克、半夏 10 克、黄连 10 克、陈皮 15 克、白术 15 克、大青叶 20 克、蒲公英 20 克、

① 刘亚楠,等.衡先培辨证论治糖尿病水疱病经验[J].中华中医药杂志,2016,31(7):2645-2646.
② 王文远.中国中西医结合研究会皮肤性病专业第二届学术会议论文汇编[C].1987(9):105.
③ 吕长青.老年性糖尿病合并双动眼神经不全麻痹症治验[J].四川中医,1989(5):38.
④ 谢文静.中西医结合疗法治疗糖尿病酮症酸中毒的效果探析[J].当代医药论丛,2019,17(11):223-224.

茯苓 30 克、金银花 30 克。随症加减：视觉模糊，加决明子、青葙子；头晕头痛，加夏枯草、钩藤；恶心呕吐，加竹茹、代赭石。水煎取 300 毫升，每日 2 次，每日 1 剂。焦素杰将 72 例 DKA 患者随机分为观察组和对照组各 36 例。对照组采用常规西医治疗，观察组在对照组基础上加用上方加减治疗。两组均连续治疗 5 天。结果：治疗后观察组的临床总有效率高于对照组（$P<0.05$）；治疗后两组血清 IL-6、IL-10、β-羟丁酸水平均低于治疗前（$P<0.05$），且观察组低于对照组（$P<0.05$）；治疗后观察组的酸中毒纠正时间、尿酮体消失时间、血糖控制达标时间均短于对照组（均 $P<0.05$）。[1]

3. 益气养阴消酮方　生黄芪 45 克、党参 10 克、黄连 30 克、知母 30 克、炒白芍 30 克、麦冬 20 克、葛根 15 克、熟地黄 15 克、生地黄 15 克、生石膏 12 克、川芎 12 克、当归 12 克、陈皮 12 克、炙甘草 6 克。每日 1 剂，水煎取汁 400 毫升，早晚分服。周会明将 90 例 DKA 患者随机分为治疗组和对照组各 45 例。两组均采用扩容、抗炎、纠正水电解质紊乱等基础治疗。对照组采用胰岛素、葡萄糖注射液静脉滴注，治疗组在对照组基础上加用上方治疗。两组均治疗 72 小时。结果：两组治疗后倦怠乏力、口燥咽干评分及超敏 C 反应蛋白、二氧化碳结合力水平较治疗前改善（$P<0.05$），治疗组改善程度优于对照组（$P<0.05$）；治疗组血糖恢复正常时间、尿酮体消失时间及酸中毒纠正时间均短于对照组（均 $P<0.05$）；治疗组的总有效率为 93.3%，高于对照组的 80.0%（$P<0.05$）。[2]

4. 自拟方 1　麦冬 15 克、太子参 15 克、丹参 15 克、玄参 10 克、山药 15 克、五味子 10 克、杜仲 10 克、黄芪 20 克、葛根 12 克、黄精 20 克、地骨皮 20 克、生甘草 3 克。诸药用水煎煮至 500 毫升，每日 1 剂。陈丽辉将 86 例糖尿病酮症酸中毒患者随机分为观察组和对照组各 43 例。对照组采用西药常规治疗方法，持续小剂量胰岛素（RI）以微

量泵静脉泵入方式治疗，同时根据患者电解质情况、血气分析结果进行补液、补钾及纠正酸中毒治疗，并采用抗生素进行感染治疗。观察组在对照组的基础上加用上方治疗。治疗 3 天后观察两组疗效差异。结果：观察组的总有效率为 97.67%，高于对照组的 76.74%，两组差异有统计学意义（$P<0.01$）。观察组血糖恢复正常时间、尿酮体消失时间、酸中毒纠正时间均短于对照组，两组差异有统计学意义（均 $P<0.01$）；观察组 7 小时、24 小时 RI 用量均少于对照组，两组差异有统计学意义（$P<0.05$）。[3]

5. 自拟方 2　黄芪 20 克、黄精 20 克、地骨皮 20 克、麦冬 15 克、山药 15 克、丹参 15 克、太子参 15 克、葛根 12 克、五味子 10 克、杜仲 10 克、玄参 10 克。随症加减：对于有胃火炽盛表现者，上方加生石膏 20 克、知母 15 克；对于有痰火旺盛表现者，上方加制半夏 10 克、黄连 5 克；对于有血瘀表现者，上方加赤芍 10 克、当归 10 克。每日 1 剂，上述药物用清水煎煮，分早晚 2 次温服。姚芸等将 100 例 DKA 患者分为观察组和对照组各 50 例。两组采用常规西医治疗，观察组在对照组基础上加用上方加减治疗。结果：治疗后，观察组的总有效率高于对照组（$P<0.05$），其血糖水平恢复正常的时间、尿液中酮体消失的时间、酸中毒得到纠正的时间均早于对照组患者（$P<0.05$）。[4]

6. 健脾益气养阴方　黄芪 30 克、党参 15 克、白术 12 克、茯苓 12 克、山药 15 克、玄参 15 克、麦冬 12 克、五味子 9 克、地黄 15 克、石斛 12 克、葛根 15 克、芦根 15 克。随症加减：伴恶心呕吐者，加生姜 10 克、柿蒂 15 克；伴湿浊内阻者，加藿香 15 克、佩兰 12 克；伴痰热扰神者，加竹茹 15 克、黄连 9 克；伴阴虚内热者，加知母 30 克、黄柏 15 克；伴瘀血阻滞者，加川芎 12 克、当归 10 克。每日 1 剂，水煎服。朱琳将 92 例糖尿病酮症酸中毒患者随机分为治疗组和对照组各 46 例。均予补液、小

① 焦素杰.消酮化浊汤治疗糖尿病酮症酸中毒的临床观察［J］.中国中医急症,2019,28(7)：1271－1273.
② 周会明.益气养阴消酮方治疗糖尿病酮症酸中毒的疗效观察［J］.西部中医药,2019,32(3)：77－79.
③ 陈丽辉.西医常规联合中医治疗糖尿病酮症酸中毒患者的效果观察［J］.临床合理用药,2018,11(5B)：46－47.
④ 姚芸,张晓谊,等.中西医结合治疗糖尿病酮症酸中毒的效果分析［J］.当代医药论丛,2018,16(21)：32－33.

剂量胰岛素持续静脉滴注等常规治疗,治疗组加用上方加减治疗,治疗72小时后进行疗效观察。结果:治疗组的总有效率为91.30%,明显高于对照组的84.78%。[1]

7. 玉女煎合增液汤化裁　生石膏15克、知母10克、生地黄15克、山药20克、黄连10克、荔枝核15克、鬼箭羽15克、薏苡仁30克、玄参10克、麦冬10克、天花粉10克。随症加减:恶心呕吐,加生姜10克、吴茱萸6克;脾虚湿盛,加苍术10克、白术10克、藿香15克、佩兰15克。每日1剂,水煎服。陈丽娟等将52例糖尿病酮症酸中毒患者随机分为对照组和治疗组各26例。对照组给予补液、持续小剂量胰岛素静滴等西医治疗,治疗组在对照组的基础上加用玉女煎合增液汤化裁。疗程1周。结果:治疗组的总有效率为96.88%,高于对照组的78.13%。[2]

8. 健脾益肾解毒汤　太子参30克、玉竹30克、黄精30克、天花粉30克、葛根10克、生地黄20克、地骨皮20克、连翘15克、荷叶15克、甘草3克。随症加减:脾肾亏虚、湿热内蕴型,去生地黄,加黄芩10克、黄连5克,尿浊甚加萆薢10克,腰痛甚加桑寄生20克;肺脾肾虚型,去荷叶,加炙黄芪30克、金樱子30克、山茱萸10克;脾虚胃热型,去生地黄、地骨皮,加生石膏25克、知母7克,如苔黄糙、便秘,加熟大黄5克,便溏加山药12克。每日1剂,水煎服。2天为1个疗程。周志成等以上方加减治疗60例糖尿病酮症患者。结果:尿酮体消失56例,占93.3%;无效4例,占6.6%。[3]

9. 消酮汤　黄连6~10克、黄芩9~12克、栀子9~12克、牡丹皮9~12克、生地黄15~30克、玄参20~30克、天花粉20~30克、苍术10~15克、佩兰9~12克、赤芍12~15克、茯苓15克、山药15克、泽泻9~12克、大黄6~9克、生黄芪30克。随症加减:恶心呕吐,加半夏、竹茹、陈皮;头晕目眩,加钩藤、菊花;渴饮无度,加生石膏、玉竹、麦冬;小便频多,加五倍子、覆盆子、沙苑子。每日1剂,水煎服。冯建华以上方加减治疗15例糖尿病酮症患者。结果:显效11例,有效3例,无效1例。[4]

10. 降酮汤　生黄芪40克、生地黄30克、怀山药30克、玄参35克、黄芩15克、黄连15克、黄柏15克、川芎15克、赤芍15克、苍术20克、栀子20克、云茯苓20克、当归20克、生牡蛎50克。随症加减:尿中有蛋白,加川续断、白花蛇舌草,重用黄芪;嗜睡不醒,加郁金、石菖蒲、远志。每日1剂,水煎服。李玉才等以上方加减治疗33例糖尿病酮症患者。结果:显效22例,有效6例,无效5例。[5]

11. 清热和血降酮方　生黄芪40克、山药30克、玄参35克、苍术20克、黄芩15克、黄连15克、黄柏15克、栀子20克、当归20克、赤芍15克、生地黄30克、川芎15克、茯苓15克、泽泻15克。随症加减:头痛头晕,加夏枯草、钩藤、生石决、菊花;胸闷刺痛,加红花、赤芍、丹参、山楂;渴饮无度,加天花粉、玉竹;恶心、呕逆,加陈皮、竹茹、生赭石、旋覆花;小便频多,加五倍子、桑螵蛸、覆盆子;疮痛疖肿,加蒲公英、金银花、马齿苋、紫花地丁。每日1剂,水煎服。李育才等以上方加减治疗22例糖尿病酮症患者。结果:显效16例,有效5例,无效1例。[6]

中 成 药

参附注射液　组成:红参、附片提取物(雅安三九药业有限公司生产,国药准字Z51020664)。功效:回阳救逆,益气固脱。临床应用:钟武源将86例DKA患者随机分为研究组和对照组各43例。两组患者入院后快速建立静脉通道,给予1 000~2 000毫升0.9%氯化钠注射液扩容,同时纠正电解质、酸碱平衡紊乱。对照组给予50单位胰岛素加入50毫升0.9%氯化钠注射液中稀释后

① 朱琳.健脾益气养阴方治疗糖尿病酮症酸中毒的临床观察[J].中国中医急症,2016,25(7):1412-1414.
② 陈丽娟,等.玉女煎加增液汤化裁方治疗糖尿病酮症酸中毒临床观察[J].中华中医药学刊,2014,32(5):1235-1237.
③ 周志成,等.中医药治疗糖尿病(消渴病)酮症60例小结[J].北京中医,1992(5):23-24.
④ 冯建华.消酮汤治疗糖尿病酮症15例[J].山东中医杂志,1990,9(6):14-15.
⑤ 李玉才,等.降酮汤治疗糖尿病酮症33例[J].吉林中医药,1988(4):12.
⑥ 李育才,等.清热和血法治疗糖尿病酮症22例[J].辽宁中医杂志,1987(4):19,26.

持续微量泵泵入。研究组在对照组治疗基础上给予参附注射液。结果：研究组患者的血糖、尿酮、酸中毒恢复正常时间均短于对照组（均$P<0.05$）；研究组患者的治疗总有效率为95.35％,显著高于对照组的81.40％（$P<0.05$）。[1]

糖尿病性坏疽

概　述

坏疽是糖尿病的一种较常见而又较严重的并发症,多因消渴伤阴,久则阴损及阳,阳气不能敷布温煦,血脉瘀阻而成。治以活血化瘀为主。

辨证施治

刘祖高分3型

（1）阴虚火盛血瘀型　症见口渴喜冷饮,面色潮红;下肢及足部浮肿疼痛,足趾红紫,时有火灼感,喜冷敷,入冬后尤喜伸露被外;腰脚酸软,夜尿频数;舌体胖,质红嫩,苔黄,脉细数。治宜滋阴泻热、活血化瘀。方用糖尿病足Ⅰ号方:生黄芪15～30克、山茱萸10～20克、地龙6～15克、丹参30克、苍术6克、玄参15克、知母15克、桑螵蛸15克、茯苓15克、当归12克、白芍12克、生地黄20克、牡丹皮20克、枸杞子20克、益母草20克、肉桂3克。配合推拿疗法:推上段夹脊穴,揉压曲池、肾俞、足三里、气冲穴。

（2）气虚血瘀型　症见形体消瘦,肢体乏力,精神不振,面色萎黄,食欲不振,畏寒自汗,气短懒言,肌肉明显萎缩,皮肤干燥,汗毛脱落,趾甲生长缓慢或不生长;甚则出现干性坏死,溃疡面久而不愈,分泌物清稀;舌质淡或胖大,苔薄,脉虚细弱。治宜益气养血化瘀。药用糖尿病足Ⅱ号方:生黄芪30～50克、党参18克、白术15克、地骨皮15

克、牛膝15克、茯苓15克、川芎15克、三七5克、白芍20克、山茱萸20克、山药20克、赤芍12克、延胡索12克、蕲蛇10克、僵蚕6克、黄连6克。配合推拿疗法:推中段夹脊穴,揉压百会、中脘、关元、脾俞、肾俞、足三里、气冲穴。

（3）阳虚血瘀型　症见精神不振,面色无华,形体消瘦;口渴喜热饮,食则胃脘胀满,乏力,动则汗出,四末冷甚肿胀喜暖,行走跛行;足背部颜色苍白,足趾皮色紫暗,足动脉减弱或消失,大便溏泄,每日3～6次;舌淡胖,边有齿痕,瘀斑,舌下静脉曲张,苔薄白,脉虚缓或虚细。治宜温阳化瘀。药用糖尿病足Ⅲ号:生黄芪30～50克、丹参30克、益母草30克、山药30克、芡实20克、熟地黄20克、菟丝子15～30克、焦白术15克、生晒参9克、三棱9克、当归12克、白芍12克、苍术9～15克、附子6～12克、肉桂3～6克。配合推拿疗法:推中、下段夹脊穴,揉压脾俞、肾俞、命门、八髎、天枢、关元、足三里、气冲穴。足部溃烂,可外敷蜂蜜黄连膏、庆大霉素冲洗溃面、神灯照射等。

临床观察:刘祖高以上方辨证加减治疗62例糖尿病足患者,治愈46例,显效8例,有效7例,无效1例。总有效率98.39％。[2]

经　验　方

1. 益气通脉汤　黄芪40克、当归20克、玄参30克、桃仁10克、红花10克、水蛭3克、甲片10克等。每日1剂,水煎服。何峥等将60例糖尿病足患者随机分为治疗组40例和对照组20例。两组都给予西药常规降血糖和抗感染治疗。治疗组加服益气通脉汤,外用生肌膏清除创面外敷。结果:治疗组治愈率80％,总有效率95％;对照组治愈率55％,总有效率75％。[3]

2. 托里消毒散　黄芪、忍冬藤、皂角刺、白芷、当归、茯苓、白术、川芎、甲片、水蛭、甘草。随症加减:舌苔厚腻者,去白术改用苍术。每日1剂,疗

① 钟武源.胰岛素泵和参附注射液治疗糖尿病酮症酸中毒效果分析[J].实用临床医学,2017,18(1):26-27.
② 刘祖高.糖尿病足62例临床小结[J].湖北中医杂志,1992,14(4):8-9.
③ 何峥,等.益气通脉汤治疗糖尿病足临床观察[J].中国城乡企业卫生,2007(5):87-88.

程 2～4 个月。益气活血,燥湿化痰。适用于糖尿病坏疽。亓鲁光以上方加减配合降糖药,另用托里消毒散煎水外洗患处,疗效满意。[①]

3. **补中益气汤加味** 土炒白术 12 克、党参 12 克、生黄芪 30 克、怀山药 30 克、当归 10 克、陈皮 10 克、鸡内金(研末分吞)10 克、玄参 15 克、丹参 15 克、赤芍 15 克、葛根 15 克、柴胡 5 克、制附子 5 克、升麻 3 克。水煎服。李古松以上方加减配合补中益气丸、金匮肾气丸,治愈 1 例糖尿病并发血栓闭塞性脉管炎(脱疽)患者。[②]

4. **自拟方** 川桂枝 50 克、生附子 50 克、紫丹参 100 克、忍冬藤 100 克、生黄芪 100 克、乳香 24 克、没药 24 克。加水 5 升,文火煮沸后再煎 20 分钟,将药液投入木桶,晾至 50℃左右,将患足浸入药液中,尽量保持温度。每次浸 30 分钟,每晚浸 1 次,每剂药可浸泡 5 天。张万能用上方治疗 20 例糖尿病性趾端坏死患者,最短连续浸泡 15 天,最长 80 天,均获临床治愈。[③]

5. **背疽汤** 金银花 25 克、紫花地丁 25 克、败酱草 25 克、蒲公英 20 克、野菊花 20 克、冬瓜子 15 克、粉牡丹皮 15 克、大青叶 10 克、板蓝根 10 克、川大黄(后下)8 克、玄明粉(分 2 次冲服)12 克、川红花 12 克。每日 1 剂,水煎服。陈康治以上方治疗 1 例糖尿病伴发重症背疽患者,配合皮硝 20 克用绵纸包裹外敷,1 个月内痊愈。[④]

6. **当归活血汤加减** 当归、丹参、赤芍、红花、玄参、忍冬藤。每日 1 剂,水煎服。随症加减:阴虚内热,加生地黄、麦冬、天花粉;气虚,加黄芪、党参、白术、茯苓;湿热,加黄柏、苍术、牛膝;疼痛严重,加蜈蚣、全蝎、延胡索;若止疼效果不显,加犀黄丸内服。王景春以上方加减治疗 10 例糖尿病性坏疽患者,配合局部上一效膏,每日 1 次,若趾骨外露可在伤口近愈之前咬除死骨。结果:临床治愈 8 例,好转 2 例。[⑤]

糖尿病伴高脂血症

概　述

糖尿病伴高脂血症在糖尿病患者中较为常见,是糖尿病产生动脉粥样硬化的主要致病因素之一。中医属"瘀血"范畴。治以活血化瘀为主。

经　验　方

1. **降脂汤** 黄芪 20 克、柴胡 15 克、党参 15 克、郁金 10 克、桃仁 10 克、白术 10 克、赤芍 10 克、泽泻 10 克、决明子 10 克、陈皮 10 克、清半夏 10 克。随症加减,每日 1 剂,水煎滤渣取汁,每次 150 毫升,每日 2 次,温服。安化捷将 96 例 2 型糖尿病合并高脂血症患者分为对照组和观察组各 48 例。对照组采取常规药物治疗及健康管理。观察组在对照组的基础上加用降脂汤治疗。两组疗程均为 3 个月。结果:观察组显效 21 例,有效 25 例,总有效率为 95.83%;对照组显效 8 例,有效 31 例,总有效率为 81.25%。观察组的总有效率高于对照组,两组差异有统计学意义($P<0.05$)。[⑥]

2. **葛根芩连汤合小陷胸汤加减** 葛根 30 克、黄芩 20 克、黄连 30 克、半夏 15 克、全瓜蒌 20 克、知母 30 克、生山楂 20 克、神曲 6 克、炙甘草 5 克、红花 10 克、干姜 5 克、苍术 30 克、赤芍药 20 克。每日 1 剂,水煎服。张会琴等将 120 例 2 型糖尿病合并高脂血症患者随机分为治疗组和对照组各 60 例。均以降糖、降脂为治疗原则,根据患者个体情况采用重组人胰岛素或精蛋白锌重组人胰岛

① 文秀华,等.亓鲁光治疗糖尿病经验总结[J].辽宁中医杂志,2004,31(11):894-895.
② 李古松.糖尿病并发病证治[J].新中医,1990(9):23-24.
③ 张万能.中药煎液浸泡治疗糖尿病性趾端坏死 20 例[J].浙江中医杂志,1990(3):116.
④ 陈康治.糖尿病伴发重症背疽治验[J].江苏中医杂志,1987(9):13.
⑤ 王景春.当归活血汤加减治疗糖尿病性坏疽[J].新中医,1985(4):29-30,55.
⑥ 安化捷.降脂汤治疗 2 型糖尿病伴高脂血症的疗效分析[J].世界复合医学,2021,7(11):87-91.

素降糖治疗。对照组加瑞舒伐他汀钙片治疗,治疗组加葛根芩连汤合小陷胸汤加减治疗。两组均以2个月为1个疗程,治疗1个疗程。检测两组治疗前后血糖及血脂水平变化情况,比较两组临床疗效。结果:治疗组总有效率为95.00%,对照组为90.00%,两组总有效率比较差异无统计学意义($P>0.05$),疗效相当;两组治疗后FPG、餐后2小时血糖(2hPG)、HbA1c、TC、TG、LDL-C均较本组治疗前下降,比较差异均有统计学意义(均$P<0.05$),但两组组间比较差异均无统计学意义($P>0.05$)。葛根芩连汤合小陷胸汤加减具有明显的调血脂、血糖作用,具有一定的临床疗效。[1]

3. 清热化湿方 生地黄10克、山茱萸10克、淮山药10克、泽兰10克、赤芍10克、知母10克、决明子10克。每日1剂。陈宇将100例糖尿病并发高脂血症患者随机分为实验组和对照组各50例。实验组患者以上方进行治疗,对照组患者给予西药治疗。结果:实验组的中医症状疗效明显优于对照组,差异具有统计学意义($P<0.05$)。清热化湿方对糖尿病合并高脂血症患者的疗效显著,临床上值得广泛推广。[2]

4. 四逆散加味 柴胡10克、白芍20克、枳实6克、炙甘草6克、赤芍20克、枳壳6克、党参片20克、白术10克、净山楂20克、泽泻15克、草决明15克、丹参20克。随症加减:湿浊内生,加厚朴15克、苍术10克;气滞血瘀者,加川芎15克;肝肾阴虚者,加山茱萸20克、枸杞子10克。水煎服。姜宏将70例2型糖尿病合并血脂异常患者随机分为观察组和对照组各35例。两组均给予糖尿病饮食、常规控制血糖、一般对症处理,对照组患者在常规治疗基础上口服血脂康治疗,观察组患者在常规治疗基础上给予四逆散加味治疗。两组均治疗2个疗程。结果:治疗后,两组空腹血糖、餐后2小时血糖、糖化血红蛋白均较治疗前显著改善($P<0.05$),观察组改善显著优于对照组

($P<0.05$);观察组血脂较治疗前得到了明显的改善,三酰甘油、低密度脂蛋白水平改善程度与对照组比较具有统计学意义($P<0.05$);观察组总有效率高于对照组($P<0.01$)。[3]

5. 通瘀灵片 生大黄3份、桃仁2份、水蛭5份。上药烘干,混合,制成药片。每次5片,日服3次。朱良争等治疗72例糖尿病高血脂症患者,均先予常规降糖药治疗,一个月后查空腹血糖、胆固醇、三酰甘油、β脂蛋白,空腹血糖仍高于正常且血脂高者,随机分为A组39例和B组22例。A组服用降糖药基础上加用通瘀灵片。B组继续用降糖药治疗。空腹血糖降至正常而血脂仍增高者为C组,共11例给予通瘀灵片治疗。结果:A组、C组共50例用通瘀灵片治疗者中,显效26例,有效14例,无效10例。总有效率80%。[4]

6. 健脾益肾活血化瘀方 党参15克、熟地黄15克、山药20克、陈皮10克、法半夏10克、苍术10克、山茱萸10克、茯苓10克、红花10克、淫羊藿10克、当归10克、丹参20克、山楂20克、肉桂5克。每日1剂,水煎服。杨喜三等将42例老年糖尿病血液高凝状态的患者随机分为治疗组与对照组各21例。两组均以降血糖及饮食控制治疗,治疗组在此基础上加用健脾益肾活血化瘀方。2个月为1个疗程。结果:治疗组患者的血糖、血脂及血液流变检查等各项指标,比对照组明显下降。[5]

单 方

金水宝 组成:冬虫夏草(江西国药厂研制)。用法用量:每次3粒,每日3次。临床应用:冯道义等以上方治疗46例2型糖尿病合并高脂血症患者,疗程2个月。结果:治疗后,空腹血清胆固醇(cho)、TG两项分别显效(cho下降≥20%,TG下降≥30%)8例、30例,有效23例、8

① 张会琴,等.葛根芩连汤合小陷胸汤加减治疗2型糖尿病合并高脂血症临床研究[J].河北中医,2016,38(8):1206-1208.
② 陈宇.清热化湿方对糖尿病患者合并高脂血症的改善作用[J].中国现代药物应用,2016,10(19):287-288.
③ 姜宏.四逆散加味治疗糖尿病合并血脂异常的临床观察[J].中国中医药科技,2015,22(3):301-302.
④ 朱良争,等.通瘀灵治疗糖尿病高脂血症的临床和实验研究[J].中医杂志,1991(12):23-25.
⑤ 杨喜三,等.中药治疗老年糖尿病高凝状态42例的对比观察[J].湖南中医杂志,1990(6):5-7.

例,无效15例、8例,有效率67.4%、82.6%。临床无明显不良反应。①

糖尿病合并尿潴留

概　述

糖尿病合并尿潴留是糖尿病累及植物神经所致,又称糖尿病神经原膀胱。本病属中医"消渴""癃闭"范畴。消渴病日久真阴亏损,耗伤精气,导致精不化气。治宜温肾纳气。

经　验　方

1. 五苓散加味　猪苓30克、茯苓30克、泽泻15克、白术15克、桂枝12克、黄芪20克。每日1剂,水煎服。简小兵将50例糖尿病神经原性膀胱患者分为治疗组30例和对照组20例。两组均予糖尿病饮食、口服降糖药或(和)胰岛素控制血糖。治疗组内服五苓散加味,对照组予B族维生素治疗。两组均连续治疗1个月。结果:治疗组总有效率97%,对照组总有效率75%。两组疗效比较,治疗组疗效优于对照组(P<0.01)。②

2. 金匮肾气丸　淡附片10克、山茱萸10克、炙鸡内金10克、巴戟肉10克、川桂枝10克、怀山药15克、当归10克、怀牛膝10克、熟地黄30克、玄参30克、菟丝子10克、补骨脂10克。每日1剂,水煎服。30天为1个疗程。蒋家骢等以上方治疗19例糖尿病合并尿潴留患者,配合一般糖尿病的治疗常规。结果:8例轻、中度患者痊愈5例,显效3例;重度11例,全部疗效明显。③

糖尿病性肠病

概　述

糖尿病植物神经功能紊乱性肠病,中医辨证属"脾虚泄泻"。治宜健脾理气。

经　验　方

1. 半夏泻心汤　山药20克、葛根20克、太子参20克、黄连9克、石榴皮15克、炒麦芽15克、炒谷芽15克、鸡内金15克、大枣15克、炒白术15克、黄芩15克、法半夏12克、干姜6克、黄芪25克。每日1剂,水煎,分2次口服。韩文彪用上方治疗50例糖尿病性腹泻患者,总疗程为30天。结果:治愈35例,有效14例,总有效率为98%。④

2. 糖肠宁　补骨脂、肉豆蔻、山茱萸、诃子、茯苓、白术、党参等。每日1剂,水煎服。杜丽坤等将60例2型糖尿病肠病患者随机分为治疗组和对照组各30例。两组均低脂饮食,常规控制血糖。治疗组予糖肠宁,对照组予思密达。结果:治疗组脱落1例,对照组脱落2例。治疗组显效18例,有效9例,无效2例,总有效率93.1%;对照组显效8例,有效12例,无效8例,总有效率71.4%。两组总有效率对比有统计学意义(P<0.05)。⑤

3. 升陷汤加味　黄芪75克、党参25克、知母15克、山药35克、山茱萸15克、五味子10克、柴胡15克、升麻15克、桔梗10克、车前子(包煎)20克。每日1剂,水煎服。林宪武以上方治疗9例消渴合并顽固性消渴腹泻患者。结果:获愈7例,好转1例,无效1例。总有效率88.8%。⑥

4. 香砂六君子汤　人参、白术、茯苓、法半夏、

① 冯道义,等.人工虫草治疗NIDDM合并高脂血症的临床观察[J].云南中医杂志,1995,16(1):23-24.
② 简小兵.五苓散治疗糖尿病神经原性膀胱疗效观察[J].辽宁中医杂志,2007,34(1):49-50.
③ 蒋家骢,屠伯言,等.引火归原法治疗糖尿病合并尿潴留19例[J].辽宁中医杂志,1991(7):33,37-38.
④ 韩文彪,等.半夏泻心汤加减口服治疗糖尿病性腹泻的临床疗效[J].中国肛肠病杂志,2019,39(8):42-43.
⑤ 杜丽坤,等.糖肠宁治疗2型糖尿病脾肾阳虚型肠病的临床研究[J].中国现代药物应用,2010,4(19):137-138.
⑥ 林宪武.升陷汤加味治疗消渴泄泻9例[J].北京中医杂志,1991(3):37.

陈皮、木香、砂仁、生姜、大枣。王铀生以上方配合西药治疗5例糖尿病腹泻或便秘与腹泻交替患者,均取得较好效果。[1]

糖尿病性视网膜病变

辨 证 施 治

1. 王万林等分3型

(1)阴虚燥热型 症见口干多饮,多食易饥,形体消瘦,眼外观正常,视物稍有模糊,舌质红,苔少或薄黄,脉细或弦;眼底镜检可见出血点(斑)、微血管瘤。治宜滋阴清热。药用生地黄、玄参、麦冬、生石膏、知母、天花粉、甘草。

(2)肝阳上亢型 症见头晕、耳鸣,口干口苦,自觉视力明显下降或视物发红,舌淡红苔薄黄,脉弦;眼底检查可见出血斑或玻璃体积血、微血管瘤等。治宜平肝潜阳。药用枸杞子、菊花、草决明、钩藤、牡蛎、青葙子、葛根、生地黄。

(3)气阴两虚型 症见神疲乏力,口燥咽干,头昏自汗,自觉视力明显下降或视物模糊不清;眼底检查可见出血斑(点),或微血管瘤,或玻璃体积血,或有渗出。治宜益气养阴、滋补肝肾。药用黄芪、生地黄、葛根、山药、枸杞子、女贞子、菊花、黄精。

随症加减:出血早期,加牡丹皮、白茅根、大蓟、小蓟等;中期,加三七、茜草、蒲黄等;出血久不吸收,加丹参、赤芍、当归、水蛭、泽兰等;视网膜水肿、渗出明显者,加茯苓、泽泻、车前子。临床观察:王万林等以上方加减辨证治疗12例糖尿病视网膜病变眼底出血患者,共18只眼,总有效率89%。[2]

2. 张懿先分5型

(1)阴虚胃热 症见视力突降,视物模糊,眼底可见散在性微血管瘤,伴咽干口燥,五心烦热,消谷善饥,舌红少苔,脉细数。治宜滋阴养胃、清热润燥。方用玉女煎加减:熟地黄30克、知母6克、石膏30克、牛膝15克、麦冬15克、白茅根30克、泽兰8克、苏木10克、三七6克、沙参15克。

(2)肝肾阴虚 症见视力突降,视物模糊,眼底可见散在性微血管瘤,伴五心烦热、腰膝酸软,耳鸣,骨蒸潮热,盗汗,舌红,无苔,少津,脉细。治宜滋补肝肾。方用杞菊地黄汤加减:枸杞子15克、菊花10克、熟地黄30克、山茱萸10克、淮山药15克、泽泻10克、茯苓12克、牡丹皮10克、白茅根30克、沙参15克、麦冬10克、鸡血藤15克。

(3)肺肾阴虚 症见视力突降,视物模糊,眼底可见散在性微血管瘤,伴咽干口燥,干咳少痰,骨蒸潮热,腰膝酸软,盗汗,耳鸣,失眠,舌质红,少苔,少津,脉细数。治宜滋阴清热、益气生津。方用增液汤合芍药甘草汤加减:玄参30克、麦冬20克、生地黄20克、白芍30克、甘草10克、牡丹皮10克、冬桑叶10克、知母10克、黄柏6克、白术10克、天花粉10克。

(4)阴虚火旺 症见视力突降,视物模糊,眼底可见散在性微血管瘤,伴手足心热,虚烦不眠,夜间口干,便结溺黄,面热目赤,耳鸣,舌红,少苔,少津,脉细数。治宜滋阴降火。方用知柏地黄汤加减:知母10克、黄柏6克、熟地黄30克、山茱萸10克、淮山药15克、泽泻10克、茯苓10克、牡丹皮10克、墨旱莲10克、阿胶5克、侧柏炭15克。

(5)阴损及阳 症见视力下降,视物模糊,眼底可见散在性微血管瘤,伴自汗,乏力,气短,畏寒,肢冷,舌质淡胖,脉细弱。治宜补肾温阳。方用金匮肾气丸加减:肉桂10克、附片5克、熟地黄30克、山茱萸10克、淮山药15克、泽泻10克、茯苓12克、牡丹皮10克、杜仲10克、金毛狗脊10克。

随症加减:若眼底大量新鲜出血或新鲜玻璃体积血者,加墨旱莲20克、白茅根30克、炒槐花10克;眼底机化、陈旧玻璃体积血,或见大量硬性渗出物者,加炒山楂15克、昆布12克、海藻12

① 王铀生.香砂六君子汤治疗糖尿病植物神经功能紊乱性肠病5例[J].吉林中医药,1989(1):22,27.
② 王万林,等.中西医结合治疗糖尿病视网膜病变眼底出血[J].湖北中医杂志,2003,25(10):21.

克;视网膜水肿或见絮状渗出物者,加薏苡仁 30 克、车前子(包)30 克。临床观察:张懿先以上方加减辨证治疗 48 例糖尿病视网膜病变患者,共 79 只眼,治疗时间最短者 15 天,最长者 121 天,平均 61.2 天。结果:眼底变化显效 34 只眼(43.04%),好转 34 只眼(43.04%),无效 11 只眼(13.92%)。总有效率 86.08%。[①]

3. 安雨协等分 3 型

(1) 阴虚内热型　症见视物昏花,五心烦热,心悸不宁,失眠多梦,腰膝酸软,疲乏无力,舌红少苔或无苔,脉象细数。治宜滋阴清热,辅以凉血止血。方用自拟滋阴凉血汤:天花粉 30 克、丹参 30 克、玄参 15 克、生地黄 15 克、知母 15 克、赤芍 15 克、白芍 15 克、女贞子 15 克、黄柏 12 克、当归 12 克、牡丹皮 12 克、地骨皮 12 克、墨旱莲 10 克、生蒲黄 6 克。

(2) 脾气虚弱型　症见双目视力下降,心悸气短,面色㿠白,头晕,耳鸣,腰膝酸软,疲乏无力,懒言,自汗,舌质淡,苔薄,脉象细弱无力。治宜补气摄血。方用归脾汤加减:黄芪 30～45 克、白术 30 克、丹参 30 克、生地黄 30 克、茯苓 15 克、当归 15 克、黄精 15 克、炒酸枣仁 15 克、远志 9 克、苍术 20 克、鸡内金 12 克、木香 6 克、甘草 6 克。

(3) 瘀血阻络型　症见面色晦暗,皮肤干燥无华,手脚麻木疼痛,心悸气短,舌质紫暗或有瘀斑,舌底静脉迂曲,脉象弦细或细涩。治宜活血通络。方用补阳还五汤加味:当归 12 克、牡丹皮 12 克、赤芍 15 克、白芍 15 克、川牛膝 15 克、川芎 9 克、蒲黄 9 克、夏枯草 9 克、黄芪 20 克、桃仁 10 克、红花 6 克、水蛭 6 克。

临床观察:安雨协等以上方辨证治疗 58 例糖尿病眼底出血患者,病情较重者用 10% 胰岛素滴眼液每次 1～2 滴,每日 5～6 次滴眼。20 日为 1 个疗程,服药 1～4 个疗程。结果:痊愈 16 例(28 眼),显效 20 例(30 眼),有效 11 例(16 眼),无效 11 例(11 眼)。总有效率 85.3%。[②]

4. 魏军平分 3 型

(1) 肝郁内热型　症见视力下降,眼底视网膜静脉扩张,黄斑部散在微血管瘤、小出血点,全身表现为口渴多饮,口苦,消谷善饥,小便频数量多,大便干燥,头昏烦躁,夜寐多梦,形体消瘦,舌红少苔,脉弦细数。治宜疏肝理气、清热明目。方用丹栀逍遥散合玉女煎加减:牡丹皮 10 克、栀子 10 克、知母 10 克、白及 10 克、谷精草 10 克、杭菊花 10 克、白蒺藜 10 克、柴胡 12 克、白芍 15 克、生地黄 15 克、生石膏 25 克。

(2) 肝肾阴虚型　症见视力下降明显,眼睛干涩,眼底微血管瘤,视网膜静脉怒张,视网膜出血斑,黄斑区黄白色硬性渗出,全身表现为尿频量多,小便混浊,耳鸣健忘,腰脊酸痛,腿软无力,男子遗精,女子月经不调,皮肤干燥,舌嫩红少苔,脉细数。治宜滋养肝肾、益精明目。方用六味地黄丸加味:生熟地黄各 15 克、山茱萸 15 克、枸杞子 15 克、五味子 15 克、草决明 15 克、山药 30 克、茯苓 12 克、石斛 12 克、泽泻 10 克、丹皮 10 克、女贞子 20 克、墨旱莲 20 克。

(3) 气阴两虚夹血瘀型　症见视力下降严重,眼底微血管瘤,视网膜出血斑,视网膜白色或黄白色软性及硬性渗出物,新生血管或玻璃体出血眼底不能窥见或模糊可见,全身表现为咽干口燥,尿多,五心烦热,消瘦,气短,乏力,皮肤瘙痒,肢体麻木,疼痛,舌质紫暗,舌下静脉青紫,少苔,脉细无力。治宜益气养阴、和血通脉、宁血明目。方用自制降糖通脉片:生黄芪、黄精、天花粉、生地黄、麦冬、太子参、水蛭、泽兰叶、益母草、丹参等。

临床观察:魏军平以上方辨证治疗 14 例糖尿病视网膜病变患者,经治 14～74 日,23 只病眼中显效 6 只眼,有效 15 只眼,无效 2 只眼。总有效率 91.3%。[③]

5. 姚芳蔚分 3 型

(1) 阴虚燥热型　症见口渴多饮,消谷善饥,舌质红,苔微黄而燥,脉细数。治宜滋阴补肾、清

① 张懿先.辨证治疗糖尿病视网膜病变 48 例临床观察[J].湖南中医药导报,2003,9(9):30-31.
② 安雨协,等.辨证论治糖尿病并发眼底出血 58 例[J].山东中医杂志,1993,12(5):23-24.
③ 魏军平.辨证分型治疗糖尿病视网膜病变[J].四川中医,1992,10(4):49.

热润燥。方用玉女煎(生地黄、知母、麦冬、石膏、牛膝)、增液白虎汤(生地黄、玄参、麦冬、知母、石膏、粳米、甘草)等加减。

(2)肺肾阳虚型 症见咽干口燥,烦渴尿频,倦怠乏力,舌红苔白少津,脉细数。治宜滋阴清热、益气生津。方用二冬汤(天冬、麦冬、党参、知母、黄芩、天花粉、甘草),增液汤、生脉饮合芍药甘草汤(生地黄、玄参、麦冬、党参、五味、白芍、甘草)等加减。

(3)肾虚液少型 症见口干,腰酸乏力,尿多,舌红少苔,脉细数。治宜滋阴壮水、润燥生津。方用增液汤合六味地黄汤(生地黄、玄参、麦冬、山药、泽泻、茯苓、山茱萸、牡丹皮)等加减。随症加减:阴虚及阳,则用金匮肾气汤(六味地黄汤加附子、桂枝)等加减。

临床观察:姚芳蔚以上方加减辨证治疗8例糖尿病性视网膜病变患者,有效9只眼,无效7只眼。[1]

经 验 方

1. 糖网明目汤 生地黄15克、麦门冬15克、山茱萸12克、生黄芪15克、生白术15克、茯苓15克、当归10克、红花10克、丹参30克、生龙骨20克、生牡蛎20克、三七粉3克、白芍15克、葛根15克。清水600毫升文火慢煎约1小时至药汤300毫升,早晚分服。王宇将80例糖尿病性视网膜病变患者随机分为观察组和对照组各40例。两组均给予羟苯磺酸钙片口服,每次0.5克,每日3次。观察组加用糖网明目汤。两组疗程均为4个月。结果:两组FBG、2hPG和HbAlC水平均低于治疗前(均$P<0.05$),且观察组上述指标低于对照组($P<0.05$);治疗后两组血管瘤体积、视野灰度值、黄斑厚度均低于治疗前(均$P<0.05$),视力水平高于治疗前($P<0.05$),且观察组上述指标变化幅度

大于对照组($P<0.05$)。[2]

2. 益肾明目方 黄芪20克、生地黄12克、山茱萸6克、枸杞子9克、天花粉10克、泽泻9克、黄连6克、葛根9克、怀牛膝9克、水蛭6克、三七粉3克、决明子6克。每日1剂,水煎服。1个月为1个疗程。李维娜将62例糖尿病性视网膜病变患者随机分成治疗组32例与对照组30例。所有患者均给予一般治疗,治疗组加用益肾明目方,对照组加用导升明胶囊。疗程均为2个月。结果:治疗组的总有效率68.5%,显效率31.5%,明显高于对照组($P<0.01$)。益肾明目方可治疗单纯型糖尿病性视网膜病变,其机理与改善山梨醇代谢有关。[3]

3. 糖网方 党参30克、黄芪30克、山药30克、生地黄20克、葛根30克、枸杞子15克、当归15克、茯苓15克、泽泻15克、赤芍15克、丹参30克、郁金15克、牛膝15克、红花10克、甘草5克。每日1剂,水煎服。杨建华等将101例糖尿病视网膜病变患者随机分为治疗组51例和对照组50例。治疗组98只眼,患者服用糖网方。对照组92只眼,患者口服杞菊地黄丸。两组均给予降糖药物治疗。30天为1个疗程,共治疗2个疗程。结果:治疗组疗效明显优于对照组($P<0.05$),且治疗组单纯型疗效优于增殖型。[4]

4. 糖网明方 黄芪、太子参、白术、黄精、生地黄、丹参等。随症加减:阴虚重者,重用生地黄;气虚重者,重用生黄芪。每日1剂,水煎服。30日为1个疗程。董军等以上方加减治疗19例早期糖尿病性视网膜病变患者共38只眼,配合降糖灵25毫克,优降糖2.5毫克,每日2～3次口服;或加服达美康等。结果:显效12只眼,有效20只眼;血糖治疗前后比较有显著性差异($P<0.001$);全血黏度各项值及纤维蛋白原治疗前后比较均有显著性差异($P<0.001～0.05$)。[5]

① 姚芳蔚.糖尿病性视网膜病变证治经验[J].上海中医药杂志,1983(9):5-7.
② 王宇.糖网明目汤结合羟苯磺酸钙片治疗糖尿病性视网膜病变对血糖及视力水平的影响[J].实用中医杂志,2020,36(6):758-759.
③ 李维娜.益肾明目治疗单纯型糖尿病性视网膜病变的临床观察及对红细胞山梨醇含量的影响[J].北京中医药大学学报(中医临床版),2004,11(4):18-20.
④ 杨建华,等.糖网方治疗糖尿病视网膜病变101例[J].河南中医,2003,23(10):37-38.
⑤ 董军,等.中西医结合治疗早期糖尿病性视网膜病变[J].中国中医眼科杂志,1993,3(4):212-214.

5. 糖眼明　黄芪 25 克、生地黄 15 克、玄参 15 克、丹参 15 克、葛根 15 克、桃仁 15 克、当归 15 克、菊花 15 克、青葙子 15 克、苍术 10 克、水蛭 1 克、三七粉(冲服)1 克。随症加减:渗出,加昆布、海藻、贝母、夏枯草;水肿,加茯苓、车前子、泽泻、薏苡仁;视网膜前、玻璃体积血,加虎杖、郁金。水煎服。李振中等以上方加减治疗 32 例糖尿病性视网膜病变眼底出血患者共 47 只眼,原服的西药降糖药继服或部分减少,停用其他中西药,治疗期间糖尿病饮食。结果:治愈 15 只眼,显效 12 只眼,好转 11 只眼,无效 9 只眼。总有效率 80.9%。[1]

6. 自拟方 1　黄精 30 克、山药 30 克、沙参 20 克、生地黄 15 克、麦冬 12 克、枸杞子 12 克。随症加减:气阴两虚,加黄芪 30 克、白术 12 克;阴阳两虚,加巴戟天 15 克、淫羊藿 12 克;眼底有新鲜出血或新鲜玻璃体积血者,加生蒲黄 30 克、墨旱莲 30 克、丹参 15 克;眼底出血暗红或伴有渗出物者,加丹参 30 克、赤芍 15 克、郁金 15 克、怀牛膝 12 克;眼底见机化物、新生血管或陈旧性玻璃体积血者,加丹参 30 克、怀牛膝 15 克、甲片 10 克、浙贝母 10 克、昆布 10 克、海藻 10 克;伴视网膜水肿者,加茯苓 20 克、薏苡仁 30 克;黄斑部有渗出物,加山楂 15 克、鸡内金 15 克。每日 1 剂,水煎服。邓亚平等以上方加减治疗 23 例糖尿病视网膜病变患者共 45 只眼,配合基础降糖西药。结果:显效 16 只眼,进步 13 只眼,未变 14 只眼,恶化 2 只眼;治后患者血浆比黏度、胆固醇明显降低($P < 0.01$);不同闪光强度的视网膜电图的 a、b 波峰值时明显提前($P < 0.01$ 或 0.05)。说明减低血浆比黏度,降低胆固醇,改变血液理化性质,改善眼部血液循环,加速出血吸收,从而减轻视网膜缺血和血细胞分解产物对视网膜的损害,可能为滋阴补肾活血药治疗本病的机理之一。[2]

7. 自拟方 2　沙参 15～30 克、麦冬 15～30 克、枸杞子 15～30 克、黄精 15～30 克、葛根 15～30 克、生地黄 15～30 克、天花粉 15～30 克。每日 1 剂,水煎服。周剑等将 30 例患者随机分为治疗组 18 例(36 只眼)和对照组 12 例(22 只眼),两组均控制血糖。对照组服上方。治疗组服上方并静脉滴注丹参注射液 30 克加 0.9% 生理盐水 250 毫升,每日 1 次。结果:治疗组和对照组视力变化分别显效 8 只眼、2 只眼,有效 15 只眼、6 只眼,无效 13 只眼、14 只眼,总有效率分别为 63.89%、36.36%。治疗组疗效优于对照组($P < 0.05$);糖尿病控制情况、眼底变化治疗组较对照组优但无显著差异($P > 0.05$);治疗组全血黏度、血小板聚集率均明显降低($P < 0.001$ 和 $P < 0.05$),对照组变化不明显。[3]

中　成　药

化淤灵注射液　用法用量:每日 1 次静滴,每次 20 毫升,加入 250～300 毫升生理盐水中,于 2 小时滴完。14 次为 1 个疗程,休息 1 周,继续第 2 个疗程。对于心肾并发症者,化淤灵加入 5% 葡萄糖注射液中,并加 4 单位胰岛素。临床应用:何国芬等以上法治疗 30 例糖尿病慢性并发症患者,配合糖尿病本身治疗,其中合并视网膜病变 22 例。结果:显效 3 例,有效 11 例,无效 8 例。有效率 63.6%。[4]

糖尿病疖肿

经　验　方

1. 温清饮加味　焦栀子 10 克、麦冬 15 克、生地黄 10 克、石膏 30 克、当归 10 克、川芎 10 克、白

---

① 李振中,祝谌予,等.活血化瘀治疗糖尿病性眼底出血 32 例临床观察[J].河南中医,1993,13(2):54-55.
② 邓亚平,等.滋阴补肾活血药治疗糖尿病视网膜病变的初步观察[J].中国中西医结合杂志,1992,12(5):270-273.
③ 周剑,等.养阴活血法治疗糖尿病视网膜病变的近期疗效观察[J].中国中医眼科杂志,1992,2(2):70-73.
④ 何国芬,等.活血化淤法治疗糖尿病慢性并发症 30 例临床观察[J].山西医药杂志,1988,17(1):19-21.

芍 10 克、黄芩 10 克、黄连 10 克、黄柏 10 克、沙参 15 克、连翘 10 克、酒大黄 5 克、乌梅 10 克、天花粉 10 克、知母 10 克、党参 15 克、姜半夏 10 克、炙甘草 3 克。随症加减。水煎服。田雨青以上方加减治疗 1 例糖尿病合并疖肿患者,半年后随访,病愈。[1]

2. 清心凉营方 玄参 10 克、水牛角粉(包煎) 15 克、麦冬 10 克、莲子心 10 克、连翘 10 克、黄连 10 克、皂角刺 10 克、地肤子 20 克、白鲜皮 20 克、天花粉 15 克、蝉蜕 10 克。随症加减。梁苹茂以上方加减治疗 1 例糖尿病并发头部疖肿患者,约 3 周疖肿消散。[2]

3. 清热解毒降糖汤加减 牡丹皮 15 克、黄连 15 克、连翘 15 克、金银花 15 克、苍术 15 克、蒲公英 20 克、玄参 25 克、山药 25 克、生黄芪 50 克、丹参 30 克、生地黄 30 克、天花粉 30 克。每日 1 剂,水煎,每隔 4 小时服 1 次,连服 3 次。董巧玲等以上方治疗 20 例糖尿病并发疖肿患者,同时局部外用红霉素软膏,并酌情应用 30%鱼石脂软膏、呋喃西林液、雷夫奴尔液、激素软膏外敷,扑尔敏、维生素 C 钙剂口服等。结果:显效(自觉症状消失,疖肿全部消退,血糖 130 毫克%以下,尿糖－～±)13 例,有效(自觉症状好转,疖肿基本消退,血糖 7.95～9.36 毫摩尔/升,尿糖－～±) 5 例,无效 2 例。[3]

4. 李古松经验方 大承气汤:大黄(酒洗后下)15 克、枳实 15 克、芒硝 15 克、厚朴 10 克。便通后改用小承气汤:酒大黄 12 克、厚朴 10 克、枳实 10 克。服 3 剂后疖肿消失过半,改益气养阴、清热解毒法,取三才汤合四妙汤加味:天冬 10 克、生地黄 10 克、麦冬 10 克、玄参 10 克、生黄芪 10 克、党参 10 克、当归 10 克、苍术 10 克、金银花 40 克、甘草 5 克、石斛 15 克、天花粉 15 克、土茯苓 15 克。李古松以上方治疗 1 例糖尿病并发疖肿患者,服 15 剂,治愈。[4]

糖尿病并发高血压

辨 证 施 治

1. 孙宁军分 3 型

(1) 肝肾阴虚型 药用葛根 20 克、石决明 20 克、桑寄生 20 克、白芍 12 克、黄芩 12 克、天麻 12 克、生地黄 24 克、怀牛膝 24 克、生牡蛎 30 克、生龙骨 30 克、菊花 14 克。随症加减:口干,加天花粉、石斛;便秘,加决明子、玄参。

(2) 阴阳两虚型 药用淫羊藿 24 克、桑寄生 24 克、怀牛膝 24 克、黄精 24 克、山药 12 克、山茱萸 12 克、杜仲 20 克、熟地黄 30 克。

(3) 痰浊阻络型 药用党参 12 克、胆南星 12 克、天麻 12 克、陈皮 12 克、生山楂 12 克、白术 14 克、半夏 9 克、茯苓 20 克。随症加减:心烦口苦,加黄连、芦根;乏力气短者,加黄芪。

以上各方均每日 1 剂,水煎服。临床观察:孙宁军将 80 例糖尿病合并高血压患者随机分为 A 组、B 组各 40 例。A 组予上方辨证加减治疗,B 组予常规西医治疗。疗程 8 周。结果:A 组总有效率为 92.5%,B 组为 87.5%,两组比较差异无统计学意义($P>0.05$);A 组不良反应明显少于 B 组,差异具有统计学意义($P<0.05$)。[5]

2. 李兰舫分 4 型

(1) 肝肾阴虚,肝阳上亢型 症见头昏头痛,眩晕耳鸣,目糊不清,五心烦热,失眠多梦,腰酸肢麻,舌质红,舌苔薄白或浮黄,脉弦细数。治宜育阴潜阳。药用生地黄、熟地黄、玄参、枸杞子、女贞子、墨旱莲、菊花、钩藤、石决明、生牡蛎、代赭石、川牛膝。随症加减:木郁化火生风、风阳上扰,药用夏枯草、牡丹皮、栀子、羚羊角粉、生地黄、石斛、钩藤、生牡蛎、石决明、制大黄、龟甲、代赭石、

① 聂慧,田雨青,等.温清饮验案列举[J].临床医学·医药论坛,2017,9(30):136－137.
② 白君伟.梁苹茂治疗内分泌疾病医案 4 则[J].上海中医药杂志,2008,42(1):15－16.
③ 董巧玲,等.糖尿病并发疖肿临床观察[J].辽宁中医杂志,1992(3):26.
④ 李古松.糖尿病并发病证治[J].新中医,1990(9):23－24.
⑤ 孙宁军.中医治疗在糖尿病合并高血压中效果观察[J].内蒙古中医药,2016,35(17):22.

川牛膝。

（2）痰湿中阻，浊阴不降型　症见头目眩晕，头重如蒙，倦怠乏力，胸闷恶心，纳少肢麻；或有下肢浮肿，大便溏薄，时吐痰涎；可见血脂增高，舌质淡，苔浊腻或白厚而润，脉滑或弦滑。治宜健运分消、疏导降浊。药用法半夏、茯苓、橘红、天麻、苍术、白术、厚朴花、薏苡仁、石菖蒲、远志、建曲。随症加减：偏热，加黄芩、黄连、竹茹；偏寒，加砂仁、桂枝、草果仁；脾虚，加生黄芪、太子参；血脂增高，加草决明、制首乌、泽泻、炒山楂。

（3）气阴两虚，瘀血阻络型　症见眩晕头痛，胸闷不舒，心悸不宁，四肢麻木，或兼见健忘失眠，精神不振，面或唇色紫暗，舌质瘀暗或有瘀斑瘀点，脉弦涩或细涩。治宜益气养阴、活血化瘀。药用生黄芪、太子参、生地黄、北沙参、石斛、刘寄奴、丹参、赤芍、桃仁、红花、益母草、代赭石、川牛膝。

（4）阴阳并损，虚阳上僭型　症见眩晕、头痛、耳鸣、心悸、面色潮红、腰酸膝软、失眠多梦，筋惕肉瞤，舌淡红，苔薄白，脉弦细。偏阴虚者见口干喜饮，五心烦热，舌质绛红，脉弦细数，重按较弱；偏阳虚者见肢冷畏寒，尿频，性欲减退，舌质淡，脉弦细重按无力；夹湿者见有下肢浮肿，腹胀便溏，胸闷呕恶，苔腻，脉弦细或细濡；夹瘀者见有胸闷气短，肢体麻痛，舌质暗，有瘀斑，脉细涩或结代。治宜调其阴阳偏盛，佐以潜阳降逆。药用当归、生地黄、熟地黄、山茱萸、黄柏、知母、仙茅、淫羊藿、生牡蛎、磁石、代赭石、川牛膝。[1]

经　验　方

养阴活血汤　三七5克、川芎10克、龟板10克、黄芪10克、丹参10克、沙参10克、太子参15克、钩藤15克、地黄15克。随症加减：五心烦热甚者，加牡丹皮、知母、地骨皮；痰浊上蒙甚者，加胆南星、石菖蒲；肝火旺盛者，加栀子、黄芩、夏枯草。水煎煮，取200毫升药液，早晚2次温服。木

尼热·艾海提等将144例糖尿病并发高血压患者随机分为对照组和观察组各72例。对照组采用降糖药（二甲双胍片）联合降压药（硝苯地平）治疗。观察组在西药治疗的同时加用上方加减治疗。两组均持续治疗8周。结果：两组治疗前血糖、血压水平对比，差异无统计学意义（$P>0.05$）；治疗后观察组血糖、血压水平均低于对照组，差异有统计学意义（均$P<0.05$）。[2]

糖尿病脑梗死

经　验　方

1. 益气养阴活血方　黄芪20克、葛根20克、益母草20克、山茱萸20克、桑白皮20克、熟地黄10克、山药20克、生地黄20克、苍术20克、茯苓20克、赤芍8克、当归8克、木香8克、党参15克、丹参15克、川芎5克、黄连3克。陈春发将60例糖尿病合并脑梗死住院患者随机分为观察组和对照组各30例。两组均进行14天静脉滴注血栓通（300毫克血栓通加入250毫升生理盐水中），之后对照组患者选择复方血栓通软胶囊进行治疗，每日3次，每次1粒，观察组患者选择益气养阴活血方进行治疗。治疗时间为4周。结果：观察组的治疗有效率（96.66%）高于对照组的治疗有效率（80%）；且观察组患者治疗后的神经功能缺损程度评分显著降低，两组比较差异有统计学意义。[3]

2. 通窍活血汤加味　黄芪20克、桃仁12克、红花10克、川芎12克、赤芍10克、地龙10克、远志12克、石菖蒲6克、鲜姜15克、老葱6克、大枣5枚。每日1剂，水煎服。唐春林将80例糖尿病并发脑梗死患者随机分为治疗组和对照组各40例，两组均在调节饮食基础上使用胰岛素控制血糖。治疗组加用上方。对照组用0.8克胞二磷胆碱加入250毫升低分子右旋糖酐中静脉滴注，每

① 李兰舫.辨证治疗糖尿病并发高血压症[J].江苏中医,1993(9)：41-43.
② 木尼热·艾海提,等.中西药联合治疗糖尿病并发高血压患者的临床研究[J].新疆中医药,2019,37(3)：7-9.
③ 陈春发.益气养阴活血方治疗2型糖尿病合并脑梗死的效果观察[J].甘肃医药,2017,36(5)：374-375.

日1次。两组治疗6周后评定疗效，观察期间不服用其他任何药物。结果：治疗组、对照组的总有效率分别为87.5%、70%。[1]

3. 补阳还五汤合双效降糖汤　黄芪30克、天花粉30克、赤芍15克、淫羊藿15克、地龙9克、䗪虫9克、桃仁6克、红花10克、苍术12克、水蛭3克。随症加减：言语謇涩，加石菖蒲、郁金；手足肿胀，加茯苓、桂枝；便秘，加枳实、大黄；阴虚口渴，加辽沙参、麦冬；小便灼痛，加地肤子、土茯苓、金银花、连翘；关节、肌肉强痛，加伸筋草、千年健、桑枝、威灵仙；小便频数，加益智仁、山茱萸、桑螵蛸。每日1剂，水煎服。杨建屏以上方加减治疗12例糖尿病脑梗死患者。结果：基本痊愈6例，显著进步4例，进步2例。[2]

糖尿病并发舌炎

概　述

糖尿病性口腔疾病是糖尿病诸多并发症中不可忽视的一种，而糖尿病并发舌炎是其中一个特殊类型。本病常经年累月反复发作，给患者造成巨大的身心创伤。

本病属中医"口灼""舌痛"等范畴。糖尿病并发舌炎以阴虚为本，燥热为标，病因当责虚、热、瘀，总属虚实夹杂之证。具体治疗时应有层次之分，首以清热，次以养阴，活血化瘀贯穿始终。治疗常用芩连芍药汤合玉女煎加味，联合桃仁、红花、当归、丹参、木瓜等活血化瘀之品。[3]

经　验　方

自拟方　生黄芪40克、生地黄20克、生山药30克、丹参30克、桑枝30克、威灵仙30克、赤芍30克、桃仁30克、红花10克、地龙6克、肉桂6克、桂枝12克、甲片12克、龟板胶(烊化)15克、鹿胶(烊化)15克。郎毓珑以上方治疗1例糖尿病并发正中菱形舌炎患者，连服上方22剂，复诊舌中心光剥区已有少量薄白苔，舌质暗红，加木瓜10克、川牛膝15克。18剂后，舌诊舌质淡红，苔白腻，舌中心生少量薄苔，药用生黄芪30克、生山药30克、沙苑子30克、枸杞子30克、党参20克、苍术15克、白术15克、藿香15克、茯苓15克、川牛膝15克、龟板胶(烊化)15克、鹿胶(烊化)15克、木瓜10克、丹参40克。12剂后上方加地骨皮30克，同时服消渴丸，数月后舌质淡红，苔薄白，舌中心苔已恢复，剥苔消失。[4]

① 唐春林.通窍活血汤加味治疗糖尿病并发脑梗死40例[J].国医论坛,2009,24(4)：27-28.
② 杨建屏.补阳还五汤合双效降糖汤治疗12例糖尿病脑梗死临床观察[J].中医药研究,1993(6)：25.
③ 陈见纺.浅谈三因并重论治糖尿病相关性舌炎[J].江苏中医药,2017,49(6)：40-41.
④ 郎毓珑.糖尿病并发正中菱形舌炎1例治验[J].陕西中医,1991(2)：77.

高 脂 血 症

概　述

　　高脂血症是指血浆脂质中的一种或多种成分的浓度超过正常高限。血脂主要包括胆固醇、甘油酯(以三酰甘油为主)及磷脂。由于血浆脂质为脂溶性,必须与蛋白质结合为水溶性复合物始能运转全身,故高脂血症常表现为高脂蛋白血症。业已确认,高脂血症是引起动脉粥样硬化(AS)的首要因素,与冠心病、脑血管病、肥胖症等有密切关系,调整体内脂质代谢、降低血脂成为防治动脉粥样硬化及心脑血管疾病的重要一环。

　　高脂血症的发生与年龄、饮食、体质以及遗传等因素有关,属中医"痰湿""浊阻""瘀血""头痛""眩晕"等范畴。其病因病机一般认为本于肝脾肾之虚损,以正虚为本,痰瘀为标。临床辨证分为9型。(1)痰浊型:症见头晕或头痛,胸脘痞闷,甚或恶心,心悸气促,自汗,卧不安。体质虚肥,腹大腹胀,便溏,舌苔白腻,脉缓滑或沉小。治法以燥湿祛痰、温胆和胃为主。其中痰浊蒙蔽型症见头脑昏重,咯吐痰涎,肢麻口黏,舌苔浊腻,脉滑;痰涎壅盛型症见久食甘肥史(或无),肥胖、肢体或颜面浮肿,头重如裹,脉濡缓或滑。(2)血瘀型:症见头晕或头痛,胸胁刺痛或胸闷不适,肩背胀楚,脱发,健忘,心悸气促,失眠或多梦,或四肢麻木,疼痛以至瘫痪不用,舌质紫暗,苔白或黄,脉弦或涩小、结代。治法以活血行瘀、宽胸通络为主。其中气滞血瘀型症见胸胁胀痛或胀闷,或刺痛、头痛、失眠,急躁易怒,胸有异物感,颜面色黑,唇暗,脉弦涩或结代;心虚血瘀型症见头晕,心悸气短,胸闷憋气,夜不安寐,心前区痛,汗出,舌质淡红或暗红,苔薄白,脉弦细;气虚血瘀型症见眩晕,气短

乏力,汗出,舌质暗淡,苔薄白,脉沉弦或弦缓无力。(3)气血亏虚型:症见头晕或头痛,记忆衰退,胸闷,气短,心悸,动则加剧,易出汗,面色少华,纳食呆少,舌质淡红或淡紫,苔薄白,脉细弱。治法以益气养血、健脾强胃为主。(4)肝阳上亢型:症见眩晕头痛,面红目赤或面部烘热,烦躁易怒,口苦而渴,脉弦。治以平肝潜阳为主。(5)肝肾阴虚型:症见眩晕肢麻,腰膝酸软,耳鸣盗汗,五心烦热,失眠多梦,舌质红、少苔或花剥苔,脉细数。治法以滋肾养肝为主。其中肝肾阴虚,肝阳上亢型可见肝阳上亢与肝肾阴虚症候俱有,治以滋阴潜阳为主;肝肾阴虚,痰热瘀阻型症见头晕,眼花,形体肥胖,嗜食肥甘,耳鸣,口干,口苦,夜寐较差,伴左臂时发麻木,舌质红,苔腻微黄,脉弦。治以平肝潜阳补肾、清热泻浊化瘀为主。(6)脾虚痰湿型:症见眩晕,咳吐痰涎,口中黏腻,恶心,腹胀纳呆,乏力懒言,脘闷,下肢浮肿,舌质淡胖,苔白或白腻,脉弦滑或沉弦。(7)痰瘀相兼型:症见胸中憋闷时痛,气短,伴有腹胀、纳呆、肢重,时有眩晕心悸,晨起易吐白色痰涎,手足心多汗,形体肥胖,舌质暗红,边有齿痕,苔白润,脉弦细。治以化浊活血为主。(8)肝郁脾虚型:症见精神疲倦,形寒怯冷,纳谷不香,脘腹胀满,伴有胁肋作痛,口苦,面黄不泽,稍有浮肿,舌质不荣,苔白,脉弦缓。治以培土荣木、调肝健脾法为主。(9)单纯型:症仅见血脂偏高,多见于肥胖体质。治法以理气化湿为主,佐以消脂。

辨　证　施　治

1. 祝石华分3型

　　(1)痰浊阻遏型　方用连朴饮加减:厚朴 6

克、石菖蒲 9 克、制半夏 9 克、黄连 4.5 克、陈皮 9 克、茯苓 9 克、枳实 12 克、柴胡 9 克、细辛 4.5 克、大黄 6 克、虎杖 12 克、丹参 12 克、川芎 6 克、降香 6 克、山楂 15 克。

(2)气滞血瘀型 方用鳖甲煎丸加减:鳖甲 6 克、射干 9 克、黄芩 12 克、干姜 6 克、桂枝 9 克、厚朴 6 克、柴胡 9 克、白芍 9 克、芒硝 6 克、桃仁 9 克、半夏 9 克、葶苈子 9 克、枳实 15 克、大黄 6 克、虎杖 12 克、丹参 12 克、川芎 6 克、降香 6 克、山楂 15 克。

(3)脾肾阳虚型 方用实脾散加味:厚朴 6 克、白术 9 克、木瓜 9 克、木香 6 克、草果 6 克、附子 3 克、干姜 3 克、茯苓 12 克、苍术 6 克、厚朴 6 克、大黄 6 克、虎杖 12 克、丹参 12 克、川芎 6 克、降香 6 克、山楂 15 克。

以上各方均每日 1 剂,水煎,分 2 次服。临床观察:祝石华将 103 例高脂血症患者随机分为治疗组 72 例和对照组 31 例。治疗组采用以上三方辨证治疗,对照组予吉非罗齐和普拉固治疗。4 周为 1 个疗程,一般治疗 2 个疗程后统计疗效。结果:治疗组临床控制 19 例,显效 24 例,有效 25 例,无效 4 例,总有效率 94.44%;对照组临床控制 7 例,显效 8 例,有效 12 例,无效 4 例,总有效率 87.09%。治疗组在症状改善方面优于对照组。[1]

2. 赵鹏等分 7 型

(1)痰湿内阻型 症见形体肥胖,懒于行动,胸闷气短,眩晕头重,腹胀,肢体沉重,嗜睡,舌苔滑腻,脉弦滑。治宜涤痰化湿、健脾排浊。方用涤痰汤或平胃散加减。药用苍术、白术、清半夏、陈皮、茯苓、胆南星、枳壳、厚朴、石菖蒲、白蔻仁、泽泻、山楂。随症加减:痰湿化热者,加大黄、荷叶;胸闷心悸明显者,加瓜蒌皮、薤白;眩晕头痛者,加天麻、川芎;胁下痞块者,去白术,加香附、延胡索、丹参、鳖甲。

(2)气滞血瘀型 症见体型偏胖,容易疲乏,头晕,胁肋胀痛,烦躁易怒,心悸气短,纳呆,口干,大便不爽,妇女多有月经不调、乳房胀痛或乳腺增

生,舌质暗红或有瘀斑,舌苔薄白,脉细涩。治宜祛湿化瘀、行气通络。方用血府逐瘀汤或柴胡疏肝散加味。药用柴胡、香附、枳实、生地黄、当归、赤芍、川芎、丹参、桃仁、红花、牛膝、桔梗、大黄、山楂。随症加减:瘀血明显者,加三七、五灵脂;气滞明显者,加郁金、檀香、姜黄、莪术;痰瘀同病者,加半夏、瓜蒌、橘红、茯苓。

(3)湿热蕴结型 症见肥胖,易疲乏,头晕,面红,烦热口渴,容易上火,出现口舌糜烂,咽喉牙龈肿痛,尿黄,大便干结,舌质红,苔黄腻,脉弦滑。治宜清热化痰、芳香利湿。治宜清热化痰、芳香利湿。方用甘露消毒丹加减。药用滑石、茵陈、黄芩、山栀子、连翘、大黄、石菖蒲、藿香、白豆蔻、茯苓、泽泻、车前子、决明子、白茅根、焦三仙。随症加减:湿郁化热较重,加黄柏、龙胆草;口渴、尿赤、便干较甚,加厚朴、枳实、木通、玄明粉;有脂肪肝,加丹参、桃仁、郁金、当归。

(4)脾虚湿盛型 症见虚胖,少气,身体困重,动则气短,肢软无力,头重头晕,甚则眩晕头痛,食欲不振,胸闷腹胀,大便溏薄等,舌质淡胖有齿痕,苔薄白腻,脉弦细或濡缓。治宜益气健脾、化湿和胃。方用七味白术散加味。药用党参、黄芪、白术、茯苓、山药、薏苡仁、砂仁、葛根、藿香、木香、鸡内金、焦三仙。随症加减:胸闷胸痛、气短,加瓜蒌、薤白、丹参、川芎、石菖蒲等;胸胁胀痛,口苦,脉弦等,加青皮、郁金、川楝子。

(5)脾肾阳虚型 症见面色㿠白,头晕,气短,脘痞,纳少,胸腹胀满,腰膝酸软,下肢浮肿,口不渴,夜尿频多,大便溏薄,手足不温,舌质淡胖,边有齿痕,舌苔薄白,脉沉迟。治宜温阳健脾、化浊降脂。方用实脾散或附子理中汤加减。药用附子、干姜、桂枝、茯苓、厚朴、白术、补骨脂、木瓜、木香、肉苁蓉、鹿角霜、淫羊藿、车前子、泽泻、茯苓皮。随症加减:浮肿甚者,加猪苓、防己、益母草;腹胀者,加厚朴、大腹皮、木香;食欲不振者,加焦三仙、建曲。

(6)肝肾阴虚型 症见形体偏瘦,头晕,耳鸣

① 祝石华.辨证治疗高脂血症 72 例临床观察[J].湖南中医杂志,2008,24(4):13-15.

耳聋,少寐,心烦易怒,口燥咽干,右胁隐痛,腰膝酸软,阳痿早泄甚至性功能丧失,盗汗遗精,手足心热,指端及口唇有蚁行感,舌质红少苔,脉沉弦细。治宜滋补肝肾、养阴活血。方用杞菊地黄汤加减。药用枸杞子、菊花、生地黄、山药、山茱萸、牡丹皮、茯苓、泽泻、制首乌、草决明、天麻、黄精。随症加减:阴虚内热甚,加鳖甲、青蒿、麦冬、墨旱莲;心神不安者,加珍珠母、酸枣仁;阴虚阳亢,血压偏高,加杜仲、牛膝、钩藤。

(7)无症状型 此型患者无临床症状和体征,仅血生化检查异常,体型可胖可瘦,此型可以用某些单味药治疗。随症加减:总胆固醇高者,用蒲黄、泽泻、人参、灵芝、当归、川芎、沙棘、荷叶、陈皮、怀牛膝、柴胡、漏芦;三酰甘油高者,药用黄连、黄芩、甘草;若两项指标均高者,药用大黄、何首乌、银杏叶、三七、枸杞子、冬虫夏草、桑寄生、水蛭、大蒜、姜黄、虎杖、山楂。[1]

3. 王权分5型

(1)脾虚痰浊型 症见头晕头痛,胸闷气短,恶心欲吐,肢体沉重,腹胀便溏,舌质多淡胖,苔白腻或白滑,脉弦滑或濡缓;部分患者可无临床症状,形体多偏肥胖,苔白,脉濡多见。治宜健脾祛痰、化瘀降浊。方用半夏白术天麻汤合平胃散化裁:苍术、厚朴、半夏、白术、茯苓、陈皮、泽泻、薏苡仁、砂仁、党参、黄芪等。可配合虫类药僵蚕2克、水蛭2克研末吞服,以化瘀祛痰通络。

(2)气滞血瘀型 症见胸闷心悸、胸胁胀痛如针刺而固定,妇女多有月经不调,舌质紫暗有瘀点,舌底脉络迂曲,脉弦细涩或结代。治宜疏肝理气、化瘀通脉。方用柴胡疏肝散合血府逐瘀汤合瓜蒌薤白半夏汤化裁:瓜蒌、薤白、法半夏、当归、郁金、柴胡、枳壳、川芎、桃仁、红花、赤芍、丹参、蒲黄、山楂等。可配合虫类药水蛭2克、土鳖虫2克研末吞服,以化瘀通脉。

(3)痰滞瘀阻型 症见头昏肢麻,胸痹闷胀,隐隐作痛,心悸气憋,舌质紫暗有瘀斑,苔白腻或

黄腻,脉沉缓涩或弦滑。治宜活血化瘀、涤痰通络。方用大黄䗪虫丸合涤痰汤化裁:土鳖虫、大黄、虻虫、水蛭、桃仁、杏仁、生地黄、赤芍、黄芩、土茯苓、胆南星、法半夏、丹参、三棱、莪术等。其中水蛭3克、土鳖虫3克、虻虫2克研末吞服,以峻猛逐瘀、化痰通络。

(4)气虚血瘀型 症见头昏疲乏,心悸气短,动则汗出,手足麻木,肢体偏瘫,腹胀纳少,舌质淡紫,舌底脉络迂曲,舌苔薄白,脉细涩。治宜益气补血、涤痰通络。方用补阳还五汤化裁:党参、黄芪、何首乌、黄精、当归、川芎、桃仁、红花、赤芍、丹参、山楂、鸡血藤等。配合虫类药地龙3克、水蛭2克、蜈蚣2克研末吞服,以活血涤痰、搜风通络。

(5)肝肾阴虚型 症见形体不肥反瘦,头晕耳鸣,口咽干燥,肢体麻木,腰膝酸软,遗精盗汗,记忆力减退,舌红,少苔,脉弦细数。治宜补益肝肾、养阴填精。方用杞菊地黄汤合左归丸化裁:熟地黄、山茱萸、枸杞子、何首乌、葛根、决明子、菊花、泽泻、杜仲、菟丝子、白芍、牛膝、牡丹皮、茯苓、山药、黄精、五味子、女贞子、墨旱莲等。加入龟甲、鳖甲、紫河车等血肉有情之品补肾填精,水煎服。酌加水蛭1克、地龙2克研末吞服,以化瘀通络。[2]

4. 宋素青等分4型

(1)痰浊中阻型 症见形体肥胖,心悸眩晕,胸脘痞满,腹胀纳呆,乏力倦怠,恶心吐涎,口渴不欲饮水,舌淡体胖边有齿痕,苔腻,脉濡。治宜燥湿化痰、健脾和胃。方用二陈汤加味。随症加减:头晕重,加白术、天麻;胸闷心悸明显,加石菖蒲、远志。

(2)肝郁脾虚型 症见精神抑郁或急躁易怒,健忘失眠,口干不思饮食或纳谷不香,四肢无力,腹胀便秘,舌淡,苔白,脉弦细。治宜疏肝解郁、健脾和营。方用逍遥散加减。随症加减:眩晕者,加菊花、代赭石;腹胀重者,加莱菔子、枳壳;大便干燥者,加生大黄。

① 赵鹏,李守朝.试谈高脂血症的中医辨治思路[J].辽宁中医药大学学报,2008,10(2):74-75.
② 王权.高脂血症的中医辨证分型及临床应用体会[J].中医中药,2006,30(7):664-665.

（3）肝肾亏虚型　症见头晕目眩，耳鸣健忘，失眠多梦，咽干口燥，腰膝酸软，胁痛，五心烦热，舌红，少苔，脉细数。方用杞菊地黄丸加味。随症加减：乏力、倦怠、脘腹痞闷，加黄芪、茯苓、炒莱菔子；视物昏花，加茺蔚子、青葙子；肢体麻木、疼痛，加丹参、炒桑枝、桃仁。

（4）气滞血瘀型　症见胸胁胀闷，走窜疼痛或憋闷不适，性情急躁，胁下痞块刺痛拒按，舌紫暗或见瘀斑，脉沉涩。治宜活血化瘀、行气止痛。方用血府逐瘀汤加减。加山楂增强其降脂作用。随症加减：胸中痛甚，加瓜蒌、薤白；性情急躁，加郁金、黄芩；胁下痞块，加鳖甲、水蛭；大便干燥，加生大黄。

临床观察：宋素青等将98例高脂血症患者随机分为治疗组56例和对照组42例。治疗组予非诺贝特及上述中药辨证施治，对照组仅用非诺贝特。两组均治疗4周。结果：治疗组显效33例，有效18例，无效5例，总有效率91.07%；对照组显效17例，有效10例，无效15例，总有效率64.29%。两组疗效有显著性差异（$P<0.05$）。[1]

5. 丁宇炜等分3型

（1）痰浊阻遏型　方用连朴饮加减：厚朴6克、石菖蒲9克、制半夏9克、黄连4.5克、陈皮9克、赤茯苓9克、枳实12克、柴胡6克、细辛4.5克。

（2）气滞血瘀型　方用鳖甲煎丸加减：鳖甲6克、射干9克、黄芩12克、干姜6克、桂枝9克、厚朴6克、柴胡9克、白芍9克、芒硝6克、桃仁9克、半夏9克、葶苈子9克、枳实15克。

（3）脾肾阳虚型　方用实脾散加味：厚朴6克、白术9克、木瓜9克、木香6克、草果6克、附子3克、干姜3克、茯苓12克、苍术6克、厚朴6克。

临床观察：丁宇炜等将75例高脂血症患者分为治疗组45例和对照组30例。治疗组根据上述辨证施治，并均在处方中加入通腑祛瘀的中药制

大黄6克、虎杖12克、丹参12克、川芎6克、降香6克、山楂15克。每日1剂，水煎服。对照组予吉非罗齐、普拉固。4周为1个疗程。结果：治疗组在症状改善方面优于对照组。[2]

6. 郝孟芳等分4型

（1）痰浊阻络型　方用降脂粘汤Ⅰ号：丹参20克、瓜蒌20克、当归15克、益母草15克、泽泻10克、半夏10克、延胡索10克、薤白12克、陈皮12克、檀香6克。

（2）肝肾阴虚型　方用降脂粘汤Ⅱ号：生地黄30克、麦冬15克、天花粉15克、何首乌15克、山茱萸15克、当归15克、钩藤15克、牛膝10克、牡丹皮10克、菊花10克、泽泻10克、枸杞子12克、丹参20克。

（3）脾肾阳虚型　方用降脂粘汤Ⅲ号：党参12克、白豆蔻12克、黄芪15克、何首乌15克、茯苓15克、当归15克、丹参15克、菟丝子10克、杜仲10克、泽泻10克、吴茱萸3克、薏苡仁30克。

（4）气滞血瘀型　方用降脂粘汤Ⅳ号：当归20克、丹参20克、益母草20克、生地黄20克、川芎10克、赤芍10克、牛膝10克、香附10克、郁金10克、红花10克、泽泻10克、茵陈15克、金银花30克。

以上各方均每日1剂，水煎服。临床观察：郝孟芳等用上方辨证治疗84例高脂血症患者，用药1个月，痊愈69例，好转9例，无效6例。总有效率92.9%。[3]

7. 黄爱云等分2型

（1）肝阳上亢型　症见头晕，头痛，面红目赤，急躁易怒，少寐多梦，舌红或暗红，苔黄，脉弦或数。方用降脂Ⅰ号方：桑椹子30克、黄精30克、草决明30克、何首乌30克、山楂30克、钩藤15克、白芍15克、丹参15克。

（2）脾虚痰湿型　症见头晕头重，体倦，脘腹痞闷，面容虚浮，舌淡胖，苔白厚腻，脉濡或滑。方用降脂Ⅱ号方：法半夏10克、鸡内金10克、陈皮

① 宋素青，等.中西医结合治疗高脂血症56例临床观察[J].山西中医，2005，21（4）：27－28.
② 丁宇炜，沈丕安，等.中医分型治疗高脂血症45例观察[J].内蒙古中医药，2003（4）：1－4.
③ 郝孟芳，等.中药治疗高脂血症的临床体会[J].实用中西医结合杂志，1995，8（3）：149.

6 克、茯苓 15 克、山楂 30 克、桑椹子 30 克、草决明 30 克、何首乌 30 克。

上述各药物碾成末状,用袋泡纸分装成 3 小包,每次 1 包,每日 3 次,用开水浸泡当茶饮服,3 个月为 1 个疗程,服药期间停用其他降脂药。临床观察:黄爱云等将 60 例高脂血症伴肥胖症患者分为治疗组 40 例和对照组 20 例。治疗组按上述中药辨证施治,对照组予月见草油胶丸治疗。结果:治疗组、对照组的总有效率分别为 92.5%、55%。[①]

8. 韦湘林分 4 型

(1) 肝肾亏虚型　症见头晕耳鸣,不耐烦劳,腰膝酸软,脱发,舌质红,脉细或血压升高等。治宜滋养肝肾。方用杞菊地黄丸加女贞子、墨旱莲、何首乌、桑寄生等。

(2) 肝郁脾虚型　症见精神抑郁,情绪不宁,健忘失眠,不思饮食或进食无味,舌淡苔白,脉弦细等。方用逍遥散加合欢花、神曲、郁金等。

(3) 痰浊阻滞型　症见形胖体倦,舌胖苔腻,脉滑等。方用温胆汤加茵陈、山楂、神曲、泽泻等。

(4) 痰瘀互结型　症见面色暗滞,胸闷或痛,纳呆,舌暗滞或胖而有瘀斑,苔白厚或腻。方用丹参饮合瓜蒌薤白半夏汤加水蛭、川芎、赤芍、红花、淫羊藿等。[②]

9. 陈国华分 4 型

(1) 阴虚阳亢型　症见头晕头痛,脑响耳鸣,面热口苦,舌偏红苔黄,脉弦数。方用天麻钩藤饮加减:天麻、钩藤、决明子、菊花、牛膝、栀子、枸杞子、生地黄、制首乌。

(2) 气血瘀滞型　症见头闷头痛、胸闷刺痛,舌紫暗或有瘀点瘀斑,脉细涩或结代。方用血府逐瘀汤加减:赤芍、川芎、当归、桃仁、红花、丹参、蒲黄、山楂、枳壳、郁金。

(3) 痰浊蒙蔽型　症见头脑昏重,略吐痰涎,肢麻口黏,舌苔浊腻,脉滑。方用温胆汤加减:陈皮、法半夏、茯苓、枳实、竹茹、瓜蒌、胆南星、海藻、僵蚕。

(4) 脾虚湿盛型　症见头痛如裹,懒言肢倦,脘闷欲呕,舌淡苔白腻,脉濡缓。方用胃苓汤加减:苍术、厚朴、茯苓、薏苡仁、泽泻、茵陈、白豆蔻、藿香、石菖蒲。

临床观察:陈国华根据上述中药辨证分型治疗 34 例高脂血症患者,每日 1 剂,水煎服。结果:痊愈 19 例,好转 13 例,无效 2 例。临床总有效率 94.12%。[③]

10. 夏问心等分 4 型

(1) 痰浊型　症见头晕或头痛,胸痞脘闷,甚或恶心,心悸气促,自汗,卧不安;体质虚肥,腹大腹胀,便溏,舌苔白腻,脉缓滑或沉小。治宜燥湿祛痰、温胆和胃。方用降脂 I 号(温胆汤加减):姜半夏、陈皮、茯苓、甘草、瓜蒌皮、枳实、酸枣仁、大腹皮、莱菔子、白芥子、神曲。

(2) 血瘀型　症见头晕或头痛,胸胁刺痛或胸闷不适,肩背胀楚,脱发,健忘,心悸气促,失眠或多梦,或四肢麻木,疼痛以至瘫痪不用,舌质紫暗,苔白或黄,脉弦或涩小、结代。治宜活血行瘀、宽胸通络。方用降脂 II 号(丹参饮加味):丹参、绛香、砂仁、山楂炭、三七、何首乌、槟榔、红花、莱菔子。

(3) 气血亏虚型　症见头晕或头痛,记忆衰退,胸闷,气短,心悸,动则加剧,易出汗,面色少华,纳食呆少,舌质淡红或淡紫,苔薄白,脉细弱。治宜益气养血、健脾强胃。方用降脂 III 号(归脾汤加减):党参、黄芪、白术、丹参、当归、枣仁、远志(蜜炙)、三七、制首乌、银耳、山楂炭、甘草、陈皮。

(4) 单纯型　仅血脂偏高,兼见他症,多见于肥胖体质。治宜理气化湿,佐以消脂。方用降脂 IV 号(保和丸加味):神曲、山楂炭、姜半夏、茯苓、陈皮、连翘、莱菔子、麦芽、槟榔、紫丹参。

临床观察:夏问心等以上方辨证治疗 30 例高脂血症患者,显效 11 例,有效 12 例,无效 7 例。其中 18 例胆固醇升高者,显效 10 例,有效 5 例,无效 3 例;7 例三酰甘油升高者,显效 5 例,有效 1 例,无效 1 例;16 例 β-脂蛋白升高者,显效 7 例,

① 黄爱云,等.降脂袋泡茶治疗高血脂症伴肥胖症临床观察[J].新中医,1993(6):27-28.
② 韦湘林.高脂血症的中医治法初探[J].四川中医,1993(9):12-13.
③ 陈国华.中医中药治疗高脂血症疗效观察——附 34 例病案分析[J].云南中医杂志,1991,12(3):20-21.

有效 6 例,无效 3 例。疗程最长者 92 天,最短者 12 天,平均为 31.7 天。①

经 验 方

1. **自拟方 1** 薏苡仁 30 克、茯苓 15 克、山楂 15 克、党参 10 克、山药 15 克、泽泻 10 克、蒲黄 10 克、砂仁(后下)10 克、炒白术 10 克、炒白扁豆 10 克。随症加减:血压高者,加生龙牡(先煎)各 30 克、钩藤(后下)10 克;大便秘结者,加大黄 10 克;痰盛者,加二陈汤。每日 1 剂,加水 1 000 毫升煎煮至药汁浓缩为 300 毫升,分 2 次温服。刘铭将 110 例原发性高脂血症患者随机分为治疗组和对照组各 55 例。对照组用西药辛伐他汀片,每次 20 毫克,每晚睡前服用。治疗组在对照组的基础上加用上方加减。两组均以 4 周为 1 个疗程,共 3 个疗程。结果:两组均脱落 2 例。治疗组临床控制 18 例,显效 22 例,有效 8 例,总有效率为 90.57%;对照组临床控制 13 例,显效 18 例,有效 9 例,总有效率为 75.47%。治疗后,两组血清 TC、TG、低密度脂蛋白胆固醇(LDL-C)均较治疗前显著降低,高密度脂蛋白胆固醇(HDL-C)均较治疗前显著升高($P < 0.05$),且治疗组 TC、TG、LDL-C 显著低于对照组,HDL-C 显著高于对照组,两组差异有统计学意义($P < 0.05$)。②

2. **降脂饮** 丹参 15 克、山楂 12 克、黄芪 25 克、陈皮 12 克、何首乌 15 克、红花 10 克、荷叶 10 克、泽泻 12 克、赤芍 12 克、决明子 15 克。每日 1 剂。王辉等将 100 例高脂血症患者随机分为治疗组 50 例和对照组 50 例,对照组服用辛伐他汀。治疗组在对照组的基础上服用降脂饮。4 周为 1 个疗程,共 3 个疗程。结果:治疗后两组的 TG、CH 明显下降,与治疗前差异均有非常显著意义($P < 0.01$);治疗后两组的 HDL-C 显著升高,与治疗前比较差异也有非常显著意义($P < 0.01$);治疗后中治疗组总有效率 84%,对照组总有效率 64%。两组总有效率比较,差异有非常显著意义($P < 0.05$)。③

3. **自拟方 2** 生山楂 20 克、泽泻 20 克、丹参 20 克、何首乌 15 克、草决明 15 克、菊花 15 克、稀莶草 15 克、甘草 6 克。随症加减:伴头晕耳鸣者,加天麻、钩藤;伴视物昏花者,加石决明、枸杞子;伴口苦心烦者,加黄芩、栀子。每日 1 剂,水煎服。李慧将 220 例高脂血症患者随机分为治疗组 120 例和对照组 100 例。治疗组服用上述自拟方,同时服用辛伐他汀。对照组单纯服用辛伐他汀。均以 30 天为 1 个疗程,2 个疗程后统计近期疗效,并在停药 3 个月后统计远期疗效。结果:治疗组、对照组的总有效率分别为 87.5%、61%。④

4. **调脂护脉散** 黄芪、枸杞子、泽泻、半夏、茯苓、柴胡、山楂、丹参、红花、甘草、人参、石菖蒲。每次 1.5 克,每天 3 次。张鸿婷等将 60 例高脂血症患者随机分为治疗组和对照组各 30 例。治疗组予上方,对照组予血脂平胶囊。28 天为 1 个疗程。结果:治疗组临床控制 10 例,显效 12 例,有效 4 例,无效 4 例,总有效率 86.67%;对照组临床控制 8 例,显效 6 例,有效 11 例,无效 5 例,总有效率 83.33%。⑤

5. **瓜蒌薤白半夏汤加味** 瓜蒌 15 克、薤白 12 克、半夏 10 克、党参 15 克、黄芪 30 克、白术 15 克、茯苓 15 克、陈皮 15 克、泽泻 10 克、水蛭 3 克、川芎 10 克、槐米 10 克、山楂 15 克、甘草 6 克。每日 1 剂,水煎服。连服 6 天,休息 1 天;4 周为 1 个疗程,连用 2 个疗程评判疗效。赵喜锦以上方治疗 60 例高脂血症患者,显效 34 例,有效 20 例,无效 6 例。有效率 90%。⑥

6. **参乌降脂汤** 何首乌 20 克、太子参 15 克、草决明 10 克、大黄 5 克、三七粉 3 克、山楂 15 克、

① 夏问心,等.高脂血症的辨证施治——附 30 例临床观察[J].湖南中医杂志,1990(5):2-3.
② 刘铭,等.健脾化湿法联合西药治疗脾虚痰湿型高脂血症的临床观察[J].世界中西医结合杂志,2020,15(4):589-592,596.
③ 王辉,等.中西医结合治疗高脂血症 50 例临床观察[J].实用中西医结合临床,2012,12(1):21-22,26.
④ 李慧.中西医结合治疗高脂血症 120 例临床观察[J].青岛医药卫生,2010,42(3):241-242.
⑤ 张鸿婷,等.调脂护脉散治疗高脂血症的临床观察[J].基层医学论坛,2003,7(12):1180-1181.
⑥ 赵喜锦.瓜蒌薤白半夏汤加味治高脂血症 60 例[J].河南中医,2003,23(7):8.

路路通 15 克。每日 1 剂,水煎服。李小平将 108 例高脂血症患者随机分为治疗组 72 例和对照组 36 例。治疗组予上方,对照组口服绞股蓝总甙胶囊。均以 4 周为 1 个疗程。结果:治疗组临床控制 11 例,显效 30 例,有效 19 例,无效 12 例,总有效率 83.33%;对照组临床控制 3 例,显效 9 例,有效 12 例,无效 12 例。总有效率 66.67%。[1]

7. 化浊降脂汤 苍术 10 克、法半夏 10 克、泽泻 10 克、胆南星 5 克、何首乌 20 克、桑椹 15 克、沙蒺藜 10 克、蒲黄(冲)6 克、草决明 15 克、茵陈 10 克、山楂 10 克、荷叶 15 克(鲜荷叶可用 40 克)、虎杖 10 克、三七(碾粉冲服)6 克。每日 1 剂,水煎服。舒春兰等将 160 例高脂血症患者随机分为治疗组 100 例和对照组 60 例。治疗组予上方,对照组予血脂康。均以 1 个月为 1 个疗程。结果:治疗组临床控制 13 例,显效 30 例,有效 48 例,无效 9 例,总有效率 91%;治疗组临床控制 5 例,显效 10 例,有效 35 例,无效 10 例,总有效率 83.3%。[2]

8. 补肾化湿汤 何首乌 12 克、菟丝子 12 克、陈皮 6 克、茯苓 10 克、白术 10 克、决明子 15 克、莱菔子 10 克、生山楂 10 克、泽泻 15 克、甘草 6 克。每日 1 剂,水煎服。贺俭将 96 例高脂血症患者随机分为治疗组 64 例和对照组 32 例。治疗组服上方,对照组服辛伐他汀。均以 60 天为 1 个疗程,1 个疗程结束后复查血脂情况。结果:治疗后两组患者血脂均有明显改善,治疗组、对照组的总有效率分别为 95.31%、96.88%。两组比较临床疗效无显著性差异($P>0.05$);治疗组、对照组的复发率分别为 9.80%、14.29%。[3]

9. 柴泽合剂 柴胡、黄芩、半夏、党参、甘草、生姜、大枣、白术、泽泻。每日 1 剂,水煎服。张秋霞等比较台湾地区 20 例高脂血症患者和北京地区 30 例高脂血症患者的治疗情况。台湾地区患者服用小柴胡汤,北京地区服用上方。1 个月为 1

个疗程。结果:1 个疗程后,北京地区、台湾地区的总有效率分别为 73%、85%;2 个疗程后,北京地区、台湾地区的总有效率分别为 90%、95%。北京地区、台湾地区的血脂治疗前后比较,TC、TG、LDL 差异有显著性,HDL 差异无显著性。柴泽合剂具有降低胆固醇和三酰甘油的双重作用。柴泽合剂降低 LDL、TC、TG 较快,升高 HDL 较慢,具有改善肝功能的作用。疗程 2 的效果优于疗程 1。柴泽合剂治疗中青年高脂血症临床疗效显著。随着用药时间的延长,疗效越佳。[4]

10. 益肾调脂汤 绞股蓝 30 克、何首乌 30 克、海藻 30 克、黄精 20 克、山楂 20 克、焦大黄(另冲)3 克、三七(另冲)3 克。随症加减:痰热壅盛,加茵陈 15 克、全瓜蒌 15 克、泽泻 15 克;瘀血阻滞,加蒲黄 10 克、姜黄 10 克、丹参 30 克;肝肾阴虚,加女贞子 15 克、桑椹 15 克、墨旱莲 15 克;脾肾阳虚,加淫羊藿 15 克、菟丝子 15 克、肉苁蓉 15 克。每日 1 剂,水煎服。15 天为 1 个疗程,连服 2~4 个疗程。熊上中等以上方加减治疗 85 例老年高脂血症患者。结果:显效 32 例,有效 45 例,无效 8 例。总有效率 90.6%。[5]

11. 三子养亲汤加味 苏子 15 克、白芥子 15 克、莱菔子 20 克、丹参 30 克、焦三仙各 20 克。每日 1 剂,水煎服。连服 1 个月。朱红霞以上方治疗 47 例高脂血症患者。结果:临床控制 7 例,显效 11 例,有效 25 例,无效 4 例。有效率 91.5%。[6]

12. 调脂汤 1 生首乌 30 克、黄精 15 克、桑寄生 15 克、决明子 15 克、生山楂 30 克、泽泻 10 克、柴胡 5 克、山茱萸 5 克、水蛭 5 克、丹参 20 克、生大黄(后下)5 克。每日 1 剂,水煎服。鲍荣琦将 64 例高脂血症患者分为治疗组和对照组各 32 例。治疗组服用上方。对照组口服辛伐他汀。均以 4 周为 1 个疗程。结果:治疗组显效 17 例,有效 10 例,无效 5 例,总有效率 84.4%;对照组显效 18

① 李小平.参乌降脂汤治疗高脂血症 72 例总结[J].湖南中医杂志,2003,19(5):7-8.
② 舒春兰,等.化浊降脂汤治疗高脂血症 100 例总结[J].湖南中医杂志,2003,19(2):7-9.
③ 贺俭.补肾化湿汤治疗高脂血症 64 例[J].山东中医杂志,2003,22(8):462-463.
④ 张秋霞,等.柴泽合剂治疗高脂血症的临床研究[J].北京中医杂志,2003,22(3):48-50.
⑤ 熊上中,等.益肾调脂汤治疗老年高脂血症 85 例[J].陕西中医,2003,24(6):514.
⑥ 朱红霞.三子养亲汤加味治疗高脂血症 47 例[J].河南中医,2002,22(6):28.

例,有效9例,无效5例,总有效率84.4%。经统计学处理,两组间无显著差异,两组疗效相似。①

13. 健脾降脂灵冲剂 生白术30克、生山楂30克、五加皮15克、泽泻30克、柴胡15克、姜黄15克、水蛭15克。每次6克,每日3次。吴立文等将60例高脂血症患者随机分为治疗组和对照组各30例。治疗组口服上方,对照组口服血脂康。两组患者均连服2个月。结果:治疗组显效17例,有效9例,无效4例,总有效率为86.7%;对照组显效15例,有效8例,无效7例,总有效率76.7%。对照组停药1个月后有效率降至36.7%,而治疗组停药1个月后有效率仍然高达66.7%,与对照组比较有显著差异($P<0.05$)。②

14. 延寿降脂饮 半夏、泽泻、郁金、山楂、丹参、人参、白术、黄芪等。每日1剂,水煎服。廖振荣将100例高脂血症患者随机分为治疗组60例和对照组40例。治疗组予上方,对照组予脂必妥片。两组均以6周为1个疗程。结果:治疗组总有效率95.0%,对照组82.5%,两组比较有显著性差异($P<0.05$);治疗组降低TC、TG、载脂蛋白B(ApoB)和升高HDL-C、载脂蛋白A_1(ApoA_1)的作用显著($P<0.05$或0.001),且优于对照组($P<0.05$或0.001)。③

15. 桃仁红花煎 丹参9克、赤芍12克、桃仁9克、红花9克、制香附9克、延胡索9克、青皮12克、当归12克、川芎9克、生地黄12克。每日1剂,水煎服。陈孝银等将74例高脂血症患者随机分为治疗组和对照组各37例。治疗组服上方,对照组服用洛伐他丁。两组患者均连服4周。结果:治疗组患者血浆TC、TG、LDL、MDA水平明显降低($P<0.05$),而ApoA、HDL、NO水平及SOD活性明显升高($P<0.05$或0.01),ApoB治疗前后无明显变化($P>0.05$);对照组TC、TG、LDL水平明显降低($P<0.05$),ApoA、HDL水平明显升高

($P<0.05$),而MDA、NO、ApoB含量及SOD活性无明显变化。④

16. 消脂汤 黄芪20克、白术15克、全瓜蒌15克、法半夏15克、丹参20克、生山楂20克、泽泻15克、葛根15克、决明子15克、甘草6克。每日1剂,水煎服。45天为1个疗程。欧阳沙飞等以上方治疗56例高脂血症患者。结果:显效28例,有效23例,无效5例。总有效率91.07%。⑤

17. 消痰化浊降脂汤 生山楂30克、瓜蒌15克、泽泻12克、赤小豆20克、党参10克、茯苓12克、草决明12克、钩藤10克、柴胡10克、郁金10克、当归15克、丹参12克、何首乌20克等。随症加减:偏痰浊血瘀证者,加胆南星9克、石菖蒲9克;偏气虚血瘀证者,加生黄芪15克、白术15克。李来祥等将160例高脂血症患者随机分为治疗组和对照组各80例。治疗组予上方加减治疗,每日1剂,水煎服。对照组用辛伐他汀。30天为1个疗程。结果:治疗组中痰浊血瘀证48例,显效29例,有效15例,无效4例,恶化0例;气虚血瘀证32例,显效17例,有效12例,无效2例,恶化1例。总有效率91.25%。对照组中痰浊血瘀证45例,显效25例,有效16例,无效4例,恶化0例;气虚血瘀证35例,显效25例,有效6例,无效3例,恶化1例。总有效率90.00%。⑥

18. 双山汤 山楂10克、山药10克、郁金10克、虎杖10克、白术12克、茯苓10克、木香6克、仙茅6克。随症加减:气阴两虚者,加太子参、黄芪、黑料豆、制首乌;脾肾阳虚者,加附子、淫羊藿、山茱萸、泽泻;痰气交阻者,加半夏、陈皮、香附、柴胡;痰瘀阻滞者,加陈皮、胆南星、莪术、姜黄。每日1剂。黄霞萍将140例高脂血症患者随机分为治疗组100例和对照组40例。治疗组服上方加减,对照组服弹性酶片或藻酸双酯钠片。均以1个月为1个疗程。结果:治疗组显效47例,有效

① 鲍荣琦.调脂汤治疗高脂血症32例[J].南京中医药大学学报(自然科学版),2002,18(6):373-374.
② 吴立文,等.健脾降脂灵治疗高脂血症临床观察[J].中国中医药信息杂志,2002,9(12):8-10.
③ 廖振荣.延寿降脂饮治疗高脂血症疗效观察[J].河北中医,2002,24(12):892-894.
④ 陈孝银,等.桃仁红花煎治疗无症状性高脂血症的作用研究[J].中国病理生理杂志,2002,18(12):1529-1531.
⑤ 欧阳沙飞,等.消脂汤治疗高脂血症56例[J].中国民间疗法,2002,10(11):46.
⑥ 李来祥,等.消痰化浊降脂汤治疗高脂血症80例临床研究[J].甘肃中医学院学报,2002,19(4):24-26.

42 例,无效 11 例,总有效率 89.0%;对照组显效 17 例,有效 14 例,无效 9 例,总有效率 77.5%。①

19. 活血降脂合剂 生山楂 20 克、丹参 20 克、决明子 20 克、何首乌 20 克、泽泻 20 克、水蛭 10 克、熟大黄 10 克、赤芍 10 克、莱菔子 10 克、法半夏 10 克、橘红 10 克。每日 3 次,每次 80 毫升。王世宏将 82 例高脂血症患者随机分为治疗组 52 例和对照组 30 例。治疗组用上方,对照组服用多烯康胶丸。疗程均为 6 周。结果:治疗组有效率 94.23%,对照组 80.00%。治疗组疗效明显高于对照组($P<0.05$)。②

20. 五味降脂汤 绞股蓝 20 克、决明子 15 克、制首乌 15 克、丹参 10 克、山楂 10 克。每日 1 剂,水煎服。1 个月为 1 个疗程。向晟等以上方治疗 42 例高脂血症患者。结果:治疗后 TC、TG 浓度比治疗前明显降低($P<0.01$),HDL－C 则明显升高($P<0.01$);停药 1 个月后,TC、TG 浓度较治疗后明显增高($P<0.05$),但仍较治疗前浓度低。③

21. 降脂Ⅰ号 翻百草 20 克、鬼箭羽 20 克、白术 20 克、茯苓 20 克、灵芝 20 克、银杏叶 10 克、山楂 10 克、附子 10 克、丹参 10 克、泽泻 10 克。每次 4～5 粒,每日 3 次。左晋桐等将 205 例高脂血症患者随机分为治疗组 124 例和对照组 81 例。治疗组口服上方,对照组口服多烯康。均连服 1 月。结果:治疗组治疗后 TC、TG、LDL－C 下降,总有效率 86.29%,远期疗效优于对照组。④

22. 降脂方 金樱子、焦山楂、鸡内金、茯苓、木香、香附、陈皮、酒大黄、枳实、茵陈、郁金、泽泻。每日 1 剂,水煎服。20 天为 1 个疗程。戴常梅等以上方治疗 80 例高脂血症患者。结果:治愈 39 例,好转 33 例,无效 8 例。⑤

23. 乌沙桃花汤 何首乌、沙苑子、桃仁、红花、党参、黄芪、丹参、泽泻等。水煎服。林盛毅以上方治疗 38 例高脂血症患者,治疗 60 天后复查对比。结果:治疗显效率 79.55%,总有效率 100%。⑥

24. 补阳还五汤 炙黄芪 30～120 克、当归 10～12 克、赤芍 10～15 克、川芎 6～10 克、桃仁 6～12 克、红花 6～15 克、地龙 6～15 克。随症加减:语言不利,加石菖蒲、远志;面部拘急不舒,口眼歪斜,加白附子、僵蚕、全蝎;痰涎壅盛,加半夏、胆南星;手足麻木,加木瓜、茜草、丝瓜络;气虚甚,加人参或重用黄芪;血瘀甚,加丹参、血藤、水蛭;心烦失眠,加酸枣仁、夜交藤;肝肾不足,加桑寄生、何首乌;便秘,酌加麻子仁、郁李仁。每日 1 剂,水煎服。石鸿艳以上方加减治疗 30 例中老年高脂血症患者,20 天为 1 个疗程。结果:治愈 6 例,显效 16 例,有效 5 例,无效 3 例。总有效率 90%。⑦

25. 玉荷汤 玉竹、荷叶、山楂、泽泻、苍术、决明子。上药各等份,每日 30 克,煎水代茶不拘时饮服。章伟光将 80 例高脂血症患者随机分为治疗组 60 例和对照组 20 例。治疗组服用玉荷汤,对照组服用多烯康。两组患者均用药 4 周。结果:治疗组、对照组的血脂指数改善情况,胆固醇总有效率分别为 80.6%、70.0%,三酰甘油总有效率分别为 77.5%、66.7%,HDL－C 总有效率分别为 82.6%、75.0%,LDL－C 总有效率分别为 82.1%、77.8%。治疗组的各项指标总有效率均高于对照组,但两组均无显著差异(均 $P>0.05$);治疗组治疗前后的 TC、TG、HDL－C、LDL－C 值,自身对照差异显著(均 $P<0.05$)。⑧

26. 活血降脂片 丹参 30 克、生山楂 30 克、何首乌 30 克、枸杞子 15 克、泽泻 10 克、水蛭 10 克、桃仁 10 克、蒲黄 10 克、制大黄 10 克、白术 10 克、田三七 5 克。每片含生药 0.5 克,每次 5 片,每日 3 次。刘贞平将 96 例高脂血症患者随机分为

① 黄霞萍.中西医结合治疗高脂血症 100 例临床观察[J].江苏中医,2001,22(10):24.
② 王世宏.自制活血降脂合剂治疗高脂血症 52 例[J].安徽中医临床杂志,2001,13(6):408－410.
③ 向晟,等.五味降脂汤治疗高脂血症 42 例[J].山西中医,2001,17(6):61.
④ 左晋桐,等.降脂Ⅰ号治疗高脂血症 124 例疗效观察[J].新中医,2001,33(12):20－21.
⑤ 戴常梅,等.降脂方治疗高脂血症 80 例[J].现代中西医结合杂志,2001,10(24):2372.
⑥ 林盛毅.乌沙桃花汤治疗高脂血症[J].实用中医内科杂志,2001,15(4):43.
⑦ 石鸿艳.补阳还五汤加减治疗高脂血症 30 例[J].华夏医学,2001,14(6):945－946.
⑧ 章伟光.玉荷汤治疗高脂血症 60 例[J].山西中医,2000,16(5):18－19.

治疗组 60 例和对照组 36 例。治疗组服用活血降脂片,对照组予多烯康。均以 1 个月为 1 个疗程。结果:治疗组总有效率 81.66%,对照组 61.11%。[1]

27. 自拟方 3 黄芪 30 克、瓜蒌 30 克、生山楂 30 克、黄精 15 克、泽泻 15 克、茵陈 15 克、丹参 15 克、半夏 12 克、郁金 12 克、人参 10 克(或党参 15 克)、三七粉(冲)3 克。每日 1 剂,水煎服。2 个月为 1 个疗程。刘有泉等以上方治疗 124 例高脂血症患者。结果:70 例高胆固醇血症患者临床控制 12 例,显效 28 例,有效 25 例,无效 5 例,总有效率 92.8%;67 例高三酰甘油血症患者临床控制 3 例,显效 11 例,有效 39 例,无效 14 例,总有效率 79.1%;15 例低高密度脂蛋白-胆固醇血症患者临床控制 1 例,显效 3 例,有效 7 例,无效 4 例,总有效率 73.4%。[2]

28. 降脂散 茵陈 10 克、郁金 10 克、泽泻 10 克、三七 10 克、丹参 10 克、桃仁 10 克、红花 10 克、何首乌 10 克、桑寄生 2 克、枸杞子 12 克、山楂 15 克、莱菔子 12 克、瓜蒌 12 克。上药共研细末,每次 6 克,每日 3 次。30 日为 1 个疗程。王甲将 86 例高脂血症患者随机分为治疗组 56 例和对照组 30 例。治疗组服用降脂散,对照组服用烟酸肌醇酯。服用 2 个疗程后进行疗效评定。结果:治疗组的总有效率为 89.3%,对照组为 60%。[3]

29. 首乌延寿汤 首乌 15 克、豨莶草 15 克、菟丝子 10 克、杜仲 10 克、牛膝 10 克、女贞子 15 克、墨旱莲 10 克、桑叶 10 克、金银花藤 10 克、生地黄 10 克、桑椹子 10 克、金樱子 10 克、黑芝麻 10 克。每日 1 剂,水煎服。1 个月为 1 个疗程。童琦燕以上方治疗 39 例高脂蛋白血症患者,治疗最短 1 个疗程,最长 6 个疗程。结果:显效 32 例,有效 3 例,无效 4 例。[4]

30. 舒调脂汤 黄芪 15 克、丹参 15 克、枸杞子 15 克、山楂 20 克、泽泻 10 克、何首乌 15 克、槐米 40 克、决明子 1 克等。每日 1 剂,水煎服。张健等将 146 例高脂血症患者随机分为治疗组 71 例和对照组 45 例。治疗组服用上方,对照组服用舒降之。两组均连服 8 周。结果:治疗组的总有效率 90.1%,对照组 88.9%。总体疗效无显著性差异。[5]

31. 降脂灵丸 山楂 100 克、大黄 30 克、姜黄 150 克、火麻仁 50 克、没药 80 克。每次 6 克,每日 3 次。易献春等将 165 例高脂血症患者分为治疗组 89 例和对照组 76 例。治疗组口服降脂灵丸,对照组口服多烯康胶丸。4 周为 1 个疗程。结果:治疗组的总有效率为 89%,对照组为 63%。[6]

32. 血脂灵 柴胡 15 克、白芍 15 克、郁金 15 克、炒白术 15 克、茵陈 15 克、泽泻 30 克、生山楂 30 克、决明子 30 克、黄芪 30 克、丹参 30 克、生首乌 20 克、茯苓 15 克、半夏 10 克、鸡内金 10 克。每日 1 剂,水煎服。廖化明将 160 例高脂血症患者随机分为治疗组 102 例和对照组 58 例。治疗组予上方,对照组口服脂必妥。4 周为 1 个疗程。结果:治疗组的总有效率为 97.06%,对照组为 84.48%。[7]

33. 降脂灵 灵芝、何首乌、泽泻、决明子、山楂、女贞子、莱菔子、大黄。上药按一定比例共研细末过筛装胶囊备用,每日 3 次,每次 10～15 粒。1 个月为 1 个疗程,1 个疗程结束后有效者继续服用第 2 个疗程,可连服 2～3 个疗程。秦希恩等以上方治疗 264 例高脂血症患者。结果:显效 217 例,有效 41 例,无效 6 例。总有效率 97.7%。[8]

34. 降脂汤 1 决明子 25 克、荷叶 15 克、泽泻 15 克、丹参 30 克、槐花 12 克、何首乌 12 克、茺蔚子 12 克、石菖蒲 10 克、菊花 10 克。随症加减:痰浊内盛者,加竹茹 10 克、半夏 12 克;肝肾不足,加

① 刘贞平.活血降脂片治疗高脂血症 60 例[J].新疆中医药,2000,18(4):28-29.
② 刘有泉,等.益气化痰活血法治疗高脂血症 124 例[J].陕西中医,2000,21(12):554.
③ 王甲.自拟降脂散治疗高脂血症 56 例[J].河南中医药学刊,2000,15(6):66-67.
④ 童琦燕.首乌延寿汤治疗高脂血症高脂蛋白血症 39 例[J].实用中医内科杂志,2000,14(4):30.
⑤ 张健,等.舒调脂汤治疗原发性高脂血症 71 例[J].福建中医药,2000,31(6):9-10.
⑥ 易献春,等.降脂灵丸治高脂血症 89 例[J].江西中医学院学报,2000,12(3):19-20.
⑦ 廖化明.血脂灵治疗高脂血症 102 例疗效观察[J].山西中医,2000,16(6):12-13.
⑧ 秦希恩,等.降脂灵治高脂血症 264 例疗效观察[J].江西中医药,2000,31(5):21.

枸杞子 12 克、龟甲 15 克;头晕较甚者,加天麻 12 克、石决明 30 克;脾气虚弱者,加生黄芪 30 克、茯苓 12 克;痰瘀交阻者,加桃仁 12 克、瓜蒌皮 12 克。每日 1 剂,水煎服。赵永萍以上方加减治疗 26 例高脂血症患者,45 天为 1 个疗程。结果:显效 8 例,有效 14 例,无效 4 例。①

35. 镇肝熄风汤 生龙骨 30 克、生牡蛎 30 克、茵陈 30 克、龟甲 10 克、地龙 10 克、赤芍 15 克、白芍 30 克、牛膝 10 克、川楝子 10 克、炒麦芽 15 克、甘草 10 克、草决明 45 克、生山楂 30 克。随症加减:形体肥胖、痰湿内蕴者,加云茯苓 10 克、福泽泻 10 克、丹参 30 克;形体消瘦、肝肾阴虚者,加生地黄 30 克、女贞子 30 克、丹参 30 克。每日 1 剂,水煎服。李秀忠将 120 例高脂血症患者随机分为治疗组和对照组各 60 例。治疗组以上法治疗,对照组口服脂必妥。30 天为 1 个疗程。结果:治疗组、对照组的总有效率分别为 88.33%、58.33%,两组比较有显著性差异(P<0.01)。②

36. 十味降脂饮 黄芪 15 克、白术 10 克、枸杞子 20 克、山楂 15 克、茵陈 15 克、火麻仁 10 克、决明子 15 克、泽泻 10 克、全瓜蒌 15 克、槐花 10 克。随症加减:脾虚不运,加人参、苍术;肝肾亏虚,加何首乌、黄精;气虚血瘀,加当归、姜黄;痰浊闭阻,加橘皮、半夏;湿热郁阻,加大黄、车前草。每日 1 剂,水煎服。任汉阳等将 76 例高脂血症患者随机分为治疗组 56 例和对照组 20 例。治疗组以上方加减治疗,对照组口服中成药月见草油胶丸(天津市中药制药二厂生产)。1 个月为 1 个疗程。结果:治疗组、对照组的总有效率分别为 94.6%、70.0%,两组经统计学比较有显著性差异(P<0.01)。③

37. 麻仁丸加味 麻子仁 30 克、制首乌 30 克、决明子 30 克、生黄芪 30 克、绞股蓝 30 克、生白芍 10 克、枳实 10 克、厚朴 10 克、杏仁 10 克、泽

泻 10 克、参三七 5 克、大黄 5 克。随症加减:胸闷、心悸,加丹参、郁金;乏力、眩晕,加党参;便干,生大黄;便稀,加制大黄。每日 1 剂,水煎服。茅国荣将 80 例高脂血症患者随机分为治疗组 50 例和对照组 30 例。治疗组以上方加减治疗,对照组口服烟酸肌醇酯片。4 周为 1 个疗程。结果:治疗组、对照组的总有效率分别为 88%、63.3%。两组总有效率有显著性差异(P<0.01)。④

38. 降脂汤 2 何首乌 15 克、枸杞子 15 克、黄精 15 克、丹参 10 克、生山楂 30 克、神曲 10 克、陈皮 10 克、决明子 30 克、泽泻 10 克。随症加减:气虚明显者,加黄芪 30 克、党参 10 克;痰盛者,加半夏 12 克、云茯苓 15 克、白术 15 克;血瘀明显者,加红花 15 克、赤芍 15 克。每日 1 剂,水煎服。3 个月为 1 个疗程。任俊荣以上方加减治疗 66 例高脂血症患者。结果:显效 34 例,占 51.5%;有效 26 例,占 39%;无效 6 例,占 9%。总有效率 91%。⑤

39. 参苓白术散 白参 10 克、白术 10 克、茯苓 10 克、陈皮 15 克、泽泻 15 克、生山楂 15 克、桔梗 5 克、炙甘草 5 克。随症加减:内热者,加大黄、虎杖、槐花;湿盛者,加苍术;肝阳上亢者,加决明子、野菊花;肝火上炎者,加龙胆草;血瘀者,加丹参、没药;阴虚者,加沙参、玉竹、女贞子。每日 1 剂。2 个月为 1 个疗程。解冰以上方加减治疗 50 例高脂血症患者。结果:显效 37 例,有效 11 例,无效 1 例,恶化 1 例,总有效率 96%。⑥

40. 刘氏祛痰降脂饮 瓜蒌 24 克、黄精 24 克、法半夏 9 克、海藻 15 克、泽泻 15 克、苍术 12 克、何首乌 30 克、生山楂 30 克、丹参 30 克、决明子 18 克、大黄 6 克。随症加减:眩晕,加菊花、钩藤(后下);耳鸣,加灵磁石(先煎)、蝉蜕;头痛,加延胡索、川芎;失眠,加炒酸枣仁、远志;肢体麻木,加桑枝、牛膝;胃酸过多,减山楂,加海螵蛸;便溏,减大黄量。每日 1 剂,水煎服。刘昌青等以上方

① 赵永萍.降脂汤治疗高脂血症 26 例[J].新中医,2000(11):47.
② 李秀忠.镇肝熄风汤加减治疗高脂血症 60 例[J].光明中医,2000(5):50-51.
③ 任汉阳,等.十味降脂饮治疗高脂血症 56 例疗效观察[J].河南中医,2000,20(6):34-35.
④ 茅国荣.麻仁丸加味治疗高脂血症 50 例[J].实用中医药杂志,2000,16(12):19.
⑤ 任俊荣.自拟降脂汤治疗高脂血症 66 例[J].天津中医学院学报,2000,19(4):24.
⑥ 解冰.参苓白术散治疗高脂血症疗效观察[J].江西中医药,2000,31(6):23.

加减治疗 92 例高血脂症患者。结果：显效（临床症状消失，血脂正常，血液流变学指标明显改善）66 例，占 71.74%；有效 19 例，占 20.65%；无效 7 例，占 7.61%。总有效率 92.39%。①

41. 和血通络汤　黄芪（清炙）30 克、生山楂 30 克、全当归 10 克、桂枝 10 克、赤芍 10 克、白芍 10 克、大枣 10 克、天麻 10 克、决明子 10 克、菊花 10 克、川乌 10 克、草乌 10 克、制首乌 15~18 克。每日 1 剂，水煎服，服用 30 日后改用降脂饮：生山楂 10 克、决明子 5 克、菊花 3 克、制首乌 5~10 克。每日 1 剂，沸水泡服，用药 1~3 个月。陆晓东等以上方治疗 60 例高脂血症患者。结果：患者服用和血通络汤 30 剂后胆固醇、三酰甘油降至正常范围分别为 23 例、21 例，均升高 1 例；服用降脂饮后，均降至正常，原发病均有不同程度改善。②

42. 复方降脂饮　何首乌 10 克、金樱子 10 克、白术 10 克、茵陈 30 克、茯苓 30 克、薏苡仁 30 克、泽泻 20 克、草决明 20 克、山楂 18 克、制大黄 6 克、海藻 12 克、萆薢 12 克、柴胡 8~10 克、郁金 8~10 克。随症加减：肝肾阴虚，加桑寄生、女贞子、枸杞子；脾肾阳虚，去大黄、薏苡仁、海藻，加鹿角片、巴戟天、淫羊藿、锁阳；脾胃虚弱，去制首乌、金樱子、大黄，加太子参、山药、扁豆；痰浊内阻，加苍术、瓜蒌皮、胆南星、明矾、皂荚；瘀血阻络，加桃仁、赤芍、三七、丹参；肝气郁结，加香附、姜黄。每日 1 剂，水煎服。20 日为 1 个疗程，用 2~3 个疗程。王兴昌以上方加减治疗 29 例高脂血症患者。结果：近愈 7 例，显效 15 例，好转 5 例，无效 2 例。③

43. 心脑Ⅰ号方　黄芪 30 克、丹参 30 克、粉葛根 20 克、桑寄生 20 克、生山楂 20 克、生三七 10 克、川芎 10 克。每日 1 剂，水煎服。14 日为 1 个疗程，治疗 1~3 个疗程。杨秀以上方治疗 30 例高脂血症患者。结果：显效 21 例，有效 8 例，无效

1 例，总有效率 96.7%；胆固醇、三酰甘油、收缩压和舒张压均有明显下降（均 $P < 0.05$）。④

44. 化痰降脂方　苍术 12 克、白术 12 克、法半夏 10 克、木香 10 克、川芎 10 克、茯苓 15 克、薏苡仁 15 克、丹参 15 克。每日 1 剂，水煎分 3 次服。许毓政将 142 例高脂血症患者分为实验组 106 例和对照组 36 例。实验组采用上方治疗，对照组口服烟酸肌醇酯片。均治疗 1 个月。结果：实验组和对照组分别显效 10 例、5 例，有效 86 例、16 例，无效 10 例、15 例。有效率分别为 90.6%、48.3%（$P < 0.01$）。实验组胆固醇、三酰甘油治疗前后比较均有非常显著性差异（均 $P < 0.001$）。⑤

45. 降粘疏通合剂　丹参 20 克、赤芍 20 克、川芎 15 克、红花 10 克、黄芪 30 克。每日 1 剂，水煎服。30 日为 1 个疗程。姚彩仙等以上方治疗 500 例高黏滞血症患者。结果：显效 21.0%，有效 63.5%，无效 15.5%。总有效率 84.5%；治疗前后全血黏度、血浆黏度、血球压积、血沉、纤维蛋白原、红细胞电泳比较均有非常显著性差异（均 $P < 0.01$）。⑥

46. 活血化瘀通经舒络汤　丹参 30 克、葛根 30 克、络石藤 30 克、鸡血藤 30 克、山楂 30 克、赤芍 15 克、当归 15 克、川牛膝 15 克、桃仁 12 克、山茱萸 12 克、麦冬 12 克、地龙 12 克、僵蚕 12 克、山药 30 克、石菖蒲 15 克、甘草 6 克。随症加减：肢体麻木甚者，加蜈蚣 2 条、全蝎 9 克；肾阴虚，加桑寄生 30 克、女贞子 15 克、枸杞子 12 克；心脾气虚，加白术 15 克、茯苓 15 克、五味子 15 克；血压偏高，加豨莶草 30 克、珍珠母 30 克、龙胆草 9 克、夏枯草 10 克；失眠多梦，加夜交藤 30 克、龙骨（生用）30 克、牡蛎 30 克；痴呆者，加麝香 0.5 克、胆南星 15 克。每日 1 剂，水煎服。10~14 天为 1 个疗程。同时配合静滴脉络宁和口服丹参片、潘生丁、心脑康片、维生素 E 胶丸、烟酸肌醇酯片。赵天升

① 刘昌青，等.刘氏祛痰降脂饮治疗高脂血症 92 例[J].中医药研究，1995(1)：20-21.
② 陆晓东，等.和血通络汤治疗高脂血症 60 例小结[J].浙江中医杂志，1995(1)：13.
③ 王兴昌.复方降脂饮治疗高脂血症 29 例[J].江苏中医，1994，16(2)：14.
④ 杨秀.心脑Ⅰ号方治疗高脂血症的临床观察[J].云南中医杂志，1994，15(4)：18-19.
⑤ 许毓政.化痰降脂方治疗高脂血症 106 例临床观察[J].湖南中医杂志，1994，10(3)：32-33.
⑥ 姚彩仙，等."降粘疏通合剂"对 500 例高粘滞血症的疗效观察[J].中医药研究，1994(3)：18-19.

等以上法治疗100例高脂血症患者,其中92例胆固醇增高者,服药2个疗程后降至230毫克/分升以下者70例,占74.1%,降至250毫克/分升以下者92例,占100%;94例β-脂蛋白增高者,服药后较服药前降低者75例(占80%),其中降至正常者12例,19例无变化;35例高三酰甘油者服药4周后,有32例降低,占91.4%,其中30例降到正常水平,占85.7%,另3例无明显变化。①

47. 益气健脾活血汤 黄芪30克、丹参30克、党参15克、白术15克、当归15克、赤芍15克、川芎10克、桃仁10克、红花10克、甘草6克。随症加减:头晕胀痛,加菊花、川牛膝;胸闷、胸痛,加全瓜蒌、薤白、郁金;心悸、失眠,加炒酸枣仁;眩晕、呕吐,加半夏、天麻。每日1剂,水煎服。王有章以上方加减治疗40例高血脂症患者,其中胆固醇增高者8例,三酰甘油增高者10例,双项均增高者22例。结果:平均治疗32日,血脂降至正常22例,血胆固醇或三酰甘油正常6例,明显下降但未至正常7例,无效5例。总有效率87%。②

48. 清脂五味汤 黄芪30克、山楂30克、泽泻30克、红花10克、桃仁10克。每日1剂,水煎服。15天为1个疗程,连服2个疗程。汤建武等以上方治疗50例高脂血症患者,其中胆固醇单项增高者15例,治疗前平均值7.17毫摩尔/升,治疗30天后血脂均值4.60毫摩尔/升,血脂下降百分率为35%;三酰甘油单项增高者13例,治疗前均值6.8毫摩尔/升,治疗后30天均值毫摩尔/升,血脂下降百分率为41%;胆固醇和三酰甘油均增高者22例,胆固醇治疗前均值6.78毫摩尔/升,治疗30天后均值4.87毫摩尔/升,下降百分率28%;三酰甘油治疗前均值2.9毫摩尔/升,治疗后为2.0毫摩尔/升,下降百分率31%。③

49. 益寿降脂灵(糖衣片) 何首乌(制)7.5克、枸杞子7.5克、黄精10克、山楂10克、草决明

1.5克。上述剂量为1次量,每日3次口服。2个月为1个疗程,共服药3个疗程。关颖明等以上方治疗130例高脂血症患者。结果:降血清胆固醇显效66例,占50.8%;有效47例,占36.2%;无效17例,占13%。总有效率87%。服药前胆固醇平均为5.87毫摩尔/升,服药后为4.37毫摩尔/升,平均下降1.50毫摩尔/升。降三酰甘油显效63例,占48.5%;有效42例,占32.3%;无效25例,占19.2%。总有效率80.8%。服药前三酰甘油平均值为2.48毫摩尔/升,服药后平均为1.72毫摩尔/升,平均下降0.76毫摩尔/升。治疗前β-脂蛋白超过每升7克者80例,治疗后下降每升1~7克者58例,占72.5%。④

50. 神经Ⅰ号 桃仁、红花、当归、生地黄、赤芍、牛膝、桔梗、柴胡、枳壳、甘草、三棱。制成合剂,每毫升含原生药1克,每次20毫升,每日3次,口服。黄云瑞等将52例高脂血症患者随机分为治疗组33例和对照组19例。治疗组以上方治疗。对照组服用烟酸肌醇酯每次0.4克,每日3次。两组患者均持续服用3周。结果:治疗组中高胆固醇者15例,平均值(6.49±0.62)毫摩尔/升,治疗后均值为(5.53±0.81)毫摩尔/升,前后比较有显著性差异(P<0.01),显效4例,有效7例,无效4例,总有效率73%;高三酰甘油血症者27例,均值(2.68±1.19)毫摩尔/升,治疗后均值(1.78±1.07)毫摩尔/升,前后比较有显著性差异(P<0.01),显效8例,有效12例,无效7例,总有效率89%。⑤

51. 防芪抵脂汤 防己12克、白术12克、黄芪18克、党参18克、泽泻15克、大黄6克、水蛭6克、桃仁9克、生姜3片、大枣6枚、甘草6克。每日1剂,水煎服。陆纪宏等将40例高脂血症患者随机分为Ⅰ组和Ⅱ组。Ⅰ组服用防芪抵脂汤,Ⅱ组服用月见草油胶囊(营口制药生产,每粒含生药500毫克)。连服1~2个月。结果:防

① 赵天升,等.中西医结合疗法治疗高脂血症100例[J].国医论坛,1993(4):28.
② 王有章.益气健脾活血法治疗高脂血症40例[J].湖北中医杂志,1993(6):8.
③ 汤建武,等.清脂五味汤治疗高脂血症疗效观察(附50例报告)[J].天津中医,1992(3):17-18.
④ 关颖明.益寿降脂灵片治疗高脂蛋白血症[J].中医杂志,1992,33(7):39-40.
⑤ 黄云瑞,等.神经Ⅰ号治疗高脂血症临床疗效观察附:52例病例报告[J].成都中医学院学报,1992,15(4):25-28.

芪抵脂汤具有显著降脂效果,显效率Ⅰ组明显优于Ⅱ组($P<0.05$),总有效率两组无显著差异($P>0.05$)。①

52. 脂脉宁胶囊　何首乌、枸杞子、冬虫夏草、红花、大黄(酒制)、泽泻、石菖蒲、皂荚、姜黄。制成胶囊,每日3次,每次口服1克。4周为1个疗程。王顺道等用上方治疗278例高脂血症患者,血清胆固醇、三酰甘油治疗前平均水平分别为(7.76 ± 1.69)毫摩尔/升、(3.31 ± 2.17)毫摩尔/升,治疗后分别为(5.66 ± 1.56)毫摩尔/升、(2.02 ± 1.49)毫摩尔/升,前后比较有显著差异($P<0.001$)。说明本方能非常显著地降低胆固醇、三酰甘油水平。治疗后胆固醇、三酰甘油下降率分别为27.06%、38.97%,显效率60.43%、33.45%,总有效率89.57%、87.05%。②

53. 降脂冲剂　女贞子、枸杞子、红糖。每次1包,每日2次,饭后30分钟冲服。彭悦等将515例高脂血症患者随机分为治疗组406例和对照组109例。治疗组服降脂冲剂,对照组服安妥明。4～6周为1个疗程。结果:515例高脂血症患者,其中高胆固醇血症者396例,治疗组治疗后平均下降值为(40.45 ± 3.17)毫克%,有效294例,无效102例,有效率74.24%;高三酰甘油者300例,治疗组治疗后平均下降值为(32.56 ± 3.99)毫克%,有效199例,无效10例,有效率66.33%;β-脂蛋白增高者127例,治疗组治疗后平均下降值(179.79 ± 50.53)毫克%,有效86例,无效41例,有效率67.72%。降脂冲剂对各种高脂血症均有极显著疗效(均$P<0.001$)。③

54. 参乌降脂饮　何首乌(生用)30克、泽泻15克、柴胡10克、大黄(后下)3克、红参粉3克(分冲)、水蛭粉(分冲)2克、三七粉(分冲)3克。每日1剂,水煎服。王凤桥等将133例高脂血症患者随机分为治疗组103例和对照组30例。治

疗组给予参乌降脂饮,对照组给予月见草油胶丸。疗程为3个月。结果:治疗组的总有效率95.15%,对照组63.33%。治疗组疗效明显优于对照组($P<0.005$)。④

55. 降脂汤3　山楂20克、决明子20克、泽泻30克、虎杖30克。每日1剂,上、下午各煎服1次,2周为1个疗程。徐义熙等用上方治疗12例高脂血症患者,有效5例,显效6例,无效1例。⑤

56. 侯氏黑散　桂枝、细辛、防风、川芎、干姜、白术、茯苓、桔梗、黄芩、菊花、牡蛎、人参、矾石、当归。按比例制成散剂,每次4～5克,每日3次,连服6个月。结果:王延周等以上方治疗83例高脂血症患者,胆固醇均值由297.5毫克%降至229.7毫克%,三酰甘油均值由163.5毫克%降至126.8毫克%,治疗前后自身对照有显著差异($P<0.01$)。⑥

57. 血府逐瘀膏　桃仁12克、红花9克、当归9克、生地黄9克、川芎5克、赤芍6克、牛膝9克、桔梗5克、柴胡3克、枳壳6克、甘草3克。上药制成膏剂,用量为生药78克,每日3次,治疗1～3个月。余冬严等用上方治疗高脂血症患者,治疗后血清胆固醇、血清三酰甘油显著下降($P<0.01$、$P<0.001$)。⑦

58. 降脂煎剂　茵陈、泽泻、山楂、大黄。随症加减。连服1个月。许宏大等以上方治疗30例高胆固醇血症患者,降至正常23例,平均下降71.17毫克%,好转2例,无效5例;治疗高-β脂蛋白血症患者23例,降至正常19例,平均下降220.22毫克%,好转1例,无效3例;治疗高三酰甘油血症患者25例,降至正常20例,平均下降69.84毫克%,无效5例。⑧

59. 降醇消脂汤　芹菜叶50克、山楂30克、何首乌30克、丹参30克、荷叶(生用)20克、党参(生用)15克、绿豆15克、葛根15克、菊花10克、

---

① 陆纪宏,等.防芪抵脂汤治疗高脂血症的临床观察[J].辽宁中医杂志,1992(12):16-19.
② 王顺道,等.脂脉宁治疗高脂血症的临床研究[J].北京中医学院学报,1992(6):32.
③ 彭悦,等.降脂冲剂治疗高脂血症的临床报告[J].中国中药杂志,1991,16(6):372-373.
④ 王凤桥,等.参乌降脂饮治疗高脂血症103例临床观察[J].河北中医,1991,13(6):20-21.
⑤ 徐义熙,等.降脂汤治疗高脂血症12例观察[J].浙江中医杂志,1991(8):350.
⑥～⑧　张三林.中医治疗高脂血症新进展[J].上海中医药杂志,1991(3):26-29.

薤白 10 克、厚朴 10 克、枸杞子 10 克、地龙 5 克。随症加减:肝阳上亢、面赤烘热、便秘者,去芹菜叶、党参、薤白,加钩藤、大黄(生用)、白蒺藜;脘腹痞闷、口淡黏腻、大便稀、口苦、尿黄者,去绿豆、何首乌、枸杞子,加泽泻、茵陈、苍术;痰浊内盛者,去何首乌、枸杞子、绿豆,加天南星、草薢、石菖蒲;血压偏高,去薤白、枸杞子,加钩藤、夏枯草。每日 1 剂,水煎服。12 天为 1 个疗程。陈存才以上方加减治疗 48 例高脂血症患者,其中高胆固醇血症者 23 例,经过 2 个疗程治疗后显效 8 例,有效 12 例,无效 3 例,总有效率 86.9%;三酰甘油增高者 36 例,经过 2 个疗程治疗后显效 13 例,有效 18 例,无效 5 例,总有效率 86.1%。[①]

60. 活血涤痰方　丹参 30 克、川芎 15 克、郁金 15 克、柴胡 15 克、茵陈 15 克、草决明 20 克、泽泻 20 克、牡蛎 20 克、山楂 20 克、何首乌 20 克。每日 1 剂,水煎服。活血化瘀,涤痰散结。适用于高脂血症。随症加减:兼气虚,加黄芪、枸杞、党参、桑寄生等;兼阴虚火旺,寐差多梦,加夜交藤、酸枣仁(炒)等;兼食欲不振,加焦三仙、砂仁、广木香、香附等。工保和等以上方加减治疗 47 例高脂血症患者,治疗后血清胆固醇、血清三酰甘油明显降低,治疗前后比较有非常显著性差异(P<0.01);其中显效 26 例,有效 9 例,无效 11 例,恶化 1 例。总有效率 74%。[②]

61. 平肝降压方　石决明 30 克、夏枯草 15 克、大黄 5~10 克、泽泻 15 克、生地黄 15 克、白芍 15 克、柴胡 10 克。每日 1 剂,水煎服。石林阶等以上方治疗 71 例高脂血症患者,同时服维生素 C 100 毫克及维生素 B₁ 10 毫克。总疗程为 4 周。结果:血清胆固醇及三酰甘油治疗后较治疗前均明显降低,尤其是三酰甘油下降幅度更大;临床症状亦有明显改善,症状疗效总有效率为 74.29%。[③]

62. 双降茶　钩藤、决明子、山楂、乌龙茶等。

上药经加工制成粗末,分装于小塑料袋中,每包 10 克,每日 1~2 包,开水冲泡 10 分钟饮服。张启良等以上方治疗 38 例高胆固醇患者,连服 4 周。结果:治疗前胆固醇平均 270.7 毫克%,治疗后平均 221.8 毫克%,下降 48.9 毫克%。按疗效标准统计,显效 26 例,有效 7 例,无效 5 例。总有效率 86.6%。[④]

63. 降脂汤 4　制首乌 30 克、生山楂 30 克、草决明 20 克、姜黄 15 克、茵陈 15 克、大黄 6 克、没药 6 克、泽泻 10 克、黄连 10 克、黄柏 12 克。随症加减:偏于肝肾阴虚、肝阳上亢,症见眩晕明显,加桑寄生 30 克、生赭石 30 克;偏于脾胃失健,症见脘腹痞闷、倦怠乏力,加黄芪 30 克、茯苓 15 克、炒莱菔子 12 克;偏于经脉瘀阻,症见肢体麻木、疼痛,加丹参 12 克、桃仁 12 克;偏于心气不足、心肾不交,症见烦躁、失眠、心慌,加酸枣仁 30 克、远志 12 克。每日 1 剂,用水 600 毫升文火煎至 300 毫升,分 2 次服。黄承财用上方加减治疗 50 例高脂血症患者,并设对照组。结果:降脂汤对高脂血症具有疗效,对各项指标(血清胆固醇、三酰甘油、β-脂蛋白、高密度脂蛋白、血浆纤维蛋白原)均有降低作用(P<0.001,P<0.01),与对照组相比有显著性差异(P<0.01,P<0.05);同时能改善临床症状,有降压作用。[⑤]

64. 调脂汤 2　甘草 15 克、柴胡 15 克、山楂 15 克、枸杞子 25 克、泽泻 25 克、丹参 30 克、红花 10 克。随症加减:气虚型,加黄芪 30 克、黄精 15 克;肝肾阴虚型,加何首乌 15 克、生地黄 15 克;痰湿内阻型,加石菖蒲 10 克、茵陈 15 克;气滞血瘀型,加薤白 10 克、川芎 15 克;气虚血瘀型,加黄芪 30 克、蒲黄 15 克;肝阳上亢型,加草决明 15 克、钩藤 10 克。每日 1 剂,水煎服。贾宝善等将 68 例高脂血症患者分为观察组和对照组各 34 例。观察组服用调脂汤加减,对照组服用烟酸肌醇酯。4 周为 1 个疗程。结果:服药 4 周后,观察组胆固

① 陈存才.降醇消脂汤治疗高脂血症 48 例[J].广西中医药,1991,14(2):58-59.
② 王保和,等.活血涤痰法治疗高脂血症的临床观察及对血液粘度的影响[J].天津中医,1991(3):11-13.
③ 石林阶,等.平肝降压方治疗高脂血症 71 例疗效观察[J].湖南中医杂志,1990(1):5-6.
④ 张启良,等.双降茶对高血压病 123 例及高胆固醇血症 38 例疗效观察[J].福建中医药,1990,21(4):40.
⑤ 黄承财.降脂汤治疗高脂血症疗效观察[J].山东中医杂志,1990(3):15.

醇、三酰甘油水平较治疗前明显降低（P 值分别 < 0.05、0.001），其中胆固醇水平下降 15%，三酰甘油下降 38%。[1]

65. 首乌降脂汤　何首乌 30 克、代赭石 30 克、牛膝 15 克、泽泻 15 克、山楂根 15 克、丹参 20 克、石决明 20 克。每日 1 剂，水煎服。总疗程为 4 周。随症加减：气虚，加黄芪 30 克、黄精 20 克、炙甘草 10 克；痰湿内阻，加胆南星 12 克、半夏 9 克；气虚瘀阻，加黄芪 30 克、蒲黄（炒）15 克；头痛剧烈，加川芎 9 克、白芷 9 克；恶心呕吐，加砂仁壳 9 克、竹茹 9 克。陈纯一以上方加减治疗 45 例高脂血症患者，疗程结束后，血清总胆固醇及三酰甘油均比治疗前降低，尤以三酰甘油下降明显，经统计学处理有显著性差异（$P < 0.01$）；治疗后临床症状明显改善，有效 41 例，无效 4 例，症状疗效总有效率 91.1%。[2]

66. 降脂丸　山楂 100 克、决明子 60 克、何首乌 60 克、丹参 60 克、泽泻 60 克、荷叶 60 克。上药共为细面，炼蜜为丸，每丸 10 克重。15～30 天为 1 个疗程。徐子珍以上方治疗 103 例高脂血症患者，服用 1 个疗程后，总有效 92 例，总有效率 89.22%；血脂恢复正常者 51 例，治愈率 48.54%，显效 28 例，显效率 27.1%，有效 12 例，有效率 11.65%，无效 11 例，无效率 10.67%；其中胆固醇下降者 65 例，下降指数最多者 93 毫克%，下降率 63.1%；三酰甘油下降者 74 例，下降指数最多者 388 毫克%，下降率 71.8%；β-脂蛋白下降者 71 例，下降最多者 485 毫克%，下降率 68.93%。[3]

67. 丹参增液汤加味方　生地黄 10 克、山楂 10 克、女贞子 10 克、丹参 10 克、麦冬 20 克、玄参 20 克、甘草 3 克。每日 1 剂，水煎服。30 日为 1 个疗程。叶纯秀等以上方治疗 22 例高脂血症患者。结果：显效 9 例，有效 9 例，无效 4 例。总有

效率 81.8%。[4]

68. 健脾降脂汤　党参 12 克、茯苓 12 克、茵陈 12 克、白术 10 克、苍术 10 克、僵蚕 10 克、虎杖 10 克、生山楂 24 克、大黄 6 克。随症加减：伴肝阳上亢，加决明子、菊花；肝肾阴亏，加制首乌、枸杞子；夹有瘀血，加丹参、红花。每日 1 剂，水煎服，连服 1 个月。周健以上方加减治疗 32 例高血脂症患者，三酰甘油增高者平均下降值为（68.72～14.62）毫克%，平均下降率 28%；16 例兼胆固醇增高者平均下降值为（30.27±6.27）毫克%，平均下降率 11.6%；32 例高密度脂蛋白者平均上升值为（10.91±2.11）毫克%，平均上升率 25.8%。[5]

69. 降脂汤 5　大黄 15～30 克、虎杖 30 克、赤芍 30 克、泽泻 30 克、土茯苓 30 克、郁金 10 克、茵陈 15 克、萆薢 15 克、何首乌 15 克。每日 1 剂，水煎服。化瘀浊，利湿浊，补肾益精血。于有山等以上方治疗 20 例高脂血症患者 3～12 周后，胆固醇升高 13 例全部降至临控标准；β-脂蛋白升高 20 例中，16 例达临控标准，有效 1 例，无效 3 例；三酰甘油升高 20 例中，8 例达临控标准，显效 4 例，有效 6 例，无效 2 例。[6]

70. 泽泻汤　泽泻 30 克、何首乌（制）30 克、决明子 30 克、白术（炒）15 克、大黄（生用）6 克。上药共煎成水剂，每日 1 剂，分 3 次服。1 个半月为 1 个疗程。柴可夫以上方治疗 30 例高脂血症患者，其中胆固醇高者 21 例，有效 18 例，有效率 85.7%，平均下降值为 50.13 毫克%；三酰甘油高者 26 例，有效 21 例，有效率 80.8%，平均下降值为 49.21 毫克%。与治疗前相比，有显著性差异（均 $P < 0.05$）。说明泽泻汤加味治疗高脂血症有较好的效果。[7]

71. 降脂汤 6　山楂（生用）30 克、何首乌（制）30 克、菊花 20 克、女贞子 20 克、大黄（生用，后下）

① 贾宝善，等.调脂汤对高脂血症患者脂蛋白与载脂蛋白的影响[J].中西医结合杂志,1990,10(1)：4,22-24.
② 陈纯一.首乌降脂汤治疗高脂血症[J].四川中医,1990(11)：24.
③ 徐子珍.中药降脂丸(自拟)治疗高脂蛋白血症的临床疗效观察(附103例疗效分析)[J].天津中医,1990(4)：20-21.
④ 叶纯秀，等.丹参增液汤加味方治疗高脂血症22例[J].新疆中医药,1989(3)：35-36.
⑤ 周健.健脾降脂汤治高血脂症32例[J].江西中医药,1989(2)：45.
⑥ 于有山，等.中药降脂汤治疗20例高脂血症疗效观察[J].河北中医,1988,10(3)：3.
⑦ 柴可夫.泽泻汤加味治疗高血脂症30例[J].中医药研究,1988(4)：28.

6克。每日3次,水煎服。30天为1个疗程,连服2个疗程。李书奎以上方治疗60例高脂血症患者,三酰甘油增高者60例平均下降值95.106,平均下降率39.23%($P<0.001$);兼胆固醇增高者43例,平均下降值59.433,平均下降率22.5%($P<0.001$);高密度脂蛋白胆固醇增高者40例,平均上升值15.6,平均上升率39.477%。[1]

72.**软脉降脂方(Ⅰ号)** 山楂、姜黄等。生药粉制成醇提取物,醇提取物干粉装胶囊,每丸含药相当生药6克,每人每日服6丸,疗程2个月。邓国刚等将50例高脂血症患者分为治疗组30例和对照组20例。治疗组服上方,对照组服安妥明。服药2个月。结果:治疗组胆固醇比药前平均下降67.6毫克%,下降率23.4%;三酰甘油比药前平均下降66毫克%,下降率32%。两者与用药前比较,均有非常显著差异(均$P<0.01$)。[2]

73.**降脂合剂1** 何首乌、山楂、玉竹、枳壳。制成煎剂500毫升1瓶,每日3次,每次20毫升。疗程为1~2个月。黄克威等以上方治疗109例高脂血症患者。109例高三酰甘油血症显效74例,改善30例,无效5例,总有效率95.41%;77例高胆固醇血症显效43例,改善24例,无效10例,总有效率87%。降脂合剂对三酰甘油和胆固醇的下降率分别为40.31%、18.80%,两者经统计学处理,均有显著性意义。其中36例测定HDL-C,治疗后平均上升15.91毫克%,也有显著性意义。[3]

74.**降脂汤7** 钩藤、茯苓、五味子、桑寄生、山楂、草决明、泽泻、蒲公英。随症加减:气虚,加党参、黄芪;阴虚,加麦冬、玄参、石斛、玉竹;痰浊盛,加瓜蒌、薤白;心悸失眠,加炒酸枣仁、柏子仁、珍珠母;尿少、浮肿,加车前子、木通、商陆、椒目。每日1剂,水煎服。韩淑清以上方加减治疗50例高脂血症患者,疗程1~2个月,平均1.5个月。结果:显效32例,占64%;有效11例,占22%;无效

7例,占14%。总有效率86%。无效7例均为未坚持服药而停止治疗者。[4]

75.**疏肝利胆方** 柴胡15克、决明子12克、生山楂12克、生大黄10克。随症加减:兼有脾虚痰湿,加半夏12克、陈皮6克;夹有气滞血瘀,加川芎12克、当归12克;并有肉积食滞,加炒麦芽12克、鸡内金10克。每日1剂,水煎服。4个月为1个疗程。孙界平等以上方加减治疗62例高脂血症患者,其中β-脂蛋白升高者58例,治疗后平均下降值116.84毫克%,下降率21.30%,其中显效19例,改善33例,无效16例,有效率72.4%;高胆固醇血症者60例,治疗后平均下降值86.14毫克%,下降率27.5%,其中显效34例,改善12例,无效14例,有效率76.7%;高三酰甘油血症者61例,治疗后平均下降值119.5毫克%,下降率46.6%,其中显效22例,改善26例,无效13例,有效率78.7%。[5]

76.**天山丹** 天竺黄、山楂、丹参、泽泻,按0.5:1:2:2的比例,烘干研成细末压成片,每片含生药0.5克。随症加减:肝肾阴虚者,加服六味地黄片。石梅初等将198例高脂血症患者分为天山丹组132例和安妥明组66例。天山丹组服用上方。安妥明组服用安妥明。30日为1个疗程,共用3个疗程。结果:天山丹组降低血清胆固醇的总有效率90.75%,有效下降百分率65.29%,下降至正常百分数50%,安妥明组分别为100%、67.87%、54.37%。降低血清三酰甘油的总有效率为78.37%,有效下降百分率为63.21%,下降至正常百分数37.53%;安妥明组分别为89.58%、78%、54.67%。[6]

77.**祛脂通脉糖浆** 何首乌、桑椹、丹参、葛根、川芎、山楂、酸枣仁。每次40毫升,每日2次。1个月为1个疗程。姚树棠等以上方治疗65例高脂血症患者,伴高血压者加服秦巴杜仲片或天麻

① 李书奎.降脂汤治疗高脂血症60例[J].陕西中医,1988(8):346.
② 邓国刚,等.软脉降脂方(Ⅰ号)的临床及实验研究[J].中国医药学报,1988,8(4):23-25.
③ 黄克威,等.降脂合剂治疗高脂血症109例[J].广西中医药,1988(5):6.
④ 韩淑清.自拟降脂汤治疗高脂血症50例[J].吉林中医药,1988(4):19.
⑤ 孙界平,等.疏肝利胆法治疗高脂血症62例[J].辽宁中医杂志,1988(7):21-22.
⑥ 石梅初,等.天山丹治疗高脂血症132例疗效观察[J].云南中医杂志,1988,9(4):30-31.

丸,血压降至正常时停服降压药,继续服祛脂通脉糖浆。结果:显效 15 例,好转 41 例,无效 9 例。总有效率 86.2%。①

78. 复方明星片　组成:决明子、胆南星(制)、山楂等。用法用量:每日 3 次,每次 4~6 片。临床应用:白洪龙以上方治疗 127 例高脂血症患者,1 个月为 1 个疗程,复查血脂尚未降至正常者,可再服 1~2 个疗程,运用 3 个疗程血脂仍不降者,不再投药。结果:其中三酰甘油增高者 112 例,治疗后下降 99 例,无明显变化 9 例,上升者 4 例,有效率 88.39%;胆固醇增高者 127 例,治疗后下降 113 例,无明显变化者 11 例,上升者 3 例,有效率 88.98%;β-脂蛋白增高者 103 例,治疗后下降者 84 例,无明显变化者 14 例,上升者 5 例,有效率 81.55%。本组病例多数施治 1 个疗程,仅无效者中的 2 例采用过第 3 个疗程。②

79. 降脂灵片　何首乌、泽泻、黄精、金樱子、山楂、草决明、桑寄生、木香。上述药物制成浸膏片剂,每片含生药 1.17 克。口服每日 3 次,每次 8 片。3 个月为 1 个疗程。李伟成以上方治疗 200 例高脂血症患者。其中胆固醇增高者 145 例,治疗后显效 98 例(67.6%),有效 25 例(17.3%),无效 22 例(15.1%),总有效率 84.9%;胆固醇治疗前平均值 267.06 毫克%,治疗后平均值 184.62 毫克%,平均下降值 82.44 毫克%。三酰甘油增高者 55 例,治疗后显效 29 例(52.72%),有效 16 例(19%),无效 10 例(18.1%),总有效率 81.72%;三酰甘油治疗前平均值 352 毫克%,治疗后平均值 201.85 毫克%,平均下降值 150.15 毫克%。③

80. 降脂汤(丸)　党参 20 克、黄精 20 克、泽泻 20 克、决明子 20 克、何首乌 20 克、鸡血藤 20 克、山药 30 克、桑寄生 15 克、金樱子 15 克、虎杖 15 克、白矾 5 克。每日 1 剂,水煎服,或制丸长期服用。随症加减:血压高,加牛膝、石决明;心胸

闷痛,加瓜蒌、半夏、薤白、延胡索;血瘀明显,加丹参、赤芍、三七;脾虚湿盛,加白术、茯苓、薏苡仁;肢体麻木,加天麻、地龙、防风。2 周为 1 个疗程。谢秉义以上法治疗 1 例高脂血症患者,疗效满意。④

81. 丹田降脂丸　丹参、三七、川芎、泽泻、人参、当归、何首乌、黄精等。黄震东等将 330 例高脂血症分为中药组 251 例和对照组 79 例。中药组服用丹田降脂丸,每日 4 克,分早晚 2 次服,1 个半月为 1 个疗程;部分患者每日 2 克,清晨 1 次口服,3 个月为 1 个疗程。对照组服用烟酸肌醇酯,每日 3 次,每次 0.4 克,1 个半月为 1 个疗程;部分患者服 3 个月。结果:中药组高胆固醇血症患者 115 例,显效(下降≥20%)38 例(33.0%),有效(下降 10%~19%)45 例(39.2%),无效(下降 10% 以下)32 例(27.8%);高三酰甘油血症患者 136 例,显效 97 例(71.3%),有效 14 例(10.3%),无效 25 例(18.4%)。对照组高胆固醇血症患者 34 例,显效 11 例(32.4%),有效 7 例(20.6%),无效 16 例(47.1%);高三酰甘油血症患者 45 例,显效 24 例(53.3%),有效 7 例(15.6%),无效 14 例(31.1%)。经统计学处理,中药组疗效稍优于西药组,但无统计学差异(均 $P>0.05$)。经观察,中药组服本丸 1 个半月血清总胆固醇和三酰甘油就有明显下降,随着疗程的延长,其下降幅度更为明显,停药 1 个月后仍继续下降。⑤

82. 葛黄汤　葛根 15 克、黄芪 30 克、五加皮 15 克、制首乌 30 克。随症加减:肝肾阴虚,加熟地黄、地骨皮、山药、知母、黄芩等;痰浊湿阻,加白术、赤小豆、泽泻等;气血瘀阻,加丹参、生地黄。傅明章以上方治疗 6 例高脂血症患者,少者 12 剂,多者 65 剂,疗效满意。⑥

83. 三泽汤　泽漆、泽兰、泽泻、莱菔子、明矾。随症加减:阴虚者,加南沙参、生熟地黄、何首乌、

① 姚树棠,等.祛脂通脉糖浆治疗高血脂症 65 例[J].陕西中医,1987(1):11.
② 白洪龙.复方明星片治疗高脂血症 127 例疗效观察[J].云南中医杂志,1987(1):36-37.
③ 李伟成.降脂灵片治疗高脂血症——附 200 例临床观察[J].湖南中医杂志,1987(3):7-9.
④ 谢秉义.降脂汤治疗高脂血症体会[J].中医函授通讯,1987(3):19.
⑤ 黄震东,等.丹田降脂丸治疗高脂血症的疗效分析[J].中医杂志,1986(12):39.
⑥ 傅明章.葛黄汤治疗高脂血症[J].四川中医,1986(9):50-51.

玄参;阳虚,加附子、桂枝;气虚,可加党参、黄芪、黄精、白术等;痰多者,伍白芥子、胆南星;瘀重,入丹参、桃仁、红花。刘春堂等以上方加减治疗 36 例高血脂症患者,其中高胆固醇患者 36 例,有效 27 例,无效 9 例,有效率 75%;高三酰甘油血症患者 36 例,有效 27 例,无效 9 例,有效率 75%;β-脂蛋白增高患者 33 例,有效 23 例,无效 9 例,有效率 70%。①

84. 血脂宁 山楂 15 克、何首乌 15 克、决明子 9 克、陈皮 4.5 克、猪胆汁粉 0.2 克。此为 1 日剂量,制成血脂宁胶囊,分 3 次服,每次 4 丸。陈熊等将 96 例高脂血症患者随机分为血脂宁组 76 例和安妥明组 20 例。血脂宁组口服血脂宁胶囊,安妥明组口服安妥明胶囊。3 个月为 1 个疗程。结果:血脂宁组中高胆固醇血症患者 52 例,治疗后获显效 27 例(51.9%),改善 3 例(5.8%),无效 22 例(42.3%),总有效率 57.7%;高三酰甘油血症患者 76 例,治疗后获显效 28 例(36.8%),改善 20 例(26.4%),无效 28 例(36.8%),总有效率 63.2%。安妥明组高胆固醇血症患者 13 例,治疗后获显效 5 例(38.5%),改善 1 例(7.7%),无效 7 例(53.8%),总有效率 46.2%;高三酰甘油血症患者 20 例,治疗后获显效者 4 例(20%),改善 7 例(35%),无效 9 例(45%),总有效率 55%。两组疗效无显著差异。②

85. 舒心宁 黄芪、党参、当归、红花、蒲黄等。上药按比例制成 96% 糖浆。每日 2 次,每次 30 毫升。3 个月为 1 个疗程。沈远鸣等以上方治疗 74 例冠心病患者,16 例胆固醇增高者中有 15 例胆固醇下降,29 例三酰甘油增高者中有 25 例三酰甘油下降,下降率前者为 93.75%,后者为 86.2%。说明舒心宁对胆固醇及三酰甘油均有不同程度的下降作用。③

86. 降脂通脉饮 制首乌 30 克、金樱子 30

克、决明子 30 克、生薏苡仁 30 克、茵陈 24 克、泽泻 24 克、生山楂 18 克、柴胡 12 克、郁金 12 克、大黄(酒制)6 克。每日 1 剂,水煎服。随症加减:偏于肝肾阴虚、肝阳上亢,症见眩晕明显,加桑寄生 30 克、生赭石 30 克;偏于脾胃失健,症见脘腹痞闷、倦怠乏力,去金樱子,加黄芪 30 克、茯苓 15 克、莱菔子(炒)12 克;偏于经脉瘀阻,症见肢体麻木、疼痛,去金樱子,加丹参 30 克、桑枝(炒)30 克、桃仁 12 克、路路通 12 克;偏于肝肾不足、目失濡养,症见视物昏花,加茺蔚子 12 克、青葙子 12 克、菊花 12 克。邵念方以上方加减治疗 30 例高脂血症患者。结果:显效 20 例,占 66.7%;有效 9 例,占 30%;无效 1 例,占 3.3%。总有效率 96.7%。④

87. 花生壳合剂 花生壳 100 克、大枣 5 枚、黄精 15 克、何首乌 15 克。每日 1 剂,水煎服。张秀珍以本方治疗高 40 例胆固醇患者。结果:治愈 21 例,显效 15 例,无效 4 例;血胆固醇平均下降 99.7 毫克%,治疗时间最短 8 天,最长 20 天,平均 13.1 天。⑤

88. 降脂片 草决明 42.5 千克、山楂 22.5 千克、丹参 45 千克。上药粉碎,水煎 3 次浓缩成稠膏,放冷至 60℃ 时入草决明细粉 5 斤,制粒,加滑润剂打片,包糖衣。每片含浸膏 0.25 克,相当于生药 2.9 克。每日 3 次,每次 2～4 片,口服。4 周为 1 个疗程,3 个疗程后判定疗效。马峰等以上方治疗 77 例高脂血症患者。其中胆固醇增高者 64 例,治疗后平均下降值 88.3 毫克%,下降至正常范围 48 例,下降至正常率 75%;三酰甘油增高者 43 例,治疗后平均下降值 68.1 毫克%,下降至正常范围 25 例,下降至正常率 58.1%;β-脂蛋白增高者 41 例,治疗后平均下降值 239.9 毫克%,下降至正常 23 例,下降至正常率 56.1%。⑥

89. 降脂合剂 2 决明子 100 克、何首乌(制)100 克、桑寄生 100 克、泽泻 100 克、山楂(生用)

① 刘春堂,等.痰瘀同治降血脂 36 例[J].四川中医,1986(9):43.
② 陈熊,等.血脂宁治疗高脂血症的临床与实验观察[J].中医杂志,1985(5):29-31.
③ 沈远鸣,等."舒心宁"降脂作用的临床观察[J].湖北中医杂志,1985(5):11-12.
④ 邵念方.降脂通脉饮治疗高脂血症的临床观察[J].中医杂志,1984(9):44-46.
⑤ 张秀珍.花生壳合剂降胆固醇 40 例[J].广西中医药,1983,6(1):53-54.
⑥ 马峰,等.降脂片治疗高脂血症 77 例临床初步分析[J].河南中医,1983(4):44-45.

100克。将上药制成500毫升合剂,制成后加蜂蜜或白糖适量,每日3次,每次50毫升。4周为1个疗程。施裕高以上方治疗1例高脂血症患者,治疗前总胆固醇206毫克%,三酰甘油360毫克%,β-脂蛋白>885毫克%;2个疗程后,总胆固醇173毫克%,三酰甘油124毫克%,β-脂蛋白327毫克%;停药接近2月,总胆固醇75毫克%,三酰甘油150毫克%,β-脂蛋白335毫克%。①

90. 自拟方4 三七3克、山楂24克、泽泻18克、草决明15克、虎杖10克。随症加减:血瘀型中偏气虚,加党参15克、黄芪15克、麦冬10克;偏气滞,加莪术10克、降香10克;痰热内阻型,加全瓜蒌24克、薤白10克、陈皮10克、枳壳10克、茵陈10克、大黄3~6克;肝肾阴虚型,加制首乌20克、楮实子、麦冬10克、当归10克、白芍10克;肝阳上亢型,加用制首乌24克、钩藤10克、白芍10克、珍珠母30克。每日1剂,水煎服。1个月为1个疗程。欧阳忠兴等以上方加减治疗67例高脂血症患者。胆固醇高者46例,治疗后平均下降78.22毫克%,下降率为27.5%,治疗前后比较有非常显著性意义(P<0.01),其中34例下降至正常,10例下降未达正常范围,1例无改变,1例反升高;三酰甘油升高者56例,治疗后平均下降33.94毫克%,平均下降率为31.46%,治疗前后比较有非常显著性意义(P<0.01),其中28例下降至正常,21例下降未达正常范围,2例无改变,5例反升高。②

单 方

1. 制首乌 组成:制首乌30克。制备方法:上药加水300毫升,煎20分钟左右,取汁150~200毫升,分2次温服。每日1剂。20天为1个疗程。临床应用:徐荷芳用上方治疗32例高脂血症患者,显效19例,有效10例,无效3例。有效率90.93%。③

2. 虎杖片 组成:虎杖。用法用量:每次3片,每日3次。临床应用:万连元将158例高脂血症患者分为治疗组90例和对照组68例。治疗组予上方,对照组用亚油酸。两组均服用6周。结果:治疗组和对照组分别显效(TC下降≥20%或TG下降≥30%或HDL上升≥20%)46例、16例,有效(TC下降≥10%或TG下降≥20%或HDL上升≥10%)28例、10例,无效16例、42例。两组结果比较有显著差异(P<0.01)。④

3. 薤白胶丸 用法用量:每次1~2丸,每日3次。临床应用:谭可安用上方治疗高脂血症患者,服4周为1个疗程。结果表明此药有降低血脂作用,治疗前后比较有显著差异(P<0.001)。⑤

4. 没药胶囊 用法用量:每次2~3粒,每日3次。临床应用:洪允祥等用上方治疗52例高脂血症患者,并与31例服用淀粉胶囊(淀粉组)比较,连服2个月。结果:没药组TC下降显著,与淀粉组比较差异明显;降TG无明显差异,均较治疗前有所下降;HDL两组均较治前增高,但无统计学意义。⑥

5. 萆薢降脂散 组成:萆薢。用法用量:研末制散,每次5克,每日3次,连服90天。临床应用:方新生以上方治疗36例高胆固醇患者,显效18例,有效11例,改善4例,无效3例;治疗56例高三酰甘油血症患者,显效23例,有效22例,改善7例,无效4例。治疗后胆固醇平均下降107.55毫克%,三酰甘油平均下降142.11毫克%,与治疗前比较有显著差异(P<0.001)。⑦

6. 水蛭粉 组成:水蛭。制备方法:水蛭去除杂质后自然风干,粉碎后过120目筛,以细粉装入胶囊内,每粒含水蛭粉0.25毫克。用法用量:每次4粒(1毫克),每日3次,饭后服用。临床应用:金德山等以上方治疗150例高脂血症患者,疗程1个月。服药前胆固醇为(207.6±41.7)毫克/

① 施裕高.降脂合剂治疗高脂血症[J].江苏中医杂志,1982(6):28.
② 欧阳忠兴,等.中药治疗67例高脂血症的临床观察[J].湖北中医杂志,1981(4):26-27.
③ 徐荷芳.单味制首乌治疗高脂血症疗效观察:附64例对照分析[J].浙江中医杂志,1991(6):245.
④~⑦ 张三林.中医治疗高脂血症新进展[J].上海中医药杂志,1991(3):26-29.

分升,服药后血清胆固醇为(190.5±35.5)毫克/分升,服药前后血清胆固醇含量比较,经统计学处理,有显著差异(P<0.01);服药前三酰甘油含量(201.3±82.0)毫克/分升,服药后血清三酰甘油为(146.5±54.6)毫克/分升,服药前后血清三酰甘油比较,有显著的统计学差异(P<0.01)。①

7. 降脂合剂 组成:山楂、草决明。用法用量:100毫升,每日2次。临床应用:王国三等将78例高脂血症患者分为治疗组56例和对照组22例。治疗组服用降脂合剂;对照组采用西药脉通胶囊2粒,每日3次。15日为1个疗程,连续服用2个疗程。结果:降胆固醇疗效,治疗组、对照组的总有效率分别为88.68%、47.62%,两组具有显著差别(P<0.05);降三酰甘油疗效,治疗组、对照组的总有效率分别为95.35%、46.67%,两组具有显著差别(P<0.05);降β-脂蛋白疗效,治疗组、对照组的总有效率分别为94.34%、66.67%,两组具有显著差别(P<0.05)。②

8. 天花粉胶囊 组成:天花粉。临床应用:周建群等用上方治疗30例老年前期高脂血症患者。结果:服1个半月时,血脂水平明显下降。胆固醇下降值为(89.50±23.50)毫克%,有效率93%,转正常率30%;β-脂蛋白下降值为(159.80±24.48)毫克%,有效率90.91%,转正常率45.45%;三酰甘油下降值为(74.29±20.77)毫克%,有效率80%,转正常率32%。服用3个月时,胆固醇下降值(148.07±23.35)毫克%,有效率100%,转正常率66.67%;三酰甘油下降值(106.54±21.72)毫克%,有效率84%,转正常率52%。③

9. 清宁片 组成:川大黄。制备方法:生大黄炮制后,制成每片含生大黄0.2克的药片。用法用量:每次6片,1日3次,温开水送服。临床应用:任克恭等将72例原发性高脂血症患者分为

清宁片组和对照组各36例。清宁片组服用清宁片,对照组服用右旋糖酐硫酸酯钠片。30天为1个疗程,每例患者各服药3个疗程。结果:清宁片组中21例高胆固醇血症患者,显效17例,无效1例,加重3例,有效率80.9%;28例高三酰甘油血症患者,显效12例,改善8例,无效5例,加重3例,有效率71.4%,且无不良反应。对照组有12例高胆固醇血症患者,显效9例,无效2例,加重1例,有效率75%;30例高胆固醇血症患者,显效13例,改善13例,无效1例,加重3例,有效率86.6%。两组降胆固醇和三酰甘油的疗效相比较,经统计学分析均无明显差异(均P>0.05)。④

10. 白僵蚕末 组成:白僵蚕。用法用量:每次服白僵蚕末3克,每日3次,2个月为1个疗程。临床应用:罗嗣尧以上方治疗21例高脂血症患者,均有效。其中12例治疗1个疗程,6例治疗2个疗程,3例治疗3个疗程。⑤

11. 生大黄粉 组成:大黄。制备方法:生大黄粉装胶囊,每粒0.5克。用法用量:每日1~2次,每次1粒,饭后即服,疗程1个月。结果:于世家以上方治疗30例高脂血症患者,其中单纯胆固醇升高者9例,单纯三酰甘油升高者8例,两者均升高者3例。治疗1个月后,三酰甘油平均下降88.4毫克/毫升,胆固醇平均下降48.8毫克/毫升。⑥

12. 茵陈 组成:茵陈。制备方法:代茶饮用。用法用量:每日15克,1个月为1个疗程。临床应用:杨松年等以上方治疗82例高胆固醇血症患者,在接受1个疗程的基础上,其中34例又接受了第2个疗程。结果:治疗前血清胆固醇为260~425毫克%,平均为296.9毫克%;治疗后为160~355毫克%,平均为254.5毫克%。平均下降42.4毫克%,平均下降率14.3%。差异非常显

① 金德山,等.水蛭粉治疗高脂血症150例疗效观察[J].北京中医杂志,1989(1):21-22.
② 王国三.等.降脂合剂治疗高脂血症56例疗效观察[J].河北中医,1990,12(4):1-2.
③ 周建群.等.天花粉治疗老年前期高脂血症[J].新医学,1987(10):528.
④ 任克恭,等.清宁片降血脂临床观察[J].中医杂志,1987(2):41-43.
⑤ 罗嗣尧.白僵蚕末治疗高脂血症21例[J].湖北中医杂志,1987(3):43.
⑥ 于世家.口服生大黄粉治疗高脂血症30例[J].中西医结合杂志,1986(8):512.

著(P＜0.001)。①

13. 参竹丸　组成：党参1.25克、玉竹1.25克。用法用量：粉碎上药后制成4丸蜜丸，每日2次，每次2丸。连服45天为1个疗程。停10天复查血脂1次后，再进行第2个疗程；服药后再停10天，然后查血脂。临床应用：申德鑫等以上方治疗50例高脂血症患者，服参竹丸坚持满1个疗程者26例，60天到满2个疗程者24例，每人至少进行3次血脂测定；以治疗前的血脂结果与治疗后最后1次（即第3次）血脂结果进行对照分析，胆固醇、三酰甘油、β-脂蛋白均有明显下降。②

14. 降脂灵　组成：何首乌9克、决明子30克。临床应用：中国人民解放军二六四医院内二科将上方制成3种剂型，其中煎剂治疗18例高脂血症患者，普通片剂治疗7例患者，浸膏片治疗23例患者。1个月为1个疗程。结果：浸膏片为优，因体积小，胃肠不良反应少，患者愿意接受，并对β-脂蛋白、胆固醇、三酰甘油的疗效都非常显著。③

15. 茵陈合剂　组成：茵陈15克、泽泻15克、葛根15克。用法用量：每日1剂，水煎服，或制成糖衣药片分3次口服。临床应用：广东省汕头市第二人民医院冠心病小组以上方治疗104例高脂血症患者，服药时间最短为26天，最长为279天，平均为91.7天。结果：其中高胆固醇患者71例，治疗后显效44例（61.9％），减轻11例（15.5％），总有效55例（77.4％），无效13例（18.3％），增高3例（4.2％）；三酰甘油增高者72例，治疗后显效49例（68.1％），减轻3例（4.2％），总有效52例（72.3％），无效8例（11.1％），增高12例（16.7％）；前β-脂蛋白异常51例，治疗后显效10例（19.6％），减轻17例（33.3％），总有效27例（52.9％），无效22例（43.1％），增高2例（3.9％）；β-脂蛋白增高者73例，治疗后显效2例（2.7％），减轻41例

（56.2％），总计有效43例（58.9％），无效29例（39.8％），增高1例（1.4％）。④

中 成 药

1. 通脉降脂片　组成：笔管草、三七、川芎、荷叶、花椒等（厦门中药厂有限公司生产，批准国药Z35020076）。用法用量：每次4片，每日3次。临床应用：张晓晖等将169例高脂血症患者分为治疗组和对照组。治疗组服用通脉降脂片和阿托伐他汀钙，对照组单纯采用阿托伐他汀钙。疗程均为12周。结果：治疗组的总有效率明显高于对照组（P＜0.05）；两组治疗前血脂水平比较差异无统计学意义（P＞0.05）；两组治疗12周后与治疗前比较TC、TG、LDL-C明显降低，HDL-C明显升高，差异均有统计学意义（P＜0.05）；治疗12周后治疗组的血脂改善明显优于对照组，差异有统计学意义（P＜0.05）。⑤

2. 六味能消胶囊　大黄、诃子、藏木香、寒水石、碱花、干姜（西藏自治区藏药厂生产）。用法用量：每次2粒，每日3次，4周为1个疗程。临床应用：张瑜将64例高脂血症患者随机分为治疗组34例和对照组30例。治疗组服用上药，对照组口服烟酸肌醇酯。结果：治疗组、对照组的总有效率分别为91.2％、73.3％。两组总有效率比较，差异有显著性意义（P＜0.05）。⑥

3. 血通胶囊　组成：大黄、水蛭、何首乌等（上海市香山中医医院研制）。用法用量：研末，每丸含生药每味0.25克，每日3次，每次3～4丸。60日为1个疗程，连用2个疗程。临床应用：姚克裘等以上方治疗72例老年高脂血症患者，显效（血脂3项指标均达正常范围，症状消失或明显改善）25例，有效35例，无效12例。总有效率83.3％。⑦

① 杨松年，等.茵陈降低血清胆固醇82例近期疗效观察[J].中医杂志，1980(1)：39.
② 申德鑫，等.参竹丸治疗高脂血症的疗效观察[J].辽宁中医杂志，1980(1)：6-7.
③ 中国人民解放军二六四医院内二科.降脂灵治疗高脂血症48例疗效观察[J].山西医药杂志，1977(5)：18-21.
④ 广东省汕头市第二人民医院冠心病小组.茵陈合剂治疗高脂血症104例小结[J].新中医，1976(3)：36-39.
⑤ 张晓晖，等.中西医结合治疗高脂血症85例疗效观察[J].当代医学，2010,16(27)：157-158.
⑥ 张瑜.六味能消胶囊治疗高脂血症34例[J].新中医，2000,32(11)：45-46.
⑦ 姚克裘，等.血通胶囊对老年高脂血症影响的临床研究[J].上海中医药杂志，1995(1)：37-38.

4. 大黄䗪虫丸　用法用量：每次 1 剂,每日 2～3 次口服。1 个月为 1 个疗程,用 1～2 个疗程。临床应用：唐丽等以上方治疗 30 例高黏血症患者,血浆黏度、纤维蛋白原、全血黏度(高、低切)、血球压积、血小板聚集率均明显下降(均 $P<0.01$)。[1]

5. 脉净胶囊　组成：薤白(吉林省东方制药厂生产)。用法用量：每次 3 粒,每日 3 次。临床应用：李海聪等将 100 例高脂血症患者随机分为治疗组和对照组各 50 例。治疗组口服上方,对照组口服月见草油胶丸。均用 4 周。结果：两组的 TC、动脉硬化指数(AI)、临床症状积分治疗前后自身比较均有显著性差异($P<0.05$ 或 0.01)；两组治疗前后积分差值比较有显著性差异($P<0.05$)；TG、HDL - C 两组治疗前后自身及两组治疗后各项血脂(TC、TG、HDL - C、AI)指标比较均无显著性差异($P>0.05$)。治疗组未发现不良反应。[2]

6. 逍遥丸　组成：柴胡、当归、白芍、白术、茯苓、甘草、薄荷(山东省济宁市中药厂生产)。用法用量：每日 2 次,每次 9 克。临床应用：杨大男等将 126 例高脂血症患者分为治疗组 84 例和对照组 42 例。治疗组口服逍遥丸,对照组口服山楂精降脂片。均 15 日为 1 个疗程,连用 3 个疗程。结果：治疗组、对照组的 TC、TG 分别下降,总有效率为 90.5％、78.5％($P<0.05$),86.9％、76.2％($P<0.05$)；两组治疗前后自身比较亦有显著性差异($P<0.01,P<0.05$)。[3]

7. 通脉宁心冲剂　组成：川芎、丹参、葛根(上海新冈制药厂生产)。用法用量：每次 1 袋,每日 3 次冲服,8 周为 1 个疗程。临床应用：吴萍玲等以上方治疗 30 例高脂血症患者,临床症状均有好转,血清三酰甘油、血浆血栓素 B_2(TXB_2)均明显下降($P<0.01,P<0.05$),6 - keto - GFα1 略有上升,TXB_2/6 - keto - PGFα1 比值下降。本品有抗血小板聚集、释放,调节血浆血栓素 A_2/前列环素平衡的作用。[4]

8. 绞股蓝总甙口服液　组成：绞股蓝提取物(杭州市药物研究所制药厂生产)。用法用量：每日 3 次,每次 2 支(40 毫克)。临床应用：余国友等将 158 例原发性高脂血症患者随机分为口服液组 106 例和片剂组 52 例。口服液组服用上方。片剂组服用绞股蓝总甙片(陕西安康中药厂生产),每日 3 次,每次 2 片(40 毫克)。两组均以 2 个月为 1 个疗程。结果：口服液组、片剂组分别显效 43 例、15 例,有效 48 例、12 例,总有效率 85.85％、69.23％($P<0.05$)；血脂变化,口服液组、片剂组分别显效(单纯胆固醇下降≥20％,三酰甘油下降≥40％或单纯高密度脂蛋白上升≥10 毫克/分升满足 1 项)53 例、26 例,有效 29 例、14 例,总有效率 77.36％、76.92％($P>0.05$)。[5]

9. 活血Ⅰ号胶囊　组成：水蛭 4.5 克、桃仁 10 克、泽兰 10 克、红花 5 克、益母草 15 克、丹参 30 克、党参 30 克。用法用量：每粒胶囊含量 0.5 克,每日 3 次,每次 4 粒,平均疗程(33.5 ± 11.5)天。临床应用：谢森等用上方治疗 48 例高脂血症患者,与 24 例使用安妥明的对照组比较。结果：活血Ⅰ号胶囊降脂效果更优。[6]

10. 调脂胶囊　组成：刺五加 18 克、香薷 10 克、葛根 30 克、枸杞子 30 克、丹参 30 克、柴胡 20 克、黄芪 20 克、泽泻 25 克、红花 15 克、山楂 15 克、甘草 15 克。用法用量：按此比例加工成胶囊,每粒 3 克,每次 3 粒,每日 3 次。临床应用：朱洪云等以上方治疗 284 例高脂血症患者。结果：1 个月后显效 155 例,有效 78 例,无效 51 例,总有效率 82.04％；治疗前后血清胆固醇、三酰甘油比较均有显著性差异($P<0.05$、$P<0.01$)。[7]

11. 优降脂胶囊　组成：何首乌、山楂、决明

① 唐丽,等.大黄䗪虫丸治疗高粘血征 30 例临床观察[J].天津中医,1995,12(1)：18 - 19.
② 李海聪,等.脉净胶囊治疗高脂血症的疗效分析[J].中医杂志,1995,36(3)：161 - 163.
③ 杨大男,等.逍遥丸治疗高脂血症 84 例[J].陕西中医,1995,16(3)：109 - 110.
④ 吴萍玲,等.通脉宁心冲剂治疗高脂血症的临床观察[J].上海中医药杂志,1994(7)：9 - 10.
⑤ 余国友,等.绞股蓝治疗高脂血症 158 例临床观察[J].浙江中医杂志,1994(5)：204 - 205.
⑥ 谢森,等.以"活血Ⅰ号"胶囊为主治疗高粘血症 102 例临床研究[J].中国中药杂志,1993,18(5)：310 - 312.
⑦ 朱洪云,等.调脂胶囊治疗高脂血症 284 例[J].山东中医学院学报,1993,17(3)：23 - 24.

子、五灵脂等。用法用量：制成胶囊，每粒胶囊含药粉 0.3 克，相当于生药 6.3 克，每次 4 粒，每日 3 次口服。临床应用：周文泉等将 61 例原发性高脂血症患者随机分为治疗组 40 例和对照组 21 例。治疗组服用以上胶囊，对照组服用脉安冲剂。30 天为 1 个疗程，连服 2 个疗程。结果：治疗组、对照组的总有效率分别为 82.5%、42.8%。两组总有效率经统计学分析有显著差异（$P<0.05$）。[1]

12. 轻身调脂片　组成：大黄、泽泻、柴胡。用法用量：每片含生药 2 克，每次 3～6 片，每日 2 次。临床应用：徐放等将 93 例老年高脂血症患者随机分为治疗组 72 例和对照组 21 例。治疗组服用上方，对照组给予月见草油胶囊（长春市宽城制药厂生产）。结果：治疗组、对照组分别显效 57 例、11 例，有效 9 例、4 例，无效各 6 例。总有效率分别为 91.67%、71.43%，治疗组疗效优于对照组（$P<0.05$）；治疗组血清总胆固醇、三酰甘油、低密度脂蛋白、致动脉硬化指数治疗前后比较有显著性差异（$P<0.01$），对照组仅个别指标有差异。[2]

13. 三黄降脂糖浆　组成：大黄、蒲黄、姜黄、决明子、山楂、何首乌。用法用量：上药按一定比例制成糖浆，糖含量 20%，每次 30 毫升，每日 3 次口服。水蛭粉 2 克每晚冲服。临床应用：关启文等将 116 例高脂血症患者随机分为治疗组 60 例和对照组 56 例。治疗组服上方，对照组服烟酸肌醇片。6 周为 1 个疗程。结果：三黄降脂糖浆对降 TC、TG 及提高 HDL-C 均有良好的效果，总有效率 83.3%，显著高于对照组。[3]

14. 复方降脂片　组成：党参、何首乌、泽泻、郁金、生蒲黄等 10 味。用法用量：每日 4～6 片，每日 3 次。30 日为 1 个疗程。临床应用：杨少文等以上方治疗 118 例高脂血症患者。结果：服药 1～3 个疗程后，血清胆固醇、三酰甘油分别由治疗前的（5.94±1.10）毫摩尔/升、（2.69±1.39）毫摩尔/升降为（5.24±0.91）毫摩尔/升、（1.87±0.87）毫摩尔/升，治疗前后比较有显著差异（均 $P<0.01$）；全血高切、低切黏度和红细胞压积降低（$P<0.01$），血浆黏度下降、红细胞电泳时间缩短和纤维蛋白原降低（均 $P<0.05$）。[4]

15. 乌芝降脂片　组成：何首乌、灵芝、大黄、姜黄、泽泻、白矾。用法用量：制成片剂，每片含生药 500 毫克，每次 5 片，每日 3 次，饭前后口服。临床应用：王如侠等将 95 例高脂血症患者分为乌芝降脂片组 67 例和西药对照组 28 例。乌芝降脂片组服用乌芝降脂片，西药对照组服用烟酸肌醇制片。结果：乌芝降脂片组的高脂血症患者治疗前后对比，证实乌芝降脂片可有效降低血脂，尤以 TG 为著，同等条件下疗效优于西药对照组。[5]

16. 脂可清胶囊　组成：葶苈子 25 克、黄芩 15 克、泽泻 15 克、茵陈 20 克、山楂 25 克、大黄 10 克、木香 10 克。用法用量：上药按以上比例，采用科学工艺制成胶囊，每粒 0.3 克；每日 3 次，每次 2～3 粒。临床应用：苏瑞君等将 410 例高脂血症患者分为治疗组 306 例和对照组 104 例。治疗组以上方治疗，对照组予外观与脂可清相同的烟酸肌醇酯胶囊。两组均以 1 个月为 1 个疗程。结果：治疗组临床痊愈 132 例，显效 85 例，有效 71 例，无效 18 例，总显效率 70.9%，总有效率 94.1%；对照组临床痊愈 24 例，显效 17 例，有效 37 例，无效 26 例，总显效率 39.4%，总有效率 75%。治疗组优于对照组。降胆固醇疗效，两组无明显差异（$P>0.05$）；降三酰甘油和 β-脂蛋白疗效治疗组优于对照组，经统计学处理，差异显著（$P<0.05$）；治疗组可升高高密度脂蛋白胆固醇，经统计学处理，优于对照组（$P<0.01$）。[6]

17. 桑葛降脂丸　组成：桑寄生、葛根、丹参、

① 周文泉，等.优降脂对老年高脂血症影响的临床研究[J].中国中西医结合杂志，1993，13(7)：428－429.
② 徐放，等.轻身调脂片治疗中老年高脂血症临床观察[J].中国中西医结合杂志，1993，13(11)：655－657.
③ 关启文，等.三黄降脂糖浆治疗高脂血症 60 例临床观察[J].实用中医药杂志，1993，9(4)：6－7.
④ 杨少文，等.中药复方降脂片对血脂及血液流变学的影响[J].第四军医大学学报，1992，13(1)：43－45.
⑤ 王如侠，等.乌芝降脂片治疗高脂血症的临床观察[J].江苏中医，1991(6)：7－8.
⑥ 苏瑞君，等.脂可清胶囊治疗高脂血症 306 例观察[J].中西医结合杂志，1991，11(5)：296－297.

红花等(成都中药厂生产)。用法用量:每日 12克,分 2~3 次口服,总疗程为 30 天。临床应用:阮期铭等以此方治疗 51 例高脂血症患者。结果:临床治愈者 23 例,显效 5 例,有效 13 例,无效 10例,总有效率 80.39%;治疗前后三酰甘油、HDL-C 差异都非常显著($P<0.001$);胆固醇治疗前后差异不显著($P>0.05$)。[1]

18.大黄醇提片 组成:大黄提取物(上海香山中医院附属药厂生产)。用法用量:每片 0.25克。每日晨起空腹口服 3 片,3 周为 1 个疗程;服药期间停服一切降血脂药物,饮食习惯不变。临床应用:吕兴年等以此药治疗 68 例高脂血症患者。结果:其中胆固醇增高者 64 例,服药后较服药前降低者为 48 例,增高者为 16 例,64 例服药后较服药前降低(31.80±53.55)毫克/分升,有显著性差异($P<0.001$);血清 β-脂蛋白含量增高者 62例,服药后较服药前降低者 28 例(其中降至正常者 4 例),17 例无变化,17 例较前增高;血清三酰甘油增高者 24 例,服药 3 周后有 22 例三酰甘油含量低于服药前,其中 20 例降到正常水平;有 2例服药后增高,但增高幅度很小;24 例血清三酰甘油含量较治疗前下降值为(83.00±12.92)毫克/分升,有显著性意义($P<0.001$)。[2]

19.大黄糖浆 组成:蒽醌类、儿茶素和没食子酸类及苷类等大黄提取物。制备方法:制成糖浆(糖含量 50%)。用法用量:每次 6 毫升,早晨空腹服用,每日 1 次。临床应用:焦东海等将 56例高脂血症患者随机分为治疗组 30 例和对照组26 例。治疗组服用大黄糖浆。对照组服用烟酸肌醇酯 2 片(0.4 克),每日 3 次。两组均持续治疗6 周。结果:治疗组服药前胆固醇(280±36.1)毫克%,服药 6 周后为(234.5±35.8)毫克%,有效率64%;服药前三酰甘油(214±112.3)毫克%,服药后(205±95.3)毫克%,有效率 28%;服药前 β-脂蛋白(774±122.4)毫克%,服药 6 周后为(692.1±

130)毫克%,有效率 52%。大黄糖浆与烟酸肌醇酯对高胆固醇均有明显的治疗作用,有效率相似(54%~56%),但在治疗 6 周后大黄糖浆对高 β-脂蛋白的作用比烟酸肌醇酯为优。[3]

20.消补减肥片 组成:黄芪、蛇床子、白术、大黄、姜黄、香附等。适用于虚实夹杂型高脂血症。用法用量:每片 0.5 克,每次 6~8 片,每日3 次,饭前半小时服。临床应用:丘万嵩等将 51例高脂血症患者随机分为治疗组 31 例和对照组20 例。治疗组服用消补减肥片,对照组服用防风通圣散片。疗程均为 1 个月。结果:消补减肥片能显著降低血清胆固醇,降胆固醇总有效率 87%。[4]

21.山楂降脂乐 组成:山楂(郑州化学制药厂生产)。用法用量:每片含生药 0.5 克,每日 3次,每次含化 4~6 片。临床应用:宁选等将 118例中老年高脂血症患者分为治疗组 83 例和对照组 35 例。治疗组服山楂降脂乐。对照组服弹性酶。45 天为 1 个疗程。结果:治疗组中胆固醇增高者 59 例,治疗前平均值为(251.5±39.6)毫克%,治疗后平均值为(205.4±48.3)毫克%,两者比较有显著性差异($P<0.01$),其中显效 9 例,好转 32 例,无效 18 例,有效率 69.49%;三酰甘油增高者 71 例,治疗前平均值为(198.3±47.5)毫克%,治疗后平均值为(191.1±63.6)毫克%,前后比较有显著性差异($P<0.01$),其中显效 22 例,好转 35 例,无效 14 例,有效率 80.28%。[5]

22.舒心降脂片 组成:天花粉、山楂、降香、薤白等。用法用量:每次 5 片,每日 3 次。20 天为 1 个疗程。临床应用:韩建英等以上方治疗102 例高脂血症患者,服用本药 60 天。结果:高胆固醇血症患者 73 例,平均下降幅度 60.70 毫克/分升,有效 69 例,有效率 94.5%;高三酰甘油症患者 69 例,治疗后平均下降幅度 80.85 毫克/分升,有效 69 例,有效率 91.3%;高 β-脂蛋白血症患者

① 阮期铭,等.桑葛降脂丸治疗高脂血症 51 例疗效观察[J].四川中医,1991(6):33.
② 吕兴年,等.大黄醇提片治疗高脂血症 68 例观察[J].中西医结合杂志,1991(1):16.
③ 焦东海,等.大黄糖浆降脂作用的临床观察[J].中西医结合杂志,1990,10(2):110-111.
④ 丘万嵩,等.消补减肥片对高脂血症影响的临床研究[J].中西医结合杂志,1990(9):516,532-534.
⑤ 宁选,等.山楂降脂乐对中老年人高脂血症的临床观察[J].河南中医,1990(4):23-24.

89例,治疗后平均下降幅度160.4毫克/分升,有效71例,有效率79.8%。①

23. **乌龙降脂茶** 组成:何首乌、桑寄生、草决明、葛根、泽泻、茜草等(泉州制药厂生产)。用法用量:每次1包,每日2~3次,用开水泡饮。30天为1个疗程。临床应用:王耀华等将126例高脂血症患者分为治疗组102例和对照组24例。治疗组服用上方,对照组服用安妥明。结果:治疗组中高胆固醇血症患者79例,治疗后显效20例,有效44例,无效15例,总有效率81.0%;高三酰甘油血症78例,治疗后显效8例,有效35例,无效13例,总有效率83.3%。②

24. **仙饮乌龙茶** 组成:乌龙茶与灵芝、黄精等。功效:祛脂,减肥,活血化瘀,强身抗衰老。用法用量:每次3~5克,开水冲服,每日2~3次。30天为1个疗程。临床应用:陈文箫等以上方治疗34例肥胖型高脂血症老年患者。结果:其中高胆固醇血症患者34例,治疗后显效11例,有效12例,无效10例,总有效率70.6%;高三酰甘油血症患者34例,治疗后显效2例,有效18例,无效14例,总有效率58.8%。③

25. **降脂片** 组成:何首乌(制)30%、蒲黄20%、泽泻15%、荷叶15%、山楂10%、瓜蒌壳10%(湘潭市第一制药厂生产)。功效:滋阴补肝肾,活血化瘀,健脾利湿。用法用量:口服,每次5片,每日3次。60天为1个疗程。临床应用:湘潭医院中医科科研组以上方治疗44例高脂血症患者。结果:显效22例,占50%;有效16例,占36.34%。总有效率86.34%。其中总胆固醇单项显效6例,有效22例,无效16例,有效率63.6%;β-脂蛋白项显效18例,有效9例,无效17例,有效率61.4%;三酰甘油显效16例,有效7例,无效21例,有效率50.3%。④

26. **复方蒲公英片** 组成:蒲公英、山楂、桑寄生、黄芪、五味子,比例是7:3:3:3:1。制备方法:取山楂量100%、黄芪量40%、五味子量40%,共研粉碎过80目筛得粉。上药少量剩渣与方内其余各药同煎2次,共3个半小时。两次煎液合并浓缩成浸膏,掺上述药粉混匀,烤干后再粉碎,然后拌入75%乙醇(必要时加10%淀粉糊)过16目筛制粒,压片,包衣,每片含生药0.35克。用法用量:每次6片,每日3次。临床应用:叶映明等将64例高脂血症患者分为治疗组37例和对照组27例。患者均告知注意膳食,适当体育锻炼,但无严格规定。治疗组服用上方,对照组服用降脂灵。1个月为1个疗程。除个别病例治疗3个疗程外,一般不超过2个疗程。结果:近期疗效治疗组治愈28例,好转7例,无效2例,有效率为94.59%;对照组治愈16例,好转9例,无效2例。治疗组和对照组的有效率分别为94.59%、92.59%,近期治愈率前者较后者高27.7%,两组降胆固醇和降三酰甘油效力无明显差别。远期治愈率治疗组为63.89%,优于对照组(46.15%)。⑤

27. **降脂灵片** 组成:决明子、山楂、荷叶。用法用量:口服,每片重0.3克,每日3次,每次5~8片,1个月为1个疗程进行临床观察。临床应用:于万顺等用上方治疗95例高脂血症患者。结果:近期临床治愈15例,显效和有效70例,无效10例,总有效率为89%。其中胆固醇平均下降值为107.9毫克%,β-脂蛋白平均下降值为96.8%,三酰甘油平均下降值为34.5%。⑥

28. **宁脂片(口服液)** 组成:白术、陈皮、半夏、丹参等(上海中药一厂配制)。用法用量:片剂每日3次,每次8片;口服液(每支10毫升),每日2次,每次10毫升。疗程2~4个月。临床应用:张镜人等以上方治疗90例高脂血症患者。结果:其中高胆固醇患者35例,治疗前血清胆固醇(289.4±46.6)毫克%,治疗后(224.8±62.3)毫

① 韩建英,等.舒心降脂片治疗高脂血症102例疗效观察[J].云南中医学院学报,1990,13(1):5-8.
② 王耀华,等.乌龙降脂茶对高脂血症102例疗效观察[J].福建中医药,1989,20(6):4.
③ 陈文箫,等.仙饮乌龙茶对34例肥胖型老年高脂、高粘血症疗效观察[J].福建中医药,1989,20(6):2-3.
④ 湘潭医院中医科科研组."降脂片"治疗高脂血症44例[J].湖南中医杂志,1989(4):38.
⑤ 叶映明,等.复方蒲公英片降血脂疗效观察[J].新中医,1988(2):28-30.
⑥ 于万顺,等.热河医药,1988(3):3.

克％；血清三酰甘油治疗前（307.7±182.8）毫克％，治疗后（227.2±116.2）毫克％，治疗前后比较有显著性差异（均 $P<0.01$）。①

29. 降脂胶囊　组成：桑寄生 15 克、淫羊藿 15 克、泽泻 15 克、玉竹 15 克、茺蔚子 15 克、山楂 15 克。用法用量：经制剂室研制成 9 粒胶囊，为 1 日量，分 3 次口服。6 周为 1 个疗程。临床应用：胡晓晨等以上方治疗 54 例高脂血症患者。结果：血脂降至正常范围，自觉症状消失，显效者 19 例（35.2％）；血脂有 1 项或 2 项降至正常范围，另 1 项或 2 项仍高于正常值，自觉症状基本消失，有效者 23 例（42.6％）；未达到有效标准，无效者 12 例（22.2％）。近期疗效总有效率为 77.8％。②

30. 柔脉冲剂　淫羊藿、草决明、泽泻、山楂、川芎、陕青茶等（西安自力中药厂生产）。用法用量：每日 2 次，每次 1 包。临床应用：杜雨茂等将 369 例高脂血症患者分为观察组 304 例和对照组 65 例。观察组服用上方，对照组服用安妥明。结果：观察组中三酰甘油升高患者 266 例，治疗后显效 149 例（56.9％），有效 37 例（13.9％），无效 80 例（30.1％），总有效率为 69.4％；112 例胆固醇升高患者治疗后显效 66 例（58.8％），有效 15 例（13.4％），无效 31 例（27.7％），总有效率为 72.3％。观察组和对照组临床症状改善率分别为 60.4％、54.4％，经统计学处理后无显著性差异。③

31. 降脂灵冲剂　组成：茵陈、栀子、苍术、黄柏等。制备方法：上药喷雾干燥制成冲剂。用法用量：每次 2.5 克，每日 3 次口服。临床应用：静文英等将 156 例高脂血症患者分为降脂灵组 100 例、烟酸肌醇酯组 26 例和脉通丸组 30 例。降脂灵组服用降脂灵冲剂，烟酸肌醇酯组服用烟酸肌醇酯，脉通丸组服用脉通丸。疗程为 1 个月。结果：降脂灵对各类血脂的降脂疗效非常显著（ $P<0.001$ ）；降高胆固醇血症有效例数占 66％，降 β-脂蛋白有效例数占 68％，降高三酰甘油血症的有效例数占 74％。降脂灵的疗效优于烟酸肌醇脂及脉通丸。④

32. 月见草油　用法用量：每日 2 次，每次 2 克。临床应用：佟铭等将 140 例高脂血症患者分为治疗组 100 例和对照组 40 例。治疗组服用月见草油。对照组服用维生素 E，每日 100 毫克。均服 90 天。结果：治疗组与对照组于治疗后 14、45、90 天及停药 30 天比较，均有显著差异（ $P<0.05\sim0.001$ ）。⑤

33. 大蒜精油胶丸　组成：大蒜提取物（杭州胡庆余堂制药厂生产）。用法用量：每日 3 次，每次 2～3 丸，每日总量 0.12 克（相当于原生药 50 克）。临床应用：大蒜精油胶丸协作组以此方治疗 274 例高脂血症患者。结果：1 个月后，胆固醇、三酰甘油、β-脂蛋白均有明显下降，治疗前后比较，有极显著性差异（ $P<0.001$ ）；48 例胆固醇、三酰甘油、β-脂蛋白三项同时升高的患者，经治疗后以降二酰甘油作用为优（平均下降率为 30.2％），其次为 β-脂蛋白（平均下降率为 18.7％）、胆固醇（平均下降率为 12.5％）。⑥

34. 天山大黄浸膏片　组成：大黄提取物蒽醌类等。用法用量：每片 0.5 克，每次 4 片，每日 3 次（相当生药 15 克），饭后服用。1 个月为 1 个疗程。临床应用：洪秀芳等以上方治疗 83 例高脂血症患者。结果：血清胆固醇高者 44 例，治疗后平均下降 175.8 毫克％，较治疗前下降明显（ $P<0.001$ ），其中降至正常占 79.5％（35 例）；血清三酰甘油高者 59 例，治疗后平均下降 3.7 毫克％，较治疗前无显著差别，其中降至正常占 13.5％（8 例）。通过观察，降血清胆固醇显效率 70.5％，三酰甘油

① 张镜人，等.宁脂的减肥降脂疗效观察［J］.中西医结合杂志,1988,8(8)：484.
② 胡晓晨，等.降脂胶囊治疗高脂血症和对血液流变学抗血小板聚集率临床疗效观察［J］.中医杂志,1988(12)：38-40.
③ 杜雨茂，等.柔脉冲剂治疗高脂血症 304 例临床观察［J］.陕西中医,1987,8(9)：391-392.
④ 静文英，等.中药降脂灵治疗高脂血症 100 例临床观察［J］.中西医结合杂志,1986,6(1)：3,21-22.
⑤ 佟铭，等.月见草油治疗高脂血症［J］.中华内科杂志,1986(12)：738.
⑥ 大蒜精油胶丸协作组.大蒜精油胶丸治疗高脂血症和抗血小板聚集临床疗效观察——附 308 例资料分析［J］.中医杂志,1985(2)：42-44.

为 30.5％，说明对血清胆固醇疗效较好。①

35. 山何降脂片 组成：山楂 15 克、何首乌 15 克、荷叶 9 克、泽泻 9 克、茵陈 9 克、虎杖 9 克。用法用量：每日 1 剂。3 个月为 1 个疗程。临床应用：陈素云以上方治疗 60 例高脂血症患者。结果：胆固醇升高者 48 例，显效 30 例，有效 8 例，无效 10 例；三酰甘油升高者 47 例，显效 31 例，有效 3 例，无效 13 例。本片有一定的降脂作用，以降低胆固醇的效果比较明显。②

36. 山楂降脂片 组成：山楂（三明制药厂生产）。用法用量：每日 3 次，每次 2 片。服药时间最短 30 天，最长 90 天。临床应用：陈秋英等以上法治疗 19 例高脂血症患者，配合服用扩张冠脉及降压药。结果：其中高胆固醇血症患者 15 例，服药后轻度组 12 例中显效 6 例，好转 2 例，加重 4 例；中度组 3 例均显效，有效计 11 例。高三酰甘油血症患者 16 例，服药后轻度组 6 例均显效；中度组 5 例，4 例显效，1 例加重；重度组 5 例，4 例显效，1 例加重，有效计 14 例。血胆固醇与血三酰甘油均增高患者 11 例，治疗后除 2 例血胆固醇值反而增高外，其余 9 例均于服药后二者同时下降。均无明显不良反应。③

37. 桑决片 组成：桑寄生 15 克、葛根 15 克、决明子 30 克、山楂 30 克（上海中药一厂研制）。制备方法：上述量为 1 日剂量，做成 18 片。用法用量：每日 3 次，每次 6 片，饭后口服。临床应用：蔡文仁等以上方治疗 30 例高胆固醇血症患者，轻度 16 例，中度 11 例，重度 3 例。结果：经

1 个月疗程后，显效 12 例（40％）、有效 10 例（33.3％），无效 7 例（23.3％），加重 1 例（3.4％），总有效率 73.3％；治疗前血清胆固醇平均为 256.7 毫克％，治疗后平均为 211.7 毫克％，平均下降 45 毫克％，下降率为 17.5％。统计学处理，疗效非常显著（$P<0.01$）。未见任何不良反应。④

预 防 用 药

1. 山楂食品 组成：北山楂。用法用量：代用糖果酱（含北山楂 70％）、正常果酱（含北山楂 70％）的每日服用量为 100 克，分 2 次服；正常金糕（含北山楂 50％）、低糖金糕（含北山楂 70％）的每日服用量为 200 克，分 2 次服。临床应用：杨杰英等将 80 例高脂血症患者随机分为代用糖果酱组、正常果酱组、低糖金糕组、正常金糕组各 20 例。3 个月为 1 个疗程。结果：80 例中治满 1 个疗程者 79 例，79 例高脂血症患者中显效 27 例（34.2％），有效 15 例（19.0％），无效 37 例（46.8％），总有效率 53.2％；各组的降脂疗效相比较，以代用糖果酱组的疗效为最好，其次为正常金糕组、低糖金糕组和正常果酱组。⑤

2. 复合刺梨汁 用法用量：每次 10 毫升，每日 2 次，口服。临床应用：宋圃菊等以此方用于 56 例高脂血症患者，3 个月观察期。结果：观察期间胆固醇下降（32.74±46.72）毫克/分升，自身对照明显下降（$P<0.01$）；β-脂蛋白下降（123.52±101.19）毫克/分升，自身对照下降显著（$P<0.01$）。⑥

① 洪秀芳,等.天山大黄治疗高脂血症疗效观察[J].陕西中医,1984(2)：11.
② 陈素云."山何降脂片"治疗高脂血症 60 例疗效观察[J].第一军医大学学报,1984(3)：209.
③ 陈秋英,等.山楂降脂片治疗高脂血症 19 例疗效观察[J].福建医药杂志,1983(4)：51.
④ 蔡文仁,等.桑决片治疗高胆固醇症 30 例[J].上海中医药杂志,1979(1)：34.
⑤ 杨杰英,等.山楂食品治疗高脂血症 80 例临床观察[J].中医杂志,1990(4)：36-37.
⑥ 宋圃菊,等.复合刺梨汁降血脂效果观察[J].北京医学,1989(2)：72,75.

肝糖原累积病

概　　述

肝糖原累积病是一种先天性糖原代谢紊乱性疾病,临床罕见,属隐性遗传疾病。由于缺乏分解糖原的某些酶,患者体内糖原积累于心、肝、肾、肌肉等组织内,引起肝脾肾肿大、血糖过低、肌张力低、肌痉挛疼痛等表现。临床上以步履困难,神疲乏力,多汗,严重偏食,肝脏肿大,有的晨起后抽搐为特征。

本病属中医"气虚""痞块"等范畴。病理机制:其一,以气虚为主,因而血行不畅,瘀血内阻,久成痞块。治宜益气活血。方用补中益气汤减甘草,加益母草、丹参。其二,脾肾两虚,但以脾虚为主。治宜扶脾益肾。方用补中益气汤加巴戟天、枸杞子、肉桂、附子。随症加减。

经　验　方

1. 王灵台经验方　党参15克、黄芪15克、当归15克、丹参15克、龙骨15克、牡蛎15克、牡丹皮15克、炙鳖甲9克、鸡内金9克、茯苓9克、白术12克、石斛12克、枸杞子12克、生地黄12克、黄芩12克、白花蛇舌草12克、炙甘草6克、法半夏6克、沙参10克。每日1剂,水煎服。王灵台以上方治疗1例5岁糖原累积症患儿,病情逐渐好转,定期复查肝功能,治疗半年后,肝功能及血糖持续稳定,复查B超示肝脏光点增粗,脾脏不大。患儿服药近2年,偶见感冒外,无明显不适。[①]

2. 补中益气汤加味　黄芪15克、党参9克、白术9克、陈皮9克、升麻9克、柴胡9克、当归9克、炙甘草6克、巴戟天9克、枸杞子12克、肉桂3克、附子6克。每日1剂,水煎服。扶脾益肾。适用于脾肾两虚型糖原累积症。马若飞等以上方治疗1例8岁糖原累积症患儿,经治疗1个月后已纠正偏食现象,食欲明显好转。精神好转,体力增强,活动增多。晨起后未再发生抽搐现象。体重18.51千克,身长98.2厘米。心肺(一)。肝在右肋弓下3厘米。守原方之意,略加调整,依前法再进。复诊:体重19千克,身长99.5厘米。心肺(一)。肝在右肋弓下2厘米。苔薄白,脉细弱,唯食欲欠佳。在初诊方的基础上加山楂9克、谷芽9克。再进20剂,自觉症状消失,活动自如,于同年入学,随访3年发育生长尚好。[②]

---

① 刘光伟,等.慢性肝糖原累积症治验[J].新中医,2005,37(7):82.
② 马若飞,等.中医中药治疗肝糖原累积病2例近期疗效观察[J].中医杂志,1981(12):40-41.

单纯性肥胖病

概　述

肥胖是人体脂肪积聚过多而造成体重超重的疾病。临床上一般以超过标准体重20%者为肥胖。肥胖症是一种具有遗传倾向的代谢病。临床主要表现为体态肥胖，疲倦乏力，腹胀肢沉，身困肢肿，大便稀溏或秘结，舌质淡胖，脉沉细无力等。其病理特点是脾肾两虚，痰湿内阻，瘀血阻络。常见的临床辨证分型与治则如下。（1）脾湿痰浊型：症见体肥壅肿，胸闷憋气，气短乏力，体重倦怠，头晕心悸，腹胀饮食不多，下肢有时浮肿，舌苔白或白腻，脉细或细滑。治宜健脾利湿、祛痰化浊。（2）脾胃实热型：症见多食，体肥健壮，消谷善饥，面色红润，口干舌燥，大便秘结（2～3日一行，甚则3～5日一行），舌红苔薄黄，脉弦有力。治宜清胃通腑、凉血润肠。（3）气滞血瘀型：症见形体胖，胸痛胁胀，烦躁易怒，食欲亢进，月经不调或闭经，大便偏干，舌质紫暗或有瘀点，瘀斑，脉弦。治宜理气活血。（4）脾肾两虚型：症见体态肥胖，腰背酸痛，神疲乏力，形寒肢冷，大便溏多，尿少浮肿，性功能减退，舌质淡胖，脉细缓无力。治宜补脾益肾。（5）食滞中焦型：症见厌食，嗳腐，尿少，腹胀，舌苔厚腻，脉滑。治宜消积利湿。（6）肝肾阴虚，肝阳上亢型：症见性情急躁易怒，行动不灵活，兼见头目眩晕，口苦，易怒，寐不安，舌红少苔，脉弦数。治宜滋阴潜阳。（7）痰湿内停型：症见发胖，身重，大小便不利，腹胀纳呆，平时多痰，舌苔白腻，脉沉滑。治宜燥湿祛痰。（8）肝热夹湿型：症见除肥胖外，尚有头晕头痛，心悸，气促，多梦，疲乏，口苦咽干，尿赤或黄，舌质红，苔黄，脉弦或弦数。治宜疏肝清热利湿。（9）风湿夹热型：症见除肥胖外，尚有明显关节痛或呈游走性，血沉及抗"O"大致正常，舌质淡红，苔薄黄，脉弦缓。治宜疏风化湿、活血通络。（10）寒湿气滞型：症见除肥胖外，尚有口淡，咽不干，头痛，嗜睡，腹满，白带清稀，舌质淡，苔白滑，脉缓或迟。治宜温中化湿。（11）湿热内阻型：症见除肥胖浮肿外，尚有腹胀，口苦，小便短赤，黄白带下黏稠，舌质红，苔黄，脉缓，近数或滑。治宜清热利湿。

辨　证　施　治

1. 潘瑞亮分4型

（1）脾虚痰湿型　症见体胖壅肿，气短倦怠，身疲乏力，头晕心悸，下肢浮肿，或嗜睡自汗，纳差便溏，舌苔薄白或白腻，舌质淡，舌体胖边有齿印，脉象濡细或沉细。治宜健脾理湿化痰。药用薏苡仁30克、茯苓15克、草决明15克、白术15克、山楂15克、泽泻12克、防己12克、枳壳10克、半夏10克。

（2）脾胃燥热型　症见身体肥胖，消谷善饥，多饮多食，口干舌燥，或头昏胸闷，大便干结，舌苔薄黄，舌质红，脉象弦或弦细。治宜清胃凉血润肠。药用生地黄20克、山楂15克、草决明15克、天花粉12克、夏枯草12克、郁李仁12克、泽泻12克、枳实10克、番泻叶10克、黄连6克。

（3）气滞血瘀型　症见体态肥胖，心烦易怒，胸闷胁痛，时感头痛，口苦咽干，大便燥结，或月经不调，闭经，舌苔薄黄，舌质紫或见瘀点，脉象弦滑。治宜理气活血化瘀。药用丹参20克、制香附9克、草决明15克、生地黄15克、山楂15克、木瓜12克、防己12克、泽泻12克、郁李仁12克、红花10克、川芎10克。

（4）脾肾阳虚型　症见体胖虚浮，精神不振，食少便溏，腰背酸痛，膝软畏寒，或头晕脱发，舌苔白或白腻，舌质淡，舌体胖，脉象沉细或沉迟无力。治宜温肾健脾。药用首乌 20 克、黄芪 20 克、山楂 15 克、白术 15 克、草决明 15 克、茯苓 15 克、补骨脂 12 克、仙茅 12 克、淫羊藿 10 克、防己 10 克。

临床观察：潘瑞亮以上方辨证治疗 80 例肥胖度超过 20％的肥胖病患者。结果：体重下降 1～2.5 千克 63 例，下降 1 千克以内 11 例，无变化 6 例。有效率 78.7％。[1]

2.陈瑞英分 5 型

（1）食滞中焦型　症见厌食，嗳腐，尿少，腹胀，舌苔厚腻，脉滑。治宜消积利湿。方用Ⅰ号茶保和丸加减：山楂 7 克、泽泻 7 克、莱菔子 7 克、麦芽 7 克、神曲 7 克、夏枯草 7 克、陈皮 7 克、炒牵牛子 7 克、草决明 7 克、云茯苓 7 克、赤小豆 7 克、藿香 7 克、茶叶 7 克。

（2）肝肾阴虚，肝阳上亢型　症见性情急躁易怒，常见于男女更年期发胖者，尤其是妇女绝经期前后体重明显上升，行动不灵活，兼见头目眩晕，口苦，易怒，寐不安，舌红少苔，脉弦数。治宜滋阴潜阳。方用Ⅱ号茶：何首乌 10 克、夏枯草 10 克、山楂 10 克、泽泻 10 克、石决明 10 克、莱菔子 10 克、茶叶 10 克。

（3）脾土虚弱，湿邪内停型　症见肥胖伴有浮肿，倦怠，嗜睡，饮食减少，舌淡，苔白滑，脉虚缓无力。治宜健脾利湿。方用Ⅲ号茶四苓散加味：苍术 10 克、白术 10 克、泽泻 10 克、云茯苓 10 克、车前子 10 克、猪苓 10 克、防己 10 克、茶叶 10 克。

（4）脾胃积热型　症见青少年形体结实，口臭，唇赤，大便秘结，小便短赤，舌苔黄燥，脉实有力。治宜清热荡积。方用Ⅳ号茶：大黄 20 克、枳实 20 克、厚朴 20 克、甘草 20 克、茶叶 20 克。

（5）痰湿内停型　症见身重，大小便不利，腹胀纳呆，平时多痰，舌苔白腻，脉沉滑。治宜燥湿祛痰。方用Ⅴ号茶：法半夏 5 克、云茯苓 5 克、陈皮 5 克、川芎 5 克、枳壳 5 克、大腹皮 5 克、冬瓜皮 5 克、制香附 5 克、炒泽泻 5 克、车前草 5 克、炒苍术 5 克、炒白术 5 克、茵陈 5 克、茶叶 5 克。

临床观察：陈瑞英以上方辨证配合耳针疗法治疗 100 例单纯性肥胖症患者。结果：经过 1～3 个疗程，有效（体重下降 1 千克以上）57 例，显效（体重下降 5 千克以上）16 例，治愈（恢复标准体重）4 例，无效（体重下降不足 1 千克）27 例。总有效率 73％，治愈率为 4％。在 73 例体重下降者中，经 9 个月追访，体重无 1 例回升，其中有 7 例体重继续下降。[2]

3.翁维良等分 3 型

（1）脾湿痰浊型　症见体肥壅肿，胸闷憋气，气短乏力，体重倦怠，头晕心悸，腹胀饮食不多，下肢时有浮肿，舌苔白或白腻，脉细或细滑。治宜健脾利湿、祛痰化浊。方用自拟清消饮：荷叶 12 克、白术 12 克、泽泻 15 克、茯苓 15 克、草决明 15 克、薏苡仁 15 克、防己 15 克、陈皮 10 克。

（2）脾胃实热型　症见多食，体肥健壮，消谷善饥，面色红润，口干舌燥，大便秘结，舌红苔薄黄，脉弦有力。治宜清胃通腑、凉血润肠。方用自拟清通饮：胡黄连 10 克、番泻叶 10 克、生大黄 10 克、生地黄 15 克、夏枯草 12 克、草决明 12 克。

（3）气滞血瘀型　症见形体肥胖，胸痛胁胀，烦躁易怒，食欲亢进，月经不调或经闭，大便偏干，舌质紫暗或有瘀点瘀斑，脉弦。治宜理气活血。方用自拟清降饮：生大黄 10 克、乳香 10 克、生蒲黄 10 克、川芎 12 克、红花 12 克。

随症加减：兼有乏力、气短症重，加黄芪或党参 15 克；口干舌燥，加麦冬 10 克、黄精 10 克；头晕头痛，加菊花或野菊花 15 克；小便不利，加车前草 15 克、猪苓 12 克；痰湿重，加杏仁 10 克、枇杷叶 10 克；胃满，加玫瑰花 10 克；腰酸腿软，加女贞子 15 克、枸杞子 10 克。临床观察：翁维良等以上方辨证加减治疗 44 例单纯性肥胖患者，每日 1 剂，水煎服，用药 15～45 天。结果：显效（体重下

① 潘瑞亮.谈中药减肥［J］.江苏中医，1993（1）：48.
② 陈瑞英.单纯性肥胖症的辨证论治（附 100 例分析）［J］.新中医，1989（4）：15－17.

降 2 500 克以上)11 例(25.0％),有效(体重下降 1 000 克以上,但不足 2 500 克)24 例(54.5％),无效(体重下降不足 100 克)9 例。总有效率 79.5％。①

4. 张阎珍等分 5 型

(1) 湿阻气滞型

① 寒湿型 症见肥胖浮肿,口淡、咽不干,头痛,嗜睡,腹满,白带清稀,舌质淡苔白滑,脉缓或迟。治宜温中化湿。方用苓桂术甘汤加味:茯苓 15 克、化皮 15 克、海桐皮 15 克、苍术 6 克、白术 6 克、桂枝 4.5 克、甘草 3 克、泽泻 9 克、麻秸 60 克。随症加减:白带多者,加椿根皮 15 克。

② 湿热型 症见肥胖浮肿,腹胀,口苦,小便短赤,黄白带下黏稠,舌质红苔黄,脉缓、近数或滑。治宜清热利湿。药用豆蔻仁(后下)4.5 克、杏仁 4.5 克、薏苡仁 24 克、滑石 18 克、海金沙 15 克、茯苓皮 15 克、海桐皮 15 克、化皮 15 克、防己 9 克、麻秸 60 克。随症加减:黄带多者,加椿根皮 15 克。

(2) 脾肾阳虚型 症见肥胖浮肿,纳多善饥,大便次数增多或次数正常而便溏,腰酸,怕冷等,舌质淡或舌胖,苔薄白或白滑,脉缓或迟。治宜补脾固肾、温阳化湿。药用党参 15 克、仙茅 15 克、覆盆子 15 克、白术 9 克、茯苓 9 克、枸杞子 9 克、菟丝子 9 克、陈皮 4.5 克、半夏 4.5 克。

(3) 肝热夹湿型 症见肥胖浮肿,头晕头痛,心悸气促,多梦疲乏,口苦咽干,尿赤或黄,舌质红苔黄,脉弦或弦数。治宜疏肝清热利湿。药用钩藤 9 克、白芍 9 克、茯苓皮 9 克、牡丹皮 6 克、橘红 15 克、大腹皮 15 克、麻秸 60 克。

(4) 风湿夹热型 症见肥胖,明显关节痛或呈游走性,血沉及抗"O"大致正常,舌质淡红苔薄黄,脉弦缓。治宜疏风化湿、活血通络。药用桑枝 24 克、独活 4.5 克、乳香 4.5 克、海桐皮 15 克、海风藤 15 克、金毛狗脊 15 克、苦刺 30 克、苍术 6 克、川续断 9 克、赤芍 9 克、麻秸 60 克。

临床观察:张阎珍等以上方辨证治疗 130 例单纯性肥胖患者,每日 1 剂,水煎服,3 个月为 1 个疗程,辅以西药治疗。结果:治愈(体重下降至正常,症状全部消失)2 例,明显好转(体重下降超过本人标准体重的 10％,其他症状基本消失)26 例,好转(体重下降超过本人标准体重的 10％,其他症状部分改善)88 例,无效(体重未减,症状如旧)14 例。总有效率 89.2％。②

经 验 方

1. 大柴胡汤 柴胡 20 克、黄芩 15 克、姜半夏 15 克、芍药 15 克、枳壳 20 克、制大黄 15 克、干姜 5 克、红枣 20 克。每日 1 剂。杨广文以上方治疗 30 例实性肥胖患者,配合针灸疗法。结果:痊愈 15 例,有效 13 例,无效 2 例。总有效率 93.3％。③

2. 二陈汤加减 法半夏 10 克、橘红 15 克、茯苓 12 克、炒白术 12 克、苍术 10 克、荷叶 10 克、生山楂 10 克、决明子 15 克、泽泻 10 克、甘草 10 克。随症加减:气虚,加黄芪 15 克;气滞不舒,加柴胡 10 克、香附 10 克;胃脘胀闷,加白蔻仁 6 克等。每日 1 剂,每剂煎成 300 毫升,分装 2 袋,早晚各 150 毫升。6 天为 1 个疗程,服用 6 个疗程。付京云以上方加减治疗 40 例脾虚湿阻型单纯性肥胖患者,配合针刺治疗。结果:显效 24 例,占 60％;有效 13 例,占 32.5％;无效 3 例,占 7.5％。总有效率 92.5％。④

3. 槟玫散 槟榔 50 克、玫瑰花 50 克、半夏 30 克、白芥子 30 克、党参 50 克、焦白术 50 克、茯苓 40 克、枳实 40 克、莱菔子 40 克、厚朴 30 克、泽泻 40 克、生山楂片 40 克、当归 30 克。随症加减:脾虚湿阻型,加生黄芪、大腹皮、薏苡仁;胃热湿阻型,加夏枯草、大黄;肝瘀气滞型,加灵芝、青皮、陈皮;脾肾两虚型,加生山药、杜仲。上方共为 1 剂,研细末,每次 5 克,每日 2 次,早晚分服。1

① 翁维良,等.中医治疗单纯性肥胖 44 例疗效观察[J].中医杂志,1988(1):40-41.
② 张阎珍,等.中西医结合治疗单纯性肥胖 130 例临床观察[J].福建中医药,1980(6):1-3.
③ 杨广文.大柴胡汤配合针灸治疗实性肥胖 30 例的效果观察[J].内蒙古中医药,2017,36(20):14.
④ 付京云.针药并用治疗单纯性肥胖病脾虚湿阻型 40 例观察[J].实用中医药杂志,2016,32(6):529.

剂服完为 1 个疗程。刘权等以上方加减治疗 34 例单纯性肥胖患者,经 1 个疗程治疗后,临床治愈 7 例,显效 16 例,有效 10 例,无效 1 例。总有效率 97.00％。[1]

4. 清胃方　石膏、栀子、黄连、黄芪、防风等 10 味。每日 1 剂,水煎服。孙志等将 72 例单纯性肥胖病患者随机分为治疗组 52 例和对照组 20 例。治疗组用上方,对照组不进行任何治疗。1 个月为 1 个疗程。结果:痊愈 6 例,占 11.54％;显效 21 例,占 40.38％;有效 22 例,占 42.31％;无效 3 例,占 5.77％。总有效率 94.23％。[2]

5. 补气化痰方　生黄芪 15～30 克、灵芝草 10 克、枳壳 10 克、丹参 15 克、白芥子 15～30 克、黄芩 10 克、生大黄(后下)9～15 克、生山楂 15～30 克、荷叶 12 克。每日 1 剂,水煎分 2 次服。宋和平等将 60 例单纯性肥胖病合并高脂血症患者随机分为治疗组 36 例和对照组 24 例。治疗组用上方,对照组用芬氟拉明。结果:治疗组和对照组总有效率分别为 83.33％、79.17％,显效率分别为 33.33％、37.50％,两组比较差异无统计学意义($P>0.05$)。两组治疗后,总胆固醇、三酰甘油、低密度脂蛋白、高密度脂蛋白比较,差异有统计学意义($P<0.05$)。[3]

6. 化痰减肥汤　茯苓 5～10 克、桂枝 5～10 克、白术 10～15 克、生山楂 15～30 克、大黄 6～10 克、泽泻 6～10 克、甘草 3～6 克。每日 1 剂,水煎服。3 个月为 1 个疗程。赵莉娟等将 119 例单纯性肥胖病患者随机分为治疗组 90 例和对照组 29 例。治疗组用上方,对照组用芬氟拉明。结果:治疗组中显效 25 例,有效 40 例,无效 25 例,总有效率 72.2％;对照组显效 7 例,有效 14 例,无效 8 例,总有效率 72.41％。两组经统计学处理,总有效率无显著性差异($P>0.05$)。[4]

7. 疏肝消肥汤　柴胡 12 克、枳实 12 克、当归 12 克、香附 12 克、郁金 12 克、泽泻 12 克、丹参 30 克、生山楂 50 克、荷叶 10 克、水蛭 6 克、大黄 6 克。随症加减:肝火过盛,加龙胆草、炒栀子;口干欲饮、消谷善饥,去柴胡、生山楂,加麦冬、玄参、石膏;腹胀便干,加白术、柏子仁、莱菔子,大黄加量;气短心悸浮肿,加车前子、滑石、磁石;月经少,加桃仁、红花;闭经,加三棱、炮甲片、莪术。每日 1 剂,水煎服,或制为散剂服。3 个月为 1 个疗程。张宽智以上方加减治疗 158 例肥胖症患者。结果:显效 81 例,有效 58 例,无效 19 例。总有效率 88％。[5]

8. 减肥合剂　四逆散 18 克、茯苓 9 克、泽泻 9 克、海桐皮 15 克、化橘红 4.5 克、麻秸 60 克。上药制成 500 毫升合剂,每日 30～60 毫升,分 2 次口服。林哲章等将 150 例单纯性肥胖症患者随机分为试验组 90 例和对照组 60 例。试验组服用减肥合剂,辅以维生素 B$_1$、维生素 C。对照组用祛脂利尿综合治疗。两组均治疗 3 个月。结果:试验组和对照组分别治愈 10 例、5 例,显效 34 例、15 例,有效 40 例、21 例,无效 6 例、19 例,总有效率 93.3％、68.3％。两组疗效比较有显著性差异($P<0.01$)。[6]

9. 轻健胶囊　荷叶、生蒲黄、防己、冬瓜皮、黄芪、生大黄、香附、白芥子、白术、泽泻、黄精。每次 2～4 粒,每日 3 次口服,每服 1 个月间隔 3～5 日。3 个月为 1 个疗程。钱彦方等以上方治疗 40 例单纯性肥胖患者。结果:显效 11 例,有效 19 例,无效 10 例,减肥有效率 75％,症状改善有效率 90％。其中痰湿夹瘀者优于单纯痰湿体重者。[7]

10. 减肥轻身汤　茉莉花 10 克、玫瑰花 10 克、荷叶 10 克、草决明 10 克、枳壳 10 克、泽兰 12 克、泽泻 12 克、桑椹 15 克、补骨脂 15 克、何首乌 15 克。随症加减:嗜睡,加乌龙茶 10 克;便结,加

① 刘权,等.槟玫散治疗单纯性肥胖病[J].吉林中医药,2011,31(9):879.
② 孙志,等.清胃热法治疗单纯性肥胖病的疗效观察[J].中医药学刊,2006,24(6):998-1000.
③ 宋和平,等.补气化痰法对单纯性肥胖患者血脂水平的影响[J].浙江中西医结合杂志,2003,13(9):543-544.
④ 赵莉娟,等.化痰减肥汤治疗单纯性肥胖病的临床研究[J].中国医药学报,2002,17(11):702-703.
⑤ 张宽智.从肝论治肥胖症—附 158 例疗效观察[J].北京中医杂志,1994(4):33-34.
⑥ 林哲章,等.疏肝利湿法治疗单纯性肥胖症 90 例疗效观察[J].福建中医药,1993,24(3):18-19.
⑦ 钱彦方,等.轻健胶囊改善单纯性肥胖痰湿体质疗效观察[J].中医杂志,1993,34(4):232-234,237.

生大黄(后下)5 克;乏力、气短,加党参 15 克、黄芪 15 克。每日 1 剂,水煎 2 次,半空腹服。30 天为 1 个疗程。林学意以上方加减治疗 33 例单纯性肥胖病患者,比原体重下降 2 千克以下 3 例,2～3 千克 19 例,4 千克 7 例,5 千克 3 例,5 千克以上 1 例。①

11. 防风通圣丸 防风、川芎、当归、芍药、大黄、薄荷、麻黄、连翘、芒硝、石膏、黄芩、桔梗、滑石、甘草、荆芥、白术、栀子。随症加减:若见腹泻可暂停,泻止继服;便秘者,则增加服药次数为每日 4 次,甚者可改为汤剂加三棱 12 克、荷叶 18 克。每次 6 克,每日 2 次。每周服 3～5 剂,15 天为 1 个疗程。孙庆涪等以上方加减治疗 147 例单纯性肥胖症患者,辅以耳穴贴压。结果:经 4 个疗程治疗后,有效(体重下降 2～4 千克以上)27 例(18.37%),平均减重 6.57 千克;无效(体重下降少于 2 千克)27 例(18.37%),平均减重 1.06 千克。②

12. 减肥轻身乐 漏芦 15 克、决明子 15 克、泽泻 15 克、荷叶 15 克、汉防己 15 克、生地黄 30 克、黑豆 30 克、水牛角 30 克、黄芪 30 克、红参 6 克、蜈蚣 2 条。每日 1 剂,水煎 2 次,浓缩至 100 毫升,分 2 次服,每次 50 毫升,体重在 90 千克以上者量可加至 75 毫升。张炬等以上方治疗 51 例单纯性肥胖患者。结果:服药 1 个星期后,体重减轻 0.5 千克以上者 48 例,占服药人数的 94%,减轻最多达 5 千克者 3 例,平均减轻 1.7 千克;连续服药 2 个星期者 27 例,其中 4 例体重减轻 4 千克,平均减轻 3.19 千克;连续服药 3 个星期者 18 例,平均减轻 4.92 千克,4 例减轻达 7 千克;连续服药 4 个星期以上者 11 例,体重平均减轻 6.14 千克;连续服药 6 个星期者 4 例,2 例体重减轻达 7 千克,1 例达 9 千克;连服 8 个星期者 2 例,1 例达 9 千克;连续服药 10 个星期者 2 例,其中 1 例达 11 千克。服药后食欲下降者 32 例,血压下降者 3 例,9 例水肿患者水肿均有不同程度减轻。多数患者睡眠时间有不同程度减少。1 例伴不孕症女患者出院后怀孕。③

13. 自拟方 柴胡 6 克、白芍 10 克、乌梅 10 克、茯苓 10 克、荷叶 10 克、泽泻 10 克。随症加减:肝火旺盛,烦躁易怒者,加牡丹皮 10 克、炒栀子 6 克;妇女闭经者,加益母草 30 克、当归 10 克、香附 6 克;白带多者,加苍术 10 克、黄柏 6 克。每日 1 剂,水煎服。待体重下降接近正常标准时,可按上述处方配成蜜丸,每丸重 9 克,每次 2 丸,早晚分服。曲竹秋等以上方加减治疗 40 例单纯性肥胖症患者。结果:体重下降 2.5 千克以下者 13 例(其中疗程仅 1 个月者 7 例,2 个月者 6 例),3～5 千克者 9 例,5.5～7.5 千克者 8 例,8～10 千克者 5 例,13～17.5 千克者 2 例,24.5 千克者 1 例,体重不减者 2 例。总有效率 95%。④

14. 轻身一号 黄芪 15 克、防己 15 克、白术 15 克、川芎 15 克、制首乌 15 克、泽泻 30 克、生山楂 30 克、丹参 30 克、茵陈 30 克、水牛角 30 克、淫羊藿 10 克、生大黄 9 克。每日 1 剂,水煎服。超重 25% 以上者可增至每日 1.5 剂。余永谱等以上方治疗 50 例单纯性肥胖症患者。结果:服药 4～12 周者 36 例,13～23 周者 14 例,治疗后症状、体征明显好转。体重下降者 48 例,体重下降幅度自 0.5～13 千克不等,平均下降 3.72 千克;治疗后体重降至理想体重者 20 例,体重超重 15%～20% 和超重 21%～29% 者由治疗前的 15 例和 16 例分别减为各 11 例,超重 30% 以上者由治疗前的 19 例减为 8 例;无效 2 例,体重分别增加 0.5 千克和 1.0 千克。⑤

单 方

精制大黄片(大黄醇提片) 组成:大黄有效成分。用法用量:每日 1～3 次,每次 5 片,保持每日大便 2 次左右,据此而调整大黄片服用剂量。临床应用:焦东海等将 100 例单纯性肥胖症患者

① 林学意.减肥轻身汤治疗单纯性肥胖病 33 例[J].福建中医药,1990,21(6):30.
② 孙庆涪,等.耳穴贴压加防风通圣丸治疗肥胖症 147 例[J].四川中医,1988(2):26-27.
③ 张炬,等."减肥轻身乐"治疗 51 例肥胖症[J].河南中医,1988(2):30-31.
④ 曲竹秋,等.从肝论治单纯性肥胖病 40 例临床观察[J].北京中医杂志,1987(3):23-24.
⑤ 余永谱,等.中药"轻身一号"治疗单纯性肥胖症 50 例临床疗效分析[J].中医杂志,1980(10):40-42.

随机分为精制大黄片组和西药组各 50 例。精制大黄片组服用精制大黄片。西药组服用芬氟拉明。3 个月为 1 个疗程。结果：精制大黄片组显效（1 个疗程体重减轻 5 千克以上）21 例（42.0%），有效（1 个疗程后体重减轻 2～5 千克）26 例（52.0%），无效（1 个疗程后体重减轻 2 千克以下）3 例（6.0%），总有效率 94.0%；芬氟拉明组显效 35 例（70.0%），有效 13 例（26.0%），无效 2 例（4.0%），总有效率 96.0%。经统计学处理，两组总有效率基本一致（$P>0.05$）。[1]

中 成 药

1. 滚痰丸　组成：煅礞石、熟大黄、黄芩、沉香（阳泉中药厂生产）。用法用量：每次 6 克，每日 2～3 次，饭前 30 分钟。患者每日保持 2～3 次大便，据此调整药量。临床应用：秦冰亭等将 130 例单纯性肥胖患者随机分为治疗组、对照组各 65 例。治疗组给予上方，对照组服用芬氟拉明。3 个月为 1 个疗程，所有病例观察时间均为 1 个疗程。结果：治疗组显效 26 例，有效 33 例，无效 6 例，总有效率 90.77%；对照组显效 45 例，有效 15 例，无效 5 例，总有效率 92.31%。两组比较无显著差异（$P>0.05$）。注意事项：患者在保证营养的前提下，适当减少主食，增食蔬菜水果，不吃零食，禁吃高糖高脂饮食，并适当增加活动量。[2]

2. 洁士苗条霜　组成：川芎、公丁香、白芷、薄荷脑等（中国科学院上海有机化学研究所研制，上海天姿日用化学品厂生产）。用法用量：配合多功能频谱治疗仪，先暴露患者腹部，清洁皮肤，用 WS - 多功能频谱仪距离腹壁 15～20 厘米照射，频率 50～60 赫兹，功率 150～250 瓦，照 5～10 分钟，使腹部皮肤微红自觉有热感后，再将苗条霜涂于肥胖的腹部，每次 5～6 克，然后以脐为中心作顺时针圆周式按摩，或用两手掌分别在左右腹部同时从上腹部向同侧腹股沟方向作来回按摩 15 分钟，按摩后用频谱仪照 30 分钟，每日 1 次。10 天为 1 个疗程。临床应用：张珊琴用上法治疗 120 例单纯性肥胖患者 10 次。结果：特效（在脐平、脐上脐下各 5 厘米处腹围缩小总和 10 厘米以上，或其中 1 处缩小 8 厘米以上）45 例，显效（腹围缩小总和 7 厘米以上，或其中 1 处缩小 5 厘米以上）49 例，有效（腹围缩小总和 4 厘米以上，或其中一处缩小 2 厘米以上）24 例，无效 2 例。总有效率 98.3%。[3]

3. 中药方　体可轻组成：法半夏、陈皮、白茯苓、川芎、炒苍术、炒白术、车前草、炒泽泻、冬瓜皮、大腹皮、枳壳、制香附、茵陈（中联制药厂生产）。用法用量：每日 3 次，根据体重情况每次服 45～50 粒（约 10 克）。减肥茶组成：生首乌、山楂、石决明、夏枯草、锦鸡儿、莱菔子、茶叶（湖北中医学院制药厂生产）。用法用量：每月 0.5 千克，泡茶饮。临床应用：谢端午等以上法治疗 47 例单纯性肥胖患者，二药均 3 个月为 1 个疗程。结果：体重下降者 43 例，总有效率 91.5%。其中显效 3 例，有效 40 例，无效 4 例，服药后浮肿乏力、肢沉均有不同程度的好转，且血脂也有不同程度下降，其中胆固醇下降者 6 例，三酰甘油下降者 9 例，β-脂蛋白定量下降者 4 例，10 例合并高血压者治疗后有 5 例下降。[4]

① 焦东海，等.精制大黄片治疗单纯性肥胖症的临床观察[J].中医杂志，1990(5)：25 - 26.
② 秦冰亭，等.滚痰丸治疗单纯性肥胖病胃热湿阻证 65 例[J].中国中医药科技，2001,8(4)：263 - 264.
③ 张珊琴.洁士苗条霜配合多功能频谱治疗仪用以腹部减肥 120 例疗效观察[J].上海中医药杂志，1991(11)：28 - 29.
④ 谢端午，等.中药治疗单纯性肥胖 47 例临床观察[J].江西中医药，1985(4)：35.

痛风及高尿酸血症

概　　述

痛风系嘌呤代谢紊乱而致的疾病,临床以高尿酸血症及其引起的痛风性急性关节炎、痛风石沉积为特点,慢性期关节畸形僵硬,并可累及肾脏。

本病散见于中医"痹证""淋证"等范畴。或分期施治,或分型施治。一般分为湿热阻络、瘀血阻络、寒热错杂、气阴两虚等型,采用内外合治的方法。

经　验　方

1. **土苓降浊汤**　土茯苓 30 克、萆薢 30 克、泽泻 30 克、泽兰 20 克、薏苡仁 24 克、当归 20 克、桃仁 12 克、红花 12 克。随症加减:红肿较重者,加黄柏、苍术、金银花、汉防己、蚕沙、车前子;痹甚痛剧者,加全蝎、蜈蚣、炒延胡索;关节漫肿、结节质软者,加僵蚕、白芥子、陈胆南星;关节僵直畸形、结节质硬者,加炮甲片、蛴螬、僵蚕、露蜂房;病程较久、反复发作者,加祛风通络之品,如稀莶草、威灵仙、乌梢蛇、地龙等;属热者,加寒水石、生地黄、虎杖;属寒者,加制川乌头、制草乌头、细辛等。每日 1 剂,水煎服。张瑞彬以上方加减治疗 58 例痛风患者。结果:经过 1~4 个疗程的治疗,治愈 39 例,好转 18 例,无效 1 例。总有效率 98.3%。[①]

2. **茵陈五苓散加味**　土茯苓 60 克、猪苓 15 克、泽泻 20 克、茵陈 20 克、防己 15 克、黄芪 30 克、川萆薢 30 克、滑石 15 克、白茅根 30 克、牛膝 15 克、延胡索 12 克、白芍 30 克、甘草 6 克。随症加减:热盛者,加忍冬藤、连翘、黄柏;津液耗伤者,加生地黄、玄参、麦冬;肿痛较甚者,加乳香、没药、秦艽、络石藤、海桐皮;关节周围红斑者,加生地黄、牡丹皮、赤芍;下肢痛甚者,加木瓜、独活;上肢痛甚者,加羌活、威灵仙、姜黄。每日 1 剂,水煎服。10 天为 1 个疗程。唐贞力以上方加减治疗 98 例急性痛风性关节炎患者。结果:临床治愈 69 例,有效 25 例,无效 4 例。有效率 95.9%。[②]

3. **宣痹汤加减**　木防己 15 克、杏仁 15 克、赤小豆 15 克、木通 15 克、络石藤 15 克、海桐皮 15 克、栀子 10 克、连翘 10 克、半夏 10 克、蚕沙 10 克、地龙 10 克、薏苡仁 30 克、葛根 30 克。随症加减:病在上肢关节,加桑枝 30 克;病在下肢关节,加川牛膝 15 克;疼痛剧烈,加姜黄 10 克、延胡索 10 克;舌淡苔白无热象者,去栀子、连翘,加制川乌 10 克、制草乌 10 克。每日 1 剂,水煎服。20 天为 1 个疗程。刘华以上方加减治疗 65 例痛风性关节炎患者。结果:痊愈 45 例,有效 17 例,未愈 3 例。总有效率 95.38%。[③]

4. **上中下通用痛风方加减**　黄柏、苍术、南星、桂枝、威灵仙、红花、羌活、防己、桃仁、川芎、龙胆草、白芷、神曲等。随症加减:关节红肿扭痛甚者,加土茯苓、萆薢;痛风明显,加昆布、海藻;发作期后,用金匮肾气丸、人参健脾丸等进行调治。房满庭等以上方加减治疗 30 例痛风性关节炎患者。结果:治愈 27 例,好转 3 例。[④]

① 张瑞彬.土苓降浊汤治疗痛风 58 例临床观察[J].河北中医,2002,24(11):869.
② 唐贞力.茵陈五苓散治疗急性痛风性关节炎 98 例[J].安徽中医临床杂志,2002,14(6):464.
③ 刘华.宣痹汤加减治疗痛风性关节炎 65 例[J].江西中医药,2000,31(5):27.
④ 房满庭,等.上中下通用痛风汤为主治疗痛风性关节炎 30 例[J].邯郸医学高等专科学校学报,2000,13(5):383-384.

5. 温肾健脾汤　熟地黄 15 克、杜仲 10 克、补骨脂 30 克、桑寄生 15 克、牛膝 10 克、桂枝 10 克、白术 10 克、党参 10 克、当归 10 克、威灵仙 20 克、伸筋草 15 克、土茯苓 10 克、炙甘草 6 克。随症加减：肢冷畏寒，加制附子、肉桂；湿甚纳呆，加苍术、砂仁。①

6. 萆薢丸　萆薢 30 克、金钱草 15 克、虎杖 15 克、玉米须 20 克、薏苡仁 20 克、菟丝子 10 克、怀牛膝 10 克、黄柏 10 克、制大黄 10 克、桂枝 10 克、山慈菇 10 克、三七 10 克。每日 2 剂，早晚各 1 次，症状好转后每日 1 剂，维持 2 周后停药。张前德以上方治疗 26 例痛风性关节炎患者。结果：治愈 17 例，好转 6 例，无效 3 例。总有效率 88.45%。起效时间 1~3.5 天，平均 2.4 天。②

7. 当归芍药散合四妙散加减　薏苡仁 30 克、生石膏 30 克、忍冬藤 30 克、白术 15 克、茯苓 15 克、泽泻 15 克、威灵仙 15 克、牛膝 15 克、独活 12 克、当归 12 克、白芍 12 克、川芎 12 克、苍术 12 克、延胡索 12 克、黄柏 12 克、知母 10 克、红花 10 克。每日 1 剂，水煎服。杨建宏以上方治疗 1 例痛风性关节炎患者，服完 3 剂，红肿热痛明显减轻，舌苔转为薄白腻；上方去生石膏、知母、延胡索，加甲片 10 克、莪术 10 克、白芥子 10 克，又 5 剂而愈。③

8. 加味玉女煎　生石膏 30 克、熟地黄 30 克、金银花 30 克、赤芍 30 克、知母 10 克、麦冬 10 克、牛膝 10 克、牡丹皮 10 克、丝瓜络 2 克、生甘草 6 克。随症加减：体强且毒热炽盛，倍生石膏；于关节发病，去牛膝，加桑枝；痛剧，加天龙；便秘，加生大黄（后下）；症状缓解，去熟地黄、麦冬，加苍术、白术。每日 1 剂，水煎服。黄淑兰等以上方加减治疗 33 例急性痛风性关节炎患者。结果：显效（3 日内体温恢复正常，1 周内局部红肿热痛者消失，

1 个月后复查血尿酸已恢复或接近正常，半年内未复发）15 例，好转 8 例。④

9. 宣痹汤　防己 12 克、连翘 12 克、杏仁 10 克、法半夏 10 克、蚕沙 10 克、栀子 10 克、滑石 15 克、赤小豆皮 15 克、忍冬藤 15 克、薏苡仁 20 克。随症加减：红肿甚，加丹参、生地黄、赤芍、牡丹皮等；疼痛剧烈，加制乳香、制没药、姜黄、牛膝、延胡索等；多个关节受累，加全蝎、蜈蚣、地龙等。每日 1 剂，水煎服。清化湿热。崔向军等以上方加减治疗 14 例痛风患者。结果：显效（1 周内症状基本缓解，血尿酸水平正常）8 例，有效 6 例。治疗后血尿酸由（504±100.9）微摩尔/升降至（290.0±112.6）微摩尔/升，与治疗前比较有非常显著性差异（$P < 0.01$）。复发者再用本方治疗收到同样效果。⑤

10. 痛风煎加减　防己 15 克、石膏 15 克、蒲公英 15 克、苍术 10 克、知母 10 克、连翘 10 克、萆薢 10 克、金钱草 10 克、秦艽 10 克、川芎 10 克、薏苡仁 30 克、生甘草 6 克。随症加减：红肿热痛甚，加炒黄芩、制乳香、制没药；关节肿甚僵硬，加土鳖虫、蜈蚣；上肢关节痛甚，加桑枝、羌活，下肢关节痛，甚加川牛膝。每日 1 剂，水煎服。方茝芷以上方加减治疗 28 例痛风性关节炎患者。结果：治愈 16 例，好转 12 例。⑥

11. 蠲痹逐瘀汤　黄柏 20 克、苍术 20 克、薏苡仁 20 克、泽泻 10 克、牛膝 10 克、萆薢 15 克、木瓜 15 克、蜈蚣（研末冲服）1 条。随症加减：肝肾阴虚，加生地黄、丹参；痰浊阻滞，加白术、茯苓；痛甚，加延胡索；红肿甚，加地龙。每日 1 剂，水煎服。15 日为 1 个疗程。并用别嘌呤醇每次 0.1 克，每日 3 次口服，3 日后停用。用药期间禁高嘌呤食物。王立明等以上法治疗 14 例痛风性关节炎患者。结果：临床治愈 9 例，好转 5 例。⑦

① 夏建龙.周福贻教授治疗痛风性关节炎的经验[J].江苏中医,2000,21(12)：9.
② 张前德.萆薢丸加味治疗痛风性关节炎 26 例[J].新中医,2000(10)：47.
③ 杨建宏.试述活血化瘀药物在痛风治疗中的作用[J].实用中医内科杂志,2000,14(3)：12.
④ 黄淑兰,等.加味玉女煎治疗急性痛风性关节炎 33 例[J].天津中医学院学报,1995(1)：21.
⑤ 崔向军,等.宣痹汤治疗痛风 14 例小结[J].湖北中医杂志,1995,17(1)：21,39.
⑥ 方茝芷.痛风煎治疗痛风性关节炎 28 例[J].山东中医杂志,1995,14(1)：9-10.
⑦ 王立明,等.中西医结合治疗痛风性关节炎 14 例[J].中医药信息,1995(1)：44.

12. 自拟方 1 制附子 9 克、苍术 9 克、当归 9 克、桂枝 6 克、生甘草 6 克、萆薢 12 克、淫羊藿 12 克、川牛膝 12 克、土茯苓 15 克、生黄芪 15 克、薏苡仁 15 克、虎杖 15 克、鸡血藤 15 克。随症加减：病程长、关节有变形且僵硬，酌加威灵仙、五加皮、海桐皮、僵蚕；痛风结石，加金钱草；脾胃虚甚，加党参、炒白术。每日 1 剂，水煎服。病情稳定后将上药研末为丸，每次 6 克，每日 2 次吞服。禁酒并低嘌呤类饮食。1 个月为 1 个疗程。王繁宏等以上方加减治疗 28 例原发性痛风患者，用药 2～3 个疗程。结果：显效 15 例，有效 11 例，无效 2 例。有效率 92.86%。①

13. 痛风 I 号合剂 苍术、薏苡仁、姜黄、陈皮等。经水煎、浓缩、提取、灭菌等工艺而成，每次 30 毫升，每日 3 次饭前空腹口服，连用 2 周。彭介寿等以上方治疗 70 例痛风性关节炎患者。结果：显效（受累关节症状和体征在 5 日内消失，短期内未复发）61 例，占 87.14%；有效 9 例，占 12.86%。总有效率 100%。②

14. 痛风灵合剂 怀牛膝 12 克、光菇片 12 克、莪术 12 克、海桐皮 10 克、苏木 10 克、大腹皮 10 克、片姜黄 9 克、牵牛子 6 克、生甘草 3 克。随症加减：反复发作，加黄芪、桂枝。每日 1 剂，水煎服。夏金华以上方加减治疗 100 例痛风患者，并用镇江膏药 1 张烤化，上撒药末[四虎散（《医宗金鉴》）加玄明粉 5 克、樟脑 5 克、白胡椒 3 克，上药研细末，过 120 目筛]，敷于患处，12 小时 1 次。结果：显效（治疗 48 小时后，临床症状消失，行动自如，1 周后查血尿酸明显下降，<420 毫摩尔/升，1 年内无复发）72 例，有效 28 例。总有效率 100%。③

15. 自拟方 2 土茯苓 30 克、金银花藤 30 克、滑石 30 克、薏苡仁 30 克、泽泻 15 克、苍术 15 克、半夏 10 克、牡丹皮 10 克。随症加减：湿浊热化者，加水牛角 30 克、赤芍 12 克、生地黄 12 克、黄柏 12 克；湿浊寒化者，加麻黄、桂枝。陈世国等以上方加减治疗 31 例急性发作期高尿酸血症患者，发作间隙期药用党参 20 克、当归 12 克、赤芍 12 克、泽泻 12 克、黄柏 12 克、川芎 10 克、苍术 15 克、土茯苓 30 克、半夏 12 克组成基础方，获良效。④

16. 加味四妙汤 黄柏 15 克、苍术 15 克、牛膝 15 克、萆薢 15 克、赤芍 15 克、地龙 15 克、生薏苡仁 20 克、防己 10 克、泽泻 10 克、金钱草 30 克、全蝎 5 克。随症加减：脾胃虚弱，加黄芪、白术、山药、茯苓等；肝肾不足，加独活、川续断、桑寄生、知母、生地黄等；肿甚，加滑石、土茯苓。王承德等以上方加减治疗 15 例痛风患者，获良效。⑤

17. 运脾渗湿法复方加减 萆薢 20 克、白术 20 克、土茯苓 50 克、猪苓 15 克、滑石 15 克、川牛膝 10 克、瞿麦 10 克、萹蓄 10 克、车前子 10 克、制大黄 10 克、桂枝 5 克、薏苡仁 30 克。随症加减：急性期关节红肿痛者，加生石膏 10 克、制苍术 10 克、生知母 15 克、黄柏 15 克；慢性期，关节畸形僵硬，有痛风石者，去车前子、白术，加桃仁 15 克、红花 10 克、甲片 10 克、当归 10 克、蜣螂 6 克；体虚加党参 20 克、黄芪 20 克；尿路结石，加石韦 20 克、金钱草 20 克。20 日为 1 个疗程。陈进义用上方加减治疗 35 例痛风症患者，用药 3 个疗程后，治愈 30 例，有效 4 例，无效 1 例。⑥

18. 四妙散加减 黄柏 10 克、蕲蛇 10 克、秦艽 12 克、苍术 12 克、川木瓜 15 克、白芍 15 克、怀牛膝 15 克、桂枝 8 克、桑枝 30 克、薏苡仁 30 克、甘草 6 克。随症加减：气虚，去黄柏、薏苡仁，加黄芪 25 克、党参 20 克、白术 12 克；血虚，去黄柏、薏苡仁，加川芎 10 克、当归 10 克、鸡血藤 30 克；关节红肿痛甚，加姜黄 10 克、乳香 10 克、没药 10 克；血瘀，去白芍，加丹参 15 克、桃仁 10 克、红花 6 克；湿重，加川萆薢 12 克、泽泻 12 克；热重，加青

① 王繁宏，等.中医药治疗原发性痛风 28 例[J].浙江中医杂志,1994(5)：208-209.
② 彭介寿，等.痛风 I 号合剂治疗痛风性关节炎 70 例[J].成都中医学院学报,1994,17(2)：28-30.
③ 夏金华.内外并治痛风 100 例[J].江苏中医,1994,15(12)：13.
④ 陈世国，等.中医治疗痛风高尿酸血症 31 例临床观察[J].四川中医,1993(4)：22-23.
⑤ 王承德，等.加味四妙汤治疗痛风 15 例[J].中国中西医结合杂志,1993(10)：628.
⑥ 陈进义.运脾渗湿法降低痛风症血尿酸浓度疗效观察——附 35 例临床分析[J].浙江中医杂志,1992,27(1)：12.

蒿(后下)6 克、金银花 12 克；大便秘结,加大黄(后下)10 克；上肢关节痛甚,加羌活 10 克、威灵仙 12 克；下肢关节痛甚,加防己 12 克,桂枝加至 12 克。每日 1 剂,水煎服。史志云以上方加减治疗 9 例痛风性关节炎患者,配合外敷用药和口服别嘌呤醇。结果:治愈 4 例,好转 5 例;血尿酸、红细胞沉降率与治疗前比较均有显著性差异($P<0.01$ 和 $P<0.05$)。[①]

19. 自拟方 3　党参 15 克、茯苓 20 克、威灵仙 20 克、薏苡仁 30 克、苍术 12 克、黄柏 10 克、泽泻 10 克、当归 10 克、独活 15 克、桂枝 9 克。随症加减:痛甚,加延胡索、制川乌、细辛;肾虚,加杜仲、枸杞子;夹瘀,加丹参、赤芍。每日 1 剂,水煎服。钟洪等以上方加减治疗 54 例原发性痛风患者。结果:临床治愈 25 例,好转 27 例,无效 2 例。总有效率 96.3％。[②]

①　史志云.中西医结合治疗痛风性关节炎 9 例报告[J].中国中西医结合杂志,1992(6):373－374.
②　钟洪,等.中药治疗原发性痛风 54 例疗效分析[J].中医杂志,1992(11):29.

血 色 病

概　述

血色病为罕见的铁代谢紊乱疾病,过去也称细胞色素沉着症、色素性肝硬变、青铜色糖尿病。由于过多的铁质在肝、胰、心、肾、脾、皮肤等组织沉着,引起实质细胞破坏、纤维组织增生及脏器功能受损,以皮肤色素沉着,肝肿大、硬化,糖尿病及心脏病变为主,血色病为慢性进行性疾病。

根据症状,本病属中医"肾风""肾经""肾病证候"范畴。本病的病理基础在肾,病机为肾阳虚损,命门火衰,不能温化水湿,导致人体内新陈代谢功能的紊乱。水饮停聚、水气不化,足少阴肾经经气不宣,宗筋痿。这种病理病机的改变,正好说明了血色病的四大症状群,即肝硬化、糖尿病、皮肤色素沉着、性功能减退或阳痿。治宜温补肾阳、利湿行水。

经　验　方

济生肾气丸方加减　方一:附子 6 克、肉桂 1.5 克、山药 15 克、泽泻 9 克、牡丹皮 9 克、茯苓 9 克、牛膝 9 克、车前子 9 克、生熟地黄各 12 克、山茱萸 9 克、菊花 9 克、玉米须 15 克、黄芪 15 克。水煎服。温肾阳,化水湿。适用于原发性血色病。于连国以上方治疗 1 例原发性血色病患者,复诊随症加减,连进 100 余剂,症状明显好转,再做左耳后皮肤活检,皮肤组织未见血色病明显改变。随访 1 年余症状稳定。方二:山药 30 克、茯苓 24 克、生熟地黄各 12 克、牡丹皮 9 克、泽泻 9 克、五味子 9 克、车前子 12 克、牛膝 15 克、丹参 12 克、当归炭 9 克、天花粉 30 克、藕节 15 克、黄精 18 克。水煎服。滋肾阴,温肾阳,化水湿,凉血止血。适用于继发性血色病。于连国以上方治疗 1 例继发性血色病患者,复诊随症加减,服药 30 余剂,随访 1 年未见复发。[①]

---

① 于连国.中西医结合治疗血色病二例[J].新中医,1978(4):30-32.

类脂蛋白沉着症

概　述

类脂蛋白沉着症，又称皮肤黏膜类脂沉积症，是一种新陈代谢障碍性病变。主要是由脂肪代谢失常，磷脂沉积于皮肤及黏膜内所致。

中医无此病名。一般认为本病的病因属风、热、湿邪，病机属肺、脾、肾三脏同病，但主要在肾。系风热之邪搏于肌肤，郁热于血分；缠绵难愈，乃湿邪黏腻。肺主皮毛，脾主肌肉，黑乃肾之主色，全身皮肤发黑又与肾机能失调关系密切。

经　验　方

自拟方　蒺藜 12 克、蛇蜕 6 克、蝉蜕 3 克、桑叶 10 克、徐长卿 5 克、制首乌 12 克、生地黄 12 克、牡丹皮 10 克、赤芍 10 克、丹参 12 克、苦参 10 克、胡麻 10 克、甘草 3 克。水煎服。治以祛风利湿、凉血活血为主，兼养肾阴。刘炳凡治疗 1 例类脂蛋白沉着症患者，患者左手臂内侧有一个 4 厘米×3 厘米大小之色素沉着，无痛痒，逐渐向头面部扩散，然后遍及全身，始则皮肤深红，继则变黧黑，无光泽。皮肤科切片检查结果示表皮角化过度，角质栓塞，粒层增生，棘层肥厚；基层部分液化变性，在此病变下方的真皮乳头体内可见团块状的、着淡伊红色的物质沉积，真皮上部毛细血管周围有淋巴细胞和嗜色素细胞浸润。诊断为"类脂蛋白沉着症"。现症见伴有头晕痛，腰酸，乏力，记忆减退，睡眠较差，食纳减少，二便正常，舌质红，舌苔薄白，脉弦缓。乃风、湿、热之邪郁于血分，内伤肾阴，外搏肌肤。用上方治疗先以祛邪为主，养肾辅之。下一阶段，病邪已减，即以养肾为主。2 个月后面部、躯干皮肤基本恢复正常，舌苔薄白，脉弦细。拟原方去蝉蜕、蛇蜕、蒺藜，加女贞子 12 克、墨旱莲 10 克，20 剂。改用滋肾活血为主，佐以祛风利湿，前方加晚蚕沙 12 克、鸡血藤 12 克，服 20 剂后，四肢肤色亦恢复正常。随访至今，未见复发。[①]

① 刘炳凡.类脂蛋白沉着症[J].湖南医药杂志，1980(1)：34.

血卟啉病

概　述

血卟啉病系由先天性和后天性卟啉代谢紊乱所引起的代谢病。过去称血紫质病。主要病理生理为卟啉及(或)卟啉前体的产生和排泄增多,并在体内积聚。根据发病部位分为红细胞生成性和肝性两类,临床表现以急性腹痛或神经精神症状、光感性皮肤损害等为主。

本病属中医"腹痛""郁症""痹症""虚劳""蓄血证""日晒疮""奔豚气痛"等范畴。临床辨证分为五型。(1)瘀热蓄血型:腹痛持续,阵发绞痛,以脐周及下腹为剧,按之痛剧,烦躁谵妄,面色暗黄或巩膜黄,便秘尿赤,舌质暗,苔黄,脉弦涩。治宜泻下逐瘀。(2)湿热阻滞型:腹部胀痛,恶心呕吐,胸闷纳呆,面色萎黄,便干或溏,小便短赤,舌暗红,苔黄腻,脉弦细。治宜清热利湿,佐祛瘀止痛。(3)气血两虚型:腹部隐痛或闷痛,时作时止,面色苍白,神疲乏力,自汗盗汗,便畅尿黄,舌淡苔薄白,脉沉细。治宜调理气血。(4)肝胃失调,湿热内滞:腹痛发作频繁,脘胀胁满,头昏眼花,精神抑郁,不思饮食,夜寐不安,舌苔厚腻,脉弦细。治宜疏肝理气、清热化湿通利。(5)肝失条达,湿热内阻:腹痛急暴,烦热口渴,小便色赤,时而带绿,四肢关节不利,尤以手足痛关节痛疼为甚,舌苔薄腻,脉小弦。治宜疏肝理气、止痛通络。

辨证施治

陈乔元分 3 型

(1)寒凝型　症见腹痛较剧,受寒更甚,畏寒肢冷,舌淡胖苔白有津,脉沉迟。方用附子理中汤加减:制附子、肉桂、炮姜、干姜、炙甘草、炒白术、炒延胡索等。

(2)湿热型　症见腹痛身热,口苦,便干,或目肤微黄,舌红苔黄腻,脉数。方用大黄黄连泻心汤加减:大黄、黄连、栀子、生甘草、车前子、延胡索等。

(3)寒热错杂型　症见腹部冷痛,得热则舒,口干苦,或身热,舌红苔黄,脉稍数。方用附子泻心汤加减:附子、炮姜、干姜、黄连、大黄、延胡索、甘草、白芍等。

以上各方均每日 1 剂,水煎服。随症加减。临床观察:陈乔元以上方辨证治疗 30 例肝性血卟啉病患者,均治愈,平均治愈时间 2 周。[①]

经　验　方

1. 桃核承气汤加味　牡丹皮、白芍、桃仁、桂枝、大黄(后下)、甘草、芒硝(后下)。随症加减:腹痛重者,加延胡索、川楝子;瘀血重者,加土鳖虫、丹参;腹胀甚者,加枳壳、厚朴;大便燥结难解者,加火麻仁、番泻叶;大便通畅后,大黄、芒硝减量;体质虚弱者,加党参、黄芪。每日 1 剂,水煎服。结果:赵桂兰以上方加减治疗 100 例肝性血

---

① 　陈乔元.辨证治疗肝性血卟啉病 30 例[J].新中医,1994(5):22-23.

卟啉病患者,服药时间最短6天,最长24天,所有病例全部治愈。①

2. 柴胡疏肝散加延胡索 柴胡10克、陈皮10克、川芎10克、香附10克、枳壳10克、芍药10克、延胡索15克、甘草5克。随症加减。赵晓峰以上方治疗13例肝性血卟啉病患者,均治愈。3~5天显效,12天左右临床症状消失,尿卟胆原阴性,平均疗程2周。8例随访2年以上未复发。②

3. 当归芍药散加味 当归20克、白芍24克、赤芍9克、川芎12克、延胡索15克、香附12克、白术12克、云茯苓15克、泽泻9克、鸡血藤20克、青陈皮各10克、甘草6克。调和肝脾,行气活血止痛。马茂芝以上方治疗1例血卟啉患者,6剂后腹痛明显减轻,先后调理月余,诸症消失,嘱其常服加味逍遥丸以善其后。③

4. 张从正下法 叶玉妹等治疗1例血卟啉病患者,先以生大黄、芒硝冲服,再用大黄粉加温开水灌肠治疗,使大便通畅,随之腹痛亦缓解。后用香砂六君子汤合小承气汤组方徐徐调用,配合10%葡萄糖注射液500毫升加入黄芪注射液30毫升静脉滴注,以补气养血生肌,并配合针灸及理疗等。患者病情好转。④

5. 自拟方1 枳实10克、大黄10克、黄芩10克、丹参10克、川楝子10克、黄连6克、玄明粉(冲)15克。每日1剂,水煎服。杨秀琴等将24例产后腹型血卟啉病患者随机分为中药组14例和西药组10例。中药组用上方,西药组用常规胰岛素极化治疗及50%硫酸镁20毫升通便。结果:中药组和西药组均完全缓解(无阳性体征,尿卟胆原转阴),疗程分别平均为6.5、8.5天,经统计学处理,有显著差异($P<0.01$)。⑤

6. 黄芪建中汤加味 黄芪20克、炒白芍30

克、饴糖30克、桂枝15克、炙甘草10克、生姜10克、大枣5枚。随症加减:腹痛甚,加延胡索;湿重呕吐甚,加砂仁、半夏;腹胀,加枳壳。每日1剂,水煎服。王震权以上方加减治疗28例血卟啉病患者,用药5~18日,均痊愈。随访半年未复发。⑥

7. 桃仁承气汤 桃仁9克、桂枝12克、牡丹皮12克、大黄(后下)6克、甘草6克、芒硝(后下)15克、白芍15克。随症加减:腹痛重,加延胡索、川楝子;瘀血重,加䗪虫、丹参;腹胀,加枳壳、厚朴;便结,加麻仁、番泻叶;体弱,加党参、黄芪。每日1剂,水煎服。刘启明以上方加减治疗100例肝性血卟啉病患者,用药6~24日,均获愈。⑦

8. 半夏泻心汤和黄芪建中汤加味 半夏泻心汤:半夏15克、黄芩10克、枳实10克、陈皮10克、茯苓10克、桂枝10克、干姜6克、党参24克、黄连6克、大枣10枚、生姜5片。水煎服。黄芪建中汤加味:黄芪30克、当归10克、桂枝10克、阿胶(烊化)10克、甘草10克、白芍20克、饴糖(烊化)30克、大枣12枚、生姜5片。杜钊光治疗1例枢机不利、痰热互结、胃失和降、气血虚弱的血卟啉病患者,连服6剂半夏泻心汤,继予黄芪建中汤加味,进服20余剂,治愈。⑧

9. 当归建中汤加味 当归15克、桂枝10克、白芍20克、饴糖(烊化)30克、阿胶(烊化)10克、生姜5片、大枣12枚、甘草5克。杜钊光以上方治疗1例血虚中寒、肝木横逆的血卟啉病患者,复诊随症加减,治愈。⑨

10. 小建中汤 桂枝10克、白芍20克、大枣15克、生姜15克、炙甘草5克、饴糖30克。前5味水煎去渣加入饴糖溶化。吴达昌以上方治疗1例中焦虚寒型血卟啉病患者,服13剂诸症悉除。⑩

11. 黄连汤 黄连10克、党参10克、干姜10

① 储全根.近10年来桃核承气汤临床应用研究进展[J].安徽中医学院学报,2005,24(1):51-54.
② 赵晓峰.疏肝理气法在肝性血卟啉病治疗中的应用[J].浙江中西医结合杂志,2003,13(9):559.
③ 马茂芝.当归芍药散临床新用[J].光明中医,2003(1):43-44.
④ 叶玉妹,等.遵张从正下法治疗血卟啉病举隅[J].辽宁中医杂志,2002,29(1):34.
⑤ 杨秀琴,等.24例产后腹型血卟啉病发作临床分析[J].福建中医药,1995,26(1):8.
⑥ 王震权.黄芪建中汤加味治疗28例血卟啉病[J].江苏中医,1994,15(11):8.
⑦ 刘启明,等.经方桃核承气汤治疗肝性血卟啉病100例[J].中医药学报,1993(1):24-25.
⑧ 杜钊光.血卟啉病两则[J].山东中医杂志,1991,10(1):43-44.
⑨ 杜钊光.血卟啉病两则[J].山东中医杂志,1991,10(1):43-44.
⑩ 吴达昌.小建中汤治验二则[J].湖南中医杂志,1991(6):34-35.

克、桂枝 10 克、大枣 5 枚、甘草 6 克。每日 1 剂，水煎服。清上温下，和胃降逆。曲崇崑以上方治疗 1 例上热下寒的血卟啉病患者，复诊随症加减，治愈。①

12. 张志秋经验方　方一：柴胡 9 克、木香 9 克、生大黄(后下)9 克、赤白芍 12 克、郁金 12 克、枳壳 12 克、川楝子 12 克、延胡索 12 克、蒲公英 30 克。每日 1 剂，水煎服。疏肝理气，清热化湿通利。方二：柴胡 9 克、白芍 60 克、生甘草 12 克、防风己各 15 克、威灵仙 20 克、蜈蚣 3 条、茯苓 30 克、木香 15 克、台乌药 12 克、桂枝 9 克、蒲公英 30 克、生大黄(后下)6 克。每日 1 剂，水煎服。清热利湿，疏肝理气，止痛通络。张志秋以上方治疗 2 例肝性急性间歇性血卟啉病患者，复诊随症加减，治愈。②

13. 桃核承气汤加减　桃仁 10 克、桂枝 7 克、大黄 9 克、芒硝 15 克、白芍 15 克、甘草 3 克。随症加减：腹痛甚，加延胡索、失笑散；瘀血重，加土鳖虫、丹参；呕吐，加半夏、藿香；腹胀，加枳实、厚朴；黄疸，加茵陈、栀子；血压高，加石决明、夏枯草；烦躁者，加天麻、钩藤；谵妄者，加珍珠母、琥珀；肢麻，加牛膝、地龙；贫血，加当归、川芎。每日 1 剂，水煎服。游开泓以上方加减治疗 35 例肝性血卟啉病患者。结果：治愈 31 例，好转 3 例，无效 1 例。总有效率 97.1%。③

14. 奔肠汤加减　樗白皮 15 克、青龙齿 15 克、徐长卿 15 克、黄芩 10 克、姜半夏 10 克、白芍 10 克、生姜 3 片、当归 10 克、川芎 6 克、甘草 5 克。水煎服。徐伟观等以上方治疗 1 例肝逆犯胃、胃失和降的血卟啉病患者，治愈。④

15. 大黄黄连泻心汤加味　大黄(后下)10 克、木香 10 克、陈皮 10 克、黄芩 10 克、法半夏 10 克、厚朴 10 克、泽泻 10 克、黄连 6 克、竹茹 12 克。随症加减：湿重呕恶，加佩兰 10 克；腹痛甚者，加延胡索 10 克、川楝子 10 克；腹胀，加枳实 10 克；腑实者，加玄明粉(冲)10 克。水煎服。张红兵以上方加减治疗 5 例肝性血卟啉病患者，均获满意效果。⑤

16. 自拟方 2　柴胡 4.5 克、赤白芍 12 克、香附 12 克、越鞠丸(研冲)12 克、川楝子 9 克、当归 9 克、枳壳 9 克、薏苡仁 15 克、车前子 15 克、碧玉散(包煎)30 克。煎汤鼻饲。西药予醒脑静 16 毫升，静脉点滴，每日 2 次。屠伯言用上法治疗 1 例血卟啉病昏迷患者，1 周后清醒。⑥

17. 桃红四物汤合芍药甘草汤加减　当归 15 克、川芎 10 克、桃仁 10 克、红花 10 克、甘草 10 克、白芍 50 克、延胡索 30 克、干姜 7.5 克。王树元等以上方治疗 1 例血卟啉病患者，服药 2 周，诸症尽除，尿检卟啉复查 4 次均为阴性。⑦

18. 自拟方 3　浮小麦 45 克、大枣 5 枚、甘草 15 克、制香附 12 克、瓜蒌 9 克、党参 30 克、白芍 30 克、当归 15 克、地龙 12 克、生蒲黄 9 克、五灵脂(炒)12 克、延胡索(冲)1.8 克。每日 1 剂，水煎服。张东瀛等以上方治疗 1 例血卟啉病患者，服药 10 剂，腹痛明显减轻，余症改善，尿卟啉定性转阴。⑧

19. 膈下逐瘀汤　五灵脂 6 克、川芎 6 克、牡丹皮 6 克、红花 6 克、枳壳 6 克、当归 9 克、桃仁 9 克、赤芍 9 克、乌药 9 克、延胡索 9 克、香附 9 克、甘草 4.5 克。儿童药量酌减。每日 1 剂，水煎服。广东省湛江市东简卫生院以上方治疗 8 例血卟啉病患者(腹部症状群患者)，效果良好。⑨

① 曲崇崑.血卟啉病临床治验[J].湖南中医杂志,1987(1)：41.
② 曹强.血卟啉病验案二则[J].中医杂志,1987(7)：24－25.
③ 游开泓.桃核承气汤治疗肝性血卟啉病 35 例报告[J].中医杂志,1987(5)：36－37.
④ 徐伟观,等.奔豚汤治愈血卟啉病一例[J].黑龙江中医药,1984(2)：34,45.
⑤ 张红兵.大黄黄连泻心汤加味治疗肝性血卟啉病报告[J].中医杂志,1984(6)：47－48.
⑥ 屠伯言.血卟啉病昏迷治验例[J].浙江中医杂志,1983(3)：133.
⑦ 王树元,等.中医治疗血卟啉病一例报告[J].辽宁中医杂志,1982(10)：39.
⑧ 张东瀛,等.近期治愈血卟啉病 1 例[J].新医药学杂志,1977(10)：40.
⑨ 广东省湛江市东简卫生院.应用"膈下逐瘀汤"治疗血卟啉病[J].新中医,1976(4)：35－36.

红细胞生成性原卟啉病

概　　述

红细胞生成性原卟啉病，是一种少见的常染色体显性遗传性疾病。与中医的"日晒疮"类似。治宜益气固表、滋阴透热、解毒除湿。

经　验　方

玉屏风散合青蒿鳖甲散加味　黄芪40克、青蒿40克、白术9克、防风9克、鳖甲9克、知母9克、生姜30克、黄柏9克、金银花30克、乌蛇肉9克、茯苓15克、当归12克、桃仁10克、生甘草9克。每日1剂，水煎服。杨恒裕以上方治疗4例红细胞生成性原卟啉病患者，配合外用药，治疗3～5周，皮肤自觉症状消失。[1]

---

① 杨恒裕.四例红细胞生成性原卟啉病中医药治疗的体会[J].空军总医院学报,1988,4(4)：277-278.

汗　证

概　述

无论外感及内伤疾病汗证都极为常见,特别是在内伤疾病中往往成为患者的主诉症状。历代医家对此论述颇多,常见有以下几种。

自汗,即无时无故溅然汗出之证。辨证分为十型。(1)阳虚:时时汗出,动辄益甚,伴神倦乏力,气短畏寒,面色淡白等。治宜助阳益气、固表止汗。(2)气阴两虚:自汗阵作,汗出前自感心烦懊恼,面部升火烘热,随即汗出,大如豆粒。治宜益气补阴敛汗。(3)阴虚:肝阴不足,肝阳偏亢,兼有少眠易惊,两目多眵,大便干燥,舌红苔少或花剥。治宜益阴柔肝敛汗。(4)营卫不和:汗出不止,头眩心悸,神疲乏力,动辄气促,舌淡尖红。治宜调和营卫、扶正固表。(5)肝气郁滞:汗出同时多伴有精神抑郁,眩晕头胀,睡则汗止,乳房、少腹、两胁胀痛。治宜疏肝解郁。(6)湿郁肌腠:汗出前肌肉酸困,汗后疲乏畏风,脉浮缓。治宜驱腠理之湿,湿去则营卫调和而汗止。(7)湿热郁蒸:面色萎黄,汗出浸衣,头昏,口苦无味,不欲饮食,胸闷不适,舌苔黄腻等。治宜清热利湿。(8)热结阳明:气弱懒言,有时烦躁不宁,口渴欲饮,周身汗出如洗,颜面少华,舌质淡,苔黄厚。治宜解热、益气生津。(9)水气上逆:恶风,怕冷,神疲,乏力,大便如常,小便随汗多而减少,舌质淡红,苔薄白。治宜通利州都,引反逆之汗,从下而泻。(10)湿郁三焦:面青无华,精神委顿,食少,大便溏,小便时清时黄,舌苔白垢浊,脉缓。治宜清胃彻热、除湿苏脾。

睡而汗出,醒来乃止者为盗汗。分为七型。(1)阴虚:盗汗,兼见心悸心烦,失眠多梦,口干喜饮,手足心热,疲乏,舌红,脉细数。治宜养阴固涩敛汗。(2)阳虚:汗出多冷,常伴肢体倦怠,唇淡,动则心悸,脉缓苔白。治宜温通阳气而敛汗。(3)营卫不和:无明显的阴虚或阳虚症状,以发热,脉浮为特点,或盗汗自汗并见。治宜调和营卫。(4)气虚:体倦神疲,面白无华,食少便溏,舌淡苔白,脉缓弱。治宜益气固表。(5)湿阻:口腻,肢体倦怠无力,或见头重如裹,或见脘闷纳呆,舌苔白厚腻或白腻,舌淡润,脉濡缓或濡细。或口苦,烦躁不安,小便黄少,舌红苔黄,脉滑,如湿热所阻。治宜清热除湿。(6)血瘀:肌肤甲错,形体羸瘦,舌暗淡或有紫色瘀点,脉弦细或细涩。治宜活血理气。(7)肺胃蕴热:小便黄,纳谷不馨,身热,舌苔厚腻,脉滑数。治宜清热除湿、消积和胃。

局部汗,是指身体的某一部位出汗而其他部位无汗。(1)头部汗(包括颈部):可分虚实两方面,实证多由实热内郁,上逆于头面,熏蒸津液所致。治宜清散郁热。虚证由阳虚、阴虚或心气虚不能摄液所致。治宜补虚益气。(2)手足汗:多责之于脾胃,同时亦与其他脏腑相关。(3)腋汗:为湿热流注或心阳不足,汗液失固。(4)下半身汗:属肝肾之阴素亏,湿热阻滞下焦,或心脾二虚气虚血瘀而致。(5)阴部汗:多为肝经湿热或肾阳虚衰所致,偶有外感所致。(6)偏沮:指身体一侧或局部一侧汗出的病证。其病机为气血营卫失调,肝失条达和风邪内侵。治疗可调和气血、疏肝解郁、活血化瘀等。

黄汗,指汗出黄色,染衣。一般认为汗出伤湿,湿热交争为黄汗的重要病机。黄汗伴有发热者,治宜解表祛湿;湿热熏蒸肝胆,治宜芳香化湿佐以利胆;阳虚虚弱,水湿内停,治宜温阳祛湿。

血汗(红汗),血液或血液色素混在汗液内通过皮肤排出,染红白色衣物。原因有三:津液耗伤,心血失养;阴虚内热,阴血不足;暑热侵入。治宜补气固表、清热凉血、止血。

其他五种汗证。(1)狂汗:发热,汗出汹涌,语无伦次、躁烦妄动。治宜益气养阴固摄。(2)脱汗:亦称绝汗,大汗不止或汗出如油,肢冷脉微,系阴阳将脱之危象。(3)臭汗:汗出臭气,更衣洗澡臭气不减,身湿热蕴结。治宜燥湿化浊。(4)漏汗:汗出不止,淋漓涌泄,谓之漏汗。(5)五更汗:黎明前后四五点时定时出汗,故称五更汗。

无汗症:汗腺闭塞,全身少汗或无汗。辨证分为十一型。(1)暑湿夹寒束表型:无汗畏热,神疲乏力,胸闷心烦,头身困重,低热,口渴欲饮,食欲不振,舌苔黄腻,脉濡数。(2)心肺阴虚型:无汗怕热,五心烦热,心悸头晕,口渴欲饮,皮肤干燥,失眠多梦,舌红少津,脉细数。(3)脾胃阴虚型:无汗怕热,口干咽热,食欲不振,倦怠乏力,干呕便干,胃痛隐隐,舌红无苔或少苔。(4)脾肾阳虚型:无汗怕热,四肢欠温,口淡不渴,面色㿠白,头晕,腰膝酸软,舌胖质淡,苔薄白,脉沉细。(5)卫阳不振型:平素畏寒,四肢不温,舌淡苔白,脉细濡。(6)肝气郁结型:情志抑郁善怒,偏头痛,舌偏红,苔薄黄,脉弦。(7)肝胆郁热型:心烦,口苦,苔黄腻,脉弦数。(8)肝气横逆型:汗闭伴气从小腹上冲而咽窒,胸闷如榨疼痛,脉弦。(9)脾虚疳积型:小儿的面色萎黄,形体瘦弱,腹胀满,脉细滑,舌淡苔腻。(10)气亏血少,少阳郁热型:口苦咽干,目眩,心烦,舌淡红,脉沉细,苔薄白。(11)气滞血瘀型:主要表现为舌有瘀象,脉沉细。

自 汗

辨 证 施 治

1. 阳虚

(1)桂枝加附子汤 症见自汗不止,午后为

甚,汗流如雨,稍动即加重,周身困重无力,纳食无味,自觉口渴,但稍润口唇即止,喜热饮,恶风,稍吹空调、风扇即觉不适,小便正常,大便稀溏,舌苔厚腻微黄,脉细紧。方用桂枝加附子汤:附片(先煎)10克、桂枝15克、白芍15克、生甘草5克、茯苓20克、薏苡仁30克、干姜10克、淡竹叶15克、藿香15克。每日1剂,水煎服。临床观察:卿春等以上方治疗1例自汗患者,服药3剂,复诊随症加减,又服3剂,诸症好转。[1]

(2)桂附四君汤 肉桂6克、制附片20克、党参15克、白术15克、茯苓20克、黄芪30克、防风10克、麻黄根10克、大红枣10枚、熟地黄15克、山茱萸10克、甘草6克。随症加减:阴虚寒甚,制附片用至30~60克;伴血虚者,斟加补血之品。每日1剂,水煎服。1周为1个疗程,服药1~3个疗程。[2]

(3)桂枝加附子汤加减 症见出汗明显增多,昼夜不停,全身畏寒恶风,夏令仍厚衣裹身,面色少华,神情憔悴,四肢湿润不温,舌质淡胖,边有齿印,苔薄白,脉沉细。治宜调和营卫、温阳固表止汗。方用桂枝加附子汤加减:桂枝15克、白芍15克、生姜10克、大枣10克、炙甘草10克、制附子(先煎)15克、黄芪30克、五味子6克、龙骨10克、煅牡蛎10克。每日1剂,水煎服。临床观察:李国岩以上方治疗1例汗证患者,复诊随症加减。疗效满意。[3]

(4)芪牡桂枝汤加味 黄芪30克、煅牡蛎15克、桂枝9克、白芍9克、制附子9克、浮小麦9克、麻黄根6克、炙甘草6克、佩兰6克、大秦艽5枚、生姜3片。临床观察:彭述宪用上方治疗1例卫阳虚弱之自汗症患者,4剂后汗大减。[4]

(5)五苓散 猪苓9克、茯苓9克、白术9克、泽泻15克、桂枝6克。临床观察:赵现朝用上方治疗1例阳虚自汗患者,面色淡白,乏力,便清量少,服药3剂则显效。[5]

① 卿春,等.由桂枝加附子汤论阳虚自汗证的治疗[J].亚太传统医药,2017,13(4):90-91.
② 佚名.桂附四君汤治阳虚自汗[J].湖南中医杂志,2014,30(11):118.
③ 李国岩,等.从古中医学认识调和营卫法治疗阳虚汗证[J].内蒙古中医药,2012,31(6):131-132.
④ 彭述宪.自汗、盗汗辨治六案[J].河南中医,1990(2):25.
⑤ 赵现朝.五苓散治疗自汗验案[J].北京中医学院学报,1989(4):41.

（6）真武汤　症见汗出不休，稍动则多，心悸头眩，四肢沉重，畏寒肢冷，渴不欲饮，小便清少，大便溏，肢体头面微肿，舌淡苔白，脉沉弦。治宜温阳利水。方用真武汤：茯苓10克、白芍10克、白术10克、附子10克、生姜5片。临床观察：陶政燮以上方治疗1例自汗患者，药服13剂，治愈。①

（7）卓斌经验方　症见汗多，静则肌肤潮湿，动则汗出淋漓，并见腰酸腿软，头昏乏力，气短懒言，食欲不振，便溏溲清，夜尿频繁。治宜补脾益肾、固表止汗。药用白术10克、茯苓10克、山楂10克、怀牛膝10克、枸杞子12克、何首乌12克、制附子5克、党参15克、黄芪15克、浮小麦15克、炙甘草3克。临床观察：卓斌以上方治疗1例脾肾阳虚自汗患者，服20剂后，汗出明显减少，随症加减，继服20剂即愈。②

（8）参附汤加味　症见形寒肢冷，虽在炎夏，亦需厚衣重裘，恶风，头晕目眩耳鸣，食少，大便稀溏，小便清长。形体虚浮，面色无华，脉缓无力，苔白，舌边有齿痕。治宜补脾温肾、益气固表。方用参附汤加味：党参40克、附子20克、黄芪60克、鸡（500克左右）1只。上药混合炖服，每2日1剂。临床观察：杨德松以上方治疗1例脾肾阳虚、腠理不固型自汗患者，复诊随症加减，治愈。③

（9）生脉散合肾气丸　症见精神萎靡不振，困倦思卧，形寒肢冷，腰脊酸重，渴欲饮水，脉浮虚，两尺沉细，舌质淡白，苔薄少津。治宜益气养阴、温补肾阳。方用生脉散合肾气丸：生地黄15克、怀山药15克、山茱萸15克、党参15克、麦冬15克、牡丹皮15克、茯苓10克、泽泻10克、肉桂4克、附子9克、五味子5克。临床观察：于庆平以上方治疗1例气虚、阳虚兼有之自汗症患者，疗效满意。④

（10）陈源生经验方　症见自汗怕冷二十余年，并见头晕、心悸，平素苦头痛，走路不稳，自觉如临悬崖。治宜温阳固卫利水。方一：黄芪30克、防风10克、白术15克、炙甘草10克、浮小麦30克、炙麻黄根6克。方二：黄芪30克、制附子（先煎）25克、白术18克、云茯苓30克。方三：向日葵茎内白心120克、核桃肉60克、牛尾1条。同炖作膳食。临床观察：陈源生治疗1例自汗患者，先服方一，次服方二，方三则可常服。结果：患者服方一5剂，方二3剂，方三3次即愈。⑤

（11）甘草附子汤加味1　症见自汗三年余，腰痛怕凉，头晕身颤，周身乏力，舌苔薄白，脉象弦紧而滑。治宜补阳气以除寒湿。方用甘草附子汤加味：附子15克、甘草20克、桂枝50克、焦白术35克、茯苓50克、川续断35克。临床观察：孙华周以上方治疗1例寒湿腰疼、阳虚自汗患者。患者连服上方2剂，显效；加何首乌35克继服8剂，痊愈。⑥

（12）甘草附子汤加味2　症见头迷汗出，身疼畏冷，夜间尤重，汗出前恶寒发热，汗出后恶寒战栗，面色苍白，形体虚弱，精神尚好，舌苔薄白，脉象弦滑弱。治宜助阳气以除风湿。方用甘草附子汤加味：炙甘草25克、附子25克、白术25克、桂枝50克、茯苓40克、白芍20克。临床观察：孙华周以上方治疗1例阳气虚损、风湿相搏之自汗症患者。患者连服3剂，上方加当归30克继服3剂，痊愈。⑦

2. 阴虚　症见汗出而热，两目干涩，腰膝酸软，心烦易怒，夜寐欠安，眩晕耳鸣，手足心热，舌质瘦红，少苔，脉弦细而小数。阴虚者，方用六味地黄汤；热盛者，方用当归六黄汤；若有阴阳俱虚者，仅仅滋阴无功，可加附子一味温阳，以阴阳同治。⑧

（1）当归六黄汤加减　症见自汗，或有夜寐

① 陶政燮.自汗治验四例［J］.中医药研究，1988（5）：40.
② 卓斌.顽固性自汗治验［J］.新中医，1988（11）：12.
③ 杨德松.恶寒自汗十一年案［J］.四川中医，1986（10）：18.
④ 于庆平.罕见的自汗症［J］.中医药学报，1986（3）：48.
⑤ 陈源生.自汗验案（二则）［J］.四川中医，1983（1）：1－2.
⑥ 孙华周.甘草附子汤止汗三例［J］.辽宁中医杂志，1980（5）：15－16.
⑦ 孙华周.甘草附子汤止汗三例［J］.辽宁中医杂志，1980（5）：15－16.
⑧ 朱仕兵，等.自汗临证辨治浅析［J］.实用中医内科杂志，2008，22（8）：49.

盗汗,五心烦热,或兼午后潮热,伴颜面潮红,口干,心悸,少寐,男子遗精,女子月经不调,舌经少苔或黄苔,脉弦大或细数。方用当归六黄汤加减:当归、生地黄、熟地黄、黄连、黄芩、黄柏、黄芪。随症加减:血压高者,加夏枯草、决明子;心悸者,添酸枣仁、柏子仁;火热不甚者,酌减黄连、黄芩、黄柏;阴虚甚者,可酌加山茱萸、山药等;无效者,酌加麻黄根、浮小麦、五味子、牡蛎等固涩之品,汗止后以天王补心丹、麦味地黄丸等巩固疗效。临床观察:赵睿等以上方加减治疗 15 例阴虚自汗患者,疗效较好。[1]

(2)芩薇泻白散加减 桑白皮 9 克、地骨皮 9 克、黄芩 9 克、白薇 9 克、瓜蒌皮 9 克、紫菀 9 克、沙参 9 克、山药 9 克、前胡 6 克、芦根 12 克、甘草 3 克。彭述宪用上方治疗 1 例肺火太盛日久阴液受灼之自汗患者,6 剂后汗止咳平。[2]

(3)卓斌经验方 症见汗出,伴失眠多梦,心烦心悸,头昏神倦,消瘦,血压偏高,口干不多饮,舌红苔薄白,脉细数。治宜育阴潜阳、敛汗固表。药用生地黄 15 克、牡蛎 15 克、珍珠母 15 克、知母 10 克、天麻 10 克、白芍 12 克、钩藤 12 克、黄芪 12 克、五味子 5 克、甘草 3 克。临床观察:卓斌以上方治疗 1 例阴虚阳亢自汗患者。患者服药 7 剂明显见效,守原方加夜交藤 12 克服 20 剂痊愈。[3]

(4)异功散加味 症见面色苍白,气短懒言,神疲乏力,食少便溏,食后欲便,小便清少,舌淡苔薄白,边有齿痕,脉细缓无力。治宜益气健脾。方用异功散加味:党参 10 克、白术 10 克、茯苓 10 克、陈皮 10 克、甘草 6 克、黄芪 15 克、山药 15 克、扁豆(炒)15 克。临床观察:陶政燮以上方治疗 1 例脾虚及肺,肺卫不固自汗患者,药进 10 剂,痊愈。[4]

(5)刘静庵经验方 症见潮热自汗,自胸背至头汗出如雨,心中顿感烦乱难忍,面青,目苍白,目眶四周发黑,月经提前 6～8 日,量少色乌,舌质干红无苔,脉细数,沉取乏力,小水清长。治宜滋营阴血、补气阴。药用生地黄 15 克、麦冬 15 克、白芍 15 克、石斛 18 克、怀山药 25 克、扁豆 25 克、百合 25 克、乌梅 12 克、龙骨 20 克、牡蛎 20 克、童便 1 小匙。临床观察:刘静庵以上方治疗 1 例阴虚生内热、火扰其津外泄自汗患者,服药 6 剂病愈。[5]

3. 气虚或气阴两虚

(1)白术散加麻黄根、浮小麦 症见全身汗出,动则益甚,气短乏力,倦怠懒言,口干喜饮等。治宜补气固表止汗。方用白术散加麻黄根、浮小麦:黄芪 30 克、防风 10 克、麻黄根 10 克、白术 15 克、浮小麦 15 克、煅牡蛎 24 克。随症加减:体弱、心悸气短者,加红参(党参)、麦冬、五味子;脾虚纳呆、食后腹胀者,加党参、陈皮、大枣。每日 1 剂,水煎服。临床观察:邓德明以上方加减治疗 27 例自汗患者,7 天为 1 个疗程,2 个疗程为观察期限。结果:服药最少为 2 剂,最多 12 剂,全部治愈。[6]

(2)陈汉阳经验方 症见气短乏力,口干欲饮,夜寐差,舌淡少苔,脉细等。治宜益气养阴、固表止汗。药用黄芪 30 克、防风 10 克、白术 10 克、荞麦 15 克、浮小麦 15 克、麻黄根 6 克、五味子 6 克。随症加减:阳虚甚,重用黄芪,加桂枝 8 克、大枣 3 枚;阴虚甚,加太子参 20 克、白芍 15 克;惊悸失眠,加龙骨 15 克、牡蛎 15 克、炒酸枣仁 15 克。每日 1 剂,水煎服。临床观察:陈汉阳以上方加减治疗 32 例产后自汗患者,10 天为 1 个疗程。结果:痊愈 22 例,占 68.8％;有效 9 例,占 28.1％;无效 1 例,占 3.1％。总有效率 96.9％。治疗最短者 10 天,最长 20 天。[7]

(3)乔连厚经验方 症见醒后汗出如洗,微

① 赵睿,等.当归六黄汤治疗阴虚自汗 15 例[J].包头医学,2001,25(4):168.
② 彭述宪.自汗,盗汗辨治六案[J].河南中医,1990(2):26.
③ 卓斌.顽固性自汗治验[J].新中医,1988(11):12.
④ 陶政燮.自汗治验四例[J].中医药研究,1988(5):40.
⑤ 刘静庵."自汗"异治数则[J].河南中医,1984(6):42-44.
⑥ 邓德明.白术散加味治疗药源性自汗症 27 例[J].四川中医,2002,20(11):45.
⑦ 陈汉阳.玉屏风散加味治疗产后自汗 32 例[J].实用中医药杂志,2001,17(7):19.

恶风,全身乏力,头晕间作,伴恶心,颈项不舒,烦躁口干,善太息,手心发热,二便调,右侧肢体冷麻不适,舌僵体胖边有齿痕,质紫暗苔薄,脉弦细涩,沉取无力。治宜益气固表、养阴息风。药用黄芪24克、白蒺藜24克、地骨皮24克、葛根24克、丹参30克、白术12克、僵蚕12克、柴胡12克、半夏12克、防风10克、菊花15克、当归15克、白芍15克、生地黄20克、甘草7克、生姜3片。水煎服。临床观察:乔连厚以上方治疗1例自汗患者,6剂诸症大减。①

(4)固气填精汤 症见自汗二十年余,通体自汗,头面部更甚,自汗不黏,坐卧睡眠后停止,胃纳佳,二便正常,形体略胖,精神不振,疲倦乏力,舌质淡红胖嫩少苔,津润,脉象虚缓。治宜补气填精敛汗。方用固气填精汤:北沙参20克、牡蛎20克、炙黄芪20克、枸杞子15克、龙骨15克、浮小麦30克。临床观察:王廷富以上方治疗1例气虚精亏之自汗患者,6剂自汗愈。②

(5)甘草大枣汤加味 症见遇风吹大汗不止,伴心悸不安五月余,心悸、恶寒、乏力、头痛、失眠、五心烦热、腰膝酸软、大便结、小便少、腹胀、胃痛,舌质稍红,苔白,脉弦,两寸弱。方用甘草大枣汤加味:浮小麦45克、甘草9克、大枣4枚、糯稻根30克、黄芪12克、茯苓15克、太子参15克、白芍15克。临床观察:邓铁涛以上方治疗1例心气虚自汗患者,服20剂,明显好转;上方加白术6克服7剂,基本愈;又服30剂,痊愈。③

4.营卫不和

(1)桂枝甘草龙骨牡蛎汤加味 症见自汗多年,每年春季发病,汗珠从头部、颈项部、胸背部流淌而出,动则尤剧,夏日更甚,夜寐欠佳,口渴欲饮,舌质偏暗红,苔薄白,脉弦滑。治宜益气养阴、调和营卫、收敛止汗、安神潜阳。方用桂枝甘草

龙骨牡蛎汤加味:桂枝3克、白芍9克、黄芪15克、茯苓15克、龙骨30克、牡蛎30克、麻黄根10克、荞麦20克、五味子8克、夜交藤12克、麦冬9克、沙参10克、生地黄20克、甘草3克。每日1剂,水煎服。临床观察:李超英以上方治疗1例自汗患者,患者服药3剂后,症状好转;再服6剂汗止。④

(2)桂枝汤 症见自汗三年余,稍动或情绪紧张即一身大汗,略感乏力。方用桂枝汤:桂枝12克、白芍12克、生姜9克、红枣5枚。临床观察:杨震明以上方治疗1例自汗患者,服药7剂,痊愈。⑤

(3)桂枝龙骨牡蛎汤加味 症见产后少腹隐痛,恶露未尽,汗出不止,日夜无休,衣被常湿,寒热恶风,头眩心悸,神疲乏力,动辄气促,舌淡尖红,脉浮芤。治宜调和营卫、扶正固表、行瘀生血。方用桂枝龙骨牡蛎汤加味:桂枝6克、白芍10克、甘草10克、当归10克、益母草10克、生山楂10克、煅龙骨15克、煅牡蛎15克、黄芪15克、生姜3片、大枣5枚。临床观察:陶政燮以上方治疗1例产后营卫失调、卫气不固之自汗患者,2剂即愈。⑥

(4)桂枝汤 桂枝15克、白芍15克、炙甘草9克、生姜9克、红枣6枚。高铎用上方治疗营卫不和型自汗1例,6剂获愈。⑦

(5)防己黄芪汤加味 症见自汗四载有余,即使严冬,汗亦不减,稍有活动,则汗出如洗。睡眠时,枕巾常亦被汗水浸透,形体壮实,面色红润,苔薄白,唯脉弦缓无力。治宜调和营卫。方用防己黄芪汤加味:防己12克、黄芪12克、茯苓12克、苍术12克、薏苡仁12克、杏仁12克。临床观察:曲生以上方治疗1例自汗患者,5剂汗减,10剂汗止而愈。⑧

(6)桂枝汤玉屏风散加味 症见产后全身汗

① 乔连厚.瘟汗偶得[J].山西中医,1990,6(5):35-36.
② 王廷富.汗证治案三例[J].四川中医,1986(7):17.
③ 邓铁涛.汗证(植物神经功能紊乱)[J].新中医,1977(4):26-27.
④ 李超英.桂枝甘草龙骨牡蛎汤加味治疗自汗证举隅[J].福建中医药,2005,36(4):59.
⑤ 杨震明.自汗非必阳虚[J].新疆中医药,1991(2):40.
⑥ 陶政燮.自汗治验四例[J].中医药研究,1988(5):40.
⑦ 高铎.自汗非必阳虚[J].浙江中医杂志,1982(7):316.
⑧ 曲生.桂枝汤加味治疗顽固性自汗[J].吉林中医药,1981(1):41.

出不止,汗出过多感神疲乏力,头昏,心悸不宁,乳汁少。少衣则恶风,多衣则烦热。恶露由畅而涩渐止,小腹疼痛,腰酸,舌质淡红,苔薄白,脉浮缓而弱。治宜益气固表、调和营卫、祛瘀止汗。方用桂枝汤玉屏风散加味:桂枝6克、炙甘草6克、白芍10克、当归10克、蒲黄10克、五灵脂10克、黄芪12克、益母草12克、龙骨12克、牡蛎12克、白术9克、防风4克、浮小麦15克、大枣3枚、生姜3片。临床观察:肖森茂以上方治疗1例产后营卫不和、营血瘀阻之自汗证患者,4剂汗止,恶露除。①

5. 肝气郁滞

(1)四逆散 症见自汗近三年,形体丰腴,自汗频出,以右侧上下肢为甚,时有冷感,两胁胀痛,胸闷不舒,嗳气呃逆间作,食少便溏,倦怠乏力,苔薄白,脉弦细。治宜疏肝理气。方用四逆散:柴胡10克、白芍10克、枳壳10克、甘草5克。临床观察:陶政燮以上方治疗1例自汗患者,药服7剂,治愈。②

(2)逍遥散加味 症见自汗十余年,加重六年,以头汗为著,进食和活动时加重。伴腰部冷痛,白带量多,小便量少,体倦乏力,经常感冒,睡眠欠佳。形体胖,舌质淡,苔白滑,舌边有齿痕,脉沉细。方用逍遥散加味:柴胡10克、当归10克、杭白芍12克、茯苓12克、白术12克、薄荷5克、干姜10克、泽泻10克、车前子(包)20克、甘草6克。临床观察:刘素秋以上方治疗1例肝郁失于疏泄之自汗患者,服3剂,汗出大减,仍感腰痛发凉;上方加菟丝子12克,干姜加至15克,继9剂,诸症悉除。③

(3)刘静庵经验方 症见自汗约二年未愈,每觉热气从腹中腾起时,则通身汗出淋漓不止;每日腾热数次,汗亦随之,即不腾热时亦微汗湿身。同时头昏痛,两胁疼,心累懒言,精神萎顿,四肢乏力,脉弦小而数,舌质微胖,苔腻白而滑,体质丰肥,面色晦黄,尤以眼白黄如橘色。治宜疏肝郁、降心气。药用柴胡10克、香橼10克、牡丹皮10克、淡竹叶10克、青皮8克、黄连4克、栀子12克、龙胆草12克、泽泻12克、滑石30克、车前子(包)30克。临床观察:刘静庵以上法治疗1例肝胆怫郁湿热深藏自汗患者,复诊随症加减,痊愈。④

6. 湿热郁蒸

(1)防己黄芪汤加味 症见自汗,汗出则疲倦,畏风,面色黄,舌苔薄白,脉象浮缓。方用防己黄芪汤加味:防己12克、黄芪12克、茯苓12克、苍术12克、薏苡仁12克、杏仁12克。临床观察:杨震明以上方治疗1例营卫不和夹湿之自汗。4剂后汗减,原方继服4剂汗止而愈。⑤

(2)三仁汤 滑石30克、薏苡仁30克、芦根24克、杏仁12克、厚朴12克、半夏12克、竹叶12克、白豆蔻仁3克、黄连3克。临床观察:夏绩恩用上方治疗1例湿热中阻,熏蒸肌表之自汗患者,服药5剂,痊愈。⑥

(3)茵芩苓佩汤加减 茵陈12克、紫苏子12克、黄芩9克、茯苓9克、佩兰9克、厚朴9克、焦三仙各9克、枳壳9克、通草4.5克、沉香3克。临床观察:彭述宪用上方治疗1例湿热熏蒸,迫津外泄之自汗证患者,服3剂汗减,原方去枳壳,加扁豆9克、甘草3克,继进4剂,汗止。⑦

(4)小柴胡汤合三仁汤加减 症见全身汗出淋漓不止一年余,劳动后身体困倦,酒后、房事后全身汗出淋漓不止,神疲体倦,心烦易怒,面色㿠白,苔黄后腻,边有齿痕,舌质带紫气,舌下静脉青紫曲张,脉滑,双关浮而无力。治宜疏肝健脾、清热利湿。方用小柴胡汤合三仁汤加减:柴胡15克、蒲公英15克、黄芩(炒)10克、半夏10克、紫花

① 肖森茂.活血化淤法在治疗汗证中的体会[J].辽宁中医杂志,1981(10):25-27.
② 陶政燮.自汗治验四例[J].中医药研究,1988(5):40.
③ 刘素秋.变法治疗自汗一例[J].中医杂志,1986(6):58.
④ 刘静庵."自汗"异治数则[J].河南中医,1984(6):42-44.
⑤ 杨震明.自汗非必阳虚[J].新疆中医药,1991(2):40.
⑥ 夏绩恩.浙江中医杂志,1991(6):283.
⑦ 彭述宪.自汗,盗汗辨治六案[J].河南中医,1990(2):26.

地丁 10 克、杏仁 10 克、白豆蔻仁 10 克、藿香 10 克、金钱草 30 克、薏苡仁(炒)30 克、厚朴 6 克、生姜 6 克、生甘草 6 克、大枣 5 枚。水煎服。临床观察:王安以上方治疗 1 例湿热郁蒸自汗患者,复诊随症加减,获良效。①

(5)苍术白虎汤加减 症见头痛欲裂,大热汗出如蒸(体温 39.5℃),口渴不思饮,一身尽疼,胸胃痞闷,嗳气不出,舌苔厚腻黏滞,脉洪数。治宜清胃彻热、除湿苏脾。方用苍术白虎汤加减:苍术 10 克、石膏 25 克、甘草 3 克、佩兰 12 克、芦根 30 克。临床观察:刘静庵以上法治疗 1 例胃热脾湿之自汗患者,服药 4 剂,痊愈。②

(6)甘草附子汤 症见汗出渗透衬衣及被单,恶寒喜暖,头晕乏力。尿涩,尿道痛。面色晦暗,痛苦病容,舌苔薄白而燥,脉象弦。治宜补气养血、疏风散寒、清热利湿。方用甘草附子汤:桂枝 50 克、附子 15 克、白术 25 克、甘草 25 克。水煎,分 2 次服。临床观察:孙华周以上方治疗 1 例自汗患者,复诊随症加减,治愈。③

7. 热结阳明

(1)白虎加人参汤 症见自汗不止,气弱懒言,有时烦躁不宁,口渴欲饮,周身汗出如洗,颜面少华,舌质淡苔黄厚,脉洪大。方用白虎加人参汤:生石膏 25 克、知母 10 克、粳米 10 克、甘草 6 克、人参 8 克。临床观察:李召泽以上方治疗 1 例热结阳明之自汗患者,服药 3 剂,诸症大减;继服 9 剂,汗止病愈。④

(2)白虎汤加大黄 症见自汗出,身如水洗,尤以在吃饭、活动、情绪波动时为甚,口干微渴,舌质红,苔薄黄,脉洪滑有力。治宜清透阳明。方用白虎汤加大黄:生石膏 60 克、知母 15 克、甘草 6 克、粳米 3 克、大黄粉(冲服)6 克。临床观察:周宜强以上方治疗 1 例阳明蕴热迫津外泄之自汗患

者,连服 6 剂,汗止而愈。⑤

8. 水气上逆

(1)五苓散加味 症见自汗六年余,稍有活动则汗出如洗,头昏乏力,畏寒,口渴不欲饮,饮食欠佳,大便稍干,小便量少,形体肥胖,舌质淡红胖嫩,苔薄白而滑,脉象沉弦。治宜化气利水、健运脾阳。方用五苓散加味:茯苓 12 克、猪苓 9 克、泽泻 9 克、白芍 9 克、白术 9 克、桂枝 6 克、肉桂(后下)3 克。临床观察:林家坤以上方治疗 1 例水气为患、困遏脾阳之自汗患者,服药 6 剂,显效;继服 8 剂,痊愈。⑥

(2)刘济川经验方 症见患感冒后开始自汗,以后汗出渐次增多,甚则身如洗浴,夏秋较春冬为甚,白天较黑夜为重。恶风怕冷,欲盖衣被,神疲乏力,极易感冒,大便如常,小便随汗多而减少,舌质淡红苔薄白,两脉弦而缓。药用白术 15 克、泽泻 15 克、茯苓 15 克、猪苓 10 克、黄柏 10 克、知母 10 克、肉桂 3 克。水煎服。临床观察:刘济川以上方治疗 1 例膀胱之气化失司自汗患者,服药 5 剂,汗出已止大半,再服 5 剂而愈。⑦

9. 湿郁三焦 症见面青无华,精神萎顿,中之气怫郁,食少便溏。方用清天饮:枇杷叶 30 克、芦根 30 克、车前草 30 克、豆卷 30 克、滑石末 30 克、杏仁 12 克、冬瓜仁 20 克、佛手 10 克、香橼 10 克、通草 10 克。水煎服。临床观察:刘静庵以上方治疗 1 例湿郁三焦自汗患者,服 5 剂汗减;原方加橘红 8 克、桑枝 30 克,连服 6 剂,自汗全收,诸恙消失。⑧

10. 肺卫不固 症见汗出恶风,易患感冒,倦怠乏力,四肢酸痛,面色少华,舌质淡,苔薄白,脉细弱。方用加味玉屏风散:黄芪 30 克、牡蛎 30 克、浮小麦 30 克、防风 10 克、白术 10 克、麻黄根 10 克、党参 10 克、黄精 10 克、甘草 6 克。随症加减:汗出多者,加龙骨、白芍;脉细数者,加五味

① 王安,等.顽固性自汗治验[J].青海医药杂志,1990(4):36.
② 刘静庵."自汗"异治数则[J].河南中医,1984(6):42-44.
③ 孙华周.甘草附子汤止汗三例[J].辽宁中医杂志,1980(5):15-16.
④ 李召泽.顽固性自汗[J].四川中医,1987(12):32.
⑤ 周宜强.白虎汤治疗自汗症[J].四川中医,1986(10):18.
⑥ 林家坤.五苓散治愈顽固性自汗[J].江苏中医杂志,1986(8):14.
⑦ 刘济川.通利州都治顽固性自汗[J].中医杂志,1982(2):11.
⑧ 刘静庵."自汗"异治数则[J].河南中医,1984(6):42-44.

子、生地黄、麦冬;阳虚者,加附子;潮热者,加地骨皮、白薇;湿热内蕴者,加薏苡仁。每日1剂,水煎服。临床观察:王吉亮以上方加减治疗38例肺卫不固自汗患者。结果:痊愈21例,好转15例,未愈2例。总有效率94.5%。①

11.膀胱气化失司 症见患者头面、躯干、四肢汗出如洗,鼻鸣,恶风,口干,起床后即戴口罩,恐其受风汗出更甚,寝室汗酸味甚浓。药用猪苓12克、茯苓20克、泽泻15克、炒白术30克、知母10克、黄柏10克、肉桂2克。每日1剂,水煎服。临床观察:周少华等以上方治疗1例自汗患者,服药3剂,尿量增倍,尤见汗出已减大半;嘱继服5剂后痊愈,随访至今未复发。②

12.痰瘀阻滞 瘀热自汗者症见汗出,局部发热,或午后或夜间发热,肌肤甲错,形体羸瘦,舌有瘀点或瘀斑等症状。方可选用血府逐瘀汤加减。痰阻自汗者症见年老体胖之人,或素有咳喘、眩晕之人,汗出以胸背为多,头面四肢较少,兼见胸闷、恶心、呕吐痰涎等痰湿症状。治宜化痰清热。方用温胆汤加减。③

经 验 方

1.**桂龙玉屏汤** 白芍15克、金樱子15克、生黄芪15克、酸枣仁15克、桑螵蛸15克、生姜3片、大枣5枚、煅龙骨30克、煅牡蛎30克、防风6克、白术(炒)10克、石菖蒲10克、远志10克、桂枝10克。每日1剂,水煎服。15天为1个疗程。高向学以上方治疗30例自汗患者,痊愈40例,显效8例,无效2例。总有效率96%。④

2.**彭敏捷经验方** 桂枝汤加生龙骨30克、生牡蛎30克。随症加减:兼肺气虚者,加炙黄芪30克;兼阳虚者,加炮附子10～15克;兼心脾两虚者,加党参18克、白术15克、云茯苓15克。每日1剂,水煎服。彭敏捷以上方加减治疗34例更年期自汗症患者,服药3剂治愈(诸症完全消失)6例,服药6剂治愈18例,7～12剂痊愈10例。总有效率100%。⑤

3.**丹栀逍遥散化裁** 牡丹皮10克、栀子10克、柴胡10克、当归12克、赤芍12克、茯苓10克、白术10克、郁金12克、生地黄15克、桃仁10克、红花10克、川芎10克、甘草6克。每日1剂,水煎服。崔明等以上方治疗1例瘀血自汗患者,服6剂后,自汗减轻;继进6剂,自汗渐止,余症悉除;后改丹栀逍遥丸善后,随访未复发。⑥

4.**猪蹄甲汤** 猪蹄甲15个、黄芪15克、牡蛎15克、浮小麦15克、党参10克、五味子10克、熟地黄10克、山茱萸10克、炙甘草3克。每日1剂,水煎服。陆曦等以上方治疗25例不同疾病之自汗者,痊愈20例,有效5例。⑦

5.**玉屏风散加味** 黄芪24克、白术9克、防风9克、当归9克、党参18克、红枣5粒。刘仁勇以上方治疗16例术后自汗恶风患者,疗效尚好,最多服9剂,最少服3剂,平均5剂症除。⑧

单 方

五郁散 组成:广郁金30克、五倍子9克。制备方法:上药共研细末,贮瓶备用。用法用量:临证取五郁散10～15克,蜂蜜调成药饼两块,贴两乳头上,纱布固定之。每日换药1次。随症加减:血瘀偏盛,加服血府逐瘀汤加减。临床应用:程爵棠以上方治疗45例自汗证患者,痊愈41例,有效4例。⑨

① 王吉亮.加味玉屏风散治疗肺卫不固自汗38例[J].吉林中医药,2004,24(8):28.
② 周少华,等.利小便治愈老年自汗[J].山东中医杂志,2004,23(12):759-760.
③ 朱仕兵,等.自汗临证辨治浅析[J].实用中医内科杂志,2008,22(8):49.
④ 高向学.桂龙玉屏汤治疗自汗[J].山西中医,2006,22(5):58.
⑤ 彭敏捷.桂枝汤治疗更年期自汗症34例[J].新疆中医药,2000,18(3):28.
⑥ 崔明,等.汗证从瘀治验二则[J].山东中医杂志,2000,19(10):634-635.
⑦ 陆曦,等.猪蹄甲汤治疗自汗25例疗效观察[J].福建中医药,1989,20(6):24.
⑧ 刘仁勇."玉屏风散"加味治疗16例术后自汗恶风[J].湖北中医杂志,1981(2):39.
⑨ 程爵棠.五郁散治疗自汗证45例[J].中医杂志,1983(11):52.

盗　汗

辨　证　施　治

1. 沈元良分5型

（1）阴血亏虚型　症见夜寐盗汗，五心烦热，或午后潮热，两颧色红，舌淡、苔薄或少，脉细或细数。方用参脉饮、归脾汤、六味地黄丸等加减。药用太子参、山药、麦冬、五味子、扁豆衣、当归、生白芍、生地黄、熟地黄、茯苓、山茱萸等。

（2）营卫不和型　症见夜寐汗出，但同时恶风，周身酸楚，表现半身或某一局部汗出，易于感冒等，舌苔薄白，脉缓或细弱。方用桂枝汤、桂枝加黄芪汤加减。药用桂枝、白芍、生姜、大枣、生甘草、炙甘草、黄芪等。

（3）湿热郁阻型　症见夜寐盗汗，口苦胸闷，汗出而黏，或有呕吐，胁肋胀痛，舌苔黄腻，脉弦细或滑数。方用蒿芩清胆汤。药用青蒿、黄芩、枳壳、郁金、柴胡、六一散、碧玉散、姜半夏、茯苓、竹茹、龙胆草、薏苡仁等。

（4）气虚不固型　症见夜寐盗汗，体倦乏力，气短懒言，面色苍白，舌苔薄白，脉弱或细弱。方用牡蛎散、玉屏风散、参麦饮。药用煅牡蛎、黄芪、白术、防风、浮小麦、太子参、党参、西洋参、五味子、仙鹤草等。

（5）肝郁脾虚型　症见夜寐盗汗，心情抑郁，神疲纳少，心急烦躁，舌苔薄黄或腻，脉弦细或弦数。方用逍遥散、丹栀逍遥散、甘麦大枣汤。药用白术、茯苓、甘草、大枣、浮小麦、柴胡、白芍、牡丹皮、栀子、郁金、八月札、生麦芽等。[1]

2. 孙丽霞分3型

（1）气阴两虚型　治宜滋阴泻火、益气固表止汗。方用当归六黄汤合玉屏风散加味：生黄芪20克、当归10克、生地黄10克、熟地黄10克、黄芩10克、黄柏10克、黄连3克、防风12克、白术10克、仙鹤草30克、大枣10克、浮小麦30克、怀牛膝10克、莱菔子10克、紫苏梗10克。每日1剂，水煎服。

（2）邪伏阴分型　治宜养阴透热。方用青蒿鳖甲汤加味：青蒿10克、鳖甲10克、知母10克、牡丹皮10克、当归10克、秦艽10克、乌梅10克、煅牡蛎（先煎）30克、煅龙骨（先煎）30克、浮小麦30克、防风15克、黄连3克、怀牛膝15克、仙鹤草30克、大枣10克。每日1剂，水煎服。

（3）肝胆湿热型　治宜清肝泻火、化湿和营。方用龙胆泻肝汤加减：龙胆草3克、栀子10克、黄芩10克、生地黄10克、当归10克、车前草10克、泽泻30克、茵陈30克、虎杖15克、荷叶10克、生山楂10克、苍术10克、黄柏10克、法半夏6克、知母10克、茯苓15克、仙鹤草30克、大枣10克。每日1剂，水煎服，饭后1小时服。

临床观察：孙丽霞以上方辨证治疗3例盗汗患者，疗效满意。[2]

3. 冯志鹏分4型

（1）阴虚火旺型　治宜滋阴泻火、安神止汗。方用当归六黄汤加减：当归9克、生地黄15克、熟地黄15克、黄芩12克、黄连8克、黄柏9克、煅龙骨18克、煅牡蛎18克、女贞子15克、旱莲草15克。

（2）营卫不和型　治宜活血化瘀，兼以止汗。方用桂枝汤加煅龙骨、煅牡蛎：桂枝9克、生白芍9克、煅龙骨18克、煅牡蛎18克、生姜9克、大枣9克、炙甘草6克。

（3）湿热型　治宜清肝泄热、渗湿止汗。方用龙胆泻肝汤加减：龙胆草9克、栀子10克、黄芩12克、车前草15克、泽泻12克、桑叶12克、白鲜皮15克、苦参12克、煅龙骨18克、煅牡蛎18克、生甘草6克。

（4）血瘀型　治宜活血化瘀、安神止汗。方用血府逐瘀汤加减：当归9克、生地黄12克、桃仁8克、红花8克、白芍15克、柴胡9克、枳壳10克、

① 吕旭阳，等.沈元良教授辨治盗汗经验［J］.新中医，2015，47（3）：14-16.
② 周静汶，等.孙丽霞治疗盗汗验案三则［J］.中国中医基础医学杂志，2015，21（12）：1580-1581.

怀牛膝 10 克、桑叶 12 克、炒酸枣仁 15 克、百合 15 克。

以上各方均每日 1 剂,水煎服。临床观察:冯志鹏以上方辨证治疗 4 例盗汗患者,疗效满意。[①]

4. 薛爱芳等分 4 型

(1)营卫失调,气阴两虚 治宜调和营卫、滋阴敛汗。方用桂枝汤合玉屏风散加味:桂枝 6 克、防风 6 克、甘草 6 克、麦冬 10 克、玄参 10 克、白芍 9 克、白术 9 克、麻黄根 9 克、黄芪 15 克、煅牡蛎 20 克、五味子 3 克。

(2)寒湿困脾,阳气受损 症见常卧则盗汗,脘腹痞满,纳食无味,神倦懒言,肢体困重,便溏溲清,舌淡白胖嫩,边有齿痕,苔白厚腻,脉沉缓。治宜芳香化湿、温脾和胃,佐以敛汗。方用参苓白术散加敛汗药:党参 18 克、黄芪 18 克、炒山药 18 克、茯苓 10 克、藿香 10 克、厚朴 10 克、苍术 8 克、鸡内金 8 克、麻黄根 8 克、干姜 6 克、陈皮 6 克、甘草 6 克、山楂 15 克、炒扁豆 15 克。

(3)脾肾亏损,腠理不固 症见连续盗汗,腰背酸痛加剧,伴心悸头眩,神倦乏力,纳差舌边尖偏红,苔薄白,脉沉细。治宜滋养脾肾、益气固表。方用独活寄生汤合牡蛎散加减:独活 15 克、党参 15 克、生熟地黄各 15 克、白芍 15 克、桑寄生 15 克、防风 10 克、枸杞子 10 克、龙骨 10 克、黄芪 20 克、煅牡蛎 30 克、当归 6 克、麻黄根 6 克、五味子 6 克。

(4)心火亢盛,卫气虚弱 症见盗汗心烦,头目眩晕,咽干口苦,便结尿黄,面色潮红,舌尖红,脉滑数。治宜滋阴清热、益气敛汗。方用当归六黄汤加味:当归 4.5 克、黄连 4.5 克、五味子 4.5 克、黄芩 6 克、黄柏 6 克、生熟地黄各 10 克、黄芪 15 克、生牡蛎 30 克。[②]

5. 邹小娟等分 2 型

(1)虚证盗汗

①阴虚盗汗 症见盗汗,低热,五心烦热,午后潮热,颧红,口咽干燥,形体消瘦,舌红少津或少苔,脉细数。治宜滋阴降火。方用当归六黄汤加减。

②阳虚盗汗 症见寐中汗出,惊醒则止,心悸怔忡,腰膝酸冷而痛,夜尿频数,或浮肿,小便不利,畏寒肢冷,神疲乏力,面色淡白,舌淡胖或淡暗,苔白滑,脉沉细无力。治宜温阳益气、固表止汗。心阳虚者,方用桂枝甘草龙牡汤、玉屏风散化裁。病久入肾者,方用右归饮或肾气丸加减。

③血虚盗汗 症见心悸,心烦,失眠,多梦,健忘,面白无华,唇淡,气短神疲,舌淡,脉细。治宜补血养心敛汗。方用归脾汤加减。

(2)实证盗汗

①风邪袭表盗汗 症见恶寒发热,头身疼痛,舌苔薄白,脉浮数等外邪袭表之象。治宜解肌祛风、调和营卫。方用桂枝汤加减。

②阳明热盛盗汗 症见发热,不恶寒,反恶热,面赤烘热,烦渴引饮,舌红苔黄而干,脉洪大等阳明热甚之征。治宜清里泄热。方用白虎汤加减。

③邪阻半表半里盗汗 症见寐中汗出,寒热往来,胸胁苦满,心烦喜呕,咽干,目眩,苔薄黄,脉弦略数。治宜和解少阳。方用小柴胡汤加减。

④湿热蕴结盗汗 症见睡中汗出不爽而黏手,身热起伏,汗出热不解,脘闷纳呆,口中黏滞不爽,渴不多饮,头身困重,倦怠,舌苔黄腻,脉濡数。治宜清热化湿。方用三仁汤或甘露消毒丹加减。

⑤血瘀盗汗 症见盗汗,面色黧黑或清灰,唇甲青紫,局部有刺痛、拒按,部位固定,夜间尤甚,口干,肌肤甲错,舌质暗红或有瘀斑瘀点,舌下大络青紫、曲张,脉涩。治宜活血化瘀清热。方用血府逐瘀汤加减。

⑥食滞盗汗 脘腹胀满不适,口气秽浊,偏食或纳呆,大便臭秽或夹有不消化食物,且有酸腐气味,舌苔厚,脉滑。治宜消食导滞清热。方用大安丸或保和丸。[③]

6. 官毅分 9 型

(1)阴虚型 症见潮热盗汗,虚烦少寐,头昏耳鸣,舌红少苔,脉细等。治宜滋阴降火。方用当

① 冯志鹏.盗汗验案四则[J].山东中医杂志,2009,28(2):136.
② 薛爱芳,等.盗汗非必阴虚治疗体会[J].实用医技杂志,2006,13(13):2256.
③ 邹小娟,等.试论盗汗虚实辨治[J].湖北中医学院学报,2003,5(3):37-38.

归六黄汤或保阴煎。药用生地黄、熟地黄、白芍、山药、续断、黄芩、黄柏、甘草。

（2）阳虚型　症见肢冷畏寒，面色㿠白无华，舌淡苔白等。治宜助阳固表敛汗。方用桂枝附子汤加味：桂枝、白芍、甘草、附子、生姜、大枣、黄芪、五味子、煅牡蛎等。

（3）血虚型　症见心悸少寐，面色不华，气短神疲，头目眩晕等。治宜补血健脾养心。方用归脾汤加减。

（4）邪居少阳型　症见寒热往来或寒热不甚，时有口苦，盗汗出于胸膈以上。治宜和解少阳，转枢邪气外出。方用逍遥散加减：白芍、当归、白术、甘草、茯苓、柴胡、薄荷、麻黄根、浮小麦。

（5）阳明腑实型　症见发热汗出，寝则盗汗，多出于头部，且热气蒸。治宜通腑泻热。方用调胃承气汤。

（6）脾虚湿胜型　症见纳差，脘闷，四肢沉重，身体懒惰，大便不实，盗汗黏腻，舌淡苔白腻，脉濡细。方用香砂六君子汤加泽泻、薏苡仁。

（7）肝郁化火型　症见头昏，目赤，吐衄，舌边尖红，苔黄，脉弦数。药用防风 6 克、龙胆草 6 克。水煎服。

（8）血热妄行型　方用金毛狗脊汤或犀角地黄汤或温清饮（四物汤加黄芩、黄连、栀子、黄柏）。

（9）辨证不明型　方用《丹溪心法》外治法：五味子末、白矾末津液调封脐中一宿即止，或用牡蛎、麻黄根、面粉、藁本、糯米、防风、白芷等为末周身扑之。《景岳全书》用"五倍子为末，以唾液调填脐中，过宿即止。或用何首乌为末，填脐敷之亦止。"[1]

7. 白跃林分 4 型

（1）阴虚型　症见入睡汗出，通身如浴，失眠梦多，颧红，口干咽燥，五心烦热，大便干结，小便短黄，舌红少苔，脉细数。治宜清心火、补肾精、宁心安神。方用四子止汗汤：五味子（朱砂拌）6 克、枸杞子 10 克、女贞子 10 克、山茱萸 10 克、琥珀 10 克、沙苑子 10 克、生地黄 12 克、茯苓（朱砂拌）12

克、炙甘草 5 克。随症加减：心火旺，加黄连 5 克、麦冬 10 克；相火妄动、夜梦遗精，加知母 10 克、黄柏 6 克；心情忧郁、头目眩晕，加白芍 10 克、珍珠母 15 克；干咳无痰或咳血，加知母 10 克、川贝母 6 克、百合 10 克、墨旱莲 12 克。

（2）气阴两虚型　症见入睡汗出，通身如浴，失眠多梦，面色㿠白，头昏乏力，气短懒言，心慌心跳，舌质淡红，苔少，脉细弱偏数。治宜益气养阴、宁心安神。方用参芪四子止汗汤：党参 12 克、黄芪 12 克、五味子（朱砂拌）6 克、枸杞子 10 克、女贞子 10 克、山茱萸 10 克、琥珀 10 克、沙苑子 10 克、生地黄 12 克、茯苓（朱砂拌）12 克、炙甘草 5 克。随症加减：血虚，加当归 10 克、丹参 6 克。

（3）阳虚型　症见入睡汗出，通身如浴，面色㿠白，四肢不温，畏寒，纳谷不香，大便溏烂，小便清长，舌质淡胖嫩，脉沉细，尺脉弱。治宜益气温阳、宁心敛汗。方用黄芪建中汤加浮小麦 10 克、附子 6 克。

（4）伤湿型　症见入睡汗出，通身如浴，肢体困倦，头重如裹，脘闷纳呆，大便溏薄，小便短黄，口黏口腻，脉滑或濡缓或濡细。治宜健脾化湿、芳香淡渗。方用三仁二术汤：杏仁 10 克、薏苡仁（炒）10 克、砂仁（后下）5 克、白术 6 克、苍术 6 克、茵陈 12 克、茯苓 12 克、浮小麦 10 克。

临床观察：白跃林以上方加减辨证治疗 59 例盗汗患者。结果：痊愈 43 例，好转 11 例，无效 5 例。[2]

8. 叶景华分 2 型

（1）实证盗汗　症见盗汗出多，多数病例大便秘结，纳呆，口苦，舌苔腻。治宜清化湿热而通腑。方用小承气汤加味：厚朴、枳实（壳）、大黄、栀子、黄芩、藿香、青陈皮、猪苓等。随症加减：恶心泛酸，加左金丸、半夏；大便溏薄者，去大黄，加炒白术、炒山楂肉、炒神曲。

（2）虚证盗汗

① 阴虚盗汗　症见盗汗频作，低热或潮热，

① 官毅.盗汗辨治心得[J].辽宁中医学院学报,2003,5(3)：214－215.
② 白跃林.盗汗的辨证论治——附 59 例临床分析[J].广西中医药,1986,9(6)：19－21.

舌红而光,脉细数等。治宜滋阴敛汗。药用生地黄、麦冬、石斛、地骨皮、白芍、五味子、瘪桃干、浮小麦等。随症加减:低热持续不退者,加青蒿、白薇、银柴胡;兼有乏力、气短等气虚情况者,加孩儿参、黄芪;阴虚火旺而舌苔薄黄、口苦者,加黄柏、知母;纳呆者,加佛手。

② 气虚盗汗　症见自汗,神疲乏力,气短,舌苔薄质淡红,脉虚或细而无力。治宜益气固表。药用党参或孩儿参、黄芪、白术、煅牡蛎、炙甘草等。随症加减:汗出后恶寒者,加桂枝、炒白芍;兼有表症者,加玉屏风散;胸闷,纳呆,舌苔腻者,加厚朴、半夏、陈皮;气阴两虚者,加黄精、白芍。①

经 验 方

1. 敛汗汤　浮小麦 30 克、糯稻根 15～30 克、麻黄根 12 克、五味子 6 克。黄筠涵等以上方为基础方,随症加减,治疗 1 例阴虚盗汗患者和 1 例气虚盗汗患者,疗效满意。②

2. 银翘散合桑菊饮　金银花 15 克、连翘 15 克、炒黄芩 15 克、桑叶 12 克、白术 12 克、菊花 10 克、柴胡 10 克、防风 10 克、黄芪 30 克、鲜芦根 30 克、甘草 10 克、杏仁 10 克、薄荷 5 克。宣透兼以调和三焦。适用于风热外感之盗汗。王坤根以上方治疗 1 例盗汗患者,7 剂药后汗止未复发。③

3. 附子理中汤　附子 3～30 克、红参 3～15 克、白术 6～18 克、干姜 3～12 克、炙甘草 3～9 克。一煎加水 1 000～1 500 毫升,先煎附子 60 分钟,再加入他药武火煎至即将开时调至文火再煎 30 分钟,取汤药 100～200 毫升;二煎加水 300～500 毫升武火煎开调至文火煎 20 分钟,取汤药 100～200 毫升,两煎药汁分上、下午 2 次温服。梁光造以上方治疗 93 例盗汗患者,总有效率 97.8%,

治愈率 90.3%。④

4. 当归六黄汤合桃红四物汤加减　当归 15 克、生地黄 10 克、熟地黄 10 克、黄芩 10 克、黄连 10 克、黄柏 10 克、生黄芪 25 克、桃仁 10 克、红花 10 克、川芎 15 克、防风 20 克、五味子 10 克、浮小麦 30 克、煅龙骨 20 克、煅牡蛎 20 克。水煎服。滋阴降火,活血化瘀,固表止汗。适用于阴虚火旺夹瘀之盗汗。杨秀炜等以上方治疗 1 例盗汗患者,疗效满意。⑤

5. 盗汗特效方　黄芩 10 克、黄连 10 克、黄柏 10 克、当归 10 克、黄芪 30 克、生地黄 15 克、熟地黄 10 克、白芍 15 克、麻黄根 10 克、桂枝 6 克、五味子 6 克、甘草 6 克、生姜 3 片、大枣 3 枚。益气固摄,清热利湿。郑伟达以上方治疗 1 例盗汗患者,后复诊,痊愈。⑥

6. 益气敛汗方　黄芪 30 克、生地黄 15 克、熟地黄 15 克、黄芩 12 克、黄连 6 克、黄柏 12 克、知母 15 克、当归 6 克、麻黄根 15 克、浮小麦 30 克、糯稻根 30 克、煅牡蛎 30 克、五味子 10 克、薏苡仁 30 克。每日 1 剂,水煎服。秦丽以上方治疗 23 例盗汗患者,7 天后观察疗效。结果:显效 14 例,有效 7 例,无效 2 例。总有效率 91.3%,疗效满意。⑦

7. 牡蛎散合当归六黄汤加减　煅龙骨 30 克、煅牡蛎 30 克、当归 12 克、黄芪 30 克、黄芩 15 克、黄柏 15 克、生地黄 30 克、麻黄根 10 克、糯稻根须 20 克、浮小麦 30 克、防风 10 克、五味子 10 克、白芍 15 克、甘草 6 克。随症加减:汗出多者,适当加重白芍、麻黄根、糯稻根须用量,或加五倍子;乏力明显属气虚者,加党参(或太子参)30 克、黄精 15 克;潮热甚者,酌加秦艽 10 克、银柴胡 10 克、胡黄连 10 克、白薇 10 克;兼有腰膝酸软者,加怀山药 30 克、山茱萸 15 克、枸杞子 15 克。每日 1 剂,水煎服。7 天为 1 个疗程,治疗 1～4 个疗程。于宏

① 叶景华.盗汗的辨证施治与临床体会[J].广西中医药,1983,6(5):22-23.
② 黄筠涵,等.敛汗汤辨治盗汗验案 2 则[J].环球中医药,2017,10(10):1157-1158.
③ 苏莹莹,等.王坤根治疗风热盗汗验案举隅[J].浙江中医杂志,2016,51(8):554.
④ 梁光造.附子理中汤治疗盗汗 93 例临床疗效分析[J].九江学院学报(自然科学版),2016(4):86-87.
⑤ 杨秀炜,等.盗汗治验举隅[J].长春中医药大学学报,2014,30(1):91-92.
⑥ 郑东京,郑伟达,等.郑伟达教授治疗汗证经验探析[J].世界中西医结合杂志,2014,9(4):341-343.
⑦ 秦丽.自拟益气敛汗方治疗盗汗 23 例临床观察[J].内蒙古中医药,2013,32(32):15.

波以上方加减治疗 57 例盗汗患者。结果：临床治愈 39 例,有效 15 例,无效 3 例。总有效率 94.74%,疗效满意。①

8. 独活寄生汤加味　独活 15 克、桑寄生 20 克、秦艽 10 克、防风 10 克、干姜 10 克、川芎 15 克、当归 15 克、生地黄 20 克、白芍 20 克、茯苓 18 克、肉桂 10 克、杜仲 15 克、牛膝 30 克、党参 15 克、甘草 6 克、浮小麦 30 克、麻黄根 30 克。随症加减：汗出受风较重者,重用防风,并加桂枝 12 克;伴气虚者,加黄芪 30 克。每日 1 剂,水煎服。6 剂为 1 个疗程,连续服用 2～3 个疗程。张华荣等以上方加减治疗 28 例盗汗患者,2 个疗程共治愈 19 例,好转 9 例;3 个疗程又治愈 9 例。治愈率 100%。②

9. 右归饮合桂枝汤加减　熟地黄 25 克、山药 15 克、山茱萸 15 克、枸杞子 15 克、巴戟天 15 克、菟丝子 15 克、炮附子 10 克、肉桂 10 克、桂枝 10 克、白芍 10 克、甘草 10 克、黄芪 30 克、生龙骨 30 克、生牡蛎 30 克。每日 1 剂,水煎服。王波以上方治疗 10 余例中老年顽固性盗汗患者,疗效满意。③

10. 益气滋阴汤　党参 15 克、茯苓 15 克、山茱萸 15 克、黄芪 30 克、山药 30 克、煅龙骨 30 克、煅牡蛎 30 克、白术 10 克、麻黄根 10 克、桑叶 10 克、熟地黄 20 克、五味子 6 克、乌梅 6 克、甘草 6 克。随症加减：气虚较甚,心慌气短,无力,党参改为人参 10 克,加川芎 10 克、丹参 30 克;腰痛重,腰酸膝软,加杜仲 10 克、续断 15 克;偏肾阳虚,加巴戟天 10 克、淫羊藿 15 克;偏肾阴虚,加女贞子 15 克、枸杞子 10 克;五心烦热,加银柴胡 10 克、地骨皮 15 克、黄柏 12 克;胃脘痞闷疼痛,不欲饮食,加厚朴 10 克、麦芽 20 克、神曲 20 克、白芍 30 克;干呕、泛酸,加半夏 10 克、竹茹 6 克、海螵蛸

20 克;口干口渴,加麦冬 10 克、沙参 10 克;眠差梦多、头晕,加炒酸枣仁 30 克、夜交藤 20 克、夏枯草 15 克。每日 1 剂,水煎服。高建民等以上方加减治疗 36 例盗汗患者,痊愈 29 例,好转 4 例,无效 3 例。总有效率 91.67%。④

11. 百合地黄汤加味　百合 20 克、生地黄 15 克、酸枣仁 12 克、地骨皮 9 克、煅龙骨 18 克、莲子心 3 克、甘草 3 克。彭巍以上方治疗 1 例心阴虚损型盗汗患者,服 5 剂,盗汗明显减少;以原方去莲子心,加山药 18 克,服 5 剂,盗汗止。⑤

12. 平胃散加黄芩化裁　苍术 9 克、白术 9 克、浮小麦 9 克、川厚朴 9 克、陈皮 6 克、防风 6 克、黄芩 15 克、黄芪 30 克、牡蛎 30 克、生甘草 3 克。每日 1 剂。黄腾蛟以上方治疗 1 例中焦湿热型盗汗患者,连服 8 剂而愈。⑥

13. 当归六黄汤 1　当归 9 克、生地黄 9 克、熟地黄 9 克、黄连 3 克、黄芩 9 克、黄柏 9 克、黄芪 12 克。随症加减：低热缠绵者,加银柴胡 9 克、地骨皮 9 克;心悸少寝者,加生龙骨 15 克、生牡蛎 30 克、柏子仁 9 克。每日 1 剂,浓煎 2 汁,其中 1 汁于临睡前顿服。步培良以上方加减治疗 10 例盗汗患者,显效 7 例,有效 2 例,无效 1 例。⑦

14. 五味龙牡汤　五味子 10 克、龙骨 20 克、牡蛎 20 克、浮小麦 30 克、金雀根 30 克、麻黄根 10 克、瘪桃干 10 克、稽豆衣 10 克。随症加减：卫表不固者,加炒白术 15 克、防风 10 克;兼有湿热者,加赤小豆 30 克;兼有五心烦热者,加地骨皮 10 克、青蒿 10 克。周如明以上方加减治疗 120 例盗汗患者,总有效率 98%,疗效较好。⑧

15. 清心方　生地黄 12 克、麦冬 12 克、木通 12 克、竹叶 6 克、栀子 6 克、甘草梢 6 克、大黄 6 克、车前子(包)20 克。田麒以上方治疗 1 例多汗症患者,4 剂汗减;原方加灯心草 3 克,又进 4 剂;

① 于宏波.牡蛎散合当归六黄汤治疗盗汗 57 例[J].实用中医药杂志,2013,29(10):828.
② 张华荣,等.独活寄生汤治盗汗 28 例[J].中国民间疗法,2008(6):28.
③ 王波.温补肾阳治盗汗[J].山东中医杂志,2002,21(12):755.
④ 高建民,等.益气滋阴汤治疗盗汗 36 例[J].实用中医药杂志,2002,18(10):16-17.
⑤ 彭巍.百合地黄汤治验 5 则[J].新中医,2001,33(8):60-61.
⑥ 黄腾蛟.从湿热论治盗汗举要[J].中国民间疗法,2001,9(11):6-7.
⑦ 步培良.当归六黄汤治疗盗汗[J].河南中医,2000,20(5):58.
⑧ 周如明.五味龙牡汤治疗盗汗 120 例[J].中国民间疗法,2000,8(8):26.

以原方加酸枣仁 10 克,进 4 剂,痊愈。①

16. 小柴胡汤　柴胡 20 克、黄芩 10 克、半夏 12 克、炙甘草 3 克、生晒参 6 克、生姜 3 片、大枣 3 枚。刘建德以上方治疗 1 例更年期阵汗患者,3 剂后,汗减,又进 7 剂,痊愈。②

17. 玉屏风散合生脉散　黄芪 20 克、党参 20 克、煅牡蛎(先煎)20 克、麦冬 15 克、白芍 15 克、浮小麦 15 克、白术 12 克、防风 12 克、山药 12 克、五味子 10 克、大枣 10 克。随症加减:阴虚内热,加生地黄、地骨皮;血虚,加熟地黄、何首乌;阳虚,加制附子。陈亚梅以上方加减治疗 50 例体虚自汗、盗汗患者,治愈 43 例,好转 7 例。③

18. 当归六黄汤 2　当归 12 克、黄芩 12 克、黄柏 12 克、生地黄 12 克、熟地黄 12 克、黄连 3～6 克、黄芪 12～24 克。随症加减:气血甚虚,加甘草,重用黄芪;气阴甚虚,加麦冬、西洋参;汗多,加煅龙骨、煅牡蛎、五味子。曹在照以上方治疗 50 例虚实夹杂之自汗盗汗患者,治愈 43 例,显效 5 例,有效 2 例。④

19. 真武汤　制附子 10 克、白术 10 克、茯苓 15 克、白芍 15 克、生姜 4 片。扶阳抑阴。适用于阳虚型盗汗。周亚林以上方治疗 1 例 6 年阳气虚衰、阴寒内盛之顽固型盗汗患者,服药 4 剂,盗汗止,精神佳。⑤

20. 龙胆泻肝汤加减　龙胆草 10 克、柴胡 10 克、生地黄 10 克、泽泻 12 克、当归 12 克、栀子 12 克、黄芩 12 克、木通 15 克、车前仁 15 克、龙骨 18 克、牡蛎 18 克、甘草 6 克。张素珍以上方治疗 1 例湿热蕴积、熏蒸肝胆之盗汗患者,6 剂后痊愈。⑥

21. 达原饮　槟榔 12 克、白芍 12 克、厚朴 9 克、草果 9 克、知母 9 克、黄芩 9 克(苔黄用至 12 克)、甘草 5 克、柴胡 15 克。水煎 2 次,混合后分 2

次服。唐福洪以上方治疗 23 例湿郁盗汗患者,痊愈 19 例,其中服 1 剂汗止者 6 例,2 剂 11 例,3 剂 2 例;未愈 4 例。⑦

22. 黄芪桂枝五物汤加味　黄芪 15 克、桂枝 10 克、白芍 10 克、白术 10 克、五味子 9 克、大枣 5 枚、生姜 4 片。每日 1 剂,水煎服。益气温阳,调和营卫。适用于阳虚型盗汗。张永功以上方治疗 8 例阳虚型盗汗患者,疗效满意。⑧

23. 彭述宪经验方　(1)加减一贯煎:熟地黄 15 克、煅龙骨 15 克、生地黄 12 克、白芍 12 克、麦冬 12 克、朱茯神 12 克、知母 9 克、地骨皮 9 克、黄连 5 克、炙甘草 3 克。彭述宪用上方治疗 1 例肾阴亏损、心火偏盛之汗证患者,服 8 剂,汗大减,肾阴未复。更方:熟地黄 15 克、山药 15 克、煅龙骨 15 克、酸枣仁 15 克、丹参 15 克、白芍 6 克、地骨皮 6 克、甘草 3 克。进 6 剂而愈。(2)清肝止汗汤加味:川楝子 9 克、郁金 9 克、黄芩 9 克、牡丹皮 9 克、夏枯草 15 克、钩藤、生牡蛎 15 克、碧玉散 15 克、茯苓 6 克。彭述宪用上方治疗 1 例肝火炽盛、兼有湿热之盗汗证患者,服 12 剂,汗止,诸症随减。头晕休倦,苔黄舌红,原方去碧玉散、郁金,加当归 9 克、白芍 9 克,进 5 剂,痊愈。(3)参芪汤加减:炙黄芪 12 克、党参 12 克、煅牡蛎 12 克、白术 9 克、朱茯神 9 克、当归 9 克、酸枣仁 9 克、浮小麦 9 克、六神曲 9 克、五味子 6 克、陈皮 6 克、佩兰 6 克、炙甘草 6 克。彭述宪用上方治疗 1 例心脾不足、汗失固摄患者,进 5 剂,自汗止,盗汗减,原方去五味子加山药 12 克,又进 5 剂,痊愈。⑨

24. 保和丸加味　神曲 10 克、山楂 10 克、茯苓 10 克、麦芽 10 克、陈皮 8 克、莱菔子 8 克、麻黄根 8 克、连翘 9 克、半夏曲 6 克、胡黄连 6 克。黄银弟以上方治疗 1 例小儿食积化热之盗汗患者,

① 田麒.清心法治疗多汗症一则[J].天津中医,1991(5):34.
② 刘建德.更年期阵汗治验[J].四川中医,1991(4):34.
③ 陈亚梅.玉屏风散合生脉散化裁治疗虚性汗证 50 例[J].广西中医药,1991,14(2):59.
④ 曹在照.当归六黄汤治疗汗证 50 例[J].湖北中医杂志,1991(6):22.
⑤ 周亚林.真武汤治疗顽固性盗汗[J].四川中医,1991(12):27.
⑥ 张素珍.龙胆泻肝汤治愈盗汗[J].四川中医,1990(2):33.
⑦ 唐福洪.达原饮治湿郁盗汗 23 例[J].山东中医杂志,1990,9(4):25.
⑧ 张永功.黄芪桂枝五物汤治疗盗汗 8 例[J].黑龙江中医药,1990(1):32-33.
⑨ 彭述宪.自汗、盗汗辨治六案[J].河南中医,1990(2):26.

2 剂汗止。①

25. 胡仕华经验方　制附子 10 克、桂枝 10 克、干姜 3 克、炙甘草 6 克、五味子 6 克、黄芪 30 克、党参 30 克、丹参 30 克、当归 15 克、龙骨 15 克、牡蛎 15 克、赤芍 15 克、白芍 15 克。胡仕华以上方治疗 1 例心肾阳虚、肺卫不固,兼血虚夹瘀之汗证患者,服药 9 剂而愈。②

26. 新加龙莫止汗汤　生龙骨 30～60 克、生牡蛎 30～60 克、山茱萸 30～60 克、何首乌 30 克、酸枣仁 20 克、黄芪 20 克、金樱子 20 克、乌梅 15 克。俞豪民用上方治疗风心病、肺心病、心肌炎、心律不齐引起的全身性大汗证(包括自汗盗汗)患者,疗效显著,一般 2～3 剂见效。③

27. 王振录经验方　(1)桃仁四物汤加味:黄芪 21 克、川芎 9 克、当归 10 克、生地黄 12 克、桃仁 6 克、红花 6 克、桔梗 6 克。益气活血,化瘀通络。(2)参附汤合血府逐瘀汤加减:制附子 12 克、党参 15 克、当归 10 克、白芍 10 克、熟地黄 21 克、川芎 6 克、桃仁 6 克、红花 6 克、枳壳 6 克、川牛膝 9 克、桔梗 6 克、炙甘草 6 克。温阳固表,化瘀通络;适用于血虚瘀阻、阳气不能卫外之盗汗。(3)血府逐瘀汤:生地黄 20 克、黄芩 10 克、山茱萸 10 克、黄柏 9 克、知母 10 克、赤芍 10 克、桃仁 6 克、牡丹皮 10 克、红花 6 克、黄芪 30 克。滋阴活血化瘀;适用于阴虚津耗、血瘀逼液外溢之盗汗。王振录以上方治疗 3 例血瘀型盗汗患者,疗效满意。④

28. 三仁汤加味　杏仁 12 克、茵陈 12 克、薏苡仁 15 克、白豆蔻仁 6 克、半夏 6 克、厚朴 10 克、通草 3 克、滑石 20 克、竹叶 9 克。张安富等以上方治疗 1 例湿热熏蒸之盗汗患者,5 剂痊愈。⑤

29. 疏渎固表汤　杏仁 15 克、白术 15 克、茯苓 15 克、泽泻 18 克、黄芪 18 克、防风 8 克、仙鹤草 24 克、煅牡蛎 30 克。随症加减:肾阳虚者,酌加肉桂、淫羊藿;肾阴虚者,加山茱萸、山药;湿热盛者,去白术,增泽泻之量,并加桂枝、滑石。每日 1 剂,水煎服。聂天义以上方加减治疗 1 例多汗症患者,3 剂后汗少,1 周后汗止。⑥

30. 黄芪龙牡汤　黄芪 30 克、地骨皮 20 克、生龙骨 20 克、生牡蛎 20 克、浮小麦 18 克、五味子 9 克、炒白芍 12 克。随症加减:气虚重者,加党参或北沙参 30 克;舌红、热象明显者,加生地黄 15 克、知母 12 克、黄芩 9 克;便秘、舌苔黄腻者,加大黄 6 克、茯苓 12 克;肢体麻木者,加鸡血藤 30 克。陈达中以上方加减治疗 60 例盗汗,服药最多 22 剂,最少 4 剂,痊愈 44 例,好转 16 例。⑦

31. 殷明贵经验方　(1)理中汤合牡蛎散加味:党参 15 克、牡蛎 15 克、浮小麦 15 克、谷芽 15 克、麦芽 15 克、白术 10 克、干姜 10 克、五味子 10 克、麻黄根 10 克、黄芪 20 克、山药 20 克、炙甘草 4 克。殷明贵以上方治疗 1 例脾虚气衰、卫阳不固之气虚型盗汗患者,4 剂汗减,继服 10 剂而愈。(2)四君子汤合牡蛎散加味:党参 10 克、白术 10 克、茯苓 10 克、牡蛎 10 克、麻黄根 10 克、白芍 10 克、浮小麦 10 克、山药 15 克、黄芪 15 克、谷芽 15 克、麦芽 15 克、炙甘草 3 克。殷明贵以上方治疗 1 例脾胃虚弱、气虚盗汗患者,连服 8 剂而愈。(3)六君子汤合玉屏风散合牡蛎散:五味子 15 克、白术 15 克、茯苓 15 克、半夏 15 克、陈皮 15 克、麻黄根 15 克、黄芪 50 克、防风 10 克、建曲 30 克、牡蛎 30 克、甘草 3 克。殷明贵以上方治疗 1 例肺脾气虚、痰湿咳嗽、气虚盗汗患者,服药 8 剂诸症均减,又服 7 剂而愈。⑧

32. 固气填精汤合百合知母汤加减　北沙参

---

① 黄银弟.盗汗治验[J].四川中医,1989(4):26.
② 胡仕华.汗症治验一例[J].江西中医药,1989(5):4.
③ 俞豪民.新加龙莫止汗汤治疗心脏病大汗症[J].中医杂志,1988(2):58.
④ 王振录.活血化瘀法治疗汗证举隅[J].北京中医杂志,1988(3):29-30.
⑤ 张安富,等.三仁汤加味治盗汗[J].四川中医,1988(8):60.
⑥ 聂天义.疏渎固表汤治疗顽固性多汗症[J].四川中医,1986(7):19.
⑦ 陈达中."黄芪龙牡汤"治疗盗汗症 60 例[J].四川中医,1986(10):19.
⑧ 殷明贵.气虚盗汗治验三例[J].四川中医,1986(10):18.

15 克、生黄芪 15 克、枸杞子 15 克、浮小麦 30 克、牡蛎 20 克、龙骨 15 克、百合 30 克、知母 15 克。随症加减：眠差，加柏子仁 30 克、合欢皮或炒酸枣仁 15 克；口干，加麦冬 20 克、五味子 10 克。王廷以上方加减治疗 1 例气阴两虚之盗汗患者，共服 24 剂，疗效满意。①

33. **血府逐瘀汤加减 1**　方一：当归 10 克、生地黄 10 克、红花 9 克、桃仁 12 克、枳壳 6 克、川芎 5 克、青皮 6 克、赤芍 10 克、柴胡 5 克、川牛膝 10 克、紫石英 30 克、桔梗 4 克、甘草 4 克。共 4 剂。方二：当归 12 克、赤芍 10 克、生地黄 12 克、川芎 8 克、制首乌 15 克、红花 6 克、桃仁 10 克、枳实 6 克、柴胡 6 克、黄芪 12 克、绿萼梅 6 克、紫石英 20 克、甘草 6 克。共 8 剂。刘时尹等用上方治疗 2 例更年期多汗症患者，复诊随症加减，痊愈。②

34. **自拟方 1**　薏苡仁 12 克、白豆蔻 6 克、淡竹叶 5 克、木通 10 克、杏仁 10 克、藿香 10 克、法半夏 10 克、防风 10 克、荆芥 10 克、滑石 20 克。刘顺安用上方治疗 1 例风湿束表、湿热熏蒸之盗汗证患者，2 剂即愈。③

35. **甘露消毒饮**　茵陈 15 克、茯苓 15 克、藿香 10 克、石菖蒲 10 克、黄芩 10 克、连翘 10 克、木瓜 10 克、木通 6 克、杏仁 6 克、法半夏 9 克、青蒿 12 克、六一散 12 克、生牡蛎 30 克。毛永业用上方治 1 例疗术后体虚、营卫失调、湿热之邪郁蒸之盗汗患者，2 剂汗减，上方加减又服 5 剂，基本康复。④

36. **周一祥经验方**　(1) 当归六黄汤加味：当归 4.5 克、黄连 4.5 克、五味子 4.5 克、黄芩 6 克、黄柏 6 克、生熟地黄各 10 克、黄芪 15 克、生牡蛎 30 克。周一祥用上方治疗 1 例阴虚火旺之盗汗患者，3 剂汗止。(2) 参苓白术散加减：党参 18 克、怀山药(炒)18 克、茯苓 10 克、藿香 10 克、厚朴花

10 克、苍术 8 克、鸡内金 8 克、麻黄根 8 克、干姜 6 克、陈皮 6 克、炙甘草 6 克、山楂 15 克、稽豆衣 15 克。周一祥用上方治疗 1 例寒湿困脾，阳气受损之盗汗患者，3 剂后盗汗止，原方去麻黄根，继服 3 剂而愈。(3) 桂枝汤合玉屏风散加味：桂枝 6 克、防风 6 克、炙甘草 6 克、麦冬 10 克、玄参 10 克、白芍 9 克、白术 9 克、麻黄根 9 克、黄芪 15 克、煅牡蛎 20 克、五味子 3 克。周一祥用上方治疗 1 例营卫不调、气阴两虚、盗汗自汗并见的患者，服 3 剂而愈。⑤

37. **张护龙经验方**　茵陈 30 克、生薏苡仁 15 克、青蒿 15 克、杏仁 9 克、白豆蔻仁 9 克、法半夏 9 克、通草 9 克、白术 9 克、碧玉散 9 克、佩兰 9 克。张护龙以上方治疗 1 例湿热郁阻型汗出患者，后复诊换方：杏仁 9 克、白豆蔻仁 9 克、法半夏 9 克、通草 9 克、碧玉散 9 克、佩兰 9 克、生薏苡仁 15 克、金银花 15 克。患者痊愈。⑥

38. **参苓白术散加味**　党参 15 克、山药 15 克、茯苓 12 克、炒白术 12 克、炒扁豆 12 克、炒莲子肉 12 克、薏苡仁 12 克、五味子 12 克、陈皮 6 克、砂仁 6 克、炙黄芪 12 克、红枣 12 克、生牡蛎 30 克、炙甘草 10 克。蒲孝生用上方治疗 1 例脾虚伤肺汗多，进食尤甚的患者，服药 15 剂，汗减。原方去砂仁、薏苡仁，加浮小麦 30 克。以 20 剂药量制成蜜丸，每次饭前服 15 克，服完愈。⑦

39. **血府逐瘀汤加减 2**　生地黄 10 克、当归 10 克、赤芍 10 克、川芎 8 克、桃仁 6 克、红花 6 克、柴胡 6 克、枳壳 10 克、桔梗 10 克、牛膝 10 克、生甘草 8 克、生龙牡各 30 克。共 3 剂。章真如用上方治疗 1 例瘀血型盗汗患者，复诊随症加减，痊愈。⑧

40. **自拟方 2**　白芍 15 克、生地黄 15 克、南北沙参各 10 克、莲子心 6 克、五味子 10 克、柏子仁 10 克、酸枣仁 10 克、百合 20 克、夜交藤 20 克、朱

① 王廷富.汗证治案三例[J].四川中医,1986(7)：17.
② 刘时尹,等.以疏肝活血法治疗更年期多汗症两则[J].黑龙江中医药,1985(6)：36.
③ 刘顺安.盗汗决非皆阴虚[J].湖南医药杂志,1984(5)：42.
④ 毛永业.甘露消毒饮治盗汗[J].浙江中医杂志,1984(8)：357.
⑤ 周一祥.盗汗非必阴虚治例[J].浙江中医杂志,1984(1)：13.
⑥ 张护龙.宣化湿热治顽固性汗出[J].新中医,1984(7)：19.
⑦ 蒲孝生.进食大汗治例[J].浙江中医杂志,1984(10)：434.
⑧ 章真如.诊余医话二则[J].黑龙江中医药,1984(1)：46-47.

灯心草 3 克、煅龙骨(先煎)10 克、煅牡蛎(先煎)30 克。滋阴降火,清心安神。吴莹桂等以上方治疗 1 例阴亏火炽、神不守舍、心液外溢之多汗证患者,6 剂汗敛,又进 3 剂以善其后。①

41. 芪牡盗汗汤　黄芪 20 克、浮小麦 20 克、五味子 10 克、炒白芍 10 克、地骨皮 10 克、生龙骨 15 克、生牡蛎 15 克、生地黄 12 克。随症加减。惠广喜以上方治疗 33 例盗汗患者,服药最多 18 剂,最少 3 剂,痊愈 31 例,好转 2 例。②

42. 血府逐瘀汤加减 3　当归 10 克、酸枣仁 10 克、赤芍 10 克、桃仁 9 克、红花 9 克、生地黄 15 克、龙牡各 30 克、五味子 5 克、乌梅 6 克、玉屏风散(包煎)10 克。万希文以上方治疗 1 例久汗瘀阻、营卫失调型盗汗患者,用药 40 余剂,汗出 10 年之证全消。③

43. 自拟方 3　方一:苍术(炒)12 克、茯苓 12 克、广藿梗 12 克、制半夏 12 克、补骨脂 12 克、陈皮 6 克、厚朴 10 克、白豆蔻仁 5 克、薏苡仁 24 克、糯稻根 30 克。方二:炒苍术 12 克、炒白术 12 克、陈皮 6 克、茯苓 12 克、厚朴 3 克、广藿梗 12 克、白蔻仁 5 克、薏苡仁 20 克、糯稻根 30 克。方三:炒苍术 12 克、陈皮 6 克、茯苓 12 克、制半夏 10 克、杏仁 6 克、生薏苡仁 24 克、白蔻仁 5 克、广藿梗 12 克、佩兰叶 12 克、糯稻根 30 克。蔡德培以上方治疗 3 例湿阻盗汗患者,复诊随症加减,疗效满意。④

44. 补中益气汤　潞党参 15 克、炒当归 9 克、生炙黄芪各 12 克、薏苡仁 15 克、炒防风 7 克、炒白术 9 克、炒白芍 9 克、软柴胡 3 克、煨升麻 5 克、煅龙牡各 20 克、炒陈皮 6 克、浮小麦 15 克、炙甘草 6 克。益气升阳,敛营固卫。金守强以上方治疗 1 例气虚、营卫失和之盗汗患者,服 4 剂盗汗

止,诸症减。⑤

45. 自拟方 4　生附子 10 克、鹿角霜 10 克、五味子 10 克、太子参 10 克、生黄芪 15 克、浮小麦 30 克、煅龙骨 30 克、煅牡蛎 30 克、陈皮 6 克、砂仁(杵后入)6 克、稆豆衣 12 克。水煎服。徐炳良用上方治疗 1 例高血压伴阳虚盗汗患者,7 剂盗汗全止。⑥

46. 止汗汤　生黄芪 30 克、生牡蛎 30 克、浮小麦 30 克、生熟地黄各 15 克、当归 9 克、黄柏(炒)9 克、黄芩(炒)9 克、麻黄根 9 克、胡黄连(炒)6 克。陈仕建等用上方治疗 161 例肺结核盗汗患者。结果:痊愈 140 例,好转 15 例,无效 6 例,有效率 96.3%。多数患者 6 剂则汗止,严重者加白芍 12 克、牡丹皮 9 克、五味子 6 克。10 剂左右可止汗。⑦

47. 青蒿鳖甲汤　鳖甲 15 克、青蒿 12 克、生地黄 12 克、知母 9 克、牡丹皮 6 克。⑧

48. 茵陈四苓汤加味　茵陈 24 克、白术 12 克、泽泻 12 克、茯苓 30 克、木通 6 克、黄柏 6 克、生大黄(后下)6 克。何宏敏等用上方 1 例治疗湿遏热伏之肝炎后盗汗患者,6 剂痊愈。⑨

49. 清营汤加减　水牛角、生地黄、玄参、牡丹皮、麦冬、白茅根、白薇等。王灿晖等以上方治疗 1 例营阴不足、邪热内伏之盗汗患者,3 剂汗量显著减少。⑩

50. 自拟方 5　生石膏 15 克、黑豆皮 15 克、知母 9 克、谷芽 9 克、麦芽 9 克、炙百部 9 克、瘪桃仁 9 克、川贝母 6 克、红枣 3 个、浮小麦 30 克。刘棣用上方治疗 1 例肺胃蕴热、盗汗、咳嗽的患者,1 剂汗止,4 剂咳止。⑪

51. 黄芪止汗汤　生黄芪 15～30 克、防风 3～

① 吴莹桂,王德元.多汗证治验一则[J].江苏中医杂志,1983(6):61.
② 惠广喜.自拟"芪牡盗汗汤"治疗盗汗症 33 例[J].湖北中医杂志,1983(1):13.
③ 万希文.活血化瘀法治愈十年盗汗 1 例[J].上海中医药杂志,1983(9):22 - 23.
④ 蔡德培.湿阻盗汗 3 例治验[J].中医杂志,1982(3):38.
⑤ 金守强,伍云泉用补中益气汤治验医案二则[J].中医杂志,1982(5):18 - 19.
⑥ 徐炳良.阳虚盗汗[J].山东中医学院学报,1981(4):59.
⑦ 陈仕建,等.止汗汤治疗肺结核盗汗 161 例[J].新医药学杂志,1979(5):32.
⑧ 龙安良.青蒿鳖甲汤治盗汗[J].浙江中医药,1979(5):160.
⑨ 何宏敏,等.茵陈四苓汤加味治疗湿遏热伏盗汗[J].浙江中医药,1979(5):160.
⑩ 王灿晖,等.十二年顽固性盗汗一例治愈报告[J].江苏中医,1965(1):20 - 22.
⑪ 刘棣.浙江中医杂志,1965(11):22.

9 克、炒白术 9 克、五味子 6 克、生牡蛎 30 克、浮小麦 30 克、炒白芍 9 克、紫丹参 9 克。随症加减：偏表阳虚，加桂枝，甚者加炒党参 9 克、淡附子 9 克；偏阴虚，加生地黄 9 克、黄连 3 克或朱砂安神丸（包煎）9 克；湿痰重者，合二陈汤；血虚不寐，合酸枣仁汤；纳呆，合香砂六君子汤；心悸，合归脾汤；脾肾阳虚便溏，合四神丸。王育群等以上方加减治疗 44 例盗汗患者。结果：痊愈 1 例（3 剂汗止者 8 例，4 剂汗止者 23 例，8 剂 4 例，10 剂以上 6 例），好转 3 例。均服药 10 剂。[1]

52. 龙萸止汗汤 龙骨 30 克、牡蛎 30 克、山茱萸 30 克。随症加减：失眠怔忡者，加龙眼肉、酸枣仁、柏子仁；自觉发热而体温不高者，加生地黄、麦冬；呼吸气短者，加黄芪、人参；喘逆迫促，有将脱之势者，急加参、代赭石、山药。水煎 2 小时成 100～150 毫升。俞豪民用上方治疗 38 例自汗、盗汗或二者兼有的患者，1 剂汗止者 24 例，2 剂 9 例，3 剂 5 例。[2]

单 方

1. 止汗锭 组成：何首乌、五倍子、黄芪。制备方法：取何首乌、五倍子、黄芪等量压粉，过 120 目筛，加入药用基质制成每粒含生药 1 克的锭剂。用法用量：放 1 枚药物于脐部，24 小时换药 1 次，连用 8 次为 1 个疗程。临床应用：魏振装等以上法治疗 168 例自汗、盗汗患者。结果：痊愈 74 例，显效 47 例，有效 37 例，无效 10 例。[3]

2. 黄石汤 组成：黄芪 30～40 克、石韦 20～30 克。制备方法：上药煎浓取汁 100～150 毫升。用法用量：每日 1 剂，分 2 次口服。临床应用：文武烈以上方治疗 35 例外科术后汗出患者，全部有

效。服 1 剂汗止者 3 例，2 剂 8 例，3 剂 14 例，6 剂 6 例；另有外伤 4 例服药 6 剂汗减。[4]

3. 陈孝先经验方 组成：文蛤 20 克、何首乌 20 克。功效：养阴固涩敛汗。用法用量：研细末调醋适量摊于纱布上，晚间敷神厥穴（肚脐眼），每晚 1 次。临床应用：陈孝先以上法治疗 1 例阴虚盗汗患者，用药 3 次盗汗止；予六君子汤加减调理脾胃 1 周，1 年后随访未复发。[5]

4. 仙枣汤加味 组成：仙鹤草 30 克、大枣 10 枚、丹参 15 克。用法用量：煎汤食枣。临床应用：梁华庚以上方治疗 1 例气虚不固、瘀血内阻所致盗汗患者，服 3 剂，盗汗止。[6]

5. 自拟方 1 组成：五味子 60 克。用法用量：五味子捣碎如泥，敷贴脐部。临床应用：孙申田等以上法治疗 3 例因急性脊髓炎、脊髓蛛网膜炎、脊髓外伤所致的重症盗汗患者，均在 1～2 次痊愈。[7]

6. 五倍子粉 组成：五倍子。制备方法：五倍子研成细末敷脐，隔 1～2 日换药 1 次。临床应用：张谟端用上法治疗 6 例多汗症、自汗或盗汗患者，5 例均在 2～4 次用药痊愈，1 例无效。[8]

7. 自拟方 2 组成：牡蛎 15 克。制备方法：牡蛎加水 500 毫升煎至 200 毫升。用法用量：2 次分服，连服 3 剂，汗止后再服 2～3 剂。临床应用：曹青冰以上法治疗 10 例肺结核盗汗患者，一般服药 2～3 剂后汗止，仅 3 例初期疗效不显，其中 2 例加龙骨、酸枣仁继服数剂，效佳，仅 1 例效果不明显。[9]

中 成 药

金锁固精丸 用法用量：每次 15 粒，每日 3

① 王育群，等.44 例盗汗症的临床疗效分析[J].上海中医药杂志,1964(11)：9－11.
② 俞豪民.龙萸止汗汤对虚证大汗——盗汗自汗——38 例临床疗效观察[J].广东中医,1960(1)：10.
③ 魏振装，等.止汗锭敷贴神阙穴治疗自汗、盗汗 168 例的临床观察[J].中国人民解放军军医进修学院学报,1991,12(3)：248－250.
④ 文武烈.黄石汤治疗术后汗出 35 例[J].湖南中医杂志,1991(3)：39.
⑤ 陈孝先.盗汗外敷法治验[J].四川中医,1990(6)：37.
⑥ 梁华庚.自拟仙枣汤治愈顽固性盗汗[J].江西中医药,1989(3)：40.
⑦ 孙申田，等.脐部敷贴五味子治疗重症盗汗[J].中医药学报,1984(4)：37－38.
⑧ 张谟端.五倍子粉敷脐治疗多汗症六例[J].浙江中医杂志,1979(9)：345.
⑨ 曹青冰.中药牡蛎治疗肺结核盗汗 10 例临床观察[J].江苏中医,1964(2)：39－40.

次。临床应用：严忠以上方治疗 1 例肾阳虚之重症盗汗、举阳不坚患者,服药 2 个月,盗汗全止。①

头 部 汗

辨 证 施 治

1. 实证

（1）阳明邪热郁蒸型 症见汗出从不间断,每于进餐时尤为严重,蒸蒸汗出,满头汗水涔涔,直往颈部流;自感肢倦神疲,口渴喜饮,面赤烘热,大便干结,胃纳尚可,夜寐安然;舌红,苔黄薄腻,脉大无力。方用白虎加人参汤味：生石膏 6 克、知母 10 克、麦冬 10 克、太子参 30 克、浮小麦 30 克、冬桑叶 15 克、石斛 15 克、甘草 6 克、粳米一撮。临床观察：向美珍以上方治疗 1 例阳明邪热郁蒸、气阴两伤之头面部汗出 5 年的患者,服药 9 剂汗止。②

（2）胃有积热型 方用大黄甘草汤：大黄 12 克、甘草 6 克。每日 1 剂,开水泡服。临床观察：蒲洪春用上方治疗 1 例进食则头额汗出如洗五年的患者,服 3 剂汗大减,减大黄为 6 克,继进 4 剂而愈。③

（3）热传于里型 症见汗从头至颈不止,舌苔白润如霜,苔中心黄滑,脉浮数洪大,气粗发喘。治宜略解其表、重在清里。方用葛根芩连汤：葛根 20 克、黄芩 10 克、黄连 3 克、甘草 3 克。临床观察：刘静庵以上方治疗 1 例头汗患者,服 4 剂治愈。④

（4）肺热型 方用桂枝汤合桑叶：桂枝 10 克、白芍 12 克、炙甘草 5 克、生姜 3 片、红枣 5 枚、桑叶末 10 克。前 5 味药煎取汁,送吞桑叶末。临床观察：施泽忠用上方治疗 1 例肺热所致头汗患者,连服 3 剂,头汗减,10 天告愈。⑤

2. 虚证

（1）心肾阳虚、津失固摄型 症见睡中头汗出,醒则无汗,头汗量多,汗冷,次晨发如水洗;伴心悸、食少、疲乏、浮肿、小便时黄、口干便结,甚则昏倒;脉细弱,舌淡红苔少。治宜益气温阳固脱。方用回阳救急汤加减：制附子 12 克、白术 12 克、茯苓 12 克、白芍 12 克、干姜 9 克、肉桂 9 克、党参 15 克、陈皮 10 克、五味子 10 克、半夏 10 克、胡黄连 3 克、甘草 3 克。临床观察：蓝家顺以上方治疗 1 例头汗患者,6 剂后汗止。⑥

（2）肝肾不足、阴虚自汗型 症见头面部时时汗出近十年,逐年加重动辄益甚,寒冬腊月仍头汗溱溱不止,伴眩晕耳鸣,心烦少寐,腰酸肢软,面部升火烘热;形体消瘦,舌红苔少,脉沉细数。治宜滋养肝肾、涩精敛汗。方用左归丸合牡蛎散加减：生地黄 15 克、山茱萸 15 克、白芍 15 克、淮山药 15 克、芡实 15 克、枸杞子 12 克、菟丝子 12 克、黄芪 30 克、浮小麦 30 克、煅龙骨 30 克、煅牡蛎 30 克。临床观察：向美珍以上方治疗 1 例头汗不止伴慢性肾炎患者,加减治疗 1 个月,头汗止,尿蛋白除。⑦

（3）阳虚营卫不和型 症见面色㿠白,神疲乏力,恶寒肢冷,头额部汗出溅然,入夜汗出更甚,常以毛巾揩擦,并因此常彻夜难寐;小便正常,大便微溏,舌质淡嫩,脉细虚无力。方用桂枝加附子汤：桂枝 10 克、白芍 15 克、附子 15 克、炙甘草 8 克、生姜 3 片、大枣 4 枚。临床观察：陈淦芳以上方治疗 1 例头汗患者,7 剂汗止。⑧

（4）真元欲脱型 症见从少时即有头晕自汗之恙,持续数十年,每次服清凉泻热之药,则汗止头脑清爽;自以为火旺,清热之药每月必数服乃

① 严忠.金锁固精丸治愈重症盗汗［J］.湖南中医杂志,1987(3)：46－47.
② 向美珍.头汗治验二则［J］.新中医,1988(11)：17.
③ 蒲洪春.北京中医杂志,1988(6)：58.
④ 刘静庵."自汗"异治数则［J］.河南中医,1984(6)：42－44.
⑤ 施泽忠.桂枝汤合桑叶治疗头汗［J］.浙江中医药,1979(5)：16.
⑥ 蓝家顺.局限性多汗症辨治［J］.四川中医,1991(7)：24.
⑦ 向美珍.头汗治验二则［J］.新中医,1988(11)：17.
⑧ 陈淦芳.桂枝加附子汤治愈汗出［J］.新中医,1985(2)：13.

安;秋天,一日头汗大发,其汗出于颠顶,即煎常服药,无效,反眩晕欲倒;按脉坚大挺指,舌质深,红光亮而滑,面黑唇乌,神疲目呆,语言謇涩。治宜扶元气,潜阳固本。药用白术(盐炒)30 克、附子(先熬 2 小时)30 克、炮姜 20 克、九制熟地黄(九制)20 克、黄芪 25 克、龙骨 20 克、牡蛎 20 克、红参须 18 克。临床观察:刘静庵以上方治疗 1 例势将脱汗之危兆患者,2 剂汗止;原方加肉苁蓉 20 克、上肉桂 6 克,继服 20 余剂,头晕自汗愈。①

(5)心肺气衰型 症见汗多时,便觉心里摇晃难受,全身发强,肌肉僵木不和,语言困难,痰壅气喘;脉短小而浮数,稍重取则力不应指,舌苔满白而粗板无津;自诉胸膈痞塞,时欲发吐,大便秘结,小便黄少而淋漓难解,面色青白。方用参麦汤加味:红参须 15 克、麦冬 15 克、五味子 4 克、浮小麦 30 克、小枣 20 克。临床观察:刘静庵用上方治疗 1 例因丧子过度伤心,心气虚不摄液,额汗出的患者,3 剂后诸症大减,重用红参 20 克,再服 4 剂而愈。②

经 验 方

1. 张耀经验方 杏仁 10 克、桔梗 10 克、白豆蔻 8 克、藿香 15 克、茵陈 15 克、白术 15 克、苍术 15 克、法半夏 10 克、陈皮 5 克、淡豆豉 10 克、白芷 5 克、羌活 5 克、杜仲 15 克、川续断 15 克。每日 1 剂,水煎服。宣肺除湿健脾,兼顾肾气。适用于脾肾阳虚、湿浊内阻型汗证。张耀以上方治疗 1 例汗证患者,5 剂后汗少,后复诊随症加减,无明显病理性汗出。③

2. 三草汤加味 紫草 15 克、茜草 15 克、墨旱莲 15 克、茯神 15 克、生地黄 15 克、何首乌 15 克、黄芪 15 克、甘草 5 克。崔天仁等以上方治疗 1 例下厨劳作而起,清阳因而郁蒸,血热迫汗外泄,久

而气阳两伤,而见、说、听"葱油"均头汗发作的患者,服 5 剂头汗减,继 10 剂而愈。④

手 足 汗

经 验 方

1. 丹栀逍遥散合知柏地黄丸加减 牡丹皮 10 克、栀子 10 克、柴胡 10 克、白术 10 克、茯苓 10 克、当归 12 克、赤芍 20 克、白芍 20 克、知母 10 克、黄柏 10 克、生地黄 15 克、山茱萸 15 克、山药 15 克、泽泻 10 克、浮小麦 30 克、牡蛎 30 克、炙甘草 6 克、五味子 15 克。每日 1 剂,水煎服。胡晓婷等以上方治疗 1 例手足汗患者,6 剂后手足汗出渐止。随症加减,6 剂后汗止。⑤

2. 蔡淦经验方 柴胡 9 克、黄芩 9 克、半夏 9 克、桂枝 9 克、白芍药 15 克、生甘草 6 克、川黄连 3 克、黄柏 12 克、知母 15 克、连翘 12 克、蒲公英 30 克、煅龙骨 30 克、煅牡蛎 30 克、泽泻 15 克、茯苓 15 克。调和荣卫。适用于营卫不和型汗证。蔡淦以上方治疗 1 例手足汗患者,服药 7 剂,手足汗略减;原方加麻黄根 9 克,继服半个月,诸症消失。随访 1 年未再复发。⑥

3. 附子理中汤加味 制附片 10 克、干姜 10 克、党参 30 克、茯苓 10 克、桂枝 10 克、白芍 20 克、薏苡仁 20 克、白术 20 克、法半夏 10 克、炙甘草 10 克。附片与诸药同煎,先泡半小时,小火煮沸后再煎半小时。唐瑛等以上方治疗 1 例手足汗患者,复诊再以附子理中丸调理 2 个月,以善其后。⑦

4. 足干洗剂 黄柏 30 克、煅龙骨 30 克、白矾 10 克、槐花(或鲜洋槐花 60 克)、五倍子 15 克、郁金 15 克。水煎 25 分钟,先熏脚至水温,再浸洗 15

① 刘静庵."自汗"异治数则[J].河南中医,1984.(6):42-44.
② 刘静庵."自汗"异治数则[J].河南中医,1984.(6):42-44.
③ 焦丽艳,等.张耀辨证治疗汗证经验[J].湖南中医杂志,2017,33(7):31-32.
④ 崔天仁,等.大汗辨治摭拾[J].辽宁中医杂志,1990(11):33-34.
⑤ 胡晓婷,刘国安.对刘国安教授治疗手足汗证临床撷菁[J].甘肃中医,2011,24(4):61-62.
⑥ 丛军.蔡淦治疗汗证验案 4 则[J].上海中医药杂志,2007,41(1):11-12.
⑦ 唐瑛,翟慕东,等.对《伤寒论》手足汗出的证治体会[J].江西中医药,2006,37(1):39.

分钟,早晚各1次。高晓星以上方治疗湿热下注足汗过多症、脚气病(足癣)等患者,效佳。①

5.二加龙牡汤　熟附片6克、生龙骨(先煎)24克、煅牡蛎(先煎)24克、白芍12克、白薇12克、炒酸枣仁12克、山茱萸12克、五味子5克、炙甘草5克、生姜3片、大枣10枚。崔天仁等以上方治疗1例30年手足大汗的患者,2剂后汗稍减;增附片为10克,加桂枝6克、炙黄芪20克,继13剂,痊愈。②

6.奚彩崑经验方　藿香、白芷、苦参、糯稻根、车前子、滑石、甘草、苍术、防风、百部、桂枝。随症加减:脾虚明显,加茯苓、薏苡仁;湿热重,加黄柏。每日1剂,水煎服。10天为1个疗程。奚彩崑以上方加减治疗50例青少年手足汗患者,痊愈41例,好转7例,2例因特殊原因中断治疗。③

7.刘静庵经验方　百合30克、沙参20克、天冬20克、桑叶12克、白及15克。育肺阴,敛肺气。适用于肺阴之气失敛之手背汗出。刘静庵以上方治疗1例手背汗患者,服5剂,汗止潮热退。④

8.吕再生经验方　女贞子10克、墨旱莲10克、生地黄10克、生白芍10克、黑芝麻10克、怀牛膝10克、川续断10克、桑枝尖10克、生山药2克、生牡蛎15克。滋阴益肾。吕再生以上方治疗1例视神脊髓炎伴发手足多汗症患者,连服10剂,汗减;上方去牛膝、川续断,加枸杞子10克、生麦芽10克、生龙骨20克,加服六味地黄丸2瓶,七日后,手足多汗基本控制。⑤

9.当归补血汤合桂枝汤加桑叶　生黄芪30克、当归9克、桂枝9克、白芍9克、生姜9克、大枣4枚、炙甘草6克、桑叶(研细末吞)10克、沙参12克、麦冬12克、浮小麦30克、生牡蛎15克。滋补阴血,调和营卫,固涩止汗。适用于心肝阴血亏

虚之手汗。李民听以上方治疗1例顽固手汗患者,服药25剂,汗大减;继服15剂,基本控制;去沙参、麦冬、浮小麦、生牡蛎,再服15剂,痊愈。⑥

10.袁俭生经验方　党参15克、五味子15克、牡蛎30条、麦冬20克、炙甘草6克、桂枝10克、附子12克、茯神12克、白芍12克、熟地黄12克、黄芪12克、远志12克、柏子仁12克。补气固卫,敛阴调营。适用于阳虚自汗。袁俭生以上方治疗1例手足自汗患者,前后共服30余剂,病愈。⑦

11.自拟方　生黄芪30克、葛根20克、白矾15克。每日1剂,水煎后趁热熏洗手掌,每日3次,同时内服谷维素片,每次20毫克。钱世勋用上方治疗1例多年手汗证患者,用药5天后,汗出已基本控制。⑧

腋　汗

经　验　方

1.导赤散加减　木通、生地黄、甘草、淡竹叶等。张耀认为腋汗常从心经论治,多以导赤散为主方加减,取得良好的临床疗效。⑨

2.半夏泻心汤加减　半夏15克、黄芩15克、前胡15克、人参10克、黄连9克、厚朴15克、云茯苓15克、扁豆30克、酸枣仁30克、干姜3克、甘草3克。适用于阴阳经不和之腋汗。刘建东以上方治疗1例午时腋汗患者,2剂告愈。随访至今腋汗未再发。⑩

3.自拟方　党参30克、熟地黄30克、龙骨(研细)30克、牡蛎(研细)各30克、白术15克、茯苓15克、当归15克、白芍15克、麻黄根15克、炙

① 高晓星.足干洗剂治足汗过多症[J].新中医,1990(11):24.
② 崔天仁,等.大汗辨治撷拾[J].辽宁中医杂志,1990(11):33-34.
③ 奚彩崑.手足出汗验50例[J].福建中医药,1985(3):25.
④ 刘静庵."自汗"异治数则[J].河南中医,1984(6):42-44.
⑤ 吕再生.视神经脊髓炎伴发手足多汗症一例[J].江苏中医杂志,1983(4):62.
⑥ 李民听.顽固手汗1例治验[J].中医杂志,1983(3):7.
⑦ 袁俭生.治愈顽固性手足自汗症1例[J].新医药学杂志,1979(5):24.
⑧ 钱世勋.熏洗法外治顽固性手汗症[J].浙江中医杂志,1979(4):143.
⑨ 焦丽艳,等.张耀辨证治疗汗证经验[J].湖南中医杂志,2017,33(7):31-32.
⑩ 刘建东.半夏泻心汤治愈午时腋汗症1例[J].内蒙古中医药,2003(2):44.

甘草 5 克。补益气血兼以固摄。适用于气血两虚型腋汗。周茂林以上方治疗 1 例气血两虚、津液不固之腋汗患者,5 剂而愈。[①]

4. 右归丸 制附子(先煎)10 克、淫羊藿 10 克、白芍 10 克、枸杞子 10 克、五味子 10 克、肉桂(后入)1 克、菟丝子 20 克、巴戟天 15 克、当归 6 克、熟地黄 25 克、炙甘草 5 克。适用于阳虚自汗。杨国柱以上方治疗 1 例每逢冬季腋汗患者,3 剂后汗减,上方加减 5 剂,汗止。[②]

下 半 身 汗

经 验 方

1. 桂枝汤 桂枝 9 克、白芍 9 克、炙甘草 6 克、生姜 3 片、大枣 12 枚。每日 1 剂,水煎服。刘兰萍等以上方治疗 1 例半身出汗患者,1 剂汗大减,3 剂痊愈。[③]

2. 陈源生经验方 白茅根 30 克、金银花藤 30 克、玉米须 30 克、薏苡仁 30 克、泽泻 12 克、苍术 12 克、石斛 12 克。陈源生以上方治疗 1 例痔核大出血术后血止、突然脐周发下半身汗液大泄的患者,2 剂汗大减;原方加红饭豆 60 克、茵陈 18 克,2 剂汗止。[④]

3. 三妙散加味 苍术 10 克、牛膝 10 克、当归 10 克、熟地黄 10 克、党参 10 克、茯苓 10 克、鹿角胶 10 克、黄柏 3 克、川芎 6 克、肉桂 8 克。张贤辉用上方治疗 1 例两膝以下自汗肢冷 1 年余,证属肝肾气血亏虚,湿热留于下焦的患者,6 剂汗止肢温。[⑤]

4. 归脾汤合当归四逆汤加减 黄芪 15 克、党参 15 克、白术 10 克、茯苓 10 克、白芍 10 克、桂枝 8 克、细辛 3 克、丹参 12 克、当归 12 克、龙骨 12 克、牡蛎 12 克、广木香 6 克、赤芍 9 克、地龙 9 克。补益心脾,益气活血。适用于气虚血脉瘀阻型下肢厥汗。肖森茂以上法治疗 1 例下肢厥汗患者,服药 3 剂汗减,仍肢麻冷;加附子 15 克,黄芪加至 30 克,进 5 剂,诸症大减;又进 5 剂,诸症悉除。[⑥]

5. 桂枝汤加味 桂枝 10 克、生姜 10 克、炙甘草 5 克、大枣 30 克、黄芪 15 克、白芍 12 克、条参 12 克。调和营卫。陈春圃以上方治疗 1 例膝部至脚汗出甚多 10 余年的患者,6 剂汗止。[⑦]

阴 部 汗

经 验 方

1. 还少丹加减 怀牛膝 15 克、熟地黄 15 克、枸杞子 15 克、菟丝子 15 克、党参 15 克、炙黄芪 15 克、淫羊藿 15 克、山药 15 克、茯苓 12 克、肉苁蓉 10 克、巴戟天 10 克、杜仲 10 克、山茱萸 10 克。每日 1 剂,水煎服。温补脾肾,益气培元。适用于脾肾阳虚型阴汗。曾庆琪以上方治疗 1 例阴汗患者,三诊后诉出汗症状基本消失,无明显不适。1 年后随访,无复发。[⑧]

2. 吴茱萸汤合桂枝汤加味 吴茱萸 10 克、党参 40 克、龙骨 10 克、牡蛎 10 克、山茱萸 10 克。水煎服。温阳益气,暖肝散寒,调和营卫。适用于心阳不足型汗症。陈楠以上方治疗 1 例汗症患者,5 剂后患者汗已不出,诸症好转,唯有夜眠难安;以原方加炒枣仁 15 克,服药 10 剂,告愈。随访 3 年,未复发。[⑨]

3. 蓝家顺经验方 龙胆草 10 克、柴胡 10 克、

① 周茂林.腋窝多汗辨治[J].四川中医,1987(12):35.
② 杨国柱.冬季两腋出大汗是怎么治好的?[J].上海中医药杂志,1980(5):34-35.
③ 刘兰萍,等.半身出汗治验一则[J].中国中医急症,2006,15(11):1247.
④ 陈源生.自汗验案(二则)[J].四川中医,1983(1):1-2.
⑤ 张贤辉.三妙散加味治疗下肢自汗症[J].浙江加医杂志,1982(7):316.
⑥ 肖森茂.活血化淤法在治疗汗证中的体会[J].辽宁中医杂志,1981(10):25-27.
⑦ 陈春圃.桂枝汤加味治愈局限性多汗症[J].中医杂志,1980(8):28.
⑧ 杨凯,等.曾庆琪辨治阴汗经验[J].安徽中医学院学报,2013,32(6):55-56.
⑨ 陈楠.吴茱萸汤临床应用 3 则[J].中医研究,2011,24(7):23-24.

木通 12 克、栀子(炒)12 克、黄芩 12 克、泽泻 15 克、车前子 30 克、白茅根 30 克、合欢皮 30 克、甘草 3 克、滑石 20 克。清热利湿。适用于湿热熏蒸、热迫津泄型阴部汗。蓝家顺以上方治疗 1 例阴囊区汗多患者,服药 6 剂而愈。①

4. 苏华林经验方 肉桂 10 克、附子(先煨 2 小时)10 克、淮山药 20 克、茯苓 20 克、牡蛎 20 克、川续断 20 克、金樱子 20 克、酸枣皮 10 克、熟地黄 10 克、五味子 10 克、巴戟天 10 克、焦黄柏 15 克、泽泻 15 克。温阳敛汗。适用于肾阳虚衰型阴囊汗证。苏华林以上法治疗 1 例阴囊自汗患者,3 剂后诸症均减;又拟方:五味子 10 克、黄芪 20 克、牡蛎 20 克、巴戟天 10 克、肉桂 6 克、菟丝子 15 克、金樱子 15 克、鳖甲 10 克、焦黄柏 10 克、白芍 20 克。连服 5 剂病愈。②

5. 五苓散加味 茯苓 10 克、猪苓 10 克、泽泻 10 克、白术 10 克、桂枝 5 克、川椒 3 克、防己 10 克、草薢 10 克、薏苡仁 15 克、白鲜皮 10 克、土茯苓 12 克。化气利水,佐以清热。适用于湿热下注型阴汗。杨振明以上方治疗 1 例阴汗患者,服药 3 剂,汗减肿退,仍痒;又拟方:川黄连 5 克、黄柏 10 克、黄芩 10 克、炒栀子 10 克、白鲜皮 10 克、苦参 10 克、蝉蜕 3 克、土茯苓 15 克。连服 5 剂而愈。③

6. 刘德麟经验方 方一:桂枝 9 克、白芍 9 克、苍术 9 克、黄芪 9 克、黄柏 9 克、泽泻 9 克、车前子 9 克、木防己 12 克、枳壳 6 克。调和营卫,祛湿泄热。适用于伤水阴汗。刘德麟以上方治疗 1 例外感阴汗患者,服药 8 剂,汗止好转;上方去黄芪、桂枝,加生地黄 9 克、牡蛎(先下)9 克,又进 4 剂,痊愈。方二:杏仁 9 克、淡豆豉 9 克、栀子 9 克、木防己 9 克、薏苡仁 30 克、茯苓 15 克、六一散(包)15 克、枳壳 6 克。宣肺调卫,清暑化湿。适用于伤暑阴汗。刘德麟以上方治疗 1 例外感阴汗患

者,4 剂后睾丸仍胀痛;上方加川楝子 9 克、桃仁 6 克、生白芍 6 克,又进 4 剂,痊愈。④

7. 黄骏经验方 益气聪明汤减蔓荆子,加牡蛎、五味子或柴胡。随症加减:湿热流滞肝经(汗黏臊臭),重用黄柏,少加五味子、柴胡;阳衰气弱(汗多清冷),重用五味子,减少黄柏剂量,增加益气升阳药量。每日 1 剂,药渣煎水,熏洗患处。黄骏以上方加减治疗 9 例阴部多汗证患者,均 6～10 剂获愈。⑤

偏 沮

经 验 方

1. 八珍汤加减 红参 3 克、桂枝 3 克、川芎 5 克、熟地黄 10 克、茯苓 5 克、白术 5 克、炙甘草 3 克、黄芪 10 克、川当归 5 克、白芍药 5 克、葛根 10 克、枣仁 5 克、远志 3 克、阿胶(烊化)5 克,生姜大枣为引。水煎服。益气养营,助阳固卫。徐爽以上方治疗 1 例汗出偏沮患者,6 剂后诸症已除,改用人参养荣丸,继续服用 1 个月,以善其治,随访至今仍未复发。⑥

2. 蒿芩清胆汤加减 青蒿 10 克、竹茹 10 克、半夏 12 克、淡黄芩 12 克、生枳壳 10 克、广陈皮 10 克、薄荷 6 克、柴胡 6 克、飞滑石(包煎)24 克、竹叶 3 克、桂枝 10 克、白芍 10 克、甘草 6 克、生姜 3 片。解表透邪,调和营卫。适用于少阳枢机不利型汗症。傅万山以上方治疗 1 例半身汗出患者,药后寒热未作,汗出已止,其症若失,饮食如常。⑦

3. 自拟方 (1)丹栀逍遥散化裁:牡丹皮 9 克、栀子 9 克、柴胡 12 克、白芍 12 克、当归 12 克、枳壳 12 克、茯苓 15 克、紫苏梗 9 克、半夏 9 克、厚

① 蓝家顺.局限性多汗症辨治[J].四川中医,1991(7):24.
② 苏华林.阴囊汗证治验[J].辽宁中医杂志,1989(9):41.
③ 杨振明.绿汗、血汗及阴汗医案[J].江苏中医杂志,1986(4):17.
④ 刘德麟.外感阴汗[J].四川中医,1985(9):11-12.
⑤ 黄骏.益气聪明汤加减治疗阴部多汗症[J].湖北中医杂志,1983(4):25.
⑥ 徐爽.汗出偏沮医案分析[J].中国医药指南,2011,9(34):195.
⑦ 傅万山.蒿芩清胆汤加减治疗半身汗1例[J].中国基层医药,2003,10(1):47.

朴 9 克、炙甘草 6 克。水煎服。疏肝解郁,和血调经。适用于血虚肝郁之盗汗。孙淑兰等以上方治疗 1 例上半身盗汗患者,3 剂后上半身盗汗明显减少;以上方加减继服 6 剂以巩固疗效。(2)六味地黄汤合桂枝汤去生姜加枸杞子:熟地黄 20 克、山药 20 克、山茱萸 10 克、茯苓 15 克、牡丹皮 8 克、泽泻 8 克、白芍 10 克、枸杞子 10 克、甘草 8 克、大枣 5 枚。滋阴求本,调和营卫。适用于肾阴亏虚型下半身盗汗。孙淑兰等以上方治疗 1 例下半身盗汗患者,服 5 剂,汗出止而愈。①

4. 蓝家顺经验方　(1)玉屏风散加味:黄芪 20 克、防风 5 克、白术 10 克、白芍 10 克、柏子仁 12 克、麻黄根 12 克、炒酸枣仁 15 克、龙骨 15 克、五味子 8 克、薏苡仁 25 克。益气固表止汗。适用于肺气虚衰型汗症。蓝家顺以上方治疗 1 例右侧头额部大汗患者,5 剂好转,又加减 3 剂而愈。(2)生脉散加味:太子参 20 克、黄芪 20 克、麦冬 10 克、五味子 8 克、炒栀子 8 克、白芍 12 克、白术 12 克、炒酸枣仁 12 克、煅牡蛎 15 克、地骨皮 15 克、甘草 3 克。益气养阴敛汗。适用于气阴两伤型汗症。蓝家顺以上法治疗 1 例每日晨头颈部半边汗出的患者,服药 3 剂汗止。(3)独活寄生汤加:独活 12 克、白芍 12 克、防己 12 克、桑寄生 15 克、黄芪 15 克、防风 9 克、当归 9 克、牛膝 9 克、黄柏 9 克、地骨皮 9 克、川芎 6 克、党参 18 克。祛风除湿。适用于风湿阻络型汗症。蓝家顺以上方治疗 1 例右侧汗出患者,服药 3 剂,汗止,热退;去地骨皮、黄柏,加桂枝、红花,诸症消失。②

5. 小续命汤加味　桂枝 10 克、附子 10 克、杏仁 10 克、防风 10 克、葛根 10 克、甘草 10 克、茯苓 10 克、当归 10 克、麻黄 6 克、防己 6 克、党参 15 克、黄芪 30 克、白芍 12 克。周平以上方治疗 1 例产后右侧半身汗出患者,服药 3 剂,汗出均匀;上

方去杏仁,加羌独活各 10 克,增黄芪 60 克,又服 3 剂痊愈。③

6. 杨克文经验方　银柴胡 15 克、地骨皮 15 克、青蒿 15 克、当归 15 克、秦艽 15 克、赤芍 10 克、玄参 10 克、五味子 10 克、乌梅 10 克、蝉蜕 10 克、白僵蚕 10 克、生龙骨 30 克、生牡蛎 30 克、浮小麦 60 克、牡丹皮 6 克、甘草 6 克。清热透邪,凉血养阴,固涩止汗。杨克文以上方治疗 1 例 6 年右侧头汗、手足心汗患者,服药 5 剂,汗减,但虚火仍炽;上方加泽泻 20 克、木通 10 克,又 5 剂,诸症均大减;上方去泽泻、木通、蝉蜕、白僵蚕,又服 20 余剂,痊愈。④

7. 柴胡桂枝汤加减　柴胡、黄芩、桂枝、白芍、党参、半夏、炙甘草、生姜、大枣。随症加减:伴有心悸、失眠者,加酸枣仁、合欢花;头晕目眩,加天麻、钩藤;情绪易激动者,加生龙骨、生牡蛎、琥珀、玳瑁、朱砂(冲服)。张起玉以上方加减治疗 20 例汗出偏沮患者,效果满意。⑤

8. 导痰汤加味　茯苓 15 克、半夏 12 克、陈皮 10 克、石菖蒲 10 克、枳实 10 克、麻黄 6 克、制南星 6 克、薏苡仁 30 克、甘草 3 克。燥湿豁痰,除痹通络。适用于痰浊阻络型汗出偏沮。刘卫平以上方治疗 1 例左侧汗出患者,连服 6 剂,痊愈。⑥

9. 大承气汤加味　大黄(后下)12 克、芒硝(冲服)9 克、枳实 9 克、牡蛎 60 克、黄芪 60 克。清泻里热,固表止汗。适用于里热壅盛型汗证。刘学锋以上方治疗 1 例右半侧头面部汗出患者,服药 3 剂,头汗而止。⑦

10. 陶昔安经验方　苍术 10 克、黄柏 10 克、法半夏 10 克、陈皮 10 克、厚朴 10 克、广藿香 10 克、茯苓 15 克、防风 15 克、升麻 6 克、甘草 6 克。祛痰化湿,升阳通络。适用于痰湿停滞中焦、寒湿阻络型汗症。陶昔安以上方治疗 1 例治疗左侧头、颈自汗的患者,服药 4 剂痊愈。⑧

① 孙淑兰,等.半身自汗盗汗治验两则[J].实用中医内科杂志,2001,15(3):38.
② 蓝家顺.局限性多汗症辨治[J].四川中医,1991(7):24.
③ 周平.小续命汤治半身汗出[J].山东中医杂志,1990(1):46-47.
④ 杨克文.半边头汗 1 例治验[J].中医杂志,1990(12):37.
⑤ 张起玉.柴胡桂枝汤加减治疗汗出偏沮症[J].张家口医学院学报,1989(4):41.
⑥ 刘卫平.汗出偏沮案[J].四川中医,1987(12):33.
⑦ 刘学锋.半侧头面多汗证治验[J].陕西中医,1985(10):455.
⑧ 陶昔安.奇汗一则[J].四川中医,1985(12):44.

11. 桃红四物汤加味　当归 15 克、白芍 10 克、川芎 6 克、熟地黄 15 克、桃仁 10 克、红花 6 克、葛根 15 克、地龙 9 克、丹参 15 克、姜黄 9 克、桂枝 6 克、木瓜 9 克。调和气血,祛瘀止汗。适用于气血瘀阻型汗症。肖森茂以上方治疗 1 例右上肢及肩胛部汗出的患者,连服 5 剂,诸症减;加黄芪 25 克,又进 5 剂诸症除。[1]

黄　汗

经　验　方

1. 芪芍桂酒汤　黄芪 15 克、桂枝 10 克、白芍 10 克、醋 30 毫升。每日 1 剂,水煎服。张鹏以上方治疗 1 例黄汗患者,患者服后 10 分钟觉头昏沉,眼睑沉重,随即睡去,待 1 小时后醒来,睡衣微潮湿,周身轻松,汗出明显减少。次日继服 1 剂,黄汗及诸症悉除。[2]

2. 芪芍桂酒汤加减　茵陈 30 克、土茯苓 20 克、栀子 10 克、苦参 5 克、山药 30 克、黄芪 30 克、丹参 30 克、生龙骨 25 克、生牡蛎 25 克、五味子 10 克、甘草 6 克。李东芳等以上方治疗 2 例黄汗患者,取得良好疗效。[3]

3. 茵陈芪芍汤　茵陈 18 克、栀子 15 克、大黄 3 克、黄芪 15 克、白芍 9 克、桂枝 9 克、醋 24 毫升。每日 1 剂,水煎服。清热除湿,温阳通滞。适用于湿热黄汗。王付以上方治疗 1 例产后黄汗患者,6 剂后汗出减轻,复以前方治疗 20 余剂,黄汗等症痊愈。[4]

4. 龙胆泻肝汤加味　龙胆草 10 克、青蒿 10 克、栀子 12 克、黄芩 12 克、车前子 12 克、泽泻 12 克、柴胡 8 克、当归 8 克、茵陈 30 克、滑石 30 克、生地黄 18 克、黄连 6 克、木通 9 克、甘草 3 克。每日 1 剂,水煎服。清肝泻热,利胆退黄,祛暑止汗。王晓娟以上方治疗 1 例黄汗患者,患者服 15 剂汗止痊愈。[5]

5. 小柴胡汤合桂枝加黄芪汤加味　柴胡 10 克、黄芩 10 克、黄芪 10 克、茵陈 10 克、党参 6 克、半夏 6 克、桂枝 6 克、白芍 6 克、甘草 6 克、大枣 2 枚、生姜 3 片。和解少阳,清利胆热,调和营卫。巫水云以上方治疗 1 例营卫失调、少阳胆郁有热之黄汗患者,1 周后痊愈。随访 2 年,未见复发。[6]

6. 张爱萍经验方　茵陈 60 克、栀子 10 克、黄柏 10 克、陈皮 10 克、茯苓 15 克、黄芪 15 克、白芍 15 克、煅牡蛎 15 克、麻黄根 6 克、浮小麦 30 克。张爱萍以上方治疗 1 例湿热风蕴、熏蒸肝胆之黄汗患者,4 剂汗减;原方黄芪改为 30 克,加五味子 6 克,再进 4 剂而痊愈。[7]

7. 张东明经验方　(1) 桂枝加黄芪汤合五苓散:桂枝 12 克、泽泻 12 克、猪苓 12 克、白芍 9 克、黄芪 10 克、苍术 10 克、茯苓 20 克、土茯苓 30 克、甘草 3 克。外宜调和营卫,实表行阳散邪;内宜清利湿热,使湿热之邪下流。张东明以上方治疗 1 例脾虚湿热之黄汗患者,连服 6 剂汗减;原方减桂枝加茵陈,又服 3 剂而愈。(2) 桂枝加黄芪汤合小柴胡汤:黄芪 6 克、桂枝 6 克、白芍 6 克、半夏 6 克、党参 6 克、柴胡 10 克、黄芩 10 克、茵陈 10 克、甘草 3 克、生姜 3 克、大枣 2 枚。实表调和营卫,和解清利胆热。张东明以上方治疗 1 例营卫失调、少阳郁热之黄汗患者,服药 3 剂,仍恶风,汗出;加重桂枝加黄芪汤用量,黄芪 9 克、桂枝 9 克、白芍 9 克、甘草 3 克、柴胡 6 克、黄芩 6 克、泽泻 10 克、茵陈 10 克、土茯苓 30 克,4 剂病愈。[8]

8. 茵陈五苓散加味　茵陈 30 克、猪苓 9 克、茯苓 9 克、陈皮 9 克、白术 9 克、泽泻 18 克、桂枝 3

① 肖森茂.活血化淤法在治疗汗证中的体会[J].辽宁中医杂志,1981(10):25-27.
② 张鹏."汗症"病案 3 则[J].中国临床研究,2015,7(9):10-11.
③ 李东芳,等.黄汗的辨证施治[J].中国民间疗法,2010,18(2):32.
④ 张天玲,王付.茵陈蒿汤化裁辨治杂病札记[J].光明中医,2008,23(12):1995.
⑤ 王晓娟.龙胆泻肝汤新用 3 则[J].辽宁中医杂志,2002(4):238.
⑥ 巫水云.小柴胡汤应用举隅[J].广西中医药,2000(2):25-26.
⑦ 张爱萍.黄汗治验[J].四川中医,1991(12):25.
⑧ 张东明.黄汗辨治心得[J].北京中医,1990(2):56-57.

克、夜交藤 20 克、煅牡蛎 15 克、厚朴 12 克。清利湿热,安神敛汗。贾海骅以上方治疗 1 例湿热黄汗患者,共服 14 剂,汗止病除。[①]

9. 三仁汤化裁　茵陈 30 克、藿香 10 克、佩兰 10 克、杏仁 10 克、白术 10 克、法半夏 10 克、郁金 10 克、川厚朴 8 克、白豆蔻仁(研,后下)5 克、薏苡仁 15 克、焦楂曲 15 克、六一散(包)20 克。宣气化湿,清热解暑,利胆退黄。张子惠以上方治疗 1 例暑热与内湿交蒸之上半身黄汗患者,6 剂告愈。[②]

10. 芪芍桂酒汤合茯苓渗湿汤加减　生黄花 12 克、薏苡仁 30 克、泽泻 30 克、茵陈 30 克、刺五加皮 20 克、茯苓 15 克。补气利湿,调和营卫。适用于气虚湿滞型黄汗。王廷富以上方治疗 1 例气虚湿滞、营卫失调之黄汗患者,连服 18 剂,汗止。[③]

11. 加味桂枝汤　桂枝 10 克、五味子 9 克、薏苡仁 18 克、黄芪 12 克、乌梅 12 克、茯苓 12 克、白茅根 30 克、生姜 6 克。每日 1 剂,水煎服。程润泉以上方治疗 20 例黄汗患者,服用 4 剂痊愈 6 例,服用 6 剂痊愈 12 例,服用 8 剂痊愈 2 例。[④]

12. 甘露消毒丹加减　藿香 10 克、茵陈 10 克、黄芩 10 克、栀子 10 克、鸡苏散(包)15 克、姜半夏 10 克、川楝子(炒)12 克、车前子(包)15 克。清热解暑,芳香化湿,利胆退黄。适用于暑湿外遏肌表、湿热郁阻中焦、熏蒸肝胆之黄汗。卞国本以上方治疗 1 例黄汗患者,5 剂汗止身热退。[⑤]

13. 芪芍桂酒汤加减　黄芪 15 克、白芍 15 克、桂枝 15 克、薏苡仁 20 克、茯苓 10 克、潞党参 10 克、炒苍术 10 克、泽泻 10 克、淮山药 10 克、牡蛎(先煎)30 克、车前草 2 棵。解肌固表,健脾除湿。谢兆丰以上方治疗 1 例营卫不和、湿热蒸熏之黄汗患者,9 剂病除。[⑥]

14. 芪芍桂酒汤加味　黄芪 30 克、白芍 20

克、桂枝 10 克、黄酒(冲)1 匙、牡蛎 30 克、青蒿 10 克。董汉良以上方治疗 1 例气阴两亏伴湿热内蕴之黄汗患者,5 剂病除。[⑦]

15. 胡希恕经验方　(1)桂枝加黄芪汤:桂枝 10 克、白芍 10 克、炙甘草 6 克、生姜 3 片、大枣 4 枚。胡希恕以上方治疗 1 例肝硬变并见黄汗、汗出恶风的患者,6 剂汗止诸症除。(2)黄芪芍桂苦酒汤:生黄芪 15 克、芍药 10 克、桂枝 10 克、米醋 30 克。胡希恕以上方治疗 1 例黄汗表虚津伤甚者,6 剂诸症除。[⑧]

血　汗

经　验　方

1. 玉屏风散加味　黄芪 30 克、防风 15 克、白术 30 克、白茅根 30 克、仙鹤草 20 克、西瓜翠衣 30 克。每日 1 剂,水煎服。补益脾肺,益气摄血,清暑生津。适用于脾肺受损,兼夹暑热型血汗。李佳以上方治疗 1 例血汗患者,复诊随症加减,3 诊后患者诸症已失,予归脾汤原方加白茅根健脾养心善后而愈。[⑨]

2. 自拟方　生麻黄 6 克、生石膏 45 克、桂枝 4.5 克、桑叶 9 克、蝉蜕 6 克、生龙骨 30 克、生牡蛎 30 克、赤芍药 12 克、白芍药 12 克、玄参 12 克、黄连 6 克、生蒲黄 9 克、生槐米 15 克、生甘草 9 克、生姜 9 克、大枣 30 克。宣通玄府气液为主,兼以清泄三焦、坚阴泄浊。适用于玄府闭塞、气液不通、心肝胃火郁结而发所致血汗。夏尤佳等以上方治疗 1 例血汗患儿,合用紫雪丹,三诊后随访患儿,1 个月内血汗 2～3 次,偶见鼻、眼、手臂部极少量渗血。[⑩]

① 贾海骅.黄汗验案一则[J].天津中医,1990(3):22.
② 张子惠.半身黄汗治验[J].江苏中医,1989(12):18.
③ 王廷富.汗证治案三例[J].四川中医,1986(7):17.
④ 程润泉.加味桂枝汤治疗黄汗症 20 例[J].黑龙江中医药,1985(2):7,43.
⑤ 卞国本.黄汗治验一例[J].江苏中医杂志,1984(5):19.
⑥ 谢兆丰.黄汗一例治验[J].黑龙江中医药,1984(4):40.
⑦ 董汉良.黄汗治验案[J].上海中医药杂志,1984(1):6.
⑧ 胡希恕.黄汗刍议[J].北京中医,1983(4):6-8.
⑨ 李佳.玉屏风散加味治疗血汗症 2 例[J].云南中医中药杂志,2010,31(9):90-91.
⑩ 夏尤佳,等."玄府闭塞"说与血汗症的治疗——附血汗症 1 例治验分析[J].上海中医药杂志,2006(12):44-45,90.

3. 胡美根经验方 生地黄 18 克、麦冬 10 克、玄参 10 克、金银花 18 克、黄芩 12 克、板蓝根 12 克、白薇 15 克、射干 10 克、甘草 8 克、白芍 20 克、酸枣仁 15 克、五味子 10 克、煅龙骨 25 克、煅牡蛎 25 克、乌梅 15 克。滋阴清热敛汗。适用于阴虚内热型血汗。胡美根以上法治疗 1 例血汗患者，15 剂后诸症悉除。嘱服六味地黄丸巩固疗效。①

4. 司在和经验方 黄连 1 克、阿胶(烊冲)15 克、赤芍 10 克、白芍 10 克、玄参 10 克、墨旱莲 10 克、鲜生地黄 20 克、炙甘草 5 克。滋阴凉血，清退虚火。适用于心肾阴虚、迫血外溢之血汗。司在和以上方治疗 1 例血汗患者，5 剂汗减，上方酌加酸枣仁 15 克，又进 5 剂，汗止；予六味地黄丸调治月余，未再复发。②

5. 当归六黄汤加味 当归 15 克、生熟地黄各 20 克、黄连 6 克、黄芩 10 克、黄柏 10 克、黄芪 30 克、龙骨 20 克、茜草 15 克。养阴清热，凉血止血，固表止汗。适用于阴虚邪热之血汗。周新明以上方治疗 1 例血汗患者，12 剂汗消，诸症减。③

6. 秦发中经验方 生地黄 20 克、粉牡丹皮 10 克、小蓟 10 克、茜草 10 克、棕榈炭 10 克、茯苓 15 克。秦发中以上方治疗 1 例药物引起血络受伤之血汗患者，3 剂血汗止；继续投补肾健脾剂，痊愈。④

7. 泻心汤加味 川黄连 5 克、生大黄 12 克(后下)、炒栀仁 10 克、黄芩 10 克、生地黄 15 克、牡丹皮 10 克、茜草 10 克、甘草 3 克。杨振明以上方治疗 1 例心火亢盛、迫血妄行之血汗患者，3 剂而瘥。⑤

8. 归脾汤加味 党参 20 克、黄芪 40 克、炒白术 15 克、茯神 15 克、扁豆 15 克、山药 15 克、红枣 15 克、当归 15 克、阿胶(烊化兑服)15 克、炒酸枣仁 15 克、谷芽 15 克、柏子仁 15 克、龙眼肉 15 克、墨旱莲 30 克、神曲 12 克。健脾益气，补血养心，敛汗固表，兼以止血。张开亮以上方治疗 1 例脾胃素虚、心失新养之血汗患者，连服 8 剂痊愈。⑥

9. 清暑益气汤加减 黄芪 5 克、升麻 5 克、参须 5 克、泽泻 5 克、神曲 5 克、白芍 5 克、麦冬 5 克、葛根 5 克、玄参 5 克、生地黄 5 克、牛蒡子 5 克、陈皮 3 克、当归 3 克、五味子 3 克、大黄 3 克、甘草 3 克、滑石 10 克。上官钧以上方治疗 1 例夏令伤暑、气阴两伤、热迫血汗的患者，2 剂后便通尿量增，余症仍在。拟生脉散合当归补血汤加味：参须 10 克、麦冬 10 克、人中白 10 克、五味子 5 克、当归 5 克、黄芪 30 克。2 剂后诸症消失。⑦

10. 犀角地黄汤加味 水牛角(先煎)30 克、车前子(包)30 克、生地黄 15 克、赤芍 10 克、牡丹皮 10 克、黄芩 10 克、龙胆草 10 克、连翘 10 克、槐花 10 克、黄连 3 克、三七粉(冲)3 克。曹顺明等以上方治疗 1 例热蕴营血、迫血妄行之血汗患者，5 剂汗减；去槐花，三七粉，加黄柏 10 克、紫草 9 克，再进 6 剂而愈。⑧

11. 夏荷松经验方 黄芪 30 克、红枣 30 克、生地黄 30 克、党参 15 克、麻黄根 15 克、仙鹤草 15 克、牡丹皮 12 克、白芍 12 克、墨旱莲 12 克、陈棕炭 12 克、黄芩 9 克、黄柏 9 克。补气固表，清热止血。夏荷松治疗 5 例暑邪内犯而阴虚阳亢之血汗患者，皆愈。疗程最长 45 天，最短 30 天。⑨

狂　汗

经　验　方

1. 刘新年经验方 刘新年治疗 1 例狂汗患

① 胡美根.血汗治验 1 则[J].安徽中医临床杂志,2000(2):144.
② 司在和.红汗症治愈 1 例[J].江西中医药,1991,22(1):53.
③ 周新明.红汗[J].湖南中医杂志,1988(2):45.
④ 秦发中.中药治疗血汗症一例[J].河北中医,1986(2):22.
⑤ 杨振明.绿汗、血汗及阴汗医案[J].江苏中医杂志,1986(4):17.
⑥ 张开亮.血汗治验[J].四川中医,1985(12):44.
⑦ 上官钧.血汗治疗一得[J].福建中医药,1985(5):35.
⑧ 曹顺明,等.血汗治验一例[J].上海中医药杂志,1985(6):32.
⑨ 夏荷松.红汗症治验[J].上海中医药杂志,1985(6):32.

者,先服阿胶竹沥汁20克,继服当归六黄汤加减:生地黄12克、当归12克、黄芩9克、黄连9克、黄柏9克、黄芪30克、麦冬10克、滑石10克、桂枝8克、牡蛎12克、生姜15克。急煎温服半小时转轻,继服5剂诸症消失。①

2. 桂甘龙骨牡蛎汤　桂枝10克、炙甘草10克、龙骨20克、牡蛎20克。陈培城以上方治疗1例狂汗、深夜狂呼、躁动欲伤人的患者,服药8剂后,病去七八,予养心汤原方,10剂而愈。②

脱　汗

经　验　方

1. 王鹏经验方　黄芪60克、防风15克、炒白术30克、酸枣仁20克、麻黄根20克、浮小麦20克、附子20克、干姜10克、桂枝15克、红参(另煎)20克。每日1剂,水煎服。益气固表,温阳止汗。适用于阳气虚型脱汗。王鹏等以上方治疗1例脱汗患者,复诊随症加减。随访1年未复发。③

2. 王明才经验方　党参100克、黄芪100克、麦冬20克、五味子20克、龙骨20克、牡蛎20克、酸枣仁20克、茯苓20克、白芍20克、制附子(先煎)10克、浮小麦50克、大枣15克、桂枝15克、甘草6克。益气固脱,回阳救逆,温通心阳。王明才以上方治疗1例大汗亡阳重症患者,2剂汗减,然口臭咳痰,后随症加减,水煎频温服,2剂后诸症除。④

3. 参附龙牡合生脉　红参(浓煎炖服)10克、制附子(先煎)10克、麦冬15克、五味子15克、龙骨30克、牡蛎30克。韩锋以上方治疗1例心衰伴脱汗患者,共5诊,随症加减,疗效满意。⑤

臭　汗

经　验　方

1. 普济消毒丹　滑石粉30克、茵陈25克、黄芩20克、石菖蒲15克、白木通15克、白豆蔻(后下)12克、藿香叶(后下)12克、佩兰(后下)7克、赤芍7克、粉牡丹皮10克、柴胡6克、甘草5克。每日1剂,水煎服。清热利湿,芳香化浊,宣畅三焦。适用于暑湿内遏型臭汗。顾国山等以上方治疗1例臭汗患者,2剂其症大减;4剂汗出如常,臭汗已除病告痊愈。⑥

2. 桂麻各半汤加薏苡仁　桂枝5克、白芍3克、麻黄3克、杏仁3克、炙甘草3克、薏苡仁15克、生姜2片、大枣2枚。适用于风湿久稽、营卫不和型臭汗。秦冰亭以上法治疗1例外感后臭汗身痒、头晕的患者,2剂诸症除。⑦

3. 九香饮加减　藿香、佩兰、白芷、檀香、木香、香薷、炒苍术、零陵香、草豆蔻。健脾燥湿,芳香化浊。适用于脾虚胃热型臭汗。刘沛然以上方治疗30余例臭汗患者,服药3～9剂而愈。⑧

漏　汗

经　验　方

1. 桂枝加附子汤合栀子豉汤　桂枝15克、白芍15克、炙甘草10克、炮附子15克、生姜15克、大枣(掰开)4枚、焦栀子15克、淡豆豉30克。王兴杰以上方治疗1例漏汗患者,复诊随症加减,后

① 刘新年.狂汗治验[J].山东中医杂志,1990(1):45.
② 陈培城.心阳浮越治验[J].中医杂志,1983(8):49.
③ 王鹏,等.中药治疗脱汗验案一则[J].中国民间疗法,2015,23(4):28.
④ 王明才.大汗亡阳治验[J].四川中医,1991(12):26.
⑤ 韩锋.脱汗证治体会[J].新疆中医药,1987(2):16-17.
⑥ 顾国山,等.普济消毒丹加减治愈湿热型臭汗[J].黑龙江中医药,2004(1):24.
⑦ 秦冰亭.臭汗治验[J].山西中医,1988(1):43.
⑧ 刘沛然.臭汗症治验[J].辽宁中医杂志,1982(3):7.

诸症消失。随访未复发。①

2. 银翘散合玉屏风散加减　金银花、连翘、竹叶、荆芥、防风、淡豆豉、薄荷、黄芪、白术、牛蒡子、羌活、独活、炒酸枣仁。水煎服。益气清热，解表化湿。李淑焕以上方治疗1例漏汗患者，复诊随症加减，疗效满意。②

3. 补中益气汤加味　黄芪30克、白术30克、党参30克、当归20克、柴胡20克、陈皮15克、山药15克、山茱萸15克、升麻10克、甘草10克。补益脾气，强卫固表。适用于脾气虚弱、心气不足型漏汗。马凤友以上方治疗1例漏汗患者，5剂后诸症减，另嘱五倍子粉少许敷脐，不日即愈。③

4. 桂枝加葛根汤　桂枝10克、芍药10克、炙甘草6克、大枣15克、防风3克、葛根18克、龙骨30克、牡蛎30克、生姜3片。益气固表，养阴生津。傅万山以上方治疗1例漏汗患者，2剂后诸症大减。④

5. 生脉散合桂枝加附子汤化裁　红参（另煎）6克、制附子15克、麦冬15克、白芍15克、煅龙骨15克、麻黄根15克、桂枝9克、炙甘草9克、五味子6克、大枣12枚。胡国泰以上方治疗1例由痢特灵中毒致邪伤营卫、阳虚汗漏患者，3剂而愈。⑤

五　更　汗

经　验　方

1. 血府逐瘀汤加减1　当归12克、生地黄15克、赤白芍10克、桃仁10克、红花10克、白芷9克、川芎10克、桔梗10克、葛根10克、甘草6克。活血化瘀，调和营卫。适用于瘀血内阻、营卫失和

之五更汗。葛喜贵以上方治疗1例五更汗患者，服5剂后，汗出锐减，口干咽燥也除；上方又加丹参20克，7剂后诸症消除。随访1年，未再复发。⑥

2. 四神丸加减　补骨脂15克、五味子10克、白扁豆20克、煨肉豆蔻6克、吴茱萸6克、麻黄根6克、黄芪20克、桂枝9克、干姜6克、生姜3片、大枣6枚。每日1剂，水煎服。温肾暖脾，调和阴阳，收敛止汗。适用于脾肾阳虚、阴阳失调之五更汗。赵武元以上方治疗1例五更汗患者，服用十余剂，诸症消失。随访1年未复发。⑦

3. 麻黄细辛附子汤加味　麻黄（蜜炙）9克、甘草9克、附子12克、细辛（后入）3克、葛根15克。扶阳散寒。适用于阳虚之五更汗。蒋利等以上方治疗1例五更汗患者，6剂痊愈。⑧

4. 血府逐瘀汤加减2　生地黄30克、当归10克、川芎10克、桃仁10克、红花10克、枳壳10克、桔梗10克、柴胡15克、牛膝15克、赤芍6克、甘草6克。辛学知以上方治疗1例五更汗患者，3剂痊愈。⑨

5. 小柴胡汤加味　柴胡24克、炒黄芩12克、西党参12克、法半夏10克、炙甘草10克、生姜3片、红枣12枚、煅牡蛎（先煎）30克、瓜蒌仁15克。适用于邪郁少阳型五更汗。王春生以上方治疗1例五更汗患者，5剂汗减；减柴胡至15克，加黄芪30克，又进5剂汗止。⑩

6. 桂枝加附子汤　制附子15克、桂枝9克、白芍12克、炙黄芪12克、生姜6克、炙甘草6克、大枣8枚。温阳益气，调和营卫。适用于阳气虚衰、营卫不和之五更汗。杨福盛以上方治疗1例五更汗患者，3剂后汗出身冷已减七八；上方加党参15克、龙骨18克、茯苓20克，5剂汗止身和。⑪

① 王兴杰.桂枝加附子汤加味治疗漏汗证1例[J].中国误诊学杂志,2012,12(6):1475.
② 李淑焕.漏汗不止1例治验[J].中国中医药信息杂志,2004(8):744.
③ 马凤友.补中益气汤加味治漏汗[J].四川中医,1991(12):26.
④ 傅万山.桂枝加葛根汤治漏汗[J].四川中医,1989(5):38-39.
⑤ 胡国泰.痢特灵中毒致阳虚汗漏案[J].四川中医,1989(5):37.
⑥ 葛喜贵.活血化瘀法治愈五更汗1例报告[J].华北煤炭医学院学报,2010,12(6):778.
⑦ 赵武元.五更汗治验[J].江苏中医药,2006,27(2):42.
⑧ 蒋利,等.寅时汗出验案[J].新中医,1991(8):17.
⑨ 辛学知.黎明汗出治验[J].四川中医,1991(12):25.
⑩ 王春生.五更汗治验[J].四川中医,1991(11):34.
⑪ 杨福盛.五更出汗[J].新疆中医药,1990(4):61.

7. 四神丸加味　补骨脂 15 克、五味子 10 克、白扁豆 10 克、山药 10 克、煨肉豆蔻 5 克、吴茱萸 5 克、麻黄根 5 克、生姜 3 片、大枣 5 枚。每 2 日 1 剂，水煎服。温肾暖脾，调和阴阳，收敛止汗。适用于脾肾阳虚、阴阳不调之五更汗。胡献国以上方治疗 1 例五更汗患者，服药 8 剂，诸症消失。①

无 汗 症

辨 证 施 治

1. 翟晓翔分 3 型

(1) 风寒郁肺、腠理闭塞型　治宜发汗解表、宣利肺气。方用麻黄桂枝各半汤：麻黄 10 克、桂枝 10 克、白芍 10 克、杏仁 10 克、生姜 5 克、甘草 3 克。临床观察：翟晓翔以上方治疗 1 例无汗症患者，四诊后汗出。

(2) 血虚津亏、肺失宣发型　治宜滋阴养血、宣发肺气。方用当归饮子加减：当归 20 克、白芍 10 克、川芎 10 克、熟地黄 20 克、制何首乌 15 克、黄芪 10 克、桑叶 10 克、杏仁 6 克、甘草 5 克。临床观察：翟晓翔以上方治疗 1 例无汗症患者，三诊后汗出。

(3) 气阴两虚、肺失宣发型　治宜补气养阴、宣发肺气。方用沙参麦冬汤加减：沙参 15 克、麦冬 15 克、黄芪 30 克、生地黄 20 克、当归 10 克、玉竹 10 克、桑叶 10 克、生白扁豆 10 克、天花粉 10 克、生甘草 5 克。临床观察：翟晓翔以上方治疗 1 例无汗症患者，四诊后汗出。②

2. 龚文德等分 6 型

(1) 卫阳不振型　症见以平素畏寒，四肢不温，舌淡苔白，脉细缓。治宜温通卫阳、活血调营。药用桂枝 10 克、赤芍 10 克、桃仁 10 克、红花 10 克、丹参 30 克、炙麻黄 5 克、炮附子 5 克、香白芷 5 克、炙细辛 3 克、炙甘草 3 克、生姜 2 片、青葱管 5 枚、红枣 5 枚。

(2) 肝气郁结型　症见情志抑郁善怒，偏侧头痛，脉弦，舌偏红苔薄黄。治宜疏肝活血、通调营卫。药用香附 5 克、薄荷(后下)5 克、枳实 5 克、川芎 5 克、炙远志 5 克、柴胡 3 克、石菖蒲 3 克、清炙甘草 3 克、丹参 30 克、桃仁 10 克、杜红花 10 克。

(3) 肝胆郁热型　症见心烦，口苦，苔黄腻。治宜清泄肝胆、开通心气、活血调营。药用淡黄芩 5 克、黄连 5 克、枳实 5 克、竹茹 5 克、陈皮 5 克、薄荷(后下)5 克、远志 5 克、柴胡 3 克、石菖蒲 3 克、生甘草 3 克、丹参 30 克、桃仁 10 克、杜红花 10 克、茯苓 10 克。

(4) 肝气横逆型　症见汗闭伴气从小腹上冲而咽窒，胸闷如榨疼痛，脉弦。药用木香 3 克、柴胡 3 克、槟榔 5 克、乌药 5 克、枳实 5 克、薄荷(后下)5 克、丹参 30 克、桃仁 10 克、杜红花 10 克、沉香粉(分吞)1.5 克。

(5) 脾虚疳积型　症见面色萎黄，形体瘦弱，腹胀膨满，脉细滑，舌淡苔腻。治宜益气健脾、消导积滞。药用黄芪 10 克、太子参 10 克、焦白术 10 克、茯苓 10 克、莱菔子 10 克、王谷虫 10 克、焦楂曲 10 克、焦谷芽 10 克、麦芽 10 克、䗪虫 10 克、丹参 10 克、赤芍 10 克、木香 3 克、枳实 3 克、炙甘草 3 克、槟榔片 5 克、炒鸡内金 5 克、红枣 7 枚、粳米(包煎)30 克。

(6) 脾肾阳虚　症见病延二十年以上，形体怯弱，精神萎靡，神倦乏力，形寒蜷缩，面色无华，舌质淡胖嫩或兼边有齿痕，脉沉细弱。治宜温补脾肾、升运通阳、活血调营。药用生黄芪 30 克、丹参 30 克、党参 10 克、白术 10 克、熟地黄 10 克、山茱萸 10 克、巴戟天 10 克、肉苁蓉 10 克、桃仁 10 克、红花 10 克、桂枝 10 克、赤白芍各 10 克、炙升麻 3 克、柴胡 3 克、清炙甘草 3 克、生姜 2 片、青葱管 5 枚、红枣 7 枚。

临床观察：龚文德等以上方辨证治疗 85 例汗闭症患者。结果：显效 51 例，有效 26 例，无效 8 例。③

---

① 胡献国.五更汗治验一则[J].中医杂志,1987(12):62.
② 魏娜.翟晓翔主任医师治疗无汗症验案 3 则[J].福建中医药,2015,46(1):28.
③ 龚文德,等.85 例汗闭症的辨证论治[J].中医杂志,1991(8):22-24.

3. 刘诚哲分4型

(1) 暑湿夹寒束表型　症见无汗畏热,神疲乏力,胸闷心烦,头身困重,四肢酸楚,微恶风寒,低热,口渴欲饮,食欲不振,舌苔黄腻,脉濡数。方用新加香薷饮合三仁汤化裁,配合民间刮痧疗法,内外合治,待气开湿透,再投以参苓白术散调理善后。

(2) 心肺阳虚型　症见无汗怕热,两颧微红,五心潮热,心悸头晕,失眠多梦,口渴欲饮,皮肤干燥,舌红少津,脉细数。方用清燥救肺汤去石膏加葛根、酸枣仁、柏子仁、蜂蜜。

(3) 脾胃阴虚型　症见无汗怕热,口干咽燥,食欲不振,倦怠乏力,喜酸干呕,大便干结,胃痛隐隐,舌红无苔或少苔,脉细数。方用麦门冬汤合中和理阴汤化裁(中和理阴汤由人参、山药、扁豆、莲子、老米、燕窝组成)。

(4) 肾阳虚型　症见无汗怕热,四肢欠温,口淡不渴,面色㿠白,头晕,腰膝酸软,舌胖质淡苔薄白,脉沉细。方用八味地黄丸改汤剂,兼见精血不足,方用阳和汤化裁。

临床观察:刘诚哲以上方辨证治疗43例闭汗症患者。结果:43例均痊愈。[1]

4. 王惠珠等分4型

(1) 心阴亏虚、汗源不足型　治宜滋阴养心。方用自拟方:太子参30克、生地黄15克、玄参15克、天冬15克、柏子仁15克、麦冬15克、百合20克、丹参20克、当归12克、茯苓25克、桔梗6克、灯心草2克、甘草10克。临床观察:王惠珠等以上方治疗1例无汗症患者,5剂后微有小汗;又7剂,汗如常人,唯心悸时作,原方加何首乌20克、合欢花25克,又5剂,诸症除。

(2) 胃阴不足、肌失濡养型　治宜养阴和胃。方用自拟方:北沙参30克、麦冬25克、石斛25克、玉竹20克、生扁豆12克、桑叶15克、甘草10克。每日1剂,水煎服。临床观察:王惠珠等以上

方治疗1例无汗症患者,5剂后症减;上方加陈皮3克、鸡内金6克、炒麦芽12克,又进8剂,汗出痒止,余证悉除。

(3) 胃阳不足、肌失温养型　治宜补肾温阳。方用自拟方:鹿角胶(烊化)18克、熟地黄(砂红拌)12克、山药15克、山茱萸15克、当归15克、党参15克、枸杞子20克、菟丝子25克、炒麦芽25克、附子6克、肉桂6克、炙甘草6克。临床观察:王惠珠等以上方治疗1例无汗症患者,5剂后感觉舒适,小汗出,又进32剂,诸症悉除。

(4) 气血运行不周型　治宜补气、活血、通络。方用补阳还五汤加味:生黄芪45克、当归10克、何首乌20克、赤芍6克、地龙3克、川芎3克、桃仁3克、红花3克。每日1剂,水煎服。临床观察:王惠珠等以上方治疗1例气血运行不周、左半身无汗、手足麻木不温的患者,3剂后手足微温又进6剂,左半身小汗出,手足麻大减;再进10剂,诸症除。[2]

经 验 方

1. 麻黄汤　麻黄6克、桂枝10克、甘草6克、杏仁10克、大枣15克、生姜10克。解表发汗。适用于表实之无汗。陈卫以上方治疗1例无汗证患者,3剂药后复诊,诉已有轻微汗出,随症加减再服3剂,诉在劳动中已有明显出汗。[3]

2. 麻桂各半汤　麻黄6克、桂枝10克、杏仁10克、白芍15克、太子参10克、薄荷6克、大枣4枚、生姜3片、甘草6克。疏达肌表,调和营卫。适用于风寒郁表,营卫不和之无汗证。周璐等以上方治疗1例无汗症患者,服3剂后躯干、头面部及上肢略有汗出,但仍感心中懊恼,效不更方,上方再服10剂,服后汗出正常。3个月后随访未复发。[4]

3. 郑绍周经验方　黄芪30克、葛根30克、赤

① 刘诚哲.辨证治验闭汗证43例[J].新疆中医药,1987(4):28-30.
② 王惠珠,等.无汗证治验[J].中医杂志,1983(9):46-47.
③ 陈卫.经方辨治汗证验案举隅[J].中国民族民间医药,2016,25(3):41-42.
④ 周璐,等.无汗证治验一则[J].实用中医药杂志,2014,30(8):768.

芍 25 克、党参 20 克、川芎 15 克、半夏 10 克、白芥子 15 克、麻黄 12 克、桂枝 15 克、羌活 12 克、香薷 15 克、皂角刺 15 克、柴胡 12 克、红花 15 克。发汗解表，调和营卫。适用于外感风寒，腠理郁闭之无汗证。郑绍周以上方治疗 1 例无汗症患者，复诊随症加减，随访 3 个月，未再复发。①

4. 麻黄附子细辛汤合黄芪桂枝五物汤合当归四逆汤化裁　麻黄 5 克、制附片 6 克、细辛 4 克、炙桂枝 10 克、赤芍 10 克、当归 10 克、炙甘草 3 克、生黄芪 15 克、炮甲片 9 克、生姜 3 片、大枣 4 枚。适用于阳虚内寒、气滞血瘀之无汗。周仲瑛以上方治疗 1 例无汗症患者，复诊随症加减，4 诊后汗出正常。②

5. 芪附归丹四君子汤　黄芪、制附子、当归、紫丹参、党参或太子参、白术、茯苓、甘草等。随症加减：易感冒或有表证者，选加防风、紫苏叶；阳虚明显者，选加淫羊藿、补骨脂；阴虚明显，选加熟地黄、制首乌、麦冬、五味子、玉竹；瘀象明显者，选加川芎、赤芍、牡丹皮、桃仁、红花、益母草；纳少便软者，选加生山楂、谷芽、麦芽。黎济民以上方加减治疗 25 例汗闭证患者，痊愈 17 例，显效 4 例，有效 3 例，无效 1 例。服药 2～56 剂，平均 13 剂。③

6. 小柴胡汤合当归补血汤加减　柴胡 10 克、黄芪 10 克、党参 10 克、清半夏 10 克、生黄芪 60 克、当归 20 克、熟地黄 30 克、枳壳 6 克、砂仁 6 克。补气养血，透解郁热。王平等以上方治疗 1 例无汗症患者，6 剂痊愈。④

7. 罗中秋经验方　赤芍 9 克、鸡血藤 9 克、甲片 5 克、王不留行 8 克、猪苓 12 克、茯苓 12 克、泽泻 12 克、桂枝 18 克。化瘀利水，通调水道，下输膀胱，以利气化。罗中秋以上方治疗 1 例气滞血瘀之汗闭症患者，10 剂痊愈。⑤

8. 桂枝汤加黄芪　桂枝 10 克、白芍 6 克、沙参 12 克、黄芪 25 克、防风 5 克、当归 10 克、生地黄 15 克、玉竹 12 克、石斛 10 克、炙甘草 10 克、生姜 5 克、大枣 10 枚。王嗣安以上方治疗 1 例暑湿夹寒束表之全身无汗症患者，3 剂病除汗出如常人。⑥

9. 刘宝云经验方　生麻黄 30 克、光杏仁 12 克、香薷 15 克、知母 24 克、生石膏 100 克、生甘草 5 克。宣肺散寒，清热除烦。刘宝云以上方治疗 4 例无汗症患者，疗效满意。⑦

10. 大青龙汤　麻黄 18 克、杏仁 15 克、石膏 50 克、桂枝 7 克、甘草 7 克、生姜 10 克、大枣 6 枚。每日 1 剂，水煎服。宋远忠以上方治疗 300 例暑热无汗症患者。结果：治愈 273 例，好转 21 例，无效 6 例。有效率 98%。⑧

11. 赵国平经验方　香薷 10 克、桂枝 10 克、知母 10 克、茯苓 12 克、生石膏 45 克、粳米 1 撮、生甘草 5 克。祛暑化湿，解表清热。赵国平以上方治疗 1 例阳明郁热之夏季汗闭症患者，2 剂汗出诸症消，再予 5 剂三仁汤善后。⑨

12. 龚文德经验方　生黄芪 15 克、赤芍 15 克、桂枝 10 克、炙麻黄 10 克、炙细辛 3 克、炒丹参 20 克、杜红花 10 克、桃仁 10 克、香白芷 10 克、川芎 5 克、干地龙 12 克、清炙甘草 3 克、生姜 2 片、红枣 7 枚、青葱管 6 根。益气调卫，开发腠理，活血和营，以通肤窍。龚文德以上方治疗 1 例 20 年心肺阴虚型汗闭症患者，7 剂症减，又进 7 剂，效增；原方去细辛，川芎、清炙甘草、生姜，加北沙参 30 克、生地黄 12 克、麦冬 10 克，又进 7 剂，基本痊愈。⑩

13. 自拟方　天花粉 20 克、玄参 20 克、地骨皮 10 克、柴胡 10 克、竹叶 10 克、槟榔 15 克、麦冬 15 克、葛根 15 克。张炬用上方治疗 1 例心肺阴虚

① 郭迎树，等.无汗证治验[J].山东中医杂志，2010，29(5)：345.
② 王佳，周仲瑛，等.周仲瑛教授复方辨治无汗症例析[J].实用中医内科杂志，2010，24(3)：8－9.
③ 黎济民.芪附归丹四君子汤治疗常见虚人汗闭证 25 例[J].新中医，1991(10)：24－25.
④ 王平，等.无汗症治验 1 例[J].河北中医，1991，13(2)：4.
⑤ 罗中秋.化瘀利水法治疗汗闭[J].新中医，1990(11)：38.
⑥ 王嗣安.无汗症[J].湖南中医杂志，1990(1)：39.
⑦ 刘宝云.无汗证治一得[J].河南中医，1989，9(1)：12.
⑧ 宋远忠.大青龙汤治疗暑热无汗 300 例[J].天津中医，1988(6)：45.
⑨ 赵国平.夏季汗闭验治[J].四川中医，1986(7)：9.
⑩ 龚文德.运用营卫理论治愈汗闭证 1 例[J].中医杂志，1985(7)：39.

型无汗症患者,6剂后腋下似有汗,全身症状依然,上方去地骨皮,槟榔加至20克,另加石斛15克、知母15克,服10剂,汗出,诸症减。[1]

14. 桂麻各半汤加味　麻黄(去节)10克、杏仁10克、桂枝6克、干浮萍6克、白芍6克、生甘草4克、生姜3克、大枣4枚、鲜葱白7个(每个2寸,连根后入)。通阳开表发汗,调和营卫。周石卿以上方治疗1例表寒里热、湿热郁蒸之无汗症患者,6剂痊愈。[2]

15. 桂麻各半汤　桂枝10克、麻黄10克、白芍10克、杏仁10克、生姜3片、大枣4枚、甘草3克。周石卿以上方治疗1例营卫不和、卫气过度外束而津液未能润泽皮肤而致全身无汗症的患者,6剂而愈。[3]

① 张炬.全身性无汗症一例治验[J].北京中医学院学报,1985(5):32.
②~③ 周石卿.无汗症治验[J].新中医,1982(11):19-20.

图书在版编目(CIP)数据

中医良方大典. 内科二卷 / 严世芸总主编；张玮本卷主编. — 上海：上海科学普及出版社，2022.9
ISBN 978-7-5427-8273-1

Ⅰ. ①中… Ⅱ. ①严… ②张… Ⅲ. ①内科-疾病-验方-汇编 Ⅳ. ①R289.5

中国版本图书馆 CIP 数据核字(2022)第 150971 号

策划统筹　蒋惠雍
责任编辑　陈星星　何中辰
　　　　　柴日奕
特约编辑　王　菲
助理编辑　黄　鑫　郝梓涵
整体设计　姜　明

中医良方大典·内科二卷

总主编　严世芸
本卷主编　张　玮

上海科学普及出版社出版发行

(上海中山北路 832 号　邮政编码 200070)

http://www.pspsh.com

各地新华书店经销　　苏州市越洋印刷有限公司印刷

开本 889×1194　1/16　　印张 36.75　　字数 964 000

2022 年 9 月第 1 版　　2022 年 9 月第 1 次印刷

ISBN 978-7-5427-8273-1　定价：298.00 元

本书如有缺页、错装或坏损等严重质量问题

请向工厂联系调换

联系电话：0512-68180628